高级卫生专业技术资格考试用书

临床医学检验学

高级医师进阶

（副主任医师/主任医师）

（第2版）

主　编　李玉中　　王朝晖

副主编　韩伟平　　林迎伟　　任　峰

编　者（以姓氏笔画为序）：

于　涛	于敬达	王　卓	王　睿	王红微
王学宽	王晓丹	王增凯	史永久	付那仁图雅
刘　皓	刘　静	刘艳君	齐丽娜	孙　峰
孙丽娜	李　东	李　瑞	张　彤	张龙英
张黎黎	姜　杰	姜　威	聂　榕	梁珊珊
董　慧	董金颖	燕晓晶	魏　繁	

中国协和医科大学出版社

图书在版编目（CIP）数据

临床医学检验学：高级医师进阶 / 李玉中，王朝晖主编.—2版.—北京：中国协和医科大学出版社，2020.1

高级卫生专业技术资格考试用书

ISBN 978-7-5679-1329-5

Ⅰ.①临… Ⅱ.①李…②王… Ⅲ.①医学检验-资格考试-自学参考资料 Ⅳ.①R446

中国版本图书馆CIP数据核字（2019）第148439号

高级卫生专业技术资格考试用书

临床医学检验学·高级医师进阶（第2版）

主　　编：李玉中　王朝晖
责任编辑：吴桂梅

出版发行：**中国协和医科大学出版社**
　　　　　（北京东单三条九号　邮编100730　电话65260431）
网　　址：www.pumcp.com
经　　销：新华书店总店北京发行所
印　　刷：北京新华印刷有限公司

开　　本：787×1092　　1/16
印　　张：36.75
字　　数：850千字
版　　次：2020年1月第2版
印　　次：2020年1月第1次印刷
定　　价：142.00元

ISBN 978-7-5679-1329-5

前　言

随着近年来医学科学的飞速发展，临床医学检验学作为边缘学科发生了本质的变化，由检验技术或医学检验转变成为"检验医学"，其学科内涵、服务领域以及专业设置等均发生了变化，同时检验医学各专业也设置了相应的专业技术职称，但是其考试用书却极其匮乏。为了加强临床医务人员对学科知识的系统了解和掌握，提高医疗质量，同时也为了满足考生需要，组织了从事临床工作多年、在本学科领域内具有较高知名度的副主任医师职称以上的专家及教授，共同编写了此书。

医学检验学是采用现代物理化学方法、手段进行医学诊断的一门学科，主要研究如何通过实验室技术、医疗仪器设备为临床诊断、治疗提供依据。本书内容紧扣高级卫生专业技术资格考试要求，根据大纲对于专业知识"熟悉""掌握""熟练掌握"的不同层次要求，编排重点突出、详略得当。全书共分5篇39章，包括临床医学检验学临床基础检验专业、临床医学检验学临床生化专业、临床医学检验学临床免疫学专业、临床医学检验学临床血液学专业及临床医学检验学临床微生物学专业。全书内容具有实用性、权威性和先进性，是拟晋升副高级和正高级职称考试人员的复习指导用书，也可供高年资医务人员参考，以提高中级以上专业技术职称的医务人员临床诊治、临床会诊、疑难病例综合分析以及开展医疗先进技术的能力。

限于编者水平，书中难免存在错误与疏漏，敬请读者批评指正。

编　者

目 录

第一篇
临床医学检验临床基础检验专业

第一章 概 论

第一节 临床基础检验的发展与现状

知识点1：临床常规检验的发展趋势	副高：熟悉 正高：熟悉

血液一般检验始于显微镜的发明。1676年荷兰人列文虎克制造出第一台复式显微镜，是微生物学的开山鼻祖，他观察到了"细胞"等微观生物世界。1855年，有人发明了计数血细胞的计数板，由此而成为现在依然在使用的改良Neubauer计数板。1953年，美国Coulter兄弟又开创了自动血液细胞计数新纪元，从20世纪70年代起，血液分析仪先后增加了血小板计数、血红蛋白检测以及白细胞二分类、三分类和五分类血液分析仪。20世纪90年代起，在流式细胞仪计数网织红细胞的基础之上，许多血液分析仪又进一步整合了网织红细胞计数及相关参数、未成熟粒细胞计数、有核红细胞计数以及未成熟血小板比率等新的检测项目。

人类最早涉及的医学检验技术是尿液的一般检验，在使用文字记录之前就已经出现了表示尿液的特殊符号。16～19世纪，人们开始用科学方法检查尿液，1841年特莫第一次用氧化铜还原法测定尿糖，1920年美国大学生班尼迪克发明了著名的班氏尿糖测定法，19世纪布赖特等通过显微镜观察尿液有形成分。现代尿液分析技术出现于20世纪50年代，1956年起美国开发和推出尿糖、尿蛋白、潜血以及多联尿试带法试纸；20世纪70年代，半自动尿液干化学法分析仪器问世；20世纪80年代，推出尿沉渣检查工作站；20世纪90年代中期至今，全自动流式细胞术尿液有形成分分析仪、多种影像处理技术尿有形成分分析仪均相继或者同时问世。

知识点2：临床常规检验的现状　　　　　　　　　　**副高：熟悉　正高：熟悉**

目前，在临床常规检验中，现代检验仪器已经部分替代了手工操作，常规检验项目主要用于对健康人群的筛检，而对于异常检测结果常仍需人工进一步复核。

临床常规检验的现状特点见表1-1-1。

表1-1-1　临床常规检验的现状特点

特点	评价
速度快	手工白细胞分类计数，从制片、染色到显微镜计数结束，一般需8～15分钟。血液分析仪作白细胞分类计数，常≤60秒。仪器检测满足了临床疾病诊断的时间要求
精度高	仪器法白细胞分类计数的重复性好，变异系数明显低于手工法，有利于对患者疾病过程的监测和诊治决策
操作易	手工法检测尿液蛋白质、葡萄糖、尿胆原等，必须分别配制试剂，不但流程繁杂，且还可能用错试剂。尿液干化学分析仪检测，只需1条试带、1次浸渍尿标本，在60秒内就能得到10项左右尿液化学检查的结果
参数多	手工检验，1次操作、1份标本常常只能完成1项检验。血液分析仪检验，1次操作、1份标本可同时完成20项以上测定和计算参数的检测
质控易	手工检验的质量控制难度大，而仪器法配有相应的校准品、质控品，实施质控简便、稳定性强，可自动记录、储存、比较结果
信息大	手工记录储存检验结果费事费力，而检验储存仪器检测数据轻松自如、信息量大、可做纵向或横向的检验结果比较

第二节　临床检验全程质量保证

知识点1：临床检验全程质量保证　　　　　　　　**副高：熟悉　正高：掌握**

临床检验是为临床提供准确的检验结果。然而，对于离体的检验标本，影响检测的变化因素和环节众多，通常发生在检验前、检验中以及检验后三个主要时段。

检验前质量控制涉及患者、医师、护士、标本转运人员及检验人员。各方人员严格按照操作规范是保证质量的关键，能够降低70%以上的检验差错率。检验中质量保证主要包括室内质量控制和参与室间质评活动，可持续维持检验质量的可靠性。对检验结果的准确性进行复核是检验后质量保证，这是向临床发出检验报告前的最后质量把关，因此其重要性不言而喻。

第二章　临床基础检验项目的基本理论

第一节　生　理　学

| 知识点1：生理学及其任务 | 副高：熟悉　正高：掌握 |

生理学是生物科学的一个分支，是研究生物体及其各组成部分正常功能活动规律的一门学科。生物体也称有机体，简称机体，是自然界中有生命的物体的总称。人与许多高等动物的机体结构复杂，由不同的系统、器官、组织和细胞所组成，各系统和器官都具有不同的功能，并且在神经和内分泌系统的调节下相互配合、相互协调、相互制约，共同维持整个机体的生命活动。生理学的任务就是阐明机体及其各组成部分所表现出的各种正常的生命现象、活动规律及其产生机制，机体内、外环境变化对这些功能性活动的影响以及机体所进行的相应调节，并揭示各种生理功能在整体生命活动中的意义。

| 知识点2：生理学与医学的关系 | 副高：熟悉　正高：掌握 |

生理学的发展和医学的发展是紧密联系在一起的。生理学的知识是随人类社会的发展，尤其是在医学实践、科学研究以及技术发展的过程中不断积累起来的。无论是在我国还是西方国家，一些经典的医学著作中都有对人体器官生理功能的描述。长期以来，医学中有关疾病的理论研究都以人体生理学为基础；反过来，临床实践也能够检验生理学理论是否正确，并进一步丰富和发展生理学理论。

在现代医学课程体系中，人体生理学是一门十分重要的基础医学理论课程，它以人体解剖学、组织学作为基础，同时又是药理学、病理学等后续课程和临床各课程的基础，起着承前启后的作用。对医护人员来说，不具备人体生理学的基本知识，就不能够正确认识疾病。不仅如此，在他们认识和处理临床实践中所遇到的许多实际问题中，生理学的基本理论与基本方法也是科学的思维方式及重要的研究手段。

| 知识点3：生理学的研究方法 | 副高：熟悉　正高：掌握 |

（1）动物实验　①急性动物实验：急性动物实验可分为离体与在体实验两种方法。离体实验从活着的或刚处死的动物身上取出所需要的器官、组织、细胞或者细胞中的某些成分，置于一个能够保持其正常功能活动的人工环境中，观察某些人为的干预因素对其功能活动的影响。而在体实验是在动物麻醉条件下，手术暴露某些所需研究的部位，对于某些生理功能

在人为干预条件下的变化进行观察及记录。②慢性动物实验：以完整、清醒的动物为研究对象，并且尽可能保持外界环境接近于自然，以便能在较长时间内观察和记录某些生理功能的改变。实验前通常需对动物做某些预处理，待动物康复之后再进行观察。

（2）人体实验　由于受到伦理学的限制，人体实验目前主要是进行人群资料调查。

知识点4：生理学不同水平的研究	副高：熟悉　正高：掌握

（1）器官和系统水平　这一水平的研究主要是各器官与系统的活动规律、调节机制及其影响因素等。器官和系统水平的研究有利于将复杂的整体化整为零，从而能够更加准确，也更加方便地把握整个机体生命活动的规律。进行这一水平的研究可应用多种方法，包括急性与慢性动物实验，但更多采用急性动物实验的方法。这一水平的研究及其所获知识和理论称为器官生理学。

（2）细胞和分子水平　细胞和分子水平的研究在于探索细胞及其所含生物大分子的活动规律，因为细胞是组成机体最基本的结构与功能单位，而细胞及其亚微结构又由多种生物大分子所构成。这一水平的研究通常采用离体实验的方法，其所获得的知识和理论称为细胞生理学或普通生理学。

（3）整体水平　整体水平主要是对包括机体内各器官、系统之间的相互联系和相互影响的研究，内、外环境变化对机体生理功能的影响，以及机体对环境变化所做出的各种相应应答。急性与慢性动物实验都可用于这一水平的研究，但因为在实验过程中发生变化的参数，即变量较多，所以结果分析比较困难。

第二节　病　理　学

知识点1：病理学的内容和任务	副高：熟悉　正高：掌握

研究和阐述的细胞和组织的适应与损伤、局部血液循环障碍、损伤的修复、炎症、肿瘤及环境营养病理学等基本病理变化，为不同疾病发生发展的共同规律，并在总论学习的基础上，研究和阐述不同疾病的特殊规律。但因为各器官本身在功能、代谢和形态结构上的不同，其病因、发病机制、病变特点、转归以及相关临床表现和采取的防治措施各有不同，因此构成了每一个疾病的特殊规律。认识疾病的共同规律有利于认识疾病的特殊规律，反之亦然。所以，病理学总论和各论之间有着非常密切的内在联系，学习时应互相参考，不可偏废。除研究疾病的病理变化外，探讨其病因、好发部位、发病机制、结局和转归及其相应的临床病理联系也是病理学的重要内容。

知识点2：病理学在医学中的地位	副高：熟悉　正高：掌握

在医学教育中，病理学是基础医学和临床医学之间的桥梁。对其学习必须以解剖学、组织胚胎学、生理学、生物化学、分子生物学、细胞生物学、微生物学、寄生虫学以及免疫学等

为基础，同时其本身又是以后学习临床医学各门课程的基础。病理学也是一门高度实践性的学科，课程的学习一般有理论课、实习课、临床病理讨论以及见习尸体剖检等学习形式。对医学生来说，学习病理学要尤其注意形态与功能、局部与整体、病理变化与临床病理参数之间的有机联系。总之，病理学在医学教育、临床诊疗与科学研究上都扮演着极其重要的角色。

知识点3：病理学的研究方法	副高：熟悉　正高：掌握

病理学的研究方法可分为下列两类：

（1）人体病理学的诊断和研究方法　包括尸体剖检、活体组织检查、细胞学检查。

（2）实验病理学研究方法　包括动物实验与组织和细胞培养。

第三节　生物化学

知识点1：生物化学的简介	副高：熟悉　正高：掌握

　　生物化学是一门基础医学必修课程，是研究生物体内化学分子和化学反应的科学，主要采用化学的原理及方法从分子水平探讨生命现象的本质。讲述正常人体的生物化学以及疾病过程中的生物化学相关问题，与医学有着紧密的联系，是生命科学中进展迅速的基础学科，其理论和技术已经渗透至基础医学和临床医学的各个领域。随着近代医学的发展，生物化学的理论和技术被越来越多地应用于疾病的预防、诊断和治疗，从分子水平探讨各种疾病的发生发展机制，已成为当代医学研究的共同目标。近年来，对人们非常关注的恶性肿瘤、心脑血管疾病、免疫性疾病以及神经系统疾病等重大疾病发病机制进行了分子水平的研究，并取得了丰硕成果。可以相信，随着生物化学与分子生物学进一步发展，将会给临床医学的诊断和治疗带来全新的理念。所以，学习和掌握生物化学知识，除理解生命现象的本质和人体正常生理过程的分子机制外，更重要的是为进一步学习基础医学其他课程及临床医学打下扎实的基础。

知识点2：生物化学的研究方法和技术发展	副高：熟悉　正高：掌握

当前本学科的研究方法和技术发展集中在下列几个方面：

（1）检测过程自动化与试剂商品化。

（2）基于抗原-抗体反应的多种免疫学定量与定性测定方法的建立及应用。

（3）应用芯片技术，开展对疾病易感基因组、疾病相关蛋白质组进行高通量快速测定。

（4）基于生物传感技术的微型芯片实验室的研制和应用。

知识点3：生物化学的研究内容	副高：熟悉　正高：掌握

（1）生物分子的结构和功能。

（2）物质代谢及其调节。

（3）遗传信息的传递及其调控。

| 知识点4：生物化学与医学的关系 | 副高：熟悉　正高：掌握 |

（1）生物化学与分子生物学在生命科学中占有重要的地位。

（2）生物化学的理论与技术已经渗透到医学科学的各个领域。

（3）生物化学的发展促进了疾病病因、诊断以及治疗的研究。

第四节　免　疫　学

| 知识点1：免疫器官 | 副高：熟悉　正高：掌握 |

免疫器官是指实现免疫功能的器官或组织。按照其发生的时间顺序和功能差异分为中枢免疫器官与外周免疫器官两部分。

（1）中枢免疫器官　也称为初级免疫器官，是免疫细胞产生、发育、分化以及成熟的场所，并对外周免疫器官的发育和全身免疫功能起调控作用，包括胸腺和骨髓。

（2）外周免疫器官　也称为次级免疫器官，是成熟淋巴细胞定居的场所、免疫应答的主要部位，包括淋巴结、脾脏及黏膜相关淋巴组织等。

| 知识点2：感染免疫学 | 副高：熟悉　正高：掌握 |

感染免疫学是研究病原生物和宿主相互关系从而控制感染的学科，是传统免疫学的核心。

各种感染性疾病由侵入易感者机体中的病原体引起，病原体在宿主体内生长、繁殖、扩散或者释放毒素引起炎症等病理反应。现在已经对大多数感染性疾病的诊断和治疗建立了一系列的方法，特别是在预防感染性疾病方面取得了辉煌的成就。感染与免疫的研究进展将为人类最终战胜感染性疾病作出巨大的贡献。

| 知识点3：免疫性疾病 | 副高：熟悉　正高：掌握 |

免疫性疾病是各种原因造成的机体免疫应答异常所致的疾病，包括超敏反应性疾病、自身免疫病、免疫缺陷病以及免疫增生病等。超敏反应性疾病反映了机体针对外界无毒抗原所产生的正常免疫机制。自身免疫病是机体免疫系统对自身抗原成分发生免疫应答而导致的疾病。免疫增生病与免疫缺陷病都是由免疫系统成分异常所致，前者的特征是淋巴细胞或单核-吞噬细胞异常增生。后者则是因免疫系统成分缺损造成的，其临床主要表现为反复和慢性感染，或容易发生自身免疫病或者肿瘤。

知识点4：肿瘤免疫学　　　　　　　　　　　　副高：熟悉　正高：掌握

肿瘤免疫学是一门研究肿瘤的免疫原性、机体抗肿瘤的免疫效应、机体的免疫功能与肿瘤发生、发展的相互关系以及肿瘤免疫诊断和防治的学科。

知识点5：移植免疫学　　　　　　　　　　　　副高：熟悉　正高：掌握

移植免疫学是研究移植物和宿主相互关系从而指导如何选择移植物和延长移植物存活的学科。

知识点6：临床免疫学检验的重要地位　　　　　副高：熟悉　正高：掌握

因为临床免疫学检验所具有的免疫学独特理论及技术，在未来的医学发展中必将成为医学和生命科学发展的关键性技术平台。生命科学将是21世纪的主导学科，而作为生命科学的前沿学科之一的临床免疫学检验，将会更有力地推动生命科学、医学以及免疫学的发展，为人类的健康作出更大的贡献。

第五节　微 生 物 学

知识点1：临床微生物学的基本理论　　　　　副高：熟悉　正高：掌握

微生物是广泛存在于自然界中的一群个体微小、结构简单、肉眼不能直接看到，必须借助光学显微镜或电子显微镜放大数百倍、数千倍，甚至数万倍才能观察到的微小生物的总称。

微生物学是生命科学中的一门重要学科，是研究微生物的进化与分类，在一定条件下的形态、结构、生命活动规律及其与人类、植物、运动、自然界相互关系等问题的学科。

医学微生物学是主要研究与人类疾病有关的病原微生物的结构、形态、代谢活动、遗传与变异、致病机制、机体的抗感染免疫、实验室诊断及特异性预防等，以控制及消灭传染性疾病和与之有关的免疫性疾病的学科。

临床微生物学是一门由临床医学、基础医学以及预防医学相结合的交叉学科，又是检验医学中重要和成熟的专业之一，侧重研究感染性疾病快速、准确的诊断病原体的策略与方法。

知识点2：临床微生物学检验的主要任务　　　副高：熟悉　正高：掌握

（1）研究感染性疾病标本的采集、运送、保存及处理等方法，提高病原微生物的检出率。

（2）根据所获得的患者全部临床信息，探讨检测各种感染性疾病病原体的最佳方案或者程序。

（3）正确进行各种病原微生物的快速诊断，抗菌药物的敏感性试验及自动化仪器与微量化装置的使用。对微生物标本作出快速、准确的检验报告，及时满足临床的需要。

（4）认真对检验结果进行分析，对实验方法及临床意义进行评价，以不断积累经验及更好地与临床合作。

（5）及时对检验结果进行统计处理，并定期向有关部门报告所分离菌株的变化趋势及其抗菌药物的抗菌谱，为临床医生提供合理用药的依据。

（6）参与抗菌药物临床合理应用的管理和医院感染监测、控制和管理。

| 知识点3：微生物学检验的发展 | 副高：熟悉　正高：掌握 |

近十几年来，病原微生物快速检验诊断方法的发展很快。ELISA快速检测抗原及抗体技术已被普遍应用，使过去烦琐的微生物学检验程序简化了，尤其是通过采用单克隆抗体，进一步提高了检测的特异性和敏感性。目前已制备出许多诊断试剂盒，其中尤其是病毒快速诊断试剂盒的广泛应用，使过去长期难以实现的病毒的快速实验室诊断成为现实。目前许多实验室正在探索将基因探针与聚合酶链反应（PCR）用在微生物的快速检测中。

随着现代医学及相关科学技术的发展，自动化细菌生化反应、自动化细菌培养、PCR基因诊断的、气相色谱与高效液相色谱（HPLC）对细菌产物或核酸成分分析、核酸杂交技术、基因测序和基因芯片等技术的发展日新月异，医学微生物学检验技术已深入到细胞、分子和基因水平，许多新技术、新方法已在临床微生物实验室得到广泛应用。

第六节　医学统计学

| 知识点1：医学统计学的概念 | 副高：熟悉　正高：掌握 |

医学统计学是运用概率论和数理统计的原理及方法，结合医学实际，研究数字资料的搜集、整理分析及推断的一门学科。医学研究主要的对象是人体以及与人的健康有关的各种因素。生物现象的一个重要特点就是普遍存在着变异。所谓的变异（个体差异），系指相同条件下同类个体之间某一方面发展的不平衡性，系偶然因素起作用的结果。又如在同样条件下，用同一种药物来治疗某种疾病，有的患者被治愈，有的疗效不显著，有的可能无效，甚至会死亡。导致客观现象差异的原因是多种多样的，归纳起来，总有一类原因是普遍的、共同起作用的主要因素。

| 知识点2：医学统计学的工作内容 | 副高：熟悉　正高：掌握 |

实验设计、收集资料、整理资料以及分析资料是医学统计工作的主要内容。

知识点3：医学统计学的资料类型　　　　　副高：熟悉　正高：掌握

医学统计资料通常可分为计量资料与计数资料两大类。不同的统计资料应采用不同的统计分析方法。

知识点4：医学统计的基本概念　　　　　副高：熟悉　正高：掌握

（1）变异　医学研究的对象是有机的生命体，其功能非常复杂，不同的个体在相同的条件下，对外界环境因素可以发生不同的反应。在临床治疗中，利用同样的药物治疗病情相同的患者，疗效也不尽相同。即使在实验室里，动物与动物之间也有明显的差异。这种现象称为个体差异或称为变异。

（2）总体和样本　总体是同质的个体所构成的全体。从总体中抽取部分个体的过程称为抽样，所抽得的部分称为样本。

（3）抽样　从总体中抽取样本，一定要遵循科学原则。一般来说，一个样本应具有"代表性""随机性"和"可靠性"，两个样本之间应具有可比性。

（4）完全随机设计与随机区组设计　在试验或科研的开始阶段，我们就应考虑将试验对象按照不同的方法进行分组和设计，常用的有完全随机设计、配对设计以及随机区组设计等。

（5）误差　统计上所说的误差，泛指观测值与真实值之差，以及样本统计量与总体参数之差，主要包括三类：①系统误差；②随机测量误差；③抽样误差。

（6）概率　概率是描写某一事件发生的可能性大小的一个量度。用A表示某一事件，P则表示该事件可能发生的概率，可以记为P（A）。

第七节　细胞生物学

知识点1：细胞学说　　　　　副高：熟悉　正高：掌握

在19世纪以前有许多学者的工作都着眼于细胞的显微结构方面，从事形态方面的描述，而对各种有机体中出现细胞的意义一直没有做出一个理论的概括，直到19世纪30年代德国人施莱登和施旺提出：一切植物和动物都是由细胞组成的，细胞是一切动植物的基本单位。这一学说就是"细胞学说"。

知识点2：细胞生物学的发展　　　　　副高：熟悉　正高：掌握

19世纪后期显微技术的改进、生物固定技术与染色技术的出现极大地方便了人们对细胞显微结构的认识，各种细胞器相继被发现；20世纪30年代电子显微镜技术的问世，推动细胞形态的研究达到了空前的高潮。20世纪50年代分子生物学的兴起，使细胞生物学的研究进入了分子水平。

知识点3：细胞生物学的展望　　　　　　　　副高：熟悉　正高：掌握

2000年"人类基因组计划"工作草图的完成，标志着以研究基因功能为主的后基因组时代到来。随后蛋白质组学、RNA组学、糖组学以及代谢组学等各种"组学"研究相继登场。可以预见在不远的将来，生物科学将会使人类社会进入一个新的发展阶段。

在未来时代，细胞生物学仍然是生命科学的领头学科，是支撑生物技术发展的基础学科。

第八节　临床流行病学

知识点1：流行病学的研究方法　　　　　　　副高：熟悉　正高：掌握

流行病学是研究人群中疾病与健康状况的分布及其影响因素，并研究防治疾病及促进健康的策略和措施的学科。

研究方法如图1-2-1所示。

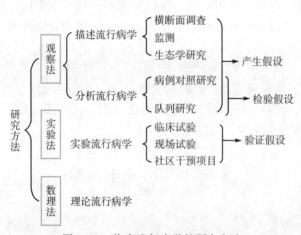

图1-2-1　临床流行病学的研究方法

知识点2：临床流行病学的概念　　　　　　　副高：熟悉　正高：掌握

临床流行病学是在临床医学的领域内，引入了现代流行病学及统计学等相关理论，创新了临床科研的严格设计、测量以及评价的临床科研方法学，从患者的个体诊治并扩大到相应患病群体的研究，探讨疾病的病因、诊断、治疗及预后的整体性规律，对于研究结果的真实性、获得研究的结论有着充分的科学依据和防病治病的重要实用价值。

第三章　血液检验

第一节　一般要求

知识点1：检验申请单　　　　　　　　　　　副高：掌握　正高：熟练

检验申请单或者电子申请单中应包括患者和申请者基本信息，如门诊号、住院号、床号以及日期等，同时应提供相关的临床信息，如姓名、性别、年龄等，以备解读检验结果之用。

知识点2：标本采集和处理的具体要求　　　　副高：掌握　正高：熟练

实验室管理文件应向负责采集标本的人员提供标本采集及处理的具体要求。

（1）患者告知　向患者提供在标本采集前应做准备的信息和说明。

（2）患者准备说明书　如提供给护士和抽血人员的说明书。

（3）标本采集　说明如何使用血液、尿液和其他体液标本容器和添加物。

（4）标本采集类别和数量。

（5）标本采集日期和时间　包括特定采集时间。

（6）标本处理要求　从标本采集至实验室接收之间（运送、冷冻、保温、立即送检等）的处理要求。

（7）标本采集人员　记录其身份信息。

（8）标本采集器材和安全处理。

知识点3：标本信息的完整性　　　　　　　　副高：掌握　正高：熟练

标本应通过检验申请单溯源到特定个体，实验室对于缺少适当标识的检验申请单不应接收或者处理。

知识点4：标本拒收　　　　　　　　　　　　副高：掌握　正高：熟练

实验室应制订标本接收与拒收的标准文件。因不同检验项目对标本的要求不同，所以应分别制订拒收标准。由于不可预计的意外因素而接收的不合格的标本，其检验报告上应注明标本存在的问题，在解释结果时必须要特别说明。

第二节　血液标本采集

知识点1：皮肤采血法　　　　　　　　　　副高：熟练掌握　　正高：熟练掌握

皮肤采血主要用于微量用血的检查和婴幼儿血常规检验，通常于手指或者耳垂处采血，婴幼儿由于手指太小可在足跟底面两侧采血。凡是局部有水肿、炎症、发绀或冻疮等均不可穿刺采血；严重烧伤患者可选择皮肤完整处采血。手指血细胞计数结果同静脉血有差异，条件允许应尽可能静脉采血。

注意事项：①采血时须注意严格消毒和生物安全防范，须严格实行一人一针一管。②取血时可稍加挤压，但切忌用力过大，以免使过多组织液混入血液中。③采血要迅速，防止流出的血液发生凝固。④采用手工法进行多项常规检验时，血液标本采集顺序为血小板计数、红细胞计数、血红蛋测定、白细胞计数及白细胞分类计数。

知识点2：静脉采血法　　　　　　　　　　副高：熟练掌握　　正高：熟练掌握

（1）普通采血法　是指传统的采血方法，也就是非真空系统对浅静脉穿刺的采血方法。

注意事项：①根据检查项目、所需采血量选择试管。②严格执行无菌操作，严禁在输液、输血的针头或皮管内抽取血标本。③抽血时切忌将针栓回推，以免注射器中气泡进入血管形成气栓。④抽血不宜过于用力，以免产生泡沫而溶血。

（2）真空采血法　又叫负压采血法，主要原理是将有胶塞头盖的采血管抽成不同的真空度，借助针头、针筒以及试管组合成全封闭的真空采血系统，实现自动定量采血。

注意事项：①检查胶塞头盖：使用前切勿松动采血管头盖，以免改变采血管负压、影响采血量。②胶塞穿刺针软橡皮到乳胶套作用：包裹、封闭穿刺针针头、当针头刺入采血管后，乳胶套卷起。采血完毕，去除采血管，乳胶套弹性回复，封闭穿刺针针头，防止导管内血液继续流出而污染环境。

知识点3：方法学评价　　　　　　　　　　副高：熟练掌握　　正高：熟练掌握

血液标本采集的方法学评价见表1-3-1。

表1-3-1　血液标本采集的方法学评价

方　法	评　价
皮肤采血法	采血量少，易凝血、溶血、混入组织液，对检验结果影响大，且重复性差，准确性不高
静脉采血法	普通采血法操作环节多、难以规范统一、易造成血液污染；真空采血法采血量准确、传送方便、封闭无菌、标识醒目
动脉采血法	适用于血气分析、乳酸测定等

第三节 标本抗凝

知识点1：化学抗凝剂 　　　　　　　　　　副高：熟练掌握　正高：熟练掌握

（1）化学抗凝剂　用物理或化学方法除去或抑制血液中某些凝血因子的活性，使凝血过程被阻断称为抗凝。能够阻止血液凝固的化学物质称为抗凝剂。

（2）促凝剂　用非活性硅石等非生理性促凝成分，通过特殊加工制成。常用的促凝剂有凝血酶、蛇毒、硅石粉和硅碳素等。

（3）分离胶　血清分离胶是一种具有化学惰性和稳定性的高分子物质，不溶于水，具有抗氧化、耐高温、抗低温、高稳定性的特性，其比重介于血清与细胞之间，在1100～1500g离心力作用下液化移动到试管中央，离心后同化形成屏障，使血清和血细胞完全分离。

常用化学抗凝剂的用途和特点见表1-3-2。

表1-3-2　常用化学抗凝剂的用途与特点

抗凝剂	抗凝原理	注意事项
乙二胺四乙酸（EDTA）	与血液中Ca^{2+}结合成螯合物，使Ca^{2+}失去活性	抗凝剂用量和血液的比例需合适，采血后须立即混匀
枸橼酸盐	与血液中Ca^{2+}结合成螯合物，使Ca^{2+}失去活性	抗凝能力相对较弱，抗凝浓度、体积和血液的比例非常重要
肝素	加强抗凝血酶Ⅲ，灭活丝氨酸蛋白酶，阻止凝血酶形成	电极法测血钾与血清结果有差异；不适合血常规检查
草酸盐	草酸根与血液Ca^{2+}形成草酸钙沉淀，使其无凝血功能	容易造成K^+污染；现已很少应用
促凝剂	激活凝血蛋白酶，加速血液凝固	常用促凝剂有凝血酶、蛇毒、硅石粉、硅碳素等
分离胶	高黏度凝胶在血清和血块间形成隔层，达到分离血细胞和血清的目的	分离胶的质量影响分离效果和检验结果；分离胶管成本高

知识点2：物理方法抗凝 　　　　　　　　　　副高：熟练掌握　正高：熟练掌握

把血液注入有玻璃珠的器皿中，并及时转动，纤维蛋白缠绕凝固于玻璃珠上，从而避免血液凝固，此抗凝方法常用于血液培养基的动物血采集。另外，也可用竹签搅拌将纤维蛋白除去，以达到物理抗凝的目的。

第四节 血液一般检验

知识点1：血液一般检验的内容 　　　　　　　　副高：熟练掌握　正高：熟练掌握

血液一般检查包括：红细胞检验、白细胞与血小板检验、输血检验。

（1）红细胞检验内容　包括红细胞计数、血红蛋白含量、血细胞比容、红细胞平均指数、网织红细胞计数、红细胞形态、红细胞沉降。

（2）白细胞与血小板检验　包括白细胞计数、血涂片制备、血涂片染色、白细胞分类计数、血小板计数、白细胞形态学、血小板形态。

（3）输血检验　包括红细胞血型检验、白细胞血型检验。

知识点2：红细胞计数（RBC）　　　　　副高：熟练掌握　正高：熟练掌握

（1）检测方法　①显微镜计数法：用等渗稀释液将血液以一定倍数稀释并将其充入计数池，在高倍镜下计数中央大方格内四角和正中共5个中方格内的红细胞数（N），经换算求出每升血液中的红细胞数量。红细胞数/L $= N \times \dfrac{25}{5} \times 10 \times 200 \times 10^6 = N \times 10^{10} = \dfrac{N}{10} \times 10^{12}$。②血液分析仪法：大多采用电阻抗法、激光法。

（2）参考范围　成年：男性（4.09～5.74）$\times 10^{12}$/L，女性（3.68～5.13）$\times 10^{12}$/L。新生儿（5.2～6.4）$\times 10^{12}$/L。

（3）临床意义　①红细胞增高。②红细胞降低：见于各种原因贫血［定义为红细胞计数、血红蛋白含量（Hb）或血细胞比容（HCT）低于参考范围下限］。

知识点3：血红蛋白测定的方法　　　　　副高：熟练掌握　正高：熟练掌握

血红蛋白测定大致分为4类，见表1-3-3。

表1-3-3　血红蛋白测定方法和基本原理

测定方法	测定原理
比色法	Hb衍生物光谱特点
全血铁法	Hb分子组成
比重法、折射仪法	血液物理特性
血气分析法	Hb与O_2可逆性结合的特性

知识点4：血红蛋白测定的参考范围　　　　　副高：熟练掌握　正高：熟练掌握

（1）参考范围　①成年：男性131～172g/L；女性113～151g/L。②新生儿：180～190g/L。

（2）贫血诊断标准　一般按单位容积血液内Hb量低于95%参考范围的下限，作为贫血的诊断依据。国内标准：①新生儿：<10天Hb<145g/L；10天至3个月Hb<100g/L；3个月至6岁Hb<110g/L；6～14岁Hb<120g/L。②成年：男性Hb<120g/L（海平面地区）或125g/L，女性Hb<100g/L。

（3）划分贫血严重程度标准 ①成人，Hb≤30g/L为极严重，31～60g/L为重度，61～90g/L为中度，＞90g/L为轻度。②儿童，Hb＜30g/L和RBC＜$1×10^{12}$/L为极严重，Hb 30～59g/L和RBC（1～2）×10^{12}/L为重度，Hb 60～89g/L和RBC（2～3）×10^{12}/L为中度，Hb＞90g/L和RBC（3～4）×10^{12}/L为轻度。

知识点5：血红蛋白测定的临床意义	副高：熟练掌握　正高：熟练掌握

血红蛋白测定的临床意义相似于红细胞计数，但判断贫血程度优于红细胞计数。应注意：

（1）某些贫血，红细胞和血红蛋白减少程度可不一致，同时测定RBC和Hb以作比较，对诊断更有意义。

（2）影响检验结果的因素 ①血液总容量改变。如大量失血早期主要变化是全身血容量减少，此时血液浓度改变很少，单从RBC与Hb数值来看，很难反映贫血的存在。②全身血浆容量改变。如各种原因导致的失水或水潴留，使血浆容量减少或加，导致血液浓缩或稀释，都可使RBC和Hb数值增加或减少。

知识点6：血细胞比容（HCT）测定的方法	副高：熟练掌握　正高：熟练掌握

（1）离心沉淀法 常用微量法和温氏法，检测原理基本相同。是将定量的抗凝血在一定的速度及时间离心之后，血液中的各种不同成分互相分离，计算压实红细胞占全血的比值。离心之后，读取红细胞层的高度。血液离心后分5层，自上而下分别为血浆层、血小板层、白细胞以及有核红细胞层、还原红细胞层和氧合红细胞层，读取结果以还原红细胞层为准。读取红细胞层的高度，计算压实红细胞占全血的比值。

（2）血液分析仪法 利用测定红细胞计数和红细胞平均体积后导出，HCT＝红细胞计数×红细胞平均体积。

知识点7：血细胞比容测定的参考范围	副高：熟练掌握　正高：熟练掌握

（1）参考范围 男性0.38～0.51；女性0.34～0.45。

（2）贫血诊断标准 男性＜0.40；女性＜0.35。

知识点8：血细胞比容测定的临床意义	副高：熟练掌握　正高：熟练掌握

血细胞比容降低是诊断贫血的指标，如果红细胞数量正常，血浆量增加，为假性贫血；血细胞比容增加可由于红细胞数量绝对增加或血浆量减少所致。

知识点9：红细胞平均指数（MCV）	副高：熟练掌握　正高：熟练掌握

（1）检测方法和原理 ①手工法。②血液分析仪法：MCV由血液分析仪直接测定导出，

根据仪器测定Hb、RBC可计算出，MCH = Hb/RBC，MCHC = Hb/（RBC×MCV）。

（2）参考范围 见表1-3-4。

表1-3-4 MCV、MCH、MCHC参考值

人 群	MCV（fl）	MCH（pg）	MCHC（g/L）
成年	80~100	27~34	320~360
1~3岁	79~104	25~32	280~350
新生儿	86~120	27~36	250~370

（3）临床意义 红细胞平均指数可用于贫血形态学分类及提示贫血的可能原因。MCV和RDW用于红细胞疾病分类，可以用于小细胞低色素贫血的鉴别诊断。

知识点10：网织红细胞计数（Ret）检测的方法和原理
副高：熟练掌握 正高：熟练掌握

（1）手工法 有试管法、Miller窥盘法、显微成像系统法。

（2）仪器法 包括流式细胞仪法与血液分析仪法。仪器检测经染料（如金胺O、噻唑橙或噁嗪750等）染色、与RNA结合的网织红细胞，可以得出Ret绝对数（Ret#）、Ret百分率（Ret%）、LFR、MFR和HFR等相关参数。

知识点11：网织红细胞计数检测的参考范围 副高：熟练掌握 正高：熟练掌握

（1）手工法 ①Ret%：成人和儿童，0.5%~2.5%；新生儿，2%~5%。②Ret#：成人和儿童，（50~100）×10⁹/L。

（2）仪器法 ①Ret%：成人和儿童，1.0%~5.0%；新生儿0~14天，1.5%~8.0%。②Ret#：成人和儿童，（45~160）×10⁹/L；新生儿0~14天，（240~400）×10⁹/L。

知识点12：红细胞形态检查 副高：熟练掌握 正高：熟练掌握

（1）检测方法和原理 对血涂片进行染色后，不同形态的细胞，因为化学成分和化学性质的不同，对酸性和碱性染料的亲和作用、吸附作用也不一样，所以使不同形态的细胞呈现出各自的染色特点。借助光学显微镜可直接观察到正常红细胞的形态，并识别异常红细胞形态。有显微镜和计算机图像分析法。

（2）临床应用 ①正常红细胞形态：正常红细胞为双凹圆盘形，细胞大小均一，平均直径7.2μm（6.7~7.7μm）；瑞氏染色之后为淡粉红色，血红蛋白充盈良好，呈正常色素性，向心性淡染，中央部位为生理性淡染区，其大小约为直径的1/3；胞质内无异常结构。②异常红细胞形态：在排除人为因素之后，若血涂片中出现异常形态红细胞且数量增高，通常提

示病理性改变。常见红细胞异常形态传统上可根据红细胞大小、形状、血红蛋白含量、结构以及排列异常而区分。

知识点13：红细胞沉降率（ESR）测定　　　　副高：熟练掌握　正高：熟练掌握

（1）检测方法　魏氏法和自动血沉仪法。

（2）参考范围　儿童ESR<10mm/h。<50岁：男性ESR<15mm/h；女性ESR<20mm/h。>50岁且≤85岁：男性ESR<20mm/h；女性ESR<30mm/h。>85岁：男性ESR<30mm/h；女性ESR<42mm/h。

（3）临床意义　ESR是常规筛查试验，虽特异性差，但是对疾病的鉴别及动态观察具有一定的参考价值。

知识点14：白细胞计数（WBC）　　　　副高：熟练掌握　正高：熟练掌握

（1）检测方法　显微镜计数法和血液分析仪法。

（2）参考范围　①参考范围：成人：$(4\sim10)\times10^9$/L；儿童：$(15\sim20)\times10^9$/L；6个月至2岁：$(11\sim12)\times10^9$/L；新生儿：$(15\sim20)\times10^9$/L。②白细胞数升高：$>10\times10^9$/L。③白细胞减少症：国内，成人WBC$<4\times10^9$/L，10~12岁儿童WBC$<4.5\times10^9$/L，<10岁儿童WBC$<5.0\times10^9$/L。

（3）临床意义　外周血白细胞数量的变化会受到生理状态和许多病理因素的影响。

知识点15：白细胞分类计数　　　　副高：熟练掌握　正高：熟练掌握

（1）检测方法　显微镜分类计数法和血液分析仪法。

（2）参考值　成人白细胞分类计数参考值见表1-3-5。

表1-3-5　成人白细胞分类计数参考值

细　胞	比　值	百分率（%）	绝对值（$\times10^9$/L）
中性杆状核粒细胞（Nst）	0.01~0.05	1~5	0.04~0.0
中性分叶核粒细胞（Nsg）	0.50~0.70	50~70	2.00~7.00
嗜酸性粒细胞（E）	0.005~0.050	0.5~5	0.05~0.50
嗜碱性粒细胞（B）	0.00~0.01	0~1	0~0.10
淋巴细胞（L）	0.20~0.40	20~40	0.80~4.00
单核细胞（M）	0.03~0.08	3~8	0.12~0.80

（3）临床意义　①中性粒细胞：中性粒细胞增多，即外周血中性粒细胞绝对值$>7.0\times10^9$/L；中性粒细胞减少症：国内，成人中性粒细胞绝对值$<2.0\times10^9$/L，10~12

岁儿童中性粒细胞绝对值$1.8×10^9$/L，<10岁儿童中性粒细胞绝对值<$1.5×10^9$/L。②嗜酸性粒细胞：嗜酸性粒细胞增高症，即外周血嗜酸性粒细胞绝对值>$0.5×10^9$/L，轻度增高（$0.5～1.5$）×10^9/L，中度增高（$1.5～5.0$）×10^9/L，重度增高>$5.0×10^9$/L；嗜酸性粒细胞减低，即外周血嗜酸性粒细胞绝对值<$0.05×10^9$/L。③嗜碱性粒细胞：嗜碱性粒细胞增多，即外周血嗜碱性粒细胞绝对值>$0.1×10^9$/L。④淋巴细胞：淋巴细胞增高，即外周血淋巴细胞绝对值增高，成人绝对值>$4.0×10^9$/L，>4岁儿童绝对值>$7.2×10^9$/L，<4岁儿童绝对值>$9.0×10^9$/L；淋巴细胞减低，即外周血淋巴细胞绝对值减低，成人绝对值<$1.0×10$g/L。⑤单核细胞：单核细胞增多，即成人外周血单核细胞绝对值>$0.8×10^9$/L。

知识点16：血小板计数（PLT）　　　　　　　　副高：掌握　正高：熟练

（1）检测方法　显微镜计数法和仪器法。

（2）参考值　（$100～300$）×10^9/L。

（3）临床意义　①血小板减低是引起出血的常见原因：当血小板在（$20～50$）×10^9/L时，可有轻度出血或手术后出血；低于$20×10^9$/L，可有较严重的出血；低于$5×10^9$/L时，可造成严重出血。②血小板超过$400×10^9$/L为血小板增多。

第五节　血液分析仪检测

知识点1：基本检测原理　　　　　　　　　　　副高：熟练掌握　正高：熟练掌握

现代血液分析仪主要综合应用了电学与光学两大基本原理。

知识点2：电阻抗法　　　　　　　　　　　　　副高：熟练掌握　正高：熟练掌握

血细胞计数原理即电阻抗原理或库尔特原理：血细胞相对于电解质溶液，悬浮在电解质溶液中为非导电颗粒，其电阻抗比电解质溶液大。借助两者导电性能差异，当体积大小不同的血细胞（或类似颗粒）通过计数小孔时，小孔内、外电压或者电流发生变化，形成与血细胞数量相当、体积大小相应的脉冲电压，从而间接区分出不同种类的血细胞群与相应的数量。

电阻抗法可准确测量出细胞（或类似颗粒）的大小，是三分群血液分析仪血细胞计数与白细胞分群的主要应用原理，也常被应用于五分类血液分析仪中。

知识点3：射频法　　　　　　　　　　　　　　副高：熟练掌握　正高：熟练掌握

射频指高频电流，能渗入细胞膜脂质层测定细胞导电性，反映细胞内化学成分、细胞核以及细胞质（如比例）、颗粒成分（如大小和密度）等特征性信息，有助于鉴别虽体积相同、但是内部结构性质不同的细胞（或颗粒）。此技术主要用于白细胞分类。

知识点4：光散射法　副高：熟练掌握　正高：熟练掌握

基本检测原理：

（1）流式细胞术光散射理论　细胞分析应用Mie同质性球体光散射理论。

（2）流式细胞术检测原理　此技术主要被用于测定细胞体积大小以及细胞分类。

知识点5：分光光度法　副高：熟练掌握　正高：熟练掌握

血红蛋白测定原理：稀释液和溶血剂使红细胞溶解并且释放出血红蛋白，后者同溶血剂某些成分结合，形成稳定的血红蛋白衍生物，在特定光波范围（530～550nm）内比色；吸光度变化与血液血红蛋白浓度成正比。

知识点6：血液分析仪的评价　副高：熟练掌握　正高：熟练掌握

血液分析仪的评价要点如下。

（1）血液分析仪总体评价　新仪器安装之后，或每次维修之后，必须对仪器的性能进行测试、评价，这对确保检验质量起着重要作用。评价内容包括：仪器基本情况、仪器手册、方法学以及评价步骤；技术评价计划包括：校准、校准品和质控品概念、试剂、标本及处理、血细胞计数结果可报告范围、预评价、原始结果记录、性能评价。

（2）血液分析仪性能评价参考方法　通常选择国内外公认的参考方法评价血液分析仪。如无，则应使用评价者认为足够准确和精确的方法。

知识点7：血液分析仪新参数　副高：熟练掌握　正高：熟练掌握

血液分析仪全血细胞计数、红细胞平均值、白细胞分类、红细胞体积分布宽度、血小板平均体积等常用检测参数的临床意义与前述相同。目前，临床实践已显示血液分析仪新开发的检测参数可以准确、快速地提供对诊断疾病有着重要临床意义的信息。

知识点8：血液分析仪红细胞系列新参数　副高：熟练掌握　正高：熟练掌握

目前，血液分析仪检测红细胞的最新几项参数：有核红细胞、未成熟网织红细胞比率（IRF）、球形细胞平均体积、单个红细胞平均血红蛋白浓度（CHCM）、单个红细胞血红蛋白量分布宽度（HDW）、网织红细胞平均血红蛋白量（CHr）以及未成熟网织红细胞比率（IRF）。

知识点9：血小板系列新参数　副高：熟练掌握　正高：熟练掌握

目前，血液分析仪检测血小板的最新几项参数：未成熟血小板比率（IPF）、血小板平均体积（MPV）、血小板分布宽度（PDW）、大血小板比率（P-LCR）、血小板比容（PCT）以及CD61单抗免疫标记血小板计数等。除CD61单抗免疫标记血小板计数用于验证血小板计数的准确性外，IPF是临床应用的最新参数。

知识点10：白细胞系列新参数　　　　副高：熟练掌握　正高：熟练掌握

目前，血液分析仪检测白细胞的最新几项参数：造血祖细胞（HPC）百分率和计数、未成熟粒细胞（IG）百分率和计数、未成熟单核细胞百分率和计数、未成熟淋巴细胞计数、未成熟淋巴细胞百分率和计数、大型未染色细胞计数和百分率、CD3/CD4/CD8 T细胞计数、百分率以及CD4/CD8 T细胞比率（用血液分析仪同时检测CD3/CD4/CD8 T细胞计数/百分率及比率，比用流式细胞仪检测更简便、更快速）。

知识点11：血液分析仪检测参数结果显示　　　　副高：熟练掌握　正高：熟练掌握

主要包括：临床报告参数与异常报警。

结果显示有两大意义：一是直接筛检和报告检验结果（包括正常标本检测结果与符合仪器认定范围内的异常标本检测结果）；二是若出现超出仪器设定外的异常检验结果时，发出报警。

血液分析仪检测结果显示通常有三类形式：数据、图形（直方图和散点图）与报警（图示、符号或文字）。

第六节　常用血栓与止血筛选试验

知识点1：常用血栓与止血筛查试验的检查内容　　　　副高：熟练掌握　正高：熟练掌握

常用血栓与止血筛查试验如下。

（1）用于初期止血的筛查试验　主要包括出血时间（BT）、血小板计数（PLT）、血块收缩试验（CRT）以及血小块血栓阻塞时间（CT）。

（2）用于二期止血的筛查试验　主要包括凝血酶原时间（PT）、部分活化部分凝血活酶时间（APTT）、凝血酶时间（TT）、试管法凝血时间（CT）、蛋白C活性依赖凝固时间（PCAT）以及活化蛋白C抵抗试验。

（3）用于纤溶活性的筛查试验　主要包括血浆纤维蛋白（原）降解产物、血浆D-二聚体、血浆鱼精蛋白副凝固试验以及血浆优球蛋白溶解时间。

知识点2：出血时间（BT）的实验原理及参考范围

　　　　　　　　　　　　　　　　　　　　副高：熟练掌握　正高：熟练掌握

（1）实验原理　指从皮肤毛细血管被刺破后自然出血到自然止血所需的时间。BT主要反映毛细血管与血小板的相互作用，包括皮肤毛细血管的完整性与收缩功能、血管周围结缔组织成分、血小板数量与功能、血管内皮细胞的功能等。凝血因子对BT影响一般较小。

（2）参考范围　2.3~9.5分钟，>10分钟为延长。

知识点3：出血时间（BT）的临床意义　　　副高：熟练掌握　正高：熟练掌握

（1）BT延长　表明主要涉及血管壁与血小板的初期止血缺陷，多由于血小板减少所致。

（2）BT正常　并不能完全除外初期止血缺陷。若有出血家族史，而且又没有凝血因子异常，应进一步做其他相关实验检查。

（3）BT缩短　可以在一些高脂蛋白血症、糖尿病和动脉硬化患者中观察到出血时间缩短，但其临床意义目前尚不清楚。

知识点4：出血时间（BT）实验应用评价　　　副高：熟练掌握　正高：熟练掌握

（1）BT是筛查血管与血小板相互作用有无异常较为敏感的试验，一般用世界卫生组织（WHO）推荐的模板法（TBT）或出血时间测定器法测定。因为试验条件要求较高，皮肤切口的长度和深度固定，测定结果比较准确。

（2）BT实验操作较为复杂、皮肤切口稍大，临床开展会受到一定限制，通常不作为常规筛查试验。对有皮肤及黏膜出血表现、疑为初期止血缺陷的患者，可以检查BT。

（3）试验前一周应停用抗血小板药物。

知识点5：血小板计数（PLT）　　　副高：熟练掌握　正高：熟练掌握

血小板可以用多种方法进行计数，最常用血细胞分析仪计数，流式细胞仪免疫计数法是血小板计数的参考方法。

知识点6：血块收缩试验（CRT）　　　副高：熟练掌握　正高：熟练掌握

（1）实验原理　一定量的血液在体外（37℃）试管中发生凝固后，因为血小板收缩蛋白的作用，使凝血块中纤维蛋白网眼收缩而析出血清。测定血清占总血浆量的百分比，能够反映血小板的血块收缩功能。

（2）参考范围　血块开始收缩时间：2小时；完全收缩时间：18~24小时。血块收缩率：48%~64%。

（3）临床意义　血小板无力症、特发性血小板减少性紫癜（ITP）、低（无）纤维蛋白血症和血小板增多症以及红细胞增多症常见血块收缩率降低，多发性骨髓瘤与巨球蛋白血症也可见降低。而血小板阿司匹林样缺陷及贮存池病、巨血小板综合征的血块收缩率则正常。

（4）应用评价　CRT仅仅是一个半定量试验，可能会受血小板数量与功能、红细胞数量及血浆纤维蛋白原含量的影响。高球蛋白血症和凝血因子严重缺陷引起的凝血障碍时，

CRT也可出现异常。血块收缩率（%）的计算公式：血块收缩率（%）=［血清量（ml）×100%/全血量（ml）×血浆比积］。

知识点7：血小板血栓阻塞时间（CT）　　　　副高：熟练掌握　正高：熟练掌握

（1）实验原理　枸橼酸钠抗凝，全血以高切变率（4000～5000s^{-1}）流经一根毛细管，血小板被激活，然后血液流经一个包被有血小板激活诱导剂薄膜的小孔（直径150μm），薄膜上含有胶原和二磷酸腺苷（ADP）或者胶原和肾上腺素（EPI），血液中的血小板黏附于胶原并且被ADP或者EPI进一步活化，形成的血小板血栓阻塞小孔，仪器（PFA-100）自动记录其小孔的封闭或者阻塞时间（CT）。

（2）参考范围　胶原和ADP膜小孔CT为67～87秒，胶原与EPI小孔CT为111～145秒。

（3）临床意义　①CT正常多提示初期止血过程无异常，通常不需要再做其他初期止血的诊断试验，凝血因子缺陷病的CT一般正常。②CT延长应进一步查明有关病因。

（4）应用评价　通过PAF-100测定CT的优点是模仿体内血管损伤时的初期止血状态，主要包括提供高切变率、胶原黏附表面以及血小板激活剂，所以CT的长短可比较灵敏地反映血小板的黏附、聚集和释放功能的变化，用于筛查血小板功能异常相关的疾病，并可以监测抗血小板药物治疗。

知识点8：活化部分凝血活酶时间（APTT）　　　副高：熟练掌握　正高：熟练掌握

常被用于内源性凝血途径凝血因子及异常抗凝物的筛查，不同的APTT试剂对接触活化凝血因子、FⅧ和FⅨ、肝素及狼疮抗凝物筛查的灵敏度有差异。

知识点9：凝血酶原时间（PT）　　　　　　　副高：熟练掌握　正高：熟练掌握

常被用于外源性凝血途径凝血因子的筛查和口服香豆素类抗凝药的监测，不同的凝血活酶试剂对外源性凝血途径凝血因子筛查的灵敏度常有显著影响。

知识点10：试管法凝血时间　　　　　　　　　副高：熟练掌握　正高：熟练掌握

选用硅化或普通试管测定的凝血时间有显著差异，临床实验室现已较少应用此法，通常仅用于住院患者的床旁使用或者手术中肝素用量的简易监测。

知识点11：凝血酶时间（TT）的实验原理及参考范围

副高：熟练掌握　正高：熟练掌握

（1）实验原理　在缺乏血小板血浆中，加入一定量的"标准化"凝血酶后发生凝固所需的时间叫作凝血酶时间（TT）。

（2）参考范围　TT一般为16～18秒，待测血浆比对照血浆延长3秒以上有临床意义。

知识点12：凝血酶时间的临床意义　　　　　　　　副高：熟练掌握　正高：熟练掌握

（1）原发性或继发性纤溶亢进，如弥散性血管内凝血（DIC）时，产生大量纤维蛋白（原）降解产物（FDP），可以干扰纤维蛋白的聚合。血浆FDP＞50mg/L时，TT显著延长，因此，TT又可作为DIC的一项诊断试验。

（2）普通肝素治疗时，TT显著延长。当血浆肝素浓度＞0.21U/ml时，TT对肝素剂量反应比较灵敏。水蛭素治疗时，TT可延长。

（3）血栓性疾病溶栓治疗时，引起FDP增高和纤维蛋白原浓度减低，两者均使TT延长。一般TT延长在参考范围的1.5～2.5倍时，可达到比较好的治疗效果。

（4）血浆肝素样抗凝物增多时，TT延长。

（5）低纤维蛋白原血症　当血浆纤维蛋白原＜0.6g/L时，TT将明显延长。

知识点13：凝血酶时间试验的应用评价　　　　　　副高：熟练掌握　正高：熟练掌握

（1）当血浆中纤溶酶活性增高，致使纤维蛋白/纤维蛋白原降解产物（FDP）增加时，可使TT明显延长，因此，TT是一项常用的纤溶活性筛查试验。然而，TT的长短与血浆中纤维蛋白原的浓度、结构和凝血酶抑制物等抗凝血酶的物质密切相关，因此，TT还可以用于低或异常纤维蛋白原血症和类肝素物质增多的筛查。

（2）TT测定时，所加入血浆的凝血酶试剂的浓度将会极大地影响其检测结果，将对照血浆的TT值调到16～18秒，再测标本比较合适。

知识点14：蛋白C活性依赖凝固时间的实验原理
　　　　　　　　　　　　　　　　　　　　　副高：熟练掌握　正高：熟练掌握

在待测血浆中加入FⅫ激活剂、部分凝血活酶和蛋白C（PC）活化剂，激活内源性凝血途径和PC系统，再加入Ca^{2+}测定其血浆的凝固时间，称为蛋白C活性依赖凝固时间（PCAT）。因为加入PC活化剂后，PC系统激活生成活化蛋白C（APC），APC灭活FVa和FⅧa，所以血浆凝固时间比未加PC激活剂的时间（PCAT/O）会明显延长。

知识点15：蛋白C活性依赖凝固时间的实验参考范围
　　　　　　　　　　　　　　　　　　　　　副高：熟练掌握　正高：熟练掌握

PCAT结果通常以正常化比值（NR）表示：NR＝（PCAT：PCAT/O）待测血浆×CF，CF＝SV/（PACT：PCAT/O）对照血浆。CF：校正系数；SV：试剂的对照血浆敏感值；PCAT：85～200秒；PCAT/O：33～55秒；NR：0.97～1.83。

知识点16：蛋白C活性依赖凝固时间的临床应用

副高：熟练掌握　正高：熟练掌握

当PC、PS缺陷时，PC系统不能活化，PCAT缩短，NR减低。当PC活性<60%时，PCAT筛查的灵敏度可达90%。如果存在APC-R（对APC灭活的抵抗性），特别是有FV Leiden突变（FV基因突变，致使FVa不被APC灭活）时，PCAT筛查的灵敏度为100%。PCAT对PC系统功能异常检出的特异性为79%。若PCAT异常，则应进一步做确诊试验。

知识点17：蛋白C活性依赖凝固时间试验的应用评价

副高：熟练掌握　正高：熟练掌握

（1）PCAT是一项PC系统异常的筛查试验。若PCAT与不加PC活化剂血浆凝固时间（PCAT/O）相比明显延长时，表明待测血浆PC系统功能正常；反之，则可能存在PC系统缺陷或者活化蛋白C抵抗（APC-R）等异常。

（2）当FV、FⅧ的活性异常增高，口服香豆素类抗凝药或者存在狼疮抗凝物时，PCAT可出现假阳性，应与其他试验结合进行鉴别。

知识点18：活化蛋白C抵抗试验的实验原理及参考范围

副高：熟练掌握　正高：熟练掌握

（1）实验原理　在被检血浆中加入FⅫ激活剂、部分凝血活酶、Ca^{2+}以及活化蛋白C（APC），由于APC使FVa和FⅧa灭活，致使APTT延长。若被检血浆存在APC-R（如FV Leiden突变等），则APTT延长不明显。通过比较加APC（APTT＋APC）与不加APC（APTT-APC）的APTT比值即活化蛋白C敏感度比值（APC-SR）的大小可以判断APC-R存在与否。将被检标本与对照血浆的APC-SR相除，可得标准化APC-R（n-APC-SR）。n-APC-SR误差也更小。

（2）参考范围　APC-SR>2.0，n-APC-SR>0.84。

知识点19：活化蛋白C抵抗（APC-R）试验的临床意义

副高：熟练掌握　正高：熟练掌握

在健康人血浆中加入APC后，因为APC可使FVa和FⅧa灭活，故可使APTT明显延长。若在待测血浆中加入APC后，其APTT不延长或延长不明显，则称为活化蛋白C抵抗（APC-R）。引起APC-R的原因可能如下。

（1）蛋白S缺乏。

（2）存在APC的某种抑制物。

（3）存在APC的抗体。

（4）因为基因突变等导致FVa和FⅧa不被APC灭活。

（5）存在某种尚不明确的机制。

检测APC-R对血栓性疾病的诊断有如下意义：

（1）APC-R现象　APC-R或n-APC-SR异常即表明存在APC-R。

（2）FV Leiden突变　在FV基因的1691位核苷酸G→A突变，即鸟嘌呤被腺嘌呤取代，致使FV分子506位上的精氨酸（Arg506）被谷氨酰胺（Gln）取代。因为APC水解FVa使其灭活的位点主要在FVa的Arg306、Arg506两个位点，所以有Leiden突变则使FVa不被APC降解，致使凝血反应亢进而易形成血栓。FV Leiden突变患者的APC-R＜2.0。纯合子n-APC-SR＜0.4，而杂合子在0.4~0.7。

知识点20：活化蛋白C抵抗试验的应用评价　　副高：熟练掌握　正高：熟练掌握

因为APC-R试验是在加入外源性APC条件下进行APTT测定，除FVLeiden突变外，蛋白S缺陷、狼疮抗凝物存在、FⅡ、FⅧ、FX缺乏以及口服抗凝药治疗等均可影响到试验结果，急性血栓形成或妊娠妇女因为体内止、凝血系统的异常变化也可影响试验结果。为了克服上述试验的不足，有作者采用了一种改进方法检测APC-R，方法就是将待测血浆用乏FV的血浆稀释后，再加入组织因子、Ca²⁺和APC，测定其加和不加APG的凝血酶原时间（PT），并将其比值求出，可更灵敏地判断APC-R，此法对FV Leiden突变检测的灵敏度及特异性均可达100%。

知识点21：血浆纤维蛋白（原）降解产物　　副高：熟练掌握　正高：熟练掌握

（1）实验原理　将FDP抗体包被的胶乳颗粒悬液加入经过一定比例稀释的待测血浆或者血清中，胶乳颗粒与FDP结合后发生凝集，按照胶乳颗粒检测FDP的灵敏度和待测血浆稀释度可计算出FDP的含量。

（2）参考范围　血清FDP＜10mg/L，血浆FDP＜5mg/L。

（3）临床意义　DIC时，血浆FDP显著升高，其诊断的灵敏度和特异性可达95%以上。FDP显著升高可见于深静脉血栓、肺梗死、急性早幼粒细胞白血病，原发性纤溶亢进症和溶栓治疗时FDP常常＞40mg/L。一些恶性肿瘤、肾脏疾病、肝脏疾病、某些急性感染、外伤及外科手术后，FDP可轻度升高，通常在20~40mg/L。

（4）应用评价　血浆或血清FDP增高，间接反映纤溶活性亢进，可以作为纤溶活性的筛查指标之一，具有较高的灵敏度。临床常用手工胶乳凝集试验半定量检测4FDP，该法比较简便，适合于少量标本测定。

知识点22：血浆D-二聚体的实验原理及参考范围　　副高：熟练掌握　正高：熟练掌握

（1）实验原理　①胶乳颗粒浊度免疫分析（LPTIA）：将包被了D-二聚体（DD）单克隆抗体胶乳颗粒悬液加入经过一定比例稀释的待测血浆中，前者同血浆中DD结合后发生凝集，凝集的强度与血浆DD的含量成正比。依据胶乳颗粒检测DD的灵敏度和待测血浆稀释度可进行血浆DD半定量，若用自动凝血仪动态监测乳胶凝集的强度，结合标准曲线，可准确定量血浆DD含量。②胶体金免疫渗透试验（CGIFA）：把待测血浆加在一种包被DD的单克隆抗体（McAb）滤过膜上，DD同McAb特异结合后滞留在膜上，再加入用胶体金标记的另一种McAb，形成抗体-抗原-金标抗体复合物紫红色沉淀，其颜色的深浅与血浆DD含量成正比。③酶联免疫吸附试验（ELISA）：通常用双抗体夹心ELISA可准确测定血浆DD含量。

（2）参考范围　血浆D-二聚体0.02~0.4mg/L，>0.5mg/L有临床意义。

知识点23：血浆D-二聚体的临床意义　　　　副高：熟练掌握　正高：熟练掌握

（1）血栓前状态与血栓性疾病　活动性深静脉血栓形成与肺栓塞时，血浆DD显著升高。

（2）原发性与继发性纤溶亢进　原发性纤溶亢进指的是在某些病理状况下，纤溶酶原活化剂（如t-PA）释放入血增多或血液中纤溶抑制物（如α_2-抗纤溶酶）减少所引起的纤溶酶活性显著增加（亢进）。继发性纤溶亢进指的是由原发病引起的局部凝血或DIC继发的纤溶亢进。

（3）溶栓治疗监测。

知识点24：血浆D-二聚体试验的应用评价　　　　副高：熟练掌握　正高：熟练掌握

血浆DD测定方法比较多，常用胶乳颗粒凝集试验进行半定量。而LPTIA是近年来开始应用的简便、快速定量方法，具有相似于ELISA定量的灵敏度和特异性，但由于需要自动凝血仪进行检测，在一般基层实验室很难普及。虽然ELISA可准确定量DD，但是操作步骤多、耗时长，临床较少用。现有荧光底物的快速ELISA，在30分钟左右即可获得结果，可根据需要用于临床检测DD。

知识点25：血浆鱼精蛋白副凝固试验的实验原理及参考范围
　　　　　　　　　　　　　　　　　　　　副高：熟练掌握　正高：熟练掌握

（1）实验原理　在待测血浆中加入鱼精蛋白，致使可溶性纤维蛋白单体（FM）与FDP（主要为X片段）形成的可溶性复合物解离，游离的FM之间自行聚合呈肉眼可见的纤维状、絮状或胶冻状沉淀，这种不需加凝血酶使血浆发生的凝固称为副凝固。所以，本试验被称为血浆鱼精蛋白副凝固试验（3P test）或3P试验。

（2）参考范围　阴性。

知识点26：血浆鱼精蛋白副凝固试验的临床意义　副高：熟练掌握　正高：熟练掌握

（1）DIC早期和中期，3P试验可呈阳性；急性DIC时，3P试验阳性率为68.1%~78.9%；

在DIC晚期时，血浆中仅存在较小的FDP片段（D、E片段）或者缺乏FM时，FM不能与其形成可溶性复合物，因此3P试验可呈阴性。

（2）原发性与继发性纤溶亢进鉴别 继发性纤溶亢进时，血浆中FM明显增高，3P试验可呈阳性；原发性纤溶亢进时，血浆中FM不增高，3P试验阴性。

（3）3P试验阳性也可见于静脉血栓形成、肺梗死。此外，脓毒血症、休克、严重感染、多发性外伤、烧伤以及急性溶血等，3P试验也可呈阳性。

知识点27：血浆鱼精蛋白副凝固试验的应用评价 副高：熟练掌握 正高：熟练掌握

3P试验检测血浆中FDP的灵敏度为 > 50mg/L，主要反映出血浆中可溶性FM和FDP中较大的片段（X片段）增多，只有两者同时存在时3P试验才呈阳性。因为3P试验属手工操作的定性试验，现较少用。

知识点28：血浆优球蛋白溶解时间的实验原理及参考范围
副高：熟练掌握 正高：熟练掌握

（1）实验原理 血浆中的优球蛋白，主要包括纤维蛋白原（FIB）、纤溶酶原（PLG）、纤溶酶以及组织纤溶酶原激活剂（t-PA）等，在醋酸溶液中发生沉淀，将其离心并将上清液中的纤溶酶抑制物去除后，重新溶解于缓冲液中，再加入适量Ca^{2+}或者凝血酶，使纤维蛋白原转变成为纤维蛋白凝块，PLG在t-PA作用下激活并转化为纤溶酶，使纤维蛋白凝块溶解，凝块完全被溶解所需的时间称为优球蛋白溶解时间（ELT）。

（2）参考范围 加钙法：89～171分钟；加凝血酶法：98～216分钟。

知识点29：血浆优球蛋白溶解时间的临床意义 副高：熟练掌握 正高：熟练掌握

（1）纤溶活性增强 见于原发性和继发性纤溶亢进，其中后者多见于大面积创伤、外科手术后、休克、恶性肿瘤广泛转移、肝硬化晚期、急性白血病、胎盘早剥、羊水栓塞等，ELT可显著缩短，常 < 70分钟。

（2）纤溶活性降低 见于血栓前状态、血栓性疾病以及应用抗纤溶药物等，ELT可延长。

知识点30：血浆优球蛋白溶解时间试验的应用评价 副高：熟练掌握 正高：熟练掌握

ELT测定借助于血浆中有足够的纤维蛋白原和纤溶酶原，当血浆中优球蛋白浓度较低时，可能仅出现较纤细的纤维蛋白丝或者无纤维蛋白凝块形成而影响测定，ELT可延长。因为ELT的测定时间较长，影响因素多，所以近年来已较少在临床应用。

第四章　尿液检验

第一节　一般要求

知识点1：患者告知　　　　　　　副高：掌握　正高：熟练

医师、护士和实验室工作人员有责任告知患者有关于尿液标本检验的目的、内容、标本留取时间和要求，可给患者提供尿液标本留取指南等书面性文字说明，帮助及指导患者正确留取尿液标本。

知识点2：标本标记　　　　　　　副高：掌握　正高：熟练

临床医师开具的检验申请单应包括患者姓名、性别、年龄、病案号或者ID号等患者唯一标识、科别和病区、临床诊断、尿留取日期以及时间等内容，有条件的单位可以使用条形码与实验室信息系统处理患者信息。

标本采集容器上应有相应的标识，其中包括患者姓名、性别、ID号和样本留取时间或条形码等，相关内容应保持与检验申请单一致。标本留取时间非常重要，应该由医护人员告知或者协助患者填写此部分内容。

第二节　尿液标本采集

知识点1：尿液标本的采集容器　　　副高：熟练掌握　正高：熟练掌握

（1）清洁、干燥、一次性、不渗漏、平底、有盖、不与尿液成分发生反应的惰性材料构成。

（2）容量50～100ml，口径4～5cm，有刻度及粘贴标签及条形码位置。

（3）尿培养容器还应预先进行消毒或者无菌处理，并在封口处标有"已消毒"字样。在使用前不能随意将密封盖开启。

（4）儿科患者所专用的采集袋，应由清洁柔软的材料所制成。

（5）采集时段尿或者大容量尿标本时，应采用2～3L广口容器。

知识点2：尿液标本的采集方法　　　副高：熟练掌握　正高：熟练掌握

（1）晨尿　清洁外阴和周围皮肤，留取中段尿，在2小时之内送检。第二次晨尿指留取首次晨尿以后，2~4小时内的第二次尿液标本。

（2）随机尿　患者无需准备，不受时间限制，能够随时留取的尿标本。

（3）计时尿　按规定时间（段）留取一次或者全部尿标本。若需使用防腐剂，则应预先在容器中添加，然后将每次排出的尿液放入容器中，轻摇混匀之后保存，在采集完全部尿液之后，尽快送检。或记录全部尿量之后再取30~50ml，尽快送检。

（4）尿培养标本　先清洗外阴，再用消毒液将尿道口消毒，在连续排尿过程中，弃去前、后段尿液，以无菌容器留中段尿5~10ml后立即将其密封盖好，尽快送检。做结核分枝杆菌培养时，可留取24小时尿或晨尿，一般需连续送检3次。

第三节　尿液一般检验

知识点1：尿液理学检查的内容及参考范围　　　副高：熟练掌握　正高：熟练掌握

（1）尿液理学检查　包括尿量、外观（颜色和清晰度）、比重、渗透量、气味以及电导性等，也称为尿液一般性状检查。

（2）参考范围　①尿量：成人，1000~2000ml/24h；1~6岁儿童，1000ml/24h；7~12岁儿童，500~1500ml/24h；小儿按千克体重计算，较成人多3~4倍。②尿色和透明度：正常尿液呈淡黄色或黄色。

知识点2：尿液理学检查的注意事项　　　副高：熟练掌握　正高：熟练掌握

（1）尿量　干扰尿量测定结果的因素，增高因素有：①昼夜变异（晨2~6时最高），饥饿、月经期、妊娠、仰卧位。②氯化铵、阿司匹林、右旋糖酐。减低因素有：①直立、运动、疼痛、腰麻。②使用对乙酰氨基酚、卡那霉素、抗利尿激素。

（2）颜色和透明度　干扰尿颜色与透明度测定结果的因素，生理性因素：色加深：使用利福平、格鲁米特、苯偶氮吡胺。色变浅：大量饮水。病理性因素色加深：①细菌、胆红素、浓缩尿、血液、血红蛋白。②使用对乙酰氨基酚、氨基比林、左旋多巴。色变浅：稀释尿。

知识点3：尿液理学检查的临床意义　　　副高：熟练掌握　正高：熟练掌握

（1）尿量　①多尿：当肾功能正常时，由于食用含水分较多的水果和食物，以及饮水过多、静脉输液过多、精神紧张等因素，可导致生理性多尿。病理性多尿可由肾小管受损致使肾浓缩稀释功能减退；抗利尿激素（ADH）缺乏或分泌不足，肾小管对ADH反应性减低造成；代谢性疾病也可出现多尿现象。多尿常见于慢性肾炎、急性肾衰竭多尿期、慢性肾盂肾炎、慢性肾衰竭早期、糖尿病、尿崩症、甲状腺功能亢进症等疾患。②少尿和无尿：肾前性少尿可见于休克、严重脱水、失血过多、心力衰竭；肾性少尿可见于急性肾小球肾炎、尿毒症、急性肾小管坏死、肾皮质或者髓质坏死；肾后性少尿可见于肿瘤、结石、尿路狭窄等所引起的尿路梗阻，前列腺肥大或神经源性所致尿潴留。

（2）尿色和透明度　尿液呈淡黄色/无色可见于多尿、尿崩症、糖尿病；尿液呈红色可见于结石、泌尿道感染、月经血污染等；尿液呈深黄色可见于发热、脱水；尿液呈浓茶色可见于肝细胞性/阻塞性黄疸；尿液呈红褐色可见于溶血性疾病、肌损伤性疾病、输血反应、挤压伤；尿液呈紫红色可见于卟啉病、应用某些药物等。

| 知识点4：比重和尿渗量检查的参考范围 | 副高：熟练掌握　正高：熟练掌握 |

（1）尿比重　成人晨尿：1.015～1.025；随机尿：1.003～1.030；新生儿尿：1.002～1.004。
（2）尿渗量　600～1000mmol/L，最大波动范围40～1400mmol/L；尿渗量/血浆渗量之比为（3.0～4.7）：1。

| 知识点5：比重和尿渗量检查的注意事项 | 副高：熟练掌握　正高：熟练掌握 |

（1）比重计法　室温每高于比重计上标注3℃，测定结果增加0.001，而每降低3℃测定结果则降低0.001；蛋白含量每增加10g/L，比重结果减0.003；葡萄糖含量每增加10g/L，比重结果减0.004。
（2）折射计法　葡萄糖与蛋白含量过高影响测定结果，尿酸盐浑浊时需要预先加热将其去除，尿中有形成分过多时应离心除去。

| 知识点6：比重和尿渗量检查的临床意义 | 副高：熟练掌握　正高：熟练掌握 |

（1）尿比重　①增高：尿量少而比重增高，见于急性肾炎、高热、心功能不全以及脱水等；尿量多而比重增高，见于糖尿病。②固定：当多次测量尿比重固定在1.010左右时，称为等渗尿，提示肾实质严重损害。③减低：见于慢性肾小球肾炎、肾功能不全、间质性肾炎、肾衰竭影响尿液浓缩功能、尿崩症等。
（2）尿渗量　尿渗量测定主要用于肾脏浓缩和稀释功能的评价。

| 知识点7：酸碱度检查的参考范围及注意事项 | 副高：熟练掌握　正高：熟练掌握 |

（1）参考范围　正常人新鲜尿为偏酸性，pH 5.5～6.5，均值6.0。随机尿pH 4.5～8.0。
（2）注意事项　①应该注意广泛pH试纸的有效期，无受潮和被污染变质。②pH计法应经常进行校准，保证仪器工作状态稳定。

| 知识点8：酸碱度检查的临床意义 | 副高：熟练掌握　正高：熟练掌握 |

（1）病理性酸性尿　见于酸中毒、脱水、高热、痛风等患者。低钾性代谢性碱中毒患者排酸性尿是其特征之一。
（2）病理性碱性尿　见于碱中毒、膀胱炎、尿潴留、呕吐、肾小管酸中毒（Ⅰ、Ⅱ、Ⅲ

型）等患者。

（3）用于药物干预　溶血反应时，口服碳酸氢钠以碱化尿液，可以促进溶解和排泄血红蛋白，还能促进酸性药物从尿中排泄，有利于氨基糖苷类、头孢菌素类、大环内酯类以及氯霉素等抗生素对泌尿系统感染的治疗。利用氯化铵酸化尿液可促进碱性药物从尿中排泄，有利于四环素类、异噁唑类半合成青霉素和呋喃妥因对泌尿系统感染的治疗。

知识点9：蛋白检查及注意事项　　　　　　副高：熟练掌握　正高：熟练掌握

（1）参考范围定性法阴性。

（2）注意事项　①标本因素：a. 如果尿液浑浊，应先离心后用上清液做定性试验。b. 强碱性尿（pH＞9）应滴加少量冰醋酸调整 pH 为 5～6 后测定，防止产生假阳性结果。强酸性尿（pH＜3）应适当滴加 NaOH 调整 pH 后测定，防止产生假阴性结果。c. 尿中含有高浓度尿酸或草酸盐时，可导致假阳性结果，应加热使其消失后再测定。d. 晨尿较为浓缩，利于蛋白质等成分检查。由于餐后胃肠道负载加重，降低了对尿蛋白和糖的肾阈值，所以餐后2小时尿有利于检出尿蛋白。②器材和试剂因素：采用人工判断结果的方式，在不同操作者之间会有一定的判断差异。使用仪器测定，则应考虑血尿、血红蛋白尿以及黄疸尿等会影响结果判别。③检测后质量管理：若出现与临床不符的结果，应调查了解实验过程中的问题，了解与实验相关的各种影响因素，及时进行复查。

知识点10：蛋白检查的临床意义　　　　　　副高：熟练掌握　正高：熟练掌握

（1）生理性蛋白尿　是机体内、外环境等因素所引起的生理反应性增加而产生的蛋白尿，多数为暂时性、一过性的轻度蛋白尿，定性通常不超过"＋"，定量不超过0.5g/24h，多见于青少年。

（2）体位性蛋白尿　特点是卧位时尿蛋白阴性，起床活动或者站立过久后出现蛋白尿，也称为直立性蛋白尿，多见于瘦高体型青少年。其发生机制与直立体位时前凸的脊柱压迫肾静脉，或直立过久肾脏下移，或肾静脉扭曲导致肾静脉淤血、淋巴液回流受阻有关。

（3）病理性蛋白尿　见于各种肾脏及肾外疾病所引起的肾小球性蛋白尿、肾小管性蛋白尿、混合性蛋白尿、组织性蛋白尿、溢出性蛋白尿等。

知识点11：葡萄糖　　　　　　　　　　　　副高：熟练掌握　正高：熟练掌握

（1）参考范围　阴性。

（2）临床应用　尿中出现葡萄糖与血糖浓度、肾血流量以及肾糖阈有密切关系，尿糖定性试验阳性称为糖尿，通常均指葡萄糖尿。①血糖增高性糖尿：a. 代谢性糖尿，由于内分泌激素分泌失常，使糖代谢紊乱而引起高血糖导致。b. 内分泌性糖尿，由于内分泌系统疾病或功能亢进而引起。②血糖正常性糖尿：也称肾性糖尿，由于肾小管重吸收葡萄糖能力降低、肾糖阈降低所引起。③暂时性糖尿：非病理因素所引起的一过性糖尿，如大量进食糖类、输注葡萄糖；应激性糖尿见于情绪激动、脑血管意外、脑出血、颅脑外伤以及急性心肌梗死等，延髓血糖中枢受刺激或肾上腺素、胰高血糖素分泌过多，出现一过性高血糖及尿糖阳性。

知识点12：酮体　　　　　　　　　　　副高：熟练掌握　　正高：熟练掌握

（1）参考范围　阴性。

（2）临床应用　①糖尿病酮症酸中毒：尿酮体阳性是早期诊断及治疗监测手段。②非糖尿病性酮症：如应激状态、剧烈运动、禁食过久、饥饿、感染性疾病、严重腹泻、呕吐者，妊娠期反应，中毒也可以使尿酮体阳性，新生儿尿酮体出现强阳性结果应考虑为遗传性疾病。

知识点13：胆红素和尿胆原　　　　　　副高：熟练掌握　　正高：熟练掌握

（1）参考范围　尿胆红素定性试验：阴性。尿胆原定性试验：阴性或1:20阴性，或<4mg/L。

（2）临床应用　①先天性高胆红素血症、Dubin-Johnson综合征以及Rotor综合征尿胆红素为阳性，而Gilber综合征与Crigler-Najjar综合征尿胆红素为阴性。②尿胆原在生理情况下仅有微量出现，在饥饿、饭后以及运动等情况时稍有增加。尿胆原增多见于肝功能受损，体内胆红素生成亢进并且胆管畅通者，从肠道回吸收尿胆原增加。③尿胆红素和尿胆原测定可以对不同类型黄疸进行鉴别诊断。

知识点14：血红蛋白和肌红蛋白　　　　副高：熟练掌握　　正高：熟练掌握

（1）参考范围　尿血红蛋白测定：阴性。尿肌红蛋白测定：阴性。

（2）临床应用　①Hb尿外观可呈浓茶色、红葡萄酒色或者酱油色。若红细胞致使尿血红蛋白试验阳性，则等同于尿沉渣中出现红细胞的临床意义。如果尿沉渣中无红细胞，而尿血红蛋白结果阳性，应考虑为血红蛋白尿。尿中出现血红蛋白是血管内溶血的证据，这有助于血管内溶血性疾病的诊断。引起溶血性疾病的病因主要有红细胞破坏、微生物感染、中毒、微血管病性溶血性贫血、免疫因素以及服用氧化剂药物。②肌红蛋白尿外观可呈深红色、酱油色以及深褐色等，镜检无红细胞。常见于阵发性肌红蛋白尿、创伤、代谢性肌红蛋白尿、组织局部缺血、原发性（遗传性）肌疾病以及过度剧烈运动或长期行军，尿中排出肌红蛋白，即行军性肌红蛋白尿。

知识点15：白细胞酯酶　　　　　　　　副高：掌握　　正高：熟练掌握

（1）参考范围　阴性。

（2）临床应用　白细胞尿以中性粒细胞为主，也可以见到嗜酸性粒细胞。①中性粒细胞增多：见于a.肾脏原发性或继发性感染，尤其是细菌性感染；b.泌尿生殖系统感染；c.泌尿生殖道周围器官和组织的疾病；d.其他系统疾病：如泌尿道结石、尿道梗阻等。②嗜酸性粒细胞增多；嗜酸性粒细胞尿，见于某些急性间质性肾炎、药物所引起的变态反应、过敏性炎症等。

知识点16：亚硝酸盐　　　　　　　　　副高：熟练掌握　正高：熟练掌握

（1）参考范围　新鲜尿液：阴性。

（2）临床应用　尿亚硝酸盐定性试验主要被用于尿路感染快速筛查，包括有症状或无症状尿路感染。尿亚硝酸盐阳性，致病菌主要有大肠埃希菌属、变形杆菌属、克雷伯杆菌属、葡萄球菌属、假单胞菌属等，阳性结果与大肠埃希菌感染符合率达80%，但并非所有阳性结果都可诊断为尿路感染，阴性结果也并不能排除尿路感染。在判断泌尿道感染时仍需参考白细胞酯酶和沉渣镜检结果，如果综合尿亚硝酸盐、白细胞酯酶以及镜检三者进行筛查，将明显提高尿路感染诊断灵敏度和特异性。必要时需进行细菌涂片染色检查与培养，而培养仍作为尿路感染的确诊检查。

知识点17：维生素C　　　　　　　　　副高：熟练掌握　正高：熟练掌握

（1）参考范围　阴性。

（2）临床应用与评价　人体内含维生素C，而且也可通过饮食或口服、输注等摄入维生素C，所以维生素C测定通常无临床意义。当尿中含量增高时，需注意对潜血、葡萄糖、亚硝酸盐以及胆红素等检测项目的干扰，所以具有质量保证作用。

知识点18：人绒毛膜促性腺激素　　　　　　副高：熟悉　正高：掌握

（1）参考范围　①非孕妇正常健康人：阴性。②正常妊娠妇女：阳性。③半定量：< 2ng/L。

（2）临床应用　①诊断早孕：妊娠后尿绒毛膜促性腺激素（hCG）浓度增高，通常妊娠后35~40天时，hCG浓度可达到200ng/L以上。②滋养细胞肿瘤：如侵袭性葡萄胎、葡萄胎、绒癌患者尿中hCG含量明显高于正常；滋养细胞肿瘤治疗之后，尿hCG含量明显下降。③流产诊断和监测：由于自然或者非自然原因终止妊娠之后，检测结果仍提示弱阳性，为先兆流产和不全流产，完全流产则呈阴性。④诊断异位妊娠：异位妊娠患者尿hCG多阳性。⑤非滋养细胞肿瘤：如畸胎瘤、睾丸间质细胞癌、子宫颈癌、卵巢癌、肝癌、胃癌、乳腺癌、肺癌等也会引起hCG浓度增高，所以检测结果必须由医生结合临床症状、其他检验结果进行综合分析鉴别。

（3）方法学性能评价

1）单抗胶体金法：操作简便快速、无需设备、试带商品化、定性检查、结果可靠、特异性高、灵敏度0.8~2.0ng/L、可家庭检测等特点，是早期妊娠诊断的首选方法。

2）酶联免疫吸附试验：操作简便，灵敏度为1.6~4.0ng/L，与黄体生成素、卵泡刺激素无交叉反应，特异性高，可半定量，是妊娠早期筛查试验。

3）化学发光法：操作方便，快速，灵敏度甚至高于放免法，可定量测定，对人工授精或药物促排卵者需更早做出诊断时，可选择该法。

4）放免法：灵敏度高，可达0.16ng/L，但操作复杂，有放射性污染，不易常规应用。

5）乳胶凝集抑制试验：操作简单，但灵敏度低，特异性差，不可定量，目前应用较少。

知识点19：本–周蛋白	副高：熟练掌握　正高：熟练掌握

（1）参考范围　阴性。

（2）临床应用　尿本周蛋白（BJP）检测主要应用于多发性骨髓瘤（MM）、原发性淀粉样变性、巨球蛋白血症及其他恶性淋巴增生性疾患的诊断与鉴别诊断。①多发性骨髓瘤：99%MM患者在诊断时有血清M-蛋白或者尿M-蛋白，$\kappa:\lambda$比率为2:1。早期患者，尿中BJP可间歇性排出，并且50%患者每日排出量>4g。②巨球蛋白血症：80%患者尿中有单克隆轻链。③原发性淀粉样变性：80%~90%患者血清与浓缩尿中可出现单克隆免疫球蛋白轻链。④其他疾病：约2/3的μ重链病患者尿中会出现BJP。恶性淋巴瘤、转移癌、慢淋、慢性肾炎、肾盂肾炎以及肾癌等患者尿中也可出现BJP。20%的"良性"单克隆免疫球蛋白血症患者可查出BJP，但尿中含量低，多数<60mg/L。

知识点20：尿微量清蛋白	副高：熟练掌握　正高：熟练掌握

（1）参考范围　成人（1.27±0.78）mg/mmol Cr或者（11.21±6.93）mg/g Cr。

（2）临床应用　用于早期肾损害诊断，尤其是当尿清蛋白排泄率持续超过20μg/min时，常作为糖尿病及系统性红斑狼疮等全身性疾病的早期肾损害的敏感指标。而且大多数肾小球疾病、狼疮性肾炎、肾小管间质疾病、自身免疫性疾病、妊娠子痫前期、多发性骨髓瘤的肾衰竭、充血性心力衰竭、肝癌、肝硬化、高血压、高脂血症、肥胖、吸烟、剧烈运动以及饮酒等也可出现微量清蛋白尿。

知识点21：脂肪尿和乳糜尿	副高：熟练掌握　正高：熟练掌握

（1）参考范围　阴性。

（2）临床应用　①累及淋巴循环系统的疾病辅助诊断。②丝虫病：丝虫在淋巴系统中导致炎症反复发作，大量纤维组织增生，使腹部淋巴管或胸导管广泛阻塞，致使比较脆弱的肾盂及输尿管处淋巴管破裂，出现乳糜尿。③其他：过度疲劳、妊娠及分娩后、肾盂肾炎、糖尿病高脂血症、棘球蚴病以及疟疾等。

知识点22：尿沉渣显微镜检查的参考范围	副高：熟练掌握　正高：熟练掌握

（1）白细胞　玻片法：0~5个/高倍视野；定量检查：0~12个/高倍视野。

（2）红细胞　玻片法：0~2个/高倍视野；定量检查：男性0~12个/高倍视野，女性

0～26个/高倍视野。

（3）上皮细胞：0到少量/高倍视野，其中大圆上皮细胞偶见，小圆上皮细胞及尾样上皮细胞则不易找到。

（4）管型 透明管型为0～1个/高倍视野，健康人剧烈运动后会有少量增加；无粗颗粒管型，正常人在运动后可见少量。细胞管型中，无肾小管上皮细胞管型、红细胞管型、白细胞管型、蜡样管型以及宽大管型，而脂肪管型则少见。

（5）尿结晶：酸性尿液中，尿酸结晶，偶见；胱氨酸结晶，极微；草酸钙结晶，为尿酸主要成分；磺胺药物结晶、亮氨酸和酪氨酸结晶、胆红素结晶、胆固醇结晶，无。

知识点23：尿沉渣显微镜检查的临床意义	副高：熟练掌握 正高：熟练掌握

（1）白细胞增加 常见于急性肾盂肾炎、前列腺炎、急性膀胱炎以及精囊炎等。

（2）红细胞增加 超过10个/高倍视野为血尿或者肉眼血尿，常见于急性肾盂肾炎、急性肾炎等疾病。

（3）上皮细胞增加 尿液中出现大量或者片状脱落的上皮细胞，并伴有白细胞及脓细胞，常见于尿道炎。

（4）管型 尿中出现管型，可以提示肾脏实质性损害。

第四节 尿液分析仪检验

知识点1：尿干化学分析仪的仪器组成	副高：熟练掌握 正高：熟练掌握

通常由机械系统、光学系统以及电学系统组成。

知识点2：尿干化学分析仪的分析试带	副高：熟练掌握 正高：熟练掌握

有单层试带与多层试带两种。

有的仪器设置空白块，其目的是将尿色对被测物质产生的干扰消除；设置固定块则是使每次测定时试剂块的位置正确，以确保获得准确的结果。

使用有效期内的试带，同时在使用过程中还应注意：试带贮存在原始包装筒内，防止阳光直射；贮存在冷的、干燥的环境中；每次从试带筒内取出少量试带，用后将盖子紧闭；避免接触试带的反应模块；更换新批号试带，应同原批号进行比对验证。采用尿干化学分析仪判读结果时，不可将仪器检测敏感性随意调整。

知识点3：尿干化学分析仪的检测原理	副高：熟练掌握 正高：熟练掌握

尿中相应的化学成分，使试带上相应试剂模块发生颜色反应，颜色深浅同尿中特定化学成分浓度成正比。检测的基本原理是光吸收与反射原理，颜色越浅，吸收光量值越小，反

射光量值就越大，反射率也就越大；反之，则颜色越深，吸收光量值越大，反射光量值就越小，反射率就越小。

具体检测过程是：多联试带上各测试模块依次受到仪器光源照射并且产生不同的反射光，不同强度的光信号被仪器接收并将其转换为相应的电讯号，再经过微处理器处理得出各测试项目的反射率，与标准曲线比较得到测定结果，以定性或者半定量方式报告。

知识点4：尿干化学分析仪的检测参数及反应原理
副高：熟练掌握　正高：熟练掌握

（1）参数应用　尿试带测试参数分为：①用于初诊患者与健康体检使用8～11项筛选组合尿多联试带。②用于已确诊疾病的疗效观察。

比较常用组合型试带有：①肾病型四联试带，pH、潜血、蛋白质、比重。②糖尿病型五联试带，pH、蛋白质、酮体、葡萄糖、比重。③肝脏型二联试带，胆红素、尿胆原。

（2）参数原理　尿干化学分析检测参数与反应原理见表1-4-1。

表1-4-1　尿试带分析参数的反应原理和参考范围

项　　目	缩　写	反应原理	参考范围
酸碱度	pH	酸碱指示剂法	随机尿：pH 4.5～8.0
比重	SG	多聚电解质离子解离法	1.015～1.025
蛋白质	PRO	pH指示剂蛋白质误差法	阴性
葡萄糖	GLU	葡萄糖氧化酶-过氧化物酶法	阴性
胆红素	BIL	偶氮反应法	阴性
尿胆原	URO	醛反应、偶氮反应法	阴性或弱阳性
酮体	KET	亚硝基铁氰化钠法	阴性
潜血或红细胞	BLD	血红蛋白亚铁血红素过氧化物酶法	阴性
亚硝酸盐	NIT	亚硝酸盐还原法	阴性
白细胞酯酶	LEU	酯酶法	阴性
维生素C	VC	还原法	阴性

知识点5：尿干化学分析仪检测的显微镜复核标准
副高：熟练掌握　正高：熟练掌握

（1）尿干化学分析的优缺点　优点：标本用量少、检测项目多、检测速度快、重复性和准确性均较好，适用于一般临床应用及批量普查，是筛查的主要试验。缺点：①不能替代对病理性尿标本的显微镜镜检，对白细胞、管型以及结晶的检测属于间接检测。②不能判断尿红细胞形态特征。③测定尿蛋白以清蛋白为主，对球蛋白不敏感，因此不适用于肾病患者。④易受方法学局限和诸多干扰因素的影响，导致对某些化学成分真实含量估计偏差，引起检测结果的错误，出现假阳性或假阴性。⑤亚硝酸盐检查只能检出有硝酸盐还原酶的细菌。⑥多联试带保存与使用要求比较高。

（2）与显微镜检查的不符合性　显微镜检查方法利用显微镜的分辨、放大作用，真实、直观、可靠地在显微镜下观察细胞；干化学分析法依据多联试带上各模块化学反应颜色变化、深浅变化来间接辨别细胞的有无和多少。所以，这是两种原理不同的实验方法与检测技术，在临床实际中完全可能会出现化学法分析结果与镜检结果不相符的情形。

（3）尿镜检涂片复核标准　当干化学尿试带质量合格、尿液分析仪运转正常情况下，试验结果中白细胞、红细胞、蛋白及亚硝酸盐全部为阴性时，显微镜检查可以不进行。但若其中有一项阳性，就必须进行显微镜镜检。

复核原则：能检出异常标本及排除健康人标本，能有效地避免假阴性。复核标准局限性：①肾病患者尿不适合干化学检查，应进行湿化学及显微镜检查。②以镜检有形物质（如结石、结晶等）结果作为主要诊断依据和观察疗效指标时，必须做显微镜镜检。

知识点6：尿有形成分直接镜检影像分析仪的检测原理

副高：熟练掌握　　正高：熟练掌握

检测原理基本类似于人工显微镜检查原理，都是直观地观察有形成分形态，标本可不离心处理，也可离心沉淀处理，在光学显微镜或者相差显微镜下，数码摄像系统对流经的每个有形成分进行摄像。借助计算机图像分析方法，获取尿有形成分的大小、对比度、形状以及胞质特征等，运用形态识别软件自动识别和分类尿有形成分，包括红细胞、白细胞、透明管型、白细胞凝集、鳞状上皮细胞、非鳞状上皮细胞、细菌、结晶、酵母菌、黏液和精子等。也可通过计算机对存储图像进行人工重新判定，或任意选取可疑成分进行人工复核，对系统错判及误判部分进行人工核对与纠正。相比于普通光镜法，具有无污染、定量、高效、简便、精密度高、准确性好等优点。影像式有形成分分析仪的不足是：对含杂质多的标本因图像模糊，准确辨认比较困难，假阳性率高，有些结晶和真菌易被误认为红细胞；非鳞状上皮细胞、结晶以及管型等还需依靠传统镜检。

知识点7：流式尿液有形成分分析仪的检测原理

副高：熟练掌握　　正高：熟练掌握

定量吸入的尿标本经稀释、加温及染色后，靠液压作用喷射入鞘液流动池。标本从喷嘴进入鞘液流动池时，被鞘液包裹，有形成分以单个纵列形式，沿着中心竖轴线依次快速通过流动池氩激光检测区。每个有形成分均接受氩激光光束照射，发出不同程度荧光与散射光，荧光强度与有形成分、染料的结合成正比关系。仪器将会捕获到的荧光强度（Fl）、散射光强度（Fsc）、前向荧光脉冲宽度（Flw）、前向散射光脉冲宽度（Fscw）以及电阻抗（Imp）等信号转变为电信号，对各种信号进行分析、识别、综合判别以及计算，由此获得有形成分大小、横断面、染色成分、染色部分长度以及体积等资料。通过细胞的信号波形特征，运用分类演绎法，分类有形成分，如红细胞、白细胞、细菌以及管型等，得到散点图与直方图，显示或打印出结果报告。

知识点8：流式尿液有形成分分析仪的检测参数　　副高：熟练掌握　正高：熟练掌握

全自动有形成分分析仪可提供分析参数5个，标记参数5个，红细胞信息4项，提示与复核判断项目7项，白细胞分析参数1项，电导率、散点图4个，直方图2个等。

知识点9：尿有形成分分析仪操作的注意事项　　副高：熟练掌握　正高：熟练掌握

（1）检测分析之前，认真检查仪器工作状态、试剂状况。严格、规范、正确按标准化操作规程进行仪器操作。对鉴定合格及定期校准的尿有形成分分析仪，每天使用至少两种浓度的质控液进行室内质控。质控分析和评价基本相同于定量检测项目。

（2）至少每六个月参加一次省级或者国家级质评机构的室间质量评价，也可以同时参加国际权威机构或仪器生产厂家自主进行的能力比对，并且结果应符合比对要求。

对于失控情况要有失控报告记录，内容包括失控情况描述、核查方法、原因分析、纠正措施以及纠正结果等。所有质控结果记录保存至少两年。

知识点10：尿有形成分分析仪的镜检复核　　副高：熟练掌握　正高：熟练掌握

以下情况应进行显微镜检查：①医师提出显微镜检查要求。②尿液任何一项理学、化学检查异常。③泌尿系统疾病患者、糖尿病患者、应用免疫抑制药患者、妊娠妇女等。④仪器标明出现病理管型。⑤其他提示性信息，比如上皮细胞明显增多，出现小圆上皮细胞等。

第五章　粪便检验

第一节　粪便标本采集

知识点1：粪便标本采集的方法　　　　　　　副高：熟练掌握　正高：熟练掌握

粪便标本采集方法见表1-5-1。

表1-5-1　粪便标本采集方法

检查目的	采集要求和方法
常规检查	有便排出：新鲜，含黏液或脓血等成分；应多部位多点取样；无便排出：直肠指检、采便管拭取标本
寄生虫检查	阿米巴滋养体：采集脓血和稀软部分，立即保温送检；血吸虫孵化毛蚴：标本量最低要求30g如虫体、虫卵计数需24小时粪便；蛲虫卵：于晚12时或晨排便前自肛门皱襞处生理盐水棉签或透明薄膜拭子拭取，其他虫卵、原虫：原虫和某些周期性排卵蠕虫虫卵的检查，应连续采集3天
隐血试验	化学法试验前3天禁食肉类、动物血和部分蔬菜，禁服铁剂、维生素C等物质
脂肪定量	脂肪膳食50～150g/d，连续6天，从第3天起开始采集72小时内粪便，混合称量，取约60g送检。简易法是正常膳食下采集24小时粪便，混合取约60g送检
粪胆原定量	连续采集3天，每天混匀称重，取约20g送检

第二节　粪便一般检查

知识点1：粪便理学检查的内容　　　　　　　副高：熟练掌握　正高：熟练掌握

（1）粪便量　粪便量的多少与进食食物种类、食量及消化器官的功能状态有关。进食精细粮食及偏肉食者，粪便量少；进食粗糙粮食及偏纤维素多的蔬菜、水果者，粪便量较多。健康成人排便次数多数为每天1次，也可隔天1次或每天2次，排便量为100～250g（干重25～50g）。当胃肠、胰腺存在炎症或功能紊乱，粪便的量和排便次数均会有程度不同的增加。

（2）颜色　正常成人粪便因含粪胆素而呈黄褐色；婴儿粪便多呈黄绿色或金黄色糊状。粪便颜色常受食物、药物和病理等因素影响。颜色和临床意义见表1-5-2。

表1-5-2　粪便的颜色和临床意义

颜　色	临床意义
淡黄色	乳儿便；服用大黄、山道年；病理情况下因胆红素未被氧化而呈现
绿色	食用大量绿色蔬菜、甘汞；乳儿肠炎；胆绿素（因肠蠕动极度加速致其未能及时转变为粪胆素）
白色，灰白色	服用硫酸钡（肠道检查）；胆道阻塞（无胆汁排出致粪便内缺乏粪胆素、阻塞性黄疸），胰腺病：食过量脂肪、服用大量金霉素
红色	食番茄、西瓜、红辣椒等；直肠癌、肛裂、痔疮出血
果酱色	食用大量咖啡、可可、巧克力、樱桃、桑葚等；阿米巴痢疾、肠套叠
黑色，柏油色	上消化道出血，常见于溃疡出血、食管静脉曲张破裂及消化道肿瘤，粪便黑色有光泽。服用铁剂、药用炭、枸橼酸铋钾，食用动物血或肝脏等，粪便黑色无光泽

（3）性状　性状常指粪便的形状和软硬程度。正常成人的粪便为成形、条柱状、软便。性状变化的临床意义见表1-5-3。

表1-5-3　粪便的性状和临床意义

性　状	临床意义
细条状、扁片状	食入矿物油、结肠紧张亢进、直肠和肛门狭窄（提示肿物存在）
粗棒状、球状便	便秘、巨结肠癌（多为儿童）
白色黏液便	大肠病变黏液较集中且非均匀分布；直肠炎常附着于粪便表面；痉挛性便秘、黏液性肠炎，可见透明胶胨样黏液附于粪便表面
脓血便	常见于下消化道病变，如各类肠炎、阿米巴痢疾、细菌性痢疾、结肠癌、急性血吸虫病、慢性溃疡性结肠炎、肠结核等。阿米巴痢疾以红细胞为主，细菌性痢疾以黏液和脓细胞为主
鲜血便	结肠癌、直肠息肉、肛裂等，鲜血常附于粪便表面，便后鲜血滴落多见于痔疮
溏便	粪便呈粥样且内含物粗糙，多见于消化不良、慢性胃炎、胃窦潴留等
胨状便	于腹部绞痛后排出的黏胨状、膜状或纽带状粪便，多见于过敏性肠炎及慢性菌痢，痉挛性便秘时可见粪便表面少量黏胨物
稀糊状稀汁样便	大量黄绿色稀汁样便并含有膜状物时多为假膜性肠炎，副溶血性弧菌食物中毒时可见洗肉水样稀便，出血性小肠炎为红豆汤样稀便，肠道隐孢子虫感染也排出稀汁便
米泔样便	白色淘米水样，含较多黏液，脓细胞较少，见于霍乱、副霍乱
乳凝块便	有肉眼可见的白色、黄色或绿色的乳凝块或蛋花样物，为脂肪或酪蛋白消化不全，见于婴儿消化不良、婴儿腹泻

（4）寄生虫　如果粪便中存在蛔虫、蛲虫、绦虫等或其片段等虫体较大的肠道寄生蠕虫时，肉眼即可分辨；钩虫虫体，则需粪便筛洗后才能发现。

知识点2：粪便显微镜检查的内容　　副高：熟练掌握　正高：熟练掌握

（1）细胞　白细胞、脓细胞、红细胞、巨噬细胞、上皮细胞。

（2）食物残渣和结晶　①食物残渣：脂肪、淀粉颗粒、肌纤维、植物细胞及植物纤维。②结晶。

（3）病原学检查　①寄生虫卵和原虫。②微生物：正常菌群、霍乱弧菌、幽门螺杆菌（Hp）、真菌、病毒。

知识点3：潜血试验化学法的检测原理　　副高：熟练掌握　正高：熟练掌握

血红蛋白中的亚铁血红素有过氧化物酶样作用，能够催化过氧化氢作为电子受体使色素原氧化呈色，其颜色的深浅同血红蛋白含量成正比。常用的色素原有邻联甲苯胺、氨基比林以及愈创木酯等。

知识点4：潜血试验免疫法的检测原理　　副高：熟练掌握　正高：熟练掌握

目前国内外采用较多的是单抗免疫胶体金法，其原理为胶体金是由枸橼酸与氯化金合成的胶体物质，呈紫红色。胶体金与羊抗人血红蛋白单克隆抗体（羊抗人Hb单抗）和鼠IgG吸附在一种特制的乙酸纤维膜上，形成一种有标记抗体的胶体金物质，然后在试带的上端涂上包被羊抗人Hb多抗与羊抗鼠IgG抗体。当检测时，把试带浸入粪便悬液中，利用层析作用，悬液沿着试带上行。如粪便中含有Hb，在上行过程中同胶体金标记羊抗人Hb单抗结合，当行至羊抗人Hb多抗体线时，形成金标记抗人Hb单抗–粪Hb-羊抗人Hb多抗复合物，在试带上显现出一条紫红色线（被检测标本阳性）；试带上无关的金标记鼠IgG会随粪悬液上行至羊抗鼠IgG处时，与之结合而形成另一条紫红色线，即为试剂质控对照线（阴性对照线）。

知识点5：潜血试验其他检测方法的检测原理　　副高：熟练掌握　正高：熟练掌握

（1）血红蛋白荧光测定　采用卟啉荧光定量血红蛋白试验，利用热草酸为试剂，使血红素分解为原卟啉进行荧光检测，除可以测定粪便中未降解的血红蛋白外，还可测定血红素衍生物卟啉。

（2）放射性核素铬（^{51}Cr）法　采用^{51}Cr标记红细胞的方法进行测定。

（3）转铁蛋白（Tf）法　若胃肠道出血，粪便中会出现大量的Tf。Tf抗菌能力强，并且稳定性高于Hb。Tf与粪便混悬液在37℃孵育4小时后，抗原活性没有明显变化，而Hb已丧失65%抗原活性，所以，基于Tf兼有证实肠道出血特异性高、对抗细菌分解后稳定性强的优点，目前被认为是检测消化道出血的良好指标。

知识点6：潜血试验方法学的评价　　副高：熟练掌握　正高：熟练掌握

（1）化学法　粪便潜血试验化学法的方法评价见表1-5-4。

（2）免疫法　免疫胶体金法具有胶体金性质稳定并且能呈色、与单克隆抗体结合稳定性好、可定性和半定量使结果判断准确、灵敏度与特异性均高以及检测便捷等诸多优点，成为目前使用最为广泛的粪便潜血试验。此法对人潜血具有高度特异性，不受动物血红蛋白（500μg/ml）与辣根过氧化酶（200pg/ml）等干扰。通常血红蛋白仅为0.2pg/ml或0.03mg/g时就可呈阳性结果。同时对于化学法检测呈假阳性的某些情形，比如食用新鲜蔬菜、铁剂、维生素C等，免疫法均显不为阴性。

（3）其他方法　见表1-5-5。

表1-5-4　粪便潜血试验化学法的方法评价

方　法	特　点	评　价
邻联甲苯胺法	高灵敏度、假阳性高	Hb 0.2～1.0mg/L即可检出，消化道有1～5ml出血即可检出。灵敏度高，粪便有微量血液即呈阳性反应。本试验阴性时，能确认潜血阴性
氨基比林法	中灵敏度、中特异性	Hb 1～5mg/L即可检出，消化道有5～10ml出血即为阳性
愈创木酯法	低灵敏度、高特异性	Hb 6～10mg/L可检出（此时消化道出血可达20ml）；受食物、药物影响因素少，假阳性低。本试验阳性时，能确定为潜血阳性

表1-5-5　其他粪便潜血试验方法评价

方　法	评　价
血红蛋白荧光测定	不受血红蛋白降解的影响，对上、下消化道出血有同样灵敏度，方法复杂耗时，特异性较低
放射性核素铬（^{51}Cr）法	可测定出血量，无需限制饮食。价格昂贵，有放射因素影响
转铁蛋白法（Tf）	免疫学方法，此蛋白具有良好抗原性、不易降解，灵敏度高

知识点7：潜血试验的临床意义　　　　　　　　副高：熟练掌握　　正高：熟练掌握

（1）参考范围　阴性。

（2）临床意义　①对消化道出血的诊断价值非常重要：阳性结果常见于消化性溃疡、药物致胃黏膜损伤（如阿司匹林、吲哚美辛、糖皮质激素等）、溃疡性结肠炎、结肠息肉、肠结核、克罗恩病、胃病（胃溃疡、各种胃炎）、钩虫病以及结肠癌等消化道恶性肿瘤。②对消化道出血鉴别诊断意义重大：潜血试验对于消化道溃疡的阳性诊断率为40%～70%，呈间断性阳性；消化道恶性肿瘤阳性率早期为20%，晚期可达到95%，并且呈持续性阳性。③消化道恶性肿瘤的筛选指标之一；免疫法潜血试验目前认为是对大肠癌普查最为适宜的检查。

第六章　体液检验

第一节　体液标本采集

知识点1：脑脊液标本的采集　　　　　　　　　　　　　副高：掌握　正高：掌握

（1）采集脑脊液通常用腰椎穿刺术获得，特殊情况下可采用小脑延髓池或脑室穿刺术。

（2）标本采集后要立即送检、检验，通常不能超过1小时。放置时间过久，其性质可能发生改变，会影响检验结果，同时也应避免凝固和混入血液。

（3）腰穿法无菌取脑脊液3～5ml，置于无菌管内立即送检。培养脑膜炎奈瑟菌、流感嗜血杆菌等苛养菌时，应将标本置于35℃条件下保温送检，不可置于冰箱内保存。但做病毒检查的脑脊液标本应放置冰块，可以在4℃保存72小时。

知识点2：脑脊液的理学检查　　　　　　　　　　　　　副高：掌握　正高：掌握

（1）颜色

1）无色：正常脑脊液，为水样清晰透明，也可见于病毒性脑炎、轻型结核性脑膜炎、脊髓灰质炎以及神经梅毒。

2）红色：主要见于脑和蛛网膜下腔出血或由穿刺损伤导致。脑及蛛网膜下腔出血多为陈旧性出血，而穿刺损伤引起的出血多是新鲜出血。实验室可以通过标本抽取时依次分装3支试管，观察颜色、外观清晰程度、易凝性、离心后上清液颜色、红细胞形态、隐血试验等综合考虑。

3）黄色：脑及蛛网膜下腔陈旧性出血；蛛网膜下腔梗阻：如脊柱外伤、结核性脑膜炎、椎间盘突出、蛛网膜粘连、硬膜外脓肿或血肿、椎管梗阻（髓外肿瘤、吉兰-巴雷综合征）、神经纤维瘤及脊髓胶质瘤等，此时由于脑脊液长期滞留，蛋白质含量>1.5g/L。通常情况下蛋白质含量高于此值，颜色变黄，且黄色深度和脑脊液中蛋白质含量成正比。蛋白质达30～50g/L，脑脊液可自凝而呈黄色胶冻状；重症黄疸：黄疸型传染性肝炎、胆道阻塞、脑硬化、新生儿溶血等疾病，因血清游离胆红素明显升高引起脑脊液中胆红素增高而呈黄色。

4）乳白色或灰白色：因脑脊液中白细胞增加所引起，常见于化脓性脑膜炎。

5）棕褐色或灰黑色：由色素增多导致，见于脑膜黑色素瘤。

6）绿色：由脓性分泌物增多所引起，见于铜绿假单胞菌性脑膜炎、急性肺炎双球菌脑膜炎及甲型链球菌性脑膜炎等。

（2）透明度　正常脑脊液无色水样，清晰透明。出现浑浊，主要是感染或出血导致细胞成分增多所致，其浑浊的程度与细胞数量相关（细胞数＞$300×10^6$/L即可出现浑浊）。蛋白质含量增加、含有大量微生物也是出现浑浊的原因。病毒性脑炎、神经梅毒的脑脊液外观透明，结核性脑膜炎常呈磨玻璃样轻度浑浊，化脓性脑膜炎为明显浑浊。

实验室检查透明度的方法为：腰椎穿刺1小时后取脑脊液3～5ml，置无色透明玻璃试管内，在自然光线下进行观察，并用"清晰透明""微浊""浑浊"描述报告。

（3）凝固性　正常脑脊液静置12～24小时不形成薄膜、不凝集、不沉淀。实验室检查方法：腰椎穿刺1小时后取脑脊液3～5ml，置无色透明玻璃试管内，垂直静置12～24小时，观察脑脊液是否有凝固和薄膜形成。

炎症情况下，脑脊液中蛋白质（包括纤维蛋白原）含量增高。蛋白质含量＞10g/L即可形成凝块。化脓性脑膜炎的脑脊液静置1～2小时可形成凝块或者出现沉淀物。结核性脑膜炎的脑脊液静置12～24小时后，标本表面有纤细的网膜形成，取此网膜做结核杆菌检查可获得较高的阳性率。蛛网膜下腔梗阻时，因为脑脊液循环受阻，梗阻远端脑脊液蛋白质含量可高达15g/L，此时脑脊液可以呈黄色胶冻状。神经梅毒患者的脑脊液可出现小絮状凝块而不形成薄膜。

知识点3：浆膜腔积液标本的采集　　　　　副高：掌握　正高：掌握

浆膜腔积液采集通常分为胸腔穿刺术、腹腔穿刺术、心包腔及关节腔穿刺术采集标本，标本由医护人员采集。

为了保证正确采集，医护人员应该根据标本检验项目的目的，口头及书面指导患者收集标本过程中的注意事项，并消除患者疑虑和恐慌。

标本采集之前，应避免骑自行车、跑步、爬楼等剧烈运动，要求患者卧床休息15分钟后进行采集。

为避免标本凝固，应在存放标本的容器中加入抗凝剂。可用肝素10U、用100g/L浓度的EDTA（乙二胺四乙酸）溶液，其与标本量之比为1：10。

知识点4：浆膜腔积液的理学检查　　　　　副高：掌握　正高：掌握

正常胸腔、腹腔和心包腔内都有少量的液体。病理情况下液体增多，其量与病变部位和病情严重程度有关，可以由数毫升至上千毫升。

浑浊性积液常提示出现大量白细胞或者其他细胞、乳糜以及脂肪等，如乳糜性积液呈乳白色，提示淋巴系统损伤或者阻塞，而某些慢性病性积液（如类风湿关节炎、结核病、黏液水肿等）也可呈乳白色，提示出现细胞碎片和胆固醇含量增高，称为假乳糜性积液。通常乳糜性积液中三酰甘油含量＞1100mg/L，并出现乳糜微粒，而假乳糜性积液中三酰甘油含量＜1100mg/L，无乳糜微粒。

知识点5：关节腔积液标本的采集　　　　　副高：掌握　正高：掌握

关节腔是由关节面与滑膜所围成的裂隙，滑膜内血管与毛细淋巴管可分泌滑膜液

（SF）。

关节腔液由临床医师采集。应注意的是：积液抗凝时不宜选用影响积液结晶检查的抗凝剂，如草酸盐和EDTA粉剂，穿刺标本应分别装在3支无菌试管内，第一管做理学及微生物学检查；第二管加适量肝素抗凝，进行化学检查和细胞学检查；而第三管则不加抗凝剂用于观察积液的凝固性。

知识点6：关节腔积液的理学检查　　　　　　　　　副高：掌握　正高：掌握

（1）量（增多）　关节炎、外伤、化脓性感染。
（2）颜色　①乳白色或假乳糜性：结核性关节炎、急性通风性关节炎、系统性红斑狼疮性关节炎、类风湿关节炎。②黄色浑：浊化脓性关节炎。③血性：关节炎症、损伤。
（3）透明度　呈轻度浑浊至脓样（关节炎）。
（4）黏稠度　①黏稠度降低。②检查方法：悬滴法、手指黏丝法、黏度计法。
（5）凝块　可凝固成块（炎症）。

知识点7：精液标本的采集　　　　　　　　　　　　副高：掌握　正高：掌握

受检者采集和转送精液若操作不规范，则直接影响着检验结果的准确性。所以，将正确的采集与转送方法告诉给受检者。

（1）采集时间　最好是在禁欲48小时之后至7天之内。
（2）采集的方法　手淫法：直接将精液射入洁净而干燥的瓶内。某些特殊情况，不能手淫采集精液时，可用特制的避孕套采集精液。普通避孕套（阴茎套）不能用，因为普通阴茎套可能含有抑制精子活动的化学物质，影响精子的存活。中断性交取精液，是不可取的，因为这样很有可能丢失精子密度最高的射出精液的初始部分。
（3）采集的精液应及时送检，不能超过1小时，否则会影响精子的活动力与活动率。
（4）将精液送检验室过程中，温度应注意在20℃以上，但不能超过40℃。

知识点8：精液的理学检查　　　　　　　　　　　　副高：掌握　正高：掌握

（1）外观和液化时间　正常精液液化后应呈均质、灰白色外观。如精子密度很低，精液可透明些；如有红细胞，精液可以呈红褐色；如有黄疸或服用某些维生素，精液可呈黄色。

精液射入容器后立即形成半透明凝块，通常在室温下数分钟内精液开始液化（变稀），此时可见精液中有不均匀凝块。随不断液化，精液将变成均匀水样物，最后形成很小的凝块，室温下15分钟内通常能完全液化，很少超过60分钟。精液不液化或液化延迟，使精液分析不易进行，需用机械混匀或者酶消化法处理。

（2）量　精液体积的精确测量对精液分析非常重要，否则影响精子总数与非精子细胞计数。最佳办法是采集标本容器称重法。

（3）黏稠度　正常液化后精液液滴呈不间断下落，异常时黏液丝长超过2cm。

知识点9：前列腺液标本的采集 副高：掌握 正高：掌握

前列腺液的采集是按摩前列腺获得的。前列腺液自尿道口流出后第一滴应弃去。用玻璃片收集标本做显微镜检查。若需做前列腺液培养，应于按摩前用新洁尔灭棉球擦拭阴茎头，并用无菌试管收集。若患者经前列腺按摩后当时未能排出前列腺液，可挤压前尿道收集腺液，或嘱患者即刻排尿，做尿常规或者培养检查，并与按摩前的尿常规、尿培养做比较。

直肠指检时，若有必要可进行前列腺按摩以取得前列腺液。患者采取腰部下弯站立位或膝胸位，直肠指检时在直肠前壁触及前列腺，由左右两侧对称地向中央沟方向用力按摩，再从前列腺底部向尖部按摩3～4次。若没有前列腺液滴出，可用手指在会阴部向尿道外口方向挤压球部尿道，可见前列腺液从尿道口滴出，置于洁净载玻片上立即送检。但应注意的是，急性前列腺炎与前列腺结核不宜按摩。

知识点10：前列腺液的理学检查 副高：掌握 正高：掌握

（1）前列腺液的量 成年男性经前列腺按摩一次可以采集数滴至1ml前列腺液。前列腺炎时前列腺液减少。

（2）外观 是较稀薄、不透明的淡乳白色液体。黄色混浊呈脓性或脓血性：见于严重的化脓性前列腺或精囊炎；红色：见于前列腺炎、精囊炎、前列腺结核、结石以及恶性肿瘤等或按摩时用力过重。

（3）酸碱度 正常呈弱酸性，pH 6.3～6.5。50岁以上者或者混入精囊液较多时pH可增高。

知识点11：生殖道标本的采集 副高：掌握 正高：掌握

采集前清洁、消毒尿道口及外阴，尿道分泌物可把无菌拭子伸入尿道3～4cm捻转拭子采集。阴道分泌物采集时可用无菌拭子（常规检查通常用生理盐水浸湿的拭子取材）自阴道深部或者阴道后穹隆，宫颈内2～3cm处，转动并停留10～30秒取分泌物。淋病奈瑟菌培养需保温并及时送检，当衣原体、支原体等培养无法及时送检时应在4℃保存。

知识点12：阴道分泌物的一般性状检查 副高：掌握 正高：掌握

（1）大量无色透明黏白带 常见于应用雌激素药物后和卵巢颗粒细胞瘤时。

（2）脓性白带 黄色或黄绿色有臭味，多为滴虫或化脓性细菌感染导致的；泡沫状脓性白带，常见于滴虫性阴道炎；其他脓性白带见于慢性宫颈炎、子宫内膜炎、老年性阴道炎、宫腔积脓、阴道异物等。

（3）豆腐渣样白带 呈豆腐渣样或凝乳状小碎块，为念珠菌阴道炎所特有，常伴有外阴瘙痒。

（4）血性白带　内混有血液，血量多少不定，有特殊臭味。对这类白带应当警惕恶性肿瘤的可能，如宫颈癌、宫体癌等，有时某些子宫黏膜下肌瘤、宫颈息肉、老年性阴道炎、重度慢性宫颈炎和宫内节育器引起的副反应也可以在白带中见到血液。

（5）黄色水样白带　由于病变组织的变性、坏死所引起。常发生于子宫黏膜下肌瘤，宫颈癌、子宫体癌、输卵管癌等。

知识点13：痰液标本的采集　　　　　　　　　　　副高：掌握　正高：掌握

（1）自然咳痰法　以晨痰为佳，采集标本前应用清水漱口或者用牙刷清洁口腔，若有义齿则应取下义齿。尽可能在用抗菌药物之前采集标本。用力咳出呼吸道深部的痰，将痰液直接吐入到无菌、干燥、清洁、不渗漏、不吸水的广口带盖的容器中，标本量应≥1ml。咳痰困难者可以雾化吸入45℃的100g/L NaCl水溶液，使痰液易于排出。对于难以自然咳痰患者可以用无菌吸痰管抽取气管深部分泌物。痰标本中鳞状上皮细胞＜10个/低倍视野、白细胞＞25个/低倍视野视为合格标本，采集合格标本对细菌的诊断十分重要。标本应尽快送检，对于不能及时送检的标本，室温保存应不超过2小时。

（2）支气管镜采集法　包括环甲膜穿刺经气管吸引法、防污染毛刷采集法、经胸壁针穿刺吸引法以及支气管肺泡灌洗法，均由临床医生根据相应操作规程采集，但必须注意采集标本时尽可能防止咽喉部正常菌群的污染。

（3）小儿取痰法　用弯压舌板向后压舌，把拭子伸入咽部，小儿经压舌刺激咳痰时，可喷出肺部或者气管分泌物，使之粘在拭子上并送检。幼儿还可以用手指轻叩胸骨柄上方，以诱发咳痰。

注意：对可疑烈性呼吸道传染病（如SARS、肺炭疽以及肺鼠疫等）患者采集检验标本时必须注意生物安全防护。

知识点14：痰液的理学检查　　　　　　　　　　　副高：掌握　正高：掌握

（1）量　正常人无痰或者仅有少量泡沫样或黏液样痰。痰量增多常见于支气管扩张、肺脓肿、肺水肿和慢性支气管炎，有时甚至超过100ml/24h。在疾病治疗过程中如痰量减少，通常表示病情好转；但如果发生支气管阻塞而使痰液不能排出时可见痰量减少，反而表明病情加重。

（2）颜色与形状　正常人仅有少量白色或灰白色黏液痰，病理情况下痰液颜色可发生改变，但特异性较差。

（3）气味　正常人的新鲜痰液没有特殊气味。血腥味见于肺癌、肺结核等。粪臭味见于膈下脓肿与肺相通时。恶臭见于肺脓肿、晚期肺癌或支气管扩张等。

知识点15：羊水标本的采集　　　　　　　　　　　副高：掌握　正高：掌握

羊膜穿刺多由妇产科医师进行。依据不同的检查目的，选择不同的穿刺时间。为诊断遗传性疾病和胎儿性别，通常需在妊娠16～20周经腹羊膜腔穿刺抽取羊水20～30ml，为了解胎儿成熟度则在妊娠晚期穿刺。通常抽取羊水后必须立即送检。

知识点16：羊水的理学检查 　　　　　　　副高：掌握　正高：掌握

（1）外观　①正常：妊娠早期羊水为无色透明或淡黄色液体，妊娠晚期略显混浊。②异常：胎儿窘迫时，羊水中因混有胎粪而呈黄绿色或者深绿色。母儿血型不合时，羊水中因含有大量胆红素而成为金黄色。羊膜腔内明显感染时，羊水呈脓性混浊并且有臭味。胎盘功能减退或过期妊娠，羊水是黄色、黏稠且能拉丝。

（2）比密及酸碱度　正常足月妊娠的羊水比密为1.007～1.025、pH是7.20～7.60。

（3）渗透压及黏度　妊娠后期羊水渗透压为230～270mmol/L、黏度是1.75～1.85。

（4）量　正常妊娠16周时约为250ml，妊娠晚期约1000ml（800～1200ml），足月妊娠羊水量约为800ml，羊水在胎儿与母体间不断交换，维持动态平衡。

（5）临床意义　①羊水过多：妊娠期羊水量超过2000ml是羊水过多。见于：胎儿畸形、胎盘脐带病变、孕妇及胎儿各种疾病、多胎妊娠、原因不明特发性羊水过多。②羊水过少：妊娠晚期羊水量少于300ml。见于：胎儿畸形、过期妊娠、胎儿宫内发育迟缓。

第二节　脑脊液检查

知识点1：脑脊液检查的适应证 　　　　　　副高：掌握　正高：掌握

（1）有脑膜刺激症状时可检查脑脊液协助诊断。

（2）疑有颅内出血时。

（3）有剧烈头痛、昏迷、抽搐或瘫痪等症状和体征而原因不明者。

（4）疑有脑膜白血病患者。

（5）中枢神经系统疾病进行椎管内给药治疗、手术前腰麻、造影等。

知识点2：脑脊液检查的禁忌证 　　　　　　副高：掌握　正高：掌握

凡疑有颅内压升高者必须做眼底检查，若有明显视盘水肿或有脑疝先兆者，禁忌穿刺。凡患者处于休克、衰竭或者濒危状态以及局部皮肤有炎症、颅后窝有占位性病变或伴有脑干症状者均禁忌穿刺。

知识点3：脑脊液化学检查 　　　　　　　　副高：掌握　正高：掌握

（1）蛋白检查　参考范围：正常脑脊液球蛋白含量较低，各种定性试验方法均为阴性。定量：0.2～0.4g/L（腰椎穿刺），或0.1～0.25g/L（小脑延髓池穿刺），或0.05～0.15g/L（侧脑室穿刺）。

（2）葡萄糖测定　参考范围：2.5～4.4mmol/L（腰椎穿刺）；2.8～4.2mmol/L（小脑延髓池穿刺）；3.0～4.4mmol/L（脑室穿刺）。

（3）氯化物测定　参考范围：成人，120～130mmol/L；儿童，111～123mmol/L。

知识点4：脑脊液显微镜检查　　　　　　　　　　副高：掌握　正高：掌握

（1）显微镜检查的内容　①细胞计数：检测方法包括细胞总数计数与白细胞计数。②白细胞分类计数：检测方法包括直接分类与染色分类两种。③细胞学检查：检测方法包括细胞收集和制片、染色方法以及重点关注细胞。

（2）参考范围

细胞计数：①无红细胞。②白细胞：成人（0～10）×10^6/L；儿童（0～15）×10^6/L；新生儿（0～30）×10^6/L。

白细胞分类：主要是淋巴细胞与单核细胞，两者约为7：3，可以含极少数中性粒细胞。偶见内皮细胞、室管膜细胞、脉络膜细胞、软脑膜以及蛛网膜细胞。

知识点5：脑脊液检查的临床意义　　　　　　　　副高：掌握　正高：掌握

正常人体脑脊液是无菌的。当病原体经过血脑屏障进入中枢神经系统时可引起感染，常见细菌、真菌以及病毒感染。近些年来，引发中枢神经系统感染的因素、病原体种类不断增多，发病率逐年增加，且诊断和治疗比较困难，这些问题均有待于研究和解决。

（1）细菌性脑膜炎　中枢神经系统感染的常见类型，其中以流行性脑脊髓膜炎最常见，有的呈暴发型，病情十分严重，病死率较高，多发年龄在5～29岁，冬春季多发，可用磺胺及青霉素类、头孢霉素类抗生素治疗。

（2）真菌性脑膜炎　多见于隐球菌脑膜炎，其他的真菌性脑膜炎如白色念珠菌、球孢子菌性脑膜炎日渐增多，尤其是免疫功能低下及恶性疾病患者易并发，如获得性免疫缺陷综合征（AIDS）、恶性肿瘤、严重糖尿病、系统性红斑狼疮（SLE）等患者易发生。真菌性脑膜炎常合并其他病原菌的感染，诊断及治疗都十分困难。

（3）流行性乙型脑炎　是一种人兽共患的自然疫源性疾病，传染源为患者与家禽、家畜及野生动物，蚊为传播媒介，经蚊叮咬、吸血而传播，人群对本病普遍易感，感染之后多数人无症状而成为隐性感染，但是可获得持久免疫力，再次发病者十分少见。少数患者病情严重，病死率高，可留后遗症。

（4）肠道病毒对中枢神经系统的危害性已逐渐引起人们的关注与重视，除原有脊髓灰质炎常见外，还可见多种病毒引起脑炎或脑膜炎，并不断发现新的肠道病毒引起的脑膜及脑炎。肠道病毒可导致中枢神经系统的严重损害，也可留下严重的后遗症。

知识点6：常见中枢神经系统疾病的脑脊液检查特点　　副高：掌握　正高：掌握

常见中枢神经系统疾病的脑脊液特点见表1-6-1。

表1-6-1　常见中枢神经系统疾病的脑脊液特点

	外　观	蛋白质	葡萄糖	氯化物	细　胞	细胞分类	细　菌
化脓性脑膜炎	浑浊、脓性、有凝块	显著增加	明显减少	稍低	显著增加	N为主	可见致病菌
结核性脑膜炎	雾状微浑，薄膜形成	增加	减少	显著减少	增加	早期：N为主 后期：L为主	抗酸杆菌或结核菌培养阳性
病毒性脑膜炎	清晰或微浑	增加	正常	正常	增加	L为主	无
流行性乙型脑炎	清晰或微浑	轻度增加	正常	正常	增加	早期：N为主 后期：L为主	无
新型隐球菌脑膜炎	清晰或微浑	轻度增加	减少	减少	增加	L为主	新型隐球菌
脑脊髓梅毒	清晰	轻度增加	正常	正常	增加	L为主	无
脑肿瘤	清晰	轻度增加	正常	正常	增加	L为主	无
脑室及蛛网膜下腔出血	血性	增加	轻度增加	正常	增加	以红细胞为主	无

注：N：中性粒细胞；L：淋巴细胞

第三节　浆膜腔积液检查

知识点1：浆膜腔积液的化学检查	副高：掌握　正高：掌握

借助化学检查能对积液进行初步分类，漏出液无需再做进一步分析，而渗出液需进一步试验检查致病因子。

（1）胸腔积液蛋白质与乳酸脱氢酶　同时测定血清和胸腔积液中蛋白质和乳酸脱氢酶浓度能很好地区别渗出液与漏出液。蛋白质定量采用与血清蛋白质测定相同的双缩脲法测定。乳酸脱氢酶采用酶速率法测定。注意：仰卧时胸腔积液蛋白质可能出现生理性降低。

（2）胸腔积液葡萄糖　胸腔积液葡萄糖浓度基本与血清葡萄糖浓度保持平行。测定方法与血清葡萄糖定量方法相同，多采用葡萄糖氧化酶法或己糖激酶法。若胸腔积液葡萄糖浓度减低（＜3.3mmol/L）提示细菌性肺炎、类风湿关节炎等。

（3）胸腔积液淀粉酶　胸腔积液淀粉酶浓度基本类似于血清淀粉酶浓度。测定方法与血清检测方法相同。异常时超过血清值1.5～2.0倍，见于急性胰腺炎与食管破裂。

（4）三酰甘油　因为乳糜性积液在临床上具有重要价值，真性和假性乳糜鉴别通常测定三酰甘油，乳糜性积液其测定结果常超过1.24mmol/L（110mg/dl）。测定方法与血清检测方法相同，多采用酶法。

（5）胸腔积液pH　胸腔积液pH降低，则提示类肺炎积液。如果pH＜7.30则需要抗生素治疗和引流治疗，而＞7.30仅需抗生素治疗。需要采用血气分析的方法采集标本，并把标本置于冰块上，立即送检。

知识点2：浆膜腔积液的显微镜检查　　　　　　　　　　副高：掌握　正高：掌握

一般包括总红细胞计数与白细胞计数、细胞分类计数和细胞学检查。

（1）细胞计数和细胞分类计数　细胞计数通常采用血细胞计数板法，细胞计数的鉴别诊断价值较小，也不能仅使用白细胞计数来区别渗出液与漏出液。

采用直接法与染色法进行细胞分类计数，涂片染色检查可以识别嗜酸性粒细胞、中性粒细胞、淋巴细胞、单核细胞和巨噬细胞、浆细胞、间皮细胞以及恶性肿瘤细胞等。大多数细胞容易鉴别，但其结果提供的诊断价值也有限。注意：仰卧时胸腔积液红细胞可能会生理性降低。

（2）细胞学检查　若怀疑恶性疾病，需要浓缩标本增加细胞量，制成细胞块及细胞涂片。细胞学检查能用于判断原发性或者转移性肿瘤。积液肿瘤原发性极少，多数为转移性肿瘤。积液中间皮细胞通常呈圆形，直径 $12 \sim 30\mu m$，核常偏位，核膜光滑规则，可见核仁，染色质均匀疏松，胞质量多，单个或者成堆出现，反应性变化时可出现多个核，有时很难同恶性肿瘤细胞和巨噬细胞鉴别。恶性肿瘤细胞通常具有以下特征：①常成堆出现；②核染色质分布不均匀；③核膜常不规则；④含有明显的、多个核仁；⑤一般核/质比增高。

知识点3：浆膜腔积液检查的临床意义　　　　　　　　　副高：掌握　正高：掌握

（1）胸腔积液检查

1）漏出性胸腔积液与渗出性胸腔积液的实验室鉴别见表1-6-2。这些项目中至少符合其中一项，判断渗出液的灵敏度为99%，特异度为98%。

表1-6-2　胸腔积液漏出液与渗出液的鉴别

项　目	漏出液	渗出液
胸腔积液蛋白/血清总蛋白	< 0.5	> 0.5
积液LD/血清LD	< 0.6	> 0.6
LDH	< 200U	> 200U

2）细胞计数和分类：临床应用见表1-6-3。

3）细胞学检查：能鉴别结核性与恶性胸腔积液。对于恶性胸腔积液的诊断灵敏度为65%，与活检类似，多次检查有助于提高细胞学诊断灵敏度。结核性胸腔积液需进一步进行培养和活检。

（2）腹水检查　漏出性腹水与渗出液腹水的实验鉴别见表1-6-4。

表1-6-3　细胞计数和分类的临床应用

细胞计数和分类	常见疾病
以中性粒细胞为主	肺炎性脓胸、肺梗死
以淋巴细胞为主	结核病、肿瘤阻塞淋巴管、病毒性肺炎、白血病或淋巴瘤转移
以嗜酸性粒细胞为主	血胸、气胸、细菌性肺炎恢复期、球孢子菌病、间皮瘤

表1-6-4　腹水漏出液与渗出液的鉴别

项　目	漏出液	渗出液
血清清蛋白和腹水清蛋白梯度（g/L）	>11	<11
腹水蛋白质（g/L）	<25	>25
细胞计数和分类	细胞计数<300个/μl，中性粒细胞<25%	细胞计数>300个/μl，中性粒细胞>25%

第四节　关节腔积液检查

知识点1：关节腔积液显微镜检查的内容　　　　副高：掌握　　正高：掌握

（1）细胞计数　正常关节腔积液中无红细胞，白细胞极少，为（200~700）×10⁶/L。虽然白细胞计数对诊断关节病变是非特异的，但可以初步区分炎症性与非炎症性积液。

（2）细胞分类计数　正常关节腔液中的细胞，主要以单核-吞噬细胞为主，约为65%，中性粒细胞为20%，淋巴细胞为10%，偶见软骨细胞与组织细胞。中性粒细胞<30%常见于非感染性疾病，如绒毛结节滑膜炎、退变性关节炎、创伤性关节炎、肿瘤等。炎症性积液的中性粒细胞可>75%，化脓性关节炎积液中性粒细胞可达95%以上。淋巴细胞增多，主要见于类风湿关节炎早期及结缔组织病等。中性粒细胞>50%，常见于风湿性关节炎、痛风以及类风湿关节炎等。单核细胞增多，见于病毒性关节炎或血清病、系统性红斑狼疮等。嗜酸性粒细胞增多，见于风湿性关节炎、风湿热、寄生虫感染、关节造影术后等。

（3）结晶　除一般生物光学显微镜检查之外，最好采用偏振光显微镜检查，以鉴别结晶的类型。关节腔积液结晶检查主要被用于鉴别痛风和假性痛风。①焦磷酸钙结晶：多见于退行性关节炎与软骨钙质沉着症、甲状腺功能低下以及甲状旁腺功能亢进的假性痛风。②尿酸盐结晶：关节腔积液有尿酸盐结晶是急性尿酸盐痛风的特征。③脂类结晶：以胆固醇结晶最为常见。④草酸钙结晶：主要见于慢性肾衰竭、先天性草酸盐代谢障碍所引起的急慢性关节炎。⑤皮质激素结晶：主要见于注射皮质激素的关节腔积液。⑥滑石粉结晶：多见于手术后残留的滑石粉所引起的慢性关节炎积液。

知识点2：关节腔积液一般性状检查　　　　　副高：掌握　正高：掌握

（1）量　参考值0.1~2ml。
（2）颜色　淡黄色。
（3）黏稠度　黏稠拉丝长达4~6cm（悬滴法）。
（4）透明度　清晰透亮。
（5）凝块　无凝固。
（6）黏液素凝块　黏液素"良好"。

知识点3：关节腔积液显微镜检查的临床意义　　　副高：掌握　正高：掌握

（1）白细胞总数增加　①白细胞数$>50\times10^9$/L，中性粒细胞常>0.90，常见于感染性炎症疾病，如急性细菌性感染、结核、Reiter综合征以及病毒感染等。②白细胞数为$（3~5）\times10^9$/L，中性粒细胞常<0.30，见于轻度非感染性炎症疾病，如系统性红斑狼疮（SLE）、硬皮病以及绒毛结节状滑膜炎等。③白细胞数为（12~50）$\times10^9$/L，中性粒细胞常>0.50，见于重度非感染性炎症疾病，如类风湿关节炎、风湿性关节炎以及痛风性关节炎。④白细胞数为（1~2）$\times10^9$/L，中性粒细胞<0.30，主要见于非炎症性疾病，如创伤性关节炎、退变性关节炎、肿瘤等。
（2）类风湿细胞（"RA"细胞）　多见于类风湿关节炎、痛风及化脓性关节炎等。
（3）红斑狼疮细胞　见于SLE等。
（4）组织细胞（吞噬细胞）　见于Reiter综合征等。

第五节　精液检查

知识点1：精液显微镜检查　　　　　　　　　副高：熟悉　正高：掌握

显微镜检查包括测定精子的活动力、密度、形态、存活率以及凝集性等，需采用标准化的操作及计数才能获得精确和可靠的结果。

知识点2：精液化学检查　　　　　　　　　　副高：熟悉　正高：掌握

（1）酸碱度。
（2）果糖。
（3）其他化学检查。

知识点3：精液免疫学检查　　　　　　　　　副高：熟悉　正高：掌握

精液免疫学检查包括抗精子抗体和精浆免疫抑制物的测定。

知识点4：精液检查的参考范围　　　　　　　　　　副高：熟悉　正高：掌握

正常精液标本的化学和显微镜检查参考值见表1-6-5。

表1-6-5　WHO精液分析的参考值

项　目	内　容	参考范围
显微镜检查	活动力	中度或快速直线运动（前向运动）精子数超过50%或更多
	浓度（精子数）	（20～250）×10^6/ml
	形态学	正常形态精子数超过14%或更多
	存活率	活精子数超过75%或更多
	白细胞	<1×10^6/ml
化学检查	pH	7.2～7.8
	酸性磷酸酶	在37℃条件下，≥200U/1次射精（对硝基苯磷酸法）
	枸橼酸	≥52μmol/1次射精
	果糖	≥13μmol/1次射精
	锌	≥2.4μmol/1次射精

知识点5：精液检查的临床意义　　　　　　　　　　副高：熟悉　正高：掌握

（1）外观　①黄色脓性精液：见于前列腺炎、精囊炎。②红色或酱油色伴大量红细胞：见于前列腺炎、精囊炎、肿瘤等。③精液凝固障碍：见于输精管缺陷、精囊炎等。④精液液化不完全：见于前列腺炎。

（2）黏稠度　①减低：见于先天性无精囊腺、精子浓度太低或者无精子症。②增加：多为附属性腺功能异常，如前列腺炎、附睾炎。

（3）活动力　是精子的最重要特征之一。即使精子数量再多，若没有动力，也不能同卵子结合，从而造成不育。减低见于：①精索静脉曲张、静脉血回流不畅及睾丸组织缺氧等。②生殖系统非特异性感染、使用抗代谢药及抗疟药等。

（4）精子计数　精子计数<20×10^6/ml时为少精子症，见于：①睾丸病变，如精索静脉曲张、肿瘤、炎症等。②输精管疾病，如输精管阻塞、输精管先天性缺如以及免疫性不育等。

（5）精子形态　畸形精子增加见于感染、药物、环境污染等造成睾丸异常和精索静脉曲张。当睾丸生精功能受到药物或者其他因素影响时，精液中可出现较多未成熟生殖细胞。正常精液白细胞大于1×10^6/ml提示炎症，一般为男性附属腺体的病变。精液中检查到癌细胞，为生殖系统恶性肿瘤诊断提供重要依据。

（6）存活率　存活率减低是造成不育的重要原因之一。死精子超过50%，就可诊断为死精子症，常见于附属性腺炎症及附睾炎等。

（7）精液pH 降低提示附睾、输精管或者精囊病变；升高提示男性生殖系统存在感染。

（8）精液果糖 降低见于雄激素分泌不足、精囊炎；缺如见于先天性精囊缺如及逆行射精等。射精管阻塞、精囊病变均可导致果糖水平降低和无精子症。

第六节 前列腺液检查

> **知识点1：前列腺液显微镜检查的内容** 　　副高：熟悉 正高：掌握

前列腺液显微镜检查是直接把前列腺液涂抹在载玻片上，用显微镜观察其中的红细胞、白细胞以及卵磷脂小体。

> **知识点2：前列腺液显微镜检查的参考范围** 　　副高：熟悉 正高：掌握

红细胞：偶见，少于5个/HP；白细胞：少于10个/HP；卵磷脂小体：多量，均匀分布满视野；前列腺颗粒细胞：少于1个/HP。

> **知识点3：前列腺液显微镜检查的临床意义** 　　副高：熟悉 正高：掌握

（1）红细胞增加 见于前列腺炎、前列腺结石以及恶性肿瘤等。

（2）白细胞增加 见于慢性前列腺炎。

（3）卵磷脂小体减少 见于前列腺炎。

（4）前列腺颗粒细胞增多 见于老年人、前列腺炎。

（5）出现滴虫 见于滴虫性前列腺炎。

（6）淀粉样小体 随年龄增大而增加，无临床意义。

第七节 阴道分泌物检查

> **知识点1：阴道分泌物清洁度检查** 　　副高：熟悉 正高：掌握

在生理情况下，女性生殖系统具有自然保护功能，由于阴道中存在乳酸杆菌，它能保持阴道处于酸性的环境，在此环境下其他细菌不能生存，因此阴道具有自净作用。阴道分泌物（或白带）清洁度检查，就是将阴道分泌物涂片，并在显微镜下观察其中的上皮细胞、白细胞、阴道杆菌以及其他细菌，按照这些成分的分布情况来判断是否患病。

> **知识点2：阴道分泌物病原学检查的内容** 　　副高：熟悉 正高：掌握

（1）滴虫 为有鞭毛原虫。呈萝卜形或梨形，长10～30μm，宽为10～20μm；有时呈球形或者多边形。鞭毛容易辨认，能做缓慢或快速运动。无动力和死亡的滴虫容易与白细胞混淆，可以采用染色法、培养法或者免疫法做进一步检查。

（2）氢氧化钾（KOH）涂片法和氨试验　KOH涂片和氨试验是滴1滴阴道分泌物在载玻片上，然后加1滴10%KOH溶液，能立即检查是否有鱼腥味释出。

（3）革兰染色法　能够发现淋病奈瑟菌，其为革兰阴性双球菌，直径0.6～0.8μm，呈卵圆形或肾形，常成对凹面相对排列，无芽胞、鞭毛，有荚膜和菌毛。

| 知识点3：阴道分泌物检查的参考范围 | 副高：熟悉　正高：掌握 |

健康人阴道分泌物pH为3.8～4.5。阴道清洁度判定一般根据白细胞、上皮细胞、乳酸杆菌以及杂菌的数量进行分级（表1-6-6）。正常妇女阴道清洁度为Ⅰ～Ⅱ度（无致病菌和特殊细胞）。

表1-6-6　阴道分泌物清洁度判断标准

清洁度	杆菌	球菌	白细胞或脓细胞（个/HP）	上皮细胞
Ⅰ	多	－	0～5	满视野
Ⅱ	中	少	5～15	1/2视野
Ⅲ	少	多	15～30	少量
Ⅳ	－	大量	＞30	－

| 知识点4：阴道分泌物检查的临床意义 | 副高：熟悉　正高：掌握 |

（1）细菌性阴道病　是最为常见的阴道感染性疾病。妊娠妇女患细菌性阴道病具有早产及出生低体重儿的危险性。未经治疗的细菌性阴道病会导致子宫内膜炎和盆腔炎，因此，检测和治疗细菌性阴道病很重要。

（2）念珠菌病　念珠菌是正常阴道菌群的一部分，当阴道环境、细菌菌群发生变化之后，会造成念珠菌过度增生，导致念珠菌病。随着临床广谱抗生素及口服避孕药的广泛使用，使念珠菌病发病率增加。妊娠妇女以及糖尿病未控制、使用免疫抑制药、HIV感染患者也容易患念珠菌病。

（3）滴虫病　以阴道毛滴虫感染最常见，是性传播性疾病，人类是唯一的宿主。女性患者滴虫主要寄居在阴道黏膜上，可无症状或者出现明显炎症症状，妊娠妇女患滴虫病具有早产及流产的危险性。男性患者滴虫主要感染泌尿生殖道，约35%患者无症状。老年妇女也有非性传播感染的病例。

（4）萎缩性阴道炎　绝经前后妇女，由于雌激素产生减少，阴道上皮发生变化，包括阴道上皮变薄、糖原产生减少。当糖原减少时，乳酸杆菌及其代谢产物乳酸也会减少，最终引起萎缩性阴道炎。

第八节 寄生虫检验

知识点1：粪便标本生理盐水直接涂片法的方法评价与质量保证
副高：了解　正高：熟悉

（1）直接涂片法　操作简便，但是易漏检，每份标本应当做3张涂片以提高检出率。

（2）虫卵鉴定的依据　包括大小、形状、颜色、卵壳、内含物及有无卵壳、小钩、小棘等特殊结构，要与粪便残渣、食入的酵母菌、花粉、植物纤维等区别。

（3）检查滋养体　涂片方法同上，涂片宜薄；粪便应在排出后立即送检，注意保温；黏液血便中虫体较多，观察滋养体伪足或鞭毛活动。

知识点2：粪便标本厚涂片透明法的方法评价与质量保证
副高：了解　正高：熟悉

（1）厚涂片透明法　操作简单，操作过程中虫卵不会散失，并且粪便透明，视野光线柔和，因此应用广泛。

（2）本法要注意掌握粪膜合适厚度和透明时间，如粪膜过厚、透明时间短则难以发现虫卵，如透明时间过长则虫卵变形，也不易辨认。检查钩虫卵时，透明时间通常不超过30分钟。

知识点3：粪便标本定量透明法的方法评价与质量保证
副高：了解　正高：熟悉

（1）适用于粪便内各种蠕虫卵检查及计数，可测定人体内蠕虫感染程度，也可判断药物驱虫效果。

（2）保证粪样新鲜、足量。

（3）掌握粪膜厚度和透明时间，对辨认虫卵非常重要，钩虫卵不宜透明过久，一般不超过30分钟。

知识点4：粪便标本饱和盐水浮聚法的方法评价与质量保证
副高：了解　正高：熟悉

（1）适于检查线虫卵、带绦虫卵及微小膜壳绦虫卵，以检查钩虫卵效果最好；不适于检查吸虫卵及原虫包囊。硫酸锌浮聚法主要用于检查原虫包囊、球虫卵囊、线虫卵以及微小膜壳绦虫卵。

（2）使用饱和盐水浮聚法时，大而重的蠕虫卵（如未受精蛔虫卵）或有卵盖虫卵（吸虫卵和某些绦虫卵）在比重<1.35的漂浮液中达不到最佳漂浮效果，此时，表面层和沉淀物均应检查。

知识点5：粪便标本自然沉淀法和醛醚沉淀法的方法评价与质量保证
副高：了解　正高：熟悉

（1）主要用于蠕虫卵检查，对比重较小的钩虫卵效果较差，对比重大的原虫包囊也可以用此法。

（2）醛醚沉淀法浓集效果好，不损伤包囊和虫卵，易于观察和鉴定，主要用于肝吸虫卵检查，但对布氏嗜碘阿米巴包囊、贾第鞭毛虫包囊及微小膜壳绦虫卵等的效果较差。

知识点6：粪便标本涂片染色法的方法评价与质量保证　　　副高：了解　正高：熟悉

（1）用于质控的粪便标本可以是含有已知原虫的固定粪便标本或者是用PVA保存的加入棕黄层（buffy coat细胞或巨噬细胞）的阴性粪便标本。

（2）用阳性聚乙烯醇标本制备的质控涂片或含有棕黄层细胞的PVA标本制备的涂片进行室内质控。新配染液或每周至少进行1次室内质控。

（3）如二甲苯变成云雾状或者装有甲苯的容器底有水积聚应弃去旧试剂，清洗容器，充分干燃，并更换新的无水乙醇和二甲苯。

（4）所有染色缸应加盖，防止试剂蒸发。

（5）铁-苏木素染色法和三色染色法不易识别隐孢子虫和环孢子虫卵囊，因此建议用抗酸染色或免疫测定试剂盒检查。

知识点7：粪便标本钩蚴培养法的方法评价与质量保证　　　副高：了解　正高：熟悉

（1）检出率为直接涂片法的7倍；由于用饱和盐水浮聚法，孵出的丝状蚴几可做虫种鉴定。

（2）因培养物中有存在感染性丝状蚴的可能性，操作时需非常小心，应有必要的防护措施。

（3）此法亦可用于分离消化道内各种阿米巴滋养体和肠道滴虫滋养体，检出率较高，但每管粪便量需1.0g，培养2～4天。

知识点8：粪便标本毛蚴孵化法的方法评价与质量保证　　　副高：了解　正高：熟悉

（1）标本不能加保存剂，不能冷冻。

（2）夏季室温高时，在自然沉淀过程中可能有部分毛蚴孵出，并且在换水时流失，此时需用1.2%盐水或冰水替代清水以抑制毛蚴孵出，最后1次才改用室温清水。

（3）毛蚴孵化法的优点在于检出率高于浓集法，可根据孵化幼虫形态的特点鉴定种属，获取大量幼虫用于研究，但是操作相对复杂而耗时，目前临床实验室一般很少采用。

知识点9：粪便标本肛门拭子法的方法评价与质量保证　　　副高：了解　正高：熟悉

（1）清晨起床后在未排便之前检查。

（2）胶纸和玻片之间有许多气泡时，镜检前可揭起胶纸，滴少量生理盐水后将胶纸平铺再镜检；棉签拭子法与透明胶带法相同，检出率相近，但是操作较烦琐。

（3）肛门擦拭虫卵检查一般在清晨醒后或午睡后、便前以及洗澡前进行，如首次检查阴性，可连续检查2～3天。

（4）两种方法以透明胶纸法效果较好，操作简单。

知识点10：血液标本检查的方法评价与质量保证　　　　副高：了解　正高：熟悉

吉姆萨（Giemsa）染色效果稳定，保存时间较久，但是染色需时较长。瑞氏（Wright）染色操作简便，适用于临床诊断，但是甲醇蒸发极快，掌握不恰当时血片上染液易沉淀，并较易褪色，多用于临时性检查。

厚血膜：制备时标本用量大，检出率高，但是鉴定疟原虫虫种要求技术水平较高。厚血膜厚薄应均匀，勿过厚；血片须充分晾干再染色，否则易掉片；厚血膜固定前须先行溶血；厚血片一般需检查大约100个油镜视野，如发现疑似物，则需在薄血片上增加检查的视野数。

薄血膜：更易观察寄生虫形态特征，适用于虫种鉴定。薄血膜制作时推片速度应适宜，不宜太快或者太慢，推片和载玻片间夹角不大于45°；理想的薄血膜要求红细胞均匀地铺成一层，无空隙，其端呈扫帚状凸起。薄血片常需检查≥300个油镜视野。

知识点11：痰液直接涂片法的方法评价与质量保证　　　　副高：了解　正高：熟悉

（1）适于检查卫氏并殖吸虫卵及溶组织阿米巴大滋养体。

（2）检查肺吸虫卵时，镜下未见虫卵只有夏科－雷登晶体，仍提示有肺吸虫感染可能，应多次检查或者改用浓集法。

（3）如主要目的为检查阿米巴大滋养体，则应滴加温暖的生理盐水进行涂片，在镜下观察有无做伪足运动的原虫，要注意与白细胞及巨噬细胞区别。

知识点12：痰液消化沉淀法（浓集法）的方法评价与质量保证
副高：了解　正高：熟悉

此法适于检查肺吸虫卵、细粒棘球蚴头节、蛔蚴、钩蚴、粪类圆线虫幼虫及粉螨等。

知识点13：十二指肠引流液检查的方法评价与质量保证　　　　副高：了解　正高：熟悉

（1）适于蓝氏贾第鞭毛虫滋养体、肝片形吸虫卵、蛔虫卵、姜片虫卵、粪类圆线虫幼虫等。

（2）为提高检出率，也可以用离心法浓集后再镜检。

（3）如引流液过于黏稠，可加10%NaOH溶液消化后再离心，但可以影响原虫滋养体的检查。

（4）本法往往在临床症状可疑而粪便检查阴性时采用。

知识点14：十二指肠引流液肠检胶囊法的方法评价与质量保证
副高：了解　正高：熟悉

让受检者吞入含尼龙线的胶囊，线的游离端固定于口外侧皮肤，3~8小时后拉出尼龙线，取线上黏附物镜检。此法主要适于检查蓝氏贾第鞭毛虫滋养体。

知识点15：泌尿生殖道标本检查的方法评价与质量保证
副高：了解　正高：熟悉

（1）直接涂片法冬季检查要注意保温，以增加阴道毛滴虫活动力，使其易和其他细胞鉴别。

（2）涂片染色法除观察阴道毛滴虫外，还可判定阴道清洁度。

知识点16：脑脊液标本检查的方法评价与质量保证
副高：了解　正高：熟悉

（1）寄生于脑脊液中虫量十分少，因此病原检查阴性不等于无该种寄生虫感染。

（2）检查阿米巴滋养体不宜用离心沉渣镜检法，可在自然沉淀后吸取沉渣镜检。

（3）检查弓形虫和致病性自由生活阿米巴需做涂片，经固定、染色后用油镜检查。

知识点17：寄生虫酶联免疫吸附试验（ELISA）
副高：了解　正高：熟悉

酶联免疫吸附试验（ELISA）是免疫学试验中应用最普遍、适用范围最广的免疫酶标记检测技术，用于多种寄生虫的免疫诊断、流行病学调查、疗效考核和监测。标本种类多种多样，如血清、脑脊液以及尿液等。ELISA法已实现试剂标准化、操作规范化和自动化。

知识点18：寄生虫免疫胶体金技术
副高：了解　正高：熟悉

免疫胶体金技术是以胶体金作为示踪标志物应用于抗原抗体的一种新型免疫标记技术。本法操作便捷在15分钟内可完成反应，适用基层和现场使用；成本低，无需特殊仪器设备；标记物稳定，信号衰减缓慢；胶体金本身为红色，无需加显色试剂，对人体无毒害。

知识点19：寄生虫环卵沉淀试验（COPT）
副高：了解　正高：熟悉

COPTP操作烦琐，不易标准化，已有许多改进方法，如PVF抗原片法、酶联环卵沉淀反应等。COPT具有较高灵敏度和特异性，主要用于血吸虫病辅助诊断、疗效考核、流行学调查及疫情监测。

知识点20：寄生虫免疫酶染色试验（IEST）
副高：了解　正高：熟悉

免疫酶技术结合免疫反应高度特异性和酶促反应的高效性，特异性和灵敏度高。适于血吸虫病、肝吸虫病、丝虫病、猪囊尾蚴病、肺吸虫病、旋毛虫病等实验室诊断和流行病学调查。本法稳定性好，简便易行，抗原片置-20℃可长期保存。所用抗原和操作方法尚需标准化。虽冷冻切片抗原优于石蜡切片，但是在试验洗涤过程中易脱片。

知识点21：寄生虫染色试验　　　　　副高：了解　正高：熟悉

染色试验是诊断弓形虫病独特的免疫学方法，除肉孢子虫外和其他寄生虫无交叉反应，但本法难以标准化，且用新鲜活虫体作抗原有一定的实验室感染风险，限制了该方法的推广。

知识点22：寄生虫间接荧光抗体试验（IFA）　　副高：了解　正高：熟悉

间接荧光抗体试验（IFA）是一种免疫标记技术，具有免疫学反应的特异性和荧光技术的敏感性。操作简便，特异性、灵敏度和重现性好，可用于多种寄生虫诊断，为诊断疟疾最常用方法之一，且能用于疗效考核；对弓形虫病诊断价值与染色试验相似，灵敏度低于ELISA和IEST法；诊断杜氏利什曼原虫的灵敏度和特异性都高，但患者治愈后抗体阴转率很低，所以无疗效考核价值；对阿米巴肝脓肿检出率高，但对肠阿米巴病检出率低，不宜作为肠阿米巴病的辅助诊断；对血吸虫病诊断灵敏度与ELISA和IEST相似，高于COPT法。本法局限性在于必须具备荧光显微镜，结果判断有主观性且荧光强度随时间衰减等。

知识点23：寄生虫环蚴沉淀试验（CPT）　　副高：了解　正高：熟悉

是旋毛虫病特有血清学试验，具有较高的灵敏度和特异性，和常见线虫病无交叉反应。因活幼虫抗原材料分离较烦琐，保存有困难，有实验室感染潜在风险，因此应用受限制。用冻干幼虫和空气干燥幼虫做试验，效果也很理想，且操作简便，无须特殊仪器设备，适于基层应用。

知识点24：寄生虫间接血凝试验（IHA）　　副高：了解　正高：熟悉

本法用于血吸虫病、弓形虫病以及利什曼原虫病等多种寄生虫病的辅助诊断和流行病学调查。近年来，由于抗原纯化技术和冰冻干燥技术发展，在致敏血细胞制备和保存方面有了新进展，为血凝试验标准化提供了条件。IHA方法简便可用肉眼观察，不需特殊设备，对日本血吸虫病、肝吸虫病、猪囊尾蚴病以及弓形虫病的诊断灵敏度和特异性均较高，但对疟疾诊断效果不稳定，原因之一是缺乏纯化抗原。本法可能出现非特异性凝集现象，应注意鉴别。

知识点25：寄生虫分子生物学检查　　　副高：了解　正高：熟悉

（1）聚合酶链反应（PCR）　PCR具有极高的灵敏度，即使污染极微量DNA均可造成假阳性，故反应体系须绝对无污染；各种引物模板系统所需最适 $MgCl_2$ 浓度不同，所以须进行预试验确定；热循环温度、引物设计及模板纯度和量对结果都有影响。检测寄生虫病尤其是原虫病 PCR 是最敏感和特异的分子生物学检测技术，PCR 阳性表明被检者体内存在寄生虫病原体，但不能区分是隐性感染、带虫或现症患者。PCR 衍生技术包括反转录 PCR、锚式 PCR、差异显示 PCR、免疫 PCR 以及 PCR-ELISA 等。

（2）生物芯片技术　生物芯片包括基因芯片、多糖芯片、蛋白质芯片、细胞芯片等。生物芯片制作因需大量准确的 DNA、cDNA 片段序列和蛋白质信息，精密的加工工艺，结果检测和分析需强大的信息处理系统，故制作成本高，目前尚未普及。生物芯片技术发展迅猛，具有微型化和大规模分析、处理生物信息的功能，已引起生命科学领域的广泛关注。

第七章　临床基础检验的质量管理

第一节　临床基础检验分析前质量管理

知识点1：检验申请　　　　　　　　　　　　　　副高：掌握　正高：熟练掌握

每一份标本都应有申请单，或者标识（能在实验室通过信息系统产生检验申请）。检验申请单的设计遵循国家、地区以及当地的规定，包括足够的信息，以便识别患者与申请者，以及相关的临床资料。

检验申请信息应包括患者姓名、出生日期、病房以及床号，以便正确发送检验报告。此外，下列信息有助于检验结果的准确、及时报告，并应尽可能在检验申请单上标注：患者年龄与性别；临床表现及当前所用抗菌药物（可能导致病原体分离困难，也能为实验室报告所用抗菌药物的敏感性提供线索）；旅行史（有助于分离流行病原体）；标本来源；标本采集时间、实验室收到标本时间；检验项目（如显微镜检查、培养等），必要时说明感染类型或目标微生物。

知识点2：标本的采集与运送　　　　　　　　　　副高：掌握　正高：熟练掌握

标本的正确采集与运送是确保微生物检验结果准确的前提。微生物检验标本一般由医师或护士在病房或诊室采集，运送至实验室。实验室应制订标本的采集及运送指南，提供合适的容器，监控标本运送，记录进入实验室的所有标本及收到标本的日期与时间，制定标本接收或拒收准则，以确保标本质量。

标本采集指南一般包括患者准备；不同部位标本的采集方法；标本运送要求（所有标本均应尽快运送，有些需要立即运送；运送培养基；运送条件）；标本标识；延迟运送时标本的贮藏方法（如冷藏尿液）；安全运送标本的方法（如密封容器、无标本外漏）等。标本采集指南应方便标本采集及运送者取阅。

标本运送的监控，可以依据申请检验项目的性质、标本采集指南规定的运送时间、运送条件及运送培养基、安全运送标本方法以及国家、地区和当地的有关法规等要求。

制订并执行标本接收或拒收标准是确保检验结果准确的关键环节，如规定合适的标本类型、标本量、运送条件以及预防拭子干燥、正确地运送培养基的方法等内容。一般不应接收或者处理缺乏正确标识的标本。然而，若标本中被检测物质不稳定，并且标本不可替代或者很重要，可以先进行标本处理，待申请医师或者标本采集者识别并确认之后，再发送报告。

第二节　临床基础检验分析阶段质量管理

知识点1：分析阶段对人员的要求　　　　　　　　　副高：掌握　正高：熟练掌握

微生物检验是一项复杂性工作，因此应定期培训工作人员，并评估、记录其进行微生物实验的能力。微生物实验室工作人员培训内容包括专业、生物安全知识以及技能，实验室制订的微生物检验活动涉及的所有文件。最好有措施确保所有工作人员显微镜检查、分离鉴定以及药物敏感性试验结果判断及报告的一致性。

知识点2：分析阶段对试剂的要求　　　　　　　　　副高：掌握　正高：熟练掌握

实验室使用的试剂都应标记名称、储存条件、浓度、配制日期、失效期、生物危害性。若试剂启封，改变了有效期与储存条件，必须记录新的有效期。

试剂的质量保证包括新批号、新货次投入临床使用前的性能评估，以及日常质控。新批号或者同一批号不同货次试剂的性能评估方法为直接分析质控物质、新旧批号/货次平行试验或者常规质控等。定量试验试剂需设两个效价或浓度；定性试验试剂至少检测阳性和阴性质控；直接抗原检测试剂，如果含内质控，每一新批号或相同批号不同货次需检测阳性与阴性外质控，如果不含内质控，实验室每天检测阳性与阴性质控。

各种试剂日常质控频率不尽相同。不经常使用试剂可以在每次使用前进行质控；经常使用的染色液、抗菌药物敏感性试验（药敏试验）纸片等质控可以每周一次；抗血清质控可每月一次；用于鉴定时，应设阳性与阴性对照，保证所使用的抗血清有效；氧化酶试剂、触酶试剂在每天使用前以阳性菌株进行质控；病毒培养时，检测用于细胞培养液的动物血清的细胞毒性；连续细胞传代时定期监测支原体污染状况。

实验室应储存与诊断相配套的质控物质（含质控菌株），供染色、试验、药敏试验、鉴定系统，以及试剂、培养基质控使用。质控菌株可以购买标准菌株，也可使用实验室保存菌株。质控物质的种类、试验频率以及检测预期结果与所开展的实验相适应，并遵循有关标准。

知识点3：分析阶段对培养基的要求　　　　　　　　副高：掌握　正高：熟练掌握

培养基可以自制，也可以购买。无论自制的，还是购买的，均应有良好外观，即表面平滑、无污染、水分适宜、颜色和厚度适当，试管培养基湿度适宜等。培养基要有明确标识，根据标识能够获得生产日期（批号）、保质期、配方（适用时）、质量控制以及贮存条件等信息。

自制培养基，每批号产品应进行无菌试验与性能验证。

购买培养基时，应检查每个批号和（或）每次购买产品是否有破损，以及外观、冷冻或受热、污染状况。若生产者遵循一定的质量保证标准，实验室可以免除质量控制，但需保存生产者所遵循的质量保证标准，以及每批号产品质量控制试验合格等证明文件。如果生产者不能提供所遵循的质量保证标准，则实验室应进行质量控制（包括相应的性能检测）。

　　临床常用培养基、生化反应培养基及试验所用质控菌株及预期结果见表1-7-1、表1-7-2。对于生长缓慢或者需要新鲜培养基才能生长的微生物，在培养基使用前很难完成各项质量控制，但是，应认真检查培养基配制及培养过程中可能出现的问题。

表1-7-1　常用培养基的质控

培养基	培养条件	质控菌种	预期结果
血平板	有氧环境，24小时	A群链球菌	生长，β-溶血
		肺炎链球菌	生长，α-溶血
巧克力平板	CO_2，24小时	流感嗜血杆菌	生长
麦康凯平板	有氧环境，24小时	大肠埃希菌	生长，粉红色菌落
		奇异变形杆菌	生长，无色菌落
		金黄色葡萄球菌	不生长
中国蓝平板	有氧环境，24小时	大肠埃希菌	蓝色菌落
		宋内志贺菌	无色菌落
XLD	有氧环境，24小时	鼠伤寒沙门菌	粉红色菌落，中心黑色
		福氏志贺菌	生长，粉红色菌落
		大肠埃希菌	黄色（可能受抑制）
SS平板	有氧环境，24小时	产气肠杆菌	生长，粉红色菌落
		鼠伤寒沙门菌	无色菌落，中心黑色
		金黄色葡萄球菌	不生长
沙保培养基	有氧环境，24小时25℃	白假丝酵母菌	生长
		大肠埃希菌	受抑制
增菌肉汤	有氧环境	脆弱类杆菌	生长
		A群链球菌	生长

表1-7-2　常用生化试验培养基及试验的质控

培养基	质控菌种	预期结果
赖氨酸脱羧酶	鼠伤寒沙门菌	阳性（深紫色、浑浊）
	福氏志贺菌	阴性（黄色）
鸟氨酸脱羧酶	黏质沙雷菌	阳性（深紫色、浑浊）
	肺炎克雷伯菌	阴性（黄色）
精氨酸双水解酶	阴沟肠杆菌	阳性（深紫色、浑浊）
	奇异变形杆菌	阴性（黄色）

续　表

培养基	质控菌种	预期结果
靛基质	大肠埃希菌	阳性（加试剂后呈红色）
	肺炎克雷伯菌	阴性
V-P试验	肺炎克雷伯菌	阳性（加试剂后呈红色）
	大肠埃希菌	阴性
枸橼酸盐（西蒙）	肺炎克雷伯菌	阳性（蓝色）
	大肠埃希菌	阴性
苯丙氨酸脱氨酶	奇异变形杆菌	阳性（加入试剂后呈绿色）
	大肠埃希菌	阴性
O-F试验（葡萄糖）	铜绿假单胞菌（氧化型）	呈黄色
	不动杆菌属（不利用）	无反应
硝酸盐还原	大肠埃希菌	阳性（加入试剂后呈红色）
	不动杆菌属	阴性
胆汁－七叶苷	肠球菌	阳性，黑色
	非D群α链球菌	不生长
脱氧核糖核酸琼脂	黏质沙雷菌	阳性，粉红色
	肠杆菌属	蓝色
丙二酸盐	肺炎克雷伯菌	生长，蓝色
	大肠埃希菌	不生长
半固体（动力）	奇异变形杆菌	阳性（穿刺线周围生长）
	肺炎克雷伯菌	阴性
β半乳糖苷酶试验	黏质沙雷菌	阳性，黄色
	鼠伤寒沙门菌	阴性
三糖铁琼脂	弗劳地枸橼酸菌	产酸/产酸，H_2S
	福氏志贺菌	产碱/产酸
	铜绿假单胞菌	产碱/不反应
杆菌肽纸片	A群链球菌	有生长抑制环
	α溶血链球菌	生长不受抑制
奥普托欣纸片	肺炎链球菌	抑制环（≥15mm）
	α溶血链球菌	生长不受抑制
V因子和X因子纸片（在M-H平板上）	流感嗜血杆菌	仅在两纸片间生长
细胞色素氧化酶（改良法）	铜绿假单胞菌	阳性，蓝色
	大肠埃希菌	颜色不变

知识点4：分析阶段对设备的要求　　　　　　　　副高：掌握　正高：熟练掌握

微生物实验室设备包括基础设备及专业设备。常用基础设备包括显微镜、水浴箱、孵育箱、冰箱、离心机、移液器、滴定管、温度计、自动分配器、生物安全柜、压力灭菌器等；常见专业设备包括自动化或半自动化鉴定及培养系统等。

与检测相关的所有设备均应制定标准化操作程序，定期维护、保养以及监测并记录，新设备或经搬运、维修后的设备应进行评估及功能验证，或者由使用者确保实验结果的准确性，所有记录保存至仪器报废。

用于检测的仪器属于温度依赖性设备，必须定时使用量程适宜并经检定的温度计监测温度，以保证设备温度符合要求。用于定量检测的移液器、微量滴定管或者自动分配器应核查并记录其在使用区间内的准确性与重复性。此外，应定期监测特殊设备性能。

专用设备的使用、维护、保养以及监测等需遵循制造商的建议。

知识点5：分析阶段对检验过程的要求　　　　　　副高：掌握　正高：熟练掌握

检验过程涉及实验方法的选择、评估及确认；制订标准化操作程序；评估标本质量、生物参考区间；测量准确性；内部质量控制体系；结果报告等方面。

第三节　临床基础检验分析后质量管理

知识点1：检验结果的评审　　　　　　　　　　　副高：掌握　正高：熟练掌握

微生物检验结果的质量与医学价值依赖于报告的准确性和及时性，经与临床讨论建立检测重要指标及其"警告/危急"范围、标本周转时间（TAT）。标本周转时间尽可能是从标本采集开始到结果用于患者诊疗。在必要时，及时发送分级报告。

发送患者结果前，需评估室内质控结果在可以接受范围内，最好再对检验结果进行系统性评审，评价其与已获得的患者相关临床信息之间的符合性。

如果某些对患者处理具有重要意义的实验结果达到危急值，则立即通知临床医生或相关人员。操作者应熟悉其工作范围内的危急值项目、判断标准及处理程序。危急值报告记录包括时间、日期、报告者、报告接受者及检测结果，并应记录危急值未及时通知相关人员的事件及原因。

知识点2：检验结果的报告　　　　　　　　　　　副高：掌握　正高：熟练掌握

检验结果报告应表述正确、清晰易懂。内容包括：清晰明确的检验标识，适当时还包括测量方法；实验室的名称、地址以及（或）标识；患者的唯一性标识和地点，若可能，注明报告的送达地；检验申请者姓名或者其他唯一性标识和申请者地址；标本采集日期与时间，实验室接收标本时间；报告日期和时间，若没有在报告中注明，则应可追溯；结果报告单位；标本来源；生物参考区间（如适用）；结果的解释（如需要）；检验者标识。若标本不适于检验，或可能影响检验结果，则应在报告中说明。所有记录保存一定时间（根据相关规定）。

若发现已发送检验报告的错误，则应更改，并记录改动日期、时间及责任人。经改动后，原内容应清晰可辨。已用于临床决策的检验结果的修改，应同原报告一同保存，并清楚标明其被修改。

检验申请单及标本检验过程应记录并保存。记录内容包括患者姓名或者识别码，采集标本的日期和时间，实验室收到标本的日期与时间，申请者，检验项目。标本的处理过程，检验者，同申请者的交流、结果。

知识点3：检验后标本的处置　　　　　　　　　　　　　副高：掌握　正高：熟练掌握

检验后的标本与培养基等感染性废弃物最好在实验室内消毒或者去污染，以尽可能减少处理者危害的方式丢弃。

第八章　临床实验室管理

第一节　生物安全管理要求

知识点1：生物安全管理组织　　　　　　　　　　副高：熟悉　正高：掌握

（1）我国的实验室生物安全管理组织体系由国家、地区以及实验室所在单位及实验室几个层面构成。

（2）省、自治区、直辖市人民政府卫生主管部门和兽医主管部门会同同级人民政府有关部门组织病原学、免疫学、流行病学、检验医学、预防兽医学、环境保护和实验室管理等方面的专家，组成本地区病原微生物实验室生物安全专家委员会。

（3）病原微生物实验室所在单位应成立生物安全委员会。

（4）实验室负责人。

知识点2：生物安全管理制度　　　　　　　　　　副高：熟悉　正高：掌握

（1）人员培训制度。

（2）实验室准入制度。

（3）健康监护制度。

（4）安全计划审核制度。

（5）安全检查制度。

（6）事件、伤害、事故以及职业性疾病报告制度　实验室应有安全事件、伤害、事故、职业性疾病以及潜在危险的报告程序。

（7）危险标识制度。

（8）检查制度　应对实验室所发生的任何涉及安全的事件和活动进行及时的记录。

知识点3：制订安全手册　　　　　　　　　　　　副高：熟悉　正高：掌握

应在实验室工作区内准备安全手册，所有员工可以随时阅读。安全手册应为实验室专用手册，主要内容包括但不限于下列几个方面。

（1）生物危险。

（2）消防。

（3）电气安全。

（4）化学品安全。

（5）辐射。

（6）危险废弃物处理和处置等 安全手册应对从工作区撤离和事件处理规程有详细说明。应组织相关工作人员学习安全手册，实验室负责人应至少每年对安全手册进行审核及更新。实验室中其他有用的信息来源还包括（但不限于）实验室所涉及的材料的安全数据单、教科书以及权威性期刊文章等参考资料。

知识点4：制订标准操作程序	副高：熟悉　正高：掌握

标准操作程序如下：

（1）实施危害评估，记录结果并采取措施的安排。

（2）化学品及其他危险物品的确认（包括适当的标识要求）、安全存放以及处置和监控程序。

（3）操作有害材料的安全行为的程序。

（4）避免高风险和污染材料失窃的程序。

（5）确认培训需求和材料的方法。

（6）获得、维持以及分发实验室所有使用材料的安全数据单的程序。

（7）实验室设备安全去污染及维护的程序。

（8）紧急程序，包括漏出处理程序。

（9）事件记录、报告及调查。

（10）废弃物处理及处置等。

第二节　生物污染与生物安全防护

知识点1：实验室生物污染	副高：熟悉　正高：掌握

实验人员的危险操作可导致生物污染的发生，常见的危险操作如下：

（1）微生物气溶胶吸入。

（2）在使用注射器和针头时刺伤皮肤。

（3）食入的危险。

（4）离心时离心管碎裂。

（5）打碎带有培养物的平皿、打碎干燥菌种的安瓿等。

（6）处理动物时被咬伤、抓伤。

（7）处理血液以及其他有潜在病理学危害的材料。

（8）实验室间运送病原微生物样本的容器泄漏。

（9）感染性材料的清除污染及处理。

（10）化学品、火、电或者辐射的危害。

| 知识点2：实验室生物安全防护 | 副高：熟悉　正高：掌握 |

实验室生物安全防护指的是实验室工作人员所处理的实验对象含有致病的微生物及其毒素时，在实验室设计建造个体防护装置、严格遵从标准化的工作及操作程序和规程等，采取综合措施，保证实验室工作人员不受实验对象侵染，确保周围环境不受其污染。实验室生物安全防护的内容包括：安全设备、个体防护装置和措施（一级防护），实验室的特殊设计与建设要求（二级防护），严格的管理制度与标准化的操作及规程。

第三节　实验室生物安全设备

| 知识点1：生物安全柜 | 副高：掌握　正高：熟悉 |

生物安全柜（BSC）是为处理原代培养物、菌毒株以及诊断性样本等具有已知或潜在感染性的实验材料时，防止操作者、实验室环境暴露于操作过程中可能产生的感染性气溶胶和溅出物而设计的，必须要由专人安装，定期监测、维护，遵循标准化操作规程。生物安全柜按照吸入空气的速度、再循环空气量、排出空气量、排风系统、压力设置等，分为三级。

（1）Ⅰ级生物安全柜　能够保护操作者及环境，不能保护操作对象。工作原理为空气以0.38m/s的低速率自开口处进入，将工作台面形成的气溶胶送入排风管，借助高效过滤器（HEPA），经实验室或建筑物排风系统排出，或者直接排出建筑物。

（2）Ⅱ级生物安全柜　流过工作台面的空气经过HEPA过滤（无菌），对于操作者及操作对象都有保护作用。Ⅱ级生物安全柜有4种类型（A1、A2、B1、B2型），可以用于操作危险度2级与3级微生物，穿正压防护服时可处理危险度4级微生物。

（3）Ⅲ级生物安全柜　对操作者防护最好。所有接口"密封"，为负压。送风通过HEPA过滤，排风经过两个HEPA过滤器。比较适用于三级和四级生物安全水平实验室，用于操作危险度4级微生物。但应该注意的是，水平与垂直方向流出气流的工作柜（超净工作台），不属于生物安全柜，不能应用在生物安全操作方面。

应在生物安全柜内所进行的操作包括：处理感染性物质；处理潜在空气传播的物质；离心前后，密封离心杯的装样与取样；可能产生气溶胶的操作（离心、研磨、混匀、剧烈摇动、超声破碎、打开有感染性或者潜在感染性物质的密闭容器、动物鼻腔接种以及采集动物或者卵胚感染性组织等）。

| 知识点2：个人防护装备 | 副高：掌握　正高：熟练 |

个人防护装备包括：防护服、面部防护用具、手套、鞋、呼吸防护用具。

值得注意的是，离开实验区域时应脱卸个人防护装备并洗手、脱手套，生物安全柜工作结束后，或离开实验室之前均应洗手。污染的个人防护装备应及时进行更换，并置于有标识的防渗漏袋运送。

第二篇

临床医学检验
临床生化专业

第九章 临床生物化学的概述

第一节 研究范畴与分子诊断学的发展

| 知识点1：研究范畴 | 副高：了解　正高：熟悉 |

国际临床化学学会（IFCC）对临床生化的定义为"包括对人体健康和疾病时化学状态的研究，以及供诊断、疗效评估和预防的化学实验方法的应用"。临床生化的研究内容为：在人体正常生物化学基础上，研究病理状态时生物化学的改变，寻找这些改变的特征性标志物，建立可靠实用的检测方法，通过对这些标志物的检测，为疾病的预防、诊断、治疗以及预后等提供生物化学信息和决策的科学依据。

| 知识点2：分子诊断学 | 副高：了解　正高：熟悉 |

分子诊断学是通过分子生物学技术研究人体生物大分子和大分子体系的存在、结构或表达调控的改变，从而为疾病的预防、诊断、治疗以及预后提供分子水平信息的一门学科。分子诊断学的研究内容：在人体正常生物大分子基础上，研究病理状态时分子生物学的改变，寻找这些改变的特征性标志物，建立可靠实用的检测方法，通过对这些标志物的检测，为疾病的预防、诊断、治疗以及预后等提供分子生物学信息和决策的科学依据。

| 知识点3：分子诊断学的发展 | 副高：了解　正高：熟悉 |

1978年，著名的美籍华裔科学家首次采用液相DNA分子杂交技术成功地进行了镰状细胞性贫血的基因诊断，这便是分子诊断的起步阶段。限制性内切酶与DNA连接酶等工具酶，

随后DNA导入细胞等系列基因重组技术建立，标志着重组DNA时代的来临；1975～1977年发明了不同的DNA序列测定方法；1985年PCR技术创建，对分子诊断学的发展起到了重大的推动作用。利用生物芯片技术为代表的高通量密集型技术是20世纪90年代以来影响深远的重大科技进展之一；1994年以来二维凝胶电泳等蛋白质分离纯化技术的不断成熟和完善，生物质谱技术以及生物信息学的不断发展，这些都大大促进了分子诊断学的发展。

第二节　研究现状与发展趋势

知识点1：改进现有的检测方法和检测技术　　　副高：了解　正高：熟悉

自20世纪分光光度技术、酶法及免疫学技术以及分子生物学技术的相继引入，临床生物化学与分子诊断学检测手段有了根本的改变。超微量的仪器分析、发光免疫分析以及分子生物学等技术在生物化学实验室中的应用，使临床生物化学工作内容日益扩大深入。近10多年来，对于体内一些微量蛋白质、基因（核酸片段）的分析、多肽等生物活性物质的测定、微量元素的分析以及它们在多种疾病中的变化，为临床医学提供了极有价值的数据。当前本学科的方法和技术发展集中在下列几方面。

（1）检测过程自动化和试剂商品化。

（2）基于抗原-抗体反应的多种免疫学定量和定性测定方法的建立及应用。

（3）应用芯片技术，开展对疾病易感基因组、疾病相关蛋白组的高通量快速测定。

（4）基于生物传感技术的微型芯片实验室的研制和应用等。

知识点2：寻找高特异性和高灵敏度的诊断标志物　　　副高：了解　正高：熟悉

发现和某种疾病高度相关并且特异的生化标志物与分子生物学标志物，建立可靠的检测方法始终是临床生物化学和分子诊断学的任务。精神疾病、帕金森病等中枢神经系统疾病、心血管系统疾病及脂代谢紊乱并发症生化标志物的寻找，以及有更高特异性和灵敏度的各种疾病和脏器功能的临床生物化学和分子诊断学指标的开发，还有感染性疾病、遗传性疾病和恶性肿瘤新的分子诊断指标的开发等，是目前临床生物化学和分子诊断学活跃的领域和发展方向。

知识点3：分子诊断学的崛起　　　副高：了解　正高：熟悉

20世纪末及21世纪初，分子生物学出现了众多突破，尤其是人类基因组测序计划的完成，为分子诊断提供了更广阔的发展前景。1994年以来，蛋白质组学的进步将分子生物学研究引入后基因组时代。2001年2月，人类基因组DNA全序列数据公布，表明现代医学已经步入"基因组医学"时代。DNA重组、生物芯片、蛋白质组学以及基因治疗等分子生物学技术不断涌现，推动着现代分子诊断学迅速发展。

分子诊断的应用主要根据基因组学和蛋白质组学的数据库资源来寻找疾病基因及其表达产物与代谢的关系。虽然分子诊断学形成时间不长，但在临床检验诊断中却日益显示出它强大的生命力及技术优势。目前分子诊断的主要应用领域包括：感染性疾病的分子诊断；遗传性疾病的分子诊断；器官移植的分子诊断；肿瘤的分子诊断；物遗传学的分子诊断；其他应用还有耐药性分析、疗效监控和卫生防疫等方面。

分子诊断的发展趋势是：一方面应用现有的DNA技术；另一方面应用基因功能研究的成果，不断扩大可进行分子诊断的疾病种类和分子标志物。分子诊断将发展为核酸及其表达产物的全面诊断；将会向多项技术联合使用和定量检测的方向发展；将从以治疗为目的的诊断发展到以预防为目的分析评价；将尽量实现早诊断。

知识点4：治疗药物监测　　　　　　　　　　　　　副高：了解　正高：熟悉

治疗药物监测是临床生物化学在20世纪70年代发展起来的一个新领域，我国在50年代初建立。20世纪50年代后期荧光偏振免疫分析的引入对于普及血药浓度监测起了很大作用，这一方法为目前国内及发达国家使用最多的方法。因为患者对治疗药物的反应和代谢存在着个体差异，随着新的、有效的微量检测药物血浓度技术的发展以及药动学知识的进展，治疗性药物监测工作在医院中占有的比重日益增加。治疗药物监测对促使临床医师更有效、合理地使用药物，提高疗效，减少药物的不良反应，了解药物在体内的转化及代谢规律等方面都具有重要意义。

知识点5：全程质量管理　　　　　　　　　　　　　副高：了解　正高：熟悉

经过近30年的发展，由于实验室信息系统（LIS）的应用，促进了实验室的质量管理和质量控制的发展，有关实验室质量管理和控制的组织、认证机构、质量标准以及质量管理方法应运而生。通过建立实验室质量管理体系时分析前、分析中以及分析后的检测质量实行全程质量管理，不仅提高了实验室检测质量，而且对临床医师、患者都产生了深远的影响。

知识点6：床旁检验　　　　　　　　　　　　　　　副高：了解　正高：熟悉

床旁检验（POCT）从英文字面意思来看，有两方面的意思：一为空间上的理解，在患者现场进行的检验；一为时间上的理解，在患者发病的时候进行的检验。最近美国国家临床生物化学科学院（NACB）将POCT定义是"在接近患者治疗处，由未接受临床实验室学科训练的临床人员或患者（自我检验）进行的临床检验。"POCT是在传统，核心或者中心实验室以外进行的一切检验。

POCT检测仪器体积小、携带方便、容易使用以及结果快速等优点，在临床疾病诊断应用中得到了迅猛发展，为检验医学发展最为迅速的领域之一。尽管POCT有众多优点，但是由于其处于发展的初期阶段，临床应用过程中还存在下列问题：

（1）质量控制体系不完善。

（2）检验成本偏高。

（3）操作者的技术水平参差不齐。

知识点7：循证检验医学　　　　　　　　　　　副高：了解　正高：熟悉

　　临床生物化学和分子诊断学检测项目已广泛应用于临床，但因为有关项目诊断性能研究报告缺乏严格统一的实验方法及临床判断标准，缺乏可比性，导致临床应用效果不尽统一；一些新技术的质量证据还不肯定：在科研证据及临床应用之间存在很大的脱节。近年崛起的循证检验医学（EBLM）为这些问题的解决提供了最佳途径。

　　EBLM将所有符合统一检测方法、条件、受试者以及观察指标等要求的每种检验项目的研究报道，以临床证据为依据，通过系统完整评价体系进行综合分析而得出结论，为患者提供直接、准确、经济以及有意义的诊断指标。

　　EBLM是一种求证医学、实证医学，为一种寻求和应用最好证据的医学，包括证据的查询和新证据的探索。EBLM是应用大量可得到的临床资料和检验以及在证据的基础上，研究检验项目的临床应用的价值，为临床诊断、疗效观察、病情转归提供最有效、最实用的检验项目及其组合。EBLM的主要研究方法离不开流行病学的基本理论与方法。一个最佳的研究证据，是由客观可靠的数据和标准以及具体分析评价方法来确定。

知识点8：检验与临床的沟通　　　　　　　　　副高：了解　正高：熟悉

　　加强检验和临床的交流，加强实验室和临床科室的协作与沟通，这是今后的必然发展趋势。检验医师开展对临床医师实验项目、解释实验结果、新技术开发以及新方法的应用等的指导和咨询，增加临床医师对试验的了解，从而促进医疗诊治水平的提高。

　　检验科的检测质量直接影响着临床医师对疾病的诊治决策，而检验分析的质量保证不仅仅需要健全实验室内的质量管理体系，还应该扩展成以实验室为核心，辐射至各个临床科室的质量控制管理。检验工作者的工作可以为临床提供可靠、有用和及时的信息，可以为临床诊疗提供帮助，才能提高信任度，提高检验的学术地位。但是要想更好地把检验与临床结合起来，真正融为一体服务于广大病患，仅仅靠检验科的单方面努力是远远不够的，还需要医院管理层的大力支持，建立相对固定的检验与临床交流的有效渠道，达成共识，加强协作；也需要临床医护人员更深刻地意识到这种沟通的重要性，变被动为主动，协调努力，建立临床实验室全面质量管理体系，保证检验质量，避免医疗纠纷。

知识点9：个性化诊断和治疗　　　　　　　　　副高：了解　正高：熟悉

　　个性化治疗已成为临床医师对患者治的最佳模式，也就是根据每一位患者的疾病表现、程度、身体状况和心理情况选择最适合的治疗方案。随着分子生物学的深入，某些疾病特别是癌症等的个体化诊断与治疗已用于临床。其中，蛋白质组治疗为目前癌症早期诊断最先进的技术之一。蛋白质组治疗就是将每个肿瘤患者的变异基因组翻译成由基因组编码控制的蛋白质组，通过图谱的形式表现出来，精确地对个体基因的差异进行分析，预测个体的药物反应情况，优选出最佳治疗方法，实现个性化治疗，达到最低毒性下的有效治疗癌症、减少临床用药不当、提高疗效以及降低医疗费用的目的。

第十章 电泳技术

第一节 血浆蛋白质的测定

知识点1：血浆蛋白的测定方法　　　　　　副高：掌握　正高：掌握

（1）凯氏定氮法　依据蛋白质平均含氮量16%，通过测定样品中的含氮量来计算蛋白浓度。

（2）双缩脲法　蛋白质的肽键（–CO–NH–）在碱性溶液中能够与2价铜离子作用生成稳定的紫红色络合物，此反应与2个尿素分子缩合后生成的双缩脲（$H_2N-OC-NH-CO-NH_2$）在碱性溶液中相似于铜离子作用形成紫红色的反应，因此称之为双缩脲反应。此种紫红色络合物在540nm处有明显吸收峰，吸光度在一定范围之内与血清蛋白含量呈正比关系，经与同样处理的蛋白质标准液比较，即可得蛋白质含量。

（3）酚试剂法　蛋白质中酪氨酸与色氨酸残基可将磷钨酸–磷钼酸试剂还原，生成蓝色钼蓝，此法叫作酚试剂法。Lowry对此法做了改良，在酚试剂中加入碱性铜离子。

（4）染料结合法　在酸性条件下，蛋白质分子可以解离出带有正电荷的NH_4^+，可同染料阴离子结合而产生颜色改变，在一定蛋白质浓度范围之内，蛋白质和染料结合满足比尔定律，所以可以借助测定染料在特定波长的吸光度的增加得到与其结合的蛋白质量，此法称为染料结合法，比较常用的染料有氨基黑、丽春红、邻苯三酚红钼以及考马斯亮蓝。

第二节 血清蛋白质的电泳分析

知识点1：正常血清蛋白的电泳分析　　　　　　副高：掌握　正高：掌握

在乙酸纤维素膜电泳或琼脂糖凝胶电泳后，根据泳动的快慢依次分为清蛋白（Alb）、α_1-球蛋白、α_2-球蛋白、β-球蛋白、γ-球蛋白5条区带。有时β-球蛋白区带可分出β_1与β_2区带，β_1中主要是转铁蛋白，β_2中主要是补体C3。各区带中多个蛋白质组分可有覆盖、重叠，并且区带之间也可有少量蛋白质组分。血清蛋白质电泳各组分含量一般采用各区带的百分比（%）表示，也可将各区带百分浓度与血清总蛋白浓度相乘之后，以绝对浓度表示（g/L）。通过醋酸纤维素膜电泳测得血清各区带蛋白质的参考区间为清蛋白（Alb）57%～68%；α_1-球蛋白1.0%～5.7%，α_2-球蛋白4.9%～11.2%，β-球蛋白7%～13%，γ-球蛋白9.8%～18.2%。如果用g/L表示，则Alb、α_1、α_2、β、γ球蛋白分别为35～52g/L、1.0～4.0g/L、4.0～8.0g/L、5.0～16.0g/L和6.0～13.0g/L。

知识点2：异常血清蛋白电泳图谱分型　　　　　　　副高：掌握　正高：掌握

在疾病的状态下，血清蛋白质可以出现多种变化。按照它们在电泳图谱上的异常特征将其进行分型，对临床疾病的判断有利，参见表2-10-1。

表2-10-1　异常血清蛋白质电泳图谱的分型及其特征

图谱类型	TP	Alb	α_1	α_2	β	γ
低蛋白血症型	↓↓	↓↓	N↑	N	↓	N↑
弥漫宽γ球蛋白血症型	↑	↓N				↑↑
肾病型	↓↓	↓↓	N↑	↑↑	↑	↓N↑
肝硬化型	N↓↑	↓↓	N↓	N↓	β-γ↑	（融合）
弥漫性肝损害型	N↓	↓↓	↑↓			↑
M蛋白血症型	在α-γ区带中出现M蛋白区带					
慢性炎症型		↓	↑	↑		↑
急性时相反应型	N	↓N	↑	↑		N
高α_2（β）球蛋白血症型		↓		↑↑	↑	
妊娠型	↓N	↓	↑		↑	N
蛋白质缺陷型	个别区带出现特征性缺乏					

注：N：正常；↑：升高；↑↑：显著升高；↓：降低；↓↓：显著降低

知识点3：浆细胞病与M蛋白　　　　　　　　　　　副高：掌握　正高：掌握

当正常血清蛋白电泳时，γ区带主要成分就是免疫球蛋白（Ig），Ig由B淋巴细胞系浆细胞产生，发生浆细胞病时，异常浆细胞克隆增生，产生大量单克隆免疫球蛋白或者其轻链或重链片段，患者血清或尿液中可出现结构单一的M蛋白，在蛋白电泳时呈一深染的窄M区带，此区带较多出现在γ或β区，偶出现于α区。M蛋白有3种类型：免疫球蛋白型、轻链型以及重链型。

第三节　电泳技术在检验医学中的应用

知识点1：血清蛋白电泳分析的临床应用　　　　　　副高：掌握　正高：掌握

醋酸纤维素膜对蛋白质吸附小、分离时间短、区带清晰、能透明，可用光密度计扫描。琼脂糖对蛋白质吸附小、分辨率高、区带整齐，这两种支持物在临床上广泛使用，第二种支持介质由于操作烦琐，不适宜于临床常规使用，目前主要被用于科学研究工作。

新鲜血清经醋酸纤维素膜电泳后可精确地描绘出患者蛋白质的全貌，比较常见的是清蛋白降低、某个球蛋白区域升高，提示不同的临床意义。比如急性炎症时，可见α_1、α_2区百分率升高；缺铁性贫血时可由于转铁蛋白的升高而呈现β区带增高；肾病综合征、慢性肾小球肾炎时呈现清蛋白下降，α_2球蛋白升高，β球蛋白也升高。对单克隆浆细胞异常增生所产生的无抗体活性均一的免疫球蛋白叫作M蛋白，血清蛋白电泳是其首选的实验诊断方法，可以在电泳区带的α_2-γ区呈现致密而深染、高度集中的蛋白克隆增生区带，称为M蛋白区带，扫描后形成高而狭窄的单株峰。由M蛋白所导致的一组疾病，如巨球蛋白血症、多发性骨髓瘤、重链病、游离轻链病、半分子病、良性单株丙球血症以及双M蛋白血症等。血清蛋白电泳对这类疾病的早期诊断、疗效观察和预后判断均有非常重要的意义。

知识点2：血红蛋白电泳的临床应用　　　　　　　　　副高：掌握　正高：掌握

应用电泳法鉴别患者血液中Hb的类型及含量对于贫血类型的临床诊断及治疗具有十分重大的意义。HbA_2降低见于缺铁性贫血及其他Hb合成障碍性疾病（常见如α_2珠蛋白合成障碍性贫血），HbA_2增高是β_2轻型珠蛋白生成障碍性贫血的一个重要特征。电泳发现异常Hb，如HbC、HbD、HbE、HbK和HbS等则可诊断为相应的Hb分子病。此外，糖化血红蛋白可对某些患者由于HbF增高所导致HbA_{1c}假性升高做出解释。

知识点3：同工酶谱分析的临床应用　　　　　　　　　副高：掌握　正高：掌握

（1）血清乳酸脱氢酶同工酶（iso-LDH）　测定LDH同工酶有电泳法、免疫法、离子交换柱层析法、抑制剂法以及酶切法，但迄今用得最多的仍是琼脂糖凝胶电泳法。

（2）血清肌酸激酶同工酶（iso-CK）　测定肌酸激酶（CK）与CK-MB仍是目前用于测定急性心肌梗死的首选指标。电泳方法分离CK-MB，是依据CK-同工酶分子结构不同，在电泳缓冲液中，所带电荷各异，可以从阴极到阳极将CK不同组分予以分离，其分别为CK-MM、CK-MB以及CK-BB。电泳特点是当出现异常同工酶如巨CKⅠ、巨CKⅡ等，从电泳图谱上很容易发现，由扫描仪扫描各条酶，报告各条区带所占百分比，结合总酶活力，求出区带的酶测定结果。

（3）CK亚型同工酶　CK-MB和CK-MM亚型测定常采用琼脂糖凝胶等电聚焦电泳或者高压电泳。目前的自动电泳仪，有试剂盒提供，可做CK亚型分析。参考值：$CK-MM_1$（57.7±4.7）%，$CK-MM_2$为（26.5±5.3）%，$CK-MM_3$为（15.8±2.5）%，$CK-MM_3/CK-MM_1$比值为0.28±0.05（范围0.15～0.39），阳性决定性水平>0.5。急性心肌梗死（AMI）第一天血中以MM_3为主，但第二天以后则以MM_1为主。采用电泳法分离CK-MB、$CK-MB_1$以及$CK-MB_2$，在正常人血中$CK-MB_2$极微。

知识点4：抗原抗体分析的临床应用　　　　　　　　　副高：掌握　正高：掌握

免疫固定电泳（IFE）包括琼脂糖凝胶蛋白电泳与免疫沉淀两个过程的操作，是免疫沉淀反应的一种混合技术，其检测标本可以是血清、尿、脑脊液或其他体液。该技术的最大优势是敏感性达500～1500mg/L，操作周期短，仅需数小时，结果易于分析，分辨率高。现最常用于 M 蛋白的分型与鉴定。

知识点 5：脂蛋白分析的临床应用　　　　　　　　　　副高：掌握　正高：掌握

借助抗原、抗体反应将电泳分离的脂蛋白予以鉴别。血清经琼脂糖凝胶电泳，再经染色后可以出现不同脂蛋白的条带。因为凝胶中脂蛋白等电点不同，不仅可区分 α、前 β 和 p 区带，又由于介质中含有抗脂蛋白（a）[LP（a）] 抗体及阳离子存在，抗 LP（a）与患者血清中 LP（a）结合形成复合物，阳离子则抑制其他脂蛋白的泳动速度，LP（a）便同其他脂蛋白分离开来，使分辨非常清晰的 LP（a）条带呈现在前 β 与 γ 区域之间，扫描阳性条带后，可获得区带的面积及其百分含量，此种方法使电泳技术趋于完美，大大减少了手工操作的弊端。

知识点 6：尿蛋白分析的临床应用　　　　　　　　　　副高：掌握　正高：掌握

尿蛋白电泳可将尿液中各种蛋白质分离用来区分尿蛋白类型，可在无损伤的前提下，协助临床判断肾损伤的部位。SDS-PAGE 电泳不需预浓缩，尿蛋白电泳后呈现出中、高分子量蛋白区带，主要反映肾小球病变；混合性蛋白尿则可见到大、中、小各种分子量区带，显示肾小球及肾小管均受累及。呈现出低分子量蛋白区带，可见于肾小管病变及溢出性蛋白尿。扫描仪可对电泳后尿液中蛋白质条带进行扫描，求出百分比，以显示肾小球或肾小管损伤程度，其电泳图谱及扫描图形可作为资料进行保存，利于分析比较。该技术的最大优点是尿液不需预浓缩，操作十分简便，结果清晰，仅需 3 小时就可完成试验，还备有十分完整的定性标准，易于量化，便于分析，对肾脏疾病的诊断、鉴别诊断、治疗指导以及预后判断颇有价值。

知识点 7：血清蛋白质分析的临床应用　　　　　　　　副高：掌握　正高：掌握

采用毛细管电泳可分离血清蛋白，并能够准确计算各蛋白质的相对浓度，避免了凝胶电泳法染色、脱色过程中多种影响因素所导致的误差。毛细管电泳法的结果重复性好，可信度高。前清蛋白在血清中的浓度可表明营养状态，且是确定恶性肿瘤、肝硬化、炎症、霍奇金淋巴瘤的重要指标，多数电泳法难以分辨，而用毛细管电泳法很容易分离定量，检测波长为 214nm 或者 200nm。毛细管电泳增加了清蛋白部分的分辨率，对双清蛋白血症检测的灵敏度有了很大的提高。毛细管电泳提供了足够的在 α_1 区的分辨率以区分 α_1 酸性糖蛋白与 α_1 抗胰蛋白酶。在 α_2 区的球蛋白区，α_2 巨球蛋白和触珠蛋白不易区分，但在 β-球蛋白区具高分辨率。毛细管电泳法对慢性炎症、肾病综合征、自身免疫病和肝硬化等多克隆免疫球蛋白的分析显示出明确的优势。

知识点 8：血红蛋白分析的临床应用　　　　　　　　　副高：掌握　正高：掌握

通过用等电聚焦毛细管电泳（CIEF）和区带电泳（CZE）可分离出十几种 Hb 变异链。

对胎儿红细胞处理后，分离其血红蛋白，可分离出α、β与γ球蛋白链，若采用pH 3.2的缓冲液，虽然分析时间延长，但变异体的分辨效果更佳。显然，毛细管电泳技术对鉴别诊断血红蛋白病起重要作用。

知识点9：肌红蛋白分析的临床应用	副高：掌握　正高：掌握

在急性心肌梗死后患者的血液与尿液中常出现肌红蛋白异常升高，而低浓度肌红蛋白很难用免疫比浊法测定。但是，毛细管电泳可在8分钟内快速分离尿中低浓度肌红蛋白，并同其他蛋白相鉴别。

知识点10：脂蛋白分析的临床应用	副高：掌握　正高：掌握

可以将血浆脂蛋白分离出14个亚组分，如在分离缓冲液中加入表面活性剂，可在短时间内对2个主要组分：高密度脂蛋白（HDL）与低密度脂蛋白（LDL）进行定量，对LDL进一步分离为3个亚组分：LDL、中密度脂蛋白（ILD）以及极低密度脂蛋白（VLDL），并对各组分的比例进行推算，从而会得到不同脂肪代谢的信息。

知识点11：糖化血红蛋白分析的临床应用	副高：掌握　正高：掌握

毛细管电泳能分离几种糖蛋白的糖基构型，可将糖化血红蛋白A_1、A_{1c}和其他异构体鉴别，对糖尿病的监控具有重要意义。

知识点12：同工酶分离的临床应用	副高：掌握　正高：掌握

应用毛细管电泳技术成功地对多种同工酶进行了分离。其原理是先将样品在毛细管中电泳分离，待形成同工酶分离区带后，将电源切断，再加入含底物的液体缓冲液，酶可催化底物而显色，形成可检测的同工酶区带，再重新将电源接通，继续电泳，使同工酶形成的染色区带先后通过检测器，测定最大吸收处的光密度值，所以被分离同工酶可被分析并测定。例如，检测淀粉酶P（胰）与S（唾液）型等，均可采用HPCE技术分离其同工酶。

知识点13：免疫复合物分析的临床应用	副高：掌握　正高：掌握

毛细管电泳可迅速将免疫复合物从结合的抗原抗体中分离出来，应用荧光标记单克隆抗体，经LIF-CE检测，检测限可达毫克级，可以用于混合液体中低浓度的免疫复合物鉴定。

知识点14：DNA片段和染色体分析的临床应用	副高：掌握　正高：掌握

毛细管电泳分离DNA分子需多聚物交联剂如聚丙烯酰胺、聚乙二醇以及甲基纤维素等

材料添加到缓冲液中作为分子筛，可对相差一个甚至几个碱基DNA进行高效分离。有研究人员应用毛细管电泳做X连锁隐性遗传病研究，成功地对DNA限制片段进行了基因多态性分析。研究表明毛细管电泳可用于分析携带者及胎儿产前诊断。

知识点15：在治疗药物监测中的应用	副高：掌握 正高：掌握

　　毛细管电泳可十分简便、快速分析生物样品中各种形式的药物成分。在法医学检查、药理学研究及临床毒理等方面也有广泛应用。例如：抗白血病药物阿糖胞苷（胞嘧啶-β-D阿拉伯糖苷），经简单有机溶剂提取样品，检测限为8μmol/L；催眠镇静类药物临床应用范围很广，品种多，易发生药物依赖性，且中毒剂量与治疗剂量接近，用毛细管电泳对药物浓度进行监测，最低检测限可达ng/L。二醋吗啡、可卡因等镇痛药也可进行监测。在糖尿病的治疗监测中，可检测血中格列本脲的浓度，以避免药物使用不当导致低血糖。

知识点16：芯片电泳的临床应用	副高：掌握 正高：掌握

　　芯片电泳从发展的初期就与其应用紧密相连。其应用已涉及药物筛选、小分子分析、DNA分析和基因检测，氨基酸、肽和蛋白质分析以及细胞分析等诸多方面，为疾病的诊断与治疗、分子生物学、药物筛选、食品监测等领域提供了一种重要的分析工具。

第十一章　糖代谢检查

第一节　血糖及血糖浓度的调节

知识点1：血糖浓度　　　　　　　　　　　　　　　　副高：熟悉　正高：熟悉

正常人血液中的糖主要是葡萄糖，因此血糖一般是指血液中的葡萄糖，其浓度相对恒定在 $3.89 \sim 6.11$ mmol/L［2003年美国糖尿病协会（ADA）建议将上限下调是 5.6mmol/L］，这是体内激素等调节的结果。

知识点2：血糖的来源及去路　　　　　　　　　　　　副高：熟悉　正高：熟悉

（1）血糖的来源　正常进餐时血糖主要来源于食物中的糖类，主要是淀粉类多糖，少数是单糖；饥饿时体内糖原分解生成葡萄糖入血液；如果血糖水平仍不足以维持正常生理需要，则体内非糖物质，如氨基酸、乳酸以及甘油等在肝内经糖异生作用转变成葡萄糖。

（2）血糖的去路　体内葡萄糖主要供给各组织细胞作为能量来源，可通过糖酵解途径转变为能量，有氧条件下产物丙酮酸再进入三羧酸循环进一步氧化供能，多余的葡萄糖合成糖原储存在肝、肾以及肌组织，但是糖原的存储量有限，过多的葡萄糖则进入脂肪组织合成三酰甘油即脂肪。葡萄糖也可以转变为氨基酸并进一步合成蛋白质。当机体需要时，葡萄糖还可转变为其他糖类物质。当血糖浓度超过肾糖阈（ $8 \sim 10$ mmol/L）即肾最大重吸收葡萄糖能力时，葡萄糖可从尿中排出出现尿糖。

知识点3：血糖浓度的调节方式　　　　　　　　　　　副高：熟悉　正高：熟悉

血糖的来源和去路保持着动态平衡，调节糖代谢平衡的激素包括降血糖与升血糖激素。

知识点4：胰岛素的生成和性质　　　　　　　　　　　副高：熟悉　正高：熟悉

胰腺的胰岛B细胞首先合成109个氨基酸残基的前胰岛素原，其N端23个氨基酸残基的信号肽被酶切后，生成86个氨基酸残基的胰岛素原，并且在分泌出细胞前被酶解为胰岛素与含21个氨基酸的连接肽即C肽（CP）。C肽和胰岛素同时被等分子分泌到血液中，测定血液中C肽含量能反映机体自身胰岛素生成量。

胰岛素含51个氨基酸，人胰岛素分子量5734D。B链的C末端区域（B23～B26）为胰岛素生物学活性的关键区域，具有高度保守性。

知识点5：胰岛素的释放和降解　　　　　　　副高：熟悉　正高：熟悉

基础胰岛素分泌量约1U/h，每天总量约40U。健康人在葡萄糖刺激之下胰岛素呈2时相脉冲式分泌。静脉注射葡萄糖后的1～2分钟为第1时相，10分钟内结束，这一时相呈尖而高的分泌峰，代表储存状态胰岛素的快速释放。第2时相紧接第1时相，持续60～120分钟，直到血糖水平回到正常，代表了胰岛素的合成与持续释放能力。除葡萄糖外，氨基酸、胰高血糖素、促胃液素以及胰泌素等均可刺激胰岛素分泌。随着B细胞功能进行性损害，胰岛素对葡萄糖反应的第1时相将丧失，而其他的刺激物，比如氨基酸或胰高血糖素仍能刺激其产生，因此在大多数2型糖尿病患者仍保留第2时相的反应。而1型糖尿病患者几乎没有任何反应。胰岛素第1次通过肝门静脉时，大约有50%被肝细胞摄取并降解。胰岛素在体内的生物半衰期约为5分钟。

知识点6：胰岛素　　　　　　　　　　　　　副高：熟悉　正高：熟悉

胰岛素为一种同化激素，能促进糖原、脂肪和蛋白质合成，并促进葡萄糖的分解、利用等，主要靶器官是肝、骨骼肌和脂肪组织。

知识点7：胰岛素对糖代谢的作用　　　　　　副高：熟悉　正高：熟悉

（1）促进葡萄糖进入细胞　水溶性葡萄糖进入组织细胞需由细胞膜上的葡萄糖转运子（GluT）作为载体，胰岛素能够促进GluT的合成并使其转移到细胞膜。

（2）促进葡萄糖利用　胰岛素增加糖酵解途径中关键酶即葡萄糖激酶、磷酸果糖激酶和丙酮酸激酶的表达和活性。

（3）抑制糖异生　以上胰岛素诸作用发生很快，在几秒、几分钟之内；较长期的胰岛素对葡萄糖作用涉及胰岛素抑制糖异生。胰岛素可以选择性抑制肝糖异生的关键酶——磷酸烯醇式丙酮酸羧激酶（PEPCK的基因转录，下调PEPCK表达。在长期饥饿状态时（超过48小时），低胰岛素水平使骨骼肌中氨基酸转移到肝被转变成葡萄糖，也就是促进糖异生。

（4）促进糖原合成　促进糖原合成过程中的关键酶即糖原合成酶的活性。

知识点8：胰岛素对脂代谢的作用　　　　　　副高：熟悉　正高：熟悉

刺激脂肪组织合成脂肪，是通过以下途径：①促进脂肪细胞摄取葡萄糖并转变为乙酰辅酶A，后者时脂肪酸合成原料。②促进葡萄糖通过磷酸戊糖旁路生成还原型辅酶Ⅱ（NADPH），成为合成脂肪酸的另一重要原料。③激活脂肪酸合成的限速酶即乙酰辅酶A羧化酶，使乙酰辅酶A转变为丙二酰辅酶A。胰岛素还能显著抑制肝与脂肪组织的脂肪分解作用。

| 知识点9：胰岛素对蛋白质代谢的作用 | 副高：熟悉 正高：熟悉 |

促进氨基酸进入细胞，促进蛋白质合成、抑制蛋白质分解，同时抑制氨基酸转变为葡萄糖（即抑制糖异生）。

| 知识点10：胰岛素对电解质代谢的作用 | 副高：熟悉 正高：熟悉 |

促进K^+和Ca^{2+}进入细胞、Na^+与Mg^{2+}出细胞。胰岛素作用的分子机制尚未完全清楚。胰岛素受体（InR）为2个α亚基与2个β亚基组成的四聚体，胰岛素和其靶细胞膜上受体结合后，β亚基上的酪氨酸发生自身磷酸化，致使β亚基获得了酪氨酸蛋白激酶的活性，并作用于胰岛素受体底物1（IRS-1）使其上的酪氨酸磷酸化，导致IRS-1活化再作用于磷脂酰肌醇-3激酶（PI-3K）。PI-3K使磷脂酰肌醇-4,5-二磷酸转变为磷脂酰肌醇-3,4,5-三磷酸（PIP_3），PIP_3能激活磷脂酰肌醇依赖激酶，后者又激活蛋白激酶B（PKB），PKB能行使胰岛素调节代谢的作用，如促进GluT合成并转位至细胞膜、促进糖原合成酶活性等。

| 知识点11：升高血糖的激素 | 副高：熟悉 正高：熟悉 |

（1）胰高血糖素　由胰岛A细胞分泌，可以促进肝糖原分解和糖异生及促进脂肪动员。血糖降低可刺激其分泌，血糖升高则起相反作用，应激、运动以及氨基酸也可诱导其释放。

（2）肾上腺素　为肾上腺髓质分泌的儿茶酚胺类激素，可以促进肝糖原分解，并降低血糖利用。运动或应激可促进肾上腺素分泌。肾上腺素还能够促进胰高血糖素分泌，抑制胰岛素分泌。

（3）生长激素　是腺垂体分泌的一种多肽，能促进糖异生及脂肪分解，并且拮抗胰岛素的促组织细胞摄取葡萄糖作用。

（4）皮质醇　为肾上腺皮质激素，能够促进糖原分解和糖异生，也促进蛋白质和脂肪分解。

当低血糖时，首先是胰高血糖素和肾上腺素释放使血糖升高（在几分钟之内），随后生长激素和皮质醇释放增加血糖（3～4小时）。胰高血糖素最为重要，当其缺乏时主要由肾上腺素起作用，其他激素的作用较小。

第二节　各型糖尿病及其发病机制

| 知识点1：糖尿病的定义 | 副高：熟悉 正高：掌握 |

糖尿病（DM）是一组由于胰岛素分泌绝对或相对不足和（或）胰岛素作用低下而引起的代谢性疾病，其特征是高血糖。

糖尿病是一组复杂的代谢紊乱性疾病，主要是葡萄糖的利用减少引起血糖水平升高所致，其发病率呈逐年上升趋势，并会随年龄增长而升高。

知识点2：糖尿病的分型　　　　　　　　副高：熟悉　正高：掌握

按照病因不同糖尿病可分为四大类型，即1型糖尿病（T1DM）、2型糖尿病（T2DM）、其他特殊类型糖尿病以及妊娠糖尿病（GDM）。在糖尿病患者中，5%～10%为T1DM，90%～95%为T2DM，其他类型仅占较小的比例。

知识点3：糖尿病的发病机制　　　　　　副高：熟悉　正高：掌握

糖尿病的发病机制主要有两种：一是机体对胰岛素的作用产生抵抗，最后致使胰腺功能受损；二是胰腺B细胞的自身免疫性损伤。其发生机制为多种因素共同参与共同作用，引起胰岛素分泌的绝对和（或）相对不足，致使糖尿病的发生。

第三节　代谢综合征及糖尿病的代谢紊乱

知识点1：代谢综合征　　　　　　　　　副高：熟悉　正高：熟悉

符合以下4项中的3项，通常就可诊断为代谢综合征。
（1）超重　肥胖指数≥25（体重除以身高的平方）。
（2）高血糖　空腹血糖≥6.1mmol/L，或者糖负荷后血糖≥7.8mmol/L。
（3）高血压　收缩压/舒张压≥140/90mmHg。
（4）血脂紊乱　空腹三酰甘油≥1.7mmol/L，或者空腹高密度脂蛋白胆固醇（HDL-C）男性<0.9mmol/L、女性<1.0mmol/L。

知识点2：糖尿病时体内的代谢紊乱　　　副高：熟悉　正高：熟悉

在糖代谢上，肝、肌肉和脂肪组织对葡萄糖的利用减少，糖原合成减少，而肝糖原分解和糖异生增多，造成血糖升高。

在脂肪代谢上，脂肪组织摄取葡萄糖及从血浆清除三酰甘油减少，脂肪合成减少；脂蛋白脂肪酶活性增加，脂肪分解加速，血浆游离脂肪酸和三酰甘油浓度升高；如果胰岛素极度不足，脂肪组织大量动员分解产生大量酮体，若超过机体对酮体的氧化利用能力，酮体堆积形成酮症，进一步发展为酮症酸中毒。

在蛋白质代谢上，蛋白质合成减弱，分解代谢加速，可导致机体出现负氮平衡、体重减轻、生长发育迟缓等现象。

知识点3：糖尿病并发症时体内代谢紊乱　　副高：熟悉　正高：熟悉

按照并发症的起病快慢，可分为急性并发症与慢性并发症两大类。急性并发症除常见的感染外，还有以下几种。

（1）糖尿病酮症酸中毒性昏迷　如果机体代谢紊乱发展到脂肪分解加速、酮体生成增多、血浆中酮体积累＞2.0mmol/L时称为酮血症。酮体进一步积聚，发生代谢性酸中毒时称为酮症酸中毒，表现为严重失水、代谢性酸中毒、电解质紊乱以及功能紊乱。除尿酮呈强阳性外，血酮体常＞5mmol/L、HCO_3降低、血pH＜7.35，病情严重时可导致昏迷，称为糖尿病酮症酸中毒性昏迷。

（2）糖尿病非酮症高渗性昏迷　多见于60岁以上2型糖尿病病情较轻者及少数1型糖尿病患者。比较常见的发病诱因有：服用噻嗪类利尿剂、糖皮质激素、苯妥英钠，行腹膜透析或血液透析，给予降温疗法行高浓度葡萄糖治疗，颅内压增高使用脱水剂治疗；患甲亢、急性胰腺炎，严重呕吐、腹泻、尿崩症、烧伤等各种原因引起的失水、脱水等。

（3）糖尿病乳酸性酸中毒性昏迷　患糖尿病之后，因为胰岛素的绝对和相对不足；机体组织不能够有效地利用血糖，丙酮酸大量还原为乳酸，使体内乳酸堆积增多。

（4）糖尿病慢性并发症　这种反应多发生在那些半衰期比较长的蛋白质分子上，如胶原蛋白、晶状体蛋白、髓鞘蛋白以及弹性硬蛋白等，引起血管基膜增厚、晶状体浑浊变性和神经病变等病理变化。由此而引起的大血管、微血管和神经病变，是造成眼、肾、神经、心脏和血管等多器官损害的基础。

第四节　糖尿病的诊断标准

知识点1：一般糖尿病的诊断标准	副高：掌握　正高：掌握

以下3种方法均可以用于诊断DM，其中任何一种出现阳性结果，必须再用其他一种复查且仍呈阳性才能确诊为糖尿病。

（1）症状＋随机血糖≥11.1mmol/L（200mg/dl）；随机是指一天内任何时间，不管上次用餐时间。

（2）空腹血糖（FPG）≥7.0mmol/L（126mg/dl）。

（3）口服葡萄糖耐量试验（OGTT）2小时血糖（2h PG）≥11.1mmol/L（200mg/dl）。

知识点2：妊娠期糖尿病的诊断标准	副高：掌握　正高：掌握

诊断GDM采用100g和75g葡萄糖负荷试验均可，目前尚没有统一标准，多数采用100g试验；至少要符合表2-11-1中2项及2项以上指标才能诊断。

表2-11-1　妊娠期糖尿病的诊断标准

	100g葡萄糖负荷（mmol/L）	75g葡萄糖负荷（mmol/L）
FPG	5.3	5.3
1h PG	10.0	10.0
2h PG	8.6	8.6
3h PG	7.8	

知识点3：空腹血糖损害和糖耐量减退的诊断标准　　　副高：掌握　正高：掌握

空腹血糖损害（IFG）与糖耐量损害（IGT）反映了机体糖调节的受损，诊断标准见表2-11-2。

表2-11-2　空腹血糖损害和糖耐量损害的诊断标准

空腹血糖损害（同时满足以下2项）	
FPG	6.1～7.0mmol/L（110～126mg/dl）
OGTT-2h PG	＜7.8mmol/L（140mg/dl）
糖耐量损害（同时满足以下2项）	
FPG	＜7.0mmol/L（126mg/dl）
OGTT-2h PG	7.8～11.1mmol/L（140～200mg/dl）

IFG是血糖在基础状态的轻度障碍，反映出胰岛B细胞在基础状态下的分泌水平。IGT反映机体在糖负荷下对糖的利用障碍，为2型DM的前期阶段，约有30%成年人IGT者将会在10年内进展为2型DM。IGT是慢性心脏疾病的独立危险因子及标志，大多数IGT者已存在慢性心脏疾病。IGT和IFG二者均为正常糖代谢与DM之间的中间状态，二者可以共存，也可独立存在。

第五节　糖尿病生化指标的检测方法及临床应用

知识点1：糖尿病的生化指标　　　副高：掌握　正高：掌握

糖尿病紊乱相关疾病检测指标是实验诊断的重要技术措施，血糖水平和临床症状相结合能对糖尿病进行诊断。临床实验室检测血糖以及血糖调节物、糖化蛋白以及与并发症相关的其他代谢产物等，有助于糖尿病及其并发症的早期诊断、鉴别诊断、指导治疗以及评估预后。

知识点2：空腹血糖（FPG）的检测方法　　　副高：掌握　正高：掌握

血糖的测定方法主要分为三大类：氧化还原法以及缩合法、酶法，另外还可以采用葡萄糖脱氢酶法。借助分光光度法测定酶促反应中生成的产物，或检测酶促反应中产生的电流，产物的生成量与电流强度及葡萄糖浓度成正比。

知识点3：餐后2小时血糖的检测方法　　　副高：掌握　正高：掌握

监测餐后2小时血糖有两种方法：口服75g无水葡萄糖后做葡萄糖耐量试验和吃100g面

粉制成的馒头或方便面（含糖量相当于75g无水葡萄糖，也称为馒头餐试验）。从吃第一口饭开始计算时间，然后测量2小时后的血糖值。

葡萄糖耐量试验包括口服葡萄糖耐量试验（OGTT）与静脉葡萄糖耐量试验（LGTT），是在口服或静脉注射一定量葡萄糖后2小时内做系列血糖测定，以评价个体的血糖调节能力的标准方法，对确定健康及疾病个体都有价值。临床上比较常用的是OGTT。

WHO推荐的标准化OGTT：试验前3天，受试者每日食物中含糖量不低于150g，并且维持正常活动，应在3天前停用影响试验的药物。试验前应空腹10～16小时，坐位取血之后5分钟内饮入250ml含75g无水葡萄糖的糖水（妊娠妇女用量为100g；儿童按照1.75g/kg计算，总量不超过75g）。之后，每隔30分钟取血检测血糖1次，共4次，历时2小时（必要时可延长血标本的收集时间，可长达服糖后6小时）。采血的同时，每隔1小时留取尿液做尿糖测定。整个试验过程中不可喝咖啡、吸烟、喝茶或进食。根据5次血糖水平（空腹时为0时间）绘制糖耐量曲线。

GHb的测定方法有多种。

（1）根据电荷差异   可采用离子交换层析、高效液相色谱分析（HPLC）、常规电泳以及等电聚焦电泳等方法。

（2）根据结构差异   可采用亲和层析与免疫测定法。

（3）化学分析技术   可采用比色法与分光光度法。

目前临床所使用的糖化血红蛋白自动分析仪多采用离子交换柱高效液相色谱法。不管什么方法，结果均表示为糖化血红蛋白占总血红蛋白的百分比。而化学分析技术已经很少使用。只要操作正确，大多数方法均有很好的精密度，但是不同方法在测定组分上存在差异。

目前应用最广的方法是借助碱性条件下果糖胺的Amadori重排产物具有还原性而设计的，它可与硝基四氮唑蓝（NBT）起呈色反应，其颜色深浅同果糖胺含量成正比。

还可采用酶联免疫吸附法（ELISA）法、HPLC法以及酮胺氧化酶法等多种方法测定糖化清蛋白，而临床多用KAOD法。

临床上通常借助胰岛素和C肽的抗原性，采用免疫学方法进行检测。目前有放射免疫分析法（RIA）、ELISA法、化学发光免疫分析法（CLIA）以及电化学发光免疫分析法等。

知识点8：胰岛素原的检测方法 副高：掌握 正高：掌握

借助胰岛素原的抗原性，采用免疫学方法进行检测。目前有RIA法、ELISA法以及电化学发光免疫分析法（ECLIA）等多种方法。

知识点9：酮体的检测方法 副高：掌握 正高：掌握

酮体含有3种成分即乙酰乙酸、丙酮酸和β-羟丁酸，检测样本可来自血液与尿液。尿酮的检测多采用酮体检查片法以及尿酮体试纸条法做半定量测定。β-羟丁酸的测定方法包括酸氧化比色法、气相色谱法、酶法和毛细管电泳法。临床比较常用的是酶法。

知识点10：丙酮酸和乳酸的检测方法 副高：掌握 正高：掌握

乳酸的测定方法有化学氧化法、电化学法、酶催化法以及酶电极感应器法。化学氧化法使用高锰酸盐或二氧化锰将乳酸氧化成乙醛和CO_2或CO；酶电极感应器法是在乳酸氧化酶催化下，乳酸生成丙酮酸和H_2O_2，H_2O_2在铂电极表面发生氧化还原反应，释放出电子，产生电流，用安培计测定H_2O_2生成量，计算出乳酸浓度；电化学法是在乳酸脱氢酶作用下铁氰基团氧化乳酸，同时自身被还原成为亚铁氰基团，亚铁氰基团在铂电极表面被氧化，产生的电流与亚铁氰基团量成正比，也与乳酸浓度呈正相关。

丙酮酸测定方法包括2,4-二硝基苯肼法、乳酸脱氢酶法以及高效液相色谱法等。

知识点11：尿微量清蛋白的检测方法 副高：掌握 正高：掌握

尿微量清蛋白的测定方法有两类：一类是染料结合法，包括溴酚蓝染料结合法、凝胶过滤溴酚蓝结合法以及新开发的阴离子染料Albumin blue 580结合法等（目前国内无试剂供应），另一类是免疫学方法，包括化学发光法、放射免疫法、酶联免疫吸附试验、免疫荧光法、免疫乳胶凝集试验、高效液相色谱法，以及目前普遍使用的免疫比浊法（包括散射比浊法和透射比浊法，前者需要专门设备，后者在临床应用比较广泛，适用于手工和各种生化分析仪）。报告方式不一，有的以每升尿中清蛋白量表示，有的以24小时排泄量表示，常用的报告方式是以清蛋白/肌酐比值报告。

知识点12：糖尿病生化指标的临床应用 副高：掌握 正高：掌握

糖尿病生化指标的临床应用包括糖尿病的早期筛查、糖尿病的生化诊断、糖尿病的治疗效果评价以及糖尿病并发症的生物化学诊断。

知识点13：糖尿病的早期筛查 副高：掌握 正高：掌握

糖尿病的早期筛查指标包括：免疫学标志物，包括胰岛细胞自身抗体（ICA）、胰岛素自身抗体（IAA）、谷氨酸脱羧酶（GAD）和胰岛素瘤相关蛋白2（IA-2抗体）等；血糖，包括IFG和IGT；胰岛素分泌，包括空腹分泌、脉冲分泌以及葡萄糖刺激分泌；基因标志物，如HLA的某些基因型。

这些指标不需要全部都应用在临床上，对于1型糖尿病而言，因为检查成本昂贵且尚无有效的治疗方案，所以不推荐使用免疫学标志物进行常规筛查，只有以下几种情况下才进行该项检查。

（1）某些最初诊断为2型糖尿病，却出现了1型糖尿病的自身抗体并发展为依赖胰岛素治疗者。

（2）准备捐赠肾脏或部分胰腺用于移植的非糖尿病家族成员。

（3）评估妊娠糖尿病妇女演变为1型糖尿病的风险。

（4）从儿童糖尿病患者中鉴别出1型糖尿病，以尽早进行胰岛素治疗。

对于2型糖尿病，因为在临床诊断时，30%已存在糖尿病并发症，说明至少在临床诊断的10年前疾病就已经发生了，所以，推荐对有关人群进行FPG或OGTT筛查（表2-11-3）。

表2-11-3 建议进行空腹血糖或口服葡萄糖耐量试验筛查的人群

1. 所有年满45周岁的人群，每3年进行一次筛查
2. 对于较年轻的人群，如有以下情况，应进行筛查：
   （1）肥胖个体，体重≥120%标准体重或者BMI≥27
   （2）存在与糖尿病发病高度相关的因素
   （3）糖尿病发病的高危种族（如非裔、亚裔、土著美国人、西班牙裔和太平洋岛屿居民）
   （4）已确诊妊娠糖尿病或者生育过9kg以上体重婴儿的患者
   （5）高血压患者
   （6）高密度脂蛋白胆固醇水平≤0.90mmol/L（35mg/dl）或三酰甘油水平≥2.82mmol/L（250mg/dl）
   （7）曾经有糖耐量受损或者空腹血糖降低的个体

注：BMI为体重指数，BMI＝体重（kg）/身高的平方（m²）

知识点14：糖尿病治疗效果评价　　　　　　　　　　副高：掌握　　正高：掌握

糖尿病是一种长期存在的疾病，所以必须对其进行监控，以观察疗效和疾病进程。HbA1c、GA（糖化清蛋白）等可反映不同时间段内血糖的控制情况。

知识点15：糖尿病并发症的生物化学诊断　　　　　　副高：掌握　　正高：掌握

DM酮症酸中毒、高渗性非酮症糖尿病性昏迷以及乳酸性酸中毒糖尿病性昏迷是糖尿病最常见的急性并发症，但三者有截然不同的处理方式。

三者的鉴别诊断主要依据实验室检查结果。高渗性非酮症糖尿病性昏迷的诊断要点是体内的高渗状态，实验室检查结果为"三高"，即血糖高（≥33.3mmol/L）、血钠高（≥145mmol/L）、血渗透压高（≥350mmol/L）；诊断DM酮症酸中毒的要点是体内酮体增加和代谢性酸中毒，如尿、血酮体明显强阳性，后者定量多>5mmol/L；血pH和CO_2结合力降

低，碱剩余负值增大，阴离子间隙增大，但血浆渗透压仅轻度上升；尿糖呈强阳性，血清酮体可稍增高，但是pH大多正常。乳酸性酸中毒糖尿病性昏迷的诊断要点为体内乳酸明显增加，尤其是血乳酸浓度＞2mmol/L，pH降低，乳酸/丙酮酸比值＞10并排除其他酸中毒原因时，可以确诊本病。

糖尿病慢性并发症的实验室监测指标如下：

（1）尿蛋白（微量清蛋白尿与临床蛋白尿）。

（2）糖化蛋白（包括GHb及GA等）。

（3）血糖与尿糖。

（4）其他并发症评估指标，如肌酐、胆固醇、三酰甘油等。

（5）胰腺移植效果评估指标，如C肽和胰岛素等。

第十二章　血浆脂蛋白及其代谢紊乱

第一节　血浆脂蛋白代谢的基本知识

　　成熟的血浆脂蛋白为大小不同的球状颗粒，由两大部分组成，也就是疏水性的内核与亲水性的外壳，如图2-12-1所示。内核由不同量的胆固醇酯（CE）与三酰甘油（TG）组成，其表面由载脂蛋白（apo）、磷脂（PL）及游离胆固醇（FC）组成，FC及PL的极性基团向外露在血浆中，载脂蛋白属于兼性化合物，它的疏水部分隐蔽于脂蛋白中，而亲水部分突出于脂蛋白颗粒的表面。这种结构使脂蛋白能够溶于水，并可以接触酶和细胞表面的受体，在脂蛋白颗粒之间内核及外壳中各种成分不断地进行交换，脂蛋白的密度和颗粒大小也是连续变化的。所以，在进行血浆脂蛋白分离时，各种脂蛋白间常有重叠。

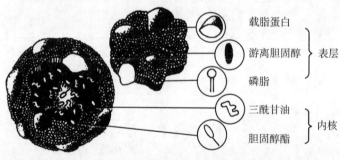

图2-12-1　血浆脂蛋白结构

各种脂蛋白的物理化学性质和组成成分均不相同，血浆脂蛋白的组成及特征如表2-12-1所示。

表2-12-1　人血浆脂蛋白的组成及特征

分类	CM	VLDL	IDL	LDL	HDL	Lp（a）
密度（g/ml）	< 0.95	0.95 ~ 1.006	1.006 ~ 1.019	1.019 ~ 1.063	1.063 ~ 1.210	1.040 ~ 1.130
电泳位置	原点	前α	α和前α之间	α	β	前β

续 表

分类	CM	VLDL	IDL	LDL	HDL	Lp（a）
主要脂质	外源性TG	内源性TG	内源性TG、CE	CE	PL	CE、PL
主要载脂蛋白	apoA I	apoB 100	apoB 100	apoB 100	apoA I	（a）
	apoB 48	apoC I	apoE		apoA II	apoB 100
	apoC I	apoC II			apoD	
	apoC II	apoC III				
	apoC III	E				
合成部位	小肠黏膜细胞	肝细胞	血浆	血浆	肝、肠、血浆	肝细胞
功能	转运外源性	转运内源性	转运内源性	转运内源性	逆向转运CE	
	TG	TG	TG、CE	CE		

知识点3：血浆脂蛋白的分类　　　　　　　　　　副高：熟悉　正高：掌握

血浆LP的构成不均一，很难按理化性质进行分类。目前主要依据各种LP的水化密度及电泳迁移率的不同分别利用超速离心法和电泳法进行分类。

超速离心法是根据各种LP在一定密度的介质中进行离心时，由于漂浮速率不同而进行分离的方法。一般可将血浆LP分为乳糜微粒（CM）、极低密度脂蛋白（VLDL）、低密度脂蛋白（LDL）、中间密度脂蛋白（IDL）和高密度脂蛋白（HDL）。

因其表面电荷量大小及分子量大小不同，脂蛋白在电场中迁移速率也不同，据此可将血浆LP分为乳糜微粒、β-脂蛋白、前β-脂蛋白以及α-脂蛋白4种。

第二节　血清三酰甘油检验

知识点1：酶法测定三酰甘油　　　　　　　　　　副高：掌握　正高：熟悉

（1）原理　通过高效的微生物脂蛋白脂肪酶（LPL）使血清中三酰甘油（TG）水解成甘油与脂肪酸，将生成的甘油用甘油激酶（GK）与三磷腺苷（ATP）磷酸化，以磷酸甘油氧化酶（GPO）氧化3-磷酸甘油（G-3-P），之后用过氧化物酶（POD）、4-氨基比林（4-AAP）与4-氯酚（三者合称PAP）显色，测定所生成的H_2O_2，因此本法简称GPO-PAP法。

（2）参考区间　正常人TG水平高低受到生活环境的影响较大，中国人低于欧美人，成年以后随年龄增长而上升。TG水平的个体内和个体间差异都比TC大，人群调查的数据较为分散，呈明显正偏态分布。营养良好的中、青年TG水平的平均值去除游离甘油（FG）为0.90～1.00mmol/L（80～90mg/dl），老年前期与老年人平均超过1.13mmol/L（100mg/dl），95%中青年约为1.69mmol/L（150mg/dl），老年人约为2.26mmol/L（200mg/dl）。

知识点2：变色酸显色法测定三酰甘油　　　　　　　副高：掌握　正高：熟悉

变色酸显色法，为环庚直链淀粉－丹磺酰氯（CDC）参考方法。其原理是借助二氯甲烷抽提血清TG，同时加入硅酸去除磷脂、一酰甘油、游离甘油、部分二酰甘油及蛋白。TG经氢氧化钾皂化生成甘油，酯化后以过碘酸氧化甘油产生甲醛，利用亚砷酸还原过剩的过碘酸后，甲醛与变色酸在硫酸溶液中加热产生反应，产生紫红色物质，然后进行比色测定。

本法依据Van Handel等（1957）及Carlson法（1963）改进而来。反应式如图2-12-2。

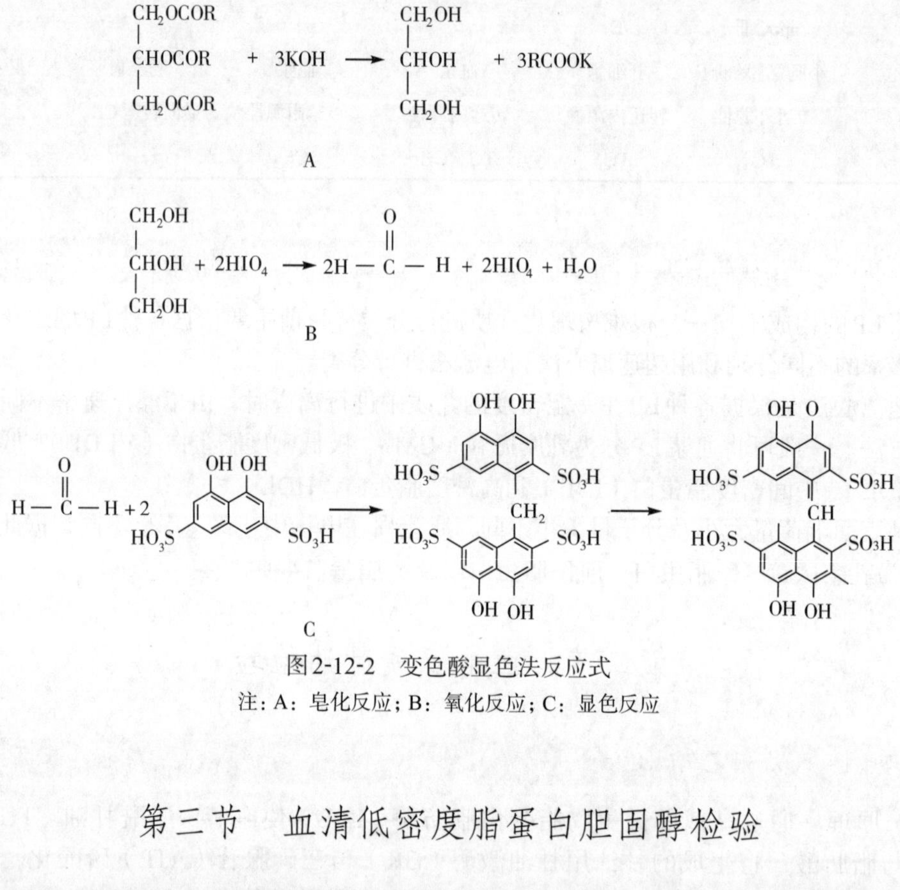

图2-12-2　变色酸显色法反应式

注：A：皂化反应；B：氧化反应；C：显色反应

第三节　血清低密度脂蛋白胆固醇检验

知识点1：聚乙烯硫酸（PVS）沉淀法　　　　　　　副高：掌握　正高：熟悉

（1）原理　依据聚乙烯硫酸选择沉淀血清中低密度脂蛋白（LDL），测出上清液中的胆固醇代表高密度脂蛋白胆固醇（HDL-C）与极低密度脂蛋白－胆固醇（VLDL-C）之和，因此TC减去上清液胆固醇即得低密度脂蛋白胆固醇（LDL-C）值。试剂中含EDTA用以除去两价阳离子，避免极低密度脂蛋白（VLDL）共同沉淀。适量的中性多聚物聚乙二醇单甲醚（PEGME）用来加速沉淀。胆固醇测定同总胆固醇（TC）测定。

（2）操作　用早晨空腹血清，若在4℃存放不得超过4天，深低温保存只能冷冻1次，融化后即须测定。在小离心管中加入沉淀剂100μl、血清200μl，混合，室温放置15分钟，离心（3000r/min，15分钟），取上清液按照表2-12-2进行操作。

表2-12-2　PVS沉淀法操作步骤

加入物	空白管	标准管	标本管
上清液（μl）	–	–	30
定值血清（μl）	–	30	–
蒸馏水（μl）	30	–	–
酶试剂（μl）	2.00	2.00	2.00
酶试剂（μl）	2.00	2.00	2.00

混合之后，放置37℃水浴5分钟，用分光光度计测吸光度（A），波长500nm。

（3）计算　①TC（mmol/L）＝TC测定管A/标准管A×校准管浓度（mmol/L）。②非LDL-C（mmol/L）＝（非LDL-C测定管A）/标准管A×校准管浓度（mmol/L）。③LDL-C（mmol/L）＝TC（mmol/L）－非LDL-C（mmol/L）。

知识点2：匀相测定法　　　　　　　　　　　　　副高：掌握　正高：熟悉

（1）原理　①增溶法（Sol法）：a. VLDL、CM以及HDL由表面活性剂和糖化合物封闭。b. LDL-C表面活性剂＋CEH和COD→胆甾烯酮＋H_2O_2。c. H_2O_2＋4–AAP＋POD＋HSDA→苯醌亚胺色素。②表面活性剂法（SUR法）：a. VLDL、CM和HDL＋表面活性剂Ⅰ＋CEH和COD→胆甾烯酮＋H_2O_2，H_2O_2＋POD→清除H_2O_2，无色。b. LDL-C＋表面活性剂Ⅱ＋CEH和COD→胆甾烯酮＋H_2O_2。c. H_2O_2＋4–AAP＋POD＋HSDA→苯醌亚胺色素。③保护法（PRO）：a. LDL＋保护剂，保护LDL不被酶反应，非LDL-C＋CEH和COD→H_2O_2＋过氧化氢酶→H_2O_2。b. LDL-C＋去保护剂CEH和COD→胆甾烯酮＋H_2O_2。c. H_2O_2＋4–AAP＋POD＋HDAOS→显色。④过氧化氢酶法（CAT法）：a. 非LDL-C＋非离子表面活性剂＋CEH和COD→胆甾烯酮＋H_2O_2，H_2O_2＋过氧化物酶→H_2O。b. LDL-C＋离子型表面活性剂＋CEH和COD→胆甾烯酮＋H_2O_2过氧化氢酶＋NaN_3→抑制。c. H_2O_2＋4–AAP＋POD＋HSDA→苯醌亚胺色素。⑤紫外法（CAL法）：a. LDL＋Calixarene→可溶聚合物，非LDL-C＋CE和CO＋肼→胆甾烯酮腙。b. LDL-C＋去氧胆酸＋β–NAD＋CEH和CH→胆甾烯酮腙＋β–NADH。

（2）参考区间　LDL-C水平随年龄增长而上升，中、老年人一般2.7～3.1mmol/L（105～120mg/dl）。①我国《血脂异常防治建议》提出的判断标准：理想范围为<3.12mmol/L（<120mg/dl），边缘升高为3.15～3.61mmol/L（121～139mg/dl），升高为>3.64mmol/L（>140mg/dl）。②NCEP（美国国家胆固醇教育计划），ATPⅢ提出的医学决定水平：理想水平为<2.58mmol/L（100mg/dl），接近理想为2.58～3.33mmol/L（100～129mg/dl），边缘增高为3.64～4.11mmol/L（130～159mg/dl），增高为4.13～4.88mmol/L（160～189mg/dl），很高为≥4.91mmol/L（≥190mg/dl）。

知识点3：Friedewald公式计算法　　　　　　　　　　　副高：掌握　正高：熟悉

Friedewald原公式依照旧单位（mg/dl）计算，假设血清中VLDL-C为血清TG量的1/5（以重量计），则：LDL-C = TC-HDL-C-TG/5。

依照法定计量单位（mmol/L）计，则应为：LDL = TC-HDL-C-TG/2.2。

第四节　脂蛋白、血清载脂蛋白与血清脂蛋白检验

知识点1：高密度脂蛋白检验　　　　　　　　　　　　副高：掌握　正高：熟悉

高密度脂蛋白是血清中颗粒最小、密度最大的一组脂蛋白，被视为人体内具有抗动脉粥样硬化的脂蛋白，同时大量流行病资料表明，血清HDL-C水平与冠心病发病呈负相关，故将HDL-C叫作"好的胆固醇"。

（1）检测方法　参考方法为超速离心法，目前常规检测方法为均相测定法。

（2）参考区间　HDL-C合适范围为1.04～1.55mmol/L（40～60mg/dl）。1.04mmol/L（40mg/dl）以下为降低，1.55mmol/L（60mg/dl）以上为升高。2001年全民胆固醇教育计划（NCEP）成人治疗计划（ATP）Ⅲ报告认为HDL-C的合适范围为＞1.04mmol/L（40mg/dl）。

知识点2：低密度脂蛋白检验　　　　　　　　　　　　副高：掌握　正高：熟悉

LDL-C超速离心法是低密度脂蛋白胆固醇测定的参考方法。可供选择的方法主要有：表面活性剂清除法（SUR法），过氧化氢酶清除法（CAT法），可溶性反应法（SOL法），杯芳烃法（CAL法）以及保护性试剂法（PRO法）。应用Friedewald方程也可以得到LDL-C浓度，但是Seyed-Ali Ahmadi的研究认为，对于血清三酰甘油低或总胆固醇过高的患者，Friedewald方程可能会过高估计LDL-C浓度，所以要用线性回归修正的公式计算。

（1）检测方法　参考方法为超速离心法，常规方法为第三代均相测定法。

（2）参考区间　2007年《中国成人血脂异常防治指南》规定，LDL-C合适范围：＜3.37mmol/L（130mg/dl）；边缘升高（危险阈值）：3.37～4.12mmol/L（130～159mg/dl）：升高：＞4.14mmol/L（160mg/dl）。NCEP ATP Ⅲ明确要求，高脂血症患者血LDL-C的治疗目标值定为2.6mmol/L（100mg/dl）以下。

知识点3：小而密低密度脂蛋白检验　　　　　　　　　副高：掌握　正高：熟悉

依据非变性梯度凝胶扫描测定LDL主峰颗粒直径（PPD）将LDL分成两种亚型：PPD＞25.5nm为A型，也就是大LDL，密度接近1.02g/ml；LDL PPD＜25.5nm为B型，密度接近1.06g/ml，又称为小而密低密度脂蛋白（SD-LDL）。

检测方法：SD-LDL的检测方法有多种，其中密度梯度超速离心法是检测LDL亚型的"金标准"，而梯度凝胶电泳法则是最为常用的方法，肝素-镁沉淀法是SD-LDL检测方法的

研究热点，此法借助肝素–镁离子可选择性沉淀密度小于1.044g/L的脂蛋白的特点，分离得到密度大于1.044g/L的SD-LDL和HDL的上清液，利用自动生化分析仪选择性测定上清液中SD-LDL-C和SD-LDL apoB的含量，进而实现SD-LDL的定量。

知识点4：脂蛋白（a）检验	副高：掌握　正高：熟悉

脂蛋白（a）[LP（a）]是一种密度介于HDL和LDL之间，并与两者重叠的特殊的脂蛋白。

（1）检测方法　目前尚没有公认的测定血清LP（a）的参考方法。临床实验室测定血清LP（a）常用的方法主要有免疫比浊法与ELISA，其中以免疫透射比浊法最为常用。

（2）参考区间　健康成人血清LP（a）＜300mg/L。

知识点5：脂蛋白电泳分型	副高：掌握　正高：熟悉

（1）检测方法　以琼脂糖凝胶为支持介质，先用脂类染料预染血清，使血清脂蛋白着色，然后进行电泳，再用光密度计直接扫描测定各区带，计算出α-脂蛋白、β-脂蛋白以及前β-脂蛋白的相对百分比。最近通过电泳技术的改进，根据LP的电泳图谱，可以对各组分的胆固醇、三酰甘油进行定量测定。

（2）参考区间　电泳法：α-脂蛋白占26%～45%，β-脂蛋白占43%～58%，前β-脂蛋白占6%～22%。

知识点6：血清载脂蛋白检验	副高：掌握　正高：熟悉

（1）原理　血清apoA Ⅰ与apoB分别与试剂中特异性抗人apoA Ⅰ与apoB抗体相结合，形成非溶性免疫复合物，使反应液产生浑浊，以光度计在波长340nm测出吸光度，浊度高低同血清中apoA Ⅰ和apoB含量成正比。

（2）参考区间　①apoA Ⅰ为1.40～1.45g/L，女性比男性略高，年龄变化不明显。②apoB值不论男女均随年龄增长而上升，70岁以后不再上升或者开始下降。老年人平均apoB值为0.95～1.05g/L，中、青年人apoB值为0.80～0.90g/L。

知识点7：血清脂蛋白检验	副高：掌握　正高：熟悉

（1）脂蛋白（a）[Lp（a）]检验　[Lp（a）]的结构相似于LDL，可以携带大量的CHO结合于血管壁上，有促进动脉粥样硬化的作用。同时，Lp（a）与纤溶酶原有同源性，可以与纤溶酶原竞争结合纤维蛋白位点，从而抑制了纤维蛋白水解作用，促进血栓形成。所以Lp（a）是动脉粥样硬化和血栓形成的重要独立危险因子。

Lp（a）测定有两类方法，一是免疫化学法测定其所含特殊的蛋白apo（a），另一类方法则是测定其所含的胆固醇，结果以Lp（a）-C表示。目前大多采用免疫学方法测定apo（a），现在常用的免疫测定是McAb酶标记法（ELISA）及免疫比浊法（透射或散射法），后者则受基质效应的干扰大，且灵敏度低。ELISA法的优点是基质效应不明显，可以选择对apo(a)分子大小不敏感的McAb，也可以用apoB McAb代替apo（a）McAb作为酶标记（第2）抗体，防止apo（a）分子大小对结果的影响。下面以免疫透射比浊法介绍Lp（a）的测定。①原理：血清Lp（a）同试剂中的特异性抗人Lp（a）抗体相结合，能够形成不溶性免疫复合物，使反应液产生浊度，在波长340nm测出吸光度，浊度的高低反映血清标本中Lp（a）的含量高低。②参考区间：正常人Lp（a）数据呈明显偏态分布。80%的正常人Lp（a）浓度<200mg/L，个别人可高达1000mg/L以上。一般以300mg/L为分界线，高于此水平者表明冠心病危险性明显增高。

（2）脂蛋白电泳 脂蛋白颗粒表面的载脂蛋白也同其他血清蛋白一样具有兼性离子，暴露在表面的极性基团在pH 8.6时因带负电荷而能向阳极移动，因为各种蛋白的等电点不同，所带电荷也不同，所以能在支持介质上对其进行分离。脂蛋白的泳动速度也在一定程度上受到颗粒大小的影响。

人血清脂蛋白成分比例的检测分析是高脂蛋白血症诊断（分型）十分重要的依据。

第五节　脂蛋白代谢紊乱

知识点1：原发性高脂蛋白血症的分型　　　　副高：熟悉　　正高：掌握

1970年，世界卫生组织（WHO）以临床表型为基础分为6型，将原来的Ⅱ型分为Ⅱa与Ⅱb两型，见表2-12-3。这一分型方案，除要求测定血脂指标外，还需要进行血清LP电泳图谱分析，并把血清置于4℃过夜后，观察血清浑浊程度，再确定分型。

表2-12-3　人高脂蛋白血症分型及其特征

| 指标 | Ⅰ型 | Ⅱ型 | | Ⅲ型 | Ⅳ型 | Ⅴ型 |
		Ⅱa	Ⅱb			
增加的LP	CM↑↑	LDL↑	LDL↑ VLDL↑	IDL↑	VLDL↑	CM↑ VLDL↑
血浆脂质	TC正常或↑ TG↑↑↑	TC↑↑↑ TG正常	TC↑↑ TG↑↑	TC↑↑ TG↑↑	TC正常或↓ TG↑↑	TC正常或↑ TG↑↑↑
Ch/TG	<0.2	>1.6	>1.0	~1	>0.6且<1.6	<0.6
病因	LPL缺失 apoCⅡ缺失（外因性高脂血症）	LDL受体异常	不明	apoE异常（E2/2）等	不明（内因性高脂血症）	LPL缺失（杂合子，部分）（外因性和内因性混合型高脂血症）
临床发病时期、症状	儿童期肝大、脾大、腹痛、胰腺炎	儿童期至成人肝大、脾大、角膜环		成人肝大、脾大（少见）、角膜环	成人肥胖、腹痛、脾大	儿童期至成人肥胖、肝大、脾大、腹痛、胰腺炎

指标	I型	Ⅱ型		Ⅲ型	Ⅳ型	Ⅴ型
		Ⅱa	Ⅱb			
冠状动脉疾病	稀少	发病率最高		发病率高	中等发病率	比较稀少
合并黄色瘤	丘疹	黄色斑块、结节状、腱黄色瘤		手掌条状、结节状发疹		发疹
糖耐量	正常	正常		异常（多见）	异常（多见）	异常（多见）
高尿酸血症	无	无		少见	多见	多见
遗传	隐性遗传	显性遗传		隐性遗传	显性遗传	不明
出现频率	稀少	多见		少见	最多见	稀少
血清静置试验	上层混浊	透明	少有浑浊	浑浊	浑浊	上层乳浊
	下层透明			偶呈乳浊		下层浑浊

注：↑升高；↑↑明显升高；↑↑↑极度升高；↓降低

知识点2：常见遗传性脂代谢的载脂蛋白（apo）、受体和酶异常

　　　　　　　　　　　　　　　　　　　　　　　　　　　　副高：熟悉　　正高：掌握

　　（1）apoA I异常症　　每500人中就会有1例apoA I结构基因杂合子出现，比野生型多一个或少一个正电荷或者负电荷。大多数变异体没有明显血脂的变化。apoA I和apoC Ⅲ基因重排造成的变异可引起家族性apoA I和apoC Ⅲ缺陷者表现为高密度脂蛋白胆固醇（HDL-C）水平降低，易引起早期动脉粥样硬化。

　　（2）apoB异常症　　apoB缺陷将出现无β-脂蛋白血症或者低β-脂蛋白血症。低β-脂蛋白血症为显性遗传病，杂合子者血中低密度脂蛋白胆固醇（LDL-C）浓度低，同无β-脂蛋白血症有区别。

　　（3）apoC Ⅱ异常症　　apoC Ⅱ缺陷导致LPL活性降低。由于apoC Ⅱ是LPL发挥催化作用不可缺少的辅因子，apoC Ⅱ异常会出现高TG血症，也就是高CM血症和高VLDL血症，发病率约为1/10万，现已发现apoC Ⅱ有多种变异体。

　　（4）apoE异常症　　apoE是LDL受体的配体，其表型不同，受体结合的能力也不同于LDL，apoE4和apoE3几乎相同，apoE2几乎无结合能力。apoE2纯合子由于第158位氨基酸残基突变，CM残粒或β-VLDL滞留引起高TC、TG血症，此型高脂蛋白血症易出现早期动脉粥样硬化。

　　（5）LDL受体异常　　LDL受体异常引起家族性高胆固醇血症（FH）发生，属显性遗传，遗传频率约为1/500。杂合子的高LDL血症易引起动脉粥样硬化。FH的LDL受体基因变异和LDL受体合成的过程中均可出现异常。

　　（6）脂蛋白脂肪酶（LPL）与肝脂肪酶（HTGL）异常症　　LPL与apoC Ⅱ异常均会出现高乳糜微粒（CM）血症，但是血中VLDL并不升高，常会伴有胰腺炎。HTGL缺乏，有类似于Ⅲ型高脂血症的症状，CM残粒滞留。

（7）LCAT异常症　LCAT缺乏者，HDL中CE比例增加，使HDL处于新生未成熟圆盘状态；相反，LDL的CE减少，TG增多，临床上表现为角膜浑浊、肾损害以及溶血性贫血等症状，鱼眼病就是LCAT基因突变，使Cys替代Arg引起LCAT活性降低，导致HDL结构变化，并使血浆中apoAⅠ、apoAⅡ与HDL浓度仅是正常人的20%。

（8）CETP异常症　CETP缺陷者或活性受到强烈抑制则呈现高HDL血症，血浆LDL浓度降低，同时还有可能会出现动脉粥样硬化症。

（9）高脂蛋白（a）血症　LP（a）水平≥30mg/dl为高LP（a）血症，为冠心病的独立危险因素。

知识点3：溶酶体神经鞘脂贮积病	副高：熟悉　正高：掌握

溶酶体内含多种水解酶，可分解出多种物质，其中酸性水解酶非常丰富。溶酶体因酶的缺陷或破裂或异常释放等均可引起疾病，如溶酶体水解酶遗传性缺陷，细胞内代谢物不能被分解而贮积于次级溶酶体内，从而引起贮积病。若先天缺乏β-葡萄糖脑苷脂酶，则可导致戈谢病的产生，在骨髓细胞中均可见到体积大于红细胞数倍的泡沫细胞，称为戈谢细胞。

目前报道的有60余种溶酶体酶缺陷病。溶酶体因酶缺陷造成的疾病，主要是脂质代谢紊乱的疾病，以神经鞘脂代谢紊乱为特点的脂质贮积病发病率十分低，为1/10万至1/1万。

知识点4：继发性高脂蛋白血症	副高：熟悉　正高：掌握

某些疾病及药物等导致继发性高脂血症，原发性疾病治疗取得一定效果之后，约有40%的高脂血症患者血脂水平可以恢复正常。继发性高脂血症主要有下列几种原因。

（1）糖尿病　在肝脏，因为游离脂肪酸合成VLDL亢进，在胰岛素缺乏的状态下，LPL活性降低，CM、VLDL的分解量减少，出现以高TG血症与低HDL血症为特征的继发性高脂血症。另外，胰岛素依赖性糖尿病因为胰岛素的严重缺乏，致使糖利用障碍，从而引起脂肪组织分解加剧，导致显著的高TG血症。

（2）肥胖　游离脂肪酸增加与抗胰岛素作用促使胰岛素分泌亢进，出现VLDL增加现象。肥胖指标为体重指数（BMI）高低。正常：BMI 20～23.9；超重或偏胖：BMI 24～26.9；肥胖：BMI 27或以上。

（3）甲状腺功能低下症　肝脏LDL受体减少，以出现高胆固醇血症为特征，LPL与HTGL活性降低，使中密度脂蛋白（IDL）升高。

（4）Cushing综合征　糖皮质激素促进脂肪分解，使肝脏合成VLDL增加，血中VLDL、LDL浓度升高，多以Ⅱa、Ⅱb以及Ⅳ型高脂血症出现。

（5）肾病　由于低清蛋白血症的原因，使清蛋白、apoB合成亢进，从而使VLDL合成也增加，血中VLDL及其代谢物LDL产生也增加，多以Ⅱ型高脂血症出现。另外，慢性肾功能不全，由于LPL活性降低，出现以VLDL升高为主的高脂血症呈现Ⅳ型高脂血症。

（6）药物性高脂血症　多由于肾上腺皮质激素使用不当所引起。

第六节　动脉粥样硬化

| 知识点1：动脉粥样硬化的概述 | 副高：熟悉　正高：掌握 |

动脉粥样硬化（AS）指的是动脉内膜的脂质、血液成分的沉积，平滑肌细胞及胶原纤维增生，并伴有坏死及钙化等不同程度的病变的一类慢性进行性病理过程。动脉粥样硬化主要损伤动脉壁内膜，是血管壁纤维化增厚与狭窄的一种病理改变。凡能增加胆固醇内流和沉积的脂蛋白如LDL、β-VLDL、ox-LDL等，均是引起动脉粥样硬化的因素；凡能促进胆固醇外运的脂蛋白如HDL，则具有抗动脉粥样硬化性作用，称为抗动脉粥样硬化性因素。

| 知识点2：动脉粥样硬化的危险因素 | 副高：熟悉　正高：掌握 |

AS的主要危险因素：高血压、高脂血症、性别、吸烟、内分泌因素、遗传因素等。以上危险因素中高脂血症、高血压、吸烟是促进AS发病全过程的三大主要因素。AS病因绝非一种因素所致，可能是多种因素联合作用引起。

| 知识点3：引起动脉粥样硬化的脂蛋白 | 副高：熟悉　正高：掌握 |

（1）脂蛋白残粒　富含TG的CM及VLDL经LPL水解生成脂蛋白残粒（CM残粒与IDL），并转变成为富含胆固醇酯和apoE的颗粒沉积于血管壁。Ⅲ型高脂血症出现异常脂蛋白残粒即β-VLDL，由于肝脏的残粒（apoE）受体结合率降低，apoE2/2与apoE缺失等使血液中滞留的LP转变成为异常脂蛋白β-VLDL，经清道夫受体介导摄取进入巨噬细胞引起动脉粥样硬化的增强作用。

（2）变性LDL　LDL的蛋白组分经过化学修饰，使其正常的立体构象发生改变，生物学活性也相应地发生变化，这种经化学修饰的LDL称为变性LDL或修饰LDL，目前发现的变性LDL包括乙酰LDL、氧化LDL以及糖化LDL。其中乙酰LDL是LDL中的apoB 100赖氨酸残基被乙酰化产生修饰LDL，激活巨噬细胞，并通过清道夫受体介导，使巨噬细胞摄取乙酰LDL而转变成泡沫细胞，促进AS形成。

（3）B型LDL　血中LDL-C升高，LDL被氧化是动脉粥样硬化发生的前提条件，但是有部分冠心病（CHD）患者血清LDL-C在正常范围，若再分析其LDL亚组分，健康人和CHD患者可能会有差别，由于LDL亚组分不同和特性差异，其氧化易感性和被巨噬细胞摄取的量也不同，与CHD的发生、发展呈高度相关性。LDL一般分为A型与B型亚组分，其中B型是小而密的LDL，是动脉粥样硬化发生的高危险因素。

小而密LDL（SD-LDL）可能与遗传有关。同时TG含量也决定了SD-LDL表型。通常高TG的患者会有高SD-LDL和低HDL的表型，由于血浆中过高的TG会通过CETP转移到LDL和HDL中，成为LPL更好的底物，伴随着LDL中TG不断被水解，LDL颗粒被转化成为小而密LDL。富含TG的小而密LDL很难通过LDL受体介导途径从循环中清除，会在血浆中停留，并且抗氧化性弱，更易被氧化，并被巨噬细胞摄取，促进动脉粥样硬化的发生。

（4）LP（a）　目前已发现apo（a）基因位点中至少有26个等位基因同多态性有关。这些等位基因至少表达有34种apo（a）异构体。apo（a）的生理功能可能是转运脂质至末梢细胞，LP（a）是公认的引起动脉粥样硬化的独立危险因素。

第十三章 心脏疾病的生物化学标志物

第一节 心肌损伤的蛋白标志物

知识点1：心肌酶谱 　　　　　　　　　　　　　　　副高：掌握　正高：掌握

心肌酶谱主要包括：血清天门冬氨酸转氨酶检测、血清乳酸脱氢酶及其同工酶检测、血清肌酸激酶及其同工酶检测。

知识点2：血清天门冬氨酸转氨酶 　　　　　　　　　　副高：掌握　正高：掌握

（1）检测方法　一般采用酶偶联速率法。

（2）参考范围　<40U/L（37℃）。

（3）临床意义　天门冬氨酸转氨酶（AST）在急性心肌梗死（AMI）发生后6~12小时升高，24~48小时达峰值，持续5天或1周，之后降低。因为AST不具备组织特异性，血清单纯AST升高不能诊断心肌损伤。

知识点3：血清乳酸脱氢酶及其同工酶 　　　　　　　　副高：掌握　正高：掌握

（1）原理　乳酸脱氢酶（LD）常用速率法检测其总活性，而LD同工酶谱常用电泳法测定。

（2）参考范围　①LD：丙酮酸为底物，200~380U/L；乳酸为底物，109~245U/L。②LD同工酶（琼脂糖凝胶电泳）：LD_1为（28.4±5.3）%；LD_2为（41.0±5.0）%；LD_3为（19.0±4.0）%；LD_4为（6.6±3.5）%；LD_5为（4.6±3.0）%。

（3）临床意义　发生心肌损伤时，心肌细胞膜破裂，线粒体、胞质内物质外漏到细胞间液及外周血中。LD和LD_1在急性心肌梗死发作后8~12小时出现在血中，48~72小时达峰值，LD的半衰期为57~170小时，7~12天恢复正常，如果连续测定LD，对于就诊较迟、肌酸激酶（CK）已恢复正常的AMI患者有一定的参考价值。

知识点4：血清肌酸激酶及其同工酶 　　　　　　　　　副高：掌握　正高：掌握

（1）原理　检测肌酸激酶（CK）最为常用的方法为速率法。

（2）参考范围　CK：男性为80~200U/L，女性为60~140U/L；CK-MB活性：<15U/L；

CK-MB质量：<5μg/L。

（3）临床意义 CK、CK-MB对于诊断AMI的贡献卓著，是世界上应用最广泛的心肌损伤指标。既可用于较早期诊断AMI，也可用于估计梗死范围大小或者再梗死。CK和CK-MB在AMI发生后4~6小时即可超过正常上限，24小时达峰值，48~72小时恢复正常，CK半衰期为10~12小时。

知识点5：血清心肌肌钙蛋白 　　　　　　　　　　　　　　　　副高：掌握　正高：掌握

血清心肌肌钙蛋白包括心肌肌钙蛋白T（cTnT）、心肌肌钙蛋白I、肌红蛋白（Mb）、心脏型脂肪酸结合蛋白（H-FABP）、糖原磷酸化酶同工酶BB（GP-BB）、缺血修饰性清蛋白（IMA）。

知识点6：心肌肌钙蛋白T（cTnT） 　　　　　　　　　　　　　副高：掌握　正高：掌握

（1）检测方法 最初采用的cTnT检测试剂是由生物素标记的鼠抗人cTnT单克隆抗体制备的，此抗体与慢肌的骨骼肌肌钙蛋白T（sTnT）有3.6%的交叉反应，最低检测限为0.04μg/L，第二代试剂减少了与慢肌的交叉反应，最低检测限为0.02μg/L。而目前已有电化学发光检测试剂盒，该试剂盒所用的抗体和第二代相同，最低检测限为0.01μg/L，试验可在9分钟内完成。第二代试剂99.6%非心脏病患者cTnT<0.1μg/L，心肌损伤的判断值（cut-off）>0.08μg/L。

（2）参考范围 <0.1μg/L。

（3）临床意义 cTnT是诊断AMI的确定性标志物。AMI发病后3~6小时血清cTnT即升高，10~24小时达峰值，峰值可达参考值的30~40倍，恢复正常需要10~15天。对Q波性、亚急性心肌梗死或CK-MB无法诊断的患者更有价值。cTnT在判断微小心肌损伤方面也有价值，还可用于评估溶栓疗法成功与否，观察冠状动脉是否复通，还常用于判断急性心肌梗死大小，对于诊断心肌炎，cTnT是要比CK-MB敏感得多的指标。

知识点7：心肌肌钙蛋白I 　　　　　　　　　　　　　　　　　　副高：掌握　正高：掌握

（1）检测方法 目前多采用化学发光法进行定量检测。

（2）参考范围 <0.03μg/L，AMI诊断的cut-off值为0.5μg/L。

（3）临床意义 cTnI是一个十分敏感和特异的急性心肌梗死标志物。心肌内cTnI很丰富，心肌损伤后4~6小时释放入血，达到诊断决定值。

知识点8：肌红蛋白（Mb） 　　　　　　　　　　　　　　　　　副高：掌握　正高：掌握

（1）检测方法 荧光免疫测定法、化学发光及电化学发光法等。

（2）参考范围 男性：28~72μg/L；女性：25~58μg/L。

（3）临床意义　Mb的阴性预测价值为100%，在胸痛发作2～12小时内，如Mb阴性可排除急性心肌梗死。心电图结合Mb能提高急性心肌梗死早期诊断的有效率，可从72%升高到82%。Mb消除很快，是判断再梗死的良好指标。

知识点9：心脏型脂肪酸结合蛋白（H-FABP）　　副高：掌握　正高：掌握

（1）检测方法　主要有酶联免疫法、乳胶颗粒增强免疫测定、侧流免疫测定以及免疫传感器测定等方法。

（2）参考范围　＜5μg/L。

（3）临床意义　血浆H-FABP可作为AMI损伤的早期标志物。Mb/H-FABP比值可用于区分心肌损伤及骨骼肌损伤。此外，H-FABP也可用于评估心肌梗死大小、冠状动脉再灌注及冠状动脉旁路手术，以及作为心肌缺血的标志物。

知识点10：糖原磷酸化酶同工酶BB（GP-BB）　　副高：掌握　正高：掌握

（1）检测方法　主要采用一步夹心酶联免疫法，同GP-LL、GP-MM交叉免疫反应均低于1%。

（2）参考范围　＜7μg/L。

（3）临床意义　血清（浆）GP-BB检测可被用于心肌缺血或坏死的早期诊断。

知识点11：缺血修饰性清蛋白（IMA）　　副高：掌握　正高：掌握

（1）检测方法　正常清蛋白在血清中以活性形式存在，加入氯化钴溶液之后，Co^{2+}可与清蛋白N端结合。心肌缺血患者血清中含有比较多的修饰清蛋白，加入同样浓度的氯化钴后，因为IMA与Co^{2+}结合的能力减弱，所以使溶液中存在较高浓度的游离钴，二硫苏糖醇（DTT）可与游离钴发生颜色反应，测定其吸光度，即可推测IMA含量。

（2）参考范围　＜85μg/ml。

（3）临床意义　2003年2月，美国食品药品监督管理局已批准IMA测定作为早期心肌缺血的生化标志物，用于对低危患者辅助ACS的诊断。

第二节　心力衰竭的生物化学标志物

知识点1：B型利钠肽（proBNP）及B型利钠肽原N端肽（NT-proBNP）
　　副高：掌握　正高：掌握

（1）检测方法　酶联免疫法、荧光免疫测定、化学发光或电化学发光免疫测定等。

（2）参考范围　BNP判断值：100pg/L；NT-proBNP判断值：＜75岁为125pg/L，＞75岁为450pg/L。

（3）临床意义　可以用于急性状态之下对心力衰竭体征和症状不典型患者或非急性情况下对有疑似心力衰竭体征和症状的患者进行心力衰竭确认或者排除。

知识点2：A型利钠肽（ANP）及A型利钠肽原N端肽　　　　　　　副高：掌握　正高：掌握

（1）检测方法　酶联免疫法、放射免疫法以及化学发光免疫测定等。

（2）参考范围　MR-proANP（心房钠尿肽前体中段）：18.4～163.9pmol/L。

（3）临床意义　虽然人们对ANP的认识远早于对BNP的认识，但因为ANP的稳定性及半衰期短等问题导致ANP检测一直无法应用于临床。近年来，鉴于NT-proANP的特性建立了可靠的MR-proANP检测方法，NT-proANP才在临床心力衰竭的危险性评估、诊断及预后判断等方面得以应用。

第三节　心肌缺血及损伤标志物检测的临床应用

知识点1：心肌缺血标志物的临床应用　　　　　　　　　　　副高：熟悉　正高：熟悉

在动脉粥样硬化和血栓共同作用下，当冠状动脉管腔狭窄程度达50%～70%时，患者或有心电图缺血变化，或有临床症状。无典型症状的患者，临床早期诊断冠心病主要依靠静息心电图或者运动心电图（Holter）异常，结合血脂、IMA、hsCRP（检测超敏CRP）、H-FABP（心脏型脂肪酸结合蛋白）以及GPBB（糖原磷酸化酶同工酶BB）等综合判断。

大部分稳定型心绞痛患者不伴心肌损伤，但是心绞痛出现意味着冠状动脉阻塞加重，此时患者往往有典型的症状及心电图改变，临床诊断不难，如结合血小板异常指标、IMA、hsCRP、H-FABP以及GPBB等试验指标更易确诊。一些灵敏的心肌损伤标志物的测定可帮助临床判断是否有损伤。本阶段后期常发生不稳定型心绞痛或者无ST段升高的急性心肌梗死，这两种情况都视为急性心肌缺血，心肌损伤标志物如cTn常可呈阳性，需要紧急处理。

知识点2：急性心肌损伤标志物的临床应用　　　　　　　　　副高：熟悉　正高：熟悉

急性心肌损伤标志物的临床应用包括急性冠状动脉综合征（ACS）的危险分层、心肌损伤标志物的检测频度、心脏标志物的判断值、再灌注、手术前后的急性心肌梗死几方面。

知识点3：急性冠状动脉综合征（ACS）的危险分层　　　　　　副高：熟悉　正高：熟悉

心肌梗死常表现为胸痛。目前，强调只要休息时发生的胸前区不适持续20分钟以上，就应做紧急状态处理，做十二导联心电图及测定心肌损伤标志物。根据病史、体格检查、心电图以及心肌标志物将患者分为：①无心脏病；②慢性稳定型心绞痛；③疑似ACS；④确诊ACS。

Braunwald对非ST段抬高型的ACS患者分层。低危组：①近两周发生心绞痛伴高度或中度冠状动脉病变可能，但无自发性心绞痛持续发作20分钟以上者。②胸痛时心电图（ECG）正常或者无改变。③cTnT阴性。中危组：①既往有心肌梗死、外周血管或脑血管病变，或行冠状动脉旁路术。②自发性心绞痛持续发作20分钟以上，已缓解，但有高度或中度冠状动脉病变可能，或自发性心绞痛持续发作20分钟以下，经休息或用药缓解。③年龄＜70岁。④ECG有病理性Q波或T波倒置＞0.2mV。⑤0.01μg/L＜cTnT＜0.06μg/L。高危组（具有以下特征之一）：①近48小时有加重的缺血性胸痛发生。②静息时心绞痛持续发作20分钟以上。③临床上有第三心音，奔马律，或左心室功能不全（EF＜40%），二尖瓣反流，严重心律失常或低血压（SBP＜90mmHg），或存在缺血所致的肺水肿，年龄＞75岁。④休息时心绞痛发作伴ST段改变＞0.1mV，或者新出现束支传导阻滞或持续性室性心动过速。⑤cTnT＞0.06μg/L。

为了提高诊断效率，在发病后短时间内迅速做出诊断，目前强调以下几方面。

（1）缩短测定周期（TAT）　指从采集血样标本到报告结果的时间。影响TAT的因素主要包括标本转送时间、分析前必要的标本预处理时间、分析时间以及送交结果到开单科室的时间。

（2）标志物的选择　目前心脏标志物分为：①早期标志物；②确诊标志物。每一位患者从疼痛发作到送至急诊室间期都不一样，所以以上两种标志物都需要，这样能保证检测出早到或者迟到的急性心肌梗死患者。

知识点4：心肌损伤标志物的检测频度　　　　　副高：熟悉　正高：熟悉

心肌损伤标志物的敏感性常常与发作后的时间有密切关系，峰值浓度与判断梗死面积有关，这些都有赖于合理的检测频度。

（1）排除急性心肌梗死的抽血频率　每个医院的采血频度都不一样，对于想尽快排除AMI的患者，在缺少决定性心电图依据时推荐以下抽样频率检测生化标志物以明确有无急性心肌梗死：入院时即刻，入院后4小时、8小时、12小时或者第2天清晨各测1次。

（2）对已有能确诊急性心肌梗死的心电图改变者的抽血频度　有50%的AMI患者在送急诊室时已有急性心肌损伤的心电图依据，也就是心电图示2个或者2个以上连续导联ST升高＞0.1mV。对这些患者应考虑采用溶栓疗法或经皮冠状血管成形术等应急治疗措施，没有必要为明确诊断再做过多的生化标志物检测。

知识点5：心脏标志物的判断值　　　　　　　副高：熟悉　正高：熟悉

急性冠脉综合征（ACS）是一个包括动脉粥样斑块破裂、血栓形成以及冠状血管完全与不完全阻塞等复杂多样的病理过程。其临床表现轻重不一，从完全无症状到不稳定型心绞痛再到大面积心肌梗死。对肌钙蛋白那样敏感、特异的心脏标志物，有必要设立两个决定限。高的异常值就是诊断AMI的传统标准，而低的异常值决定有无心肌损伤。

两个决定值在临床上有其实际价值。不稳定型心绞痛患者短期内发生严重心脏病的危险性很高。但是从社会、心理及经济学角度考虑，通常不把患者归入急性心肌梗死类。

根据两个决定值理论，如果胸痛患者肌钙蛋白测定值在急性心肌梗死决定值与参考范围上限之间，表明患者有心肌损害，根据治疗原则做合适的处理。

第一个临界值决定于合适健康人群测定结果的第97.5百分位值（单侧试验）。标准化的第二个值是通过WHO标准确诊的AMI患者在诊断时间窗内所收集到的标志物的浓度，根据建立的标准化操作特性曲线（ROC）确定。建议cTnT低临界值定为≥0.06μg/L。0.06～0.5μg/L表明轻度心肌损伤，≥0.5μg/L为急性心肌梗死标准。肌钙蛋白升高程度不同，预后不同。

知识点6：再灌注	副高：熟悉　正高：熟悉

急性心肌梗死发生后，临床经常采取紧急的冠状血管置换术（俗称"搭桥"手术）、溶栓疗法以及经皮冠状动脉成形术（PTCA）等治疗措施。这些措施的目的是为使阻塞的动脉复通（再灌注），降低死亡率。再灌注的可靠判断依据应是冠状动脉造影，所测到的血流根据国际合作研究"急性心肌梗死患者的溶栓"（TIMI）的标准分级，0～2级则表明血流不同状态阻塞，3级表明再灌注，成功再灌注常常出现在治疗开始的90分钟内。

心肌标志物作为无创的再灌注成功与否的评估指标广泛应用于临床。不同于持续阻塞的患者，建立了新的冠状循环的急性心肌梗死患者，将释放大量的酶与蛋白质类物质进入循环（冲洗现象），出现一个小高峰。

最近的研究证明选择早期标志物，如肌红蛋白，结合临床资料或心电图改变可提高对治疗性再灌注的无创性评估价值。

知识点7：手术前后的急性心肌梗死	副高：熟悉　正高：熟悉

心肌标志物还可用于检测接受非心脏手术患者在手术期是否有急性心肌梗死。因为非心肌组织也能释放非特异标志物，这些物质不宜用于术中急性心肌梗死的诊断。心肌肌钙蛋白特异性比较高，常用于检测非心脏手术患者在手术期是否有急性心肌梗死。

第十四章　肝胆疾病的生物化学诊断

第一节　概　述

知识点1：肝的结构特点　　　　　副高：掌握　正高：熟练掌握

（1）肝脏的解剖特点　肝脏是人体内最大的、多功能实质性器官；脆弱、易损伤；储备、代偿及再生能力极强；具有丰富的血管网。

（2）肝细胞形态结构、化学组成的特点　细胞表面有大量的微绒毛，有利于物质的转运、交换；细胞膜通透性较高，为物质交换提供重要通道；肝细胞含有众多的代谢酶；细胞内细胞器丰富。

知识点2：肝的主要功能　　　　　副高：掌握　正高：熟练掌握

（1）合成与分泌　合成除γ-球蛋白之外的几乎所有的血浆蛋白质，如清蛋白、纤维蛋白原、凝血因子以及转运蛋白质等。肝脏还可以合成并分泌胆汁酸，此为肝脏所特有的功能，调节体内胆固醇水平并且促进脂类和脂溶性物质的消化、吸收。

（2）加工与储存　能加工从肠道吸收经门静脉进肝脏的营养物质，使之变成人体内自己的成分供应全身，并将多余的物质加以贮存，如氨基酸、糖、脂肪酸、脂类、胆固醇、维生素以及矿物质等；还可以对从动脉血带来的代谢产物进行加工利用。

（3）生物转化　在人体整个生命活动过程中，常伴有各种外界异物或者机体自身代谢产生的物质进入体内。这些物质一方面可逆地与血浆蛋白质结合，使其失活；另一方面经肝脏有关酶的作用，利用化学修饰增加其极性或水溶性，使其易于随胆汁或尿液排出体外，起到灭活、解毒作用，以此维持及调节人体内环境的稳定。但是一些物质经过处理后其毒性或药理作用会增强。所以，将来自体内外非营养物质在肝内经过代谢转变的过程称为生物转化。

（4）激素灭活　肝脏也是多种激素在发挥调节作用之后降解的主要部位，借此可以调节血浆激素水平，这一过程称为激素的灭活。

第二节　肝功能实验室检查

知识点1：肝脏功能实验室检查的目的　　　　　副高：掌握　正高：掌握

肝功能实验室检查的目的：协助诊断各种肝病，确定是否有肝病并查找病因；判断肝损伤程度、转归及预后；监测临床治疗药物对肝的毒性作用，确保用药安全；辅助鉴别黄疸类型、性质和病因；评估病人对手术的耐受性，指导治疗方案的制订，评价疗效，预测转归；献血员筛选、保健体检等。

| 知识点2：肝功能实验项目的选择 | 副高：掌握 正高：掌握 |

表2-14-1 肝功能试验的选择

试验作用	试验项目
反映肝合成能力的试验	血清清蛋白、前清蛋白、血清蛋白电泳、凝血因子和凝血酶原时间、脂蛋白、胆碱酯酶、LCAT
反映肝转运有机阴离子能力的试验	血清胆红素（总胆红素、结合胆红素、未结合胆红素、σ-胆红素）、血清胆汁酸、色素清除试验［磺溴酞钠（BSP）、吲哚菁绿（ICG）]、尿胆红素、尿胆素原
反映肝（药物）代谢功能的试验	氨、尿素、氨基比林、安替比林、非那西丁、色氨酸、咖啡因、利多卡因代谢物、半乳糖廓清试验
反映肝营养代谢功能的试验	葡萄糖及葡萄糖耐量试验、半乳糖耐量试验、丙酮酸、乳酸
反映肝免疫调节功能的试验	γ-球蛋白、免疫球蛋白
反映肝细胞损害的试验	血清转氨酶（ALT、AST）腺苷脱氨酶、谷氨酸脱氢酶、乳酸脱氢酶、乙醇脱氢酶
反映胆汁淤积的试验	血清胆红素、胆汁酸、胆固醇、碱性磷酸酶、γ-谷氨酰转移酶、5′-核苷酸酶、脂蛋白-X
反映肝纤维化的试验	血清直接纤维标志物（透明质酸、Ⅲ型前胶原肽、Ⅳ型胶原、层黏蛋白、纤维连接蛋白）、细胞因子（TGF-β₁、CTGF、MMP、TIMP）、单氨氧化酶、脯氨酸羟化酶
反映肝新生物的试验	AFP、AFP-L3、GGTⅡ、去羧基（异常）凝血酶原（DCP）、高尔基体蛋白73（GP-73）
反映肝病病因的试验	①病毒性肝炎：甲、乙、丙、丁、戊型肝炎病毒血清标志物及核酸检测 ②其他病毒：EBV、CMV检测 ③自身免疫性肝炎：抗平滑肌抗体 ④原发性胆汁性肝硬化：抗线粒体抗体、IgM ⑤Wilson：铜蓝蛋白 ⑥α-抗胰蛋白酶（α₁-AT）缺乏症：α₁-抗胰蛋白酶 ⑦Gilbert综合征：非结合胆红素、低热卡试验

| 知识点3：肝脏功能实验的评价 | 副高：掌握 正高：掌握 |

（1）实验结果的非特异性　大多数肝脏功能检查结果并非肝脏所特异，其他非肝脏疾病或者生理变化也可引起异常反应，造成假阳性。所以，在分析结果时应该注意到肝外因素的作用。

（2）实验结果的局限性　肝脏生理、生物化学功能复杂，实验项目繁多，每项检查的灵敏性、特异性以及准确性又各不相同。一般某一项实验只能反映肝脏功能或肝病变的某一方面，不能反映肝脏的全部，有时较难获得较准确的结论，有必要联合检验项目多方验证，才能得出正确的结论。

（3）实验结果的不灵敏性　肝脏的储备、代偿以及再生能力较强，在肝损害早期试验结果往往正常，只有肝损害达到一定程度时才显示出功能的改变。此外，肝损害和其病理组织形态的变化并不一定完全成正比，结果改变轻微不一定说明肝脏病变很轻；反之，肝病理形态改变明显，也可能实验结果正常。这与实验项目的灵敏性和特异性等密切相关。

（4）实验结果的不准确性　肝功能试验的结果亦受实验技术、实验设备、试剂质量以及操作人员的技术熟练程度等多种因素的影响。所以分析结果时应考虑实验室误差。此外，检验人员还需和临床医生密切合作进行动态观察和综合分析，才可得出比较正确的结论。

| 知识点4：肝功能实验的作用 | 副高：掌握　正高：掌握 |

肝功能实验在评价和处理肝疾病过程中起重要作用。其作用有：①是筛选肝功能异常的敏感、简便、非侵袭性方法，尤其对无黄疸，但可能有肝功能异常，如病毒性肝炎、肝硬化和部分胆道梗阻的患者，尤其有价值。②有助于识别肝病的类型，比如鉴别肝细胞性疾病和胆汁淤积性肝病。③有助于估计肝功能异常的严重度，可以在疾病早期预测肝病的转归。④协助随访肝病经过，正确地评价对治疗的反应以及在必要时更换治疗，这在随访慢性病毒性肝炎和自身免疫性慢性肝炎时十分重要。

第三节　肝胆疾病的生物化学检测指标

| 知识点1：血清清蛋白 | 副高：掌握　正高：掌握 |

临床生物化学检验血清清蛋白时采用的标本多为血清。通常情况下，机体血管内的血清清蛋白浓度维持在一定的范围之内，在肝脏疾病时血清清蛋白含量可以升高或降低，但在临床上诊断特异性比较差，通常仅作为常规检验项目。血清清蛋白电泳图谱是了解血清清蛋白全貌的有价值的方法，在某些疾病时可以作为较好的辅助诊断指标（表2-14-2）。

表2-14-2　肝病时的血清蛋白异常

血清蛋白	急性肝炎	肝硬化	慢性活动性肝炎	胆汁性肝硬化	阻塞性黄疸	原发或继发性肝癌
清蛋白	正常或↓	↓↓	↓↓	↓	N或↓	↓
球蛋白	N或↑	↑	↑	↑	N	N
α_1					↑	
α_2		N	N	↑	↑	↑↑
β	↑	↑	↑	↑↑↑	↑↑	N
γ	↑	↑↑	↑↑↑	↑	N	N

知识点2：血氨　　　　　　　　　　　　　　　　副高：掌握　正高：掌握

体内各组织各种氨基酸分解代谢产生的氨以及由肠管吸收的氨进入血液，形成血氨。根据其来源主要分为内源性与外源性。前者主要来自氨基酸的脱氨基作用，其中部分来自肾小管上皮细胞中谷氨酰胺分解产生的氨，胺类的分解也可产生氨；而后者主要包括：①肠道内未被消化的蛋白质和未被吸收的氨基酸，经肠道细菌作用而产生的氨。②血中尿素扩散到肠道，经细菌尿素酶作用水解生成的氨。

知识点3：血氨的检测方法及参考区间　　　　　　　　副高：掌握　正高：掌握

（1）检测方法　血氨的测定可以分为直接法与间接法。直接法指不需从全血中分离氨，包括酶法与氨电极法；间接法指先从全血中分离出氨再进行测定，包括微量扩散法与离子交换法。还有较新的干化学法。目前应用比较多的是谷氨酸脱氢酶速率法。

（2）参考区间　18～72μmol/L（酶法）。

知识点4：血氨检测的临床意义　　　　　　　　　　副高：掌握　正高：掌握

血氨测定在诊断及治疗肝性脑病中有重要作用。高血氨有神经毒性，容易造成肝性脑病。血浆氨测定主要用于肝性脑病的监测和处理；重症肝病、门静脉侧支循环增强、先天性鸟氨酸循环的有关酶缺乏症等可见血氨增高。还可以用于儿童Reye综合征（脑病合并内脏脂肪变性综合征）的诊断，该病有严重低血糖、大块肝坏死、急性肝衰竭并且伴有肝脂肪变性，在肝酶谱增高前，血氨即增高。生理性血氨增高见于进食高蛋白饮食或者运动后，血氨降低见于低蛋白饮食、贫血。

知识点5：血氨检测的评价　　　　　　　　　　　　副高：掌握　正高：掌握

血氨检测结果的准确性主要取决于标本收集是否符合要求。床边取血后应立即分离血浆尽快进行检测，同时避免外源性氨的污染。因为80%～90%的肝性脑病患者有血氨增高，有的甚至增高到正常值的两倍以上，且血氨增高与神经精神症状严重程度相平行，所以常对肝性脑病的患者进行血氨水平检测作为临床依据。

知识点6：胆红素　　　　　　　　　　　　　　　　副高：掌握　正高：掌握

胆红素是血液循环中衰老红细胞在肝、脾及骨髓的单核-巨噬细胞系统中分解及破坏的产物。有结合胆红素与非结合胆红素之分，两者之和为总胆红素。在肝胆发生疾病时，胆红素代谢发生障碍，其各种成分在血清中可出现一系列变化，因此胆红素相关检测是临床上常用的肝功能检查项目之一。

知识点7：胆红素的检测方法　　　　　　　　　　副高：掌握　正高：掌握

血清胆红素及其组分测定分为重氮盐法、高效液相色谱法、胆红素氧化酶法、导数分光光度法、直接分光光度法及干片分光光度法等。其中重氮盐改良J-G法（J-G）与胆红素氧化酶法是临床最常用的方法。

知识点8：胆红素的参考区间　　　　　　　　　　副高：掌握　正高：掌握

血清总胆红素（STB）。成人：总胆红素为3.4~17.1μmol/L；结合胆红素（CB）为0~6.8μmol/L；未结合胆红素（UCB）为1.7~10.2μmol/L。新生儿：0~1天为34~103μmol/L；1~2天为103~171μmol/L；3~5天为68~137μmol/L。

知识点9：胆红素检测的临床意义　　　　　　　　副高：掌握　正高：掌握

（1）判断有无黄疸、黄疸程度及演变过程。
（2）根据黄疸程度对临床诊断提供依据。
（3）根据胆红素升高程度判断黄疸类型。
（4）根据结合胆红素与总胆红素比值协助鉴别黄疸类型。

知识点10：胆红素检测的评价　　　　　　　　　　副高：掌握　正高：掌握

胆红素测定对肝病诊断有重要价值，但是对于判断肝细胞损害程度不灵敏。血清胆红素水平与黄疸类型密切相关，可以根据胆红素水平并结合临床症状鉴别诊断黄疸为溶血性、肝细胞性或者阻塞性。在重氮试剂方法中，改良J-G法灵敏度与抗干扰能力均较好，为推荐的常规方法。要求标本避光、低温放置。胆红素标准品需妥善保存、正确配制，胆红素标准品的保存、鉴定以及配制是获得准确结果的前提。

知识点11：血清总胆汁酸及结合胆酸　　　　　　　副高：掌握　正高：掌握

胆汁酸是肝细胞以胆固醇作为原料而合成的，是清除胆固醇的主要方式。由于胆汁酸的生成和代谢与肝脏有密切关系，胆汁酸的测定能反映肝脏合成、分泌、摄取功能及胆道排泄功能，因此血清胆汁酸水平是反映肝胆疾病的重要指标。

知识点12：血清总胆汁酸及结合胆酸的检测方法及参考区间

　　　　　　　　　　　　　　　　　　　　　　　副高：掌握　正高：掌握

（1）检测方法　比较常用的测定方法有高效液相色谱法、放射免疫分析法、酶免疫分析法。酶法中又可分为酶荧光法、酶比色法以及酶循环法。其中酶比色法可用于手工操作，也可用于自动分析，应用较广。酶循环法具有高敏感度、高特异性的优点，因此成为目前推荐的检测血清总胆汁酸的方法。

（2）参考区间 总胆汁酸为（4.9±2.38）μmol/L，餐后2小时总胆汁酸（TBA）为（8.22±2.91）μmol/L（酶法）。

| 知识点13：血清总胆汁酸及结合胆酸检测的临床意义 | 副高：掌握 正高：掌握 |

血清总胆汁酸的测定是反映肝细胞损害的敏感指标，它不仅可用于临床诊断，而且还能反映病情及估计疾病预后。生理性胆汁酸升高见于进食后一过性升高；而病理性胆汁酸升高见于肝细胞损害、胆道梗阻（肝内外胆管梗阻）以及门脉分流（肠道中次级胆汁酸经分流的门脉系统直接进入体循环）。CA/CDCA（胆酸/鹅脱氧胆酸）比值可作为胆道梗阻性病变与肝实质细胞性病变的鉴别指标。其比值>1，见于胆道梗阻性病变；反之，则见于肝实质细胞性病变，其降低程度同肝损害的严重程度呈正相关。餐后2小时血清TBA测定对各种肝病诊断的敏感度要优于空腹血清TBA，如果餐后2小时血清TBA不升高，则胆汁酸重吸收受阻，提示回肠部位有病变。

| 知识点14：血清总胆汁酸及结合胆酸的检测评价 | 副高：掌握 正高：掌握 |

胆汁酸的合成、分泌、重吸收及加工转化等均与肝、胆、肠等密切相关，所以肝、胆或肠道疾病必然影响胆汁酸代谢，而胆汁酸代谢异常势必会影响到上述脏器功能及胆固醇的代谢水平。血清胆汁酸测定可以作为一项灵敏的肝清除功能试验，特别适用于有可疑肝病但其他生化指标正常或有轻度异常的患者诊断。此外，动态监测进餐之后血清TBA水平可以观察急性肝炎的慢性过程或慢性肝炎的纤维化过程。

| 知识点15：血清转氨酶 | 副高：掌握 正高：掌握 |

转氨酶或氨基转移酶是一组催化氨基在氨基酸与酮酸间转移的酶类，参与体内多种非必需氨基酸合成，血清中转氨酶浓度的测定对于多种疾病的诊断及病情监测具有重要作用。丙氨酸氨基转移酶（ALT）与天门冬氨酸氨基转移酶（AST）是其中最重要的两种，其中前者俗称为谷丙转氨酶（GPT），而后者俗称为谷草转氨酶（GOT）。

| 知识点16：血清转氨酶的检测方法及参考区间 | 副高：掌握 正高：掌握 |

（1）检测方法 转氨酶的测定方法有多种，其中以赖氏法最为常用，因为此法操作简便、经济，所以一些小型实验室仍在使用。目前，国内外实验室多采用连续监测法进行测定。

（2）参考区间 连续监测法健康成人参考区间：ALT：男性为5～40U/L，女性为

5～35U/L（37℃）；AST：8～40U/L（37℃）。

知识点 17：血清转氨酶检测的临床意义　　　　副高：掌握　正高：掌握

ALT 是反映肝损伤的十分灵敏的指标，临床上主要用于肝脏疾病的诊断。

急性肝损害时，血清 ALT 水平可在临床症状（如黄疸）出现之前就急剧升高，且 ALT＞AST。通常而言，急性肝炎时血清 ALT 高低与临床病情轻重相平行，并且往往是肝炎恢复期最后降至正常的酶，是判断急性肝炎恢复与否的很好指标。

计算 DeRitis 比值，也就是 AST/ALT 之比，对于急、慢性肝炎的诊断和鉴别诊断以及判断肝炎的转归也特别有价值。正常约为 1.15，若有升高倾向，应注意是否有发展为慢性肝炎的可能，此比值对判断肝炎的转归十分有价值。急性肝炎时 DeRitis 比值＜1，肝硬化时 DeRitis 比值≥2，肝癌时 DeRitis 比值≥3。尤其应注意的是，重症肝炎时由于大量肝细胞坏死，血中 ALT 逐渐下降，而胆红素却进行性升高，也就出现所谓"酶胆分离"现象，常是肝坏死的前兆。

ALT 广泛存在于各组织中，机体器官有实质性损害时，ALT 均可增高。发生胆道疾病时，肝细胞内 ALT 的一部分可通过肝细胞膜，经过肝窦状隙进入血液，故当各种原因引起胆道梗阻时，可造成 ALT 中度升高，梗阻缓解后 1～2 周即可恢复正常。其他肝胆疾病如胆囊炎、胆石症、肝癌和肝淤血时也可升高。但通常而言，这些疾病 ALT 升高很少超过正常上限的 10 倍，常以 400U/L 为界，超过此值绝大多数可以诊断为肝炎。

血清 AST 活性升高，多来自心肌或肝脏损伤；肾脏或者胰腺细胞损伤时，也可能出现很高的 AST 活性。慢性肝炎特别是肝硬化时，AST 的升高程度超过 ALT。

知识点 18：血清转氨酶检测方法的评价　　　　副高：掌握　正高：掌握

连续监测法是国际临床化学联合会（IFCC）的推荐方法，是目前公认的国际参考方法。因为肝富含 ALT 和 AST，并主要存在于肝细胞内，如果肝细胞变性坏死，可导致血清中转氨酶显著升高，所以，血清转氨酶检测一直被认为是反映肝细胞损害的标准试验；进一步检测 AST/ALT 与 AST 同工酶，可提高血清转氨酶测定的诊断及鉴别诊断价值。

知识点 19：血清碱性磷酸酶　　　　副高：掌握　正高：掌握

碱性磷酸酶（ALP）广泛存在于机体各组织器官中，其含量以肝脏为最多，其次为肾脏、胎盘、小肠以及骨骼等。通常认为 ALP 参与成骨作用，此外，还参与胆小管、肠黏膜以及肾小管等处物质的吸收及运转过程。正常人血清中的碱性磷酸酶主要来自肝与骨骼，生长期儿童血清内 ALP 大多数来自成骨母细胞及生长中的骨软骨细胞，少量来自肝。ALP 经肝胆系统进行排泄，如果 ALP 产生过多或排泄受阻，均可使血中 ALP 发生变化。而尿中 ALP 直接来自肾小管细胞。碱性磷酸酶测定主要被用于诊断肝胆和骨骼系统疾病，是反映肝外胆道梗阻、肝内占位性病变以及佝偻病的重要指标。

知识点20：血清碱性磷酸酶的检测方法及参考区间 副高：掌握 正高：掌握

（1）检测方法 ALP的测定方法有多种，概括有两大类：化学法与连续监测法。比较常用的化学法有鲍氏法、金氏法以及皮氏法。磷酸苯二钠比色法曾在我国应用较广。目前国内应用比较多的方法为连续监测法。

（2）参考区间 男性：1～12岁<500U/L，13～15岁<750U/L，25岁以上为40～150U/L；女性：1～12岁<500U/L，15岁以上为40～150U/L。

知识点21：血清碱性磷酸酶检测的临床意义 副高：掌握 正高：掌握

生理情况下，ALP活性增高主要与骨生长、妊娠、生长、发育、成熟以及脂肪餐后分泌等相关。病理情况下，血清ALP测定常被用于肝胆疾病和骨骼疾病的临床诊断和鉴别诊断，特别是对黄疸的鉴别诊断。

（1）肝胆疾病 阻塞性黄疸、急性或者慢性黄疸性肝炎及肝癌等患者血清ALP都有不同程度的升高。

（2）骨骼疾病 因为骨的损伤或者疾病使成骨细胞内所含高浓度的ALP释放进入血液中，导致血清ALP活性增高，如纤维性骨炎、成骨不全症、佝偻病、骨软化病、骨转移癌以及骨折修复愈合期等，尤其是变形性骨炎，升高非常明显，可达到正常上限值的50倍。甲状腺功能亢进时ALP也可增高。

（3）其他 营养不良、重金属中毒、严重贫血、胃及十二指肠溃疡等时，ALP也有不同程度的升高。血清ALP活性降低比较少见，常见于呆小病、ALP过少症、维生素C缺乏症。

知识点22：血清碱性磷酸酶检测方法的评价 副高：掌握 正高：掌握

速率法检测时，ALP的酶促反应速率在不同缓冲体系中差异很大，所以，用不同缓冲液测定ALP活性时，其参考区间不同，且通常用血清或肝素抗凝血浆测定ALP活性。

知识点23：血清γ-谷氨酰基转肽酶 副高：掌握 正高：掌握

γ-谷氨酰基转肽酶（γ-GT或GGT）是一种含巯基的线粒体酶，能够催化γ-谷氨酰基从谷胱甘肽（GSH）或者其他含γ-谷氨酰基的物质中转移到另一个肽或氨基酸分子上。组织分布按含量多少依次为肾、胰、肺、肝等。血清中的γ-GT主要来自于肝胆，在红细胞中几乎没有γ-GT。

知识点24：血清γ-谷氨酰基转肽酶的检测方法及参考区间 副高：掌握 正高：掌握

（1）检测方法 在目前国内外多采用连续监测法测定血清γ-GT活性。IFCC参考方法采用L-γ-谷氨酰-3-羧基-对硝基苯胺作为底物，利用甘氨酰甘氨酸（双甘肽）作为γ-谷氨酰基的受体。在pH 7.7的条件下，γ-GT催化底物生成γ-谷氨酰双甘肽与黄色的2-硝基-5-氨基苯甲酸结合，在410nm处直接连续监测，吸光度的增高速率同γ-GT活性成正比。

（2）参考区间 男性：11～50U/L；女性：7～32U/L。

知识点25：血清γ-谷氨酰基转肽酶检测的临床意义 副高：掌握 正高：掌握

γ-GT是肝胆疾病检出阳性率最高的酶，主要被用于胆汁淤积及肝占位性病变的诊断。

（1）阻塞性黄疸 肝内外阻塞性黄疸患者血清γ-GT均显著升高，其升高幅度同阻塞程度呈正相关，阻塞越严重，升高就越显著，甚至可达正常参考值的5～30倍。

（2）病毒性肝炎与肝硬化 急性肝炎、慢性活动性肝炎以及进行性肝硬化γ-GT亦可呈中度升高，但不及阻塞性黄疸明显。

（3）药物性、酒精性肝病、脂肪肝等γ-GT也见升高，显著性升高是酒精性肝病的重要特征，所以，对酒精性中毒的判定有一定的价值。

（4）肝癌患者γ-GT活性显著升高，特别是恶性肿瘤肝转移及肝癌手术复发时更明显，阳性率可达90%。γ-GT升高幅度同癌组织大小及范围有关，当肿瘤切除后，γ-GT可降至正常，复发时又升高，因此动态观察可监测疗效、判断预后。

（5）γ-GT同工酶分为γ-GT$_1$、γ-GT$_2$、γ-GT$_3$以及γ-GT$_4$ 4种。正常人只见γ-GT$_2$与γ-GT$_3$。重症肝胆疾病和肝癌时常有γ-GT$_1$出现，酒精性肝坏死及胆总管结石时常有γ-GT$_2$增加。γ-GT$_4$与胆红素升高密切相关。

知识点26：血清γ-谷氨酰基转肽酶检测的评价 副高：掌握 正高：掌握

血清γ-GT升高主要见于胆汁淤积和肝内占位性病变。相比于ALP，其特点是骨病时不升高。因为γ-GT在体内分布广泛，且易受药物（如苯巴比妥、酒精等）诱导而升高，所以，它对肝病诊断的特异性不及ALP。红细胞中几乎无γ-GT，故溶血对其测定影响不大。

知识点27：血清5′-核苷酸酶 副高：掌握 正高：掌握

5′-核苷酸酶（5′-NT）是一种催化核苷-5′-单磷酸水解生成核苷与无机磷酸盐的酶，该酶最适pH为6.6～7.0，受Mg^{2+}或者Mn^{2+}激活，为Ni^{2+}所抑制。

此酶广泛存在于人体各组织，如肝、胆、肠、心、脑、胰等，定位于细胞质膜上。在肝内，此酶主要存在于胆小管及窦状隙膜内。

知识点28：血清5′-核苷酸酶的检测方法及参考区间 副高：掌握 正高：掌握

（1）检测方法 5′-NT的检测方法有多种，国内曾使用钼蓝显色法，目前应用比较多的为连续监测法。

（2）参考区间　健康成年人血清5′-NT活性为0～11U/L。

知识点29：血清5′-核苷酸酶检测的临床意义　　　　副高：掌握　正高：掌握

（1）5′-NT活性升高常见于原发性和转移性肝癌、慢性肝炎、病毒性肝炎、肝硬化、胆结石、胆囊炎等，其活性升高可达2～6倍，并且与病情严重程度呈正相关。

（2）5′-NT是诊断肝肿瘤及消化道肿瘤的十分灵敏的酶学指标。在病变早期，当肝功能、肝扫描等有关肝病检查阴性时，本酶活性已经明显升高，能提高甲胎蛋白（AFP）阴性肝癌的检出率。

（3）5′-NT能协助判断ALP升高是肝胆系统疾病还是骨骼系统疾病所致，5′-NT在骨骼系统疾病中通常不升高。

（4）有助于鉴别诊断肝细胞性黄疸与阻塞性黄疸，后者5′-NT明显高于前者。

此外，5′-NT还在肺癌、白血病以及乳腺癌等疾病中具有重要诊断价值。

知识点30：血清5′-核苷酸酶检测的评价　　　　副高：掌握　正高：掌握

5′-NT对肝胆疾病诊断的特异性要高于ALP。虽然其分布于多种脏器，但血清中该酶活性升高仅见于肝病患者。因为红细胞内含有大量的5′-NT，所以溶血会使测定结果升高。

知识点31：α-L-岩藻糖苷酶　　　　副高：掌握　正高：掌握

α-L-岩藻糖苷酶（AFU）是溶酶体酸性水解酶，广泛分布于人体组织（肝、脑、肺、肾、胰、白细胞以及纤维组织等）细胞溶酶体中，血清及尿液中含有一定量。

知识点32：α-L-岩藻糖苷酶的检测方法及参考区间　　　　副高：掌握　正高：掌握

（1）检测方法　血清AFU检测有荧光法与比色法两类。前者灵敏度高，但是需要专门的仪器设备，临床难以常规运用；而后者适用于手工法，根据所选用底物不同，可以将比色法改为速率法。

（2）参考区间　（27.1±12.8）U/L（速率法）。

知识点33：α-L-岩藻糖苷酶检测的临床意义　　　　副高：掌握　正高：掌握

（1）AFU是原发性肝癌的诊断标志物　肝癌时AFU显著升高；其他肝占位性病变时AFU升高阳性率低于肝癌；肝细胞癌手术切除之后AFU降低，复发时又升高。AFU与AFP联合应用，可提高原发性肝癌的阳性诊断率。慢性肝炎与肝硬化患者血清AFU也升高，但通常仅轻度升高。

（2）用于岩藻糖苷蓄积病的诊断　遗传性岩藻糖苷酶缺乏症AFU降低，出现岩藻糖苷蓄积。

知识点34：单胺氧化酶　　　　　　　　　　　　　　　副高：掌握　正高：掌握

单胺氧化酶（MAO）为一种含铜的酶，分布于肝、肾、胰以及心脏等器官，肝中MAO来源于线粒体。血清MAO活性同体内结缔组织增生呈正相关，所以临床上常用MAO活性测定来观察肝纤维化的程度。

知识点35：单胺氧化酶的检测方法及参考区间　　　　　　副高：掌握　正高：掌握

（1）检测方法　目前采用的检测方法有比色法、荧光法以及生物发光法。

（2）参考区间　12～40U/ml［（12～40）×10^3U/L］。

单位定义：1ml血清与底物在37℃孵育60分钟，催化单胺氧化产生1nmol苄醛偶氮-β-萘酚为一个MAO单位。

知识点36：单胺氧化酶检测的临床意义　　　　　　　　副高：掌握　正高：掌握

肝硬化、肝纤维化时MAO活性明显升高。而在急性肝病时因为肝细胞坏死少，纤维化现象不明显，MAO活性正常或者轻度上升，但是在伴有急性重型肝炎时，因为肝细胞中线粒体破坏，其中MAO进入血清，血清中MAO活性明显升高。另外，某些肝外疾病，如糖尿病、甲状腺功能亢进以及系统硬化症等MAO测定也可升高。

知识点37：脯氨酰羟化酶的检测方法及参考区间　　　　　副高：掌握　正高：掌握

脯氨酰羟化酶（PH）为胶原纤维合成的关键酶，能够将胶原肽链上的脯氨酸羟化为羟脯氨酸，羟化后的前胶原才能形成稳定的螺旋结构。可见，该酶同纤维组织的形成有关。在脏器发生纤维化时，PH在该器官组织内的活性增加。当肝纤维化时，肝脏胶原纤维合成亢进，血清中PH增高。所以，测定血中PH活性可作为肝纤维化的指标。

（1）检测方法　可采用RIA和酶联免疫（EIA）法。

（2）参考区间　（39.5±11.87）μg/L。

知识点38：脯氨酰羟化酶检测的临床意义　　　　　　　副高：掌握　正高：掌握

（1）肝脏纤维化的诊断　原发性肝癌因大多伴有肝硬化，活性亦增高；而转移性肝癌、急性肝炎、轻型慢性肝炎，PH大多正常；当肝细胞坏死加重伴胶原纤维合成亢进时，PH活性增加；肝硬化和血吸虫性肝纤维化时，PH活性明显增高；而慢性中、重度肝炎因伴有明显肝细胞坏死及假小叶形成，PH活性也增加。

（2）肝脏病变随访及预后诊断　慢性肝炎、肝硬化患者PH活性进行性增高，提示肝细胞坏死及纤维化状态加重，如果治疗后PH活性逐渐下降，则提示治疗有效，疾病在康复过程中。

知识点39：脯氨酰羟化酶检测的评价　　　　　副高：掌握　正高：掌握

　　PH活性能够反映肝纤维化的状态。该酶在肝活检组织中首先发现，其活性同纤维化程度平行，是一项良好的肝纤维化诊断指标，对了解慢性肝病的病理过程、疗效以及预后判断有参考价值。

知识点40：Ⅲ型前胶原氨基末端肽检测　　　　　副高：掌握　正高：掌握

　　Ⅲ型前胶原氨基末端肽（PⅢP）为Ⅲ型前胶原经氨基内肽酶作用释放的肽，可以从组织中进入血液。利用检测血液中的Ⅲ型前胶原氨基末端肽含量能够反映机体胶原的代谢情况及组织内的纤维化程度。
　　（1）检测方法　目前临床上Ⅲ型前胶原氨基末端肽的测定大多采用放射免疫方法与酶联免疫吸附法。
　　（2）参考区间　41～163pg/L。

知识点41：Ⅲ型前胶原氨基末端肽检测的临床意义　　　　　副高：掌握　正高：掌握

　　（1）鉴别慢性迁延性肝炎与慢性活动性肝炎。
　　（2）诊断肝硬化。
　　（3）用药监护及预后判断。
　　（4）肺纤维化、骨髓纤维化及某些恶性肿瘤患者血清PⅢP也增高。

知识点42：Ⅲ型前胶原氨基末端肽检测的评价　　　　　副高：掌握　正高：掌握

　　已证实血清PⅢP含量与肝炎症、坏死以及肝纤维化有关，但以与肝纤维化相关为主，所以血清PⅢP仍然是肝纤维化的重要标志物。PⅢP对于诊断儿童肝疾病没有意义，它随儿童年龄增长而有所升高。有学者报道，血清PⅢP是反映成人肝纤维化活动的良好指标，可以弥补肝活检不能动态观察等不足。

知识点43：Ⅳ型胶原及其片段（7S片段和NC片段）的检测方法及参考区间
　　　　　副高：掌握　正高：掌握

　　Ⅳ型胶原（CⅣ）存在于肝门静脉血管区、中央静脉周围，沿窦状隙分布，是肝基膜的主要成分。7S片段是CⅣ氨基末端的四聚体，而NC片段是CⅣ羧基末端的二聚体。血清7S、CⅣ以及NC片段主要从基膜降解而来，而非胶原合成产生，因此可作为反映胶原降解的指标。目前认为在肝纤维化早期已有CⅣ沉积，所以血清CⅣ及其产物的增加是肝纤维化早期的表现。

（1）检测方法 同血清PⅢP测定方法。

（2）参考区间 血清CⅣNC片段为（5.3±1.3）μg/L。

知识点44：Ⅳ型胶原及其片段（7S片段和NC片段）检测的临床意义
副高：掌握 正高：掌握

（1）用药疗效及预后判断。

（2）肝硬化的早期诊断。

（3）其他 与基膜相关的疾病可出现CⅣ水平升高，如甲状腺功能亢进、中晚期糖尿病以及硬皮病等。

知识点45：Ⅳ型胶原及其片段（7S片段和NC片段）检测的评价
副高：掌握 正高：掌握

近年有关评估和监测肝纤维化的无创性诊断方法的研究非常活跃，但迄今仍无一种检查能完全替代肝活检用于动态监测病情发展及评估药物疗效。有研究报道肝纤维化早期7S升高早于PⅢP，认为7S与NC含量在反映肝细胞坏死和纤维化发展趋势方面优于PⅢP，则提示CⅣ合成增多是肝纤维化的早期表现之一。

知识点46：靛氰绿（ICG）滞留率试验
副高：掌握 正高：掌握

肝细胞损害时，许多内源性物质如胆红素、胆汁酸、胆固醇等，以及外源性物质如某些毒物、药物、染料等，在肝内代谢及由肝细胞排泄至胆汁的功能减退。据此人工给予某些外源性色素来测定肝脏排泄功能变化，可以作为灵敏的肝功能试验方法之一。

知识点47：靛氰绿滞留率试验的检测方法
副高：掌握 正高：掌握

按照患者每千克体重计算靛氰绿剂量，将此溶液静脉注射，静注后2～3分钟即达到动态平衡，约20分钟其血中浓度被肝细胞以一级速率消失，即成指数函数下降。一般在注射后15分钟采血测定血浆中的靛氰绿滞留量，以此来判断患者是否有肝细胞损害。

知识点48：靛氰绿滞留率试验的参考区间
副高：掌握 正高：掌握

（1）15分钟血中滞留率（R_{15ICG}） 0～10%。年龄大者，滞留率会稍增加，每增加5岁，滞留率可增加0.2%～0.6%。

（2）血中清除率（K） 0.168～0.206/分。

（3）肝最大移除率（Rmax）　正常值为（3.18±1.62）mg/(kg·min)。

知识点49：靛氰绿滞留率试验的临床意义　　　　副高：掌握　　正高：掌握

（1）急慢性肝炎的诊断。
（2）肝硬化的诊断。
（3）先天性靛青绿排泄异常症和Rotor综合征的诊断。
（4）肝癌的诊断。

知识点50：靛氰绿滞留率试验的评价　　　　副高：掌握　　正高：掌握

通常认为ICG试验与BSP（骨唾液蛋白）试验的临床意义基本相同。有学者认为ICG试验对诊断无黄疸型肝炎或随访其转归，诊断隐匿性或者非活动性肝硬化可能较BSP更敏感。而且ICG经胆汁排泄率高，从血中消失快，从肝反流少，不良作用少，仅约1.68%的患者可发生恶心、头痛、呕吐、血管炎、荨麻疹等不良反应。

知识点51：利多卡因试验　　　　副高：掌握　　正高：掌握

肝脏对利多卡因摄取率较高，利多卡因经肝脏内细胞色素P450酶系作用，在肝内代谢为单乙基甘氨酰二甲苯（MEGX），后者的生成决定于肝药酶的总体数量及代谢功能。利多卡因肾脏清除率低，血清中MEGX浓度不受肾功能损害的影响，所以测定MEGX浓度可反映肝功能状态。

正常人及慢性肝病患者中，静脉注射利多卡因后血清MEGX的浓度将迅速升高，15分钟之后达到峰值，然后可维持稳态至少60分钟。所以，测定MEGX浓度可以反映肝功能状态。

知识点52：利多卡因试验的检测方法及参考区间　　　　副高：掌握　　正高：掌握

（1）检测方法　静脉注射利多卡因1mg/kg，15分钟之后采血测定血清MEGX浓度。MEGX检测可以采用荧光偏振免疫测定法或高效液相色谱法。
（2）参考区间　（100±18）μg/L。

知识点53：利多卡因试验的临床意义　　　　副高：掌握　　正高：掌握

（1）利多卡因试验对肝脏贮备功能的评价　肝硬化患者中MEGX浓度降低的原因可能是：①随着慢性肝病的进展，有功能的肝细胞总数减少，代谢活性及药酶数量减弱，利多卡因的清除能力也降低。②肝硬化患者，门体分流导致利多卡因在肝脏中的摄取率大为降低，清除率主要决定于肝脏的内在清除能力。

（2）利多卡因试验在肝移植中的应用　利多卡因试验一方面可以作为选择供肝的依据，另一方面肝移植术后可被用于预测移植肝的存活期。

知识点54：利多卡因试验的评价　　　　　　　副高：掌握　　正高：掌握

利多卡因试验同另一个反映肝脏功能状态的定量肝功能试验（ICG试验）相比，R_{15ICG}随着肝功能损害程度的加深而逐步增高，与Child-Pugh积分有良好的相关性，与利多卡因试验也有良好的相关性。但是用血清MEGX浓度诊断肝硬化时，其敏感性、特异性以及准确性较R_{15ICG}似乎更有价值。利多卡因试验更能够反映有功能肝细胞的总体数量及不同程度的肝功能损害。

第四节　肝胆疾病主要生物化学检测指标的临床应用

知识点1：急性肝损伤主要生物化学指标　　　　副高：掌握　　正高：掌握

在较短时间内迅速发生的肝细胞损害统称为急性肝损伤，主要包括各种急性缺血性肝损伤、急性病毒性肝炎及急性毒性肝损伤等。

（1）血清酶　急性肝损伤的主要实验室指标变化特征就是转氨酶显著升高，同时伴有血清胆红素升高。

（2）胆红素　急性肝损伤时血清胆红素同阻塞性黄疸一致，是以结合胆红素升高为主，儿童急性病毒性肝炎很少发生黄疸，只有1%的急性肝炎患儿血清总胆红素峰值超过171μmol/L。在成年患者中有70%的急性甲型肝炎、33%~50%的急性乙型肝炎、20%~33%的急性丙型肝炎出现黄疸。黄疸型肝炎血清直接胆红素与间接胆红素均升高，但是前者高于后者，尿胆红素与尿胆原也增加。

（3）血清清蛋白　当急性肝炎时，蛋白质合成代谢变化不大，血清清蛋白可在正常范围之内。但是在急性缺血性肝损伤及急性毒性肝损伤时则发生改变。慢性肝炎中度以上、肝硬化以及（亚急性及慢性）重型肝炎时清蛋白下降，γ-球蛋白升高，A/G下降甚至倒置。

（4）血浆凝血酶原时间　血浆凝血酶原时间（PT）是急性肝损伤预后最重要的预测指标，肝病时PT时间长短与肝损害程度呈正相关。

知识点2：慢性肝损伤主要生物化学指标　　　　副高：掌握　　正高：掌握

在比较长时间内（>6个月）肝细胞发生持续性损伤称为慢性肝损伤，主要包括慢性病毒性肝炎、肝豆状核变性（Wilson病）、α_1-抗胰蛋白酶缺乏症、血色素沉着症、原发性胆汁性肝硬化、自身免疫性肝炎、原发性硬化性胆管炎等。这里主要介绍慢性病毒性肝炎。

（1）血清酶检测　大多数慢性病毒性肝炎转氨酶轻度上升（100~200U/L），血清ALT升高往往比AST显著，AST/ALT<1。但是若AST升高比ALT显著（AST/ALT>1）时，则提示慢性肝炎可能进入活动期。

酒精性肝炎患者可能因为酒精具有线粒体毒性及酒精抑制吡哆醛活性导致血清AST显著升高，甚至超过ALT的升高（AST/ALT＞1）。若患者有饮酒史，并且血清AST为ALT的两倍以上，则可诊断为酒精性肝炎。

γ-GT在反映慢性肝细胞损伤及其病变活动时比转氨酶敏感。

（2）胆红素　肝细胞慢性受损，胆红素处理能力降低，血清直接与间接胆红素均不同程度地升高；重型肝炎患者则可出现ALT快速下降，黄疸进行性加深，而胆红素不断升高的"胆酶分离"现象。

（3）蛋白质　血清清蛋白可反映肝脏合成功能，代表肝的储备功能，借以判断慢性肝细胞损伤的病变程度。

（4）其他　可以出现凝血酶原时间（PT）显著延长、血氨升高，提示肝细胞大量坏死，预后不佳。进行病毒血清学实验，若病毒血清标志物为阴性，且血清ALT长期轻度升高，则应考虑其他原因造成的慢性肝损伤。

知识点3：肝硬化主要生物化学指标　　　　　　　　　　副高：掌握　　正高：掌握

肝硬化是一种常见的慢性肝损伤性改变，其病理基础是肝纤维化，可由一种或者多种原因引起。

（1）血清酶类　①转氨酶：肝硬化患者常有ALT与AST升高；AST/ALT可以反映肝细胞损伤的程度；ALT与AST在代偿期或不伴有活动性炎症的肝硬化可不升高。②胆碱酯酶（ChE）：ChE在肝硬化失代偿期时活力常明显下降，其下降程度平行于血清清蛋白，此酶反映肝脏贮备能力，若明显降低则提示预后不良。③单胺氧化酶（MAO）：MAO活性可反映肝纤维化形成过程及程度。④腺苷脱氨酶（ADA）：ADA活性同肝纤维化程度有关。⑤脯氨酸羟化酶（PH）：PH为胶原合成的关键酶，肝纤维化时其活性与含量均明显升高，因此对诊断肝纤维化是一个较好的指标。

（2）血清蛋白类　肝硬化时，因为肝细胞坏死和再生，甲胎蛋白（AFP）可以升高，通常在300μg/L以下，肝功能好转后，AFP逐渐下降至正常，如果继续升高，应警惕有无肝癌的可能。

（3）血清学指标　纤维化的血清学检查指标主要有透明质酸、层粘连蛋白、Ⅲ型前胶原以及Ⅳ型胶原。其中2～3项若有显著增高，可以考虑早期肝硬化的可能。

（4）其他　肝硬化患者肝功能代偿期大多不出现黄疸，肝功能失代偿期约1/2以上出现黄疸；有活动性肝炎存在或者胆管梗阻时，直接胆红素及总胆红素增高；当肝性脑病时，血氨可以升高。

凝血酶原时间测定在早期肝硬化患者中多正常，而晚期活动性肝硬化及肝细胞严重损害时，则明显延长，如果经维生素K治疗不能纠正者，提示预后欠佳。

ICG试验：靛氰绿注入人体15分钟之后取血测定其滞留率。肝硬化时滞留率明显升高，可以达20%以上。

| 知识点4：肝脏储备功能判断 | 副高：掌握　正高：掌握 |

肝脏储备功能是指肝细胞最大功能的总和，能够反映肝脏功能潜力的大小。准确估计肝脏储备功能，对于预测进行人工肝和肝移植的疗效以及指导临床医师选择正确的治疗方案具有指导意义。肝脏储备功能判断指标主要有下列实验：

（1）肝细胞能量代谢测定　肝细胞能量由肝细胞内线粒体所产生，肝脏线粒体产能能力也即代表了肝功能的储备。①动脉血酮体比例（AKBR）测定；②口服葡萄糖耐量试验（OGTT）；③胰高血糖素负荷试验（GLT）。

（2）肝细胞代谢清除功能测定　①氨基比林呼吸试验（ABT）。②利多卡因试验。

（3）肝脏排泄功能试验　ICG清除试验是用来反映肝细胞排泄功能改变的试验，ICG排泄的快慢取决于肝细胞受体的量及肝细胞的功能，可反映肝脏血流量及主动转运功能，从而间接地推测有效肝细胞总数，是判断肝脏储备功能的敏感指标。一般以15分钟血中ICG滞留率（R_{15ICG}）作为衡量指标。

（4）肝功能指标的检测　①血清前清蛋白（PA）的检测。②胆汁酸（TBA）的检测。③胆碱酯酶（ChE）的测定。

第十五章 胃肠胰疾病的生物化学诊断

第一节 胃肠胰的基础知识

知识点1：胃生理学　　　　　　　　　　　　　　副高：掌握　正高：掌握

胃具有贮存、消化食物及分泌的功能。借助平滑肌的运动，胃将食物与胃液充分混合形成食糜，然后逐步排到十二指肠进一步消化。解剖学上一般将胃分为4部分：贲门及附近的贲门部、胃底、胃体以及幽门部。胃液由胃黏膜分泌，对食物具有初步的消化作用。胃黏膜存在3种主要的腺体：贲门腺、胃腺（泌酸腺）以及幽门腺，此外还有多种内分泌细胞。贲门腺与幽门腺主要分泌碱性黏液；胃腺分布在占全胃黏膜2/3的胃底和胃体部，由壁细胞、主细胞以及黏液细胞组成，它们分别分泌盐酸（HCl）、胃蛋白酶原和黏液。胃液就是由这3种腺体及胃黏膜上皮细胞的分泌液构成。另外，胃黏膜内还有其他内分泌细胞，比如分泌促胃液素的G细胞、分泌生长素的D细胞等。

（1）胃液成分　胃液是pH值为0.9～1.5的无色酸性液体，正常人每天的分泌量为1.5～2.5L。胃液的成分除水外，主要含有消化酶、盐酸、碱性黏液以及内因子等。

（2）胃液分泌的调节　胃液分泌受到许多因素的影响，有的起抑制性作用，有的起兴奋性作用。进食是胃液分泌的自然刺激物，它通过神经及体液因素调节胃液的分泌。

知识点2：胰腺生理学　　　　　　　　　　　　　副高：掌握　正高：掌握

胰腺具有内分泌与外分泌两种功能。其内分泌功能主要与代谢调节有关。胰腺外分泌功能为利用腺泡细胞和小导管细胞产生和分泌具消化作用的胰液。

（1）胰岛的内分泌　散布于胰腺的腺泡组织之间的细胞群呈岛状，称为胰岛。其分泌的肽类激素在糖类、脂类、蛋白质代谢调节及正常血糖水平维持中发挥重要作用。在人胰腺中有100万至200万个胰岛。胰岛细胞至少可以分为5种功能不同的细胞类型：占胰岛细胞20%的A细胞，分泌胰高血糖素；约占75%的B细胞数量最多，分泌胰岛素；占胰岛细胞的5%左右的D细胞，分泌生长抑素（生长激素释放抑制素）；D_1细胞可能分泌血管活性肠肽（VIP）；PP细胞数量很少，分泌胰多肽（PP）。

（2）胰腺的外分泌　胰液为略带黏性、无色无臭的碱性液体。pH 7.8～8.4，与渗透压与血浆相似，正常每天分泌量1～2L。胰液主要含有水、电解质及各种消化酶。

知识点3：肠生理学　　　　　　　　　　　　　　　副高：掌握　正高：掌握

肠道各段在食物消化吸收的过程中发挥不同作用。

（1）小肠　小肠是食物消化吸收的主要部位。在小肠内，食糜中的糖（淀粉）、蛋白质、脂肪以及核酸等物质受到胰液、胆汁以及小肠液的化学消化及小肠运动的机械消化。许多营养物质也均在小肠内被吸收。食物通过小肠之后，消化过程基本完成，未被消化和吸收的物质则从小肠进入大肠。食物在小肠内停留的时间随食物的性质不同而异，通常为3～8小时。

（2）大肠　人的大肠无重要的消化活动。其主要功能是吸收水分、无机盐及由大肠内细菌合成维生素B、维生素K等物质，是消化后的残渣提供暂时贮存的场所。食物摄取后直到其消化残渣大部分被排出约需72小时。

第二节　胃肠胰功能实验检查技术

知识点1：胃酸测定　　　　　　　　　　　　　　　副高：熟悉　正高：熟悉

胃酸（gastric acid）分泌量是衡量胃分泌功能的良好指标，常用单位时间氢离子的分泌量（mmol/h）表示：检测方法可分非刺激和刺激两类，刺激因子可选五肽胃泌素或磷酸组胺。

（1）方法

1）胃酸浓度测定：用NaOH溶液滴定胃液至终点，则胃酸浓度（mmol/L）＝NaOH浓度（mmol/L）×NaOH消耗量（ml）被滴定胃液量。

2）基础胃酸分泌量（BAO）：基础胃酸分泌量为注射刺激剂前1小时内抽取的胃液量乘以胃酸浓度。

3）最大胃酸分泌量（MAO）：最大胃酸分泌量为注射刺激剂后每15分钟，共4次标本的酸度总和。

4）高峰胃酸分泌量（PAO）：高峰胃酸分泌量做完MAO测定后，取最高与次高2次分泌量之和乘以2，就是PAO。

参考区间：空腹胃液游离酸为0～30mmol/L，平均为18mmol/L；总酸度为10～50mmol/L，平均为30mmol/L。BAO为2～5mmol/h，MAO为15～20mmol/h，PAO为（20.6±8.77）mmol/h，BAO/MAO为0.2。

（2）临床意义　BAO主要反映胃对神经、精神以及体液因素等内源性刺激的应答。MAO和PAO临床含义相同，均反映使用刺激物后胃排酸量增加程度。临床诊断上通常可分为胃酸分泌增加和胃酸分泌减少两种情况。①胃酸增高：可见消化性溃疡、卓-艾综合征、幽门梗阻、胆囊炎、阑尾炎等。②胃酸减少：可见于急性胃炎、慢性萎缩性胃炎、胃癌、恶性贫血及部分胃溃疡。

知识点2：胃蛋白酶原和胃蛋白酶的测定　　　　　　　副高：熟悉　正高：熟悉

人胃液中存在7种类型的胃蛋白酶原（PG），以PGⅠ、PGⅡ以及PGⅢ型为主，其中

PG Ⅰ作用最强。PG Ⅰ和PG Ⅱ均由胃体的主细胞所分泌，都可出现于血清中，仅PG Ⅰ从尿中排出。

（1）方法：测定方法主要有放射免疫法与牛血清蛋白水解法。

参考区间：血清PG Ⅰ为25～100μg/L，PG Ⅱ是5～20μg/L，胃蛋白酶为40～60 U。胃液胃蛋白酶为3.6～10.6U。

（2）临床意义：由于PG Ⅰ完全由泌酸区的黏膜产生，因此与胃酸分泌的相关性较好，可作为胃分泌功能测定的辅助指标。PG Ⅰ与PG Ⅱ含量增加提示消化性溃疡发病的危险性增加；PG Ⅰ增加有助于判断溃疡的活动性。胃溃疡时胃蛋白酶多为正常，十二指肠溃疡时明显升高；慢性十二指肠炎、胃扩张、慢性胃炎时活性减弱；恶性贫血时极低或无活性。

| 知识点3：促胃液素测定 | 副高：熟悉　正高：熟悉 |

（1）G方法　体循环中至少有5种促胃液素（旧称胃泌素），其中主要是G-17与G-34，二者调节胃酸分泌的能力相当，但G-34的半衰期稍长。常用放射免疫法测定，空腹参考值一般<150ng/L。

（2）临床意义　促胃液素虽然可刺激胃酸分泌，但是高促胃液素血症时也可伴低酸分泌，因此高促胃液素血症必须结合基础酸分泌的情况进行分析。高促胃液素血症的临床意义见表2-15-1。

表2-15-1　高促胃液素血症的临床意义

基础酸分泌	临床意义
正常或低分泌	胃溃疡、胃癌、萎缩性胃炎、恶性贫血、肝硬化、慢性胰腺炎、慢性肾衰竭、小肠大部切除、胃窦G细胞增生、迷走神经切除、嗜铬细胞瘤、非胰岛细胞瘤
6～15mmol/h	慢性胃通道阻塞、胃窦功能亢进
>15mmol/h	卓-艾综合征

| 知识点4：小肠消化与吸收试验 | 副高：熟悉　正高：熟悉 |

小肠消化与吸收试验主要包括：^{131}I标记脂肪消化吸收试验、乳糖耐量试验、右旋木糖吸收试验及乳糖酶加乳糖试验、β-胡萝卜素检测、肠α_1-抗胰蛋白酶清除率检测、维生素B_{12}检测。

| 知识点5：^{131}I标记脂肪消化吸收试验 | 副高：熟悉　正高：熟悉 |

患吸收不良综合征时，脂肪的消化吸收障碍最为明显。中性脂肪（三酰甘油）需在肠管内经胆汁乳化，受胰酶消化后才吸收，因此肝、胆、胰功能也影响其吸收。但是脂肪酸可直接被小肠黏膜吸收，不受肝、胆、胰功能影响。

（1）检测方法　试验前口服复方碘溶液（Lugol溶液）以封闭甲状腺吸收^{131}I功能。服^{131}I-三酰甘油及花生油与水各0.5ml/kg之后，留72小时内的粪便，并计算出由粪便排出的放射量占摄入放射量的百分比。

（2）参考区间　粪便^{131}I-三酰甘油排出率＜5%。

知识点6：右旋木糖吸收试验	副高：熟悉　正高：熟悉

右旋木糖与淀粉不同，不需要消化就可在小肠直接吸收，肾小管不重吸收，约有40%由尿液中排出。右旋木糖在小肠中被动吸收的能力很大程度上依赖于胃肠道黏膜的完整性，如果吸收则相当大的一部分迅速由尿排出。所以，口服木糖后尿中排出的右旋木糖与小肠的被动吸收能力成正比。

（1）检测方法　邻甲苯胺法、对溴苯胺法及间苯三酚法。

（2）参考区间　成人口服25g右旋木糖之后5小时尿中至少排出25%。

知识点7：乳糖耐量试验及乳糖酶加乳糖试验	副高：熟悉　正高：熟悉

乳糖耐量试验主要用来评价乳糖不耐受性。饮食中摄入的乳糖在小肠乳糖酶的作用下分解为葡萄糖和半乳糖，乳糖酶活性下降会导致乳糖的不耐受。

（1）检测方法　取乳糖20g，配成10%（WN）溶液，再加入3g乳糖酶，于清晨空腹时服下一半，服前及服后30分钟、60分钟、120分钟分别取血，测定血糖，共4次。

（2）参考区间　血糖上升幅度＜0.56mmol/L。

知识点8：β-胡萝卜素	副高：熟悉　正高：熟悉

同维生素A相反，β-胡萝卜素很少储存在人体内，若有持续1～4周的脂肪吸收不良，血清β-胡萝卜素水平就会降低。

（1）检测方法　血清样本采用乙醚提取后用分光光度法或者高效液相色谱法测定。

（2）参考区间　0.47～4.1mg/L。

知识点9：肠α_1-抗胰蛋白酶清除率	副高：熟悉　正高：熟悉

α_1-抗胰蛋白酶（α_1-AT）在肝脏合成，既不会被胰蛋白酶消化，也不在小肠与大肠吸收，其分子量与清蛋白相当，肠α_1-抗胰蛋白酶清除率可代表肠蛋白的丢失。

（1）检测方法　患者试验前无需进行特殊准备，但不可进行吸收试验或内镜检查的肠道准备，且最近未做钡剂造影检查。收集至少完整72小时的粪便，称重。采用单向免疫扩散法测定血清和大便α_1-AT浓度，计算清除率。

（2）参考区间　＜35mg/d。

知识点10：维生素B$_{12}$　　　　　　　　　　　　　　　副高：熟悉　正高：熟悉

维生素B$_{12}$在动物体内由微生物所合成，营养性缺乏很少见，其缺乏的主要原因是肠道吸收不足。在脂肪和氨基酸代谢过程中，甲基丙二酰CoA变位酶和同型半胱氨酸甲基转移酶为维生素B$_{12}$依赖酶，维生素B$_{12}$缺乏时酶活性被抑制，甲基丙二酸和同型半胱氨酸水平升高。测定二者的水平可以反映维生素B$_{12}$缺乏，但是不特异。维生素B$_{12}$缺乏可见于胃体部慢性萎缩性胃炎、巨幼细胞贫血、回肠末段疾病、酗酒、多年素食。

（1）检测方法　测定患者口服放射性维生素B$_{12}$之后24小时尿排出百分比。

（2）参考区间　参考值>10%口服剂量。

知识点11：胰腺疾病常用的检验　　　　　　　　　　　　副高：熟悉　正高：熟悉

血清淀粉酶明显升高大部分见于急性胰腺炎，是诊断急性胰腺炎简单而敏感的指标。但应注意活性升高的幅度和检测时间。通常血清淀粉酶在发病后2~12小时开始升高，12~24小时达峰值，可以超过参考区间5~40倍，持续2~5天，测定值>500U可作诊断。血清淀粉酶半衰期仅2小时左右，如急性胰腺炎后血清淀粉酶长期不降，说明有淀粉酶持续由胰腺渗出，提示仍有炎症存在或有囊肿等并发症。许多疾病也会引起血清淀粉酶升高，包括严重腹内疾病（如急性胆囊炎、胆总管梗死、肠梗阻、消化性溃疡穿孔、急性阑尾炎、宫外妊娠等）、唾液腺疾病（如唾液腺炎症等）、肿瘤（如卵巢囊肿、肺癌等）、肾功能不全、巨淀粉酶血症等。

知识点12：测定淀粉酶同工酶的临床意义　　　　　　　　副高：熟悉　正高：熟悉

测定淀粉酶同工酶的临床意义：①急性胰腺炎的辅助诊断，特别是在血清淀粉酶变化的窗口期外，由于胰腺淀粉酶升高常早于总淀粉酶升高，唾液腺淀粉酶续时间更长。②判断高血清淀粉酶的来源，若唾液腺淀粉酶明显升高而胰腺淀粉酶不高，则应考虑由于腮腺胰腺淀粉酶病、肺癌等引起。③估计胰腺外分泌功能，胰腺淀粉酶降低程度和胰腺外分泌功能相关，严重胰腺外分泌功能障碍者74%~100% Pam降低。④有助于巨淀粉酶的诊断，此时主要为唾液腺淀粉酶升高。

知识点13：尿淀粉酶　　　　　　　　　　　　　　　　　副高：熟悉　正高：熟悉

尿淀粉酶在急性胰腺炎发病后12~24小时开始升高，持续1周左右。尿淀粉酶测定比血清淀粉酶测定敏感，如高于参考值1倍以上就有诊断意义。由于尿淀粉酶升高时间较晚且持续升高时间比血淀粉酶长，所以临床上测定尿淀粉酶可弥补测定淀粉酶的不足。尿淀粉酶测定对巨淀粉酶血症的诊断有重要意义。巨淀粉酶血症时淀粉酶分子聚合或与免疫球蛋白结合形成大分子复合物，不易从肾小球滤过而引起血液中持续高水平，而尿淀粉酶反而可正常或降低。

知识点14：淀粉酶对肌酐清除率比值（Cam/Ccr）　　　　　　副高：熟悉　正高：熟悉

淀粉酶对肌酐清除率比值（Cam/Ccr）测定可以提高急性胰腺炎诊断的特异性。急性胰腺炎时由于体内激肽类物质增高而引起肾小球通透性增加且肾小管重吸收减少，使肾对淀粉酶的清除率增加，而对肌酐的清除率不变，因此二者清除率比值增高。Cam/Ccr参考区间是3.8%～5.3%，急性胰腺炎患者平均是9.8%。Cam/Ccr比值测定可以排除肾衰竭等非胰腺疾病所引起的淀粉酶活性升高，并且对怀疑急性胰腺炎而血清淀粉酶正常的病人，更有诊断价值。

知识点15：脂肪酶　　　　　　　　　　　　　　　　　　　副高：熟悉　正高：熟悉

脂肪酶（LPS）分子量约为38kD，是一群低度专一性的酶。主要来自于胰腺；其次为胃及小肠，能够水解多种含长链（8～18碳链）脂肪酸的甘油酯。

（1）检测方法　测定脂肪酶的方法目前有多种，如滴定法、pH电极法、比浊法、分光光度法以及荧光光度法等。

（2）参考区间　偶联法：1～54U/L；色原底物法：13～63U/L。

知识点16：尿胰蛋白酶原Ⅱ　　　　　　　　　　　　　　　副高：熟悉　正高：熟悉

胰蛋白酶原是胰蛋白酶的非活性前体，分子量为24kD，由胰腺泡细胞分泌进入胰液，它能水解精氨酸或者赖氨酸间的肽键，也能水解由肽键相连的其他天然氨基酸或化合物。它还具有酯酶的活性，能水解连接于赖氨酰或精氨酰肽的酯键。人体有两种形式的胰蛋白酶原，胰蛋白酶原Ⅰ与胰蛋白酶原Ⅱ。尿胰蛋白酶因为分子量比较小，所以很容易由肾小球滤出，但是肾小管对两者的重吸收却不同，对于胰蛋白酶原Ⅱ的重吸收低于胰蛋白酶原Ⅰ，所以，尿中前者的浓度较大。在急性胰腺炎时尿中胰蛋白酶原Ⅱ浓度明显升高。

（1）检测方法　定性常用免疫层析法，定量常采用免疫荧光法。

（2）参考区间　阴性（免疫层析法）；0.3～11.0μg/L（免疫荧光法）。

知识点17：胰腺外分泌功能试验　　　　　　　　　　　　　副高：熟悉　正高：熟悉

胰腺外分泌功能试验方法可分为直接法与间接法两类。直接试验是应用某些胃肠激素直接刺激胰腺分泌，通过十二指肠插管收集胰液进行分析，以了解胰腺外分泌功能其敏感性和特异性较高，但由于需要插管，病人不易接受，且耗时较长，试剂昂贵，难以在临床推广。所以近年来设计了多种间接试验，用试餐刺激胰腺分泌，测定胰酶分解产物，或测定粪便中脂肪间接反映胰腺外分泌功能状态，因为不需插管，方法简便，易于推广应用。各种胰外分泌功能试验见表2-15-2。

表2-15-2 胰腺外分泌功能试验

试验名称		方　法	检验指标	特　点
（直接试验）	促胰液素试验	静脉注射促胰液素前后，十二指肠插管收集胰液测定	胰液分泌量、碳酸氢盐、淀粉酶	是经典标准方法，有较好的敏感性和特异性，但需插管，试剂昂贵
	促胰液素-缩胆囊素试验	静脉注射两种激素前后，十二指肠插管收集胰液测定	与上同	增加刺激胰酶分泌
	Lundh餐试验	十二指肠插管收集标准试餐后的胰液测定	胰液中的胰蛋白酶	用生理性进餐刺激产生内源性激素代替昂贵的外源性激素，不良反应小，但需插管，要求胃肠功能正常
（间接试验）	BT-PABA试验	随餐摄入的BT-PABA在小肠被胰糜蛋白酶分解为PABA，吸收后经肾排除，测定PABA吸收量	血和尿中PABA	BT-PABA分解程度与胰酶分泌相关，是简便的胰功能试验，对轻度功能失常诊断灵敏度低，小肠吸收不良和肾功能障碍影响结果
	月桂酸荧光素试验	随试餐摄入的月桂酸荧光素在肠道被胰芳香脂酶分解为游离荧光素，吸收后经肾排出，测定荧光素的吸收量	尿中游离荧光素	月桂酸荧光素分解与胆盐浓度有关，故本试验还可了解胆盐分泌情况。小肠及肾功能也影响试验
	苏丹Ⅲ染色试验	进餐中脂肪被胰脂肪酶消化吸收，测定粪便中排出的剩余脂肪量	粪便用苏丹Ⅲ染色后镜检脂肪滴	方法简便易行，为初筛试验，敏感性差，影响因素多，不易鉴别胰源性或肠源性吸收不良
	胰多肽试验	进餐后胰液分泌的胰多肽可显著增高，测定进餐前后胰多肽水平的变化	血清胰多肽	方法简便，特异性高，影响因素少
	双标记Schilling试验	进食后的维生素B_{12}在胃酸性环境中与R蛋白结合物$R-B_{12}$被小肠胰蛋白酶降解后，释放出的B_{12}才能与内因子IF形成$IF-B_{12}$复合物被吸收，服用^{57}Co标记$IF-B_{12}$和^{58}Co标记$R-B_{12}$后测定尿中二者比值	24小时尿中排出的$R-B_{12}$/$IF-B_{12}$放射活性比值	胰功能不全者比值下降，加用必需氨基酸刺激胰腺可提高试验敏感性，本法简便、快速，但试验条件要求较高

第三节　常见胃、肠、胰疾病的实验室检验

知识点1：急性胃炎病因与发病机制　　　　　　　　副高：掌握　正高：掌握

　　急性胃炎是多种病因引起的急性胃黏膜炎症。急性发病，常表现为上腹部症状。内镜检查可见胃黏膜充血、水肿、出血以及糜烂（可伴有浅表溃疡）等一过性病变。病理组织学特

征为胃黏膜固有层有中性粒细胞为主的炎症细胞浸润。

（1）药物　常见的有非甾体抗炎药（NSAID）阿司匹林、吲哚美辛等，某些抗肿瘤药物、口服氯化钾或者铁剂等。这些药物直接损伤胃黏膜上皮层。

（2）应激　严重创伤、大面积烧伤、大手术、颅内病变、败血症及其他严重脏器病变或多器官功能障碍综合征等均可造成胃黏膜糜烂、出血，严重者发生急性溃疡并大量出血。

（3）乙醇　乙醇具有亲酯性和溶脂能力，高浓度乙醇可直接破坏胃黏膜屏障。

知识点2：慢性胃炎病因与发病机制　　　　副高：掌握　正高：掌握

（1）幽门螺杆菌感染　幽门螺杆菌具有鞭毛，可以在胃内穿过黏液层移向胃黏膜，其所分泌的黏附素使其紧贴上皮细胞，其释放尿素酶分解尿素产生NH_3从而保持细菌周围中性环境，幽门螺杆菌的这些特点有利于其在胃黏膜表面定位。通过以上产氨作用、分泌空泡毒素A（VacA）等物质而引起细胞损害；其细胞毒素相关基因（cagA）蛋白能导致强烈的炎症反应；其菌体胞壁还能够作为抗原诱导免疫反应。这些因素的长期存在导致胃黏膜慢性炎症。

（2）饮食和环境因素　长期幽门螺杆菌感染在部分患者可发生胃黏膜萎缩及肠化生，即发展为慢性多灶萎缩性胃炎。但幽门螺杆菌感染者胃黏膜萎缩及肠化生的发生率存在很大的地区差异，如非洲、印度、东南亚等地人群幽门螺杆菌感染率与韩国、日本、哥伦比亚等国相当甚至更高，但是前者胃黏膜萎缩和肠化生发生率却远低于后者。我国地区间的比较也存在类似情况。世界范围的对比研究显示萎缩和肠化生发生率的地区差异人体和地区间胃癌发病率的差异相平行，这提示慢性萎缩性胃炎的发生和发展还涉及幽门螺杆菌感染之外的其他因素，比如饮食中高盐和缺乏新鲜蔬菜水果和胃黏膜萎缩、肠化生以及胃癌的发生密切相关。

（3）自身免疫　自身免疫性胃炎以富含壁细胞的胃体黏膜萎缩为主；患者血液中存在自身抗体如壁细胞抗体（PCA），伴恶性贫血者还可查到内因子抗体（JFA）；自身抗体攻击壁细胞，使壁细胞总数减少，引起胃酸分泌减少或丧失；由壁细胞分泌的内因子丧失，导致维生素B吸收不良而导致恶性贫血。

（4）其他因素　幽门括约肌功能不全时含胆汁和胰液的十二指肠液反流入胃，可以削弱胃黏膜屏障功能。其他外源因素，如酗酒、服用NSAID等药物以及某些刺激性食物等都可反复损伤胃黏膜。

知识点3：胃炎的实验室及相关检查　　　　副高：掌握　正高：掌握

（1）胃镜及活组织检查　胃镜检查并同时取活组织做组织学病理检查是最可靠的诊断方法。

（2）幽门螺杆菌检测　幽门螺杆菌检查常用胃黏膜组织活检进行快速尿素酶试验、ELISA法检测血清抗体、革兰染色镜检、^{14}C呼气试验及10%CO_2分离培养。培养阳性即可确诊。

^{14}C呼气试验为检测幽门螺杆菌感染非常成熟的一种方法，其原理是幽门螺杆菌的尿素酶能把尿素分解成CO_2与NH_3，用不同的核素标记尿素分子中的碳原子与氮原子，然后让被试者口服一定量的标记尿素，定时收集呼出的气体或排出的尿液，检测其中标记CO_2和NH_3的排除率，就可准确地反映幽门螺杆菌在胃中的存在。幽门螺杆菌检查是国际上公认的幽门螺杆菌诊断的"金标准"之一。

（3）自身免疫性胃炎的相关检查 疑为自身免疫性胃炎者应检测血PCA与IFA抗体，如为该病PCA多呈阳性，伴恶性贫血时IFA多呈阳性。

（4）血清促胃液素 G17、胃蛋白酶原（PG）Ⅰ和PGⅡ测定胃体萎缩者血清促胃液素G17水平显著升高、PGⅠ和PGⅠ/PGⅡ比值明显降低；胃窦萎缩者血清促胃液素G17水平下降、胃蛋白酶原Ⅰ和（或）Ⅱ比值正常；全胃萎缩者则二者均低。

知识点4：消化性溃疡的病因与发病机制　　　　　　　　副高：掌握　　正高：掌握

（1）攻击因子作用增强 幽门螺杆菌感染、胃酸和胃蛋白酶、某些化学因素的损伤作用。

（2）防御因子功能减弱 胃黏膜保护功能减弱、胃黏膜血供障碍、其他防御因子作用减弱。

知识点5：消化性溃疡的实验室检查　　　　　　　　　副高：掌握　　正高：掌握

（1）胃酸测定 胃酸是导致胃和十二指肠黏膜损伤的主要因素。十二指肠溃疡患者常有胃酸分泌过多，其基础胃酸分泌量（BAO）和最大胃酸分泌量（MAO）都明显增高。有高胃酸分泌的十二指肠溃疡患者发生出血、穿孔等并发症的机会较大；十二指肠溃疡手术后若BAO仍 > 5mmol/h、MAO > 15mmol/h时，应考虑溃疡复发的可能。

（2）幽门螺杆菌（Hp）检测 胃溃疡患者Hp检出率可达72%～100%，十二指肠溃疡为73%～100%。Hp检测还有助于观察溃疡愈合及复发情况。

（3）胃蛋白酶原和胃蛋白酶测定 血清PGⅠ高者易发生十二指肠溃疡，而胃溃疡患者多为PGⅡ增高、PGⅠ/PGⅡ比值降低。

（4）血清促胃液素测定 胃溃疡患者血清促胃液素较正常人稍高，而十二指肠溃疡患者餐后应答较正常人为强。

知识点6：急性胰腺炎病因与发病机制　　　　　　　　副高：掌握　　正高：掌握

（1）梗阻与反流 约50%的急性胰腺炎是胆道结石、炎症和胆道蛔虫所致，尤以胆结石最常见。上述疾病可导致壶腹部梗阻及胆汁潴留超过胰管压力，倒流入胰管，激活胰酶。

（2）酗酒和暴饮暴食 可使胰液分泌过多，酗酒还可导致十二指肠乳头水肿和Oddi括约肌痉挛，如伴呕吐可导致十二指肠内压骤增，引起十二指肠液反流激活胰酶而致病。

（3）感染　肝胆炎症时病原菌可通过淋巴管进入胰腺，也可发生血行感染，或者肠道细菌由寄生虫携入胰管。一些急性传染病如流行性腮腺炎、病毒性肝炎以及柯萨奇病毒感染等可伴有急性胰腺炎（AP）。

（4）内分泌与代谢障碍　任何导致高钙血症的原因（如甲状旁腺肿瘤、维生素D过量等）均可产生胰管钙化、增加胰液分泌和促进胰蛋白酶原激活。家族性高脂血症可以使胰液内脂质沉着，引发AP。

（5）药物　一些药物如利尿药、肾上腺皮质激素、四环素以及硫唑嘌呤等通过不同机制对胰腺造成毒性损害。

（6）手术与创伤　损伤胰腺血管、内镜逆行胰胆管造影（ERCP）也可以引发急AP。

知识点7：慢性胰腺炎病因与发病机制　　　　　　　　　副高：掌握　　正高：掌握

慢性胰腺炎（CP）是各种原因引起的胰腺组织结构和功能持续性、进行性以及不可逆性损害。其临床表现主要为长期反复发作的腹痛、腹泻、消瘦以及糖尿病等。慢性胰腺炎的发病因素与急性胰腺炎相似，主要有胆道疾病、酒精中毒、高脂血症、甲状旁腺功能亢进、手术和外伤、遗传因素等，10%～30%急性胰腺炎长期存在或反复发作而致。此外，尚有10%～30%病因不明的特发性胰腺炎。

知识点8：慢性胰腺炎的酶学检测　　　　　　　　　　　副高：掌握　　正高：掌握

（1）淀粉酶　淀粉酶活性升高的程度与胰腺炎损伤程度不一定呈平行关系，但活性越高，诊断的正确率越高。慢性胰腺炎早期淀粉酶活性可一过性增高，后期可不增高或增高不明显。

（2）脂肪酶　血清脂肪酶活性在急性胰腺炎发病后2～12小时升高，24小时达峰值，一般可持续8～15天。脂肪酶活性升高和淀粉酶基本平行，特异性高于淀粉酶。

（3）胰蛋白酶　血清放免法测定参考值<400μg/L，急性胰腺炎时可增高10～40倍，阳性率约为淀粉酶的2倍。检测尿中的胰蛋白酶原-2方法简单，灵敏度高，与胰腺炎的严重程度有很好的相关性。

（4）磷脂酶A_2　磷脂酶A_2由胰腺腺泡合成，以前磷脂酶A_2的酶原形式由胰腺分泌，其激活时在氨基端裂解下来的一段多肽称为磷脂酶A_2活性肽（PLAP）。PLAP的浓度可反映磷脂酶的激活情况，利用放免法测定尿PLAP的峰值出现在急性胰腺炎发作后12～24小时，且与疾病的严重程度正相关，是较灵敏的诊断指标。

知识点9：淀粉酶检测的临床应用　　　　　　　　　　　副高：掌握　　正高：掌握

（1）血清淀粉酶　测定具有重要的临床意义，尿淀粉酶变化仅作参考，血清淀粉酶活性高低同病情不呈相关性。急性胰腺炎发病8～12小时血清淀粉酶开始升高，可以为参考值上限的5～10倍，12～24小时达高峰，可为参考值上限的20倍，2～5天下降到正常。若超过

500U即有诊断意义。尿淀粉酶在发病之后12～24小时开始升高，达峰值时间较血清慢，血清淀粉酶恢复正常后，尿淀粉酶可持续升高5～7天，因此在急性胰腺炎的后期测尿淀粉酶更有价值。血清淀粉酶升高而P-同工酶不高则可除外急性胰腺炎的诊断。血清淀粉酶持续增高要注意：病情反复、肾功能不全、并发假性囊肿或脓肿、疑有结石或肿瘤、高淀粉酶血症等。要注意鉴别其他急腹症导致的血清淀粉酶增高。

（2）脂肪酶　血清脂肪酶活性测定也具有重要的临床意义，特别是当血清淀粉酶活性已经下降到正常，或其他原因造成血清淀粉酶活性增高，血清脂肪酶活性测定有互补作用。同样，血清脂肪酶活性同疾病严重度不呈正相关。

（3）其他项目　包括白细胞、血糖、血钙、肝功能、血气分析及DIC等。暂时性血糖升高（＞10mmol/L）则反映胰腺坏死，预示预后严重。暂时性低钙血症同临床严重程度平行。患者多有轻重不等的脱水现象，呕吐频繁可有代谢性碱中毒。重症者脱水明显并出现代谢性酸中毒，伴有血钾、血镁以及血钙下降，血钙＜1.75mmol/L时将出现手足搐搦，可见于出血坏死性胰腺炎。发病72小时之后CRP＞150mg/L提示胰腺组织坏死。动态测定血清白介素-6水平，增高则提示预后不良。

知识点10：慢性胰腺炎的C反应蛋白（CRP）	副高：掌握　正高：掌握

CRP水平对急性胰腺炎的早期诊断很有价值，并有助于评估病情的严重程度。以CRP浓度120mg/L作为区别水肿型和坏死型急性胰腺炎的临界值，其诊断准确率达85%。其他急性时相反应蛋白如α_2-巨球蛋白、纤维蛋白原、α_1-抗胰蛋白酶以及α_1-抗糜蛋白酶等对急性胰腺炎的诊断价值和CRP相似。

知识点11：慢性胰腺炎的其他生化检查	副高：掌握　正高：掌握

暂时性血糖升高常见，可能和胰岛素释放减少和胰高血糖素释放增加有关。持久的空腹血糖＞10mmol/L反映胰腺坏死，提示预后不良。高胆红素血症可以见于少数患者，多于发病后4～7天恢复正常。血清AST和LDH可增加。暂时性低钙血症（＜2mmol/L）常见于重症急性胰腺炎，低血钙程度与临床严重程度平行，血钙＜1.5mmol/L提示预后不良。AP时可出现高三酰甘油血症，这种情况可能是病因或是后果，后者在急性期过后可恢复正常。

知识点12：慢性胰腺炎的胰腺外分泌功能试验	副高：掌握　正高：掌握

（1）胰泌素试验　用胰泌素刺激胰腺后观察胰液分泌量、HCO_3^-和胰酶的含量。如HCO_3^-排出＜10mmol/20min，或者胰液量＜80ml/20min则提示分泌功能受损。

（2）Lundh试验　用特定饮食刺激胰腺分泌，从双腔管抽吸胰液，测定其中某些胰酶的活力。此法费时、烦琐，现渐少用。

（3）胰功肽试验（N-苯甲酰-L-酪氨酰对氨苯甲酸，BT-PABA试验）　BT-PABA是一种人工合成肽，口服后经胰液的作用可以分解成PABA，自小肠吸收而从尿中排泄。胰腺外分泌功能减退、糜蛋白酶分泌不足可引起尿PABA含量减少，约为正常量的60%。

（4）血清缩胆囊素-胰泌素（CCK-PZ）含量测定　免疫法测定血中CCK-PZ含量为当前诊断CP的较好方法。因为本病胰酶分泌减少，对CCK-PZ的反馈性抑制消失或减弱，故血清中CCK-PZ浓度明显高于参考值（60pg/ml）。

知识点13：慢性胰腺炎（CP）检查项目及临床应用　　　副高：掌握　正高：掌握

（1）苯甲酰-酪氨酰-对氨基苯甲酸（BT-PABA）试验　也称胰功肽试验，是一种间接测定胰腺外分泌功能的方法，其敏感性及特异性均较高。

（2）Lundh餐试验　国外自20世纪40年代已应用至今，国内在1981年首次由吴云林教授报道其临床应用。

（3）促胰液素试验或促胰酶素-促胰液素试验（P-S试验）此试验较为精确，但需要特别的双腔管（Dreiling管），试剂需进口，所以仅在科研上采用，在临床上尚未推广。

（4）^{131}I-三油酸酯和^{131}I-油酸对比吸收试验　可反映胰脂肪酶的含量，该试验虽不如化学测定法敏感，但是方法简便，且可用于随访病情和观察药物疗效，因此在临床上可推广采用。

（5）粪便中脂肪球检测　慢性胰腺炎时，粪便经苏丹Ⅲ染色之后，镜下可见大量脂肪球，若高倍视野下脂肪球超过100个，可以考虑脂肪吸收不良的诊断。

（6）胰腺内分泌功能测定　CP晚期，比如胰岛B细胞分泌功能受损、胰岛素分泌不足时，可引发继发性糖尿病。表现为空腹血糖多次＞7.2mmol/L，或者餐后2小时血糖＞111mmol/L及口服葡萄糖耐量曲线（OGTT）异常。

知识点14：胰腺癌的病因与发病机制　　　副高：掌握　正高：掌握

临床资料分析表明，可能是多种因素长期共同作用的结果，大量饮酒、吸烟、饮咖啡者，糖尿病患者，慢性胰腺炎患者发病率较高，胰腺癌的发生率也可能和内分泌有关，其根据是男性发病率较绝经期前的女性为高，女性在绝经期后则发病率上升，长期接触某些化学物质如F-萘酸胺、联苯胺以及烃化物等可与胰腺癌有关。遗传因素与胰腺癌的发病也有一定关系。

分子生物学研究提示：癌基因激活与抑癌基因失活以及DNA修复基因异常在胰腺癌的发生中起重要作用，如90%的胰腺癌患者可有K-ras基因第12密码子的点突变。

知识点15：胰腺癌的实验室检查　　　副高：掌握　正高：掌握

（1）糖蛋白类抗原标志物　与胰腺癌诊断相关的糖蛋白类抗原主要有CA19-9、CA242、CA50、CA72-4等。其中CA19-9是目前临床上最有诊断价值也是应用最多的一种肿瘤相关抗原，其血清临界值为37kU/L，肿瘤普查的分界值为120kU/L，高于此值者应高度怀疑胰腺癌。

（2）基因类标志物 胰腺癌相关的原癌基因主要有k-ras、c-myc、c-fos等，其阳性表达与胰腺癌关系最密切的为k-ras。通过细针穿刺活检获得胰组织进行k-ras突变的检测其阳性率可在90%以上，远高于其他肿瘤的突变率。

（3）其他标志物 乳铁蛋白（lactoferin）为一种含铁黏蛋白，存在于胰液和其他外分泌液中，胰腺癌患者胰液中的乳铁蛋白占胰液总蛋白的浓度百分比较慢性胰腺炎呈明显降低，为临床鉴别胰腺癌和慢性胰腺炎的方法之一。

第十六章 肾脏疾病的生物化学诊断

第一节 概 述

知识点1：肾的基本结构 副高：掌握 正高：掌握

肾是实质性器官，肾实质分为皮质与髓质两部分，其基本功能单位称为肾单位。人体每个肾大约含有100万个肾单位。每个肾单位均由肾小体与肾小管组成。肾小体包含肾小囊与肾小球，肾小囊则为包被肾小球的2层上皮细胞形成的囊腔，肾小球是成团的毛细血管簇，肾小囊腔开口处延续为肾小管。肾小管的两端弯曲，分别称为近端（曲）小管和远端（曲）小管，同肾小体共同位于肾皮质部，远端小管同集合管相连；中间段则为呈U形折返走行在髓质部的肾小管髓袢。

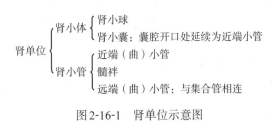

图 2-16-1　肾单位示意图

知识点2：肾的生理功能 副高：掌握 正高：掌握

肾的生理功能是排泄代谢产物及调节水、电解质以及酸碱平衡，维持内环境稳定。主要利用肾小球滤过、肾小管和集合管的重吸收及分泌（排泌）完成。

肾小球滤膜由毛细血管内皮细胞、基膜以及足细胞（肾小囊脏层上皮细胞）构成。足细胞借助稀疏的足突附着于基膜上，可以允许血液中除细胞及大分子蛋白质外的其他物质自由通透，形成"孔径屏障"。在基膜上富含带负电荷的糖蛋白，可以阻止血浆中直径接近小孔径但带负电荷的蛋白滤过，这就是肾小球滤膜的"电荷屏障"。肾小球毛细血管直接渗透压（25mmHg）与肾小囊腔静水压10mmHg之和形成有效滤过压。当有足够的血液流经肾小球时，在有效滤过压的作用之下，大量水和小分子物质及少数分子量较小的蛋白滤入肾小囊腔，形成原尿。在单位时间内两肾生成的原尿量称为肾小球滤过率。

各段肾小管可对原尿中的成分选择性地重吸收，并利用离子交换或直接分泌某些物质。近端小管可以重吸收原尿中约70%的Na^+、K^+、Cl^-和水，以及几乎全部葡萄糖、氨基酸及蛋白。原尿中约有70% $NaHCO_3$在近端小管利用H^+-Na^+交换的方式被重吸收，同时有等摩尔H^+被分泌入原尿，这是维持体内酸碱平衡的机制之一。除此之外，近端小管还可主动分泌有机酸、碱类代谢物。

髓袢降支段几乎仅对水通透而不重吸收溶质，可以重吸收约15%的水。升支段对水的通透性极低，却可以主动重吸收原尿中约20%的Na^+、K^+、Cl^-及绝大部分Ca^{2+}与Mg^{2+}等离子。另外，升支段对尿素有良好通透性，在此约有50%的原尿中的尿素被重吸收。髓袢段在尿液浓缩稀释等功能中起重要作用。

远曲小管与集合管在醛固酮与抗利尿激素（血管加压素）的调节之下，主要进行离子交换及水的重吸收，在决定终尿质及量方面起重要作用。远端小管与集合管还分泌NH_3，NH_3同H^+结合成不被重吸收的NH_4^+排出。铵盐的生成不仅促进排H^+，同时也促进HCO_3^-重吸收，调节机体酸碱平衡。

通过以上作用，最终形成的尿仅约占原尿量的1%，汇集于肾小盏、肾盂，通过输尿管流入膀胱储存。

肾脏还是内分泌器官，能够分泌一些生物活性物质调节机体的功能，如肾素、活性维生素D_3、前列腺素、促红细胞生成素等。肾功能调节包括自身调节与神经-体液调节两种机制。肾主要通过交感神经支配。参与体液调节的物质主要有抗利尿激素、醛固酮以及尿钠肽等。

第二节　肾脏疾病的生物化学检测指标

> **知识点1：肾小球滤过功能检查**　　　　　　　　　　副高：掌握　正高：熟悉

（1）内生肌酐清除率（Ccr）　是肾脏在单位时间内将肌酐从一定量血浆中全部清除并由尿排出时被处理的血浆量。

检测方法：根据肾清除试验原理，收集一段时间内的尿量，同时测定血及尿中肌酐浓度，依据公式可计算出Ccr。

Ccr（ml/min）=[尿肌酐浓度（μmol/L）×每分钟尿量（ml/min）]/血肌酐浓度（μmol/L）。

标准化Ccr（ml/min·1.73m^2）=Ccr×标准体表面积（1.73m^2）/体表面积（m^2）。

（2）估算肾小球滤过率　检测方法：以血肌酐值作为基础，依据患者年龄、性别、身高、体重以及种族等参数，采用公式计算肾小球滤过率估算值（eGFR）。

（3）血清肌酐　检测方法：血清肌酐（Scr）测定的方法主要有Jaffe法、酶法以及高效液相色谱法。

（4）血清尿素　尿素是体内蛋白质的终末小分子代谢产物。血清尿素（Urea）的浓度决定于机体蛋白质的分解代谢速度、食物中蛋白摄取量及肾脏的排泄能力。

检测方法：血尿素测定的方法可以分为两大类。①尿素酶法：借助尿素酶催化血尿素水解生成氨，氨可以用纳氏试剂，酚-次氯酸盐或者酶偶联反应显色测定。②直接法：血尿素直接与某试剂作用，测定其产物。最为常见的方法是二乙酰一肟法。

（5）血胱抑素C　胱抑素C（CysC）可以自由地透过肾小球滤过膜，在近曲小管全部重吸收并迅速代谢分解；CysC不与其他蛋白形成复合物，其血清浓度变化不受炎症、感染、肿瘤及肝功能等因素的影响，同性别、饮食、体表面积以及肌肉量无关，是一种反映肾小球滤过率（GFR）变化的理想的内源性标志物。

检测方法：血CysC多采用胶乳颗粒增强免疫浊度法检测。

知识点2：近曲小管重吸收功能检查　　　　　　　　　　　　　副高：掌握　正高：熟悉

（1）β$_2$-微球蛋白（β$_2$-MG）　是由人体有核细胞，尤其是淋巴细胞与肿瘤细胞产生的一种小分子球蛋白，分子量仅为11.8kD。β$_2$-MG可以从肾小球自由滤过，约99.9%被近端肾小管上皮细胞重吸收并且分解破坏，因此正常情况下β$_2$-MG由尿排出的量极低。

检测方法：血清与尿液β$_2$-MG目前可采用免疫比浊法、ELISA法测定。

（2）α$_1$-微球蛋白（α$_1$-MG）　是肝细胞与淋巴细胞产生的一种糖蛋白，分子量为26～33kD。α$_1$-MG有游离型及与免疫球蛋白、清蛋白结合型。游离型可自由透过肾小球滤膜，结合型不能通过肾小球滤膜，原尿中α$_1$-MG绝大部分被肾小管重吸收降解，尿中含量极微。

检测方法：血清与尿液α$_1$-MG目前可采用免疫比浊法测定。

（3）视黄醇结合蛋白（RBP）　是肝脏合成分泌到血液中的一种低分子量蛋白，分子量约为22kD。游离RBP可被肾小球滤过，但是在近曲小管几乎全部被重吸收分解，正常人尿中RBP排量极少。

检测方法：目前可采用免疫学方法测定血清与尿液RBP。

（4）尿钠和滤过钠排泄分数　尿钠排泄量的多少决定于钠的胞外液量及肾小管重吸收的变化。滤过钠排泄分数（FeNa）指的是尿钠排出部分占肾小球滤过钠总量的比率。

检测方法：分别检测出血清钠、血肌酐和尿钠、尿肌酐浓度，根据下式计算FeNa：

FeNa（%）：尿钠排出量/滤过钠总量=（尿钠/血钠）/（尿肌酐/血肌酐）×100%。

式中尿钠与血钠的单位为mmol/L，尿肌酐与血肌酐的单位为μmol/L。

知识点3：近曲小管排泄功能检查　　　　　　　　　　　　　副高：掌握　正高：熟悉

评价肾小管排泄功能的试验主要是酚红排泄试验（PSP）及对氨基马尿酸最大排泄率试验（TmPAH），而本知识点介绍PSP。

检测方法：酚红又名酚磺酞，是一种对于人体无害的染料。酚红注入体内后，同血浆清蛋白结合，只有少量从肾小球滤过，绝大部分（约94%）在近端小管同血清清蛋白解离，并被近端小管上皮细胞主动排泌，从尿液排出。因此尿液中的排出量可作为判断近端小管排泌功能的指标。试验时静脉注射6g/L的酚红1ml，测定2小时内尿酚红排泄量，计算出酚红排泄率。

知识点4：近曲小管细胞损伤检查　　　　　　　　　　　　　副高：掌握　正高：熟悉

近端小管细胞损伤时，除肾小管重吸收及排泌功能改变外，还可以出现尿酶含量的变化。正常人尿液中含酶量非常少，可来自血液、肾实质以及泌尿生殖道，但主要来源于肾小管，特别是近端小管细胞。各种肾脏疾病，特别是肾小管细胞受损时，肾组织中的某些酶排出量增加或者在尿中出现，从而使尿酶活性发生改变。在此主要介绍N-乙酰-p-D-氨基葡萄糖苷酶（NAG）。

NAG是一种广泛分布在哺乳动物身体各组织细胞中的溶酶体水解酶，同黏多糖类及糖蛋白代谢有关。在近曲小管上皮细胞中含量比较高。NAG分子量约为140kD，不能通过肾小球屏障，因此尿中NAG主要来自肾近曲小管上皮细胞。此酶在尿中稳定，是反映肾小管实质细胞损害的指标。

检测方法：通常以酶法测定其活性。

知识点5：远曲小管功能检查　　　　　　　　　　副高：掌握　正高：熟悉

远曲小管和集合管的主要功能是在抗利尿激素及醛固酮的作用下，参与机体尿液浓缩稀释，以及调节水、电解质及酸碱平衡等，维持机体内环境的稳定。

远曲小管功能检查包括尿液浓缩稀释试验、肾小管性酸中毒检测两方面。

知识点6：尿液浓缩稀释试验　　　　　　　　　　副高：掌握　正高：熟悉

尿液浓缩稀释试验指在日常或者特定饮食条件下观察患者尿量及尿比重等指标的变化。

（1）尿比重与尿渗量　尿比重指的是在4℃条件下尿液与同体积纯水的重量之比，它决定于尿中溶解物质的浓度，同固体总量成正比。尿渗量（Uosm）指的是溶解在尿液中具有渗透作用的全部溶质微粒总数量（含分子和离子）。

检测方法：目前尿比重多采用化学试带法测定；Uosm多是采用尿液冰点下降法测定，也可以用蒸气压渗透压计算法测定。

（2）渗量溶质清除率（Cosm）　表示在单位时间内肾脏能将多少血浆中的渗透性溶质清除出去。

检测方法：根据肾清除试验原理，同时测定血浆和尿渗量，可计算出渗量溶质清除率。

（3）自由水清除率（C_{H_2O}）　指在单位时间内从血浆中清除到尿中不含溶质的水量。任何尿液均可以视为等渗尿和纯水两部分，即尿量＝等渗尿尿量＋C_{H_2O}。稀释尿量等于等渗尿尿量加上血浆中清除的纯水量；浓缩尿量等于等渗尿尿量减去被吸收的纯水量。因为正常人排出的均为含有溶质的浓缩尿，所以C_{H_2O}为负值。

检测方法：根据肾清除试验原理，同时测定血浆和尿渗量，可计算出C_{H_2O}。

计算公式：$C_{H_2O} = L1 - (Uosm/Posm) \times V$。

知识点7：肾小管性酸中毒检测　　　　　　　　　　副高：掌握　正高：熟悉

肾小管性酸中毒是因为肾小管尿液酸化功能失常而发生的一种慢性代谢性酸中毒。

（1）氯化铵负荷（酸负荷）试验　检测方法：给患者服用一定量的酸性药物氯化铵，引起机体产生急性代谢性酸中毒，增加远端肾小管排泌H$^+$的量，如远端肾小管泌H$^+$产生NH$_3$

及重吸收HCO_3^-发生障碍，酸性物质不能排出，尿液酸化受损。利用观察尿pH的变化，即可判断有无远端小管酸化功能障碍。

（2）HCO_3^-负荷（碱负荷）试验　检测方法：正常人通过肾小球滤过的HCO_3^- 85%～90%由近端肾小管重吸收，10%～20%由远端肾小管重吸收。服用一定量的碱性药物碳酸氢盐，碱化尿液，以增加肾小管重吸收HCO_3^-的负担。当近端小管受损时，其重吸收HCO_3^-的功能减退。利用观察HCO_3^-的排泄分数，有助于近端小管酸中毒的诊断。计算公式：

HCO_3^-的排泄分数＝[（尿HCO_3^-－血HCO_3^-）/（尿肌酐/血肌酐）]×100%。

知识点8：肾血流量检测　　　　　　　　　　　副高：掌握　正高：熟悉

肾血流量（RBF）或者肾血浆流量（RPF）是指单位时间内流经肾脏的全血或血浆量。而目前多采用对氨基马尿酸（PAH）清除率试验和放射性核素法来检测。

第三节　肾脏疾病主要生物化学检测指标的临床应用

知识点1：肾功能检测指标的分类　　　　　　　副高：掌握　正高：熟练掌握

临床实验室肾功能检查项目比较多，可依据肾功能检查的部位及功能分类。肾功能检查项目的分类见表2-16-1。

表2-16-1　肾功能检查项目的分类

检查部位	检测功能	标准试验项目	临床首选项目	临床次选项目
肾小球	滤过功能	菊粉清除率	内生肌酐清除率 血胱抑素C	血尿素、血肌酐 血尿素/血肌酐比值
	屏障功能		尿蛋白定性 24小时尿蛋白定量 尿蛋白电泳	尿微量清蛋白 尿蛋白选择性指数
近端小管	重吸收功能	TmG	尿钠、FeNa	尿小分子蛋白质
	排泌功能	TmPAH		PSP
远端小管	水、电解质调节功能		尿比重、尿渗量	浓缩稀释试验 渗量溶质清除率 自由水清除率
肾血管	酸碱平衡功能	HCO_3^-排泄分数	尿pH 尿总酸测定	氨滴定测定 酸、碱负荷试验
	肾血流量	PAH清除率 碘锐特清除率		肾放射性核素扫描

知识点2：肾功能检测指标的选择　　　　　副高：掌握　正高：熟练掌握

临床选择肾功能检测指标时应注意下列几点。

（1）首先应确定进行肾功能检查的目的，是为了疾病的早期诊断、预后估计以及病情观察，还是为了确定治疗方案。

（2）应了解各种诊断方法的设计原理及用途，以及这些方法的敏感性、特异性及诊断价值；了解同类方法各自在筛查、协助诊断以及确诊等方面的实际作用。

（3）按照所需要检查的肾脏病变部位，选择同其相应的功能试验，在检测方法应用上，应由简到精、由易到难；同时也要结合患者的病情、文化特点、经济情况以及接受程度等合理选择有效、经济的诊断项目。

（4）欲分别了解左、右肾的功能时，需插入导尿管分别进行收集左、右肾尿液。

（5）在评价检查结果时，必须结合患者的病情及其他临床资料，进行全面分析，最后作出判断。

知识点3：急性肾小球肾炎　　　　　　　　副高：掌握　正高：熟练掌握

急性肾小球肾炎简称为急性肾炎，是以蛋白尿、血尿、高血压，水肿、肾小球滤过率降低为主要表现，并可有一过性氮质血症的肾小球疾病。经常急性起病，多数为急性链球菌感染1~3周后，由于变态反应而引起双侧肾弥漫性的肾小球损害。

知识点4：急性肾小球肾炎的诊断依据　　　　副高：掌握　正高：熟练掌握

（1）临床上有少尿、水肿、血尿、高血压表现。

（2）伴随链球菌感染的证据　抗"O"（或ASO）明显升高，2周之内血清补体C3下降。

知识点5：急性肾小球肾炎的实验室检查　　　副高：掌握　正高：熟练掌握

（1）尿常规检查　尿量减少，并且尿渗量 > 350mmol/L；血尿为急性肾炎的重要表现，可见肉眼血尿或者镜下血尿；尿蛋白定量通常为1~3g/24h，多属非选择性蛋白尿。

（2）血液生化检查　血清清蛋白量轻度下降，是水、钠潴留，血容量增加，血液稀释所致；血浆蛋白电泳大多见清蛋白量降低，γ-球蛋白增加；尿钠减少，通常可有轻度高血钾。

（3）肾功能检查　急性期肾小球滤过一过性受损，而肾血流量多数正常，Ccr降低。肾小管功能相对良好，TmG（血清总镁）与TmPAH正常或轻度下降，肾浓缩功能仍多保持正常。

（4）免疫学及其他检查　急性肾炎病程早期，血总补体及补体C3明显下降，可降到正常的50%以下。其后逐渐恢复，6~8周时恢复正常，此种动态变化是链球菌感染之后急性肾炎的典型表现，可视为急性肾炎病情活动的指标。尿FDP的测定能够正确反映肾血管内凝血。

知识点6：急性肾小球肾炎的临床常规检查项目　副高：掌握　正高：熟练掌握

尿常规、血常规、粪便常规；补体、ASO；肝肾功能、血糖、电解质、凝血功能、抗核抗体（ANA）、C反应蛋白（CRP）、ESR；24小时尿蛋白定量、尿红细胞位相；腹部超声、X线胸片以及心电图。

知识点7：肾病综合征　副高：掌握　正高：熟练掌握

肾病综合征（NS）是以大量蛋白尿、低清蛋白血症、严重水肿以及高脂血症为特点的综合征。NS是在许多疾病过程中损伤了肾小球毛细血管滤过膜的通透性而产生的一组症状。

知识点8：肾病综合征的诊断依据　副高：掌握　正高：熟练掌握

（1）尿蛋白定量　尿蛋白（+++）以上，尿蛋白定量>50mg/（kg·d）或>3.5g/d或者晨尿尿蛋白/尿肌酐比值>2。

（2）血液生化检查　血清清蛋白<30g/L，伴或者不伴血清胆固醇>5.72mmol/L。

（3）眼睑、颜面以及四肢、全身水肿，水肿为可凹陷性。

（4）若排除继发性疾病，则诊断为原发性肾病综合征。

知识点9：肾病综合征的实验室检查　副高：掌握　正高：熟练掌握

（1）尿蛋白测定　肾病综合征最为主要的实验室诊断依据是大量蛋白尿，并一般为肾小球性蛋白尿。用C_{IgG}/C_{Tf}表示尿蛋白选择性，$C_{IgG}/C_{Tf} \leqslant 0.1$提示高选择性，$\geqslant 0.2$提示非选择性。

（2）血液生化检查　血浆总蛋白，尤其是清蛋白显著下降；IgG水平可显著下降，而IgA、IgM以及IgE水平多正常或升高。血浆蛋白电泳呈特征性改变：清蛋白下降至50%以下，γ-球蛋白亦相对减少，α_1-球蛋白可正常或降低，α_2-球蛋白与α-球蛋白比例明显升高，出现两端下陷、中间增高的电泳图谱。胆固醇或三酰甘油升高，VLDL与LDL升高。

（3）纤维蛋白原降解产物检测　高凝状态是NS的重要并发症。所以，抗凝治疗是NS的重要治疗措施，临床上通常多采用纤维蛋白原定量测定、凝血酶原时间以及FDP测定作为监测指标，C_{D-d}/C_{IgG}测定是指导肾病局部抗凝治疗更为理想的实验室指标。

知识点10：肾病综合征的临床常规检查项目　副高：掌握　正高：熟练掌握

血常规、尿常规、粪便常规以及粪便潜血；24小时尿蛋白定量或晨尿尿蛋白/尿肌酐比值；肝肾功能、血电解质、血脂、血糖、血浆蛋白；乙肝病毒标志物；免疫球蛋白、补体；PPD试验；腹部B超；胸片，心电图。

知识点11：糖尿病性肾病　　　　　副高：掌握　正高：熟练掌握

糖尿病性肾病（DN）仅指糖尿病所特有的同糖代谢异常有关的糖尿病性肾小球硬化症，临床上以糖尿病患者出现持续性蛋白尿作为主要标志。它是糖尿病全身性微血管病变的一部分，其发病同遗传因素及糖代谢异常有关。

知识点12：糖尿病性肾病的诊断依据　　　　　副高：掌握　正高：熟练掌握

（1）有糖尿病病史。

（2）早期糖尿病性肾病诊断　6个月之内连续2次尿微量清蛋白检查，其尿清蛋白排出率（UAER）>20μg/min，但<200μg/min或在30～300mg/24h。

（3）临床期糖尿病性肾病诊断　间歇性或者持续性临床蛋白尿（尿蛋白阳性），UAER>200μg/min或者常规尿蛋白定量>500mg/24h；可伴有肾功能不全，或伴发视网膜病变；或者肾活检证实。

（4）排除其他可能导致尿蛋白增加的原因，如泌尿系统感染、原发性高血压、运动、心力衰竭及水负荷增加等。

知识点13：糖尿病性肾病的实验室检查　　　　　副高：掌握　正高：熟练掌握

（1）尿蛋白测定　尿微量清蛋白测定是早期糖尿病性肾病的重要诊断指标，同时也是判断糖尿病性肾病预后的重要指标。

（2）肾功能　早期可以做GFR测定。临床期糖尿病性肾病可选用肾病综合征的肾功能检查指标。

（3）糖尿病视网膜病变检查　出现糖尿病性眼底改变，表明很有可能已有肾小球病变（≥90%）。

（4）肾形态检查与活检　肾脏影像学可见肾大小增大或正常，尿毒症时也只有部分肾影缩小。肾活检不仅可以确定诊断，而且有助于鉴别诊断。

知识点14：糖尿病性肾病的临床常规检查项目　　　　　副高：掌握　正高：熟练掌握

尿常规（包括酮体）、血常规、粪便常规和粪便潜血；血糖及动态血糖监测；24小时尿蛋白定量或晨尿尿蛋白/尿肌酐比值；肝肾功能、血脂、电解质、血黏度；口服糖耐量试验和同步胰岛素或者C肽释放试验；糖化血红蛋白（HbA1c）和糖化血清蛋白（果糖胺）；眼底检查、颈动脉和下肢血管彩色多普勒超声；胸片、心电图以及腹部B超。

知识点15：肾小管性酸中毒　　　　　副高：掌握　正高：熟练掌握

肾小管性酸中毒（RTA）指因为近端肾小管重吸收HCO_3^-或远端肾小管排泌H^+功能障碍所导致的代谢性酸中毒临床综合征。按照肾小管受损部位及其病理生理基础分为4型：Ⅰ型为远端肾小管酸中毒，Ⅱ型为近端肾小管酸中毒，Ⅲ型为Ⅰ型与Ⅱ型的混合型，Ⅳ型为全远端肾小管酸中毒。

知识点16：肾小管性酸中毒的诊断依据　　　　　副高：掌握　　正高：熟练掌握

（1）Ⅰ型　①多见于20～40岁成年人，70%～80%为女性。②有低钙、低磷血症及高钙尿症，临床上肾钙化、肾结石多见，部分伴有软骨病或者佝偻病。③不完全型氯化铵负荷试验阳性。④高氯、低钾性酸中毒，伴尿pH＞5.5。

（2）Ⅱ型　①多于幼儿期发病，以男性多见。②高氯、低钾性酸中毒。③临床上低钾明显，而低钙与骨病较轻，表现为骨软化及骨质疏松。④HCO_3^-负荷试验阳性，尿中HCO_3^-排泄分数＞15%。

（3）Ⅲ型　兼有Ⅰ型与Ⅱ型的临床特征，尿可滴定酸及铵离子排出减少，当血浆HCO_3^-浓度正常时，尿中HCO_3^-排泄分数＞15%。

（4）Ⅳ型　①多有慢性肾小管间质病史，并伴有中等程度肾小球滤过率降低。②肾小管酸化功能障碍，类似于Ⅱ型肾小管酸中毒，但是尿中HCO_3^-排泄分数＜10%。③高氯性酸中毒并伴高钾血症。④尿铵离子减少，血肾素及醛固酮水平降低。

知识点17：肾小管性酸中毒的实验室检查　　　　副高：掌握　　正高：熟练掌握

（1）尿常规　连续监测尿常规，尤其是尿pH及尿比重。

（2）血液生化　血气分析，血钾、钠、钙、氯、磷，血尿素氮、肌酐。

（3）尿液生化　24小时尿钾、钠、钙、氯、磷、镁。

（4）尿碳酸氢盐、可滴定酸及铵离子定量测定　通常远曲肾小管性酸中毒患者尿可滴定酸度（TA）与NH_4^+均下降。

（5）酸碱负荷试验　利用氯化铵负荷试验，观察尿pH的变化，可判断有无远端小管酸化功能障碍。利用HCO_3^-负荷试验观察HCO_3^-的排泄分数有助于近端小管酸中毒的诊断。

（6）激素及其代谢物检查　血浆皮质醇、17-羟类固醇、尿17-酮类固醇、游离皮质醇或者血醛固酮检查。

知识点18：肾小管性酸中毒的临床常规检查项目　　副高：掌握　　正高：熟练掌握

血常规、尿常规、粪便常规以及粪便潜血；血气分析；肝肾功能、血电解质、血脂、血糖、血浆蛋白；24小时尿钾、钠、氯、钙、磷、镁；酸碱负荷试验；24小时尿蛋白定量或晨尿尿蛋白/尿肌酐比值；腹部B超、胸片、心电图。

知识点19：急性肾损伤（AKI）　　　　　　　　副高：掌握　　正高：熟练掌握

急性肾损伤（AKI）由导致肾脏结构或功能变化的损伤造成的肾功能突然（48小时以

内）下降，表现为血肌酐（Scr）绝对值增加≥0.3mg/dl（≥26.4μmol/L）或者Scr增加≥50%（达到基线值的1.5倍），或尿量<0.5ml/（kg·h），且持续超过6小时，称为急性肾损伤。

| 知识点20：急性肾损伤的诊断标准 | 副高：掌握　正高：熟练掌握 |

（1）AKI分级诊断标准见表2-16-2。

表2-16-2　AKI的RIFLE分级诊断标准

分　　级	Scr或GFR	尿　　量
危险（risk）	Scr上升至或超过原来的1.5倍或GFR下降>25%	<0.5ml/（kg·h）时间>6小时
损伤（injury）	Scr上升至或超过原来的2倍或GFR下降>25%	<0.5ml/（kg·h）时间>12小时
衰竭（failure）	Scr上升至或超过原来的3倍或GFR下降>75% 或Scr>4mg/dl，急性增加>0.5mg/dl	<0.3ml/（kg·h）时间>24小时或无尿>12小时
肾功能丧失（loss）	持续肾衰竭4周以上	
终末期肾病（ESRD）	持续肾衰竭3个月以上	

（2）我国AKI的诊断标准　①突发肾功能减退（在48小时内）。②急性肾损伤1期（危险期）：血清肌酐升高≥0.3mg/dl（26.4μmol/L，）或为基线值的1.5~2倍；或尿量<0.5ml/（kg·h），持续6小时以上。③急性肾损伤2期（损伤期）：血清肌酐升高到基线值的2~3倍；或尿量<0.5ml/（kg·h），持续12小时以上。④急性肾损伤3期（衰竭期）：血清肌酐升高至基线值的3倍或者在血清肌酐>4mg/dl（354μmol/L）基础上急性增加0.5mg/dl（44μmol/L）；或尿量<0.3ml/（kg·h）持续24小时以上，或者无尿持续12小时以上。

| 知识点21：AKI的诊断依据 | 副高：掌握　正高：熟练掌握 |

（1）血肌酐和尿量　根据ADQI（透析质量指导组）的建议，血肌酐和尿量是目前诊断AKI唯一可靠的检测指标，同时也是目前AKI分期的依据。血肌酐虽能反映GFR，但是并非一个敏感的指标，受其分布及排泄等综合作用的影响。尿量则更易受到容量状态及药物等非肾脏因素的影响。

（2）目前正在研究的AKI早期诊断　标志物主要有胱抑素C、肾脏损伤分子-1（KIM-1）、中性粒细胞相关载脂蛋白（NGAL）、白介素-18（IL-18）以及高半胱氨酸蛋白-61（Cyr61）等。

| 知识点22：AKI的临床常规检查项目 | 副高：掌握　正高：熟练掌握 |

尿常规、血常规、粪便常规；肝肾功能、电解质、血糖、血型、感染性疾病筛查、血气分析、凝血功能、免疫指标；24小时尿蛋白定量、尿电解质、尿肌酐、尿红细胞位相、尿白

细胞分类、尿渗透压或者自由水清除率；胸片、腹部超声、心电图。

知识点23：慢性肾病（CKD）　　　　　　副高：掌握　正高：熟练掌握

　　肾脏受损后可通过不同的诱因及发病机制发展为慢性肾脏病（CKD），不同于慢性肾衰竭（CRF）概念，CKD是由各种原因引起的慢性肾脏结构及功能障碍（肾脏损伤病史≥3个月），包括肾小球滤过率（GFR）正常与不正常的病理损伤、血液或者尿液成分异常，以及影像学检查异常，或不明原因的GFR下降［GFR<60ml/(min·1.73m²)］3个月或3个月以上，称为慢性肾病。

知识点24：慢性肾病（CKD）的分期　　　　副高：掌握　正高：熟练掌握

　　依据肾功能指标，CKD共分5期，CKD 1～3期为CKD早期。CKD分期及防治建议见表2-16-3。

表2-16-3　慢性肾病分期及防治建议

分期	特　征	GFR*	防治目标和措施
1期	肾损害伴GFR正常或升高	>90	CKD诊治，缓解症状，延缓CKD进展
2期	肾损害伴GFR轻度降低	60～89	评估、延缓CKD进展，降低心血管疾病的患病危险
3期	GFR中度降低	30～59	减慢CKD进展，评估、治疗并发症
4期	GFR重度降低	15～29	综合治疗，透析前准备
5期	ESRD（肾衰竭）	<15	如出现尿毒症，需及时替代治疗**

　　注：*：单位为［ml/(min·1.73m²)］；**：透析治疗的相对指征为：GFR 8～10ml/min，绝对指征为GFR<6ml/min；晚期糖尿病肾病患者GFR为10～15ml/min时，则可进行透析治疗

知识点25：CKD的早期筛查方法　　　　　副高：掌握　正高：熟练掌握

CKD早期阶段筛查方法是随访及定期检查。

　　常规实验室检查项目包括血肌酐和肌酐清除率、24小时尿蛋白定量、尿微量清蛋白、血清胱抑素C、血尿、尿沉渣镜检等。以上指标中以血肌酐为基础计算的eGFR是评价肾功能的最好指标。24小时尿蛋白定量或随机尿样的尿蛋白/肌酐比值是CKD患者随诊中的必选指标。在必要时，CKD患者与CKD高危人群应进行尿沉渣检测和肾脏影像学检查。

知识点26：终末期肾病的诊断　　　　　　副高：掌握　正高：熟练掌握

　　（1）诊断依据　①是否有慢性肾脏病史。②实验室检查：肾小球滤过率或者eGFR<15ml/(min·1.73m²)，残余肾功能每周Kt/V<2.0。

（2）临床常规检查项目 ①血常规、尿常规以及粪便常规。②肝肾功能、电解质、血糖、血型、血脂、凝血功能、感染性疾病筛查（乙肝、丙肝、HIV、梅毒等）、铁代谢、iPTH。③胸片、心电图以及超声心动图。④双上肢动脉、深静脉彩色多普勒超声（血液透析）。⑤依据患者病情，必要时行浅静脉数字减影血管造影（DSA）、磁共振血管造影（MRA）或者CT血管造影（CTA）。

第十七章　内分泌疾病的生物化学诊断

第一节　概　　述

知识点1：内分泌及其调控　　　　　　　　　　　　　　　副高：了解　正高：熟悉

内分泌系统通过所分泌的激素发挥调节作用。各种激素在神经系统的参与下，利用精细的机制，维持在与机体所处发育阶段及功能状态相适应的水平。其中下丘脑－腺垂体－内分泌腺调节轴进行的调控是最普遍而主要的调控机制。该调节系统任何环节异常，都将引起激素水平紊乱，产生相应的内分泌病。

激素传递到靶细胞的方式主要有3种：

（1）远距分泌　通过血液循环输送到远距离靶细胞而发挥作用，这是最主要的传送方式。

（2）旁分泌　通过扩散进入邻近或周围的异种靶细胞起作用。

（3）神经分泌　下丘脑某些神经元分泌的神经激素沿神经纤维轴浆运输到神经垂体或经垂体门脉运至腺垂体。

知识点2：内分泌功能常用的生物化学检验　　　　　　　　副高：了解　正高：熟悉

（1）激素调节的特异性生理、生化过程及其生化标志物检测　如甲状旁腺功能紊乱时血钙的检测，甲状腺功能紊乱时^{131}I摄取试验。这类方法仅提供间接证据，并且大多特异性不高，往往只起辅助诊断作用。

（2）直接测定激素或其代谢物水平　这类方法比较简便、适用性广，可为判断有无某种内分泌疾病直接提供客观依据，并且有利于疾病的早期诊断及病因定位，在临床中应用普遍。

（3）动态功能试验　动态功能试验就是应用激素分泌反馈调节轴中某一环节的特异性刺激物或者抑制物，分别测定使用前后相应靶激素水平的动态变化。按照作用物不同，可以分兴奋试验与抑制试验。两类动态功能试验对确定内分泌疾病的病变部位及性质都很有价值。

（4）其他　检测激素作用介导物，如生长激素介导物——生长调节素；或者对某些半衰期短的激素可检测其前体物质，如阿片皮质素原（促肾上皮质素前体物）；对于某些高血浆蛋白结合率激素，有时需检测其转运蛋白水平。因为现已证实多种内分泌病的发病机制中有自身免疫反应参与，所以对有关自身抗体的检测也得到了广泛应用。

知识点3：激素的作用机制　　　　　　　　　　　　副高：了解　正高：熟悉

根据激素受体在细胞内定位的不同，一般将激素的作用机制分为两种：通过细胞膜受体起作用与通过细胞内受体起作用。但两种机制之间没有截然界限，某些激素作用可涉及两种机制。

蛋白质及肽类激素、氨基酸衍生物类激素主要是借助细胞膜受体起作用，膜受体与激素特异性结合后，能够将激素的信息向细胞的其他部位传递导致膜通透性的改变和膜上某些酶活性的改变。尤为重要的是，许多激素能够激活细胞膜上的腺苷酸环化酶（AC），增高细胞内 $3',5'$-环磷酸腺苷（cAMP）的浓度，从而导致一系列代谢变化。由于cAMP在细胞内能传递激素的信息，所以被称为激素作用的第二信使，激素本身则被视作第一信使。

借助细胞内受体发挥作用的激素主要为类固醇激素，这类激素疏水性较强，易穿透靶细胞膜而进入细胞内同特异性受体结合，形成激素-受体复合物。在一定条件下，受体发生变构，复合物转变成"活性复合物"，或者转移到细胞核内再转变成活性复合物。活性复合物同核内染色质的亲和力很高，能同染色质特定部位的DNA结合，将结合位点的基因活化，从而转录出特异的mRNA。后者转移到细胞质，在核糖体上翻译成酶蛋白或者功能性蛋白质，最终显示出激素特有的生物学效应。

知识点4：激素水平测定的影响因素　　　　　　　　副高：了解　正高：熟悉

（1）生物节律性　某些激素的分泌具有明显的节律性，如生长激素、肾上腺皮质激素等。这对样本采集时间的确定和结果的判断十分重要。

（2）年龄　激素水平因人群年龄的不同而异。如青春期、绝经期以及老年期妇女甲状腺激素、垂体激素的分泌水平不同，可以直接影响疾病的诊断和治疗。

（3）体位　与维持血压有关的激素如醛固酮等，血中浓度随体位而改变。

（4）饮食及药物　饮食和某些药物对激素的分泌有明显影响。餐后血中胰岛素的浓度会发生改变；口服避孕药可引起甾体激素分泌的改变。

（5）妊娠　妊娠期各种激素的生物参考区间与临界值与非妊娠妇女不同，应注意孕妇体内激素的变化。

（6）样本的保存　有些激素，如促肾上腺皮质激素、肾素等，可因为继续代谢、分解，在放置后会失去激素活性，应当尽快测定或者分离血浆后低温保存。

第二节　内分泌功能紊乱的生物化学检测指标

知识点1：生长激素（GH）及相关检测指标　　　　　副高：了解　正高：熟悉

（1）生长激素　检测方法：GH在血液中有多种，分子量不同，但均有GH活性的异构体存在，血液中含量甚微，用一般化学方法很难准确测定。近几年，随着免疫学检测技术的高速发展，化学发光免疫分析法（CLIA）、时间分辨荧光免疫分析法（TrFIA）以及电化学发光免疫分析法（ECLIA）的相继诞生，已能特异、快速以及准确地测定其在血液中的浓度。目前实验室大多采用免疫分析技术检测其含量。

参考区间：婴幼儿为15～40μg/L，2岁儿童约为4μg/L，4岁以上儿童及成人为0～5μg/L，女性略高于男性。

（2）生长激素依赖性胰岛素样生长因子（IGF）　也就是生长调节素（SM）。IGF为一族化学结构同胰岛素相近，有促进生长作用和一定胰岛素样作用的细胞因子。

知识点2：催乳素（PRL）检测指标　　　　　　　　　副高：了解　正高：熟悉

（1）检测方法　PRL又叫泌乳素，外周血中的PRL有单体、二聚体以及三聚体三种形式，后两者活性极低。PRL的分泌呈脉冲式波动，有明显的昼夜节律变化，情绪波动及创伤等对PRL的释放有明显影响。常用的检测方法有放射免疫测定法（RIA法）与ELISA法等。

（2）参考区间　女性：2.5～14.6ng/ml；男性：2.3～11.5ng/ml。

知识点3：促黄体生成素（LH）检测指标　　　　　　　副高：了解　正高：熟悉

（1）检测方法　LH是腺垂体嗜碱性细胞分泌的一种性激素。LH测定通常采用放射免疫分析法和化学发光免疫分析法，ELISA法较少应用。通常按照购买商品试剂盒说明书操作。

（2）参考区间　CLIA法：女性卵泡期2～30U/L，排卵期40～220U/L，黄体期0～20U/L，绝经期40～200U/L；男性成人5～20U/L。

知识点4：促卵泡激素（FSH）检测指标　　　　　　　副高：了解　正高：熟悉

（1）检测方法　FSH与LH联合检测通常用于下丘脑-垂体-性腺轴功能的判断，因此FSH测定往往采用与LH测定相同的方法，通常采用放射免疫分析法和化学发光免疫分析法，临床实验室大多采用化学发光免疫分析法。

（2）参考区间　CLIA法：女性卵泡期5～20U/L，排卵期12～30U/L，黄体期6～15U/L，绝经期20～320U/L；男性成人5～20U/L。

知识点5：抗利尿激素（ADH）检测指标　　　　　　　副高：了解　正高：熟悉

（1）检测方法　ADH（又称为血管加压素）是由下丘脑视上核与室旁核的神经细胞分泌的九肽激素，其主要作用是提高远曲小管及集合管对水的通透性，促进水的吸收，是尿液浓缩与稀释的关键性调节激素。血液中含量甚微，用一般化学方法很难准确测定。目前实验室多采用放射免疫分析技术检测其含量。

（2）参考区间　1.0～1.5ng/L。

知识点6：血清促甲状腺激素（TSH）测定　　　　副高：了解　正高：熟悉

（1）检测方法　TSH为腺垂体合成及分泌的糖蛋白，是下丘脑-垂体-甲状腺调节系统的主要调节激素。TSH测定均采用免疫化学法，根据标记物不同有放射免疫、酶联免疫、化学发光、荧光免疫、电化学发光等多种试剂盒可供选用。目前国内外均推荐以血清TSH测定作为甲状腺功能紊乱的首选筛查项目。

（2）参考区间　$0.63 \sim 4.19 \mu U/ml$。

知识点7：血清甲状腺激素测定　　　　副高：了解　正高：熟悉

（1）检测方法　血清甲状腺激素测定包括TT_3、TT_4、rT_3与FT_3、FT_4。其测定方法有竞争性荧光免疫分析法、化学发光检测法以及电化学发光免疫分析法，目前实验室多采用标记免疫的方法直接测定血清中的激素浓度。

（2）参考区间　TT_3：$1.3 \sim 2.5nmol/L$，TT_4：$69.0 \sim 114.0nmol/l$，rT_3：$0.15 \sim 0.45nmol/L$，FT_3：$4.7 \sim 7.8pmol/L$，FT_4：$8.7 \sim 17.3pmol/L$。

知识点8：血清甲状腺素结合球蛋白（TBG）测定　　　　副高：了解　正高：熟悉

（1）检测方法　TBG是肝细胞合成的一种α-球蛋白，TBG是血液中甲状腺激素的主要结合蛋白，临床上大多采用化学发光免疫分析法或者放射免疫测定法检验血清TBG含量。

（2）参考区间　$220 \sim 510mmol/L$（$12 \sim 28mg/L$）。

知识点9：甲状腺功能动态试验　　　　副高：了解　正高：熟悉

甲状腺功能动态试验包括促甲状腺素释放激素（TRH）兴奋试验与^{131}I摄取试验及T_3抑制试验。

知识点10：TRH兴奋试验　　　　副高：了解　正高：熟悉

TRH可以迅速刺激腺垂体合成及释放贮存的TSH，所以分别测定静脉注射$200 \sim 400 \mu g$（儿童按$4 \sim 7 \mu g/kg$）TRH前及注射后0.5小时（必要时可加测1小时及1.5小时）的血清TSH水平，可了解垂体TSH合成及贮备能力。

正常阳性反应判断标准为：注射TRH之后0.5小时，女性血清TSH较基础水平（注射前）升高$4 \sim 12mU/L$，男性升高$3 \sim 9mU/L$。升高值$<2mU/L$为阴性反应，表明垂体无足够合成及贮存TSH的功能。如果升高值远远超过正常阳性反应的上限，通常$>25mU/L$，为强阳性反应，提示垂体合成与贮存TSH的能力异常活跃。阳性反应不在0.5小时出现，而在1小时或1.5小时才出现，则称为延迟反应，表明垂体本身无病变，但由于长期缺乏足够的TRH刺激，TSH贮存减少。甲状腺病变所引起的甲状腺功能亢进者，不但TSH基础值低，而且垂体TSH贮存少，注射TRH之后血清TSH无明显升高。

知识点11：^{131}I摄取试验及T_3抑制试验　　　　　　副高：了解　正高：熟悉

^{131}I摄取试验及T_3抑制试验（T_3借助甲状腺主动摄取浓集碘的功能，给受试者一定剂量的^{131}I后，定时连续观察甲状腺区的放射性强度。利用甲状腺摄取碘的速度（峰时间）与量（摄取率），间接反映其合成分泌甲状腺激素的功能。但该法粗糙，影响因素多，特异性低，已很少用。T_3抑制试验则是借助T_3对下丘脑-腺垂体-甲状腺调节轴的负反馈抑制作用，给受试者口服T_3，每次20pg，每天3次，连续6天，分别进行用药前与用药后的^{131}I摄取试验。

知识点12：自身抗体检测　　　　　　　　　　　　　副高：了解　正高：熟悉

甲状腺功能紊乱常常与自身免疫反应有关，患者血中常可测得多种针对甲状腺自身抗原的抗体，含TSH受体抗体（TRAb）、甲状腺过氧化酶抗体（TPOAb）以及甲状腺激素抗体（THAb）。在自身免疫性甲状腺疾病中可以检测到相应的抗体。

（1）检测方法　检测甲状腺自身抗体的方法有间接免疫荧光分析法、电化学发光免疫分析法、放射免疫分析法及酶联免疫法等，各实验室应根据自身条件选择测定方法，有条件的实验室大多选用电化学发光免疫分析法。

（2）参考区间　由于实验方法不同参考值各不相同，应依据试剂盒提供的参考值，各实验室结合自身的情况，用固定的试剂盒建立自己的参考值范围。

知识点13：肾上腺髓质激素功能检测指标　　　　　　副高：了解　正高：熟悉

（1）检测方法　肾上腺髓质分泌的激素包括肾上腺素（E）、去甲肾上腺素（NE）以及多巴胺（DA），统称为儿茶酚胺类激素。肾上腺素与去甲肾上腺素的主要终产物为VMA。多巴胺的主要终产物为HVA。尿儿茶酚胺测定较为敏感可靠，但是技术要求较高。近年来，应用敏感与特异放射酶分析法或者敏感可靠的HPLC分析技术，可开展血去甲肾上腺素、肾上腺素以及多巴胺的单独测定，虽然实验条件要求高，并且价格较昂贵，但目前仍是确切诊断嗜铬细胞瘤最敏感的方法，特别是借助此检查可以发现血压正常的嗜铬细胞瘤。尿儿茶酚胺及其代谢产物VMA与HVA通常可采用分光光度法或荧光光度法进行测定。

（2）参考区间　HPLC法：血浆NE 80～498pg/ml，E 4～83pg/ml，尿儿茶酚胺以NE计算为15～80μg/24h，以E计算为0～20μg/24h。分光光度法：尿VMA 3～7mg/24h。

知识点14：血、尿、唾液中糖皮质激素及其代谢物测定　　　副高：了解　正高：熟悉

（1）检测方法　临床生化检验指标主要包括血、尿、唾液中糖皮质激素及其代谢物测定，尿、唾液游离皮质醇测定，尿17-羟皮质类固醇（17-OHCS）、17-酮皮质类固醇（17-KS）测定。其相关指标的测定方法有荧光光度法、HPLC（高效液相色谱法）、化学发

光免疫分析法以及放射免疫法等。化学发光免疫法简便、快速、灵敏，为目前临床实验室最常用的方法。

（2）参考区间 ①血清（浆）皮质醇：上午8：00为170.0～440.0nmol/L（60～160μg/L）；下午为60.0～250.0nmol/L（20～60μg/L），峰值同谷值之比>2。②尿、唾液游离皮质醇：上午8：00为4～28nmol/L（1.4～10.1μg/L）；午夜为2～6nmol/L（0.7～2.2μg/L）。成人尿游离皮质醇为55～248nmol/24h（20～90μg/24h）。③尿17-羟皮质类固醇（Porter-silber化学法）：成年女性为（23.74±4.47）μmol/24h［（8.6±1.62）mg/24h］，成年男性为（27.88±6.6）μmol/24h［（10.1±2.40）mg/24h］。④尿17-酮皮质类固醇（Zimmerman法）：成年女性为20.8～52.1μmol/24h（6.0～15.0mg/24h），成年男性为28.5～61.8μmol/24h（8.2～17.8mg/24h）。

知识点15：血浆促肾上腺皮质激素（ACTH）及N-POMC测定

副高：了解　正高：熟悉

（1）检测方法 外周血中ACTH仅以pg/ml水平微量存在，临床经常采用免疫分析法测定。测定时多选用针对ACTH肽链C端和N端的单克隆抗体，其双抗夹心法有较高的灵敏度和特异性。

（2）参考区间 血浆ACTH：成人上午8：00为2.2～12.0pmol/L（10～55.1ng/L）；24：00<2.2pmol/L（<10ng/L）；二者的比值>2。

知识点16：肾上腺激素动态功能试验

副高：了解　正高：熟悉

肾上腺皮质功能紊乱诊断常需利用相关动态功能试验，用于病变部位及性质的鉴别诊断。

（1）ACTH兴奋试验 此试验适用于诊断原发或继发性皮质功能减退。因为ACTH可迅速刺激肾上腺皮质合成释放皮质醇，因此可通过静脉注射ACTH评价肾上腺皮质的可兴奋性。

（2）地塞米松抑制试验 该试验适用于诊断及鉴别诊断库欣综合征。地塞米松（DMT）为人工合成的强效糖皮质激素（GC）类药，可以对促肾上腺皮质激素释放激素（CRH）、ACTH分泌产生强大的皮质醇样负反馈抑制作用，进而影响到肾上腺皮质分泌GC的功能。

在健康人中，地塞米松利用负反馈机制抑制ACTH的分泌，从而也抑制了内源性类固醇的产生。在任何类型的库欣综合征中皮质醇的释放均不受小剂量（2mg）地塞米松的抑制。临床怀疑患者有皮质醇增多症时，此抑制试验是适宜的筛选方法。若血浆皮质醇水平能抑制到<83nmol/L（30μg/L）则基本可以排除库欣综合征。

对于下丘脑-垂体-肾上腺系统疾病的诊断，应从两个步骤考虑，首先就是确诊病理性皮质醇增多或者皮质醇分泌不足，其次鉴别诊断病变部位是丘脑、垂体、肾上腺或者异位性分泌。皮质醇水平的单次测定对诊断价值不大，由于皮质醇的分泌有显著的昼夜节律。为了诊断及鉴别诊断下丘脑-垂体-肾上腺系统的各种疾病，必须采用功能试验正确评价系统的整体或者部分功能。

知识点17：血清（浆）性激素检验　　　　　　　　副高：了解　正高：熟悉

目前性激素大多采用免疫化学法测定，包括游离与结合两部分的总浓度。血中性激素水平尤其是雌激素水平，在不同的发育阶段及女性月经周期的不同时期存在比较大的差异（表2-17-1）。单次测定结果，并不一定能真实地反映性腺的内分泌功能，大多数需进行必要的动态功能试验，才可以对性腺内分泌功能状态做出诊断。雄性激素分泌虽没有明显的昼夜节律，但是每天中仍有一定波动。通常清晨高于下午，青春期这种波动更明显。为便于比较，通常均在上午8：00取血。

表2-17-1　血清主要性激素水平参考区间

激素		男		女
睾酮	儿童	0.1～1.1nmol/L		<0.7nmol/L
	成人	14～25.4nmol/L		1.3～2.8nmol/L
雌二醇	成人	29～132pmol/L	卵泡期	110～330pmol/L
			排卵期	370～850pmol/L
			黄体期	184～881pmol/L
			绝经后	<37pmol/L
孕酮	成人	0.38～0.95nmol/L	卵泡期	0.6～1.9nmol/L
			排卵期	1.1～11.2nmol/L
			黄体期	20.8～103.0nmol/L
			绝经后	<3.2nmol/L
				1.5～2.3U/L
LH	儿童	1.6～2.0U/L	卵泡期	3～15U/L
	成人	2～8U/L	排卵期	20～200U/L
			黄体期	5～10U/L
			绝经后	>20U/L
FSH	儿童	2.0～2.5U/L		2.1～2.9U/L
	成人	3～15U/L	卵泡期	2～10U/L
			排卵期	8～20U/L
			黄体期	2～8U/L
			绝经后	>20U/L

知识点18：性腺内分泌功能的动态试验 　　　　　　　副高：了解　正高：熟悉

性腺内分泌功能的动态试验主要包括GnRH（促黄体激素释放激素）兴奋试验、hCG（绒毛膜促性腺激素）兴奋试验、氯米芬间接兴奋试验以及雌激素-孕激素试验。

知识点19：GnRH兴奋试验 　　　　　　　副高：了解　正高：熟悉

GnRH为下丘脑释放的一种十肽调节激素，能够迅速地促进腺垂体合成并释放储存的LH及FSH。本试验主要检测腺垂体促性腺激素的储备功能。在抽取基础静脉血作基础对照后，静脉注射GnRH 100μg，注射后20分钟及60分钟后再分别取血，测定血清LH及FSH。正常人GnRH刺激后，峰值应当在20分钟出现。如果有垂体病所致性激素功能紊乱者，GnRH兴奋试验反应缺乏或低下；下丘脑病变所致者，反应正常或峰值延迟至60分钟出现。

知识点20：绒毛膜促性腺激素兴奋试验 　　　　　　　副高：了解　正高：熟悉

人绒毛膜促性腺激素（hCG）是胎盘分泌的一种糖蛋白激素。可促进睾丸间质细胞合成释放睾酮的作用。每日肌内注射hCG 2000U 1次，连续4天，分别在注射前和开始注射的第4天、第5天晨8时取血，测定血清睾酮浓度。睾丸内分泌功能正常者，第4天血清睾酮浓度是基础值的3倍左右，并且第5天比第4天还高。原发性睾丸功能减退者无或者仅有弱反应，而继发性者则大多有正常反应。但本试验禁用于前列腺癌或肥大者。

知识点21：氯米芬间接兴奋试验 　　　　　　　副高：了解　正高：熟悉

氯米芬又称氯底酚胺，可用于了解调节性腺功能的下丘脑-腺垂体轴的功能状况。常和GnRH兴奋试验配合，用作性腺功能减退症的定位诊断。性腺功能低下者，如果对本试验及GnR兴奋试验均无或仅有弱反应，提示病变在垂体；如果本试验无或仅有弱反应，而GnRH兴奋试验正常或者呈延迟反应，则表明病变位于下丘脑。

知识点22：雌激素-孕激素试验 　　　　　　　副高：了解　正高：熟悉

本试验人工造成近似于月经周期中性激素水平的变化，观察是否有月经出现，协助诊断育龄期女性闭经原因。有月经提示闭经是子宫以外的病变所引起；无月经则表明闭经原因是子宫内膜病变，如子宫内膜萎缩等。

第三节　内分泌功能紊乱的生物化学诊断

知识点1：生长激素功能紊乱　　　　　副高：掌握　正高：熟练掌握

（1）生长激素缺乏症　生长激素缺乏症（GHD）又称为垂体性侏儒，是各种原因导致生长发育期GH分泌不定或功能障碍而产生的儿童及青少年生长发育障碍。GHD突出的临床表现为生长迟缓，骨骼发育不全。性器官发育迟缓，特别是伴有促性腺激素缺乏者尤显。如果未伴发甲状腺功能减退，智力一般正常，有别于呆小症。患儿大多血糖浓度偏低，如果伴ACTH缺乏者更显著，甚至可发生低血糖昏迷或抽搐。

（2）巨人症及肢端肥大症　巨人症及肢端肥大症均由GH过度分泌而造成。若起病于生长发育期表现为前者，而成年后GH分泌过度则可导致后者，GH持续过度分泌，巨人症还可以发展为肢端肥大症。主要由垂体腺瘤、垂体癌或者腺垂体嗜酸细胞异常增生而致。

知识点2：生长激素功能紊乱的生物化学判断　　　　　副高：掌握　正高：熟练掌握

生长激素功能紊乱的生物化学判断包括血浆（清）GH测定、动态功能试验、血清（浆）胰岛素样生长因子-1（IGF-1）及胰岛素样生长因子Ⅱ结合蛋白（IGFBP-3）测定。

知识点3：生长激素功能紊乱的血浆（清）GH测定　　　　　副高：掌握　正高：熟练掌握

血浆（清）GH测定参考区间婴幼儿为15～40μg/L，2岁儿童平均约为4μg/L，4岁以上儿童及成年人为0～5μg/L，女性略高于男性。

最佳采血时间应在午夜或清晨起床前静息平卧时。单独的GH测定不能作为GH功能紊乱的诊断依据，需同时进行GH动态功能试验。

知识点4：生长激素功能紊乱的动态功能试验　　　　　副高：掌握　正高：熟练掌握

（1）运动刺激试验　该试验适合于4岁以上儿童，分别抽取空腹基础血及剧烈运动20分钟后的血样，比较血浆GH水平的变化。因为试验较难标准化，其结果常表现不稳定。

（2）药物刺激试验　都是在清晨空腹卧床状态下，通过预置的保留式取血套管采集基础血后，通过一定的药物刺激GH释放。常用的刺激药物及方法包括胰岛素-低血糖试验、可乐定激发试验、盐酸精氨酸刺激试验以及左旋多巴刺激试验等。若GH基础水平低，两项以上刺激试验峰浓度仍<3μg/L，则可做出GHD的诊断。但是GH受体缺陷等导致的遗传性IGF-1缺乏者，刺激试验为正常人样的反应，唯有通过IGF-1测定进行鉴别。

（3）抑制试验　对于多次测定基础GH值均>10μg/L的疑为巨人症或者肢端肥大症者，应进行高血糖抑制GH释放试验。

刺激试验用于GHD诊断，抑制试验则用于巨人症或肢端肥大症的确诊。

知识点5：生长激素功能紊乱的血清（浆）IGF-1及IGFBP-3测定

副高：掌握 正高：熟练掌握

由于IGF-1与IGFBP-3的合成均呈GH依赖性，并且血中半衰期长，不会呈脉冲式急剧改变，因此现均推荐以免疫法检测血清（浆）IGF-1或者IGFBP-3，作为GH紊乱诊断的首选实验室检查项目。

血清IGF-1参考区间。1～2岁是31～160μg/L，至青春期（11～16岁）迅速达到180～800μg/L峰水平，成年人随增龄逐渐下降。血清IGFBF-3参考区间为新生儿0.4～1.4mg/L，青春期达到2～5mg/L的成年人水平。

IGF-1或者IGFBP-3显著降低，应考虑GH缺乏症，异常升高则应考虑巨人症或肢端肥大症。在诊断青春期前GH缺乏症上，IGFBP-3优于IGF-1。当然，营养不良、严重肝功能损害及消耗性疾病可致IGF-1、IGFB-3降低，但对IGFBP-3影响较小。

知识点6：催乳素瘤的生物化学诊断

副高：掌握 正高：熟练掌握

催乳素（PRL）的功能主要是促进乳腺的发育及泌乳。催乳素瘤好发于女性，多为微小腺瘤，以溢乳、闭经、多毛及不育为主要临床表现。男性常常为大腺瘤，以性欲减退、阳痿及不育为主要症状。血清PRL显著升高是该类患者突出的实验室检查特征，目前实验室多采用免疫法检测PRL。

血清PRL参考区间为男性<20μg/L，非妊娠及哺乳期女性<40μg/L，孕妇随孕期升高，可达400μg/L或更高。除孕妇外，血清PRL>200μg/L者应高度怀疑本病，血清PRL>300μg/L即可确诊，对血清PRL介于100～200μg/L者，为鉴别本病与功能性高催乳素血症，可通过TRH、氯丙嗪或甲氧氯普胺兴奋试验协助诊断。

知识点7：肾上腺功能紊乱的生物化学检验

副高：掌握 正高：熟练掌握

肾上腺功能紊乱的生物化学检验包括嗜铬细胞瘤、肾上腺皮质功能亢进症、慢性肾上腺皮质功能减退症、先天性肾上腺皮质增生症。

知识点8：嗜铬细胞瘤

副高：掌握 正高：熟练掌握

嗜铬细胞瘤是发生在嗜铬细胞组织的肿瘤，绝大多数为良性，其中约90%发生于肾上腺髓质。由于有过多的肾上腺素、去甲肾上腺素释放入血液，作用于肾上腺受体，产生阵发性或持续性高血压病伴有高血糖、高血脂和基础代谢升高等紊乱。

知识点9：嗜铬细胞瘤血浆和尿中儿茶酚胺类及其代谢物测定

副高：掌握 正高：熟练掌握

血液及尿中的肾上腺素（E）几乎全部来自肾上腺髓质，去甲肾上腺素（NE）、多巴胺

（DA）则还可来自其他组织中的嗜铬细胞和未被摄取的少量神经递质，所以 E 是肾上腺髓质功能的标志物。

（1）荧光测定法　测定血液及尿中的 E 和 NE。但荧光法检测 E 和 NE 的灵敏度低，且易受多种药物干扰。

（2）HPLC 检测法　测定血浆中的 E 和 NE。多采用 HPLG-电化学检测法，也有使用离子对反相 HPLG 或者普通反相 HPLG-电化学检测法。参考值：成年人卧位血浆 E 为 $109 \sim 437 pmol/L$（$20 \sim 80 pg/ml$），NE 为 $0.616 \sim 3.240 nmol/L$（$104 \sim 548 pg/ml$）；尿儿茶酚胺 < $591 nmol/24h$（$100 \mu g/24h$）。

E 与 NE 都极易被氧化破坏，采血后若不立即分离红细胞，室温下 5 分钟内，E 和 NE 浓度将迅速下降。所以取样后应尽快测定，如不能及时检测则离心分离血浆冷冻保存。多数降压药都可能影响儿茶酚胺释放，因此在采血前 $3 \sim 7$ 天应停用降压药。

知识点10：嗜铬细胞瘤动态功能试验	副高：掌握　正高：熟练掌握

（1）兴奋试验　常用高血糖素激发试验。对疑为本病的非发作期患者，可考虑做高血糖素激发试验。因为胰高血糖素可迅速刺激肾上腺髓质释放 E 和 NE，急剧升高血压，所以本法禁用于基础血压超过 170/100mmHg 和伴有糖尿病者。

（2）抑制试验　常用可乐定抑制试验，其适用于有持续高血压，其他检查结果无明显异常者。由于除可乐定外，多种降压药、抗抑郁药也可干扰本试验，所以需停用上述药物 12 小时以上再进行本试验。

知识点11：肾上腺皮质功能亢进症	副高：掌握　正高：熟练掌握

肾上腺皮质功能亢进症为各种原因造成糖皮质激素（GC）分泌异常增多所致症状的统称，又称为库欣综合征。按病因可分为：

（1）依赖 ACTH 的库欣综合征　即库欣病，指下丘脑-垂体功能紊乱，过量释放 ACTH 导致的继发性肾上腺皮质功能亢进症；异源性 ACTH 或 CRH 综合征，系垂体以外肿瘤分泌大量 ACTH 或 CRH 所引起。前者多见于肺燕麦细胞癌。其次是胰岛细胞癌、胸腺癌等；后者可见于肺癌和类癌等。

（2）不依赖 ACTH 的库欣综合征　肾上腺皮质肿瘤所引起的原发性者。

肾上腺皮质功能亢进具有一些共同的临床表现：向心性肥胖、高血压、骨质疏松、皮肤及肌肉由于蛋白质大量分解而萎缩，并因此致皮下微血管显露呈对称性紫纹。由于同时伴性激素（主要是雄激素）分泌增多，女性可见痤疮、多毛、月经失调，甚至男性化。高浓度的 GC 还能够影响造血功能，抑制免疫反应和炎症反应而易感染。

知识点12：慢性肾上腺皮质功能减退症	副高：掌握　正高：熟练掌握

慢性肾上腺皮质功能减退症是指各种原因致肾上腺皮质分泌 GC 持续不足产生的综合

征。按病因可分为：

（1）原发性肾上腺皮质功能减退症 又称为艾迪生病，是由于自身免疫反应、结核或真菌感染、转移性癌肿、手术切除、白血病等破坏肾上腺皮质，造成肾上腺皮质激素分泌不足所致。

（2）继发性肾上腺皮质功能减退症 继发性者则是因肿瘤压迫或浸润、缺血、手术切除、放疗等破坏下丘脑、腺垂体、致CRH、ACTH释放不足，影响肾上腺皮质GC分泌而致。

知识点13：先天性肾上腺皮质增生症　　　　　　　　副高：掌握　　正高：熟练掌握

先天性肾上腺皮质增生症（CAH）是常染色体隐性遗传病。因为肾上腺皮质激素合成中某些酶先天性缺陷，肾上腺皮质激素合成受阻，反馈性促进CRH和ACTH释放，刺激肾上腺皮质弥漫性增生。CAH多伴有肾上腺性激素分泌增加，所常表现为肾上腺性变态综合征。由于任何酶缺陷都会导致其催化的底物堆积，大量释放入血液，直接或代谢后从尿中排泄。因此，血和尿中此类物质可作为该酶缺陷的生物化学标志物。

知识点14：肾上腺皮质功能紊乱的临床生物化学检验　　　副高：掌握　　正高：熟练掌握

肾上腺皮质功能紊乱的临床生物化学检验包括：血、尿、唾液中糖皮质激素及代谢物测定；血浆ACTH及N-POMC测定；动态功能试验。

知识点15：血、尿、唾液中糖皮质激素及代谢物测定　　副高：掌握　　正高：熟练掌握

（1）血清（浆）皮质醇测定 检测的是血清（浆）中包括与蛋白结合和游离两部分的总皮质醇浓度。

由于GC分泌存在显著昼夜节律，因此正确的样本采集对皮质醇测定结果能否真实反映肾上腺皮质功能状态具有重要意义。

（2）尿、唾液游离皮质醇测定 用免疫法测得的唾液和尿中皮质醇量与血浆游离皮质醇浓度相关。唾液游离皮质醇（SFC）浓度可以代表血浆游离皮质醇浓度；而测定24小时尿游离皮质醇（24h UFC）排泄量，能够间接反映全天血浆游离皮质醇浓度的状态。为排除24小时尿收集不完全及肾小球滤过功能的影响，可以同时检测尿肌酐，以ufc/g肌酐作为单位校正。唾液收集后宜迅速冷冻，测定时解融离心，除去被冷冻沉淀的黏蛋白，降低唾液黏度以便准确取样测定。

（3）尿17-羟皮质类固醇、17-酮皮质类固醇测定 17-羟皮质类固醇（17-OHS）是C-17上有羟基的所有类固醇物质；17-酮类固醇（17-KS）则是C-17为酮基的所有类固醇物质。二者都包括内源性及外源性两部分。尿17-OHCS与17-KS的测定一般都采用分光光度法检测各自24小时尿排泄量。现已不主张用该指标来诊断肾上腺皮质功能紊乱。

知识点16：血浆ACTH及N-POMC测定　　　　副高：掌握　正高：熟练掌握

血浆ACTH及N-POMC测定，临床检验中多采用免疫法测定。

血浆ACTH升高或降低、昼夜节律消失，提示存在肾上腺皮质功能紊乱。ACTH及皮质醇都升高，则提示为下丘脑、垂体病变（库欣）或者异源性ACTH综合征所致的肾上腺皮质功能亢进。若需鉴别二者，则可通过静脉插管，同时采集岩下窦及周围静脉血，测定ACTH。皮质醇升高而ACTH降低，应考虑为原发性肾上腺皮质功能亢进。二者都降低提示为下丘脑、垂体病变所致的继发性肾上腺皮质功能减退。

阿片皮质素原（POMC）是ACTH的前体物，易于检验。尤其是当异源性ACTH综合征生成大量有ACTH活性的前体物时，通过单克隆抗体检验ACTH则可能产生假阴性，测定血浆N-POMC则可避免。

知识点17：肾上腺皮质功能紊乱的动态功能试验　　　副高：掌握　正高：熟练掌握

（1）ACTH兴奋试验　用于诊断原发或继发性皮质功能减退。

1）短期ACTH试验：分别检测静脉注射25U（0.25mg）ACTH-24前和注射后30分钟、60分钟血浆中皮质醇水平。

2）延长期ACTH试验：50U 0.50mg ACTH-24溶于500ml 9g/L氯化钠溶液静脉滴注8小时。分别检测滴注前及滴注后4小时、6小时、8小时血浆皮质醇水平。

3）正常人注射ACTH后，30分钟将出现血浆皮质醇浓度>550mmol/L（200ng/L）的峰值。如果注射ACTH后，60分钟血浆皮质醇浓度>550mmol/L（200ng/L）可肯定排除肾上腺皮质功能减退，继发性肾上腺皮质功能减退者皮质醇储备少，也可能发生一定程度的萎缩，但是在大剂量ACTH作用下可出现延迟反应（在60分钟出现常人样升高）。为鉴别原发性与继发性肾上腺皮质功能减退，须增加基础ACTH的检测。

（2）地塞米松抑制试验　如口服小剂量地塞米松后，血浆皮质醇或者尿17-OHCS与对照值相比下降不明显，提示肾上腺皮质功能亢进。进而可进行大剂量地塞米松抑制试验，以区别其为皮质增生还是肿瘤。若服药第2天17-OHCS降低为对照值的50%为ACTH皮质增生。若没有明显改变刚为肿瘤。异位ACTH综合征也不受抑制。

知识点18：甲状腺功能紊乱　　　　　　　　　副高：掌握　正高：熟练掌握

（1）甲状腺功能亢进症　指各种原因引起甲状腺激素功能异常升高而产生的内分泌疾病。甲状腺功能亢进症表现出的临床症状与物质代谢增强、氧化加速以及散热增多有关，包括高代谢综合征、神经系统兴奋性升高、心血管系统症状、突眼症及甲状腺肿大等。

（2）甲状腺功能减退症　是各种原因导致甲状腺激素合成、分泌或功能异常低下所致的一组内分泌疾病，其中原发性甲状腺功能减退症最常见。

知识点19：甲状腺功能紊乱的生物化学诊断　　副高：掌握　正高：熟练掌握

包括血清促甲状腺激素（TSH）测定、血清甲状腺激素测定、血清甲状腺素结合球蛋白测定、甲状腺功能动态试验、自身抗体检测。

知识点20：血清促甲状腺激素（TSH）测定　　副高：掌握　正高：熟练掌握

TSH是腺垂体合成和分泌的糖蛋白。血中甲状腺激素水平的变化可负反馈地引起血清TSH水平出现显著改变。TSH不受TBG浓度影响，也较少受影响T_3、T_4的非甲状腺疾病的干扰。

TSH测定都是免疫化学法，根据标记物不同有放免、荧光免疫、酶免、化学发光以及电化学发光等多种试剂盒可供选用。

TSH升高最常见于原发性甲状腺功能减退症，如果能同时检测到甲状腺素水平低下，就可确诊；其他少见的原因包括垂体肿瘤性甲状腺功能亢进症、异源性TSH综合征、甲状腺激素抵抗综合征以及应用多巴胺拮抗药和含碘药物等。

TSH水平降低最常见于甲状腺功能亢进症，此时应伴有甲状腺激素水平升高。此外也见于PRL瘤、Cushing病、肢端肥大症及过量使用糖皮醇和抗甲状腺药物时。

知识点21：甲状腺激素血清浓度测定　　副高：掌握　正高：熟练掌握

甲状腺激素血清浓度测定是甲状腺功能紊乱的主要检测项目，包括总T_3（TT_3）、总T_4（TT_4）、游离T_3（FT_3）以及游离T_4（FT_4）。

（1）血清TT_4、TT_3测定　血清TT_4、TT_3测定均采用免疫法。血清TT_3和TT_4浓度增高主要见于甲状腺功能亢进，此外还可见于活动性肝炎、妊娠时。TT_3和TT_4降低见于甲状腺功能减退症、垂体功能减退、肾病综合征、营养不良以及严重全身性疾病等情况。

（2）血清FT_3、FT_4测定　FT_3、FT_4敏感性和特异性明显高于TT_4、TT_3。现临床上多采用免疫法直接测定FT3、FT4，参考方法是平衡透析法。血清TT_4、TT_3、FT_3、FT_4测定，对甲状腺功能紊乱的类型、病情评估、疗效监测上都有重要价值，尤其是和TSH检测联合应用，对绝大部分甲状腺功能能紊乱的类型、病变部位都可作出诊断。

（3）血清反T_3（rT_3）的测定　rT_3与T_4、T_3维持一定比例，因此其亦可作为反映甲状腺代谢功能的指标之一。放射免疫法参考区间是0.54～1.46nmol/L。

知识点22：血清甲状腺素结合球蛋白测定　　副高：掌握　正高：熟练掌握

血清甲状腺素结合球蛋白（TBG）是肝细胞合成的一种α-球蛋白。TBG是血液中甲状腺激素的主要结合蛋白。TBG浓度改变对TT_4、TT_3的影响非常显著。血清TBG参考值为220～510mmol/L（12～28mg/L）。

血清TBG升高见于孕妇、遗传性高TBG症、急性间歇性卟啉病、病毒性肝炎、使用雌激素或含雌激素的避孕药、奋乃静等药物者。而使用雄激素等同化激素、糖皮质激素、苯妥英钠等药物，以及库欣综合征、肾病综合征、严重营养不良、肝衰竭及应激等则可引起TBG降低。

知识点23：甲状腺功能动态试验　　　　　　副高：掌握　正高：熟练掌握

（1）TRH兴奋试验　分别测定静脉注射200~400μg（儿童按4~7μg/kg）TRH前及注射后0.5小时（必要时可加测1小时及1.5小时）的血清TSH水平，能够反映垂体TSH合成及储备能力。TRH兴奋试验在甲状腺功能紊乱，特别是病变部位和诊断上有较大价值。

（2）^{131}I摄取试验及T_3抑制试验　^{131}I摄取试验是提高甲状腺的摄碘功能，间接反映其合成分泌甲状腺激素的功能。T_3抑制试验则是借助T_3对下丘脑–腺垂体–甲状腺调节轴的负反馈抑制作用，给受试者口服T_3每次20μg，每日3次，连续6天，封闭进行用前与用后的^{131}I社区试验。正常和单纯性甲状腺肿患者不被抑制。有冠心病、甲状腺功能亢进症性心脏病或者严重甲状腺功能亢进症者应慎用本试验。

知识点24：自身抗体检测　　　　　　　　　副高：掌握　正高：熟练掌握

（1）TSH受体抗体　TSH受体抗体（TRAb）与TSH受体结合，产生TSH样作用。未经治疗的Graves病患者，TRAb阳性检出率可高达80%~100%，有早期诊断价值。

（2）抗甲状腺微粒体抗体、抗甲状腺过氧化酶抗体以及抗甲状球蛋白抗体　抗甲状腺微粒体抗体（TmAb）为甲状腺细胞质中微粒体的自身抗体，抗甲状腺过氧化酶抗体（TPOAb）为甲状腺激素合成必需的过氧化酶的自身抗体，而抗甲状球蛋白抗体（TGAb）则是甲状腺滤泡胶质中甲状球蛋白的自身抗体。动态观察这些抗体特别是TPOAb水平，能够了解自身免疫性甲状腺病变进程，并辅助自身免疫性甲状腺炎的诊断。

（3）甲状腺激素抗体　甲状腺激素抗体（TPOAb）可以结合循环中的T_3、T_4干扰其发挥作用，并对以类似物法检测FT_3与FT_4造成干扰。

知识点25：性腺功能紊乱的生物化学诊断　　　副高：掌握　正高：熟练掌握

性腺功能紊乱的生物化学诊断包括性发育异常、青春期后性功能减退症及继发性闭经、酶缺陷性性功能紊乱几方面内容。

知识点26：性发育异常的生物化学诊断　　　副高：掌握　正高：熟练掌握

性发育异常是各种原因所致后天性性腺、性器官及第二性征发育异常的统称，有性早熟、青春期延迟及性幼稚症。

（1）性早熟　性早熟即青春期提前出现。性早熟者血中性激素均明显升高，达到青春期或成人水平，甚至会更高。若同时测定促性腺激素LH及FSH水平仍在正常范围或更低，则提示假性性早熟。当性激素与促性腺激素水平均达到或者超出青春期或成人水平，则应进一步做动态功能试验。如果GnRH兴奋试验或氯米芬间接兴奋试验出现正常成人样阳性反应或更强，提示为真性性早熟；若以上兴奋试验无反应或仅有弱反应，则应考虑为假性性早熟，需进一步确定并治疗原发病灶。

（2）青春期延迟及性幼稚症 青春期延迟多为特发性（体质性），并常常有家族史，少数可由各种全身慢性消耗性疾病或营养不良造成。青春期延迟者有关性激素及促性腺激素LH、FSH测定，虽同下述的继发性性幼稚症者一样，均显示低于同龄同性别的正常值，但是对GnRH和氯米芬兴奋试验，青春期延迟者都有正常反应。据此可以同包括继发性性幼稚症在内的各种性幼稚症鉴别。

性幼稚症包括由性腺各种先天缺陷及后天病变引起的原发性性腺功能低下，以及由各种下丘脑或者腺垂体病变所致的继发性性腺功能不足。性幼稚症根据临床所见不难诊断，但是通过检测性激素和促性腺激素血清水平及动态功能试验，可以帮助确定病变部位，以指导治疗。

知识点27：青春期后性功能减退症及继发性闭经的生物化学诊断

副高：掌握　正高：熟练掌握

青春期后性功能减退症可由于靶组织中不能产生雄激素受体激动效应（雄激素抵抗综合征）、睾丸、腺垂体及下丘脑病变而导致。临床表现为阳痿、第二性征减退。临床生物化学检查可帮助确定病因或病变部位。雄激素抵抗综合征者，血睾酮、促性腺激素改变类似于50α-还原酶缺陷症改变，即血T、FSH、LH均正常或反而升高。若同时出现血清睾酮与二氢睾酮（T/DHT）比值明显增大，则可能是Sα-还原酶缺陷所致。其他原因产生的青春期后性功能减退症均会出现血睾酮水平低下，此时应结合LH及FSH测定，并配合必要的动态功能试验，按照性幼稚症中确定病变部位的方法和标准，判断病变是发生在睾丸还是腺垂体或者下丘脑。

继发性闭经除外妊娠、哺乳等生理性因素之后，则应考虑为子宫内膜、卵巢、腺垂体或者下丘脑病变所致。雌-孕激素试验仍不能诱发月经，则提示可能为子宫内膜萎缩等子宫内病变所致；如果有月经形成，则病因为下丘脑-腺垂体-卵巢轴中某一环节发生病变或者功能失调。可参照性幼稚症确定病变部位的方法，借助检测血清雌激素、孕激素及LH、FSH水平，配合动态功能试验，协助诊断可能的致病环节，以指导治疗。

知识点28：酶缺陷性性功能紊乱的生物化学诊断　　副高：掌握　正高：熟练掌握

性激素属于类固醇激素，体内都是以胆固醇为原料，经过一系列酶促反应合成的。只是催化某些旁路反应与终末步骤的酶活性存在组织、器官的差异，才导致肾上腺皮质、睾丸和卵巢分别合成不同的类固醇激素。缺陷酶催化的底物在血、尿中大量出现，可以作为其特异的生物化学诊断标志物。表2-17-2总结了活性主要存在于性腺的酶缺陷所引起的性功能紊乱类型、主要临床表现和生物化学诊断标志物。

表2-17-2　酶缺陷性性激素紊乱的主要临床表现及临床生物化学诊断标志物

酶缺陷种类	主要临床表现	血生物化学标志物	尿生物化学标志物
C-17,20碳链裂解酶	性发育障碍、性幼稚症、男性假两性畸形	17-羟孕烯醇酮、17-羟孕酮	同血生物化学标志物
17-β羟类固醇脱氢酶	仅见于男性，性幼稚症、假两性畸形	雄烯二酮、雌酮	同血生物化学标志物
5α-还原酶	仅见于男性，性幼稚症、假两性畸形、外生殖器女性化	T/DHT比值＞35（正常人为8～16）	DHT减少或无

第十八章　肿瘤标志物

第一节　肿瘤标志物的分类

知识点1：肿瘤标志物的分类　　　　　　　　　　　　副高：熟悉　正高：掌握

肿瘤标志物根据其特异性，可分为两类：一类是肿瘤特异性标志物，它是由某一种肿瘤产生的特异性物质，比如前列腺特异性抗原为前列腺癌的特异性标志物，甲胎蛋白是原发性肝细胞癌的特异性标志物，这类肿瘤标志物目前还比较少；而另一类为肿瘤非特异性标志物，它是一类组织类型相似却是不同类型的肿瘤产生的物质，在目前临床应用的大多数肿瘤标志物属于此类，这类标志物在良性肿瘤与正常组织中也可出现，但在肿瘤发生时，其水平明显增高。因为这类标志物没有肿瘤特异性，所以也将其称为广谱性肿瘤标志物。

根据肿瘤标志物本身的化学特性，可以将其分为：胚胎抗原类肿瘤标志物、激素类肿瘤标志物、糖类抗原肿瘤标志物、受体类肿瘤标志物、酶类肿瘤标志物、蛋白质类肿瘤标志物、基因类肿瘤标志物。

知识点2：肿瘤标志物测定的临床意义　　　　　　　　副高：熟悉　正高：掌握

肿瘤标志物的检测具有重要的临床意义，表现在下列几个方面：
（1）用于高危人群恶性肿瘤的筛查。
（2）用于肿瘤的辅助诊断及鉴别诊断。
（3）用于肿瘤的预后判断。
（4）用于肿瘤的疗效判断及治疗监测。
（5）评估治疗方案。

第二节　肿瘤标志物的临床应用

知识点1：胃癌及其类型　　　　　　　　　　　　　　副高：熟悉　正高：掌握

胃癌的发病率及死亡率在我国居首位。胃癌可以发生于任何年龄，但以40～60岁多见，并且男多于女，比例约为2:1。其发病原因不明，可能与多种因素，如生活习惯、饮食种类、遗传素质、环境因素、精神因素等有关，也同慢性胃炎、胃息肉、胃黏膜异形增生以及长期幽门螺杆菌感染等有一定的关系。根据组织结构可以分为4种类型：

（1）腺癌 包括乳头状腺癌、管状腺癌以及黏液腺癌，依据其分化程度分为高分化、中分化以及低分化3种。

（2）未分化癌。

（3）黏液癌（即印戒细胞癌）。

（4）特殊类型癌 包括腺鳞癌、鳞状细胞癌以及类癌等。

知识点2：胃癌的实验室检查及诊断　　　　　副高：熟悉　正高：掌握

（1）胃癌患者粪便潜血试验可为阳性，约有50%的患者呈反复阳性，由于本试验方便、快速，临床可以作为胃癌的筛查试验，持续阳性者应进一步做肿瘤标志物检查，并结合胃镜及病理活检等检查。

（2）胃癌可致失血性贫血，患者血红蛋白、血清铁蛋白等可降低，部分患者因维生素B_{12}吸收障碍致大细胞贫血，对于近期出现原因不明贫血伴粪便潜血试验持续阳性者应尤其注意。

（3）幽门螺杆菌检测可辅助胃癌的诊断。

知识点3：胃癌的肿瘤标志物检测　　　　　副高：熟悉　正高：掌握

同胃癌相关的肿瘤标志物包括糖链抗原72-4（CA72-4）、癌胚抗原（CEA）、糖类抗原19-9（CA19-9）等。

（1）CA72-4对胃癌的特异性比较高，是胃癌的首选标志物，同CEA联用可提高检测的敏感性。

（2）ras基因激活，早期胃癌阳性率为11%，晚期可达50%，ras基因激活还同肿瘤侵犯的深度和淋巴结转移有关。

知识点4：肝癌　　　　　　　　　　　　　副高：熟悉　正高：掌握

肝癌是我国高发的恶性肿瘤之一，死亡率高。在我国每年约11万人死于肝癌，占全世界肝癌死亡人数的45%。肝癌可分为原发性肝癌、肝细胞癌、胆管细胞癌、转移性肝癌以及继发性肝癌。

知识点5：肝癌的实验室检验及诊断　　　　　副高：熟悉　正高：掌握

当肝细胞发生癌变时：

（1）肝细胞严重损伤，致使丙氨酸氨基转移酶（ALT）释放入血，血清ALT水平明显升高。

（2）肝细胞对胆红素的摄取、结合以及排泄出现障碍，血清中胆红素浓度增高。

（3）癌细胞浸润致使正常的肝组织细胞受到损伤，γ-GT释放入血致血清中浓度升高。

（4）肝癌组织压迫附近胆小管并使其阻塞，癌组织与细胞还可刺激周围细胞过多产生碱性磷酸酶（ALP），使血清ALP升高。

（5）在乙型肝炎或者丙型肝炎基础上发展成为肝癌的患者，血清HBsAg以及抗HCV可阳性。

（6）其他指标　如血清铁蛋白、$α_1$-酸性糖蛋白以及$β_2$-微球蛋白等在肝癌时均可升高。

知识点6：肝癌的肿瘤标志物检验　　　　　　　　副高：熟悉　正高：掌握

同肝癌相关的肿瘤标志物包括AFP及异质体、α-L-岩藻糖苷酶（AFU）、ALP及其同工酶、γ-GT及其同工酶等。

（1）AFP常用作肝细胞癌的检测与肝癌高危人群的监测，有70%～90%的原发性肝癌患者AFP升高。

（2）AFP异质体亚型对于良性肝病、原发性肝癌以及继发性肝癌的鉴别诊断有价值。

（3）对于AFP阴性的肝癌患者，AFU、γ-GT以及ALP等指标的检测具有一定的参考价值。

知识点7：大肠癌的实验室检验及诊断　　　　　　副高：熟悉　正高：掌握

大肠癌为结肠癌与直肠癌的总称。大肠癌指的是大肠黏膜上皮在环境或遗传等多种致癌因素作用之下发生的恶性病变，预后不良，死亡率较高，是最常见的消化道恶性肿瘤之一。

（1）大肠癌的常规实验室检验　①粪便潜血试验对于大肠癌的筛查具有重要意义。②大肠癌时，肠黏膜发生不同程度的渗血与出血，导致失血性贫血，血红蛋白、血清铁蛋白以及铁浓度均降低。③血清ALP与LDH活性升高可能是大肠癌肝转移的第一指征。

（2）大肠癌的肿瘤标志物检验　同大肠癌相关的肿瘤标志物有CEA、CA19-9以及糖类抗原CA242（CA242）等。①CEA升高常见于大肠癌中晚期，用于肿瘤的疗效判断、预后判断以及监测复发与转移。②CEA常与CA19-9、CA242联合检测，提高检出的阳性率，其中以CEA与CA242组合较好。③有遗传倾向的患者应进行APC与结直肠癌缺失基因（DCC）基因检测，p53基因突变可发生在良性腺瘤转变为癌的阶段，检测p53基因可以了解腺瘤的癌变倾向，有利于早期发现大肠癌。

知识点8：肺癌的实验室检验及诊断　　　　　　　副高：熟悉　正高：掌握

在我国城市居民中，男性肺癌发生率及死亡率居首位。肺癌多起源于支气管黏膜上皮，主要可分为两个细胞类型：小细胞肺癌（SCLC）与非小细胞肺癌（NSCLC）。SCLC侵袭性强、预后差，大约占肺癌总数的20%，化疗及放疗效果好；NSCLC包括鳞癌、腺癌以及大细胞癌等，约占肺癌总数的75%，手术切除是最好的办法。

（1）肺癌的常规实验室检验　包括血液一般检验、血清清蛋白以及酶类测定等常规检验。

（2）肺癌的肿瘤标志物检验 同肺癌相关的肿瘤标志物有神经原特异性烯醇化酶（NSE）、细胞角蛋白19片段（Cyfra21-1）、CEA、鳞状细胞癌抗原（SCCA）以及组织多肽抗原（TPA）等。①NSE是小细胞肺癌的首选肿瘤标志物，多数小细胞肺癌患者血清NSE明显升高。NSE特别适合于小细胞肺癌的疗效监测。②Cyfra 21-1是非小细胞肺癌的首选指标，很适合其疗效评估。③CEA亦可用于肺癌，特别是非小细胞肺癌的疗效监测。④SCCA可以协助诊断肺鳞癌，阳性率为40%~80%，主要用于疗效监测。⑤癌基因K-ras、N-myc及抑癌基因Rb、p53在肺癌中均会异常表达。

知识点9：前列腺癌（PCa）的实验室检验及诊断　　　　副高：熟悉　正高：掌握

前列腺癌是男性生殖系统最为常见的恶性肿瘤，发病率随年龄增长而升高，其发病率有明显的地区差异，欧美地区较高。我国以前发病率较低，但因为人口老龄化，近年来发病率有所增加。前列腺癌98%为腺癌，多数前列腺癌为激素依赖型，其发生及发展同雄激素有关。

（1）前列腺癌的常规实验室检验 ①前列腺液常规检验对于诊断前列腺癌有一定帮助。正常前列腺液为乳白色液体，当前列腺癌时，前列腺液中出现较多红细胞；②其他实验室常规检验如尿液常规检验、血液一般检验以及常规生物化学检验也应该进行。

（2）前列腺癌的肿瘤标志物检验 ①前列腺特异性抗原（PSA）为诊断前列腺癌的首选指标，它可被用于筛查、诊断、治疗检测及预后等多个方面。②前列腺特异性抗原游离与总量（f-PSA/t-PSA）对于总前列腺特异性抗原（t-PSA）在4~10μg/L的灰色区域的鉴别诊断非常有价值。

知识点10：乳腺癌的实验室检验及诊断　　　　副高：熟悉　正高：掌握

乳腺癌是女性最常见的恶性肿瘤之一。乳腺癌的病理类型分为非浸润性癌、早期浸润性癌、浸润性特殊癌以及浸润性非特殊癌等。

（1）乳腺癌的常规实验室检验 ①与乳腺癌有关的女性激素有人胎盘催乳素，此激素在正常男性与未妊娠女性血液中不存在，乳腺癌患者血液中可检测到人胎盘催乳素。②常规血液一般检验与生物化学检验对于乳腺癌患者也是必需的。

（2）乳腺癌的肿瘤标志物检验 同乳腺癌相关的肿瘤标志物有CA15-3、CEA、ER（雌激素受体）/PR（孕激素受体）、Her-2/neu以及BRCA1/BRCA2等。①CA15-3是乳腺癌的重要标志物，主要被用于乳腺癌的疗效监测，治疗后CA15-3浓度下降，提示治疗有效。CA15-3也可以用于乳腺癌复发的监测。②CEA同CA15-3联用可以增加监测乳腺癌的灵敏度。③ER、PR检测有利于治疗方案的选择，只有受体阳性才会适合内分泌治疗。④Her-2/neu基因扩增预示恶性程度高，预后差，并且生存期短。⑤BRCA1与BRCA2是乳腺癌的易感基因，主要被用于乳腺癌的预测预防，评估患者亲属的患癌风险。

知识点11：宫颈癌的实验室检验及诊断　　　　　副高：熟悉　正高：掌握

宫颈癌是最常见的妇科恶性肿瘤。患者年龄呈双峰状分布：35～39岁和60～64岁，平均52.2岁。宫颈癌可分为宫颈上皮内瘤样病变与宫颈浸润癌。

（1）宫颈癌的常规实验室检验　①血性白带：阴道分泌物俗称"白带"，宫颈癌时出现血性白带，有特殊臭味。②人乳头状瘤病毒（HPV）DNA及亚型检测：HPV有多个亚型，其中HPV16、18型与宫颈癌的发生高度相关，称为高危型HPV，高危型HPV感染使患宫颈癌的风险增加250倍，有99%以上的宫颈癌患者可出现高危型HPV，而在一般正常妇女中，HPV感染者则低于4%。③人乳头状瘤病毒抗体的检测：HPV感染早期，在体内可产生抗HPV抗体，而且抗体的持续存在及效价同病毒感染的数量和机体免疫反应的状态密切相关，所以，检测抗HPV抗体有助于早期发现感染者并且预警宫颈癌的发生。

（2）宫颈癌的肿瘤标志物检验　①SCCA（鳞状细胞癌抗原）对宫颈癌有比较高的诊断价值，可用于宫颈癌的疗效判断、监测复发。现已明确，SCCA能够在早期监测到宫颈癌的复发病灶，SCCA首次升高时间较临床上发现复发病灶的时间提前6个月。②检测宫颈标本的HER-2/neu癌基因，发现其阳性表达率随着病情发展、病理分级以及临床期别的升高而上升，正常宫颈为阴性。HER-2阳性者对放疗敏感。

第三节　肿瘤标志物的检测方法和质量控制

知识点1：放射免疫分析法　　　　　　　　　副高：掌握　正高：熟悉

放射免疫分析法（RIA）是一种借助特异抗体与标记抗原的竞争结合反应，通过测定放射性复合物来计算出非标记抗原量的超微量分析技术。它是Berson与Yalow在研究胰岛素的抗体时发展起来的。

（1）原理　定量的特异抗体（Ab）与一定量的特异性标记抗原（*Ag），在一定条件下结合，形成一定量的标记抗原抗体复合物（*AgAb）。此种复合物的结合服从可逆反应的质量作用定律。若在系统中加入非标记特异性抗原（Ag），Ag也能和抗体结合，同*Ag竞争结合Ab。理论与实践证明，反应平衡后，*Ag、*AgAb或*AgAb与*Ag的比值和Ag的量呈函数关系，可以将AG的量计算出。基本过程包括加样、孵育、分离结合和游离部分、测放射性以及数据处理。

（2）特点　放射免疫分析技术是一种超微量分析技术，它具有很高的精密度、灵敏度以及准确度。标记物是抗原，反应条件要求一般，但该技术所用试剂具有放射性，对于人体有一定的危害，实验人员应加强防护。同时试剂存在半衰期，所以试剂必须在半衰期内用完，否则试剂会作废，这需要科学地做好试剂计划。另外在反应过程中抗原的含量低到一定程度时会出现不确定因素，使灵敏度受到影响。

知识点2：免疫放射分析法　　　　　　　　　副高：掌握　正高：熟悉

免疫放射分析法（IRMA）是在1968年由Miles与Hales首先提出，所用标记物是抗体。

（1）原理　用过量的^{125}I标记抗体同非标记抗原形成复合物，用免疫吸附剂将多余的游离抗体去除，复合物的放射性与非标记抗原的量呈正相关。

（2）特点　此反应属于非竞争性抗原抗体结合反应；抗原抗体复合物的量同所加非标记抗原的量呈正相关；在低剂量区不会有不确定因素；IRMA的非特异结合对低剂量区影响大，对分离条件的要求十分严格。灵敏度较IRA有很大提高。另外该技术还存在一些不足之处：应用范围小，仅限于肽类及蛋白质，很多小分子半抗原不能应用。本实验方法还可能出现"倒钩现象"，即当待测抗原的浓度很高时，复合物反而会降低。

知识点3：酶标记免疫分析技术　　　　　　　　　　副高：掌握　正高：熟悉

酶标记免疫分析技术（EIA）是用酶分子替代放射性核素标记抗原或抗体分子，进行竞争性或者非竞争性免疫分析的技术，酶联免疫吸附分析法（ELISA）现在被广泛应用在实验诊断中。

（1）原理　在抗体分子上连接酶分子，进行夹心法免疫反应，当反应结束之后，将结合的复合物和游离抗体分开，取结合部分，借助酶的催化活性，利用结合部分上的酶将特定的底物转化为特定的颜色，借助分光光度计测定，颜色的深浅同酶的量成正比，而酶的量又和复合物的量成正比，由此给出复合物的量。比较常用的酶是辣根过氧化物酶，常用的底物是四甲基联苯胺。

（2）特点　ELISA的优点是普通的分光光度计即可工作，仪器的灵敏度较放免仪有所降低，但是酶分子可形成大量有色产物，会对灵敏度有所补偿。所以ELISA法也具有很高的灵敏度。同时本方法没有应用放射线，防止了放射线对人员的危害。

ELISA的不足之处是可能会出现"倒钩"现象，使实验出现假阴性或者抗原、抗体的实际含量减低。另外，ELISA法实验是一次性的，显色反应常常需要在一定时间内读数，无法重复测量。

知识点4：化学发光免疫分析技术　　　　　　　　　副高：掌握　正高：熟悉

（1）免疫化学发光分析（CLIA）　是把标记物改为能产生化学发光的化合物，代替放射性标记物，最终按照发光信号的强弱来反映复合物的量。①原理：发光化合物在碱性条件之下遇到过氧化物便发生单光子发射，光子的数量与发光化合物的量成正比，而发光化合物的量是结合在抗原抗体复合物上的，依此反映复合物的量。②特点：免疫化学发光分析的优点是有很高的灵敏度，没有放射性元素对人体的危害。而主要缺点是发光时间短，需要严格掌握测量的时间，否则会影响到实验结果，同时实验产生的发光分子只能利用一次。

（2）化学发光酶免疫分析技术（CLEIA）　标记物是碱性磷酸酶标记的抗体，底物是金刚烷。通过夹心法免疫反应，复合物带有酶标记，加入底物，酶促反应使底物断裂，同时产生发光。CLEIA因为酶的存在，发光时间比CLIA长，结果更加可靠，但是实验产生的光子也只能利用一次。

（3）电化学发光免疫分析技术（ECLIA）　标记物是三丙胺，实验形成的复合物含三丙胺，三丙胺在电极周围失去电子成为还原剂。底物是三价钌的化合物，此化合物在还原性三丙胺的作用之下还原成二价钌，同时发出光子。发射光子后的二价钌就复原成三价，又可再次被还原，再发射光子，从而使信号明显增强。相比于CLIA及CLEIA法具有结果稳定可靠、信号明显增强发射的光子能反复利用等特点。

| 知识点5：肿瘤标志物检测的质量控制 | 副高：掌握　正高：熟悉 |

（1）分析前　指的是临床医师提出检测申请直到样本在检测前的时间段，所受的影响因素主要包括患者因素、样本采集运送因素以及实验室检测前准备因素。

（2）分析中　分析中的准确性由检测体系自身、是否有内外部干扰，及是否有良好的质量管理体系所决定。所受的影响因素主要包括：检测体系因素、干扰因素以及质量控制体系。

（3）分析后因素　在认真审核检验结果并且发出报告后，临床医师和患者对该检验结果的解读及评价，是分析后最主要的部分。

第十九章　体液和酸碱平衡紊乱检验

第一节　钾、钠、氯检测技术

知识点1：血清钠检测　　　　　　　　　　　　　副高：熟悉　正高：掌握

（1）检测方法　血清钠测定可利用原子吸收分光光度法（AAS）、火焰发射分光光度法（FES）、离子选择电极法（ISE）或者紫外可见光分光光度法进行。临床实验室经常采用的是ISE和FES。

（2）参考区间　135～145mmol/L。

（3）血清钠常用的测定方法及方法评价　①离子选择电极法：ISE法是目前临床检测中最为常用的方法，其原理是借助电极电位和离子活度的关系来测定离子活度的一种电化学技术，其核心是采用对被测离子选择性相应的敏感膜。钠电极离子交换膜的主要成分为硅酸锂，对Na^+选择性要比K^+高数千倍。钾电极离子交换膜采用含有缬氨霉素的中性载体膜，对于K^+具有很高的选择性。②火焰分光光度法：此法是测定钠、钾的参考方法，其原理是利用火焰作为激发光源的原子发射光谱分析法，也称为火焰发射光谱法。火焰光度计的种类及型号繁多，但基本结构相同，均由喷雾燃烧系统、分光系统以及光度测量系统3部分组成。

知识点2：血清钾检测　　　　　　　　　　　　　副高：熟悉　正高：掌握

（1）检测方法　同血清钠测定一样，血清钾测定可通过AAS、FES、ISE或者紫外可见光分光光度法进行。临床实验室常采用ISE与火焰发射分光光度法。

（2）参考区间　3.5～5.5mmol/L。

（3）评价　见血清钠评价内容。

知识点3：血清氯检测　　　　　　　　　　　　　副高：熟悉　正高：掌握

（1）检测方法　测定血清氯的方法有放射性核素稀释质谱法、库仑滴定法、ISE法、硫氰酸汞比色法、硝酸汞滴定法和酶法。放射性核素稀释质谱法是氯测定的决定性方法，临床比较常用的检测方法为ISE法。

（2）参考区间　96～108mmol/L。

（3）分析方法　血清氯分析方法主要有硫氰酸汞比色法及离子选择电极法。

第二节 血液气体的特性

知识点1：血液中的气体　　　　　　　　　副高：熟悉　正高：掌握

血液中的气体主要指的是血液中的O_2和CO_2。有机体与外界环境进行气体交换的过程称为呼吸。呼吸过程中有机体从外界环境摄取氧气，并将代谢过程中所产生的二氧化碳排出体外。血液的功能是把肺吸入的O_2运至组织，同时把代谢过程中产生的CO_2运至肺部而排出体外。

知识点2：血液中的酸碱度　　　　　　　　　副高：熟悉　正高：掌握

血液的酸碱度一般用pH表示，pH为氢离子浓度的负对数值。血液和细胞外液的氢离子浓度约是40nmol/L，与之对应的pH为7.40。血液pH主要决定于$[HCO_3^-]/[H_2CO_3]$缓冲对，据H-H公式：

$$pH = pK_a + \lg\frac{[HCO_3^-]}{[H_2CO_3]} = pK_a + \lg\frac{[HCO_3^-]}{\alpha \times PaCO_2}$$

式中pK_a（酸解离常数负对数）值是6.1（37℃），α（CO_2溶解常数）为0.03mmol/（L·mmHg）（37℃）。当血浆HCO_3^-为24.0mmol/L，PCO_2为40mmHg（5.3kPa）时，血浆pH为7.40。通过H-H公式可以看出，$[HCO_3^-]/(\alpha·PCO_2)$只要维持在20:1，血液pH即可维持正常。任何原因导致$[HCO_3^-]$或PCO_2改变而使该比例变化都将伴随pH的改变。

第三节 酸碱平衡紊乱

知识点1：酸碱平衡紊乱的判断　　　　　　　副高：熟悉　正高：掌握

酸碱平衡紊乱的判断必须结合相关病史，从中了解诱发酸碱平衡紊乱的原因。酸碱平衡紊乱实验诊断指标主要是pH、PCO_2以及HCO_3^-三项。pH是判定酸碱度的指标，pH<7.35是酸中毒，pH>7.45是碱中毒，但pH在正常参考区间也可能存在代偿性或者混合性酸碱失衡。根据HCO_3^-和PCO_2的变化，结合pH及病史可确定是呼吸性还是代谢性酸碱失衡。

第二十章　诊断酶学

第一节　酶促反应的动力学

知识点1：底物浓度对酶促反应速度的影响　　　　副高：了解　正高：熟悉

在酶促反应中，其他因素不变的情况之下，底物浓度与酶促反应速度呈双曲线形。

当底物浓度极低时，反应速度（V）随着底物浓度（[S]）的增高而成正比例上升，称为一级反应；当底物浓度继续增高时，反应速度增高，但不成正比例，称为混合级反应；当[S]相当高时，反应速度不再随[S]增高而增高，达到了极限最大值，即最大反应速度（V_{max}），称为零级反应。这是由于在酶促反应中，决定反应速度的是底物与酶二者的浓度。在酶量恒定的情况下，当反应初始[S]很低时，游离的酶极多，随着[S]增高，酶同底物结合产生的中间复合物（ES）量也随着增高，所以以V随[S]增高而呈直线上升。随之，当大部分酶与底物结合后，所余的游离酶已经不多，故随着[S]增高，ES生成速度比反应初始时增高的幅度小，反应速度增高也趋于缓和。最后，[S]继续增高，所有游离酶均同底物结合成ES，反应速度达到V_{max}，这就是底物浓度同反应速度的关系。

知识点2：酶浓度对酶促反应速度的影响　　　　副高：了解　正高：熟悉

在酶促反应体系中，如果所用的酶制品中不含抑制剂，底物的浓度又足够大，使酶达到饱和，则反应速度同酶浓度成正比。在临床工作中，试剂底物的浓度是一定的，病理情况之下，酶大量地释放，底物很快就被消耗，反应速率不能够反映酶活性，这时需要用生理盐水或者其他缓冲液进行适当的稀释后重新进行测定。

知识点3：pH对酶促反应速度的影响　　　　副高：了解　正高：熟悉

酶活性受其所在环境pH所影响而有显著差异。只在某一pH时，酶活性最大，此pH称为该酶的最适pH。pH偏离最适pH时，无论偏酸或偏碱，都会使酶的活性降低。各种酶的最适pH不同，人体内大多数酶的最适pH在7.25~7.45，pH活性曲线与钟罩形近似。但少数酶的最适pH远离中性，如胰蛋白酶的最适pH为7.8，胃蛋白酶的最适pH为1.5，其活性曲线只有钟罩形的50%。同一种酶的最适pH可由于底物的种类及浓度不同，或者所用缓冲剂不同而稍有改变，因此最适pH不是酶的特征性常数。

知识点4：温度对酶促反应速度的影响 　　　　副高：了解　正高：熟悉

酶对温度的变化十分敏感。随温度逐渐增高，则酶反应速度也随之增加。但当到达某一温度后，如果继续增加温度，酶促反应速度反而下降。这是由于温度对酶促反应有双重影响。

升高温度一方面可以加速反应的进行，另一方面又能加速酶变性而降低催化作用。人体内酶的最适催化温度通常在37℃，仅有极少数酶能耐受较高的温度，比如，Taq DNA（扩增型耐热DNA）聚合酶在90℃以上仍具有活性；而大多数酶加热至60℃已不可逆地变性失活。酶的最适催化温度不是它的特征性常数，而同酶反应时间有关，如果酶反应进行的时间短暂，则其最适催化温度可能比反应进行时间较长者高。

酶在低温下活性微弱但是不易变性，而温度回升时酶活性立即恢复。低温能大大延缓酶变性的速度，因此含酶制剂和标本应放在冰箱中保存。

测定酶活性的温度全球未得到统一，不同协会推荐不同的温度：25℃、30℃和37℃。我国推荐37℃，IFCC最近也将测定温度由30℃改为37℃。为确保结果的准确性，测定所用温度误差控制在±0.1℃内。

知识点5：抑制剂对酶促反应速度的影响 　　　　副高：了解　正高：熟悉

凡是能降低或停止酶活性但并不使酶变性的物质，称为酶的抑制剂。

（1）不可逆性抑制作用　抑制剂同酶活性中心的必需基团形成共价结合，不能用简单的透析及稀释等方法除去，这一类抑制剂称为不可逆性抑制剂，所引起的抑制作用是不可逆性抑制作用。

酶的不可逆抑制剂必须用特殊的化学方法才能够解除抑制。如解磷定可解除有机磷化合物对羟基酶的抑制作用。

（2）可逆性抑制作用　抑制剂利用非共价键与酶或中间复合物发生可逆性结合，使酶活性降低或消失，应用简单的透析及稀释等方法可解除抑制，这种抑制剂称为可逆性抑制剂。可逆性抑制剂引起的抑制作用为可逆性抑制作用。可逆性抑制又可分为竞争性抑制、非竞争性抑制、反竞争性抑制以及混合型抑制。它们之间的差别在于抑制剂与酶的结合方式不同，从而对酶促反应动力学参数K_m与V_{max}的影响作用不同，见表2-20-1。

表2-20-1　各种可逆性抑制与K_m及V_{max}的关系

抑制类型	K_m	V_{max}
竞争性抑制	增大	不变
反竞争性抑制	减小	降低
非竞争性抑制	不变	降低
混合型抑制	增大或减小	降低

知识点6：激活剂对酶促反应速度的影响　　　　副高：了解　　正高：熟悉

凡使酶从无活性变为有活性或者使酶活性增强的物质称为酶的激活剂。激活剂大多为金属离子，比如 Mg^{2+}、K^+、Mn^{2+} 等，少数为阴离子，如 Cl^- 能增强唾液淀粉酶的活性。有些酶甚至需要两种金属离子激活，如丙酮酸激酶需要 K^+ 和 Mg^{2+}，ALP 需要 Mg^{2+} 与 Mn^{2+}。绝大多数金属离子激活剂对酶促反应必不可少，这类激活剂称为必需激活剂；有些激活剂当其不存在时，酶仍有一定活性，这类激活剂称为非必需激活剂。酶的激活剂使酶的活性由低至高，不伴有一级结构的改变。

第二节　酶活性浓度的测定技术

知识点1：定时法测定酶活性　　　　副高：了解　　正高：熟悉

定时法是依据固定时间内底物消耗量或产物的生成量计算酶活性，这是早期测定酶活性浓度的方法，这类方法有多种命名，比如"取样法""终点法"或者"两点法"。图 2-20-1 所示为定时法中酶促反应的 3 种可能过程。虽然从 t_1 到 t_2 三种反应所生成的产物量相同，但是实际反应过程有很大差别。通过曲线 1 说明酶促反应速率到 t_2 时间时已经减慢，曲线 2 说明在反应早期存在一个延滞期，只有曲线 3 用定时法可以准确地测定代表酶活性浓度的反应速率。所以，用定时法准确测定酶活性浓度，必须了解不同酶促反应速率和时间的关系，应要先做预试验找出酶促反应速率恒定的时期，以确定线性时间，然后在这段时间进行测定，避开延滞期和一级反应。

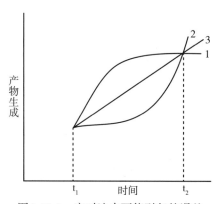

图 2-20-1　定时法中可能引起的误差

知识点2：连续监测法测定酶活性　　　　副高：了解　　正高：熟悉

连续测定酶反应过程中某一反应产物或者底物的浓度随时间变化的多点数据，将酶反应初速度求出，间接计算酶活性浓度的方法称为连续监测法。随着各种自动生化分析仪的广泛使用，连续监测法已经逐步取代定时法而成为临床实验室测定酶活性浓度最为常用的方法。连续监测法分直接法与间接法两类。

| 知识点3：酶活性浓度的单位 | 副高：了解　正高：熟悉 |

（1）酶活性单位　酶活性单位有旧制单位、国际单位以及Katal单位。

（2）酶活性浓度单位　在临床上测定的不是酶的绝对量而是浓度。酶活性浓度利用每单位体积所含的酶活性单位数来表示。

第二十一章　临床生物化学自动化分析技术

第一节　自动生化分析仪

| 知识点1：自动生化分析仪的类型 | 副高：熟悉　正高：熟悉 |

自动生化分析仪按照不同分类标准，可分成不同的种类：

（1）根据反应装置的不同可以分为连续流动式或管道式、离心式、分立式以及干片式4类。

（2）根据可测定项目数量的不同可以分为单通道与多通道两类，单通道每次可以检测一个项目，但是项目可以更换；多通道每次可以同时检测多个项目。

（3）根据自动化程度可分为全自动与半自动两类。

（4）根据仪器的复杂程度分为小型、中型、大型以及超大型4类。

（5）也可根据程序的可否更改分为程序固定与程序可变两类。根据反应装置的结构分类是最常用的分类方法，其中连续流动式与离心式现已很少使用。

| 知识点2：自动生化分析仪的基本结构 | 副高：熟悉　正高：熟悉 |

自动生化分析仪由样品处理系统、检测系统以及计算机系统组成（图2-21-1）。其样品处理系统包括样品架和试剂盘、搅拌器、加液器，其检测系统由光源、比色杯、分光装置、恒温装置及清洗系统等组成，其计算机系统同仪器结合在一起，是自动生化分析仪的核心。

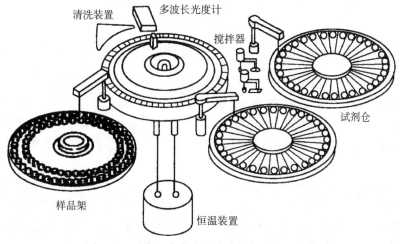

图2-21-1　分立式自动生化分析仪的基本结构

知识点3：自动生化分析仪的性能评价指标　　　　　副高：熟悉　正高：熟悉

自动生化分析仪是一种高度自动化、高精度以及高准确度的分析仪器，通常不需要操作者进行调节和校正。但在仪器开始使用之前，有必要了解一些技术指标，熟悉仪器的各种性能，比较常用性能评价指标有精密度、波长准确性、线性以及同其他仪器的相关性等。

知识点4：自动生化分析仪的选择与应用　　　　　　副高：熟悉　正高：熟悉

（1）自动化程度　自动化程度指的是仪器能够独立完成生化测定操作程序的能力。对于一台生化分析仪来说，自动化程度越高，仪器的功能就越强。其自动化程度的高低取决于仪器所使用微机处理功能的大小，通常可分为全自动与半自动生化分析仪，即使同是全自动分析仪，不同规格型号的仪器自动化程度也是有差异的。

（2）分析效率　提高工作效率是人们选用自动分析仪的主要目的之一。是否能快速向临床提供大量实验诊断数据，提高分析效率是使用者普遍关心的问题。不同类型的分析仪，因为其结构和设计原理及微机应用程度不同，导致有自动化程度的差异，同时也直接影响其分析效率。

（3）应用范围　仪器的应用范围是仪器的一个综合性指标，主要包括仪器所能进行的分析方法以及可测定项目的种类，应用范围同仪器的设计原理及结构有关。

（4）精度与准确度　精度与准确度是自动生化分析仪提供实验分析结果的精密度和准确度的基础。自动生化分析仪的精度与准确度决定于仪器各部件的加工精度与精确的工作状态。

（5）其他性能　除以上指标外，仪器的取液量、最小反应液体积以及测试速度也是我们评价仪器性能的指标。

第二节　自动生化分析仪常用分析方法

知识点1：终点分析法（平衡法）　　　　　　　　　副高：熟悉　正高：熟悉

终点分析法是利用测定反应开始至反应达到平衡时的产物或底物浓度的总变化量求出待测物质浓度或者活性的方法。它的反应是基于反应达到平衡时反应产物的吸收光谱特征及其对光吸收强度的大小，对物质进行定量分析的一类方法。依据时间–吸光度曲线变化，反应到达平衡时吸光度不再变化。终点法参数设置简单，反应时间通常较长，精密度较好。

知识点2：固定时间法　　　　　　　　　　　　　　副高：熟悉　正高：熟悉

固定时间法指的是在时间、吸光度曲线上选择两个测光点，此两点既非反应初始吸光度，亦非终点吸光度，这两点的吸光度差值用于结果计算。该方法有助于解决某些反应的非特异性问题。也就是样品和试剂混合后分别读取延滞期后的吸光度 A_1 与反应一定时间的吸光度 A_2，$A = A_2 - A_1$，然后比较标准与测定的 A 值，计算待测物质的浓度，如图2-21-2所示。

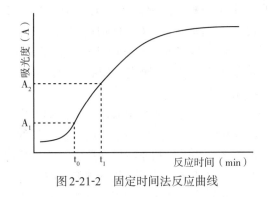

图2-21-2　固定时间法反应曲线

知识点3：连续监测法　　　　　　　　　　　副高：熟悉　正高：熟悉

连续监测法是利用连续测定反应过程中某一反应产物或底物的吸光度，依据吸光度的变化速率（AA/min）来计算待测物浓度或活性的方法，又称为速率法、动态分析法或动力学法。酶活性测定常用连续监测法，其检测原理是在酶促反应的最适条件下，利用物理、化学或酶促反应的分析方法，在反应速度恒定期（零级反应期）连续观察及记录一定反应时间内底物的消耗量或者产物生成量的变化。通过单位时间酶促反应初速度计算出酶活力的大小或代谢物的浓度。此法主要适用于酶活性及其代谢产物的测定，可将多点测定结果连成线，自动选择线性反应期计算酶活性或者浓度。由于其可观察反应的过程，相对减少了误差，大大提高了分析速度和准确性。

知识点4：比浊测定法　　　　　　　　　　　副高：熟悉　正高：熟悉

比浊法是一种利用检测物质对光的散射或透射强度来测定物质的方法。比浊法可分为化学比浊法与免疫比浊法，免疫比浊法又可分为透射比浊法和散射比浊法。自动生化分析仪通常只能做透射比浊分析。透射比浊法是在光源的光路方向测量透光强度，它经常用于终点法测定。目前自动生化分析仪常用的比浊法是免疫透射比浊法，主要被用于血清特种蛋白的检测，如免疫球蛋白、载脂蛋白、微量蛋白、急性时相反应蛋白以及某些药物监测等。

知识点5：分析参数设置　　　　　　　　　　副高：熟悉　正高：熟悉

自动生化分析仪操作者需进行设置的参数包括温度、波长、样品量和试剂量、测定方法、校正方法、反应时间以及控制因素等。

（1）波长的选择　测定波长的选择有三个主要条件：①待测物质在该波长下的光吸收最大。②其吸收峰宜较宽而钝，而不是处于尖峰或者陡肩，通常不选光谱中的末端吸收峰，换句话说，该吸收峰处的吸光度随着波长变化较小。③常见干扰物在该波长下的光吸收最小。

试剂盒说明通常已提供波长参数。实际波长选择需要了解待测物质及干扰组分对不同波长单色光的吸收程度，也就是以波长为横坐标、吸光度为纵坐标作吸收光谱曲线（光吸收曲线）。

（2）温度的选择　自动生化分析仪通常设有25℃、30℃以及37℃三种温度，为了使酶反应的温度与体内温度一致，一般固定为37℃。此项通常在系统参数中设置。

（3）样品量与试剂量　各种分析仪的最小反应液总体积是80~500μl不等，样品量与试剂量的设置主要由样品体积分数（SVF）来决定。样品量与试剂量通常可按照试剂说明书上的比例，并且结合仪器的特性进行设置。

（4）试剂的选择　①单试剂法：反应体系中只加一种试剂的方法称为单试剂法。常见的有：单试剂单波长法、单试剂双波长法以及样品空白法。②双试剂法：在反应过程中试剂分开配制及加入反应系统，可以将一些干扰和非特异性反应消除，确保检测结果的准确性。常见的有：双试剂单波长一点法。双试剂两点法以及双试剂双波长法。

（5）测定方法的选择　已介绍了几种比较常用的分析方法，半自动生化分析仪一般具备其中的一点终点、两点终点（单试剂）以及连续监测法（只能是一种固定方法）。

（6）分析时间的选择　分析时间的选择与设定是自动生化分析仪参数设定的重要环节，直接影响检测结果的准确性。生化反应的时间是某一项目所特有的，依据所采用的测定方法不同而异。对终点分析，测定时间的选择应充分考虑到干扰的问题。

（7）线性范围的选择　当反应吸光度处于线性范围之内时，检测结果同吸光度变化成正比，准确反映待测物的浓度。若吸光度设置过小，则非线性机会出现会增多，或者观察时间延长，工作效率降低；若吸光度设置过大，则失去了判断线性的意义。线性范围应选择数据收集窗时间内吸光度变化的允许范围，对于全自动生化分析仪而言，主要是设定吸光度的最大值与最小值。

（8）校正方法　自动生化分析仪内设置的校正方法通常包括一点校正、二点校正、多点校正、线性校正以及非线性（对数、指数法、量程法）校正等。

第二十二章　临床生物化学检验质量控制

第一节　控制物的种类及其应用

| 知识点1：控制血清的种类 | 副高：掌握　正高：熟悉 |

（1）液态控制血清　有动物血与人血制备的控制血清。目前液态控制血清多为实验室自己制备，其中各种成分的含量经实验室多次测定之后确定。

（2）冻干控制血清　多是由动物血清（猪、牛、马等）制备，分定值与未定值两种。未定值控制血清多被用于室内质控，其成分含量由该实验室多次测定后确定。定值血清多是由厂家测定或者由邀请某些设备及技术水平比较好的实验室协助共同测定，此种血清多供室内核对数值使用。

（3）参考血清　其成分通过几种参考方法测定。用冻干血清时其瓶间变异<0.25%，通常是先经透析，除去某些成分，再加入已知量的所需纯品。可被用于校正仪器及评价试验方法。

| 知识点2：控制物的应用 | 副高：掌握　正高：熟悉 |

（1）使用自制冷冻血清　分装后应注意冷冻保存或低温-20℃～-10℃。如果在一天内连续使用应注意加盖，防止蒸发。液体血清的优点是不存在分装的问题。但是液体血清容易发生细菌污染，细菌污染会改变许多生化成分。

（2）使用冷冻混合血清　由低温情况下取出后应放置使之全溶解，注意混匀之后再使用。

（3）使用冻干血清　应严格按说明书规定操作，注意冻干血清的均一性。即各瓶间差异应在允许范围内，若有怀疑，则可随机抽取二三瓶互作测定，观察瓶间差异。若怀疑血清变质或不能较长时间保存，投入使用前应做稳定性试验。通常采用-10℃或-20℃，室温及37℃三种温度保存，连续定期做测定，将所得数值进行比较，观察差异情况。

（4）定值及定限问题　目前都有市售定值控制血清供应。用户往往容易盲目采用产品商所给的数值，但是各实验室所用的实验方法不同，所以，在使用前还应作校对。

第二节　室内质量控制的主要方法

| 知识点1：常规质控图（X-S图） | 副高：掌握　正高：熟悉 |

X-S图法由于它只需要单一浓度的未定值血清，绘图方法十分简单易懂，有较为成熟的

理论和实际经验。所以，成为国内外目前采用最广泛的一种常规室内质量控制方法。

知识点2：改良Monica质控图	副高：掌握　正高：熟悉

改良Monica质控图用于室内常规项目的质控，能够同时监测精密度和准确度，及时指示存在的误差大小与性质，制作简便，应用及时，形象直观，能将室内质控与室间质评有机地直接联系起来，从质控图上就可以基本预测参加室间质评的变异指数得分情况。

第三节　室间质量评价的计划

知识点1：室间质量评价计划的类型	副高：掌握　正高：熟悉

室间质量评价计划一般分为6种类型，即实验室间检测计划、测量比对计划、已知值计划、分割样品检测计划、定性计划以及部分过程计划，我国各级临床检验中心组织的室间质量评价是实验室间检测计划，已知值计划和分割样本检测计划也可在临床实验室应用。

第二十三章　临床生物化学实验室基本技术

第一节　常用临床生物化学分析技术

知识点1：光谱分析技术　　　　　副高：掌握　正高：熟悉

光谱分析技术属于光学分析法的范畴，是基于能量与物质作用时，测量由物质内部发生量子化的能级之间的跃迁而产生的发射、吸收或者散射辐射的波长及强度进行分析的方法。

知识点2：色谱分析技术　　　　　副高：掌握　正高：熟悉

色谱法是一种对混合物所进行分离分析的方法。它是一种物理或者物理化学分离分析方法，它集分离分析于一体，包括多种操作形式与分离机制。

色谱法的分离原理是：溶于流动相中的各组分通过固定相时，因为与固定相发生作用（吸附、分配、离子吸引、排阻、亲和）的大小以及强弱不同，在固定相中滞留时间不同，从而先后从固定相中流出。又称为色层法、层析法。

知识点3：生物质谱技术　　　　　副高：掌握　正高：熟悉

质谱是带电分子或分子碎片按照质荷比的大小顺序排列的图谱。质谱仪是一类能够使物质粒子在离子源中离子化并通过适当的电场、磁场将它们按空间位置、时间先后或者轨道稳定与否实现质荷比分离进行检测后物质分析的仪器。质谱分析法是利用对被测样品进行离子化，并对离子化离子的质荷比进行测定来对样品进行定性及定量分析的一种方法。

第二节　生物芯片和生物传感技术

知识点1：生物传感器技术　　　　　副高：掌握　正高：熟悉

生物传感器是近几十年内才发展起来的一种新的传感器技术。生物传感器同传统的各种物理传感器和化学传感器的最大区别，在于生物传感器的感受器中含有生命物质。能够感应相应的生物学反应，并按照一定规律将其转换成可用信号（包括电、热以及光等信号）输出。

知识点2：生物芯片技术　　　　　　　　　　　　　**副高：掌握　正高：熟悉**

生物芯片具有芯片相似的微型化及分析、处理生物信息的特点。生物芯片指采用光导原位合成或者微量点样等方法，将生物大分子样品有按一定顺序地固化于支持物表面所组成的微阵列。在其同已标记靶分子杂交后，通过特定的仪器对杂交信号强度进行检测分析，能快速、高效判断样品中各种靶分子的数量，可以实现对蛋白质、细胞、DNA以及其他生物组分的准确、快速、大信息量地检测。因为常用玻片、硅片、聚丙烯酰胺凝胶、尼龙膜等载体片作为固相支持物，并且在制备过程模拟计算机芯片的制备技术，所以称为生物芯片技术。

第三节　酶蛋白分离纯化技术

知识点1：酶蛋白分离纯化技术　　　　　　　　　**副高：掌握　正高：熟悉**

酶是具有催化活性的蛋白质，蛋白质能很轻易变性，因此在酶的提纯过程中应避免用强酸强碱，保持在较低的温度下操纵。在提纯的过程中利用测定酶的催化活性可以较为轻易跟踪酶在分离提纯过程中的去向。酶的催化活性又可以作为选择分离纯化方法及操纵条件的指标，在整个酶的分离纯化过程中的每一步骤，始终要测定酶的总活力与比活力，这样才能知道经过某一步骤回收到多少酶，纯度进步了多少，进而决定着这一步骤的取舍。

第二十四章　治疗药物监测

第一节　治疗药物的基本概念

知识点1：治疗药物监测的概念　　　　　副高：熟悉　正高：熟悉

治疗药物监测是在临床药理学、药代动力学以及临床化学基础上，应用现代先进的体内药物分析技术，测定血液或者其他体液中的药物浓度，获取有关药代动力学参数，使临床给药方案个体化，以提高疗效、防止或减少毒副作用的一门应用性学科。

知识点2：药物吸收的概念　　　　　　　副高：熟悉　正高：熟悉

药物吸收指的是药物从给药部位进入体循环的过程。血管内给药不存在吸收。

知识点3：药物分布的概念　　　　　　　副高：熟悉　正高：熟悉

药物分布是指药物随着血液循环输送至各器官、组织，并通过转运进入细胞间液、细胞及细胞器内的过程。

知识点4：药物生物转化的概念　　　　　副高：熟悉　正高：熟悉

机体对药物进行的化学转化与代谢称药物生物转化。药物生物转化主要在肝细胞微粒体混合功能氧化酶（肝药酶）的催化之下进行。

知识点5：药物排泄的概念　　　　　　　副高：熟悉　正高：熟悉

药物排泄指的是药物及其代谢物排出体外的过程。药物排泄的主要途径是经肾脏随尿排出。

第二节　治疗药物浓度测定的常用方法

知识点1：光谱法　　　　　　　　　　　副高：熟悉　正高：熟悉

光谱法常用紫外－可见及荧光分光光度法等。紫外－可见分光光度法快速，并且方法简便，但灵敏度较低、特异性差，易受内源性物质、代谢产物以及联用药物的干扰。在治疗药物监测（TDM）中样品通常经过萃取纯化等方法处理或结合示差、双波长以及导数分光光度法等来提高其特异性及灵敏度。荧光分光光度法与紫外可见分光光度法比较具有较高的选择性及灵敏度，但多数药物不能发射荧光，样品需衍生处理之后才能测定。光谱法需要的仪器一般临床实验室都具备，检测成本低，并且技术简单，便于推广，对于一些治疗药物浓度水平比较高的药物来说，仍为一种可行的方法。

知识点 2：色谱法　　　　　　　　　　　　　副高：熟悉　正高：熟悉

色谱法主要包括高效液相色谱法（HPLC）、气相色谱法（GC）以及液相色谱-质谱联用（HPLC-MC）等。色谱法的主要特点就是各组分经分离后测定，专一性好，准确性、分辨率、灵敏度高，并且可同时测定多种药物。在TDM的应用中，HPLC是最为常用的方法，其样品处理简单，多数样品只需经简单地去蛋白处理就可以直接进样测定；应用范围广，HPLC常配备有紫外与荧光检测器，大多数有机化合物药物在紫外光范围内有较强的吸收，或者可经衍生为具有荧光吸收的化合物，在经常需进行TDM的药物中，除地高辛、锂盐之外的药物几乎都可以应用该方法；重复性好，如果采用内标法定量，还可以消除样品处理过程中的误差，方法精密度的变异系数通常＜5%。HPLC法为TDM的推荐方法，并且常作为评价其他方法的参考方法。

知识点 3：免疫化学法　　　　　　　　　　　副高：熟悉　正高：熟悉

依据标记物性质不同，免疫化学法可分为酶免疫法、荧光免疫法以及放射免疫法三类，其中放射免疫法虽灵敏度高，检测成本低，但由于重复性较差，并且有放射性污染，目前在TDM中已很少应用。免疫化学法的特点是灵敏度高，可达纳克甚至皮克水平；所需标本量少，样品通常不需要预处理，操作简便，有商品化药物检测试剂盒供应。但是免疫化学的专一性不太高，干扰因素除来自于内源性物质外，还有抗原性未发生改变的待测药物代谢物的影响等，常会出现检测结果假性偏高。荧光偏振免疫分析法在TDM中应用广泛，其重现性好、灵敏度高、速度快，特别适合于急救和常规监测。均相酶免疫分析法的灵敏度比荧光免疫法低，但已可满足绝大多数药物TDM的要求，酶标仪及生化分析仪等可检测标记物，易推广应用。

知识点 4：其他技术　　　　　　　　　　　　副高：熟悉　正高：熟悉

（1）毛细管电泳技术　毛细管电泳技术（CE）采用高电场强度的电泳方式，具有微量、高效以及灵敏并可进行自动化检测等特点。CE与HPLC虽然分离原理不同，但都是液相分离技术，并且均可一次同时完成对样本中多组分的分离、检测。但CE分离效率和灵敏度更高，几乎不消耗溶剂，并且借助改变缓冲液、检测器及其他电泳条件，应用范围更广。

（2）抑菌试验　曾被用于体液中抗菌药物浓度测定，该方法简便易行，利用临床细菌室即可开展。但因为其仅为分级式半定量，且易受同时使用的其他抗菌药物的干扰，灵敏度、特异性、重复性都差，现已基本淘汰。

应当指出，一种药物常常有多种检测方法，此时应根据该药物最小治疗浓度水平要求的灵敏度、是否需同时测定多组分、可以供使用的仪器与检测成本等综合考虑确定一种检测方法。

第三篇
临床医学检验
临床免疫学专业

第二十五章 概 述

第一节 免疫学发展现状及发展趋势

知识点1：免疫学发展现状   副高：熟悉 正高：熟悉

现代临床免疫学检验是由传统的临床免疫学检验继承发展而来，免疫学理论、分子生物学及其他现代科学技术日新月异的发展，促使临床免疫学检验极大的发展，并具有如下特点：

（1）免疫学检验的应用领域不断扩大。

（2）临床免疫学检验技术日益先进。

知识点2：免疫学发展趋势   副高：熟悉 正高：熟悉

21世纪免疫学的研究近期可能会注重下列几个方面的研究：

（1）防治及诊断疾病方面的研究。

（2）更重视整体水平免疫机制的研究。

（3）基因表达调控、顺序及其表达产物功能的研究。

（4）免疫系统及功能的生物进化方面的研究。

免疫学的许多重大问题尚待深入探讨，许多领域的研究还尚待开展。

第二节 传染病学

知识点1：传染病学概述   副高：熟悉 正高：掌握

传染病学是一门临床医学，它是研究传染病在人体内发生、发展以及转归的原因、规律及其诊断和防治措施，达到控制传染病的发生、发展以及流行的科学。它是内科学的一部分，相比于内科其他方面的疾病，又有自己的特点。由于它具有明确的病原，并有传染性、流行性和病后的免疫性，并与流行病学、神经病学、免疫学、微生物学、寄生虫学和生物化学等临床和基础医学具有密切的联系。

知识点2：研究范围　　　　　　　　　　　　　　副高：熟悉　正高：掌握

（1）病毒性肝炎：急性、慢性、重型以及瘀胆型肝炎的病原学、发病机制、流行病学、诊断、治疗、预防及预后。

（2）艾滋病的病原学、流行病学、发病机制、诊断、治疗以及预防。

（3）流行性出血热（肾综合征出血热）：病原学、发病机制、流行病学、诊断、治疗以及预后。

（4）肠道传染病、虫媒传染病、呼吸道传染病、医院内感染等的基础和临床研究。

知识点3：临床研究　　　　　　　　　　　　　　副高：熟悉　正高：掌握

（1）抗感染药物包括抗生素、抗病毒药和抗菌药的基础和临床研究。

（2）传染病的流行必须具备3个基本环节，就是传染源、传播途径以及人群易感性。3个环节必须同时存在，方能构成传染病流行。若其中的任何一个环节缺少，新的传染就不会发生，不可能形成流行。

第三节　内　科　学

知识点1：内科学简介　　　　　　　　　　　　　副高：熟悉　正高：掌握

内科学是对医学科学发展产生十分重要影响的临床医学学科。它是一门涉及面广和整体性强的学科。它是临床医学各科的基础学科，所阐述的内容在临床医学的理论及实践中有其普遍意义，是学习和掌握其他临床学科的重要基础。其主要任务是掌握内科常见病的发病机制、多发病的病因、临床表现、诊断和防治的基本知识、基本理论以及实践技能。医科大学学生的内科学课程，分为系统学习和毕业实习两个阶段。

知识点2：内科学在学科中的位置　　　　　　　　副高：熟悉　正高：掌握

它是临床医学各科的基础学科，其所阐述的内容在临床医学的理论和实践中有其普遍意义，是学习和掌握其他临床学科的重要基础。它涉及面广，包括呼吸、循环、泌尿、消化、血液、内分泌及代谢等系统常见疾病以及理化因素所致的疾病。同外科学一起并称为临床医学的两大支柱学科，为临床各科从医者必须精读的专业。

第四节 免疫预防与免疫治疗的概念

知识点1：免疫预防	副高：熟悉 正高：掌握

免疫预防指的是机体抵抗和清除病原微生物或其他异物的功能。免疫预防功能发生异常可引起疾病，比如反应过高可出现超敏反应，反应过低可造成免疫缺陷病。

知识点2：免疫治疗	副高：熟悉 正高：掌握

免疫治疗包括免疫细胞的治疗与药物的治疗，免疫细胞的治疗指的是将病人的细胞从血里面分离出来，在体外用一些细胞因子，使它变成一种杀伤细胞，再回输至血液中去，这种杀伤细胞可以识别肿瘤细胞进行杀伤。还有一种方法是给病人直接用一些免疫制剂，像干扰素还有白介素-2等，都称为免疫治疗。免疫治疗指的是刺激人体自身免疫系统来抵抗癌症的治疗方法。也称为生物反应修正剂或者生物疗法。免疫系统是人体抵抗疾病的自身的防卫系统。

第五节 临床检验诊断学

知识点1：临床检验诊断学研究方向	副高：掌握 正高：掌握

目前临床检验诊断学的研究主要集中在分子肿瘤诊断学、分子遗传诊断学及神经内分泌免疫学三个方向。

知识点2：诊断的基本过程	副高：掌握 正高：掌握

诊断的基本过程：临床诊断的基本步骤，一般可分为以下3个阶段：

（1）调查病史，检查病人，收集症状资料，是取得正确诊断的客观基础。

（2）分析、综合全部症状、资料，并做出初步诊断。

（3）实施防治，观察经过，验证并且完善诊断，临床初步诊断可以作为制订防治措施的依据，而初步诊断正确与否，还要经防治实践的效果来验证。

第二十六章　临床免疫学检验技术

第一节　凝集反应与沉淀反应

知识点1：凝集反应　　　　　　　　　　　　　　　副高：掌握　正高：掌握

凝集反应的发生分为两个阶段：

（1）抗原抗体的特异性结合阶段，此阶段反应快，只需数秒至数分钟，但不出现可见反应。

（2）出现可见的凝集反应阶段，此阶段反应慢，通常需要数分钟至数小时。实际上这两个阶段难以严格区分，反应时间也受多种因素的影响。

在免疫学技术中，凝集反应可分为直接凝集反应与间接凝集反应两大类。

知识点2：直接凝集反应　　　　　　　　　　　　　副高：掌握　正高：掌握

在适当电解质参与下，细菌、螺旋体以及红细胞等颗粒抗原直接与相应抗体结合出现肉眼可见的凝集现象，称为直接凝集反应。常用的凝集试验有玻片法与试管法两种。

（1）玻片凝集试验　玻片凝集试验为定性试验方法，也就是用已知抗体作为诊断血清，与菌液或红细胞悬液等受检颗粒抗原在玻片上进行反应，可用于从患者标本中分离得到的菌种的诊断或者分型、人类ABO血型的鉴定。

（2）试管凝集试验　试管凝集试验为半定量试验方法，把受检血清在试管中进行系列稀释，加入已知颗粒抗原，保温后观察每管内抗原凝集程度。此试验易引起抗原的非特异性凝集，出现假阳性反应，所以必须设不加抗体的稀释液做对照组。

知识点3：间接凝集反应　　　　　　　　　　　　　副高：掌握　正高：掌握

根据致敏载体用的是抗原或者抗体以及凝集反应的方式，间接凝集反应可以分为正向间接凝集反应、反向间接凝集反应、间接凝集抑制反应、协同凝集反应。

知识点4：间接血凝试验　　　　　　　　　　　　　副高：掌握　正高：掌握

间接血凝试验是以红细胞作为载体的间接凝集试验，也就是用已知的抗原（或抗体）致敏红细胞，同标本中相应的抗体（或抗原）特异结合，出现红细胞凝集现象，最常用的红细胞为绵羊、家兔、鸡及人O型红细胞。结果判断：红细胞沉积于孔底，集中呈一边缘光滑圆点的为不凝集（－）。若红细胞凝集，则分布于孔底周围。依据凝集程度判断阳性反应的强弱，以++凝集的孔为效价终点。

自身红细胞凝集试验的不同之处在于，反应中的红细胞是未经致敏的受检者新鲜红细胞。该方法的特点是受检标本是全血，无需分离血清，可采指血或者耳垂血进行试验，可即刻知道检测结果。该试验已经成功地用于抗HIV抗体及乙型肝炎病毒表面抗原（HBsAg）的检测，其敏感度相仿于间接血凝试验。

知识点5：胶乳凝集试验   副高：掌握   正高：掌握

胶乳凝集试验也是一种间接凝集试验，也就是将抗原（或抗体）致敏胶乳颗粒，直接与待测标本中的抗体（或抗原）发生凝集反应，比较常用的载体颗粒为聚苯乙烯胶乳。

胶乳凝集试验分试管法与玻片法，需保温或反应时间较长的试验通常采用试管法，可进行半定量测定。玻片法操作简便，多为定性测定。胶乳为人工合成的载体，性能较为稳定，均一性好。

知识点6：明胶凝集试验   副高：掌握   正高：掌握

明胶凝集试验也是一种间接凝集试验，试验利用粉红色明胶颗粒吸附病毒抗原或重组抗原，再与待检血清作用，出现肉眼可见的粉红色凝集，说明血清中含抗病毒抗体，此试验简便、灵敏度高、快速，比较常用于抗HIV-1抗体和抗精子抗体检测等。

知识点7：球蛋白参与的血凝试验   副高：掌握   正高：掌握

抗球蛋白试验是抗球蛋白参与的间接血凝试验，经常用于试验的有两类方法。

（1）直接Coombs试验 用于检测吸附于红细胞表面的不完全抗体，也就是将含抗人球蛋白试剂直接加到表面结合抗体的受检红细胞中，即可见细胞凝集。常被用于检测新生儿溶血症、自身免疫性溶血症、特发性自身免疫性贫血以及医源性溶血等疾病的患者红细胞上不完全抗体。

（2）间接Coombs试验 用于检测血清中游离的不完全抗体，也即是将受检血清和具有相应抗原性的红细胞相结合，再加入抗人球蛋白抗体，即可出现可见的红细胞凝集。多被用于检测母体Rh（D）抗体和由于红细胞不相容的输血所产生的血型抗体；也可用专一特异性抗球蛋白血清分析与红细胞结合的不完全抗体的人体免疫球蛋白（Ig）亚类。

知识点8：沉淀反应   副高：掌握   正高：掌握

沉淀反应是指可溶性抗原与相应抗体在适当条件下发生特异性结合而出现可见的沉淀现象。根据反应介质和检测方法的不同，沉淀反应可分为液体内沉淀试验与凝胶内沉淀试验。液体内沉淀试验包括环状沉淀反应、絮状沉淀反应以及免疫浊度分析，凝胶内沉淀试验包括免疫扩散试验与免疫电泳技术。沉淀反应分两个阶段：

（1）抗原抗体特异性结合。

（2）形成可见的免疫复合物。

知识点9：液体内沉淀试验　　　　　　　　　　　　　副高：掌握　正高：掌握

经典液体内沉淀试验包括环状沉淀反应与絮状沉淀反应，由于环状沉淀反应与絮状沉淀反应样品需要量大，临床几乎不用。

知识点10：免疫浊度测定　　　　　　　　　　　　　　副高：掌握　正高：掌握

免疫浊度测定是利用抗原抗体结合在液体中形成的免疫复合物干扰光线可用仪器检测的特点，将现代光学测量仪器同自动分析检测系统相结合，应用于沉淀反应，对各种液体介质中的微量抗原、抗体和药物及其他小分子半抗原物质进行定量测定。其原理为：可溶性抗原同相应抗体特异结合，两者在比例适宜和增浊剂作用下，可快速形成一定大小的免疫复合物，而使反应液出现浊度。它的最大优点是稳定性好、敏感度高、精确度高、简便快速、易于自动化，无放射性核素污染。

知识点11：凝胶内沉淀试验　　　　　　　　　　　　　副高：掌握　正高：掌握

凝胶内沉淀试验是利用可溶性抗原与相应抗体在凝胶中扩散，形成浓度梯度，在抗原抗体相遇并且浓度比例适当的位置形成肉眼可见的沉淀线或沉淀环。比较常用的凝胶有琼脂、琼脂糖、聚丙烯酰胺凝胶等，适宜浓度的凝胶实际上就是一种固相化的缓冲液，呈网络结构，将水分固相化，抗原与抗体蛋白质在凝胶内扩散如在液体中自由运动。分子量在200kD以上的大分子物质在凝胶中扩散较慢，据此特性可识别分子量的差别。此外，抗原抗体形成的复合物由于分子量超过凝胶网孔的限度而被网络在凝胶中，形成沉淀，经盐水浸泡也只能将游离的抗原或抗体去除，便于后面的分析。根据抗原与抗体反应的方式和特性，凝胶内沉淀试验可分为单向免疫扩散试验与双向免疫扩散试验。

知识点12：单向免疫扩散试验　　　　　　　　　　　　副高：掌握　正高：掌握

单向免疫扩散试验是先把一定量的抗体混于琼脂凝胶中，使待测的抗原溶液在琼脂内由局部向周围自由扩散，并在一定区域内形成可见的沉淀环。根据试验形式可分为试管法与平板法两种。试管法因沉淀环不易观察及定量，目前已较少应用。

知识点13：双向免疫扩散试验　　　　　　　　　　　　副高：掌握　正高：掌握

双向免疫扩散试验是将抗原与抗体加在同一琼脂板对应孔中，各自向对方扩散，在浓度比例恰当处形成沉淀线，观察沉淀线的位置、形状及对比关系，可对抗原或抗体进行定性分析。此法灵敏度低，出现结果比较慢，不能精确定量，这些弱点在相当程度上限制了它的应用。

根据试验形式可分为试管法和平板法。试管法操作烦琐，并且只能测定一个标本，临床检验中很少用。平板法基本步骤是：在制成的琼脂板上打孔，孔径通常为3mm，孔间距通常在3～5mm，在各对应孔中加入抗原或抗体，放置湿盒37℃18～24小时后，抗原与相对应的抗体在琼脂中各自扩散并在浓度比例适当处形成可见的沉淀线。

第二节 免疫电泳技术

知识点1：免疫电泳　　　　　　　　　　　　　　　　副高：掌握　　正高：掌握

免疫电泳是先把蛋白质抗原在凝胶中做区带电泳，依据其所带电荷、分子量以及构型不同分成不可见的若干区带，然后，沿电泳方向挖一与之平行的抗体槽，并加入相应抗血清，进行双向扩散，两者比例适宜处形成弧形沉淀线。利用对沉淀线的数量、位置和形态与已知标准抗原抗体生成的沉淀线比较，可对待测样品中所含成分的种类与性质进行分析。

知识点2：对流免疫电泳　　　　　　　　　　　　　　副高：掌握　　正高：掌握

对流免疫电泳实质上就是将双向免疫扩散与电泳相结合在直流电场中的定向加速的免疫扩散技术。在pH8.6的缓冲液中，大部分蛋白质抗原等电点低，带较强的负电荷，分子量小，受到电渗作用小，在电场中向正极移动；而且抗体绝大多数为IgG，等电点偏高，在pH8.6时带负电荷比较少，并且分子量较大，移动速度慢，它向正极移动缓慢甚至是不移动，而在电渗作用之下，随水流向负极移动，电渗引向负极移动的速度超过了IgG向正极的移动速度，所以抗体移向负极，在抗原抗体浓度比例最适宜处形成沉淀线，依据沉淀线相对于两孔的位置可大致判断出抗原抗体的比例关系。

知识点3：火箭免疫电泳　　　　　　　　　　　　　　副高：掌握　　正高：掌握

火箭免疫电泳是单向免疫扩散同电泳相结合的一项定向加速的单向扩散试验。它是将抗体混合于琼脂中，电泳时，抗体不移动，抗原从负极向正极泳动，并随抗原浓度的减少，抗原泳动的基底区也逐渐变窄，抗原抗体免疫复合物形成的沉淀线也越来越窄，从而形成一个火箭状的不溶性复合物沉淀峰。当琼脂中抗体浓度不变时，沉淀峰的高度与抗原量呈正相关，用已知标准抗原作对照，绘制标准曲线，就可依据沉淀峰的高度在标准曲线中计算出待测样品浓度。反之，固定抗原的浓度，便可检测抗体的含量（称为反向火箭电泳）。火箭电泳只能测定µg/ml以上的含量，如低于此水平则难以形成可见的沉淀峰。但借助加入^{125}I标记的标准抗原共同电泳，经X线胶片显影，可出现放射显影的原理建立的免疫自显影技术，其灵敏度可达到ng/ml，常被用于IgA、IgG等蛋白定量。

知识点4：免疫固定电泳　　　　　　　副高：掌握　正高：掌握

免疫固定电泳是区带电泳与沉淀反应相结合的一项免疫化学分析技术。此方法的原理为，先将血清蛋白质在琼脂糖凝胶介质上经区带电泳分离，再将固定剂与各型免疫球蛋白及轻链抗血清加于凝胶表面的泳道上，经孵育，固定剂与抗血清在凝胶内渗透并扩散，抗原抗体直接发生沉淀反应，洗脱游离的抗体，形成的抗原抗体复合物则保留在凝胶中。经氨基黑，参考泳道与抗原抗体沉淀区带被着色，依据电泳移动距离分离单克隆组分，可以对各类免疫球蛋白及其轻链进行分型。

知识点5：交叉免疫电泳　　　　　　　副高：掌握　正高：掌握

交叉免疫电泳是区带电泳同火箭免疫电泳结合的一项免疫电泳分析技术，是一种有效的抗原蛋白定量技术。一次可对多种抗原进行定量，分辨率较高，适用于比较各种蛋白组分，定性分析蛋白质遗传多态性、微小异质性、裂解产物以及不正常片段等。

知识点6：自动化免疫电泳　　　　　　　副高：掌握　正高：掌握

近年自动化免疫电泳仪的推出，使得自动化免疫电泳技术得到了广泛的推广，它使传统电泳技术手工操作不易标准化和耗时长的问题解决了，只需人工加标本、固定剂和抗血清，其余步骤均实现自动化，它包括电泳系统（自动化电泳仪）与光密度扫描系统，具有分辨率高及重复性好等优点。

知识点7：免疫电泳临床应用　　　　　　　副高：熟悉　正高：熟悉

对流免疫电泳技术与火箭免疫电泳技术由于存在电渗作用，所以目前已不推荐使用。免疫电泳可用于分析分离纯化抗原和抗体的成分及正常和异常免疫球蛋白的识别与鉴定，但其扩散时间长，影响因素多，结果较难分析。免疫固定电泳因其分辨率强、敏感度高、操作周期短、结果易于分析等优点。现常用于鉴定迁移率相近的蛋白与M蛋白，免疫球蛋白轻链，尿液、脑脊液等微量蛋白，游离轻链，补体裂解产物等；临床最常被用于M蛋白的鉴定与分型，并且已列入临床常规检测工作。

第三节　荧光免疫技术

知识点1：荧光免疫显微技术基本原理　　　　副高：掌握　正高：掌握

荧光素标记抗体与标本切片中组织或细胞表面的抗原结合，洗涤除去游离的荧光抗体后，在荧光显微镜下观察特异荧光的抗原抗体复合物和其部位，对组织切片或细胞抗原进行定性和定位检测，或者对自身抗体进行定性及效价测定。

（1）直接标记法 荧光素标记抗体与相应抗原特异性结合，洗涤后荧光显微镜下观察特异性荧光以检测未知抗原。常被用于病原体检测和肾炎活检、皮肤活检的免疫病理检查。

（2）间接标记法 未标记荧光素的特异性抗体（第一抗体）与相应抗原反应，再通过荧光素标记的第二抗体与抗原抗体复合物中的第一抗体反应，洗涤之后荧光显微镜下观察特异性荧光以检测未知抗原或者抗体。常被用于血液及体液中自身抗体检测。

（3）双标记法 两种荧光素分别标记两种不同的特异性抗体，与同一组织或细胞抗原反应，洗涤后荧光显微镜下观察特异性荧光，当存在两种相应的抗原则可见到两种颜色的荧光。此方法可以用于同时检测同一标本内的两种抗原。

知识点2：荧光免疫测定技术基本原理	副高：掌握 正高：掌握

常用的荧光免疫测定技术主要有流式细胞分析技术、时间分辨荧光免疫测定、荧光偏振免疫测定以及荧光酶免疫测定等。

知识点3：荧光免疫显微技术的基本要素	副高：掌握 正高：掌握

荧光免疫显微技术的基本要素有荧光素、荧光素标记抗体以及荧光显微镜。

知识点4：荧光素	副高：掌握 正高：掌握

常用的荧光物质有：四乙基罗丹明（RB200）最大吸收光波长是570nm，最大发射光波长为595～600nm，呈橘红色荧光。可和FITC的翠绿色荧光形成鲜明的对比，常用于双重标记或对比染色；异硫氰酸荧光素（FITC）最大吸收光波长为490～495nm，最大发射光波长520～530nm，能够呈现明亮的黄绿色荧光，是应用最广泛的荧光素；四甲基异硫氰酸罗丹明（TRITC）最大吸收光波长为550nm，最大发射光波长为620nm，呈橙红色荧光；藻红蛋白最大吸收光波长为565nm，最大发射光波长为578nm，可和FITC一起用于双色免疫荧光染色。

知识点5：荧光技术相关概念	副高：掌握 正高：掌握

（1）荧光效率 是指荧光物质将吸收的光能转变成为荧光的百分率。在一定范围内，荧光强度与激发光强度呈正相关，也就是激发光越强、荧光越强，但是过强的激发光会使荧光很快褪去。

（2）荧光淬灭 是指荧光物质在某些理化因素作用下使荧光减弱的现象，包括物理因素，如紫外线照射、高温以及化学因素，如苯胺、酚、硝基苯、溴化物、间苯二酚、碘化物和Cl^-、Fe^{3+}、Ag^+等。荧光免疫技术中可以使用淬灭剂消除不需要的荧光，比较常用的荧光淬灭物质有碱性复红、亚甲蓝、伊文思蓝及低浓度的高锰酸钾和碘溶液等。

（3）荧光寿命 是指荧光物质被一瞬时光脉冲激发后产生的荧光随时间而衰减至一定程度时所用的时间。

知识点6：标本的制备 副高：掌握 正高：掌握

标本制作过程中应力求保持抗原的完整性，并在染色、洗涤以及封埋过程中抗原应尽量不发生溶解与变性，也不扩散到邻近细胞或组织间隙中去。标本切片要求尽量薄，以利抗原抗体接触和镜检。常见的临床标本主要有组织、细胞以及细菌3大类。不同标本可制作成涂片、印片或切片，组织材料可以制备成石蜡切片或者冷冻切片。石蜡切片因操作繁琐、结果不稳定以及非特异反应强等原因已很少在荧光显微技术中应用。组织材料也可以制成印片，细胞或者细菌一般制成涂片，要求薄而均匀。

知识点7：荧光显微镜检查 副高：掌握 正高：掌握

荧光抗体染色的标本需在荧光显微镜下观察。荧光显微镜是荧光显微技术的基本工具，其主要结构及普通光学显微镜基本相同，但是不同之处在于光源、滤板、不吸收紫外线的聚光器和镜头等，根据光路可分为透射光与落射光两种形式。荧光显微镜检查要求选择好光源和滤光片。一般观察FITC标记物可以选用激发滤光片BG12，配以吸收滤光片OG4或GG9；观察RB200标记物时，可选用BG12和OG5配合。

知识点8：荧光强度的影响因素 副高：掌握 正高：掌握

（1）激发光源 荧光强度与激发光强度成正比，增加激发光强度可提高荧光分析的灵敏度，但是值得注意的是激发光增强也加剧荧光物质的分解作用。

（2）温度 温度对荧光染色有明显影响。温度≥20℃时，开始出现温度对荧光的淬灭作用，温度高淬灭作用就越强；在20℃以下时，温度对荧光强度的影响不明显。

（3）溶液pH H^+离子浓度对荧光强度的影响很大，每种荧光素在其合适的pH下，可有最高的发光强度。

（4）细胞固定剂 某些细胞固定剂，如戊二醛、甲醛等，能够减弱荧光强度。

知识点9：方法学评价 副高：掌握 正高：掌握

荧光免疫显微技术的直接标记法，具有操作简便、检测特异性高以及非特异性荧光染色少的优点，但检测敏感性偏低，并且每检查一种抗原就需要制备一种荧光抗体，检测费用高。

间接标记法由于第二抗体的使用，提高了检测敏感性，其敏感性较直接标记法增加5~10倍，并且一种荧光素标记抗体可检测多种抗原或抗体，但是非特异性荧光、荧光背景较高，技术程序相对复杂。

知识点10：质量保证	副高：掌握　正高：掌握

要获得准确可靠的测定结果，必须建立严格的质量控制。选择荧光素合适的pH、温度、离子强度和固定剂等能避免荧光淬灭，确保荧光免疫显微技术检测结果的正确性；建立完善的室内质控与室间质评有利于该测定技术的监控。

知识点11：临床应用	副高：掌握　正高：掌握

临床检验中荧光免疫显微技术已用于细菌、病毒和寄生虫的检验及自身免疫病的诊断等方面。细菌学检验中主要用于细菌的鉴定，标本材料可以是培养物、感染组织、病人分泌排泄物等。与其他鉴定细菌的血清学方法比较，荧光免疫技术操作简单、敏感性高以及检测速度较快，但通常只能作为补充手段，而不能代替常规诊断。在自身免疫病的实验诊断中可用于测定血清中的抗体，用于流行病学调查及临床回顾诊断。

第四节　放射免疫技术

知识点1：放射免疫分析	副高：掌握　正高：掌握

（1）分析原理　放射免疫分析就分析原理而言属于竞争性分析，基于标记抗原和非标记抗原对同一抗体有相同亲和力，则二者在同一系统中发生与特异性抗体的竞争性结合。当特异性抗体限量并且总结合位点数大于Ag或者*Ag量，但小于Ag与*Ag的总和时，Ag与*Ag与特异性抗体发生竞争性结合。当标本中无待检Ag时，抗体全部同*Ag结合，并有游离的Ag存在；当标本中存在待检Ag时，*Ag与抗体结合将受到抑制，标本中待测Ag的量与可以测量的结合标记物（*AgAb）的量形成某种反比函数关系。

（2）技术要点　①选择适当的反应条件；②有效的分离结合与游离标记物。

（3）分离技术　常用的分离技术有活性炭吸附法、聚乙二醇沉淀法以及双抗体法。

知识点2：免疫放射分析	副高：掌握　正高：掌握

（1）基本原理　免疫放射分析有单位点与双位点两种类型，双位点（或双抗体夹心法）在实际工作中最为常用。双抗体夹心法采用两种抗体：一种已知抗体作为捕获抗体，同固相载体连接，并保留抗体活性；另一种已知抗体标记放射性核素^{125}I，制备成标记抗体。

（2）技术要点　免疫放射分析技术要点主要包括标记抗体、固相抗原与固相抗体制备、B和F分离以及结果测定等。

（3）分离技术　不同于放射免疫分析，免疫放射分析采用固相吸附分离方法。免疫放射技术通常以塑料（聚苯乙烯）试管作为反应容器和固相吸附材料。固相分离技术具有操作简便、省时、无离心步骤的优点。此技术的重点不是分离，而是吸附（也称为包被）。

第五节　化学发光自动免疫分析技术

知识点1：化学发光免疫分析原理　　　　　　　副高：熟悉　正高：熟悉

化学发光指的是伴随化学反应过程产生光的发射现象，其发光反应绝大多数属于氧化反应。化学发光免疫分析（CLIA）是一种化学发光反应和免疫反应相结合的非放射标记测定技术。化学发光免疫分析根据所采用标记物的不同可分为发光物标记、酶标记以及元素标记化学发光免疫分析3大类。

CLIA是以发光物质代替放射性核素或酶作为标记物，如吖啶酯，发光物质在碱性反应体系中氧化并释放大量自由能，产生激发态的中间体，该激发态的中间体由最低振动能级回到稳定的基态的各个振动能级时产生辐射及能量，能量则形成发射光子（hγ），产生发光现象。检测发光信号，利用计算机分析系统获得被测物质浓度。CLIA分析系统中包含了化学发光反应与免疫反应两个系统，也就是在抗原抗体特异性反应过程中，伴随有化学反应过程而产生光的发射现象。化学反应系统中以化学反应为基础，化学发光的首要条件是吸收了化学能而处于激发态的分子或者原子必须能释放出光子或者能把能量转移至另一个物质的分子上并使这种分子激发，当这种分子回到基态时释放出光子。化学发光是化学反应过程中所产生的化学能使分子激发产生的发射光。所以，化学发光反应过程中产生足够的激发能是产生发光效应的重要条件。

化学发光反应可在气相、液相或固相反应体系中进行，以液相发光在免疫学检测中最常应用。液相化学发光反应主要包括3个反应过程，也就是反应生成中间体；化学能转化为电子激发能，使中间变成电子激发态；激发分子辐射跃迁回基态。在自动化化学发光免疫分析仪的设计中，最常采用的是化学发光物质的氧化发光，其光量子的强弱直接代表氧化反应强弱的程度。

知识点2：化学发光免疫分析中的标记物及类型　　　　副高：熟悉　正高：熟悉

化学发光免疫分析所使用的标记物根据其参与的化学反应不同分为3类：直接参与发光反应的标记物、以催化反应或能量传递参与发光的酶标记物、以能量传递参与氧化反应的非酶标记物。

知识点3：直接参与发光反应的标记物　　　　　　副高：熟悉　正高：熟悉

这类标记物在化学结构上有产生发光的特殊基团，在发光免疫分析过程中直接参与发光反应。一般这类物质没有本底发光，在反应中能用于检测低浓度或微量浓度的样品。其中最常用的标记物主要有吖啶酯类，包括吖啶酯Ⅰ、吖啶酯Ⅱ以及吖啶酰胺Ⅲ，是一类发光效率很高的发光剂。

知识点4：以催化反应或能量传递参与发光的酶标记物　　　　副高：熟悉　正高：熟悉

这类酶标记物一方面催化发光反应或作为一种能量传递过程中的受体，另一方面其本身又直接参与发光反应。通常使用的是酶标记抗体。因为检测反应中形成的抗原-酶标记抗体复合物上的标记酶作用于其反应底物，反应产物进一步作用于发光物质产生化学发光。被测样品的含量、发光效率的强弱和酶催化反应后形成产物的量密切相关。

（1）辣根过氧化物酶（HRP）　碱性环境下，HRP对鲁米诺和过氧化氢的反应起催化作用。HRP标记的抗原或抗体与被测样品结合成抗原-抗体复合物后，再加入鲁米诺作为发光底物，在HRP和H_2O_2的作用下鲁米诺发光，其发光强度决定于酶标记抗原-抗体复合物含量的多少。

（2）碱性磷酸酶（AP）　化学发光反应中，通过免疫反应形成抗原-AP标记抗体复合物后，AP作用于其发光底物环1,2-二氧乙烷衍生物-AMPPD，AMPPD为AP的直接化学发光底物，其分子中发光基团为芳香基团和酶作用的基团。在AP的作用下，AMPPD的磷酸酯基发生水解，脱去一个磷酸基而生成不稳定的中间体AMPD，此中间体经分子内电子转移生成为一分子的金刚烷酮与一分子处于激发态的间氧苯甲酸甲酯阴离子而产生化学发光，在这种二级动力学反应的一定时间内，AMPPD的生成和分解达到动态平衡时，可以产生持续稳定的发光。

知识点5：以能量传递参与氧化反应的非酶标记物　　　　副高：熟悉　正高：熟悉

这类标记物作为化学发光反应的催化剂或能量传递过程中的中间体（或受体），不直接参与化学发光反应。这类反应中参与能量传递反应的标记物含量与免疫反应中抗原-抗体复合物形成的量成正比关系，并直接与反应底物产生的光子强度相关，该体系中的发光物质在激发态与基态的活动越强，产生的光子就越多，其发射光的强度与被检测物的浓度呈正相关。最常用的有三联吡啶钌标记物。该系统由三丙胺（TPA）与三联吡啶钌［Ru（bpy）$^{2+}$］N羟基琥珀酰胺酯（NHS）组成，吡啶钌标记抗体，TPA参与氧化还原反应。其发生氧化还原反应产生光子的过程需在电极表面进行，其光子信号的强弱及免疫反应中形成的吡啶钌标记抗原-抗体复合物的量呈正相关，复合物越多，参与氧化还原反应的吡啶钌越多，光子信号越强。

知识点6：化学发光免疫分析的类型　　　　副高：熟悉　正高：熟悉

根据发光免疫分析中所采用的发光反应体系的不同和标记物不同，可把发光免疫分析分为：直接化学发光免疫分析（CLIA），其标记物为吖啶酯类；微粒子化学发光免疫分析（MLIA），反应中使用碱性磷酸酶（AP）标记Ag或Ab，其作用于发光底物三氧乙烷，由其在激发态与基态的动力学变化中产生发光反应；化学发光酶免疫分析（CLEIA），反应中使用辣根过氧化物酶（HRP）标记Ag或Ab，在反应终点再加入鲁米诺类物质产生发光反应；电化学发光免疫分析（ECLIA），采用三联吡啶钌NHS酯在电极表面发生氧化还原反应产生发光。

知识点 7: 直接化学发光免疫分析的基本原理　　　　　副高: 熟悉　　正高: 熟悉

直接化学发光免疫分析是用化学发光剂（如吖啶酯）直接标记抗体（抗原），在和待测标本中相应的抗原（抗体）发生免疫反应后，形成固相包被抗体−待测抗原−吖啶酯标记抗体复合物，这时只需加入氧化剂（H_2O_2）与 pH 纠正液（NaOH）使溶液成碱性环境，吖啶酯在不需要催化剂的情况下分解和发光。由集光器与光电倍增管接收，记录单位时间内所产生的光能，光信号和待测抗原的量成正比，可以从标准曲线上计算出待测抗原的含量。

知识点 8: 化学发光酶免疫分析（CLEIA）的基本原理　　　副高: 熟悉　　正高: 熟悉

化学发光酶免疫分析（CLEIA）是用参与催化某一化学发光反应的酶，如辣根过氧化物酶（HRP）或碱性磷酸酶（AP）来标记抗体（或抗原），在与待测标本中相应的抗原（抗体）发生免疫反应后，形成固相包被抗体−待测抗原−酶标记抗体复合物，洗涤后加入底物（发光剂），经酶催化和分解底物发光。由光量子阅读系统接收，光电倍增管将光信号转变为电信号并加以放大，再将它们传送到计算机数据处理系统，计算出测定物的浓度。根据标记物不同，临床常见的化学发光酶免疫分析系统主要有辣根过氧化物酶标记的化学发光免疫分析和碱性磷酸酶标记的微粒子化学发光免疫分析。

微粒子化学发光免疫分析（MLIA）最常用的是双抗体夹心法，标记酶为碱性磷酸酶（AP），以顺磁性微球作为载体包被第一抗体，借助磁性微球能被磁场吸引，在磁力的作用下发生力学移动的特性，迅速捕捉到被测抗原。当加入待测标本之后，标本中的抗原和磁珠抗体形成复合物，在磁力作用下，促使该复合物快速地和其他非特异性物质分离，使抗原−抗体结合反应的时间缩短，测定时间减少，降低了交叉污染的概率，此时再加入碱性磷酸酶标记的第二抗体，形成磁珠包被抗体−抗原−酶标记抗体复合物，经洗涤去掉未结合的抗体后，加入 AP 的发光底物 AMPPD，AMPPD 被复合物上 AP 催化，迅速地去磷酸基团，生成不稳定的中间体 AMPD，AMPD 快速分解，从高能激发态回到低能稳定态时，持续稳定地发射出光子（hγ），发射光所释放的光子能量被光量子阅读系统记录，利用计算机处理系统将光能量强度在标准曲线上转换为待测抗原的浓度。

知识点 9: 电化学发光免疫分析（ECLIA）的基本原理　　　副高: 熟悉　　正高: 熟悉

电化学发光免疫分析（ECLIA）是化学发光免疫分析中的新一代标记免疫分析技术，其原理是在电极表面通过电化学引发的特异性化学发光反应。分析中常用双抗体夹心法，反应中生物素标记的抗体和标本中抗原结合形成抗原−抗体复合物，再和三联吡啶钌或者其衍生物 N-羟基琥珀酰胺（NHS）酯标记的二抗结合形成生物素抗体−抗原−钌标记抗体复合物，加入亲和素的顺磁性微粒之后，形成亲和素微粒−生物素化抗体−抗原−钌标记物抗体复合物，生物素−亲和素微粒双抗体夹心复合物在检测反应池中和碱性溶液中的三丙胺（TPA）反应，此反应中磁性微粒被电极板下的磁铁吸附而留在电极板表面。在加压的阳性电场条件下，复合物上的吡啶钌和TPA发生氧化还原反应，NHS和TPA两种电化学活性物质可以同时失去电子发生氧化反应，由激发态回至基态的过程中发射光子（hγ），这一过程中在电极表面的循环反应产生多个光子，使光信号增强。

知识点10：化学发光免疫分析的技术要点	副高：熟悉 正高：熟悉

（1）标记物的制备 一般以直接偶联和间接偶联两种方法制备标记结合物。直接偶联是标记物和被标记物直接偶联，包括碳二亚胺法和过碘酸盐氧化法和重氮盐偶联法等。间接偶联是标记物与被标记物之间通过"桥"联结成结合物，包括琥珀酰亚胺活化法、O-（羧甲基）羧胺法以及戊二醛法等。

（2）发光剂的选择 根据实际需要及客观条件限制选择发光剂，由发光剂的结构性质选择相应的标记方法。

知识点11：发光分析技术评价	副高：熟悉 正高：熟悉

发光分析技术具有自动化程度高、敏感性高以及特异性强的特点，并且其精密度和准确性也均可高于RIA。

（1）直接化学发光免疫分析 吖啶酯直接化学发光免疫分析简单快速，发光迅速，不需催化剂，只要在碱性环境中即可进行；背景噪声低，保证了测定的敏感性；但是吖啶酯发光为瞬间发光，持续时间短，所以对信号检测仪的灵敏度要求比较高。

（2）化学发光酶免疫分析属酶免疫测定范畴，其通过酶促反应增加了发光信号，提高了检测方法的灵敏度，其检测水平可达pg/ml水平，并且重复性好。微粒子化学发光技术较酶免疫分析法有更高的灵敏度、更宽的线性测定范围、更快的检测速度，所以更利于对微量样本的临床分析。

（3）电化学发光免疫分析由于三联吡啶钌在电场中由于不断得到三丙胺提供的电子，可周而复始地发光，持续时间长，信号强度高，容易控制，容易测定，也保证了该方法的高检测灵敏度和稳定性。

知识点12：发光分析技术在临床免疫检测中应用	副高：熟悉 正高：熟悉

发光技术目前已广泛用于内分泌激素、肿瘤标志物、病毒标志物、心肌标志物、治疗性药物浓度、骨代谢指标等微量物质的检测。

第六节 酶免疫技术

知识点1：酶免疫技术原理	副高：掌握 正高：掌握

酶免疫技术以酶标记抗体（抗原）作为主要试剂，是把抗原抗体反应的特异性和酶催化

底物的高效性相结合的一种免疫检测技术。酶蛋白能作为示踪剂（或标记物）是因为其催化底物的高效性，也就是微量酶分子可催化大量底物，显色后借助检测光密度实现对微量标记物的检测。把酶蛋白与抗体（抗原）结合成酶标抗体（抗原），此种结合物既保留抗体（抗原）的免疫学活性，又保留酶对底物的催化活性。在酶标抗体（抗原）同抗原（抗体）的特异性反应完成后，加入相应底物，借助酶对底物的显色反应，对抗原（抗体）进行定位、定性或定量分析。

知识点2：酶免疫分析技术分类　　　　　　　　　副高：掌握　正高：掌握

酶免疫技术的分类可概括如下：

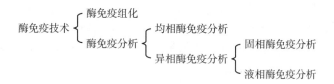

知识点3：均相酶免疫分析技术　　　　　　　　　副高：掌握　正高：掌握

均相酶免疫分析是借助酶标记物与相应的抗原或抗体结合后，标记酶的活性会发生改变的原理，可以在不将结合酶标记物和游离酶标记物分离的情况下，利用测定标记酶活性的改变，从而确定抗原或者抗体的含量。均相酶免疫测定主要被用于小分子激素、药物等半抗原的测定。均相酶免疫分析的优点是适合于自动化测定，但是反应中被抑制的酶活力比较小，需要高灵敏的光度计测定，反应的温度也需严格控制，其应用相对比较局限。最早的临床实际应用的均相酶免疫分析是酶放大免疫分析技术，随着新的均相酶免疫试验的发展，目前最成功的是克隆酶供体免疫分析技术。

知识点4：异相酶免疫分析技术　　　　　　　　　副高：掌握　正高：掌握

异相酶免疫分析的基本原理是抗原抗体反应平衡后，需采用合适的方法分离游离酶标记物和结合酶标记物，然后对底物的显色程度测定，再推算出样品中待测抗原（或抗体）的含量。依据测定方法使用固相支持物与否，又分为液相与固相酶免疫分析两类。

（1）**液相酶免疫分析**　要用于检测样品中极微量的短肽激素与某些药物等小分子半抗原，其灵敏度可达ng至pg水平，与放射免疫测定灵敏度相近。

（2）**固相酶免疫分析**　是借助固相支持物作载体预先吸附抗原或抗体，使测定时的免疫反应在其表面进行并形成抗原抗体复合物，洗涤将反应液中无关成分丢弃并加入底物，通过测定固相载体上的酶标记物催化底物生成的有色产物，确定样品中抗原或抗体的含量。

在目前应用最广泛的是以聚苯乙烯等材料做固相载体的酶联免疫吸附试验。

第七节　生物素–亲和素免疫测定技术

知识点1：生物素–亲和素系统　　　　　　　　　　　副高：掌握　正高：掌握

（1）生物素　生物素是在动植物中广泛分布的一种生长因子，常由含量较高的卵黄和肝组织中提取。生物素分子有两个环状结构，其Ⅰ环为咪唑酮环，是同亲和素结合的主要部位，Ⅱ环则为噻吩环，其环上的戊酸侧链末端羧基是结合抗体和其他生物大分子的唯一结构，通过化学修饰后，生物素可以成为带有多种活性基团的衍生物——活化生物素。

（2）亲和素与链霉亲和素　亲和素又称为抗生物素蛋白，是由卵清蛋白中提取的一种由四个相同亚基组成的碱性糖蛋白，分子量为68kD，pI为10.5，耐热并耐受多种蛋白水解酶的作用，尤其是与生物素结合后，稳定性更好。

链霉亲和素是同亲和素有类似生物学特性的一种蛋白质，系由链霉菌属细菌在培养过程中分泌的一种蛋白质产物，现也可由基因工程技术生产。链霉亲和素分子量为65kD，由4条相同肽链构成，每条肽链可以结合1个生物素分子，也就是每个链霉亲和素具有4个生物素分子结合位点，其结合常数相同于亲和素。

（3）生物素–亲和素系统的特点　具有高特异性、高敏感性、实用性强、稳定性强的特点。

知识点2：生物素标记物的制备　　　　　　　　　　　副高：掌握　正高：掌握

下面分别以标记IgG（抗体）与标记HRP（酶蛋白）为例阐述生物素标记物的制备过程。

（1）生物素化抗体（IgG）的制备　①原料准备：生物素N羟基丁二酰亚胺酯（BNHS），抗体须通过蛋白A亲和层析获得IgG。②标记原理：BNHS分子酯键中的—C＝O基团可与蛋白质（IgG）分子中赖氨酸的—NH₂形成肽键，从而使IgG标记上生物素。③标记过程：将待偶联的抗体以适当浓度溶解于0.1mol/L pH 9.5碳酸氢钠溶液中（或者透析平衡）；用二甲基甲酰胺（DMF）溶解BNHS（常用浓度10mg/ml）；按照一定摩尔浓度比（1∶8）将生物素同待偶联的抗体混合，在室温下搅拌反应4小时；标记之后装入透析袋，放在PBS溶液中透析24小时，充分将游离生物素除去。

（2）生物素化辣根过氧化物酶的制备　①原料准备：生物素N羟基丁二酰亚胺酯（BNHS），辣根过氧化物酶（HRP）RZ＞3.0。②标记原理：同标记IgG。③标记过程：用0.1mol/L pH 8.4碳酸氢钠溶液溶解HRP（10mg/ml），用二甲基甲酰胺（DMF）溶解BNHS（1mg/ml）；按照BNHS/HRP体积比1∶8混合室温下搅拌4小时；标记之后装入透析袋，置于PBS溶液中透析48小时，充分除去游离生物素。

知识点3：链霉亲和素标记物的制备　　　　　　　　　副高：掌握　正高：掌握

现通过过碘酸钠法制备HRP-SA结合物为例说明制备方法。

（1）原料准备　链霉亲和素和辣根过氧化物酶。

（2）标记原理　过碘酸钠可将HRP分子中与酶活性无关的羟基氧化为醛基；此醛基很活泼，能同链霉亲和素分子中的游离氨基结合，形成HRP-CH$_2$-NH-SA；再加入硼氢化钠（NaHB$_4$）还原之后，即生成稳定的HRP-SA结合物。

（3）标记过程　活化酶：配制HRP溶液（10mg/ml），加入60mmol/L NaIO$_4$ 0.5ml，4℃氧化20分钟；加入0.16mol/L乙二醇溶液0.5ml，置于4℃作用30分钟终止反应；氧化之后的酶经Ssephadex G25除盐。标记与纯化：用0.05mol/L碳酸盐缓冲液溶解SA，并同活化后的HRP按照一定比例混合，室温反应2小时，加KBH$_4$（5mg/ml）终止连接反应。将标记后溶液装入透析袋，放在PBS溶液中透析平衡，再用Sephadex G200层析方法分离标记物（收集最先洗脱峰）。

第八节　免疫组化和金标免疫技术

知识点1：酶标记抗体免疫组化技术　　　　　　　　　副高：掌握　正高：掌握

利用交联剂共价键将酶直接连接在抗体上，酶标记抗体与靶抗原反应后，借助酶对底物的特异性催化作用，生成不溶性有色产物，沉淀在靶抗原位置，实现对抗原定位及定性、定量检测的目的。常用的方法有直接法与间接法。

（1）直接法　将酶直接标记在特异性抗体上，同组织细胞内相应的抗原进行特异性反应，形成抗原抗体、酶复合物，最后用酶底物显色。直接法的优点在于操作简便并且特异性强，缺点是敏感性低，制备的抗体种类有限。

（2）间接法　将酶标记在第二抗体上，先将第一抗体（特异性抗体）同相应的组织抗原结合，形成抗原抗体复合物，再用第二抗体（酶标记的抗体）同复合物中的特异性抗体结合，形成抗原-抗体酶标记抗体复合物，最后用底物显色剂进行显色。间接法的优点是检测敏感性高，制备一种酶标二抗可用于检测多种抗原或抗体。缺点是特异性不如直接法，操作比较繁琐。

知识点2：非标记抗体酶免疫组织化学染色　　　　　　副高：掌握　正高：掌握

非标记抗体酶免疫组织化学技术中，酶不是标记在抗体上，而是首先利用酶免疫动物，制备效价高、特异性强的抗酶抗体，利用免疫学反应将抗酶抗体与组织抗原联系在一起。该方法避免了酶标记时对抗体的损伤，同时也使方法的敏感性提高了。它有下列几种技术类型：

（1）酶桥法　抗酶抗体作为第三抗体，利用桥抗体（第二抗体）将特异性识别组织抗原的第一抗体与第三抗体连接起来，形成酶联的抗原-抗体复合物，并加底物显色。

（2）过氧化物酶抗过氧化物酶（PAP）法　PAP法是在酶桥法基础上加以改良。PAP法首先把酶桥法的第三抗体（抗酶抗体）与酶组成可溶性复合物（PAP复合物）。该复合物由2个抗酶抗体与3个过氧化物酶分子组成，呈五角形结构，十分稳定。

（3）双桥PAP法　该法建立在PAP法的基础上。其基本原理是在PAP法中利用两次连接桥抗体和PAP复合物而建立起来的，通过双桥可结合更多的PAP复合物于抗原分子上，以增强敏感性。这种放大方式重复使用桥抗体，使桥抗体同PAP复合物中抗酶抗体的未饱和的Fc段结合，或桥抗体同特异性第一抗体尚未饱和的Fc段结合。

（4）碱性磷酸酶抗碱性磷酸酶（APAAP）法　辣根过氧化物酶（HRP）是免疫组织化学的首选用酶，但是有些组织细胞含内源性过氧化物酶限制了HRP的广泛应用，尽管用甲醇、过氧化氢进行处理可以抑制内源性过氧化物酶活性，但是同时也会影响抗原的显示。

知识点3：荧光免疫组化技术	副高：掌握　正高：掌握

荧光免疫组织化学技术是利用荧光素标记的已知抗体（或抗原）作为探针，检测待测组织、细胞标本中的靶抗原（或抗体），形成的抗原抗体复合物上带有荧光素，在荧光显微镜下，可以分辨出抗原（或抗体）所在位置及性质，并可通过荧光定量技术计算其含量，以达到抗原（或抗体）定位、定性和定量测定的目的。荧光免疫组织化学技术包括组织处理（标本类型、标本的保存）、荧光的标记及染色。

知识点4：亲和免疫组化技术	副高：掌握　正高：掌握

亲和组织化学是基于某种物质，比如生物素、葡萄球菌A蛋白和凝集素，对某种组织成分具有高度亲和力，结合免疫细胞化学分析而建立的检测技术。酶标记亲和素-生物素技术借助各自的特性将亲和组织化学同抗原抗体免疫反应结合起来即构成了亲和素-生物素免疫组织（细胞）化学技术——亲和组织化学染色中最为常用的方法。

（1）亲和素-生物素-过氧化物酶技术（ABC）　是把亲和素作为"桥"，利用"桥"的作用将生物素化的抗体同生物素结合的酶（如HRP）连接。因为ABC复合物的分子量较PAP小，更易于渗透，使检测方法的敏感性及特异性均较LAB法与BRAB法更高。

（2）酶标记链霉亲和素-生物素技术（LSAB）　是借助生物素结合的二抗与酶标记的链霉亲和素蛋白具有高度亲和力的特性。相比于ABC法，LSAB法最大的优点在于链霉亲和素等电点（pI）为6.0～6.5，而亲和素的等电点为10，使LSAB法所带负电荷要比ABC法少得多，染色时组织片中的结缔组织成分所带正电荷的静电吸引就少，由此可使非特异性着色减少，背景更加清晰。

（3）亲和组织化学染色的方法学评价　是亲和素-生物素免疫组织（细胞）化学技术运用生物素-亲和素的放大作用增加了检测敏感性、保证了检测特异性，目前广泛应用于荧光免疫组化、酶免疫组化、胶体金（银）组化及免疫电镜技术。

知识点5：免疫标记电镜技术标本的制备要求	副高：掌握　正高：掌握

制备要求是既要保存良好的细胞超微结构，又要注意保持组织抗原性，所以在组织固定与取材时选用固定剂不宜过强，在取材方面，免疫电镜技术比光镜免疫化学技术要求更迅

速、更精细。

在免疫染色方面，又分为包埋前染色、包埋后染色和超薄切片染色三种。

知识点6：常用的免疫标记电镜技术　　　　　　　　副高：掌握　正高：掌握

（1）免疫胶体金染色法　　是以胶体金作为示踪标志物被应用于抗原抗体检测的一种新型的免疫标记技术。胶体金是由氯金酸在还原剂如白磷、枸橼酸钠、维生素C、鞣酸等作用下，聚合成为特定大小的金颗粒，并由于静电作用成为一种稳定的胶体状态。胶体金在弱碱环境之下带负电荷，可同蛋白质分子的正电荷基团形成牢固的结合，这种结合是静电结合，因此不影响蛋白质的生物特性。胶体金除了与蛋白质结合以外，还可以同许多其他生物大分子结合。

（2）免疫胶体铁细胞化学染色法　　胶体铁是一种阳离子胶体，把抗体分子标记上胶体铁，利用普鲁士蓝反应呈色，胶体铁颗粒有一定大小，具有一定的电子密度，可以用在电镜和光镜水平上的抗原（抗体）定位研究。

（3）酶免疫电镜技术　　酶免疫电镜技术是借助酶的高效率催化作用，对其底物的反应形成不同的电子密度，借助于电子显微镜观察，通过对酶的定位实现对抗原（抗体）定位。

知识点7：免疫胶体金标记技术特点　　　　　　　　副高：掌握　正高：掌握

（1）免疫胶体金的制备　　制备胶体金最常用的化学方法为还原四氯金酸法。四氯金酸在白磷及枸橼酸三钠等还原剂的作用之下，还原成胶体金。不同还原剂及其用量可制备直径大小不同的胶体金颗粒。

（2）免疫胶体金标记的技术要点　　①标记效果的影响因素：a. 待标记物的电解质、胶体金颗粒大小、蛋白质及其分子量等因素影响标记效果。b. pH值影响胶体金对蛋白质的吸附，调整胶体金pH至标记蛋白质的等电点略偏碱时易形成牢固的结合物。c. 胶体金与待标记物用量的比例，需经预试验确定最适比例。d. 为使标记物稳定，常会加入牛血清蛋白（BSA）溶液或者聚乙二醇（PEG）等稳定剂。②胶体金标记物的纯化和鉴定：主要采用超速离心法与凝胶过滤法分离纯化胶体金标记物；采用有支持膜的镍网沾取金标记蛋白，在电镜下测量颗粒的平均直径或者采用免疫组化滤纸模型鉴定胶体金标记物特异性和敏感性。

第九节　免疫细胞的分离与功能检测

知识点1：外周血单个核细胞的分离　　　　　　　　副高：熟悉　正高：熟练掌握

外周血单个核细胞（PBMC）主要指淋巴细胞和单核细胞，是免疫学实验中最常用的细胞群。人PBMC主要来自外周静脉血，实验动物则大多从其脾脏或者淋巴组织中获得单个核细胞。获取PBMC是进一步分离纯化T、B淋巴细胞的基础，是开展免疫细胞检验的重要前提条件。比较常用的方法是密度梯度离心法，对于人PBMC，依据其细胞密度与其他细胞不同的特点，利用密度介于 1.075~1.092、近于等渗的分层液进行密度梯度离心，可以使不同密度的血细胞按其相应密度梯度重新分布、聚集、分层，从而分离出 PBMC 来。

| 知识点 2：淋巴细胞的分离 | 副高：熟悉 正高：熟练掌握 |

根据密度离心分离原理得到的淋巴细胞主要是在单个核细胞中，因为淋巴细胞占单个核细胞的大多数，所以，单个核细胞有时也可以大致地代表淋巴细胞直接用于某些实验，但严格地讲，将采用以上方法获得的单个核细胞去除单核细胞才能较为准确地代表淋巴细胞用于实验。除去单核细胞的主要方法有贴壁黏附法、吸附柱过滤法以及 Percoll 分离液法。

| 知识点 3：T、B 细胞和 T 细胞亚群的分离 | 副高：熟悉 正高：熟练掌握 |

其基本原理是依据相应细胞的不同标志加以选择性纯化，凡是根据细胞的标志进行选择纯化得到所需要的细胞为阳性选择法；而选择性将不需要的细胞去除，仅留下所需要的细胞则为阴性选择法。类似的方法也可以用于淋巴细胞的分离、T 细胞与 B 细胞的分离以及其他细胞的分离。有关新的方法和技术不断出现，比较成熟的有磁性微球分离法和荧光激活细胞分离仪分离法。

| 知识点 4：T 细胞表面标志的检测 | 副高：熟悉 正高：熟练掌握 |

T 细胞是参与机体细胞免疫反应并且起主导调节作用的一组免疫细胞。外周血中成熟的 T 淋巴细胞主要属于 $TCR_{\alpha\beta}$ T 细胞，所有的 T 细胞均有共同的标志性抗原，通常认为是 CD3 分子，不同功能的 T 细胞亚群又有各自的标志性抗原。依据 T 细胞的免疫效应功能和表面 CD 分子表达至少可以把 T 细胞分为 $CD3^+CD4^+CD8^-$ 辅助性 T 细胞、$CD3^+CD4^-CD8^+$ 细胞毒性 T 细胞以及 $CD4^+CD25^+Foxp3^+$ 调节性 T 细胞等亚群。

| 知识点 5：B 细胞表面标志的检测 | 副高：熟悉 正高：熟练掌握 |

B 细胞活化后转化为浆细胞，分泌抗体，执行体液免疫功能。B 细胞表面的膜免疫球蛋白（mIg）、Fc 受体、补体受体、EB 病毒受体以及小鼠红细胞受体是 B 细胞的重要表面标志，其中以 mIg 为 B 细胞所特有，是鉴定 B 细胞可靠的指标。B 细胞表面较特异的 CD（簇分化抗原）分子有 CD19、CD20、CD21、CD22 以及 CD23 等，其中一些属全体 B 细胞共有的标志，而一些仅是活化 B 细胞特有，据此可用单克隆抗体，利用间接荧光免疫法、酶免疫组化法或者流式细胞计数对其进行检测。

| 知识点 6：自然杀伤（NK）细胞表面标志的检测 | 副高：熟悉 正高：熟练掌握 |

NK 细胞是参与机体免疫应答反应、特别是肿瘤免疫应答的重要淋巴细胞。因为 NK 细

胞极少有表面受体，所以过去主要以检测NK细胞活性来了解NK细胞的功能。随着流式细胞仪的普及与单克隆抗体技术的发展，加之对NK细胞的生物学特性了解得更加深入，临床上目前常采用三色荧光标记单克隆抗体标记NK细胞，在流式细胞仪上进行计数分析。

知识点7：淋巴细胞功能的检测　　　　　　副高：熟悉　正高：熟练掌握

淋巴细胞功能测定可分为体内实验与体外实验。体内试验主要是进行迟发型超敏反应，借此间接了解淋巴细胞对抗原、半抗原或者有丝分裂原的应答反应；体外实验主要包括淋巴细胞对抗原或者有丝分裂原刺激后的增殖反应、细胞毒性试验及淋巴细胞分泌产物的测定。

知识点8：T细胞功能的检测　　　　　　　副高：熟悉　正高：熟练掌握

T细胞的功能检测包括T细胞增殖试验、T细胞介导的细胞毒试验、体内试验以及T细胞亚群功能检测。

知识点9：T细胞增殖试验　　　　　　　　副高：熟悉　正高：熟练掌握

T细胞增殖试验又称为淋巴细胞转化试验，是检测细胞免疫功能的经典试验。能刺激淋巴细胞增殖的物质可分为两大类：非抗原性刺激物与抗原性刺激物。非抗原性刺激物可引起正常人外周血中淋巴细胞的转化，同机体是否被某种抗原致敏无关，主要有植物血凝素（PHA）、刀豆素A（ConA）以及美洲商陆（PWM）等；抗原性刺激物是指针对已被相应抗原致敏并且再次被该刺激物刺激后的淋巴细胞发生的转化。检测T细胞增殖反应的刺激物可以分为非特异性丝裂原与特异性抗原两类。

知识点10：T细胞介导的细胞毒试验　　　　副高：熟悉　正高：熟练掌握

T细胞介导的细胞毒试验。细胞毒性T淋巴细胞（CTL或Tc）的主要作用是特异性直接杀伤靶细胞。凡是致敏的T细胞再次遇到相应的靶细胞抗原，就表现出对靶细胞的破坏及溶解作用，这是评价机体细胞免疫水平的一种常用指标。

试验的原理是选用合适的靶细胞，常用可传代的已建株的人肿瘤细胞如人食管癌、肝癌、胃癌等细胞株，经培养后制成单个细胞悬液，按照一定比例与待检的淋巴细胞混合，共育一定时间，观察肿瘤细胞被杀伤情况，常用检测方法有形态学检查法、放射性核素释放法、四聚体技术。

知识点11：体内试验　　　　　　　　　　副高：熟悉　正高：熟练掌握

正常机体对某种抗原建立了细胞免疫之后，如果用相同的抗原做皮肤试验时，常出现阳性的迟发型超敏反应。本实验不仅可以检查受试者是否对某种抗原具有特异性细胞免疫应答能力，而且可以检查受试者总体细胞免疫状态。常用的试验有特异性抗原皮肤试验、PHA皮肤试验、接触性超敏反应。

| 知识点12：T细胞亚群功能检测 | 副高：熟悉 正高：熟练掌握 |

T细胞亚群的功能检测对于了解机体的免疫状态及探讨免疫调节与自身免疫性疾病和肿瘤发生发展的关系有重要的临床意义。目前对于体外T细胞亚群功能检测主要方法有：

（1）混合淋巴细胞培养后，检测淋巴细胞分泌于上清中的相关细胞因子水平，依据不同类型细胞因子的浓度，了解T细胞亚群的功能。

（2）淋巴细胞培养之后，采用荧光素标记的单克隆抗体标记淋巴细胞，利用流式细胞仪检测培养后淋巴细胞内细胞因子合成状况，了解T细胞亚群功能。

（3）检测外周血细胞因子水平。

| 知识点13：B细胞功能的检测 | 副高：熟悉 正高：熟练掌握 |

B细胞的主要功能是产生各类抗体。检测血清中各类抗体的水平实际是对B细胞的功能的判定。

（1）反向溶血空斑试验（RHPA） 是一种体外检测人类Ig分泌细胞的方法。该方法把待测细胞、抗Ig抗体、SPA-SRBC以及补体4种成分与琼脂糖凝胶混合，注入小室内，经过温育后，抗体生成细胞产生的Ig同抗Ig抗体结合形成复合物，复合物中的IgG Fc片段又与连接在SRBC上的SPA结合，激活补体，致使SRBC溶解，在Ig分泌细胞周围形成溶血空斑。

（2）酶联免疫斑点试验（ELISPOT） 基本步骤：用已知抗原包被固相载体，再加入待检测的抗体形成细胞（B细胞），就可以诱导相应抗体的分泌；分泌的抗体同已包被抗原结合，在抗体分泌细胞周围形成抗原抗体复合物，这样细胞就吸附于载体上；再加入酶标记的第二抗体与细胞上的抗体（一抗）结合，利用底物显色反应的深浅，就可检测出生成的抗体量，并可以在显微镜下计数着色的斑点形成细胞。该方法可同时定量检测不同抗原诱导的抗体分泌，并且稳定性好，特异性高。

| 知识点14：NK细胞功能的检测 | 副高：熟悉 正高：熟练掌握 |

NK细胞活性是一种细胞介导的细胞毒作用，它不需特异性抗体参与，也没有MHC限制性，不经抗原活化即能直接杀伤靶细胞。所以可用传代培养的肿瘤细胞作为靶细胞，将PBMC和肿瘤细胞共同培养，肿瘤细胞的存活情况可以反映出NK细胞的活性，肿瘤细胞存活率低，NK细胞的活性则高。多以K562细胞株作为靶细胞来测定人NK细胞活性，而测小鼠NK细胞活性则用YAC细胞株作为靶细胞。常用的方法有酶释法、放射性核素法、荧光分析法以及流式细胞术等。

| 知识点15：中性粒细胞功能的检测 | 副高：熟悉　正高：熟练掌握 |

中性粒细胞功能的检测包括中性粒细胞趋化功能的测定及中性粒细胞吞噬、杀菌功能的测定。

| 知识点16：巨噬细胞功能的检测 | 副高：熟悉　正高：熟练掌握 |

（1）吞噬功能的检测　将受检细胞同适量的颗粒抗原混合，振荡温育（37℃、0.5～1小时）之后，离心取待测细胞制成涂片，染色镜检，计数200个细胞，分别计算出吞噬细胞的吞噬率与吞噬指数。该方法可在一定程度上反映吞噬细胞的吞噬功能，但影响因素比较多。

（2）巨噬细胞溶酶体酶的测定　巨噬细胞富含溶酶体酶，测定这些酶的活性也是衡量巨噬细胞功能的实用指标之一。现只介绍非特异性酯酶中的α-醋酸萘酚酯酶（α-NAE）染色法。α-醋酸萘酚酯酶染色法的原理如下：巨噬细胞内α-NAE可以把α-醋酸萘酚分解成α-萘酚和醋酸，萘酚再迅速与坚牢蓝-B偶联，形成不溶性棕黑色或灰黑色沉淀，定位于胞质内。α-NAE较为稳定，酶活性丧失较慢，细胞经涂片干燥后，置室温下至少可保存0.5～1天，非常适用于临床。

（3）巨噬细胞促凝血活性的测定　激活巨噬细胞可产生一种同膜结合的凝血活性因子，能加速正常血浆的凝固。取已经37℃预温的正常兔血浆与$CaCl_2$的混合液，加入黏附有单层巨噬细胞的试管中，移置37℃，即时记录血浆凝固时间。实验证明当巨噬细胞先同LPS、肿瘤相关抗原或HBsAg等温育时，血浆凝固时间明显缩短。

| 知识点17：免疫细胞检测的临床意义 | 副高：熟悉　正高：熟练掌握 |

（1）淋巴细胞功能检测的临床意义　对淋巴细胞计数与功能检测是评价免疫功能的重要指标。

（2）NK细胞功能检测的临床意义　NK细胞活性下降见于大多数肿瘤患者，尤其是中晚期或伴有转移的癌症患者；某些白血病与白血病前期患者，NK细胞活性随病情进展而逐渐降低，其中以急性期降低最为明显，缓解期患者的NK细胞活性也仍低于正常健康对照；某些细菌和真菌感染疾病患者也见NK细胞活性低下；柯萨奇病毒、心肌炎病毒、流感病毒等感染性疾病NK细胞活性下降；免疫缺陷症Chediak-Higashi综合征患者伴有先天性NK细胞缺陷；重症联合免疫缺陷征患者体内T细胞、B细胞、NK细胞的功能同时缺陷。

（3）中性粒细胞功能检测的临床意义　趋化能力显著下降鉴于Chediak-Higashi综合征、Lasy白细胞综合征、慢性皮肤黏膜白色念珠菌感染、糖尿病以及烧伤等。吞噬能力明显低下者见于补体或抗体缺陷症时。正常新生儿中性粒细胞趋化能力亦明显低下。

（4）巨噬细胞功能检测的临床意义　单核巨噬细胞系统具有直接吞噬及杀伤病原体和肿瘤细胞的功能，还具有参与抗原加工、提呈以及免疫调节的重要作用，因此检测巨噬细胞吞噬功能对于判断巨噬细胞的功能，了解机体的特异性与非特异性免疫状态有重要作用。

第十节 细胞因子及其受体检测

| 知识点1：细胞因子的检测方法 | 副高：熟悉 正高：熟练掌握 |

目前细胞因子的主要检测方法包括3大类：

（1）生物活性检测法。

（2）免疫学检测法。

（3）分子生物学检测法。

| 知识点2：细胞因子生物活性测定法 | 副高：熟悉 正高：熟练掌握 |

本法基于测定细胞因子的生物活性，比较常用的方法：

（1）依赖性细胞株增殖试验。

（2）功能检测试验。

| 知识点3：免疫学检测法 | 副高：熟悉 正高：熟练掌握 |

本法基本原理是细胞因子同相应的特异性抗体（单克隆抗体或多克隆抗体）结合，借助放射性核素、荧光或者酶等标记技术加以放大和显示，从而定性或定量显示细胞因子的水平。较为常用的方法有：酶联免疫吸附法（ELISA）、流式细胞分析法（FCM）以及酶联免疫斑点法（ELISPOT）、放射免疫法（RIA）及免疫印迹法（Western Blot）等。

| 知识点4：ELISA法 | 副高：熟悉 正高：熟练掌握 |

检测细胞因子时绝大多数ELISA法使用下列三种策略，试验中选用何种形式取决于试验的目的，尤其是待测标本的类型。

（1）间接ELISA 用于筛检抗体（抗特定抗原成分的特异性抗体）。此法是测定抗体最为常用的方法。

（2）夹心ELISA 用来检测目的抗原。其优点是避免了对特异性抗体的直接标记，但增加了操作步骤和测定时间。

（3）竞争ELISA 用来确定抗原特异性或待检标本中含交叉反应成分时为提高实验的特异性而使用的一种方法。依据标记抗原和同以未标记待测抗原与抗体间发生竞争性结合的原理，主要用于测定小分子抗原。

| 知识点5：酶联免疫斑点法 | 副高：熟悉 正高：熟练掌握 |

酶联免疫斑点法（ELISPOT）是从单细胞水平检测分泌细胞因子细胞（计数）的一

项细胞免疫学检测技术。此方法优点为敏感性高、易操作、成本相对流式细胞分析术也较低。

ELISPOT的原理很简单，从本质上说与ELA的原理是一样的。细胞受到刺激后局部分泌细胞因子，此细胞因子被特异单克隆抗体所捕获。细胞分解后，被捕获的细胞因子同生物素标记的二抗结合，其后再与碱性磷酸酶标记的亲和素结合。5-溴-4-氯-3-吲哚磷酸盐（BCIP）/四氮唑蓝（NBT）底物孵育后，聚二偏氟乙烯（PVDF）孔板出现"紫色"的斑点表明细胞分泌了细胞因子，利用ELISPOT酶联斑点分析系统对斑点的分析得出结果。传统的ELISA与ELISPOT均是根据酶免疫学检测原理，借助酶的高催化频率，放大反应效果，从而达到很高敏感度的检测效果。

知识点6：流式细胞分析法　　　　　　　　　　副高：熟悉　　正高：熟练掌握

细胞因子能够调节多种细胞产生生理效应，在异常情况下也可导致病理反应，是机体免疫应答的重要元素。

（1）细胞内细胞因子测定法（ICS）　ICS是应用细胞内累积细胞因子的染色与多色参数法，其操作的大体步骤是：分离制备细胞、活化细胞、封闭细胞表面Fc受体、细胞表面抗原染色、固定和通透、细胞内细胞因子染色、流式细胞仪测定以及结果分析。

（2）流式细胞小球微阵列术（CBA）检测法　是一个基于流式细胞检测系统的多重蛋白定量检测方法，它能够同时对单个样品中的多个指标进行检测。对应受检系统中的每一个检测指标都设有不同的捕获微球，而不同的捕获微球上包被有特异的捕获抗体，并且具有不同的荧光强度，利用捕获微球与待测样品溶液混合后，微球上的特异性抗体就同样品中的相应抗原或者蛋白结合，最后，加入荧光的检测抗体以形成"三明治"夹心复合物，利用流式细胞仪进行荧光检测，通过对应各种不同检测物的特异微球上所带有荧光强度不同，同时测定分析出样本中多种可溶性成分的数量。

知识点7：分子生物学测定法　　　　　　　　　副高：熟悉　　正高：熟练掌握

这是一类通过细胞因子的基因探针检测特定细胞因子基因表达的技术。利用核酸标记技术可将细胞因子cDNA作为基因探针检测细胞内细胞因子基因组DNA或者mRNA，主要有以下几种方法。

（1）分子杂交试验。

（2）细胞或组织原位杂交。

（3）反转录-聚合酶链反应（RT-PCR）法。

知识点8：细胞因子测定的临床应用　　　　　　副高：熟悉　　正高：熟练掌握

细胞因子测定的临床应用主要有特定疾病的辅助诊断、评估机体的免疫状态、判断治疗效果以及预后、细胞因子临床治疗应用的监测、病理变化及损伤机制研究。

知识点9：细胞黏附分子的检测　　　　　　副高：熟悉　正高：熟练掌握

正常情况下血液循环中可溶性黏附分子含量低，某些病理情况下黏附分子在各种细胞因子、内毒素、凝血酶等作用下，细胞黏附分子由细胞内贮存池转移至细胞膜或合成增加，导致细胞表面的黏附分子数量增多。因此在某些疾病中细胞黏附分子的数量有改变。此外，细胞黏附分子经磷酸化、糖基化等修饰作用可发生构象改变，表达黏附分子的改变导致其亲和力和扩散速率改变而影响其功能，因此定量检测细胞黏附分子的数量、亲和力、扩散速率及基因结构对探索某些疾病的发病机制、监视疾病的发生、发展过程和指导临床治疗有重要意义。目前的检测方法，大多限于用免疫学技术检测其数量，而有关分子的亲和力及扩散速率的检测正在建立中。

知识点10：可溶性黏附分子的测定　　　　　　副高：熟悉　正高：熟练掌握

（1）酶联免疫吸附试验　可溶性黏附分子的测定标本是血清或者其他体液，检测可溶性黏附分子通常用酶联免疫测定法，主要为双抗体夹心ELISA。

（2）其他免疫测定方法　因为免疫测定方法对蛋白和多肽抗原测定的通用性，从理论上说，任一种免疫测定方法均可用于可溶性黏附分子的测定，在实际应用中可依据检测标本种类、检测目的及可得到的检测手段而采用具体的测定模式。

知识点11：细胞（可溶性）黏附分子测定的临床应用　　　副高：熟悉　正高：熟练掌握

机体免疫应答的强弱可通过细胞因子或者黏附分子的表达水平来反映，其过高或者过低表达均系免疫调节异常的结果。细胞黏附分子测定的临床意义主要有：

（1）疾病早期诊断。

（2）探讨疾病发生发展机制。

（3）相关黏附分子的检测有助于疾病的临床诊断。

（4）黏附分子提示疾病进展。

（5）黏附分子的水平作为观察治疗效果及判断预后的重要指标。

第十一节　临床免疫检验的质量控制

知识点1：分析前质量控制　　　　　　　　　副高：熟悉　正高：了解

分析前阶段又称为检验前过程，按时间顺序该阶段始于临床医师的申请，至检验分析过程开始时结束。所以，分析前质量保证包括保证检验项目申请的科学、合理性；患者的正确准备；样本的正确采集及运送。

知识点2：分析中质量控制　　　　　　　　　　　　副高：熟悉　正高：了解

分析中的准确度（正确性）和精密度（重复性）受多种因素的影响，如仪器和试剂的质量、检验人员的经验、仪器性能、素质等。因此要建立一套健全的室内质控系统，注意质控品、质控方法以及计划的选择，质控结果的分析、处理，可能影响因素的分析及相关人员的培训等。常规开展室内质控，检测及控制实验室常规工作的精密度，提高准确度。对于失控结果，要进行回顾、检查，重复测定或者更换质控品分析，或者检查试剂、仪器和操作等，以纠正失控。

在实验室质量管理中，室间质量评价（EQA）越来越受到临床实验室的重视。EQA是多家实验室分析同一标本并通过外部独立机构收集和反馈实验室上报结果，评价实验室操作的过程。其目的是利用实验室间的比对，观察各实验室结果的准确性、一致性，并采取一定措施，使各实验室结果趋于一致。

知识点3：分析后质量保证　　　　　　　　　　　　副高：熟悉　正高：了解

分析后阶段又叫检验后过程，包括授权者应系统评审检验结果，评价其与可利用的患者有关临床信息的符合程度，并授权发布；结果、原始样品及其他实验室样品的保存应符合经批准的政策；不再用于检验的样品安全处置应符合当地有关医疗废弃物处置法规和有关废弃物管理的建议。做好分析后质量保证，其主要工作有：

（1）检验结果的正确发出　要做到检验报告规范化管理，符合完整、正确、有效、及时的基本要求。所有检验结果必须是室内质控"在控"时，方可发出，同时建立严格的检验报告单签发审核制度，并做好检验后标本的留验。

（2）提供查询与咨询服务　临床实验室应该与临床医师、护士及患者经常交流，开展咨询服务。

第十二节　免疫球蛋白检测

知识点1：Ig的分类　　　　　　　　　　　　　　副高：熟悉　正高：熟练掌握

免疫球蛋白（Ig）为一组具有抗体活性的球蛋白，由浆细胞合成和分泌，通常认为抗体就是免疫球蛋白，但不是所有的免疫球蛋白均是抗体。免疫球蛋白由4条肽链组成，2条轻链和2条重链中间经二硫键连接而成，电泳时主要处于γ区，少数在β区，因此免疫球蛋白又称为γ球蛋白。免疫球蛋白又可分为不同的类、亚类、型以及亚型：类指同种系所有个体内的免疫球蛋白，根据其重链恒定区抗原特异性的差异，可分为γ、α、μ、δ及ε5类（class），相应的Ig分别称为IgG、IgA、IgM、IgD及IgE。同一类免疫球蛋白，因其重链分子结构稍有差异及二硫键的位置和数目不同，又可分为亚类（subclass）。IgG有IgG1、IgG2、IgG3和IgG4四个亚类；IgA有IgA1、IgA2，可能还有第三个亚类；IgM有IgM1以及IgM2；IgD以及IgE未发现有亚类。各类免疫球蛋白的轻链根据其恒定区的抗原性不同分为κ（Kappa）与λ

（Lamda）两个型（type）。免疫球蛋白轻链N端恒定区氨基酸排列有差异，按此可分为亚型（subtype）。

知识点2：IgG 的概述　　　　　　　　　　　　　　副高：熟悉　　正高：熟练掌握

IgG是血清免疫球蛋白的主要成分，含量最高，占血清Ig总量的75%～80%，多以单体形式存在，相对分子量约150kD。IgG主要由脾与淋巴结中的浆细胞合成，为机体重要的抗菌、抗病毒以及抗毒素抗体，半衰期约是23天，因此临床上使用丙种球蛋白（主要含IgG）作治疗时，以2～3周注射一次为宜。IgG是唯一能通过胎盘的抗体，对防止新生儿感染起重要作用。一般婴儿出生后3个月已能合成IgG，3～5岁时达成人水平，40岁后逐渐下降。IgG分四个亚类，其中IgG1～3和相应抗原结合后可通过经典途径激活补体，但各亚类与补体结合的能力不同，通常认为IgG3＞IgG1＞IgG2。IgG4不能结合固定补体（Clq），但是其凝集物可经旁路途径激活补体。IgG可通过其Fc和吞噬细胞、NK细胞等表面的Fc受体结合，从而对细菌等颗粒抗原发挥调节作用，促进吞噬或产生ADCC，有效杀伤破坏肿瘤及病毒感染的靶细胞。此外，还可通过和葡萄球菌蛋白A（SPA）结合，此种生物学特性已在免疫学诊断中得到应用。一些自身抗体如抗核抗体、抗甲状腺球蛋白抗体及导致Ⅱ、Ⅲ型变态反应的抗体也属于IgG。

知识点3：IgA 的概述　　　　　　　　　　　　　　副高：熟悉　　正高：熟练掌握

IgA有血清型和分泌型两种类型。血清型IgA主要为单体，相对分子量约159kD，有两种亚类，即IgA1与IgA2，它们占Ig总量的85%左右，占血清Ig总量的5%～15%，具有一定的抗感染免疫作用。分泌型IgA2（sIgA）为双体，广泛分布于黏膜表面（呼吸道、胃肠道、生殖道）和分泌液（唾液、初乳等）中，由两个单体IgA、一条连接链（J链）与一个分泌片借二硫键连接组成，相对分子量约389kD。IgA单体和J链都是由呼吸道、胃肠道以及泌尿生殖道黏膜固有层的浆细胞合成的，在分泌出浆细胞前两个单体IgA与一个J链连接在一起，形成双体IgA。而分泌片则由黏膜上皮细胞合成，当IgA双体经过黏膜上皮细胞时，和分泌片通过二硫键相连组成完整的分泌型IgA，随分泌液排出至黏膜表面。分泌片则由黏膜上皮细胞合成，当IgA双体经过黏膜上皮细胞时，和分泌片通过二硫键相连组成完整的分泌型IgA，随分泌液排出至黏膜表面。分泌片本身无免疫活性，但可以保护分泌型IgA，使之不被分泌液中各种蛋白酶裂解灭活。分泌型IgA是机体防御感染的重要因素，它可以阻止病原微生物对黏膜上皮细胞的黏附，具有抗菌、抗病毒以及中和毒素等多种作用。血清型IgA与分泌型IgA不能通过胎盘。婴儿在出生后4～6个月才能产生IgA，但是可从母亲乳汁中获得分泌型IgA，这对婴儿抵抗呼吸道和消化道感染具有重要意义，所以应大力提倡母乳喂养。

知识点4：IgM 的概述　　　　　　　　　　　　　　副高：熟悉　　正高：熟练掌握

IgM是相对分子量最大的Ig（900kD），因此又称巨球蛋白。它是由五个IgM单体经J链连接组成的五聚体大分子Ig。这种多聚体结构赋予IgM较高的抗原结合价，在补体与吞噬细胞参与下，其杀菌、溶菌、激活补体以及促进吞噬等作用均显著强于IgG。IgM促进吞噬的作用比IgG大500～1000倍，杀菌作用亦大100倍，凝集作用大20倍，但中和毒素、中和病毒的作用低于IgG。脾是IgM的主要合成部位。IgM主要分布于血液中，占血清Ig总量的5%～10%，所以它在防止发生菌血症方面起重要作用，如果IgM缺乏往往容易发生败血症。此外，单体IgM也是B细胞膜表面的主要标志，作为抗原受体（mIgM）能与相应抗原作用，引发体液免疫应答。IgM是种系进化过程中最早出现的Ig，也是个体发育过程中最早出现的Ig。IgM不能通过胎盘，若脐带血或新生儿血清中IgM水平升高，则表明胎儿曾发生过宫内感染。风疹、巨细胞病毒等感染均能使胎儿产生IgM。机体感染后最早产生的仍是IgM，其在血清中的半衰期（5天左右）比IgG短，因此血清中特异性IgM含量增高，提示近期有感染，临床上测定血清特异性IgM含量有助于早期诊断。目前已知天然血型抗体、冷凝集素和类风湿因子等自身抗体均为IgM类抗体。引起Ⅱ、Ⅲ型变态反应的机体也属于IgM类抗体。

知识点5：Ig的检测方法　　　　　　　　　　　副高：熟悉　　正高：熟练掌握

免疫球蛋白为机体的正常生理成分，在机体内保持一定水平。当这种正常水平被打破时则属于疾病，增多或减少则意味着免疫增殖病或者免疫缺陷病。检测免疫球蛋白的方法包括醋纤膜电泳法、免疫电泳法、免疫单向扩散法、免疫固定电泳法、免疫双扩散法、免疫比浊法、高分辨双向电泳、放射免疫分析法、对流免疫电泳、酶免疫分析法以及双缩脲法（测总蛋白）等。目前定量测定免疫球蛋白最常用的主要为免疫电泳法、免疫比浊法、免疫单向扩散法、放射免疫法以及酶免疫法。其中血清中含量较高的IgG、IgA、IgM多采用前3种方法，而标本中含量极微的IgD与IgE则采用敏感度较高的放射免疫法和酶免疫法等进行定量测量。免疫比浊法参考值：IgG 8～15g/L；IgA 0.9～3g/L；IgM 0.5～2.5g/L。

知识点6：高免疫球蛋白血症　　　　　　　　　　副高：熟悉　　正高：熟练掌握

多细胞株蛋白血症可见于慢性感染、肝病、自身免疫病以及恶性肿瘤等多种疾病。如化脓性脑膜炎可见IgG与IgA均增加；疟疾可见IgG与IgM都增加；慢性活动性肝炎和胆汁性肝硬化可见IgG、IgA及IgM均增加。单细胞株蛋白血症主要见于浆细胞恶性变，包括各类Ig多发性骨髓瘤、巨球蛋白血症以及浆细胞瘤。

（1）IgG增高　见于各种感染性疾病和自身免疫性疾病，如慢性活动性肝炎、传染性单核细胞增多症、麻疹、麻风病、结核病、全身念珠菌感染、血吸虫病、黑热病、系统性红斑狼疮、亚急性甲状腺炎、类风湿关节炎、多发性肌炎及原发性肾上腺皮质功能减退症等。某些恶性肿瘤亦可见IgG增高。

（2）IgA增高　主要为黏膜炎症和皮肤病变，如溃疡性结肠炎、类风湿性脊椎炎、酒精性肝炎、曲菌病、组织胞质菌病、前列腺癌、过敏性紫癜、皮肌炎及其他皮肤疾病，且皮肤病变范围越大，IgA越高。

（3）IgM增高　多见于毒血症与感染性疾病早期，如原发性胆汁性肝硬化和急性肝炎的发病初期、传染性单核细胞增多症、婴儿肺囊虫肺炎、曲菌病、锥虫病、旋毛虫病、湿疹、类风湿关节炎、肾小球肾炎、肾病综合征等。

知识点7：低免疫球蛋白血症　　　　　　　　　　副高：熟悉　正高：熟练掌握

（1）先天性低Ig血症　主要见于体液免疫缺陷与联合免疫缺陷病。一种是Ig全缺，如Bruton型无Ig血症。另一种为三种Ig中缺一或缺二（减少或无功能），其中以IgA缺乏为多见，患者呼吸道易反复感染；缺乏IgG者易患化脓性感染；缺乏IgM者易患革兰阴性菌败血症。

（2）获得性低Ig血症　可能与以下疾病有关，严重胃肠道疾病、恶性肿瘤骨转移、肾病综合征、重症传染病（如先天性梅毒感染等）及一些原发性肿瘤（如白血病、淋巴肉瘤等）。

知识点8：尿IgG升高　　　　　　　　　　　　　副高：熟悉　正高：熟练掌握

IgG是一种大分子蛋白，正常情况下因为肾小球基膜的选择性功能不易透过。当尿中大量出现IgG等大分子蛋白时，说明肾小球基膜已丧失选择功能。尿IgG主要用于肾功能恶化及预后的指标。

知识点9：脑脊液（CSF）免疫球蛋白　　　　　　副高：熟悉　正高：熟练掌握

（1）正常人CSF内IgG含量<100mg/L。

（2）CSF IgG升高常见于急性化脓性脑膜炎、结核性脑膜炎、多发性硬化症、亚急性硬化性全脑炎、种痘后脑炎、麻疹脑炎、急性病毒性脑炎、骨髓腔梗阻、神经性梅毒、SLE、巨人症、Arnold-Chiari畸形等。

（3）CSF IgG减少见于癫痫、X线照射、服用类固醇药物等。

（4）CSF IgA减少见于支原体脑脊髓膜炎、癫痫、小脑共济失调等。

（5）CSF IgA增加见于脑血管病、Jacob-Crentzfeldt病、各种类型脑膜炎等。

（6）CSF IgM轻度增高是急性病毒性脑膜炎的特征，如超过30mg/L则可以排除病毒感染的可能。化脓性脑膜炎时CSF IgM明显升高［可达（43±58）mg/L］。

知识点10：脑脊液IgG指数测定（CsF）　　　　　副高：熟悉　正高：熟练掌握

脑脊液IgG指数是反映鞘内IgG产生速度的指标，其计算方法是：脑脊液IgG（mg/L）/血清IgG（g/L）。正常情况下中枢系统每天可以产生3mg左右的IgG。脑脊液IgG指数对多发性硬化症具有较好的敏感性。此外，在神经系统感染、HIV-1中枢感染以及隐球菌性脑炎等疾病时均有明显变化。

知识点11：免疫球蛋白测定的注意事项　　　　副高：熟悉　正高：熟练掌握

免疫球蛋白的测定目前在大多数实验室都采用免疫浊度法，单向免疫扩散法因为影响因素多、试验时间长、结果重复性差，目前已基本被自动化分析仪取代。在实际工作当中，应用免疫浊度法测定免疫球蛋白要注意抗原过量导致的钩状效应，这也是引起测量误差的最大因素。如果测量过程中检测到抗原过量，必须对样品进一步稀释后再进行测定。

知识点12：IgD的概况　　　　　　　　　　　副高：熟悉　正高：熟练掌握

IgD是1965年从骨髓瘤患者血清中发现的一种Ig。血清中IgD的功能尚不能清楚，可能和变态反应及自身免疫性疾病有关。B细胞膜上带有的IgD，是B细胞表面的抗原识别受体，可接受相应抗原的刺激，有调节B细胞的活化、增生以及分化的作用。出现在B细胞表面的IgD（mIgD）为成熟B细胞的重要表面标志，这些B细胞均难以产生免疫耐受性。B细胞膜上只有IgM而没有IgD时，容易因相应抗原作用而形成免疫耐受性。有证据表明，有些抗核抗体、抗甲状腺球蛋白抗体、抗基膜抗体、抗青霉素抗体及抗白喉类毒素抗体均可为IgD类免疫球蛋白。

知识点13：IgD的检测方法　　　　　　　　　副高：熟悉　正高：熟练掌握

IgD在血清中以单体形式存在，含量很低，占血清中Ig总量的1%，相对分子量约184kD，不能通过胎盘，也不能激活补体。目前定量测定免疫球蛋白最常用的主要为免疫比浊法、免疫电泳法、免疫单向扩散法、放射免疫法以及酶免疫法。ELISA法参考值范围0.001～0.004g/L。

知识点14：IgD的临床意义　　　　　　　　　副高：熟悉　正高：熟练掌握

（1）IgD升高　主要见于IgD型骨髓瘤、慢性骨髓炎、流行性出血热、皮肤感染、甲状腺炎及吸烟者。

（2）IgD降低　见于原发性无丙种球蛋白血症、矽肺以及细胞毒药物治疗后。

知识点15：IgD测定的注意事项　　　　　　　副高：熟悉　正高：熟练掌握

标本中含量极微的IgD与IgE常采用敏感度较高的放射免疫法和酶免疫法等进行定量测量。酶联免疫法（ELISA）测IgD含量时必须使用两种不同动物的特异性第一抗体，目的是避免酶标记抗体直接和固相抗体起反应形成假阳性。

知识点16：总IgE的测定　　　　　　　　　　副高：熟悉　正高：熟练掌握

正常情况下血清IgE仅在ng/ml水平，用常规测定IgG或者IgM的凝胶扩散法检测不出

IgE，必须用高度敏感的放射免疫测定法和酶联免疫测定法进行检测。

（1）放射免疫吸附剂试验（IRST） 是把抗IgE吸附到固相载体上用以检测血清IgE的方法，因此又称固相放射免疫测定（SPRIA）；临床常用双抗体夹心法，多以滤纸为载体。把抗IgE抗体偶联到经溴化氰活化的滤纸上，使其与待检血清及IgE参考标准进行反应；洗涤后加入^{125}I标记的抗人IgE，再经洗涤后测定滤纸片的放射活性，其测定值和标本中的IgE含量呈正相关。

（2）酶联免疫测定法 测定血清IgE时也常用双抗体夹心ELISA法，敏感性高，操作也方便，在临床上经常应用。

（3）间接血凝试验 用抗IgE致敏红细胞，把标本血清做系列稀释后和致敏红细胞反应。此法更加简便易行，便于普及，但是敏感性比上两法稍低。

知识点17：总IgE的临床意义   副高：熟悉   正高：熟练掌握

血清总IgE水平一般用国际单位（IU）或ng表示，1IU＝2.4ng，相当于WHO标准冻干血清制剂0.00928mg内所含的IgE量。正常人群IgE水平受环境、种族、遗传、年龄、检测方法及取样标准等因素的影响，以致各家报道的正常值相差甚远。婴儿脐带血IgE水平＜0.5IU/ml，出生后随年龄增长而逐渐升高，12岁时达成人水平。成人血清IgE水平在20～200IU/ml，一般认为＞333IU/ml（800ng/ml）时为异常升高。

IgE升高相关的常见疾病有：过敏性哮喘、季节性过敏性鼻炎、特应性皮炎、药物性间质性肺炎、支气管肺曲菌病、麻风、类天疱疮及某些寄生虫感染等。上述疾病时IgE升高的程度并不一致，在过敏性支气管肺曲菌病时最为显著，其值可达5000～20000ng/ml，除了此病和特应性皮炎以及在花粉季节之外，任何血清总IgE水平＞5000ng/ml的患者均应考虑寄生虫感染的可能性。

知识点18：特异性IgE的测定   副高：熟悉   正高：熟练掌握

特异性IgE是指能与某种过敏原特异性结合的IgE，所以需要用纯化的变应原代替抗IgE进行检测；常用的方法仍然是放射免疫技术与酶标免疫技术。

（1）放射变应原吸附剂试验（RAST）把纯化的变应原与固相载体结合，加入待检血清及参考对照，再和放射性核素标记的抗IgE抗体反应，然后测定固相的放射活性，通过标准曲线求出待检血清中特异性IgE的含量，或者在标本放射活性高于正常人均数加3S时判为阳性。

（2）酶联免疫测定法 试验原理和步骤基本同RAST，仅是最后加入酶标记的抗IgE，利用酶底物进行显色。测定结果的表示也与RAST相同。

知识点19：特异性IgE的临床意义及评价   副高：熟悉   正高：熟练掌握

RAST是目前公认的检测型变态反应的有效方法之一，具有特异性强、敏感性高、影响因素少、对患者绝对安全等优点；不但有助于过敏性哮喘的诊断，对寻找变应原也有重要价值。RAST和皮肤试验和支气管激发试验的符合率在80%左右，但是不能完全代替后两种试验，由于活体试验还能反映嗜碱性粒细胞与靶细胞的反应性。

但是RAST也有许多缺点：花费时间长、费用昂贵、放射性核素易过期而且污染环境、不同来源试剂盒的参比血清不同而不易相互比较、待检血清含有相同特异性IgG时可干扰正常结果。所以一般只在以下情况下才做RAST：①皮试结果难以肯定、但需提供进一步的诊断证据者；②不适宜做皮试或激发试验者，例如老年、妊娠妇女、幼儿、患有皮肤病、对变应原有严重过敏史或正服用抗过敏药物以及重病者；③观察脱敏治疗效果或者研究变态反应机制。

ELISA法和RAST有相似的优点，而且还有独特的长处，如没有放射性核素污染、酶标抗体可长期保存，所以在国内应用较多。用ELISA测试屋尘和一些花粉的结果与RAST符合率较高，且与临床也较符合，但和皮肤试验的符合率可能不够理想。

知识点20：轻链的概况	副高：熟悉 正高：熟练掌握

正常Ig由两条H键、两条L链组成，根据重链分子的不同可把Ig分为5类，即IgG（γ）、IgA（α）、IgM（μ）、IgD（δ）以及IgE（ε）。所有的轻链只有两种即κ与λ两型，κ型免疫球蛋白与λ型免疫球蛋白两者的总量之比是恒定的。κ/λ比值对于判断免疫球蛋白的增生是属于多克隆增殖还是单克隆增殖非常重要，无论免疫球蛋白升高多少，只要，κ/λ比值正常，大部分情况是属于多克隆增殖，反之为单克隆增殖。

知识点21：轻链的检测方法	副高：熟悉 正高：熟练掌握

目前免疫球蛋白轻链的测定多采用免疫比浊法，免疫比浊法的正常参考值范围κ是1.72～3.83g/L；λ为0.81～1.92g/L；κ/λ为1.47～2.95。

知识点22：轻链的临床意义	副高：熟悉 正高：熟练掌握

（1）κ和λ轻链水平均升高，κ/λ比值正常，见于多克隆增殖性疾病，如慢性感染、肝病以及自身免疫病等。

（2）κ或λ轻链水平均升高，κ/λ比值异常，见于单克隆增殖性疾病，如各类Ig多发性骨髓瘤、轻链病、巨球蛋白血症、淀粉样变以及浆细胞瘤等。

（3）κ和λ轻链水平均减低．κ/λ比值正常，常见于低免疫球蛋白血症。

知识点23：轻链测定的注意事项	副高：熟悉 正高：熟练掌握

轻链的测定目前在大多数实验室均采用免疫浊度法，在实际工作当中应用免疫浊度法测定轻链和测定免疫球蛋白一样，要注意抗原过量引起的钩状效应，这也是导致测量误差的最大因素。如果测量过程中检测到抗原过量，必须对样品进一步稀释后再进行测定。

知识点24：M蛋白的概况　　　　　　　　　　　副高：熟悉　　正高：熟练掌握

M蛋白为一种单克隆B淋巴细胞异常增殖时产生的、具有相同结构和电泳迁移率的免疫球蛋白分子或其分子片段（如轻链、重链等），通常不具有抗体活性。M蛋白的实验室鉴定要综合血尿免疫球蛋白和轻链片段定量、血清蛋白电泳以及免疫固定电泳的结果进行分析判断。

知识点25：M蛋白的免疫球蛋白定量和轻链定量测定　　副高：熟悉　　正高：熟练掌握

比较常用的方法是单向琼脂扩散法和免疫比浊法，后者更为准确迅速。免疫比浊法是根据抗原和抗体形成的复合物粒子对光的散射和吸收度来判断待测抗原的量。测定散射光强度的方法称为散射比浊，测定吸收光强度的方法称为透射比浊。速率法即反应开始第1分钟内的光散射或吸收度；终点法，即反应终止时（一般为30分钟）的光散射度或者吸收总量。通过微电脑对数据进行处理，就可知道被检蛋白质（Ig）的含量。当发生免疫球蛋白异常增殖时，会出现下列3个结果：①免疫球蛋白大量合成，血中含量大大增加，数倍到数十倍于正常人含量；②大量异常成分是同一个型别，即一个型、一个亚型以及一个基因型；③正常成分减少，亦即多样性免疫球蛋白减少，正常免疫功能下降。恶性单克隆增殖时常是某一种免疫球蛋白显著升高，伴随某一种轻链升高，κ/λ比例失调。而良性免疫球蛋白多克隆增殖时免疫球蛋白一种或者全面升高，κ与λ轻链水平都升高，κ/λ比值正常。M蛋白的含量多少能够反映病情的轻重，尤其是对于同一患者，M蛋白含量明显升高预示着病情恶化，而经过治疗后M蛋白含量会逐渐下降，正常免疫球蛋白含量逐渐趋于正常。

知识点26：M蛋白的血清蛋白电泳　　　　　　　副高：熟悉　　正高：熟练掌握

目前较常用的是琼脂糖凝胶区带电泳，也就是把血清蛋白质按分子量、所带电荷以及分子形状以梯度形式拉开，再按区带逐个分析。根据在电场中移动速度之快慢把血清蛋白分为清蛋白、α_1-球蛋白、α_2-球蛋白、β-球蛋白及γ-球蛋白。M蛋白带是狭窄浓集的异常区带，其区带宽度与Alb带大致相等或者较其狭窄，常分布于α_2到慢γ-G部位。M区带的电泳位置可大致反映出免疫球蛋白的类型，通常IgG型M蛋白带多位于γ区，IgA型多位于快γ区和β区，IgM型多位于β区或快γ区，IgD型多位于β区或快γ区。不能单凭M蛋白带的位置判断M蛋白的类型，具体的分型要通过免疫固定电泳来最终鉴定。尤其是对于轻链病患者，有时血清蛋白电泳未显示M带，但免疫固定电泳显示出轻链带，所以必须通过免疫固定电泳才能最终确诊有无M蛋白。

知识点27：M蛋白的免疫固定电泳　　　　　　　副高：熟悉　　正高：熟练掌握

免疫固定电泳为应用电泳分离效果和免疫特异性相结合的一种特殊诊断方法，包括琼脂糖凝胶电泳与免疫沉淀两个过程：首先是琼脂糖凝胶电泳，把待检的含混合抗原的血清蛋白质在琼脂糖凝胶介质上进行区带电泳，使不同蛋白质因为所带净电荷不同，不同带电微粒或分子的电泳迁移率也各异而进行分离；然后是免疫沉淀过程，应用固定剂和IgG、IgA、IgM等各型免疫球蛋白及κ与λ轻链抗血清，加于凝胶表面的泳道上，经孵育让固定剂与抗血清在凝胶内渗透并扩散后，如果有对应的抗原存在，则在适当位置形成抗原抗体复合物。理论上来讲，免疫固定电泳用抗轻链血清测出的免疫球蛋白包括了所有类别（IgG-κ、IgG-λ、IgA-κ、IgA-λ、IgM-κ、IgM-λ、IgD-κ、IgD-λ、IgE-κ、IgE-λ）。因此根据免疫固定电泳不同泳道出现相应的异常条带，可以对多发性骨髓瘤进行鉴定及分型。

知识点28：M蛋白的临床意义　　　　　　　副高：熟悉　　正高：熟练掌握

血清中检测到M蛋白，提示单克隆免疫球蛋白增殖病，见于：

（1）多发性骨髓瘤　占M蛋白症的35%~65%。血清蛋白电泳中出现异常浓集区带，也就是M蛋白带，扫描后出现单克隆免疫球蛋白形成的尖峰。应用敏感度较高的免疫固定电泳出现相应的异常条带，对多发性骨髓瘤进一步鉴定及分型，通常多发性骨髓瘤根据其分泌的M蛋白不同分为：①IgG型：约占与多发性骨髓瘤的55%，易发生感染；②IgA型：约占多发性骨髓瘤的20%，高钙和高黏滞血症多见；③轻链型：约占多发性骨髓瘤的20%，溶骨性病变、肾功能不全、高钙及淀粉样变发生率高，预后差；④IgD型：约占多发性骨髓瘤的2%，轻链蛋白尿严重、肾衰竭、贫血、高钙及淀粉样变发生率高，生存期短；⑤无分泌型：约占多发性骨髓瘤的1%，血清及尿中不能检出M蛋白；⑥IgE型：极为罕见。

（2）巨球蛋白血症　占M蛋白血症的9%~14%。血清蛋白电泳在γ区带内可见高而窄的尖峰或密集带；免疫电泳证实为单克隆IgM（19s）。75%的IgM为fc轻链，亦可有低分子量IgM（7s）存在。

（3）意义不明的单克隆丙种球蛋白血症（MGUS）　指患者血清或尿液中出现单克隆免疫球蛋白或轻链，但能排除恶性浆细胞病，其自然病程、预后和转归暂时无法确定的疾病，约占有M蛋白病患者的50%或以上，发病率随年龄增长而增高。50岁以上约有1%，70岁以上3%，90岁以上可高达15%。在7区带内可见高而窄的尖峰或密集带，免疫电泳证实为单克隆M带，M蛋白成分以IgG型最多，约占60%，IgA和IgM型各占20%，未见IgD和IgE型MGUS的报道。

（4）重链病　其M蛋白的实质为免疫球蛋白重链的合成异常增多，现发现有α重链病、γ重链病和μ重链病，δ重链病罕见，ε重链病至今还未发现。

知识点29：M蛋白测定的注意事项　　　　　　副高：熟悉　　正高：熟练掌握

M蛋白的实验室鉴定最好综合血尿免疫球蛋白和轻链片段定量、血清蛋白电泳和免疫固定电泳的结果进行分析判断。进行免疫球蛋白和轻链定量测定时要注意抗原过量的钩状效应；血清蛋白电泳时要注意抗凝血血浆中纤维蛋白造成的假阳性条带；免疫固定电泳敏感度较高，可以对M蛋白带进行免疫分型，要注意抗血清的质量以及抗原抗体的最佳比例。

第十三节 主要组织相容性复合体

知识点1：MHC基因的两种类型	副高：熟悉 正高：熟练掌握

MHC基因分为两种类型：一为经典的Ⅰ类基因和经典的Ⅱ类基因，它们的产物具有抗原提呈功能，显示极为丰富的多态性，直接参与T细胞的激活及分化，参与调控适应性免疫应答；二为免疫功能相关基因，包括传统的Ⅲ类基因以及新近确认的多种基因，它们或参与调控固有免疫应答，或参与抗原加工，不显示或者仅显示有限的多态性。

知识点2：经典的HLAⅠ类及Ⅱ类基因	副高：熟悉 正高：熟练掌握

经典的HLAⅠ类基因座集中在远离着丝粒的一端，按序包括B、C、A三个座位，产物称为HLAⅠ类分子。Ⅰ类基因仅编码Ⅰ类分子异二聚体中的重链，轻链又称为β_2微球蛋白（β_2m），由第15号染色体上的基因编码。经典的HLAⅡ类基因座在复合体中靠近着丝粒一侧，依次由DP、DQ以及DR三个亚区组成。每一亚区又包括A与B两种功能基因座位，分别编码分子量相近的HLAⅡ类分子的α链和β链，形成α/β异二聚体蛋白（DPα/DPβ、DQα/DQβ和DRα/DRβ）。每个MHC基因均含有多个外显子，分别编码MHC分子的胞外区、跨膜区以及胞质区。

知识点3：免疫功能相关基因的分布	副高：熟悉 正高：熟练掌握

免疫功能相关基因分布在HLA复合体的Ⅰ类和Ⅱ类基因区以及Ⅲ类基因区，通常不显示或仅显示有限的多态性。除了非经典性Ⅰ类分子和MHCⅠ类链相关分子（MIC），基因产物通常不能与抗原肽形成复合物，但它们或参与抗原加工，或在固有免疫和免疫调节中发挥作用。

知识点4：血清补体成分的编码基因	副高：熟悉 正高：熟练掌握

此类基因属经典HLAⅢ类基因，所表达的产物为C4、Bf以及C2等补体组分。

知识点5：抗原加工相关基因	副高：熟悉 正高：熟练掌握

以下免疫功能相关基因全部位于HLA系统的Ⅱ类基因区。

（1）蛋白酶体β亚单位（PSMB）基因 编码胞质中蛋白酶体的β亚单位。

（2）抗原加工相关转运物（TAP）基因 TAP是内质网膜上的异二聚体分子，有TAP1与TAP2两个基因编码。

（3）HLA-DM基因 包括DMA和DMB，其产物参与APC对外源性抗原的加工。

（4）HLA-DO基因　包括DOA和DOB，分别编码HLA-DO分子的α链与β链。HLA-DO分子是HLA-DM行使功能的调节蛋白。

（5）TAP相关蛋白基因其产物称tapasin，也就是TAP相关蛋白。

| 知识点6：非经典Ⅰ类基因 | 副高：熟悉　正高：熟练掌握 |

（1）HLA-E　产物由重链（α链）和β_2m组成，已经检出26种等位基因。HLA-E分子表达于各种组织细胞，在羊膜与滋养层细胞表面高表达。其抗原结合槽具有高度的疏水性，可以结合来自HLAⅠα与一些HLA-G分子信号肽的肽段，形成复合物。HLA-E分子为NK细胞表面C型凝集素受体家族（CD94/NKG2）的专一性配体，由于其和杀伤细胞抑制性受体结合的亲和力明显高于与杀伤细胞活化性受体结合的亲和力，所以具有抑制NK细胞对自身细胞杀伤的作用。

（2）HLA-G　其编码的重链和β_2m组成功能分子。HLA-G分子主要分布在母胎界面绒毛外滋养层细胞，在母胎耐受中发挥功能。

| 知识点7：炎症相关基因 | 副高：熟悉　正高：熟练掌握 |

在HLAⅢ类基因区靠Ⅰ类基因一侧，新近检出多个免疫功能相关基因，包括肿瘤坏死因子基因家族（TNF、LTA和LTB）、MIC基因家族以及热休克蛋白基因家族（HSP70）等。这些基因多数与炎症反应有关。

| 知识点8：MHG的遗传特点 | 副高：熟悉　正高：熟练掌握 |

MHG的遗传特点包括MHC的多态性和单体型和连锁不平衡。

| 知识点9：MHC的多态性 | 副高：熟悉　正高：熟练掌握 |

多态性是指群体中单个基因座位存在两个以上不同等位基因的现象。HLAⅡ类和Ⅱ类等位基因产物的表达具有共显性特点，也就是同一个体中一个基因座位上来自同源染色体的两个等位基因皆能得到表达，因而一个个体通常拥有的经典Ⅱ类与Ⅱ类HLA等位基因产物有12种以上。

在蛋白质水平，HLA多态性主要表现在各种等位基因产物在结构上存在差异，也就是HLA分子抗原结合槽的氨基酸残基组成和序列不同。为此，针对性地扩增相应的基因片段后，通过测序或采用显示等位基因特异性的探针检测，可以确定特定个体的等位基因特异性，即从大量的HLA等位基因中找出属于该个体的12种Ⅰ类和Ⅱ类分子编码基因，称为HLA基因分型。这对于寻找合适的组织器官移植供受体、分析疾病易感基因和在法医学上进行亲子鉴定都非常重要。

知识点10：单体型和连锁不平衡	副高：熟悉　正高：熟练掌握

MHC的单体型（haplotype）指同一染色体上紧密连锁的MHC等位基因的组合。MHC等位基因的构成和分布还有两个特点：

（1）等位基因的非随机性表达　群体中各等位基因其实并不以相同的频率出现。

（2）连锁不平衡　不仅等位基因出现的频率不均一，两个等位基因同时出现在一条染色体上的机会常常也不是随机的。连锁不平衡指分属两个或两个以上基因座位的等位基因同时出现在一条染色体上的概率高于随机出现的频率。

非随机表达的等位基因即构成连锁不平衡的等位基因组成，因人种及地理族群的不同而出现差异，属长期自然选择的结果。其意义在于，第一，可以作为人种种群基因结构的一个特征，追溯和分析人种的迁移和进化规律；第二，高频率表达的等位基因如果与种群抵抗特定疾病相关，可以此开展疾病的诊断及防治；第三，有利于寻找HLA相匹配的移植物供者。

知识点11：HLA分子的分布	副高：熟悉　正高：熟练掌握

Ⅰ类分子由重链（α链）和β₂m组成，分布于所有有核细胞表面。

Ⅱ类分子由α链与β链组成，仅表达于淋巴组织中一些特定的细胞表面，如专职性抗原提呈细胞（包括B细胞、巨噬细胞以及树突状细胞）、胸腺上皮细胞和活化的T细胞等。

知识点12：HLA分子的结构	副高：熟悉　正高：熟练掌握

Ⅰ类分子重链（α链）胞外段有3个结构域（α_1、α_2、α_3），远膜端的2个结构域α_1以及α_2构成抗原结合槽。Ⅰ类分子的抗原结合槽两端封闭，接纳的抗原肽长度有限，为8～10个氨基酸残基。

Ⅱ类分子的α、β链各有两个胞外结构域（α_1、α_2；β_1、β_2），其中α_1与β_1共同形成抗原结合槽。Ⅱ类分子的抗原结合槽两端开放，进入槽内的抗原肽长度变化比较大，为13～17个氨基酸残基。

知识点13：MHC与抗原肽的相互作用	副高：熟悉　正高：熟练掌握

MHC分子结合并提呈抗原肽供TCR识别。MHC的抗原结合槽与抗原肽互补结合，其中有两个或两个以上与抗原肽结合的关键部位，称为锚定位。抗原肽与该位置结合的氨基酸残基称为锚定残基。锚定位和锚定残基是否吻合决定MHC的抗原结合槽和抗原肽结合的牢固程度。以MHCⅠ类分子结合9肽抗原为例（图8-6）：9肽的锚定位在p2（锚定残基Y）与p9（锚定残基V、I或L）。

知识点 14：HLA 分子作为抗原提呈分子参与适应性免疫应答

副高：熟悉　　正高：熟练掌握

经典的 MHC Ⅰ类与Ⅱ类分子通过提呈抗原肽而激活 T 淋巴细胞，参与适应性免疫应答。这是 MHC 主要的生物学功能。

（1）决定了 T 细胞识别抗原的 MHC 限制性（MHC restriction）　指 T 细胞以其 TCR 对抗原肽与自身 MHC 分子进行双重识别，也就是 T 细胞只能识别自身 MHC 分子提呈的抗原肽。CD4$^+$Th 细胞识别Ⅱ类分子提呈的外源性抗原肽，CD8$^+$CTL 识别Ⅰ类分子提呈的内源性抗原肽。

（2）参与 T 细胞在胸腺中的选择和分化　胸腺发育中，高亲和力结合自身抗原肽-MHC 分子复合物的 T 细胞克隆发生凋亡，从而清除自身反应性 T 细胞，建立了 T 细胞的中枢免疫耐受。

（3）决定疾病易感性的个体差异　某些特定的 MHC 等位基因（或与之紧密联系的疾病易感基因）的高频出现和某些疾病发病密切相关。

（4）参与构成种群免疫反应的异质性　因为组成不同种群的个体 MHC 多态性不同，而不同多态性的 MHC 分子提呈的抗原肽常常不同，这些特点一方面赋予种群不同个体抗病能力出现差异，另一方面也在群体水平有助于增强物种的适应能力。

（5）参与移植排斥反应　作为主要移植抗原，在同种异体移植中可导致移植排斥反应。

知识点 15：HLA 分子作为调节分子参与固有免疫应答　副高：熟悉　正高：熟练掌握

MHC 中的免疫功能相关基因参与对固有免疫应答的调控，主要表现在以下方面：

（1）经典的Ⅲ类基因编码补体成分参与炎症反应和对病原体的杀伤，和免疫性疾病的发生有关。

（2）非经典Ⅰ类基因和 MICA 基因产物可作为配体分子，以不同的亲和力结合激活性和抑制性受体，调节 NK 细胞及部分杀伤细胞的活性。

（3）参与启动和调控炎症反应，炎症相关基因编码的多种分子如 TNF-α 等参与机体的炎症反应。

知识点 16：HLA 与器官移植　副高：熟悉　正高：熟练掌握

长期的临床实践证明，器官移植的成败主要取决于供、受者间的组织相容性，其中 HLA 等位基因的匹配程度十分重要。组织相容性程度的确定，涉及对供者与受者分别作 HLA 分型和进行供受者间交叉配合试验。PCR 基因分型技术的普及、计算机网络的应用、无亲缘关系个体骨髓库和脐血库的建立，都提高了 HLA 相匹配供受者选择的准确性与配型效率。另外，测定血清中可溶型 HLA 分子的含量有助于监测移植物的排斥危象。

| 知识点17: HLA分子的异常表达和临床疾病 | 副高: 熟悉　正高: 熟练掌握 |

所有有核细胞表面表达HLA Ⅰ类分子，但是恶变细胞 Ⅰ类分子的表达常常减弱甚至缺如，以致不能有效地激活特异性CD8⁺CTL，导致肿瘤免疫逃逸。在这个意义上，Ⅰ类分子的表达状态可作为一种警示系统，如表达下降或缺失则提示细胞可能发生恶变。另外，发生某些自身免疫病时，原先不表达HLA Ⅱ类分子的某些细胞，比如胰岛素依赖性糖尿病中的胰岛B细胞、乳糜泻中的肠道细胞以及萎缩性胃炎中的胃壁细胞等，可被诱导表达 Ⅱ类分子，促进了免疫细胞的过度活化。

| 知识点18: HLA和疾病关联 | 副高: 熟悉　正高: 熟练掌握 |

HLA等位基因是决定人体对疾病易感程度的重要基因。带有某些特定HLA等位基因或者单体型的个体易患某一疾病（称为阳性关联）或对该疾病有较强的抵抗力（称为阴性关联）皆称为HLA和疾病关联。这一关联，可借助对患病人群和健康人群作HLA分型后用统计学方法加以判别。与HLA关联的疾病多达500余种，以自身免疫病为主，也包括一些肿瘤和传染性疾病。对HLA关联疾病的认识有助于相关疾病的预测及防治。

| 知识点19: HLA与亲子鉴定和法医学 | 副高: 熟悉　正高: 熟练掌握 |

HLA系统所显示的多基因性及多态性，意味着两个无亲缘关系个体之间，在所有HLA基因座位上拥有相同等位基因的机会几乎等于零。而且，每个人所拥有的HLA等位基因型别通常终身不变。这意味着特定等位基因及其以共显性形式表达的产物，可成为不同个体显示其个体性的遗传标志。HLA基因分型已在法医学上被用于亲子鉴定和对死亡者"验明正身"。

第十四节　补体测定

| 知识点1: 总补体的概念 | 副高: 熟悉　正高: 熟练掌握 |

补体是由存在于人和动物新鲜血清中具有潜在酶活力并且不耐热的一组球蛋白以及多种具有精确调节作用的蛋白成分所组成的一个复杂系统。目前已发现该系统有30多种成分，其中大部分成分由肝、脾中的巨噬细胞合成，少数成分在机体其他部位合成，如C1由肠上皮细胞合成。补体的合成速率是$0.5\sim1.5mg/(kg\cdot h)$，代谢速度很快，每天大约有1/2的补体成分更新。补体具有溶解靶细胞、促进吞噬以及参与炎症反应等功能，同时补体还在免疫调节、清除免疫复合物、稳定机体内环境、参与变态反应及自身免疫性疾病等方面起十分重要的作用。

| 知识点2: 总补体激活的途径 | 副高: 熟悉　正高: 熟练掌握 |

补体系统激活是由某种启动因素的作用，使补体各固有成分按一定顺序，以连锁反

应的方式依次活化而产生生物效应的过程。补体系统的激活途径主要有两种，一条为经典（传统）途径（CP），另一条为旁路（替代）途径（AP）。另外通过甘露聚糖结合凝集素（MBL）糖基识别的凝集素激活途径，上述3条途径具有共同的末端通路，也就是膜攻击复合物的形成及其溶解细胞效应。

补体激活的经典途径指主要由C1q与激活物（IC）结合后，顺序活化C1r、C1s、C2、C4、C3，形成C3转换酶（C4b 2b）和C5转换酶（C4b2b3b）的级联酶促反应过程。它是抗体介导的体液免疫应答的主要效应方式。

（1）激活剂 主要是免疫复合物，尤其是和抗原结合的IgG、IgM分子。

（2）激活条件 每个C1q分子必须和两个以上Ig分子的Fc段结合；游离的或可溶性抗体不能激活补体。

（3）参与成分 激活过程从C1q开始，补体C1～C9共11种成分全部参与活化途径。

（4）激活过程经典途径的激活过程大致可分为识别、活化以及膜攻击3个阶段。

知识点3：总补体的检测方法　　　　　　　　副高：熟悉　　正高：熟练掌握

利用补体的免疫溶细胞反应，当补体和靶细胞膜结合可导致靶细胞损伤、溶解。将绵羊红细胞（SRBC）用特异性抗体包被（致敏），此致敏SRBC和被测血清在体外混合时，通过使C1活化而激活补体经典途径，引起SRBC溶解。被测血清中的补体总量与溶血程度呈正相关，但并非直线关系，而是成一条S形曲线。在溶血率<20%或者>80%时，补体量变化即使很大，溶血程度变化也不显著，因此测定补体溶血活性时，均以50%溶血为终点，以H_{50}U/ml表示。1个CH50单位是指在标准条件下裂解$5×10^7$个致敏SRBC的补体量。C1～C9任何一个成分缺陷均可导致CH50水平降低。但单个补体成分的蛋白含量下降至正常水平的50%～80%，CH50不一定表现变化。参考值范围：50～100kU/L（平皿法）。

知识点4：总补体的临床意义　　　　　　　　副高：熟悉　　正高：熟练掌握

（1）CH50活性增高 常见于各种急性期反应，如急性炎症（风湿热急性期、结节性动脉炎、皮肌炎、伤寒、天花、麻疹、肺炎、黄热病、甲状腺炎、急性心肌梗死、阻塞性黄疸等）、组织损伤、肿瘤尤其是肝癌等。

（2）CH50活性减低 可由先天性和后天性因素导致，先天性补体缺乏症比较少见，可由补体基因缺损或者基因突变引起，主要导致补体成分或者调节成分缺陷。后天因素主要由消耗增多、合成减少等因素导致，见于急性肾小球肾炎、系统性红斑狼疮、冷球蛋白血症、大面积烧伤、严重感染、肝炎、肝硬化以及组织损伤缺血等。

知识点5：总补体测定的注意事项　　　　　　副高：熟悉　　正高：熟练掌握

在致敏绵羊红细胞时，应把细胞悬液放在烧杯或烧瓶中，以等体积适当浓度的溶血素加于细胞悬液内，随加随摇。反之，若将细胞悬液加于溶血素，则细胞不能均等地受到抗体的敏化。为了避免补体效价的降低，各种试剂应在冰水中预先冷却。全部操作也应在冰水浴内进行。被检血清必须新鲜，若室温放置2小时以上则补体活性明显下降。

知识点6：旁路途径的溶血活性测定（AP-CH50）的概念

副高：熟悉　正高：熟练掌握

补体激活的旁路（替代）途径和经典途径不同之处在于不经C1、C2、C2活化，而是在B因子、D因子以及P因子（备解素）参与下，直接由C3b与激活物结合而启动补体酶促连锁反应，产生一系列生物学效应，最终引起细胞溶解破坏的补体活化途径，称为补体激活的旁路途径，又称为替代或第二途径。导致旁路途径激活的物质与经典途径不同，不是抗原抗体复合物，而是主要包括革兰阴性菌的内毒素即脂多糖（LPS）、革兰阳性菌的肽聚糖和磷壁酸、酵母多糖、葡聚糖及IgG_4、IgA或IgE凝集物等。C3b结合于此类物质上不易被灭活，从而使后续反应得以进行。旁路途径的激活，在机体受到感染的早期起着重要的抗感染作用。在尚未产生相应的抗体很难激活经典途径的情况下，旁路途径的激活有利于及早消灭入侵的病原菌。

知识点7：旁路途径的溶血活性测定（AP-CH50）的检测方法

副高：熟悉　正高：熟练掌握

用含Mg^{2+}的EDTA稀释被测血清，螯合Ca^{2+}，阻断经典活化途径；再以未致敏家兔红细胞（RE）激活旁路途径。RE使旁路途径活化的机制不明，可能和其细胞膜上鞣酸含量低有关。将眼镜蛇毒因子包被于鞣酸处理的红细胞上，可以激活旁路途径。C5~C9附着于细胞膜上，导致溶血。溶血程度也和血清中旁路途径的活性呈正相关，但不是直线关系，也是S形曲线关系。因此也用50%溶血判定终点，以$Ap-H_{50}$U/ml表示。参考值范围：（21.7±2.7）kU/L（试管法）。

知识点8：旁路途径的溶血活性测定（AP-CH50）的临床意义

副高：熟悉　正高：熟练掌握

（1）增高　多见于某些自身免疫性疾病、甲状腺功能亢进、感染、慢性肾炎、肾病综合征以及肿瘤等。

（2）降低　急性肾炎、肝硬化以及慢性活动性肝炎等。

知识点9：旁路途径的溶血活性测定（AP-CH50）的注意事项

副高：熟悉　正高：熟练掌握

对于应用丙种球蛋白和肾上腺皮质素等药物治疗的患者，采血应在用药前进行，防止影响结果的准确性。用于补体检测的血清必须新鲜，最好在2小时内检测。超过2小时则补体活性明显下降。测定应联合检查单个补体组分，有助于提高敏感性。溶血试验中的各个环节均应严格控制，严格操作，否则结果不可靠。检测结果应与患者性别、年龄以及疾病状态结合。

| 知识点10：单个补体成分的概况 | 副高：熟悉 正高：熟练掌握 |

补体系统根据其功能不同，可将其30余种蛋白分子分为3类：①补体固有成分，它存在于体液中参与补体激活酶促连锁反应，包括C1～C9（其中C1由3种亚组分C1q、C1r、C1s组成）及B因子、D因子和P因子（备解素），共12种蛋白分子。其中C1、C4以及C2仅参与经典途径的活化；B因子、D因子以及P因子仅参与替代（旁路）途径的活化；C3、C5～C9则为两种活化途径的共同成分。②调节和控制补体活化的蛋白分子，其中存在于体液中属于可溶性蛋白分子的有C1抑制剂、C4结合蛋白、H因子、I因子、S蛋白以及血清羧肽酶N等，存在于细胞表面属于膜结合蛋白分子的有膜辅助因子蛋白、促衰变因子以及同种限制因子等。在补体激活过程中，每种补体分子和每个活化阶段的反应程度均受到第二类补体分子即各种调节分子的严格控制，借以维持体内补体水平稳定，达到既可以有效清除病原微生物等抗原性异物，又能避免补体对正常自身细胞攻击破坏的作用。③补体受体，如C1q受体、C3b/C4b受体（CRⅠ）、C3d（CRⅡ）、H因子受体、C3a以及C5a受体等。

补体系统活化后，其主要生物学功能为：促吞噬（调理）作用及病毒中和作用，参与的成分为C4b、C3b及C3d（较弱）；溶细胞反应，参与成分为C5～C9；类炎症介质（白细胞趋化、过敏毒素、增加血管渗透性），参与的成分为C4a、C2b（激肽样作用）和C3a、C5a；调控免疫反应，参与成分为C3b，可能还有C3d。

| 知识点11：单个补体成分的检测方法 | 副高：熟悉 正高：熟练掌握 |

在30多种补体成分中，主要检测C3、C4、B因子以及C1酯酶抑制物，测定方法可分为溶血法检测单个补体成分的溶血活性，免疫化学法测定其含量。检测单个补体成分的溶血活性时，需在致敏SRBC（EA）上结合补体成分，制成媒介细胞，再进行溶血活性测定。而单个补体成分的免疫化学定量是将单个补体成分分离、纯化、免疫动物，制成单相抗血清，再用单向（环状）免疫扩散、火箭免疫电泳以及免疫比浊法测定。C1～C9、B、D、H、I、P因子等均可进行定量检测，目前比较常用的是免疫比浊测定法。C3是补体各成分中含量最高的一种，一般用免疫比浊法测定，参考值范围0.85～1.70g/L；C4含量测定通常采用单向免疫扩散和免疫比浊法进行，免疫比浊法参考值范围0.22～0.34g/L；C1q是C1的三个亚单位中的一个（另为C1r、C1s），分子量385kD，单向免疫扩散法测定参考值范围（0.197±0.04）g/L；B因子是替代激活途径中的重要成分，在Mg^{2+}存在的情况下，B因子可与C3b结合形成C3bB，被血清中的D因子裂解为分子量为33kD的Ba与63kD的Bb两个片段。后者再与C3b结合形成替代途径的C3转换酶（C3bBb）和C5转换酶（C3 bnBb）。单向免疫扩散法测定参考值范围0.1～0.4g/L。

知识点12：单个补体成分的临床意义　　　　　副高：熟悉　正高：熟练掌握

（1）血清补体C3测定　补体C3主要由巨噬细胞与肝脏合成，在C3转换酶的作用下裂解成C3a与C3b两个片段，是补体激活途径中最重要的环节，故其含量的测定十分重要。

1）增高：补体C3作为急性时相反应蛋白，多见于某些急性炎症或传染病早期，如风湿热急性期、心肌梗死、心肌炎、关节炎等。

2）降低：①补体合成能力下降，如慢性活动性肝炎、肝硬化以及肝坏死等；②补体消耗或丢失过多，如活动性红斑狼疮、急性肾小球肾炎早期及晚期、冷球蛋白血症、基膜增生型肾小球肾炎、严重类风湿关节炎以及大面积烧伤等；③补体合成原料不足，如儿童营养不良性疾病；④先天性补体缺乏。

（2）血清补体C4测定　C4为补体经典激活途径的一个重要组分，是由巨噬细胞和肝合成，参与补体的经典激活途径，其临床意义基本与C3相似。

1）C4含量升高常见于风湿热的急性期、结节性动脉周围炎、心肌梗死、皮肌炎、Reiter综合征和各种类型的多关节炎等。

2）C4含量降低则常见于自身免疫性慢性活动性肝炎、系统性红斑狼疮、类风湿关节炎、多发性硬化症、IgA肾病以及亚急性硬化性全脑炎等。在系统性红斑狼疮，C4的降低常早于其他补体成分，且缓解时较其他成分回升迟。狼疮性肾炎较非狼疮性肾炎C4值显著低下。

（3）血清补体C1q测定　补体C1q由肠上皮细胞合成，主要作用为参与补体的经典激活途径。

1）C1q含量增高见于骨髓炎、类风湿关节炎、系统性红斑狼疮、硬皮病、血管炎、痛风、活动性过敏性紫癜。

2）C1q含量降低见于活动性混合性结缔组织病。

（4）B因子测定

1）血清B因子含量减低的疾病有：系统性红斑狼疮、肾病综合征、急或慢性肾炎、急或慢性肝炎、肝硬化、混合结缔组织病、荨麻疹、风湿性心脏病等，在这些疾病中由于补体旁路被激活，导致B因子消耗。

2）各种肿瘤病人血清中B因子含量则显著高于正常人。这可能是因为肿瘤病人体内的单核-巨噬细胞系统活力增强、合成B因子的能力也增强所引起，为机体一种抗肿瘤的非特异性免疫应答反应。另外，反复呼吸道感染的急性阶段，B因子也明显升高。

知识点13：单个补体成分检测的临床应用　　　　　副高：熟悉　正高：熟练掌握

（1）补体相关试验　HLA分型的补体依赖性细胞毒试验；抗体形成细胞定量检测的溶血空白斑技术；抗原抗体检测的脂质体免疫试验、免疫粘连血凝试验；免疫复合物测定的胶固素结合试验和C1q结合试验。

（2）应用于补体含量和活性检测的试验　溶血试验、免疫化学试验检测补体单个成分及其裂解产物（C1q、C3SP、C3、C4、B因子等）和补体受体；AP-CH_{50}和AP-H_{50}试验反映总补体活性。

（3）补体含量和活性相关疾病

1）免疫相关性疾病：如超敏反应时（Ⅲ型超敏反应），C3a、C5a等过敏毒素的产生；自身免疫性疾病时，C1、C2、C3、C4和Hf等缺陷。

2）与补体有关的遗传性疾病：C2、C3缺陷导致的严重感染；SLE患者出现的细胞表面CRI缺陷与C1C清除障碍；与C1抑制物缺陷相关的遗传性血管神经性水肿；DAF缺陷引起的阵发性血红蛋白尿；涉及I因子、H因子缺陷的肾小球肾炎；C1q缺陷表现的严重顽固性皮肤损害，以及C1q、C1r、C4、C2缺陷造成的免疫复合物性血管炎（包括肾炎）等。

3）补体含量显著降低的疾病：补体的大量丢失：主要见于大面积烧伤、失血及肾病患者；消耗增多：免疫复合物形成导致的补体活化和消耗增多，如SLE；补体合成不足：常见于肝疾病患者或营养不良的病人。

4）高补体血症：偶见于感染恢复期和某些恶性肿瘤患者，正常妊娠时也可观察到补体值的增高。

第十五节 流式细胞术

知识点1：流式细胞术及流式细胞分析仪　　　　副高：熟悉　正高：熟悉

流式细胞术（FCM）是利用流式细胞仪为检测手段的一项能快速、精确地对单个细胞理化特性进行多参数定量分析和分选的新技术。流式细胞仪的发展综合了计算机技术、激光技术、显微荧光光度测定技术、流体喷射技术、分子生物学以及免疫学等多门学科的知识，使细胞生物学和生物医学领域中对研究细胞的发生、发育以及发展所需进行的定量分析成为可能。流式细胞仪由液流系统、光学与信号转换测试系统和信号处理及放大的计算机系统三大基本结构组成，对细胞悬液中的单个细胞或特定细胞或者其超微结构进行多参数快速分析，带分选系统的流式细胞仪还可以按实验设计要求分选出具相同特征的同类型细胞，用于培养或进一步研究。

知识点2：流式细胞仪的工作原理　　　　　　　副高：熟悉　正高：熟悉

流式细胞术所具有的分析和分选功能主要涉及光学原理、光电转换原理以及测试原理三部分。流式细胞仪的工作原理是采用激光作为激发光源，确保其具有更好的单色性与激发效率；利用荧光染料与单克隆抗体技术结合的标记技术，确保检测的灵敏度与特异性；通过计算机系统对流动的单细胞悬液中单个细胞的多个参数信号进行数据处理分析，确保了检测速度与统计分析精确性。通过流式细胞仪进行细胞分选主要是在对具有某种特征的细胞需进一步培养与研究时进行的。带有分选装置的流式细胞仪才能进行分选工作。

知识点3：免疫检测样品制备　　　　　　　　　副高：熟悉　正高：熟悉

流式细胞术分析的对象必须是单细胞悬液或生物颗粒，所以制备合格的样品是分析的关键一环。主要包括外周血淋巴细胞样品、培养细胞样品以及新鲜实体组织的单细胞悬液制备。细胞重叠、粘连会导致分析结果误差、分选失败，甚至造成仪器管道阻塞，不能正常运行。此外，如果制备的样品中杂质碎片过多，亦会导致信噪比过高，分析结果出现偏差。对于已制备好的单细胞样品，若不能立即上机检测，需采用适当的保存方法避免细胞自溶破坏。常用的几种保存样品的方法有深低温保存法、醇类固定保存法以及醛类固定保存法。

知识点4：免疫分析中常用的荧光染料与标记染料 　　副高：熟悉　　正高：熟悉

（1）常用的荧光染料　　最常用的染料有异硫氰酸荧光素、藻红蛋白以及罗丹明。

（2）免疫荧光标记　　定量细胞荧光染色，要求对细胞成分的染色均匀，并确保荧光染料分子数与被染色的细胞成分间有一定的量效关系，以保证荧光分子被激发时，产生最大的量子产额与稳定的荧光强度。当激发光功率增强时，荧光强度相应按照比例增加，当量子产额达到1.0时，若继续增加激发光强度，其荧光强度也不会增加，反而会由于一个荧光分子发射的荧光被邻近的分子吸收淬熄而出现荧光猝灭现象。此时如加大荧光染料浓度不能增加量子产额和荧光强度，所以掌握荧光染料在应用时的适当浓度，十分重要。

荧光标记抗体特异性结合方式为流式免疫荧光分析所常用：荧光分子和单克隆抗体的F（ab′）$_2$片段氨基发生化学反应而形成荧光标记基团，被标记抗体同抗原特异性结合而发射荧光，该方法结合紧密，荧光分子不易丢失，如一个抗体分子可结合15~20个FITC分子。在进行流式细胞分析之前，首先应把已调好细胞比例［通常为（2~4）×10^6/ml］的细胞悬液进行免疫荧光标记染色。通常应用的标记染色包括直接免疫荧光染色与间接免疫荧光染色两种方法。

（3）细胞自发荧光　　大部分哺乳动物细胞内的吡啶或者黄素类核苷酸都存在自发荧光，用紫外光或蓝光激发可出现蓝色荧光或者绿色荧光。在免疫检测中，淋巴细胞的自发荧光强度易造成信号干扰，出现假阳性结果，这种干扰在临床检测工作中应引起重视。

知识点5：流式细胞术在免疫学检查中应用 　　副高：熟悉　　正高：熟悉

由于流式细胞术具有快速、准确以及定量的特性，目前已广泛地被应用于免疫学基础研究及逐步进入临床应用各方面，用流式细胞仪对细胞表面的抗原成分进行标记分析，可以区别多种细胞的特性，为细胞免疫的研究增加了有效的手段与帮助。

（1）淋巴细胞及其亚群的分析。

（2）淋巴细胞功能分析。

（3）淋巴造血系统分化抗原及白血病免疫分型。

（4）肿瘤耐药相关蛋白分析。

（5）艾滋病检测中的应用。

（6）自身免疫性疾病相关人类白细胞抗原分析。

（7）移植免疫中的应用。

第十六节　免疫自动化仪器分析

知识点1：自动化免疫浊度分析系统	副高：掌握　正高：熟悉

自动化免疫浊度分析系统包括免疫透射比浊法、免疫散射比浊法等内容。

知识点2：免疫透射比浊法	副高：掌握　正高：熟悉

（1）将待检标本与标准抗原做适当稀释。

（2）将稀释后的待检标本和标准抗原溶液（5个浓度抗原标准品）同适当过量的抗血清混合，在一定条件之下，抗原抗体反应完成后，在340nm处测定各管吸光度。

（3）按log-logit转换或 $y = ax^3 + bx^2 + cx + d$ 方程进行曲线拟合，制备剂量-反应曲线，通过计算机计算出标本中的待测抗原浓度。

知识点3：免疫散射比浊法	副高：掌握　正高：熟悉

（1）方法技术要点　①散射颗粒与散射光：悬浮在反应溶液中固体或者胶体粒子都是散射中心，当入射光通过时，若颗粒直径小于入射光波长的1/10，散射光强度在各个方向的分布均匀一致，称为Rayleigh散射；颗粒直径大于入射光波长的1/10到接近入射光波长，随着颗粒直径增大，向前散射光强于向后散射光，称为Debye散射；当颗粒直径等于或大于入射光波长，而向前散射光远远大于向后散射光，称为Mie散射。在自动散射检测过程中，形成颗粒大小不等的抗原-抗体不溶性复合物，但是大多数蛋白质分子的波长比光的波长要小得多（5～10nm），所以只产生Rayleigh散射，在散射比浊分析检测中多采用Rayleigh原理。此原理下提示所用的光源功率与波长，及光线折射后的散射夹角的最佳搭配是提高检测敏感性的关键。②反应物含量与散射浊度：抗原-抗体结合反应中，遵守典型的Heidelberger曲线，也就是当抗体量恒定时，抗原与抗体结合，形成免疫复合物的反应与散射信号响应值的上升呈正比关系。当抗原量与响应值上升至一极限值时，如果再增加抗原量，已形成的抗原-抗体复合物会发生溶解而使散射响应值迅速下降。所以，基于抗原-抗体结合反应进行散射浊度分析时，一定要保持抗体过量，维持抗原-抗体复合物的相对不溶解性，以确保测定的散射信号值在散射信号响应值曲线的上升部位。

（2）定时散射比浊分析　抗原过量检测，定时散射比浊分析中采用了两项措施以确保检测所获信号峰值是由被检抗原产生的。①抗体过量：保证每一检测项中抗体结合抗原的能力达到相应待测样本正常血清浓度的50倍以上，以确保在异常状态下的高浓度抗原均能同抗体形成复合物而产生特异性散射光信号。②对抗原过量进行阈值限定：在预反应时间段中先加入患者的1/10的样本同抗体反应，当预反应时间段内抗原-抗体复合物的光散射信号超过预设阈值，则提示该待测样本浓度过高，反应不再继续进行需把待检样本进一步稀释后重做，若散射光信号未超过预设阈值，提示该样本浓度符合设计要求，继续进行第二时间段的全量样本测定，以防止检测中出现因抗原过量导致的不准确检测。

（3）速率散射比浊分析　为保证整个反应过程中抗体过量，以准确检测样本中抗原含量，必须进行抗原过量检测。抗原过量检测的基本原理为：抗原抗体反应过程中，在规定时间内反应介质中的抗体应把待测抗原全部结合，无游离抗原存在，此时再次加入已知的相应抗原，该抗原同剩余游离抗体结合再形成复合物，而出现第二个速率峰值信号，据此可证明第一次速率峰值信号全部由待测抗原产生；如果再加入已知相应抗原后不出现第二速率峰值信号，则说明反应介质中已没有游离抗体存在，可能由于待测标本中抗原浓度过高，致反应介质中抗原量大于抗体量，第一速率峰值信号可能仅由部分的待测抗原所产生，其测定结果有不准确因素，提示应将待测样本进一步稀释，重新进行检测，以获取全部抗原的真实浓度，确保检测的准确性。

| 知识点4：化学发光免疫分析原理 | 副高：掌握　正高：熟悉 |

化学发光是指伴随化学反应过程产生光的发射现象，其发光反应绝大多数属于氧化反应。化学发光免疫分析（CLIA）是一种化学发光反应同免疫反应相结合的非放射标记测定技术。根据所采用的标记物的不同化学发光免疫分析可分为发光物标记、酶标记和元素标记化学发光免疫分析三大类。

CLIA是以发光物质代替放射性核素或酶作为标记物，比如吖啶酯，发光物质在碱性反应体系中氧化并且释放大量自由能，产生激发态的中间体，该激发态的中间体由最低振动能级回到稳定的基态的各个振动能级时产生辐射和能量，能量则形成发射光子（hγ），产生发光现象。检测发光信号，利用计算机分析系统获得被测物质浓度。

| 知识点5：化学发光免疫分析的标记物及类型 | 副高：掌握　正高：熟悉 |

化学发光免疫分析所使用的标记物根据其参与的化学反应不同分为3类：

（1）直接参与发光反应的标记物　在化学结构上有产生发光的特殊基团，在发光免疫分析过程中直接参与发光反应。一般这类物质没有本底发光，在反应中能用于检测低浓度或者微量浓度的样品。

（2）以催化反应或能量传递参与发光的酶标记物　①辣根过氧化物酶（HRP）；②碱性磷酸酶（ALP）。

（3）以能量传递参与氧化反应的非酶标记物　这类标记物不直接参与化学发光反应。此类反应中参与能量传递反应的标记物含量同免疫反应中抗原-抗体复合物形成的量呈正比关系，并直接同反应底物产生的光子强度相关，该体系中的发光物质在激发态与基态的活动越强，产生的光子就越多，其发射光的强度与被检测物的浓度呈正相关。

| 知识点6：化学发光免疫分析的类型 | 副高：掌握　正高：熟悉 |

化学发光免疫分析根据发光免疫分析中所采用的发光反应体系的不同和标记物不同，可

分为：

（1）直接化学发光免疫分析（CLIA）。

（2）化学发光酶免疫分析（CLEIA）。

（3）微粒子化学发光免疫分析（MLIA）。

（4）电化学发光免疫分析（ECLIA）。

知识点7：直接化学发光免疫分析（CLIA）的基本原理　　副高：掌握　正高：熟悉

用化学发光剂（如吖啶酯）直接标记抗体（抗原），在与待测标本中相应的抗原（抗体）发生免疫反应之后，形成固相包被抗体–待测抗原–吖啶酯标记抗体复合物，这时仅需加入氧化剂（H_2O_2）和pH纠正液（NaOH）使溶液成碱性环境，吖啶酯在不需要催化剂的情况下分解和发光。由集光器和光电倍增管接收，记录单位时间内所产生的光能，光信号同待测抗原的量成正比，可从标准曲线上计算出待测抗原的含量。

知识点8：化学发光酶免疫分析（CLEIA）的基本原理　　副高：掌握　正高：熟悉

用参与催化某一化学发光反应的酶，比如辣根过氧化物酶（HRP）或碱性磷酸酶（ALP）来标记抗体（或抗原），待与待测标本中相应的抗原（抗体）发生免疫反应后，形成固相包被抗体–待测抗原–酶标记抗体复合物，经过洗涤后，加入底物（发光剂），经酶催化与分解底物发光。通过光量子阅读系统接收，光电倍增管将光信号转变为电信号并放大，再将它们传送至计算机数据处理系统，计算出测定物的浓度。按照标记物不同，临床常见的化学发光酶免疫分析系统主要有辣根过氧化物酶标记的化学发光免疫分析与碱性磷酸酶标记的微粒子化学发光免疫分析。

微粒子化学发光免疫分析（ECIA）最常用的是双抗体夹心法，标记酶为碱性磷酸酶（ALP），利用顺磁性微球作为载体包被第一抗体，借助磁性微球能被磁场吸引，在磁力的作用下发生力学移动的特性，迅速将被测抗原捕捉。当加入标本后，标本中的抗原与磁珠抗体形成复合物，在磁力作用下，促使该复合物快速地同其他非特异性物质分离，使抗原–抗体结合反应的时间缩短，测定时间减少，使交叉污染的概率降低了，而此时再加入碱性磷酸酶标记的第二抗体，形成磁珠包被抗体–抗原–酶标记抗体复合物，经洗涤将未结合的抗体去掉后，加入ALP的发光底物AMPPD，AMPPD被复合物上ALP催化，迅速地去磷酸基团，生成不稳定的中间体AMPD，AMPD快速分解，当从高能激发态回到低能稳定态时，持续稳定地发射出光子（hγ），发射光所释放的光子能量被光量子阅读系统所记录，通过计算机处理系统将光能量强度在标准曲线上转换为待测抗原的浓度。

知识点9：电化学发光免疫分析（ECLIA）的基本原理　　副高：掌握　正高：熟悉

原理是在电极表面由电化学引发的特异性化学发光反应。分析中比较常用的方法是双抗体夹心法，反应中生物素标记的抗体同标本中抗原结合形成抗原–抗体复合物，再同三联吡啶钌或其衍生物N-羟基琥珀酰胺（NHS）酯标记的二抗结合形成生物素抗体－抗原－钌标记抗体复合物，加入亲和素化的顺磁性微粒之后，形成亲和素微粒－生物素化抗体－抗原－钌标记抗体复合物，生物素－亲和素微粒双抗体夹心复合物在检测反应池中，同碱性溶液中的三丙胺（TPA）反应，此反应中磁性微粒被电极板下的磁铁吸附而留在电极板表面。在加压的阳性电场条件之下，复合物上的吡啶钌与TPA发生氧化还原反应，NHS和TPA两种电化学活性物质可同时失去电子发生氧化反应，从激发态回到基态的过程中发射光子（hγ），这一过程中在电极表面的循环反应产生多个光子，使光信号增强。ECLIA的检测范围很广泛，检测灵敏度达pg/ml水平。

| 知识点10：ECLIA技术要点 | 副高：掌握　正高：熟悉 |

（1）标记物的制备　一般以直接偶联和间接偶联两种方法制备标记结合物。直接偶联是标记物和被标记物直接连结，包括碳二亚胺法、过碘酸盐氧化法以及重氮盐耦联法等。间接耦联是标记物与被标记物之间利用"桥"连结成结合物，包括琥珀酰亚胺活化法、O-（羧甲基）羧胺法以及戊二醛法等。

（2）发光剂的选择　根据实际需要及客观条件限制选择发光剂，依据发光剂的结构性质选择相应的标记方法。

| 知识点11：发光分析技术在临床免疫检测中应用 | 副高：掌握　正高：熟悉 |

发光分析技术目前已广泛用于内分泌激素、心肌标志物、肿瘤标志物、病毒标志物、治疗性药物浓度以及骨代谢指标等微量物质的检测。

第二十七章　临床免疫性疾病及检验

第一节　超敏反应性疾病与免疫学检验

知识点1：超敏反应的常见类型	副高：了解　正高：熟悉

超敏反应常见的类型有：Ⅰ型超敏反应、Ⅱ型超敏反应、Ⅲ型超敏反应以及Ⅳ型超敏反应。

知识点2：Ⅰ型超敏反应的临床特征	副高：了解　正高：熟悉

人类Ⅰ型超敏反应可表现为全身性超敏反应与局部性超敏反应两种。

（1）全身超敏反应　①药物过敏性休克：以青霉素引发的过敏性休克最为常见，青霉素的分子质量较小，具有抗原表位，但没有免疫原性，其降解产物青霉噻唑醛酸或青霉烯酸，同体内组织蛋白共价结合，形成青霉噻唑蛋白或青霉烯酸蛋白后，获得免疫原性，可以刺激机体产生特异性IgE抗体，使肥大细胞和嗜酸性粒细胞致敏。当机体再次接触青霉素时，青霉噻唑蛋白或青霉烯酸蛋白可通过交联结合靶细胞表面特异性IgE分子而触发超敏反应，严重时可发生过敏性休克甚至死亡。②血清过敏性休克：临床应用动物免疫血清等进行治疗或紧急预防时，有些患者可能由于曾经注射过同种动物的血清制剂而发生过敏性休克，重者甚至在短时间内死亡。

（2）局部性超敏反应　①呼吸道过敏反应：主要表现为过敏性鼻炎与过敏性哮喘。过敏性哮喘发病的最基本机制在于气管的高反应性，当接触到特异性抗原或者非特异性物质就会出现较强的支气管痉挛反应。有早期与晚期反应两种类型，其中前者发生快，消失也快；后者发生慢，持续时间长，同时局部出现以嗜酸性粒细胞与中性粒细胞浸润为主的炎症反应。②消化道过敏反应：有些人进食鱼、虾、蟹、蛋以及牛奶等食物或服用某些药物后，可发生过敏性胃肠炎，主要表现为呕吐、恶心、腹痛和腹泻等症状，严重者甚至发生过敏性休克。有研究发现，患者胃肠道黏膜表面分泌型IgA含量明显减少时及蛋白水解酶缺乏时易发生消化道过敏反应。③皮肤过敏反应：可由药物、食物、油漆以及肠道寄生虫或冷热刺激等引起。主要表现为皮肤荨麻疹、湿疹以及血管神经性水肿等。病变以皮疹为主，特点是剧烈瘙痒。

知识点3：Ⅰ型超敏反应的免疫检测	副高：了解　正高：熟悉

Ⅰ型超敏反应的发生与过敏原和特异性IgE有关，因此应侧重在寻找过敏原和测定血清

中特异性IgE。

（1）皮肤试验 皮内试验方法有Ⅰ型超敏反应皮内试验与挑刺试验两种。其中Ⅰ型超敏反应皮内试验的阳性结果以风团为主，挑刺试验的阳性结果以红晕为主。

（2）血清总IgE检测 测定方法：血清总IgE是血清中各种抗原特异性IgE的总和。正常人血清IgE含量极微，20～200U/ml（1U＝2.4ng）。临床上通常选用敏感性较高、稳定性较好的免疫比浊法、化学发光免疫法以及酶联免疫吸附法等进行检测。

（3）特异性IgE（sIgE）检测 测定方法：sIgE指的是能与某种过敏原特异结合的IgE。人工合成或纯化特异的变应原，通过纯化的特异变应原与sIgE相结合的特点检测特异性的IgE。常用的方法是放射免疫技术与免疫印迹法。

知识点4：Ⅰ型超敏反应免疫检测的临床意义　　　　　　　副高：了解　正高：熟悉

（1）皮肤试验 ①寻找变应原：皮肤试验阳性表明对该过敏原过敏，阴性则表明对该过敏原不过敏。防止接触应变原是防治超敏反应的重要手段。②预防药物或疫苗过敏：某些药物如链霉素、青霉素、普鲁卡因等易引起过敏反应。

（2）血清总IgE检测 IgE升高常见于过敏性哮喘、过敏性鼻炎、湿疹、特发性皮炎、药物性间质性肺炎、支气管肺曲菌病、寄生虫感染、急慢性肝炎以及IgE型多发性骨髓瘤等。

（3）特异性IgE（sIgE）检测 sIgE的增高对Ⅰ型超敏反应疾病的诊断有重要价值。

知识点5：Ⅱ型超敏反应常见疾病　　　　　　　　　　　副高：了解　正高：熟悉

（1）输血反应 多发生于ABO血型不合的输血。

（2）新生儿溶血症 母婴之间血型不合是引起新生儿溶血症的主要原因。

（3）自身免疫性溶血性贫血 某些病毒比如流感病毒、EB病毒感染或长期服用某些药物如甲基多巴后，使红细胞膜表面抗原发生改变，刺激机体产生红细胞自身抗体。

（4）药物过敏性血细胞减少症 磺胺、青霉素、安替比林、奎尼丁和非那西汀等药物抗原表位能与血细胞膜蛋白或者血浆蛋白结合获得免疫原性，从而刺激机体产生抗药物抗原表位特异性的抗体。这种抗体与结合有药物的红细胞、粒细胞或血小板作用，或者与药物结合，形成抗原-抗体复合物后，再与具有Fc受体的血细胞结合，可造成药物性溶血性贫血、粒细胞减少症和血小板减少性紫癜等。

（5）肺出血肾炎综合征 即Goodpasture综合征，是由自身抗体（抗Ⅳ型胶原抗体）造成的以肺出血及肾小球肾炎为特征的疾病。

（6）甲状腺功能亢进 又称为Graves病，患者体内可产生抗甲状腺上皮细胞表面促甲状腺激素（TSH）受体的自身抗体。此种抗体与甲状腺细胞表面TSH受体结合，可以刺激甲状腺细胞合成分泌甲状腺素，造成甲状腺功能亢进，而不使甲状腺细胞破坏。很多人认为它是Ⅱ型超敏反应的一种特殊表现形式。

知识点6：Ⅱ型超敏反应免疫检测　　　　　　　　　副高：了解　正高：熟悉

（1）Rh抗体的检测。

（2）抗球蛋白检测　通常用抗球蛋白试验（AGT），又称为Coombs试验。Coombs试验又分直接Coombs试验和间接Coombs试验。

知识点7：Ⅱ型超敏反应免疫检测的临床意义　　　　　副高：了解　正高：熟悉

Rh血型抗原主要有5种，即D、C、c、E、e，其中D抗原的抗原性最强，出现频率高。凡是带有D抗原者称Rh阳性，不带D抗原者则称Rh阴性。汉族人中Rh阴性者极少，约为0.34%。若Rh阴性的个体接受了D抗原的刺激（输血、妊娠、器官移植等）后，可以产生D抗体，若该个体再次接受D抗原阳性血液就可发生溶血反应。因此在贫血患者ABO血型一致的输血中，如贫血现象始终得不到缓解或原无溶血征象者，输血之后出现溶血，以及在原有溶血的基础上溶血有所加重等，均应检测患者血清中是否有Rh抗体。如Rh抗体阳性，应改输同ABO血型一致的Rh阴性血。

在Rh血型不合所致的新生儿溶血症中，母亲是Rh阴性血型，但体内产生了抗Rh抗体。为及早发现胎儿有宫内溶血，则应尽早对孕妇Rh抗体进行监测。通常妊娠16周应做首次Rh抗体检测，如结果为阴性则每6~8周复查一次。如结果为阳性，则第20周重复检测，之后每隔2~4周复查一次，直至分娩。Rh抗体效价≥1:16或1:32时，胎儿很有可能发生水肿。Rh抗体超过1:64即应采取措施，比如孕妇血浆置换术等。

伴有溶血性贫血的患者，Coombs试验检测为阳性，则说明体内出现抗红细胞抗体，可以帮助自身免疫性溶血性贫血的诊断。

知识点8：Ⅲ型超敏反应常见疾病　　　　　　　　　副高：了解　正高：熟悉

（1）局部免疫复合物病　①Arthus反应：是一种实验性局部Ⅲ型超敏反应。②类Arthus反应：见于胰岛素依赖型糖尿病患者，其局部反复注射胰岛素后可刺激机体产生相应IgG类抗体，如果此时再次注射胰岛素，就可在注射局部出现红肿、出血以及坏死等类似于Arthus反应的局部炎症反应。

（2）全身免疫复合物病　①血清病：一般是在初次大量注射异种动物来源的抗毒素（免疫血清）后1~2周发生，其主要临床症状是发热、淋巴结肿大、皮疹（风疹为主）、关节肿痛以及一过性蛋白尿等。②链球菌感染后肾小球肾炎：通常多发生于A族溶血性链球菌感染后2~3周内，体内产生抗链球菌抗体，该抗体同链球菌可溶性抗原结合形成循环免疫复合物，沉积在肾小球基膜上，造成免疫复合物肾炎。③类风湿关节炎：自身变性IgG与类风湿因子结合形成免疫复合物，沉积于关节滑膜，导致类风湿关节炎。④系统性红斑狼疮：系统性红斑狼疮是由于体内持续出现DNA-抗DNA复合物，沉积于肾小球、关节或其他部位血管基膜，引起肾小球肾炎、关节炎等多脏器损害。

知识点9: Ⅲ型超敏反应的免疫检测   副高: 了解   正高: 熟悉

借助于对免疫复合物的检测诊断疾病、疗效观察、判断预后。

免疫复合物在体内可以固定在组织中,亦可以在血液中循环。前者常用免疫组织化学技术,利用光学显微镜或电镜观察它们在局部组织中的沉着情况。

循环免疫复合物(CIC)的检测方法分为抗原特异性方法与非抗原特异性方法。因为免疫复合物中抗原性质不清,所以抗原特异性方法不常用。临床上多采用抗原非特异性方法。

抗原非特异性循环免疫复合物的检测只是检测血清中循环免疫复合物,其检测的方法种类较多,大致可分为物理法、补体法、抗球蛋白法以及细胞法(表3-27-1)。

表3-27-1 常见抗原非特异性循环免疫复合物的检测

类　别	原　理	方　法	敏感度(mg/L)
物理法	溶解度	PEG比浊试验	20
补体法	结合Clq	Clq固相试验	0.1
抗球蛋白法	结合RF	mRF固相抑制试验	1~20
细胞法	补体受体	Raji细胞试验	6

知识点10: Ⅲ型超敏反应检测的临床意义   副高: 了解   正高: 熟悉

免疫复合物阳性或者浓度升高主要见于感染性疾病和自身免疫性疾病。CIC的消长通常可反映病情的严重程度、监测、治疗效果,但一次检测的意义不大。WHO建议首次检测后数周必须复测,才能够证实其与疾病的相关性。C1q结合法检测时,CIC在系统性红斑狼疮中的阳性率为75%~80%,类风湿关节炎为80%~85%,血管炎为73%~78%。

知识点11: 常见Ⅳ型超敏反应性疾病   副高: 了解   正高: 熟悉

(1)感染性迟发型超敏反应 多发生于胞内寄生病原体感染。当胞内感染有结核分枝杆菌时,巨噬细胞在CD4[+]Th1细胞释放的细胞因子γ-干扰素(IFN-γ)作用之下被活化,可将结核分枝杆菌杀死。若结核分枝杆菌抵抗活化巨噬细胞的杀伤效应,则可以发展为慢性炎症,形成肉芽肿。肉芽肿中心是由巨噬细胞融合而成,在缺氧与巨噬细胞的细胞毒作用下,可形成干酪样坏死。结核菌素试验就是典型的传染性迟发型超敏反应的局部表现。

(2)接触性皮炎 接触性皮炎为典型的接触性迟发型超敏反应。一般是由于接触小分子半抗原物质,如油漆、染料、农药、化妆品以及某些药物如磺胺和青霉素等引起。这些小分子半抗原同体内蛋白质结合成完全抗原,使T细胞致敏。当机体再次与相同抗原接触可发生接触性皮炎,出现Ⅳ型超敏反应。皮损表现为局部皮肤出现皮疹、红肿、水疱,严重者甚至出现剥脱性皮炎。

(3)移植排斥反应 移植排斥反应是迟发型超敏反应的一个典型的临床表现,在同种异体间的移植排斥反应中，受者的免疫系统首先被供者的组织抗原（HLA）致敏，受者体内的致敏T细胞识别移植器官上的异体抗原，引起淋巴细胞和单核细胞局部浸润等炎症反应，形成移植排斥反应，可导致移植器官的坏死。

知识点12：Ⅳ型超敏反应的免疫检测　　　　　　副高：了解　正高：熟悉

有结核菌素皮试与斑贴试验两种方法。

（1）结核菌素皮试　其中Ⅳ型超敏反应皮内试验的阳性结果以红肿和硬结为主，而Ⅳ型超敏反应斑贴试验的阳性结果以红肿和水疱为主，具体判定标准见表3-27-2。

表3-27-2　Ⅳ型超敏反应皮肤试验结果的判定标准

反应程度	皮内试验	斑贴试验
-	无反应或小于对照	无反应或小于对照
+	仅有红肿	轻度红肿、瘙痒
++	红肿伴硬结	明显红肿，时有红斑
+++	红肿、硬结、水疱	红肿伴皮疹、水疱
++++	大疱和（或）溃疡	红肿、水疱、溃疡

（2）斑贴试验　主要用于检测Ⅳ型超敏反应，寻找接触性皮炎的变应原。取数层1cm^{2}大小或直径1cm的圆形纱布浸蘸变应原溶液，贴敷于受检者前臂内侧或背部正常皮肤上，用玻璃纸或蜡纸遮盖住药纱后，再用纱布等固定，待24～72小时观察结果。若有明显不适，随时打开查看，并进行适当处理。

第二节　自身免疫病与免疫学检验

知识点1：常见的自身免疫性疾病分类　　　　　副高：了解　正高：熟悉

常见自身免疫性疾病类型有：

（1）由Ⅱ型超敏反应引起的自身免疫性疾病　抗细胞表面受体抗体引起的自身免疫性疾病、抗血细胞表面抗原抗体引起的自身免疫性疾病、细胞外抗原自身抗体引起的自身免疫性疾病。

（2）自身抗体-免疫复合物引起的自身免疫性疾病　系统性红斑狼疮（SLE）、类风湿关节炎、干燥综合征、多发性肌炎以及硬化症。

（3）T细胞对自身抗原应答引起的自身免疫性疾病　1型糖尿病（DMl）、多发性硬化症（MS）。

知识点2：抗血细胞表面抗原抗体引起的自身免疫性疾病　　副高：了解　正高：熟悉

（1）自身免疫性溶血性贫血（AIHA）　AIHA的特点是：①体内出现抗红细胞自身抗

体，抗人球蛋白试验阳性。②红细胞寿命缩短，AIHA的发病率约10/1000万，多发生于中年女性。临床上按照是否有明确的发病原因又分为原发性自身免疫性溶血性贫血与继发性自身免疫性溶血性贫血两类。其中继发性自身免疫性溶血性贫血多继发于淋巴系统恶性疾病、结缔组织性疾病、细菌病毒感染以及应用某些药物。

（2）免疫性血小板减少性紫癜（ITP） 一种常见的血小板减少症，其主要表现为皮肤黏膜紫癜，血小板减少，骨髓中巨核细胞正常或增多。本病多发生于儿童和青壮年，女性较多，发病率约为1/10000。在患者血清中存在抗血小板抗体，该抗体可以缩短血小板寿命。根据病因及临床表现可分为特发性免疫性血小板减少性紫癜与继发性免疫性血小板减少性紫癜。

知识点3：抗细胞表面受体抗体引起的自身免疫性疾病　　　副高：了解　正高：熟悉

（1）重症肌无力 患者体内存在神经肌肉接头乙酰胆碱受体自身抗体。这种自身抗体结合到横纹肌细胞的乙酰胆碱受体上，使之内化并且降解，致使肌细胞对乙酰胆碱的反应性不断降低，引起骨骼肌运动无力。该疾病可发生于任何年龄，最先出现的症状就是眼肌无力，进而累及机体其他部位，常呈进行性加重。

（2）毒性弥漫性甲状腺肿 患者血清中有抗促甲状腺激素受体（TSHR）的IgG型自身抗体。正常情况下促甲状腺激素的产生受负反馈调节，高水平的甲状腺激素可以抑制垂体释放促甲状腺激素，但是不能抑制抗促甲状腺激素受体自身抗体的产生。毒性弥漫性甲状腺肿患者体内该抗体持续存在，可刺激甲状腺激素持续分泌，导致甲状腺功能亢进。

知识点4：细胞外抗原自身抗体引起的自身免疫性疾病　　　副高：了解　正高：熟悉

（1）抗肾小球基膜肾炎 抗肾小球基膜肾炎大部分为肺出血肾炎综合征，也就是肾小球肾炎与出血性肾炎同时发生。患者血液中可检测到抗肾小球基膜Ⅳ型胶原抗体，抗体效价与肾组织损害的严重程度呈正相关。因为肺泡基膜与肾小球基膜有共同抗原，所以该抗体可同时作用于肺组织。该病发病率不高，可发生于任何年龄，多见于青少年男性。

（2）抗肾小管基膜肾炎 抗TBM抗体单独导致肾小管损伤性肾炎的概率较小，50%~70%的抗肾小球基膜肾炎患者同时出现抗TBM抗体，并且伴有肾小管间质性肾炎。

知识点5：系统性红斑狼疮（SLE）的自身抗体　　　副高：了解　正高：熟悉

SLE易发于中青年女性，病程中往往复发和缓解交替出现。患者体内可产生针对核酸、核蛋白和组蛋白的抗核抗体及其他自身抗体，这些自身抗体与相应抗原结合形成的免疫复合物可沉积在心血管结缔组织、肾小球基膜、浆膜、关节滑膜以及多种脏器小血管壁上，免疫复合物在局部激活补体，吸引中性粒细胞浸润，致使局部组织的慢性炎性损伤。因此SLE患者常有多系统、多器官的损害。按照损害的器官不同，患者可出现发热、皮疹、关节痛、肾损害、浆膜炎、心血管病变、贫血、精神症状等多种临床表现。

知识点6：类风湿关节炎（RA）的自身抗体　　　　副高：了解　正高：熟悉

　　RA的特征是手、脚小关节向心性对称发病，老年患者可能存在远端大关节受累，病程长者常会出现关节畸形。关节外表现包括血管炎、皮肤和肌肉萎缩、浆膜炎、皮下结节、（局限型）肺炎、淋巴结病、脾大以及白细胞减少等。RA多发于青壮年，并且女性多于男性。患者体内产生的变性IgG作为自身抗原刺激免疫系统产生多种抗变性IgG的自身抗体，即类风湿因子（RF）。变性IgG同类风湿因子结合，形成免疫复合物沉积于关节滑膜等部位，激活补体，在局部造成慢性渐进性免疫炎症性损害，部分病例可累及心、肺及血管等。

知识点7：干燥综合征（SS）的自身抗体　　　　副高：了解　正高：熟悉

　　该疾病典型特征为分泌腺体功能异常导致皮肤与黏膜的干燥，泪腺与唾液腺最常被侵犯，从而产生眼干和口干。约50%的患者有如鱼鳞样的皮肤干燥，女性患者阴道黏膜可干燥、萎缩，有瘙痒感。其中部分患者可出现皮肤坏死性静脉炎，表现为紫癜或者荨麻疹，多发于下肢，多在运动后出现，伴色素沉着与溃疡。抗SSA/Ro抗体、抗SSB/La抗体一般为阳性，本病常与高丙种球蛋白血症性紫癜、SLE、硬皮病、胆汁性肝硬化以及淋巴增生性疾病伴随发生。

知识点8：多发性肌炎及皮肌炎的自身抗体　　　　副高：了解　正高：熟悉

　　多发性肌炎是以肌肉损害为主要表现的自身免疫性疾病，若同时有皮肤损害，则称为皮肌炎。多发性肌炎多见于成人，皮肌炎在儿童有较高的发生率。该病一般表现为近端肌群无力、伴有触痛，随病情发展患者可有呼吸困难甚至危及生命。多发性肌炎及皮肌炎患者自身抗体有多种，其中较特异的抗Jo-1、抗Mi抗体主要见于多发性肌炎，而抗Ku抗体则多见于多发性肌炎伴硬皮病。

知识点9：硬化症的自身抗体　　　　副高：了解　正高：熟悉

　　硬化症最为典型的表现为皮肤变紧及变硬。当病变仅累及皮肤而不伴有内脏损害时，称为局限性硬化症，而当病变累及皮肤和内脏器官时则称为系统性硬化症（PSS）。抗Scl-70抗体是PSS的特异性抗体，有80%~95%的局限性硬化症患者抗着丝点抗体阳性。

知识点10：1型糖尿病（DM1）的自身抗体　　　　副高：了解　正高：熟悉

　　在DM1的发病过程中，局部抗原提呈细胞与CTL相互作用产生IL-1β和NO可以使原本不表达Fas的胰岛B细胞表达Fas，激活的CTL表达FasL，因为Fas与FasL相互作用，使表达Fas的B细胞受到破坏。患者体内产生了针对胰岛B细胞的CD8$^+$CTL，并对胰岛B细胞发生免疫应答，损伤胰岛B细胞，致使其最终丧失分泌胰岛素的功能。

| 知识点11：多发性硬化症（MS）的自身抗体 | 副高：了解 正高：熟悉 |

研究结果表明髓鞘碱性蛋白（MBP）作为自身抗原可致敏Th细胞，当Th细胞进入中枢神经系统之后，再次与MBP接触而发生免疫应答反应，导致脊髓鞘破坏，引起疾病。现认为该病的发生同患者T细胞上Fas/FasL信号表达异常密切相关。

| 知识点12：自身免疫性疾病的检测技术 | 副高：掌握 正高：掌握 |

随着对自身免疫病流行病学的调研和对自身抗体本身的不断研究，已知相当多的自身抗体与某些特定的疾病相关联，有些自身抗体则是某种疾病的标志抗体。所以，自身抗体的检测已成为诊断自身免疫性疾病乃至某些肿瘤的重要工具。自身抗体的检测技术方法有对流免疫电泳（CIE）、免疫扩散分析（IDA）、酶标、金标、免疫荧光测定法（IFA）、化学发光免疫标记（CTT-A）以及核素标记等新技术。

（1）免疫荧光测定法（IFA） 免疫荧光法分为直接免疫荧光法（DI-FA）与间接免疫荧光法（IIFA或IIF）。最为常用的是间接免疫荧光法，在临床上主要用于对自身抗体进行初筛。

（2）对流免疫电泳（CIE）及免疫双向扩散法（ID） 在实际工作中，用间接免疫荧光法对自身抗体进行初筛之后，针对可溶性核抗原相应的自身抗体，往往采用这两种方法进行进一步的确认或鉴定。

（3）酶联免疫吸附测定法（ELISA） 该法检测自身抗体敏感、快速、特异性高。

（4）免疫印迹法（IB） 在自身抗体的研究中发挥着重要作用，但其检测结果有时会依赖所选用试剂盒的质量。

（5）放射性核素法 自身抗体的测定可以采用直接结合法，也即是待测标本直接与放射性核素标记的抗原进行反应；也可使用间接或者竞争性测定法。尽管此法不作为测定自身抗体的首选方法，但在有些试验中仍然用它来检测自身抗体（如抗内因子抗体等）的相对水平。

（6）免疫沉淀法 该法高度敏感、特异，可以用于Sm、U1-RNP、SS-A、SS-B等检测。

（7）胶乳颗粒凝集试验 该法非常简便、快速，最常用于类风湿因子的检测，但是只能半定量测定IgM型的类风湿因子。

| 知识点13：自身免疫性疾病的相关实验检测 | 副高：掌握 正高：掌握 |

（1）免疫球蛋白检测及临床意义 自身免疫性疾病患者体内免疫功能紊乱，产生大量自身抗体，因此血清中免疫球蛋白含量往往高于正常值。

（2）补体检测的意义 检测补体含量的变化对了解疾病的进展及治疗效果具有重要意义。

（3）淋巴细胞检测及临床意义 虽然自身免疫性疾病多与自身抗体有关，但是在发病机制中起主导作用的是淋巴细胞。

（4）细胞因子检测及临床意义 在疾病病程中检测某些细胞因子，不但对于疾病发生机制的研究有作用，也可以了解病程进展及指导治疗。

（5）循环免疫复合物检测及临床意义　检测体内免疫复合物，对某些疾病的诊断、病情演变、发病机制的探讨、疗效观察以及预后判断等具有重要意义。

第三节　免疫增殖病与免疫学检验

知识点1：多发性骨髓瘤（MM）的临床表现　　　　副高：了解　正高：熟悉

MM起病缓慢，可以有数月至十多年无症状期，早期易被误诊。MM的临床表现繁多，主要有：

（1）MM瘤细胞浸润表现　①骨痛、骨骼变形以及病理骨折。②贫血与出血。③肝和脾轻度、中度肿大，颈部淋巴结肿大，骨髓瘤肾。④其他症状：部分患者在早期或者后期可出现肢体瘫痪、昏迷、嗜睡、复视、失明、视力减退。

（2）骨髓瘤细胞分泌大量M蛋白引起的症状　①继发感染：感染多见于细菌，亦可见真菌和病毒，最常见为细菌性肺炎、泌尿系感染以及败血症，病毒性带状疱疹也可见。②肾功能损害。③高黏滞综合征：有2%～5%发生率。表现为头晕、眼花以及视力障碍，并可突发晕厥、意识障碍，多见于IgM型MM。④淀粉样变：发生率为5%～10%，常发生于舌、心脏、皮肤、胃肠道等部位。

知识点2：多发性骨髓瘤（MM）的实验室诊断　　　　副高：了解　正高：熟悉

（1）血象　血液检查为正色素正细胞性贫血，外周血片中有明显的钱串形成现象；白细胞和血小板计数常正常，ESR常明显加快，有时可＞100mm/h；血清β_2微球蛋白及血清乳酸脱氢酶活力两者均高于正常；血尿素氮、血清肌酸以及血清尿酸常增高；大约有10%的初诊患者发生高钙血症。

（2）骨髓象　通常呈增生性骨髓象，主要是浆细胞异常增生伴质的改变。浆细胞至少占有核细胞的15%以上。并且浆细胞形态大小不一，成堆出现，IgA型骨髓瘤细胞胞质可呈火焰状。瘤细胞形态近似成熟浆细胞者病情进展缓慢，而瘤细胞形态呈分化不良者病程进展较快。

（3）免疫学检查　①免疫球蛋白测定：相应的单克隆IgG、IgA、IgM、IgD、IgE升高。②血、尿轻链测定：相应轻链κ或λ升高，κ/λ比值异常。③血清蛋白电泳：出现狭窄浓集的异常区带，其区带宽度同Alb带大致相等或者较其狭窄，即M蛋白带。④免疫固定电泳：免疫固定电泳不同泳道出现相应的异常条带，可对多发性骨髓瘤进行进一步的鉴定及分型。

知识点3：巨球蛋白血症的临床表现　　　　副高：了解　正高：熟悉

原发性或Waldenstrom巨球蛋白血症是由淋巴细胞和浆细胞无限制的增生，并产生大量单克隆IgM所引起，以肝脾大、高黏滞血症为特征，男性患者要多于女性，平均发病年龄为65岁。

大多患者没有症状。较多见的高黏滞综合征的症状包括疲劳、虚弱、视力障碍、皮肤和黏膜出血、头痛以及各种各样的其他神经症状。以心、肺功能异常为主时，是因为血浆容量的增加造成患者外周循环损害所致。对寒冷过敏或雷诺现象可能同冷球蛋白或冷凝集素有关。有的患者主要表现为反复发生的细菌感染。在检查时可发现全身淋巴结肿大、紫癜、肝脾大、视网膜静脉明显充血和局限性狭窄。有5%的患者发生淀粉样变性。

知识点4：巨球蛋白血症的实验室诊断　　　　　　　　副高：了解　正高：熟悉

（1）血象　血液检查为正色素正细胞性贫血，外周血片中有明显的缗钱样现象；ESR常明显加快；约10%患者可以检出冷球蛋白。

（2）骨髓象　可见淋巴细胞、浆细胞以及介乎两者之间的浆细胞样淋巴细胞明显增多，肥大细胞也常增加。淋巴结活检亦见浆细胞样淋巴细胞弥漫性浸润。

（3）血清蛋白电泳　在γ区带内可见高而窄的尖峰或者密集带，免疫电泳证实为单克隆IgM，75%的IgM带为κ轻链，也可有低分子量IgM存在。

（4）尿液有单克隆轻链存在。

知识点5：重链病的临床表现　　　　　　　　　　　副高：了解　正高：熟悉

（1）IgA重链（α链）病　这是最常见的一种重链病，10～30岁患者常见。其临床症状十分一致：几乎所有患者都有弥漫性的腹部淋巴瘤及吸收不良综合征。

（2）IgG重链（γ链）病　发病者主要是老年男性。其临床表现酷似恶性淋巴瘤，通常会有淋巴结肿大和肝脾大。常见贫血、血小板减少、白细胞减少、嗜酸性粒细胞增多以及外周血中常出现不典型的淋巴细胞或浆细胞。

（3）IgM重链（μ链）病　临床上常表现为病程漫长的慢性淋巴细胞性白血病或者其他淋巴细胞增殖性疾病的征象。患者主要有内脏（脾、肝、腹部淋巴结）受侵犯，但几乎无外周淋巴结病。其中2/3的患者骨髓出现特征性含有空泡的浆细胞，这是真正的病理依据。本－周蛋白尿（κ型）多见于10%～15%患者，病理性骨折以及淀粉样变性都可能发生。

（4）IgD重链（δ链）病　本病罕见。其临床表现相似于多发性骨髓瘤，骨髓浆细胞明显增多及颅骨溶骨性病损。

（5）IgE重链（ε链）病　至今还未发现。

知识点6：重链病的实验室诊断　　　　　　　　　　副高：了解　正高：熟悉

（1）IgA重链（α链）病实验室检查　组织病理学检查可见小肠固有层绒毛的萎缩以及淋巴细胞、浆细胞或者免疫母细胞的大量浸润。骨X线检查未见溶骨性病损。血清蛋白电泳中可能不会出现孤立的M峰，常在α₂和β区出现一条宽带或γ组分减少。免疫学诊断需在免疫电泳上检测到只与抗IgA抗血清而不与抗轻链抗血清起反应的异常成分。此异常蛋白常存在于肠道分泌物中，并且可在浓缩尿中检出。本－周蛋白阴性。

（2）IgG重链（γ链）病　诊断的依据是免疫电泳或者免疫固定法检查在血清和尿中检

出游离的单克隆IgG重链碎片，未检出同单克隆轻链的生成有关的证据。骨髓和淋巴结的组织病理学表现多变，并且骨X线检查溶骨性病损罕见，淀粉样沉着在尸检中也罕见。

（3）IgM重链（μ链）病　常规血清蛋白电泳通常正常或者显示低丙种球蛋白血症。诊断若发现迅速移动的一种血清成分，该成分可同抗μ链的抗血清起反应，但不与抗轻链的抗血清起反应，可以作出诊断。

（4）IgD重链（δ链）病　在血清蛋白电泳中证实有小M成分，该成分可与单一特异性抗IgD的抗血清起反应，而不与抗重链或抗轻链的其他抗血清反应。无蛋白尿。

知识点7：轻链病（LCD）的临床表现　　　　　副高：了解　正高：熟悉

本病起病多缓慢。临床可表现为不明原因的发热、贫血、周身无力、出血倾向，浅表淋巴结及肝、脾大，继而会出现局限性或多发性骨痛、病理性骨折或者局部肿瘤。X线检查：骨骼局限性骨质破坏或者缺损，易合并且反复呼吸系统及消化系统感染。不少LCD患者会发展为明显的骨髓瘤。LCD的临床表现会随着单克隆蛋白在器官沉积的部位和程度的不同而不尽相同，大多数典型病例存在心脏、神经、肝以及肾脏受累。肾脏受累时常伴有明显的肾小球病变，半数以上患者表现为肾病综合征。

知识点8：轻链病（LCD）的实验室诊断　　　　　副高：了解　正高：熟悉

（1）血液检查　可见程度轻重不一的贫血，晚期常见严重贫血。白细胞计数可以正常、增多或者减少，血小板计数大多减低。并发骨髓瘤的患者，会出现少数骨髓瘤细胞。患者会出现巨球蛋白血症，大多数骨髓瘤患者本－周蛋白可阳性。

（2）生化检查　高钙血症，肾功能异常时肌酐、尿素氮增高。

（3）免疫学检查　各种免疫球蛋白减少或正常，轻链κ/λ比值异常；血清蛋白电泳可能会出现轻链带；免疫固定电泳各重链泳道均无免疫沉淀带，仅轻链出现异常免疫沉淀带。

（4）尿液检查　不伴或伴镜下血尿，尿中可排出单克隆轻链蛋白，尿轻链κ/λ比值异常。

知识点9：意义不明的单克隆丙种球蛋白血症（MGUS）的临床表现
　　　　　　　　　　　　　　　　　　　　　　　副高：了解　正高：熟悉

意义不明的单克隆丙种球蛋白血症（MGUS）患者多无明显症状，常由于其他疾病就诊发现。M蛋白多为IgG，IgA和IgM共占1/4左右。

知识点10：意义不明的单克隆丙种球蛋白血症（MGUS）的实验室诊断
　　　　　　　　　　　　　　　　　　　　　　　副高：了解　正高：熟悉

（1）血象　无贫血，肌酐、血钙、尿素氮也正常。

（2）骨髓象　浆细胞增多，但比例＜5%，并且均为成熟浆细胞，形态正常。

（3）血清蛋白电泳 在γ区带内可见高而窄的尖峰或者密集带，免疫电泳证实为单克隆M带，M蛋白成分以IgG型最多，约占M蛋白的60%，IgA与IgM型各占20%，未见IgD和IgE型MGUS的报道；M蛋白浓度增高，但IgG通常<30g/L，如为IgA或IgM则<10g/L。

（4）尿液 没有或仅有微量M蛋白。

（5）细胞遗传学检测。

知识点11：淀粉样变性的临床表现	副高：了解 正高：熟悉

淀粉样变性指的是患者体内产生的淀粉样蛋白质沉积到一处或者多处组织器官的细胞间，压迫组织，影响其功能的一组疾病。临床上可分为系统性（主要是淋巴细胞和浆细胞相关的淀粉样变性）与非系统性（即器官或系统的局限性淀粉样变性）。

淀粉样变性的临床表现与病程决定于淀粉样蛋白沉积的部位、沉积量、受累器官与系统损伤的程度及原发病的状况。常见受累器官包括肾脏（蛋白尿）、心脏（心脏扩大，心衰及心律失常）、肝脏（肝大）、消化道（食管动力异常、舌肥大）、皮肤（半透明改变）及肺（局限性肺结节、气管支气管损伤或者肺泡沉积）。

知识点12：淀粉样变性的实验室检查	副高：了解 正高：熟悉

（1）血液检查 血象多不异常，但是有毛细血管脆性增加、凝血异常及纤维蛋白溶解异常；疾病晚期生化检查会发现肝肾功能异常。

（2）骨髓检查 有60%的原发性系统性淀粉样变性患者骨髓中浆细胞不足10%。

（3）免疫学检查 约有80%原发性系统性淀粉样变性患者血清及尿中有单克隆免疫球蛋白成分，最常见为游离单克隆轻链。AL型淀粉样变性患者的λ链与κ链之间的比值为3:1。

（4）病理学检查 组织标本刚果红染色，可见特征性的绿光双折射或者红绿双折射。有单克隆轻链存在。

知识点13：淀粉样变性的实验室诊断	副高：了解 正高：熟悉

（1）临床诊断 淀粉样变性临床表现多样，缺乏特异性，诊断必须借助活体组织病理检查及刚果红染色证实。组织标本刚果红染色，可见特征性的绿光双折射或者红绿双折射。诊断确定之后需进行特异的免疫组织化学技术检测，以明确淀粉样变性的生化类型。

（2）鉴别诊断 本症必须注意同重链沉积病、轻链沉积病及重链淀粉样蛋白等疾病相鉴别。

第四节 免疫缺陷病与免疫学检验

知识点1：原发性B细胞缺陷病的临床表现	副高：了解 正高：熟悉

原发性B细胞缺陷病是因为B细胞先天性发育不全或由于B细胞不能接受T细胞传递

的信号，而引起抗体产生减少的一类疾病。该病以患者体内Ig水平降低或缺陷为主要特征，外周血B细胞可减少或者缺陷，T细胞数量正常。主要临床表现为反复化脓性感染。以下阐述其中几种常见原发性B细胞缺陷病。

（1）X连锁无丙种球蛋白血症（XLA）　是一种最常见的原发性B细胞缺陷病，多见于男性婴幼儿。

患儿多在出生6个月之后反复发生化脓性细菌感染。血清中各类Ig含量明显降低，外周血成熟B细胞与浆细胞数量几乎为零。

（2）X连锁高IgM综合征（XLHM）　是一种罕见的免疫球蛋白缺陷病，为X连锁隐性遗传。

患儿易反复感染，特别是呼吸道感染，比低水平免疫球蛋白缺陷病表现更为严重。血清IgM升高而IgG、IgA以及IgE水平低下，外周血和淋巴组织中有大量分泌IgM的浆细胞。

（3）选择性IgA缺陷病　是最常见的选择性Ig缺陷，为常染色体隐性或显性遗传。

患者多无明显症状，或者仅表现为呼吸道、消化道和泌尿道反复感染，少数患者可出现严重感染，常伴有自身免疫病与超敏反应性疾病。血清IgA水平异常低下（＜50mg/L），sIgA缺乏，其他各类Ig水平均正常。

知识点2：原发性B细胞缺陷病的实验室诊断技术　　　　副高：掌握　　正高：掌握

（1）血清Ig的测定　Ig测定方法很多，IgG、IgM和IgA主要采用的是免疫浊度法，基层单位也可采用单向免疫扩散法；IgD和IgE由于含量甚微，可以采用RIA和ELISA等技术测定；IgG亚类可以用ELISA和免疫电泳法测定。

（2）同种血型凝集素的测定　同种血型凝集素，也即是ABO血型抗体，是出生后对红细胞A物质或B物质的抗体应答，所以检测同种血型凝集素效价是判定体液免疫应答能力的简单而有效的方法。

（3）特异性抗体产生能力测定　正常人接种疫苗或菌苗后5～7天可以产生特异性抗体（IgM），若再次免疫会使抗体效价更高（IgG）。所以，在接种疫苗之后检测抗体产生情况也是判断体液免疫缺陷的一种有效方法。

（4）噬菌体试验　人体清除噬菌体的能力被认作是目前观察抗体应答能力的最敏感的指标之一。

（5）B细胞表面膜免疫球蛋白（SmIg）的检测　SmIg是B细胞最具特征性的表面标志。检测SmIg不但可以测算出B细胞的数量，还可依据SmIg类别判断B细胞的成熟情况。

（6）CD抗原检测　B细胞表面存在着CD10、CD19、CD20以及CD22等抗原。CD10只出现在前B细胞，CD19、CD20从原始到成熟的B细胞都存在，而CD22只在成熟B细胞表达。因此检测这些B细胞标志可了解B细胞数量、亚型和分化情况。

（7）免疫球蛋白亚类测定　为了明确体液免疫缺陷的类型，有时需要做免疫球蛋白亚类的测定。目前多采用免疫浊度与ELISA方法，用各亚类单克隆抗体进行测定。

（8）抗体IgA测定　选择性IgA缺陷的患者体内存在一种IgA自身抗体，很有可能是致病原因，检测这种抗体可以作为该病的诊断依据之一。测定方法可以用间接血凝技术。

知识点3：原发性B细胞缺陷病的实验室诊断　　　　副高：了解　正高：熟悉

（1）血清Ig的测定　判断体液免疫缺陷病时应该注意的是：①患者多是婴幼儿，应注意其Ig生理水平及变化规律。②Ig总量的生理范围宽，各种检测方法测得的数值差异比较大，所以，对于Ig水平低于正常值下限者，应在一段时间之内反复测定，才能判断其有无体液免疫缺陷。

（2）同种血型凝集素的测定　除婴儿和AB血型外，一般其他所有人均有1:8（抗A）或1:4（抗B）或者更高的天然抗体效价，这种天然抗体属IgM。对Bruton症、SCID和选择性IgM缺陷症可采用此法进行判定。

（3）特异性抗体产生能力测定　在接种疫苗后检测抗体产生情况，常用的抗原为伤寒菌苗与白喉类毒素，可在注射后2～4周测定抗体的效价，以了解抗体的反应性。

（4）噬菌体试验　正常人甚至是新生儿，均可在注入噬菌体后5天内将其全部清除；而抗体形成缺陷者，其清除噬菌体的时间明显延长。

（5）B细胞表面膜免疫球蛋白（SmIg）的检测　所有体液免疫缺陷者都有不同程度的B细胞数量或者成熟比例方面的异常。

（6）CD抗原检测　检测B细胞标志可了解B细胞数量、亚型以及分化情况。

（7）免疫球蛋白亚类测定　主要对选择性IgG亚类缺乏症的诊断有价值。

（8）抗体IgA测定　可以用间接血凝技术，患者效价可在1:10以上，而正常人则没有此抗体。

知识点4：原发性T细胞缺陷病的临床表现　　　　副高：了解　正高：熟悉

原发性T细胞缺陷病是指T细胞的发生、分化以及功能障碍的遗传性缺陷病，涉及T细胞及其前体。T细胞缺陷不仅影响T效应细胞（如TCL），也会间接影响到单核-吞噬细胞和B细胞。所以，多数T细胞功能缺陷者常伴体液免疫功能缺陷，虽然某些患者血清Ig水平正常，但机体并不能对抗原刺激产生特异性抗体。原发性T细胞缺陷病主要包括先天性胸腺发育不全综合征、T细胞活化与功能缺陷病等。

（1）先天性胸腺发育不全综合征　此病又叫DiGeorge综合征，为典型的T细胞缺陷性疾病，并伴甲状腺功能低下。患儿T细胞功能缺陷、外周血T细胞数减少或者正常，B细胞和抗体功能正常或偏低。主要临床特征有心脏及大血管畸形，反复感染和新生儿24小时内出现手足抽搐。

（2）TCR活化和功能缺陷病　T细胞膜分子表达异常或缺失可造成T细胞活化和功能缺陷。如CD3复合分子（γ-链、δ-链、ε-链、ξ-链）基因变异致使TCR-CD3复合物表达或功能受损；ZAP-70（一种酪氨酸激酶）基因变异，不能够产生ZAP-70蛋白，导致TCR信号向下游转导障碍，T细胞不能增生及不能分化为效应细胞。

知识点5：原发性T细胞缺陷病的实验室诊断技术　　　　　副高：掌握　正高：掌握

（1）T细胞功能检测　主要包括T细胞体内与体外功能试验。①皮肤试验：主要检测T细胞的迟发型超敏反应能力。比较常用的皮试抗原是易于在自然环境中接触而致敏的物质，包括白色念珠菌素、结核菌素、毛发菌素、链激酶-链道酶（SK-SD）以及腮腺炎病毒等。为避免个体差异、接触某种抗原的有无或者多少、试剂本身质量和操作误差等因素影响，应该几种抗原同时试验。②T细胞功能体外试验：一般用PHA刺激淋巴细胞的增生、转化试验来判断T细胞的功能。

（2）T细胞数量及其亚群检测　一般应用CD系统单克隆抗体，使用荧光抗体技术或流式细胞仪对T细胞总数及亚群进行检测。最常检测的CD标志为CD3、CD4、CD8、CD25等。

知识点6：原发性T细胞缺陷病的实验室诊断　　　　　　副高：了解　正高：熟悉

（1）皮肤试验　几种抗原同时试验，凡3种以上抗原皮试阳性者为正常，少于两种阳性或在48小时反应直径＜10mm，则示免疫缺陷或反应性降低。但2岁以内儿童可能由于未曾致敏而出现阴性反应，所以判断时只要有一种抗原皮试阳性，即可说明T细胞功能正常。

（2）T细胞功能体外试验　T细胞缺陷患者存在着与免疫受损程度一致的增生应答低下，甚至消失的现象。注意新生儿出生后不久即可表现出对PHA的反应性，因而出生1周之后若出现PHA刺激反应，即可排除严重细胞免疫缺陷的可能。

知识点7：原发性吞噬细胞缺陷病的临床表现　　　　　　副高：了解　正高：熟悉

原发性吞噬细胞缺陷病主要表现为吞噬细胞的数量、移动以及（或）黏附功能、杀菌活性等异常所导致的一类疾病，临床表现为化脓性细菌或者真菌反复感染，轻者仅累及皮肤，重者则感染重要器官而危及生命。本组疾病主要涉及单核巨噬细胞与中性粒细胞。

（1）中性粒细胞数量减少　临床上可分为粒细胞减少症与粒细胞缺乏症。前者外周血中性粒细胞数低于$1.5×10^9$/L，而后者几乎没有中性粒细胞。

（2）白细胞黏附缺陷病（LADD）。

（3）慢性肉芽肿病（CGD）　患者表现为反复的化脓性感染，皮肤、淋巴结、肝、肺、骨髓等器官有慢性化脓性肉芽肿或者伴有瘘管形成。

知识点8：原发性吞噬细胞缺陷病的实验室诊断技术　　　　副高：了解　正高：熟悉

（1）白细胞计数　当儿童外周血中性粒细胞＜$1.5×10^9$/L，婴儿＜$1.0×10^9$/L时，如能排除外因的影响，就应考虑遗传因素的作用。

（2）趋化功能检测　如Boyden小室法。用来判断白细胞的趋化功能，对于懒惰白细胞综合征及家族性白细胞趋化缺陷症等有诊断价值。

（3）吞噬和杀伤试验　一种经典的免疫学试验。此法将白细胞悬液与一定量的细菌或者胶乳粒子温育一定时间后，取样涂片、染色以及镜检。可根据其吞噬和杀菌情况判断白细胞的功能。如慢性肉芽肿病患者因为吞噬细胞缺少过氧化物酶而无法杀菌，所以其吞噬率基本正常，但杀菌率显著降低。

（4）硝基蓝四氮唑（NBT）还原试验　NBT还原实验是一种简便、敏感的检测吞噬细胞还原杀伤能力的定性试验。可用于检测儿童慢性肉芽肿病及严重的6-磷酸葡萄糖脱氢酶缺乏症。正常参考值为5%～10%。

（5）黏附分子检测　用单克隆抗体检测细胞表面的黏附分子（如CD18、CD116、CD11c、CD621等），可更精确地研究吞噬细胞功能。

知识点9：原发性补体缺陷病的临床表现　　　　副高：了解　正高：熟悉

（1）原发性补体缺陷病　原发性补体缺陷病多数为常染色体隐性遗传，少数为常染色体显性遗传，属最为少见的原发性免疫缺陷病。在补体系统中，几乎所有的补体固有成分、补体调控蛋白及补体受体都可发生缺陷，临床表现为反复化脓性细菌感染。

（2）遗传性血管神经性水肿　为常见的补体缺陷病，属于常染色体显性遗传病。临床表现为反复发作的皮肤黏膜水肿，如果水肿发生于喉头可导致窒息死亡。

（3）阵发性夜间血红蛋白尿　临床表现为慢性溶血性贫血、全血细胞减少以及静脉血栓形成，晨尿中出现血红蛋白。

知识点10：原发性补体缺陷病的实验室诊断　　　　副高：了解　正高：熟悉

补体系统的检测包括总补体活性和单个组分的测定。补体缺陷涉及面广，牵涉两条激活途径近20种组分，因此分析极为困难。不过通常认为CH50、C1q、C4、C3和B因子等几项检测可大致反映补体缺陷的情况，对遗传性血管神经性水肿患者必须检测C1抑制剂才能最终确诊。

知识点11：原发性重症联合缺陷病的临床表现　　　　副高：了解　正高：熟悉

重症联合免疫缺陷病（SCIDD）是一组胸腺、淋巴组织发育不全及Ig缺乏的遗传性疾病，机体不能产生细胞免疫及体液免疫应答。患者出生后6个月即出现发育障碍，易发严重感染而导致死亡。此类疾病可以是常染色体隐性遗传或者X连锁隐性遗传，其发病率约为十万分之一。

（1）性联重症联合免疫缺陷病（X-SCID）　患者病理表现为：T细胞缺乏或者显著减少；B细胞数量正常但是功能异常，引起Ig生成减少和类型转换障碍。

（2）腺苷脱氨酶缺乏症（ADA）。

知识点12：原发性重症联合缺陷病的实验室诊断　　　　副高：了解　正高：熟悉

（1）实验室检测可采用B细胞免疫缺陷与T细胞免疫缺陷的检测方法和项目。

（2）应用流式细胞分析技术对淋巴细胞及其亚群进行检测，T细胞和B细胞都缺乏提示联合免疫缺陷；以B细胞减少为主者提示体液免疫缺陷；以T细胞减少为主者提示细胞免疫缺陷，伴有不同程度的体液免疫缺陷。

知识点13：获得性免疫缺陷综合征（AIDS）的临床表现 副高：了解 正高：熟悉

（1）机会性感染 是AIDS患者死亡的主要原因。

（2）恶性肿瘤 AIDS患者易伴发Kaposi肉瘤与恶性淋巴瘤，也为患者常见死亡的原因。

（3）神经系统损害 约60%的AIDS患者出现AIDS痴呆症。

知识点14：AIDS的实验室诊断 副高：了解 正高：熟悉

HIV感染的免疫学诊断方法主要包括病毒抗原、抗病毒抗体、免疫细胞数目和功能检测等。

（1）HIV抗原检测 常用ELISA法检测HIV的核心抗原p24。该抗原出现于急性感染期及AIDS晚期，其定量检测可作为早期或者晚期病毒量的间接指标。在潜伏期，该抗原检测常为阴性。

（2）HIV抗体检测 HIV感染后2～3个月可出现抗体，并可持续终生，此为AIDS的常规检测指标。HIV抗体检测试验分为初筛与确认试验。初筛试验常用ELISA法、胶乳凝集法以及免疫金层析法。确认试验主要用免疫印迹法，判断标准为：①HIV抗体阳性：至少有两条膜带（gp41/gp120/gp160）或至少一条膜带与p24带同时出现。②HIV抗体阴性：没有HIV抗体、特异性条带出现。③HIV抗体可疑：出现HIV特异性条带，但是带型不足以确认阳性者。

（3）$CD4^+T$细胞计数 HIV感染对免疫系统的损伤主要表现为$CD4^+T$细胞数量减少以及$CD4^+T$细胞/$CD8^+T$细胞比例失调。所以，$CD4^+T$细胞计数是反映HIV感染患者免疫系统损害状态的最明确指标。美国疾病控制中心把$CD4^+T$细胞计数作为AIDS临床分期及判断预后的重要依据。当$CD4^+T$细胞低于500/μl，则易发生机会性感染；低于200/μl，则发生AIDS。

第五节 肿瘤免疫与免疫学检验

知识点1：肺癌的临床表现 副高：了解 正高：熟悉

（1）咳嗽 多为刺激性咳嗽。

（2）痰中带血 多为血丝痰。

（3）胸闷、胸痛 一般症状轻，定位比较模糊。当癌瘤侵及胸膜、胸壁时，疼痛加剧，定位较前明确、恒定。

（4）气促 癌瘤阻塞所致的肺炎、恶性胸腔积液、肺不张、弥漫性肺泡病变等均可发生气促。

（5）发热　阻塞性肺炎或者癌性毒素所致。

（6）恶病质　晚期患者可出现比较明显的恶病质。

| 知识点2：肺癌的实验室诊断 | 副高：了解　正高：熟悉 |

（1）NSE　多用于小细胞肺癌鉴别诊断，虽然其早期诊断的价值有限，但是却是很好的治疗、监测指标。NSE水平同肿瘤的大小有很好的相关性，术后复发者NSE升高的时间在临床症状出现前4～12周。

（2）CYFRA21-1　是诊断非小细胞肺癌的首选肿瘤标志物，特别对鳞状细胞癌患者的早期诊断、治疗、监测有重要意义。

（3）鳞状上皮细胞癌抗原　用于肺鳞癌的辅助诊断及治疗、监测。

（4）胃泌素前体释放肽　是近几年发现的一种新的小细胞肺癌标志物，其特异性及敏感性均比NSE高，可望用于小细胞肺癌的早期诊断。

| 知识点3：肝癌（PHC）的临床表现 | 副高：了解　正高：熟悉 |

肝癌一旦出现症状，则发展很快，过去认为其自然病程为2～6个月。现认为其自然病程约为24个月，近年来通过甲胎蛋白普查，早期发现的病例可无任何临床症状及体征，称为亚临床肝癌。按肝癌的发展可分为：

（1）亚临床前期，指从病变开始至作出亚临床肝癌诊断之前，患者无症状及体征，临床难以发现，平均约10个月。

（2）从亚临床肝癌诊断建立至出现症状之前为亚临床期，患者仍无症状与体征，瘤体3～5cm，诊断仍比较困难，多属AFP普查发现，此期平均为8个月左右。

（3）一旦出现肝癌临床表现，已至中期，并且此时病情发展很快，不久可出现黄疸、腹水、肺转移以至广泛转移及恶病质的晚期表现，中、晚期病程共约6个月。肝癌发展至晚期时，瘤体直径已达到10cm左右，难以治愈。

| 知识点4：肝癌的实验室诊断 | 副高：了解　正高：熟悉 |

（1）AFP　是肝癌辅助诊断的首选指标，阳性率在60%～70%。临床上通常以≥500μg/L作为PHC的诊断临界值，通常认为AFP含量与肿瘤的分化程度有关。

（2）用LCA分型的AFP异质体　可以提高PHC的检出敏感性和特异性，特别适用于AFP阴性或者持续低值的人群的早期筛查；而用ConA分型的AFP异质体可以用于PHC与继发性肝癌及生殖系统胚胎性恶性肿瘤的鉴别诊断。

（3）血清γ-GT活性　在多种肝胆疾病中均会升高，对PHC的诊断特异性差。γ-GT同工酶中的γ-GT-Ⅱ对PHC有着高度的特异性及敏感性，具有早期诊断价值。

（4）异常凝血酶原　对PHC有较高的特异性且与AFP水平无关，尤其是对AFP阴性和

AFP低浓度的肝癌与小肝癌的早期诊断有积极意义。

知识点5：胃癌的临床表现 　　　　　　　　　　　　　　副高：了解　正高：熟悉

（1）症状　胃癌早期没有特异的临床症状，进展期常见的症状依次为上腹痛、食欲减退、体重减轻、吞咽困难、恶心呕吐、呕血、黑粪。

（2）体征　中上腹部压痛、上腹包块、左锁骨上淋巴结肿大或者盆腔有转移性包块、腹水、恶病质等。

（3）并发症　出血、幽门或贲门梗阻以及穿孔等。

知识点6：胃癌的实验室诊断 　　　　　　　　　　　　　　副高：了解　正高：熟悉

临床常用的胃癌血清学肿瘤标志物主要包括CA72-4、CA19-9等，但对早期胃癌检出的敏感性低于35%，不能用于胃癌的筛查及早期诊断。近年来，有研究提出胃蛋白酶原可以作为辅助胃癌早期诊断的较好指标。

知识点7：结直肠癌的临床表现 　　　　　　　　　　　　　副高：了解　正高：熟悉

早期结直肠癌可无明显症状，病情发展到一定程度才出现下列症状：

（1）排便习惯改变。

（2）大便性状改变（变细、血便以及黏液便等）。

（3）腹痛或者腹部不适。

（4）肠梗阻。

（5）腹部肿块。

（6）贫血及全身症状，如消瘦、乏力、低热。

知识点8：结直肠癌的实验室诊断 　　　　　　　　　　　　副高：了解　正高：熟悉

（1）粪便潜血　虽然不是真正意义上的肿瘤标志物，但是却在肠癌的早期诊断中发挥着积极的作用，随着方法学的改进，粪便潜血检测的特异性与敏感性都有了很大的提高，进一步显示了在其肠癌早期诊断中的价值，成为一种经济有效的肠癌普查项目。

（2）CEA　是胃肠道肿瘤的非特异性标志物，单独进行测定CEA的早期诊断价值有限，而CA242对直肠癌的阳性率比较高，两者联合检测可显著提高肠癌诊断的敏感性和特异性。CEA与CA19-9、CA50的联合检测也可有一定的辅助诊断价值。

知识点9：前列腺癌的临床表现 　　　　　　　　　　　　　副高：了解　正高：熟悉

（1）早期症状　排尿困难，呈渐进性，开始仅为尿线变细，之后发展为排尿不畅、排尿费力，最后表现为不成线而滴尿；尿急、尿频、血尿；排尿时疼痛或有烧灼感；背部的下部及大腿的上部或骨盆处连续疼痛。

（2）晚期症状 骨髓压抑症、骨髓转移、副肿瘤综合征、疼痛、高尿酸胸膜渗漏、腿部肿胀。

知识点10：前列腺癌的实验室诊断	副高：了解 正高：熟悉

前列腺癌是男性生殖系统最为常见的恶性肿瘤。血清PSA检测结合直肠指诊已被广泛用于前列腺癌的普查，近年来各种新兴肿瘤标志物日益增多，但是PSA仍是前列腺癌最为有效的肿瘤标志物。

知识点11：乳腺癌的临床表现	副高：了解 正高：熟悉

（1）乳头溢液、区域淋巴结肿大（以同侧腋窝淋巴结肿大最多见，锁骨上淋巴结肿大者已属晚期）、乳腺外形改变。

（2）早期乳房内可触及蚕豆大小的肿块，较硬，可活动。

（3）乳头近中央伴有乳头回缩，部分早期乳腺癌患者虽然在乳房部尚未能够触摸到明确的肿块，但常有局部不适感，尤其是绝经后的女性，有时会感到一侧乳房轻度疼痛不适，或者一侧肩背部发沉、酸胀不适，甚至牵及该侧的上臂。

知识点12：乳腺癌的实验室诊断	副高：了解 正高：熟悉

（1）乳腺钼靶摄片。

（2）活组织病理检查方法 ①活检：从肿块或者可疑组织中切取部分组织进行检查。②肿块切除：将乳房中肿块或者可疑组织整个切除，进行病理检查。③细针穿刺：用一根很细的针从肿块、可疑组织或积液中抽取一些组织、细胞进行检查。

（3）雌激素与孕激素受体测定 乳房肿瘤切除之后，测定肿瘤中的雌激素和孕激素受体水平，如果受体水平较高，说明该肿瘤对内分泌治疗如三苯氧胺等较敏感、有效。

（4）超声显像。

（5）乳腺导管内视镜检查 乳腺导管内视镜可以直视下观察到乳头溢液患者乳腺导管上皮及导管腔内的情况，极大地提高了观察到乳头溢液患者病因诊断的准确性，并对病变导管准确定位，给手术治疗提供了极大帮助。

知识点13：卵巢癌的临床表现	副高：了解 正高：熟悉

（1）疼痛，在检查时发现其局部有压痛。月经不调，偶见不规则子宫出血，绝经后出血。消瘦，晚期呈进行性消瘦。

（2）下腹包块、腹水、恶病质，病程拖延较久者，因为长期消耗、食欲缺乏而表现有进行性消瘦、乏力、倦怠等恶病质。

| 知识点14：卵巢癌的实验室诊断 | 副高：了解　正高：熟悉 |

（1）B超检查　可明确肿瘤的形态、大小、囊实性、部位及与周围脏器的关系，鉴别巨大卵巢囊肿。

（2）X线检查　必要时肠道造影可了解肿瘤与肠道的关系，并且排除胃肠道肿瘤。

（3）CT及磁共振检查　可了解肿瘤侵犯腹盆腔的范围。

第六节　排斥反应及免疫学检验

| 知识点1：超急性排斥反应 | 副高：了解　正高：熟悉 |

超急性排斥反应是在移植物同受者血液循环恢复后的数分钟至1～2天内发生的不可逆转的体液排斥反应。多见于ABO等血型不符、多次妊娠、反复输血或接受过器官移植者，也可发生在被移植器官灌流不畅或者缺血时间过长等情况时。超急性排斥反应发生迅速、反应十分强烈、不可逆转。

| 知识点2：急性排斥反应 | 副高：了解　正高：熟悉 |

急性排斥反应发生于移植后数周至数月之内，是排斥反应最常见的类型，患者多有发热、移植部位胀痛以及移植器官功能减退等临床表现。在急性排斥反应中，针对移植物至少有两条抗原提呈途径：①直接途径；②间接途径。按照排斥反应的病理特点，急性排斥反应又可分为急性体液性排斥反应与急性细胞性排斥反应。

（1）急性体液性排斥反应　主要通过内皮细胞表面HLA分子的抗体所介导，其病理改变与超急性排斥反应不同，不引起血栓，而是致移植组织或器官发生血管炎。这种排斥反应亦涉及T细胞的作用，T细胞可直接溶解内皮细胞，引起内皮细胞坏死，因此又有急性脉管排斥反应之称。此类排斥反应的病程进展迅速，多数免疫抑制剂治疗效果差或者无效。

（2）急性细胞性排斥反应　又称加速性细胞排斥反应。发生此类排斥反应患者的血液中，可以有抗供者的抗体，但是并不一定引起有效的脉管排斥反应。急性细胞性排斥反应的病理特征，以移植组织或器官实质性损伤为主，并伴有淋巴细胞和巨噬细胞浸润。

| 知识点3：慢性排斥反应 | 副高：了解　正高：熟悉 |

慢性排斥反应一般发生于移植后数月甚至数年，病程进展缓慢。病理特点为血管壁细胞浸润、间质纤维化和瘢痕形成，时有血管硬化性改变。

知识点4：移植物抗宿主反应　　　　　　　　　　副高：了解　正高：熟悉

在骨髓移植时，因为移植的骨髓也含有丰富的免疫细胞，且受体处于严重的免疫抑制状态，所以对供者骨髓表现为免疫无能，以使供者骨髓中的免疫细胞不仅得以生长，而且以受者细胞为抗原产生免疫应答，引起攻击受者的移植物抗宿主反应（GVHR）。GVHR也可见于脾、胸腺以及小肠移植。

知识点5：排斥反应实验室诊断技术　　　　　　　副高：了解　正高：熟悉

临床上通常用外周血来监测移植排斥的发生，外周血中的指标主要包括免疫抑制药物的血药浓度、外周血T淋巴细胞、细胞因子、特异性抗体、补体水平、共刺激分子及其他分子。

知识点6：免疫抑制药物的血药浓度检测　　　　　副高：了解　正高：熟悉

临床上测定移植受者外周全血的环孢素（CsA）浓度，比较常用的指标有谷值浓度（C_0）、峰值浓度（C_{max}）以及CsA浓度曲线下面积与时间比值曲线（AUC）。

使用他克莫司（FK506）与CsA一样，也需要监测移植受者外周全血FK506的浓度，通过监测了解是剂量不足引起的排斥，还是剂量过多发生的肾毒性，比较常用的监测指标有FK506的C_0和AUC。首先必须经过大规模的临床试验，确定合理的C_0和AUC范围。

移植受者外周全血MMF浓度的监测，早期主要是监测MMF的活性成分霉酚酸（MPA）浓度。目前临床上使用MMF时并不根据MPA的浓度进行剂量调整，而是依据MPA的C_0和AUC进行药物调整，且根据AUC调整更为合理，仅根据C_0的变化有时会认为MMF可以不调整剂量。

知识点7：外周血T淋巴细胞检测　　　　　　　　副高：了解　正高：熟悉

临床上常用免疫荧光法或者流式细胞仪监测受者外周血T细胞及其亚群$CD4^+$、$CD8^+$T细胞数量及比值，反映受者移植术后的免疫状态。通常认为，$CD4^+/CD8^+$比值＞1.2时，预示急性排斥反应即将发生，而此比值＜1.08时则发生感染的可能性很大，并且其动态监测对急性排斥反应及感染具有鉴别诊断意义。但是，若只用$CD4^+$、$CD8^+$T细胞数量及比值来反映受者移植术后的免疫状态并不是十分可靠，最好能分析亚型情况，这样更能贴切地反映受者移植术后的免疫状态。此外，T细胞表面某些CD分子也作为免疫状态监测的指标，目前认为T细胞上的CD30与CD69是移植受者新的免疫状态监测指标，可预测排斥反应的早期发生。

知识点8：细胞因子检测　　　　　　　　　　　　副高：了解　正高：熟悉

在移植排斥反应中，细胞因子的水平均可升高，其中白介素-2（IL-2）、IFN-γ以及肿瘤坏死因子（TNF-α）表达升高可以作为早期排斥反应的诊断指标，而IL-2R与同基因对照组比较没有差异，无公认的诊断标准，但是可以从比较受者接受移植物前后的水平而作出判断。另外，受者排斥反应发生时体内某些趋化因子也会发生变化，其中人CC趋化因子受体1（CCR1）及正CXC趋化因子配体10（CXCL10）水平在受者排斥发生前的48～72小时即明显升高，可预测排斥反应的发生。

知识点9：特异性抗体检测　　　　　　　　　副高：了解　正高：熟悉

主要的免疫指标包括：ABO、Rh等血型抗体以及HLA抗体、抗供者组织细胞抗体、抗血管内皮细胞抗体、冷凝集素等。临床上应用补体依赖的淋巴细胞毒反应法检测HLA抗体水平并分型，其中HLA-Ⅱ类抗体在慢性排斥反应中发挥重要作用。

知识点10：补体水平检测　　　　　　　　　副高：了解　正高：熟悉

当移植物遭受排斥时，补体成分的消耗增加，致使血清中总补体或单个补体成分减少，可以采用溶血法或比浊法进行检测。

知识点11：共刺激分子检测　　　　　　　　　副高：了解　正高：熟悉

在移植排斥反应当中T细胞激活同样必须接受活化蛋白C（APC）呈递的双重信号，共刺激信号决定了细胞是增生活化为效应细胞，还是进入无反应状态或者凋亡。B7-CD28/CTLA-4（外周血细胞毒性T淋巴细胞抗原4）是最为重要的共刺激信号系统，在移植排斥反应和免疫耐受中同样发挥重要作用。

知识点12：其他分子检测　　　　　　　　　副高：了解　正高：熟悉

还可借助监测外周血中的黏附分子（LFA-1、ICAM-1、VCAM-1等）、细胞毒效应分子（穿孔素、颗粒酶以及颗粒裂解肽等）以及C-反应蛋白（CRP）和β_2-微球蛋白（β_2-M）等，这些物质含量的变化也可为预测排斥反应发生及推测预后提供依据。

必须指出，仅简单地监测一两种免疫指标还不能准确地反映移植受者术后的免疫状态，只有将多种免疫指标联合监测，才能比较准确地了解移植受者术后的免疫状态。

第七节　感染性疾病与免疫学检验

知识点1：病毒性肝炎的临床表现　　　　　　　副高：了解　正高：熟悉

病毒性肝炎是由多种肝炎病毒引起的，以肝脏炎症和坏死病变为主的一种传染性疾病，临床表现为疲乏、食欲缺乏、肝大、肝功能异常为主要表现，部分病例出现黄疸，无症状感染常见。按病原分类，目前已确定的病毒性肝炎共有5型，其中甲型与戊型主要表现为急性肝炎。乙、丙、丁型主要表现为慢性肝炎并可发展为肝硬化和肝细胞癌。此外，最近还发现第6型和第7型肝炎病毒，暂定名为庚型肝炎病毒与输血传播病毒，但其致病性目前还未明确。

| 知识点2：甲型肝炎病毒（HAV）的实验室检测 | 副高：掌握 | 正高：掌握 |

（1）抗-HAV-IgM的酶联免疫吸附（ELISA）法和放射免疫（RIA）法检测　采用捕捉ELISA法即包被抗–人μ链单克隆抗体，捕捉待检血清中IgM抗体，同时加入甲肝病毒抗原（HAV-Ag）和酶标记抗-HAV-IgG，加底物显色，也有加入待检血清之后，再加酶标记HAV-Ag，加底物显色，用肉眼、分光光度计观察结果。RIA法相同于上述原理，只不过固相载体通常用小球，且不是酶标记，而是用^{125}I标记抗-HAV-IgG，再用γ计数器测定放射性cpm值判断结果。

（2）抗HAV总抗体ELISA法和RIA法检测　采用竞争ELISA法，也就是在板上包被HAV-Ag，然后同时加入待检血清与酶标记抗-HAV，这样待检血清中如有抗-HAV抗体，则与加入的酶标记抗-HAV竞争与包被的HAV-Ag结合，加底物后显浅色或者无色，为阳性。待检血清中如无抗-HAV抗体，则酶标记抗-HAV与包被的HAV-Ag结合，加底物后显深色，为阴性。测得的光密度值与抗-HAV含量成反比。

RIA法基本相同于上述原理，亦用竞争法。

| 知识点3：甲型肝炎病毒（HAV）的实验室诊断 | 副高：了解 | 正高：熟悉 |

（1）抗-HAV-IgM　在HAV感染后亚临床期就已出现，其效价迅速上升，感染1~3周达到高峰，3~6个月后消失，1年后检测不到。抗-HAV-IgM测定可以用作甲肝的早期诊断与近期感染的标志。而且用单份血清即可作出诊断，是目前甲肝病原学诊断最常用的方法。

（2）抗-HAV　为甲肝的总抗体，包括抗-HAV-IgM与IgG，主要是IgG。它产生于感染的早期，在发病时，血清中的效价已相当高，2~3个月达高峰。抗-HAV-IgG可维持很长时间，终生可以检测到。抗-HAV-IgG是保护性抗体，获得后通常不会再感染。出现抗-HAV-IgG本身不能诊断为甲肝，同时存在抗-HAV-IgM抗体才能作出诊断。出现抗-HAV-IgG而没有抗-HAV-IgM是既往感染HAV并获得免疫力的一个标志。抗-HAV-IgG检测可用于对甲肝的流行病调查和接种疫苗效果的观察。母亲感染过HAV的新生儿也可检测到抗-HAV-IgG达8个月。

| 知识点4：乙型肝炎病毒（HBV）的实验室检测 | 副高：掌握 | 正高：掌握 |

（1）HBsAg的检测　血清HBsAg的检测可采用固相放射免疫法、ELISA法以及反向间接血凝试验等方法。①ELISA法：采用双抗体夹心法。也就是在酶联反应板上包被抗-HBs，然后加入待检血清，再加入酶标记的抗-HBs，如果血清中有HBsAg，则与抗-HBs结合，洗涤、加底物、显色，用酶标仪检测光密度，判断阴阳性结果。②RIA法：原理相同于ELISA

法。③微粒子酶免疫分析法（MEIA）：采用双抗体夹心法。

（2）HBeAg检测　多存在于HBsAg阳性的标本中，很少有HBeAg单独阳性者。采用双抗体夹心ELISA法，MEIA与RIA法亦采用双抗体夹心法。

（3）抗-HBe检测　采用中和抑制ELISA法。MEIA和RIA法与上述ELISA法中和抑制法原理相似。

（4）抗-HBc检测　采用竞争抑制ELISA法。MEIA和RIA法与上述ELISA法竞争抑制法原理相似。

（5）抗-HBcIgM检测　采用捕捉ELISA法。MEIA和RIA法基本相似于上述ELISA法捕捉法。

（6）抗-HBs检测　采用双抗原夹心ELISA法。也就是在酶联反应板上包被纯化的HBsAg，然后加入待检血清，若血清中有抗-HBs，则同包被的HBsAg结合，洗涤后再加入酶标记的HBsAg，洗涤、加底物、显色，用酶标仪检测光密度，判断阴阳性结果。MEIA和RIA法相同于ELISA法原理，也采用双抗原夹心法。

（7）Pre S$_1$的检测　采用双抗体夹心ELISA法。即在酶联反应板上包被抗-Pre S$_1$，然后再加入待检血清，加入酶标记抗-HBs，如果血清中有Pre S$_1$，则形成抗-Pre S$_1$·Pre S$_1$·酶标记抗-HBs复合物，洗涤后，加底物、显色为阳性。反之，如待测血清内无Pre S$_1$，则不形成上述复合物，加入底物不显色，为阴性。

（8）抗-Pre S$_1$的检测　抗-Pre S$_1$还没有在临床上作为一项常规诊断指标广泛应用。

（9）Pre S$_2$检测　采用双抗体夹心ELISA法。

（10）抗-Pre S$_2$检测　采用中和抑制ELISA法。

知识点5：乙型肝炎病毒（HBV）的实验室诊断　　　　　　副高：了解　　正高：熟悉

（1）HBsAg　是HBV感染的标志，可以作为乙肝的早期诊断和普查。在急性肝炎潜伏期即可出现阳性，先于临床症状及肝功能试验异常1～7周。由于HBsAg常和HBV同时存在，因此血清中HBsAg阳性，常被看作有传染性。但严格来说，HBsAg本身不是传染性的标记，所以，乙型肝炎病毒体HBsAg阳性者，应同时检测血清中HBV-DNA，如HBV-DNA阳性，应被视为患者有传染性。

同时出现HBsAg与抗-HBs，可能是不同亚型重复感染，即原先存在的抗-HBs不能对另一型HBsAg起中和作用。

（2）HBeAg　是构成HBV的核心部分，所以，HBeAg的检测阳性标志有HBV复制，并有传染性。HBeAg在HBV感染的早期出现，在血清中与HBsAg同时存在，而在恢复期先于HBsAg消失。

（3）抗-HBe　是抗HBeAg的特异性抗体。抗-HBe多出现于急性肝炎恢复期的患者中，比抗-HBs转阳要早，出现于HBeAg消失之后。当HBeAg转阴、抗-HBe转阳，经常提示HBV复制减弱，传染性减小，病情出现好转。

（4）抗-HBc　是抗HBcAg的特异性抗体。它不是HBV感染的保护性抗体。抗-HBc的出现是感染过HBV的标志，提示现在正在感染HBV或以往感染过HBV。在窗口期，即

HBsAg已经消失，而抗-HBs尚未出现时，只有抗-HBc可检出。在流行区，约有20%的人群可发生单独抗-HBc阳性。

（5）抗-HBc IgM　是早期HBV感染的特异性血清学标志。血清抗-HBc IgM的检测可作为急性乙肝的早期病原学诊断方法，并有助于区分慢性活动性或者非活动性肝炎。抗-HBc IgM对HBsAg阴性的急性重型肝炎有早期的诊断价值。

（6）抗-HBs　是抗HBsAg的特异性抗体。它是HBV感染的保护性抗体。抗-HBs的出现是人体对HBV感染有免疫力的标志，提示过去曾感染过HBV，现已恢复，体内HBV已被消除，无传染性。

（7）Pre S_1　是HBV的外膜蛋白，是HBV复制和具有传染性的标志，仅存在于HBsAg阳性的血清中，在急性乙肝中检出率最高，随病情恢复逐渐下降。它可出现在急性乙肝早期和慢性乙肝患者的血清中。

（8）抗-Pre S_1　是一种保护性抗体，可以作为病毒清除、康复的一种标志。

（9）抗Pre S_2　Pre S_2阳性提示HBV复制，具有较强的传染性，仅存在于HBsAg阳性的血清之中，在急性乙肝中检出率最高，随病情恢复逐渐下降。

（10）抗-Pre S_2　目前认为抗-Pre S_2是HBV的中和抗体，有清除病毒作用。抗-Pre S_2是观察乙型肝炎进展、预后的观察指标。

知识点6：丙型肝炎病毒（HCV）的实验室检测　　　　副高：掌握　　正高：掌握

（1）抗-HCV的检测　ELISA方法：采用间接法，也就是包被板上的重组多肽抗原先与待测血清中的抗-HCV结合，再同酶标记的抗–人IgG结合，则形成HCVAg·抗HCV·酶标记抗人IgG复合物，加入底物反应显色为阳性。若待测血清无抗-HCV则不显色，为阴性。RIA法原理相同于ELISA法。微粒子酶免疫分析法（MEIA）：也是间接法。

（2）抗-HCV IgM的检测　基本相同于抗-HCV检测，只是将酶标记抗人IgG改为抗人IgM（或抗–人μ链）。

（3）重组免疫印迹试验　把HCV各区基因编码的重组蛋白或者合成多肽如C_{200}、C_{22-3}、C_{100-3}、$C_{33}C$及NS_5与SOD等固定在硝酸纤维素试纸条上，加上待测血清，再加酶标记抗人IgG，用来检测相应抗原区带的抗体。该试验能帮助区别特异性HCV抗体与非特异性抗体反应，是确证试验。

知识点7：丙型肝炎病毒（HCV）的实验室诊断　　　　副高：了解　　正高：熟悉

（1）抗-HCV　是HCV感染之后产生的特异性抗体　抗-HCV的测定可以作为HCV感染的标记。检测血清抗-HCV阳性，标志HCV的现症感染或者以往感染过HCV。

在检测抗-HCV的同时能检测HCV RNA，则能更好地判断感染状态。若HCV-RNA阳性，抗-HCV阴性，则为早期急性HCV感染；HCV-RNA与抗-HCV均为阳性，则提示为晚期急性HCV感染或者慢性HCV感染；当HCV-RNA阴性、抗-HCV阳性，则提示为丙型肝炎恢复期或者以往感染过HCV，目前体内HCV已被消除，已没有传染性。

（2）抗-HCV IgM　阳性表示HCV急性感染，在发病时或ALT上升4周呈阳性，是诊断丙肝的早期敏感指标。在慢性HCV感染时，如果抗-HCV IgM阳性提示病变活动，常伴有ALT升高。抗-HCV IgM也是判断HCV传染性的指标。

知识点8：丁型肝炎病毒（HDV）的实验室检测　　　副高：掌握　正高：掌握

（1）抗-HDV IgM的检测　采用捕获ELISA法。
（2）抗-HDV总抗体的检测　可用ELISA间接法或者阻断法。
（3）丁肝抗原（HDVAg）测定　采用双抗体夹心ELISA法。

知识点9：丁型肝炎病毒（HDV）的实验室诊断　　　副高：了解　正高：熟悉

（1）抗-HD IgM　在急性HDV感染的早期出现，通常持续2~20周可逐渐消失。慢性HDV感染时，抗-HD IgM可持续升高。若抗-HD IgM持续不转阴，提示为慢性HDV感染；而且抗-HD IgM测定可以鉴别是HDV的现症感染还是继往感染，现症感染常表现为血清抗-HD IgM阳性，而继往感染则抗-HD IgM阴性而抗-HD IgG阳性。

（2）抗-HDV　是HDV感染的标志，但因出现较晚，不能作为早期诊断HDV感染的方法。当有急性或者慢性活动性感染时，抗-HDV常呈高效价。所以，持续出现高效价抗-HDV，标志体内有HDV活动性感染。

（3）HDVAg　是HDV的特异性抗原，是HDV的核心成分。HDVAg的检测可作为HDV感染的早期诊断。血清HDVAg持续阳性或者反复出现者，常提示为慢性HDV感染。急性HDV感染的病人有较高的血清HDVAg的阳性率，通常可达78%~100%。但慢性HDV感染患者，由于血清中存在抗-HDV，可与HDVAg形成免疫复合物，不易检出HDVAg，故阳性率较低。

知识点10：戊型肝炎病毒（HEV）的实验室检测　　　副高：掌握　正高：掌握

（1）抗-HEV IgM的检测　采用间接法，即包被板上的重组多肽抗原先同待测血清中的抗-HEV结合，再与酶标记的抗-人IgM结合，则形成HEVAg·抗-HEV·酶标记抗-人IgM复合物，加入底物反应显色为阳性。若待测血清没有抗-HEV，则不显色，为阴性。

（2）抗-HEV IgG的检测　同抗-HEV IgM的检测，采用间接法，只是把酶标记的抗-人IgM改为抗-人IgG。

知识点11：戊型肝炎病毒（HEV）的实验室诊断　　　副高：了解　正高：熟悉

（1）抗-HEV IgM　在HEV感染的早期即可出现抗-HEV IgM，在恢复期逐渐消失，维持时间比较短。急性期患者抗-HEV IgM的阳性率可达95%。抗-HEV IgM阳性，表示HEV感染急性期。但是也有患者并不出现抗-HEV IgM抗体，因此未检出抗-HEV IgM抗体并不能排除HEV感染。

（2）抗-HEV IgG　紧随IgM出现，在急性感染期其效价最高，恢复期时可下降。IgM与IgG同时检测，如两者同时存在，则表明正在感染。抗-HEV IgG亦可作为HEV的急性感染的诊断指标，若急性期第一份血清抗-HEV IgG＞1：40，以后随着时间下降，或者抗-HEV IgG动态升高，则可诊断为HEV急性感染。抗-HEVIgG是保护性抗体，感染HEV后可获得保护力。若检不出抗-HEV IgG，也不能排除HEV感染。

知识点12：TORCH感染的临床表现　　　　　　副高：了解　正高：熟悉

TORCH是一组具有致畸作用的病原微生物的缩写名。而这一组病原体所引起的感染称之为TORCH感染。妇女在妊娠期发生宫内TORCH感染之后，可致胎儿先天畸形、死胎、流产、早产、智力发育异常。有些虽出生时未发现异常，但以后在儿童期出现先天性耳聋、视力下降、先天性心脏病、智力低下等。TORCH感染包括：弓形虫感染、人类巨细胞病毒感染、风疹病毒感染、单纯疱疹病毒感染。

知识点13：TORCH感染的实验室检测　　　　　　副高：掌握　正高：掌握

TORCH感染免疫学检测包括特异性抗体（IgG、IgA和IgM）以及病毒抗原。较为常用的检测方法为ELISA、直接或者间接荧光素染色或酶标记抗体等免疫组化技术。常用的检测标本多为孕妇与婴儿的血清、脐带血以及羊水穿刺液等。

知识点14：TORCH感染的实验室诊断　　　　　　副高：了解　正高：熟悉

（1）IgM抗体　阳性通常代表近期感染或继发活动感染。IgM分子不能通过胎盘，因此一旦脐血中特异性IgM抗体阳性，可诊断为新生儿先天性感染和胎儿宫内感染。

（2）IgM抗体　阳性或IgG抗体由阴性转为阳性提示原发感染，如果IgG抗体效价呈4倍以上增高亦可以提示复发性感染或潜伏病毒的激活感染。

（3）IgG抗体　来自母亲IgG抗体通常于出生后逐渐消失。如果抗体效价持续高水平或者呈上升趋势，提示是新生儿自身产生的抗体。

（4）IgM抗体　因为IgM抗体出现早、消失快，因此如检测到IgG抗体一般只提示既往感染，除非其恢复期血清中抗体效价较急性期升高≥4倍，才有诊断价值。

（5）风疹病毒抗体　风疹病毒的原发感染时，若风疹病毒抗体IgG或IgM由阴性转为阳性者，特别是早孕（孕周≤15周），可能导致胎儿先天性风疹综合征，造成畸形、死胎、流产或者出生后死亡。抗风疹病毒IgM阳性，则代表患者有近期感染。风疹病毒再感染者也能测到IgM抗体，但是效价低，持续时间短。

知识点15：沙眼衣原体感染的临床表现　　　　　　副高：了解　正高：熟悉

沙眼衣原体通过直接接触、间接触摸污染物或者性接触传播，感染了衣原体的母亲分娩时可通过产道感染新生儿，其中25%～50%可发生结膜炎（生后3～10天），10%～20%发生肺炎（生后4～8周）。人体感染衣原体之后可产生特异性体液免疫和细胞免疫，但是维持时间短。

| 知识点16：沙眼衣原体感染的实验室检测 | 副高：掌握　正高：掌握 |

（1）ELISA法检测抗沙眼衣原体抗体　吸光度值/临界值（S/CO）≤0.9为阴性；S/CO 0.91～1.09为可疑（灰区），需重复测试或者随访；S/CO≥1.10为阳性。

注意事项：在450nm波长，试剂空白孔的A值应<0.15；阴性对照孔A值应<0.25；阳性对照孔A值应>0.50；校准血清A值应≥0.25。

（2）间接免疫荧光法检测抗沙眼衣原体抗体　固定在载片反应区上的沙眼衣原体感染细胞和稀释后的待检血清温育，若血清中含有抗沙眼衣原体特异性抗体，则可与细胞内衣原体抗原结合，结合的抗体与荧光素标记的抗人IgG或IgA、IgM抗体反应，在荧光显微镜下细胞内可出现典型荧光。抗沙眼衣原体抗体可与感染细胞质内的包涵体（含有原体和始体）结合，产生特异荧光，细胞外的原体和始体也可呈现荧光，视野中部分未感染细胞则不会产生荧光。

（3）荧光定量PCR技术检测。

| 知识点17：沙眼衣原体感染的实验室诊断 | 副高：了解　正高：熟悉 |

阳性结果应结合临床表现及其他检查结果综合分析。

（1）当沙眼衣原体PCR检测结果呈现阳性时，表示存在沙眼衣原体相关基因，在排除下列几种因素后可确诊为沙眼衣原体感染：①因为PCR方法所检测的靶物质为病原体核酸，已经死亡的病原体仍可被检测出来。应在停药2周后进行检测，以避免"临床假阳性"。如果在用药期间进行病情监测，则应与临床症状相结合，在必要时应用培养方法进行确诊。②假阳性结果的出现。

（2）当检测结果呈阴性，表示无沙眼衣原体感染，但仍需要排除下列几种因素：①排除PCR抑制物造成的假阴性，在结果的认定上需要注意。②耐药导致的基因突变也会造成扩增失败，出现假阴性结果。在临床体征和症状很明显而多次PCR检测均阴性情况之下，要考虑到此种情况。

| 知识点18：轮状病毒感染的临床表现 | 副高：了解　正高：熟悉 |

轮状病毒（RV）是全球范围婴幼儿腹泻的主要病因，也可导致较大儿童和成人腹泻。RV是双股RNA病毒，属呼吸道肠道孤病毒科，有11个RNA片段。直径65nm。分A～G7个组，A、B、C组引起人畜共患病，其他4组引起动物患病。仅A与B导致人类严重发病，A组致婴幼儿腹泻，B组与成年人腹泻有关，C组虽可引起人类腹泻但较少。根据A组中和抗原VP7的多态性，至少可分为14个血清型。

知识点19：轮状病毒感染的实验室检测　　　　副高：掌握　正高：掌握

（1）胶体金标记免疫层析试验测定轮状病毒抗原。

（2）ELISA法测定轮状病毒抗原。

（3）反向间接血凝法测定轮状病毒抗原。

知识点20：腺病毒感染的临床表现　　　　　　副高：了解　正高：熟悉

腺病毒是一种重要的呼吸道病毒，属于腺病毒科人腺病毒属。可导致临床多种疾病。经上呼吸道、眼结膜和消化道感染，引起上呼吸道感染、支气管炎和肺炎、眼结膜炎或角膜结膜炎、脑炎、胃肠炎、多发性关节炎等。

知识点21：腺病毒感染的实验室检测　　　　　副高：掌握　正高：掌握

间接免疫荧光法测定抗腺病毒-抗体。

知识点22：肺炎衣原体感染的临床表现　　　　副高：了解　正高：熟悉

衣原体是介于病毒和细菌之间的一类独立微生物，需要在活细胞内繁殖，不能在人工合成的培养基中生长。现有沙眼、肺炎、鹦鹉热以及牲畜衣原体4个属。肺炎衣原体可造成急、慢性上呼吸道感染，肺炎（占肺炎发病率的10%）、心内膜炎、脑膜炎以及结节性红斑，也参与动脉粥样硬化的发病。

知识点23：肺炎衣原体感染的实验室检测　　　　副高：掌握　正高：掌握

（1）间接ELISA法检测抗肺炎衣原体抗体　①定性试验：以待测血清同阴性对照吸光度比值（P/N）≥2.1判为阳性。②定量试验：抗肺炎衣原体抗体标准品浓度（2；20；200RU/ml）是横坐标，相应的吸光度是纵坐标，制作标准曲线。待测血清中抗肺炎衣原体抗体水平可依据所测吸光度值从标准曲线得出。

（2）间接免疫荧光法测定抗肺炎衣原体抗体　抗肺炎衣原体抗体可导致感染细胞的胞质内包涵体（内为原体与分裂增殖的始体）呈现荧光。细胞间游离的原体也可以呈现荧光。视野中未感染细胞，无荧光。

正常人血清抗肺炎衣原体抗体阴性。

知识点24：肺炎支原体感染的临床表现　　　　副高：了解　正高：熟悉

支原体是一种类似细菌但不具胞壁的原核微生物，能在人工培养基上生长繁殖，直径

50～300nm。支原体种类甚多，对人致病的有肺炎支原体、人型支原体及解脲脲原体等。肺炎支原体引起的主要疾病有原发性非典型肺炎（细支气管炎、支气管周围间质性肺炎）、咽炎以及支气管炎。肺炎支原体主要在气管、支气管和细支气管的上皮细胞内增生，经过10～20天的潜伏期，患者发生一些非特异性症状如头痛和发热，常伴有乏力和干咳。在年轻人和较大的儿童中，有15%～20%的社区获得性肺炎是由肺炎支原体引起。

知识点25：肺炎支原体感染的实验室检测　　　　　副高：掌握　正高：掌握

血清学检查应用冷凝集试验，患者血清在4℃可凝集人O型红细胞，效价＞128有诊断价值，但阳性率仅50%左右。

用ELISA法测定抗肺炎支原体抗体。

知识点26：肺炎支原体感染的实验室诊断　　　　　副高：了解　正高：熟悉

IgM抗体多在初发感染时检测到，所以，高浓度的IgM抗体多频繁地发现于年轻人身上。年龄较大的人由于通常经历了重复感染，其IgM抗体浓度常常很低或检测不到。

在初次感染肺炎支原体时，IgA抗体在发生症状后3周内出现并达到峰值，但是在发生症状的5周后该类抗体效价即开始下降。

抗肺炎支原体IgG抗体较IgA和IgM抗体出现迟，其浓度峰值出现在肺炎支原体感染症状发生后的第五周。很少情况下，肺炎支原体的急性感染并不伴有IgM和IgA抗体的出现，唯有依靠IgG抗体效价的上升方可作出诊断。

知识点27：梅毒螺旋体感染的临床表现　　　　　副高：了解　正高：熟悉

梅毒属于一种性传播疾病，病原体是苍白密螺旋体苍白亚种，又称梅毒螺旋体，主要通过性接触直接传染，手术、输血、哺乳、接触污染物也可被传染。患梅毒的孕妇可通过胎盘感染胎儿，早期可导致胎儿流产、早产，晚期感染的成活胎儿可患先天梅毒。

知识点28：梅毒螺旋体感染的实验室诊断　　　　　副高：掌握　正高：掌握

梅毒的血清学检测根据抗原不同分为以下两类。

（1）非特异性类脂质抗原试验　试验使用的抗原由从牛心肌中提取的心磷脂、胆固醇以及纯化的卵磷脂组成，即类脂质抗原，用于对梅毒筛查。

（2）梅毒螺旋体抗体试验　应用的抗原是梅毒螺旋体的特异成分。此类试验有多种，国际上通用的试验是梅毒螺旋体血凝试验与荧光密螺旋体抗体吸收试验。

第四篇
临床医学检验
临床血液学专业

第二十八章 概 述

第一节 血液学检验国内外现状

| 知识点1：仪器的自动化 | 副高：掌握　正高：熟练掌握 |

仪器的特点是自动化、多功能、多参数、高速度、微量化、智能化和检验结果的高准确度。例如，全自动血细胞分析仪、血小板聚集仪、血小板功能分析仪、血液凝固分析仪、血液流变仪、流式细胞仪、血栓弹力图仪、凝血酶生成仪以及研究分子生物学的仪器（PCR扩增仪、核酸合成仪、DNA测序仪、生物分子图像分析仪以及生物/基因芯片仪）等。

| 知识点2：试剂的多样化 | 副高：掌握　正高：熟练掌握 |

试剂的特点是大规模高科技生产的试剂盒。试剂有高灵敏度、高质量、高特异性的特点，多与仪器匹配，多有质量控制，多为国家标准化委员会批准。

| 知识点3：方法的标准化 | 副高：掌握　正高：熟练掌握 |

因为检测项目的不同，大体上可选用功能检测法、理化检测法、免疫检测法、基因检测法等进行实验检测，这些方法可用国际/国内推荐的方法进行检测。

| 知识点4：全面质量管理 | 副高：掌握　正高：熟练掌握 |

通过实验的室内质控（IQC）、室间质评（EQA），对实验的精密度、敏感度（Sen）、特

异度（Spe）、准确度（Acc）、阴性预测值（Npv）、阳性预测值（Ppv）、阳性似然比（+LR）、阴性似然比（-LR）进行系统评价，以保证检验质量。

第二节　血液学检验的发展趋势

知识点1：新技术、新方法　　　　　　　　　　　　副高：掌握　正高：熟练掌握

方法、技术是检验医学的核心，必须在基础理论的指导之下，按临床需求不断地开创新技术、新方法或者从临床实验的实际出发不断改进原有的实验，使其更加完善、精确。目前已有许多新方法、新技术试用于临床，如分子诊断术、基因诊断术、流式细胞术、芯片诊断术、毛细管电泳术、高压液相色谱术以及分子组学、基因组学、转录组学、蛋白质组学以及代谢组学等。

知识点2：即时检验（POCT）　　　　　　　　　　　副高：掌握　正高：熟练掌握

POCT是由一组简单的实验组成，适用于急诊室、手术室、监护室、病房、家庭等，随时采取标本，即时检测血糖、心肌标志物、血气、凝血、电解质、免疫、感染和药物监控等。POCT的特点是快速、准确、便捷及经济，能即时满足临床的需求，POCT已成为检验医学发展的潮流与热点之一。

知识点3：实验的优化组合应用　　　　　　　　　　副高：掌握　正高：熟练掌握

在循证医学的指导下，将几个实验优化组合成一体应用于临床，以提高实验的敏感性、特异性以及诊断准确率。

知识点4：循证检验医学（EBLM）　　　　　　　　　副高：掌握　正高：熟练掌握

EBLM是循证医学（EBM）的一部分，它是依据大量文献临床研究的最佳证据，结合每例患者的实际表现和所患疾病，明确评估的检验项目与检验结果。按EBM的原则，进行诊断实验的设计、研究、评价以及应用，它为诊断实验的应用带来效果，也是卫生技术评估（HTA）决策的最准确、最直接、最经济以及最有价值的依据。

知识点5：个体化诊断　　　　　　　　　　　　　　副高：掌握　正高：熟练掌握

个体化诊断是一种有针对性、科学性以及连续性的诊断方式。涉及患者过去的和现在的病史和临床情况，涉及患者实验检测、代谢异常、基因突变和对药物的敏感性，以及涉及患者的影像学、病理学等资料，对患者进行全方位、系统性和动态改变的科学诊断。个体化诊断是今后发展的重要方向。

第三节　血液学检验的应用

| 知识点1：临床诊断和鉴别诊断 | 副高：熟悉　正高：掌握 |

血液病的诊断和鉴别诊断很大程度上需借助实验室检查。例如，对造血和淋巴组织疾病的诊断和鉴别诊断，除病史及临床表现外，实验室诊断需包括：

（1）血象（含血涂片）。

（2）骨髓象和细胞化学染色。

（3）骨髓病理切片和电镜检查。

（4）细胞免疫标记。

（5）细胞遗传学和分子遗传学。

（6）分子生物学检查等。利用上述系列检查，可以正确作出临床诊断、分型诊断、临床分期以及鉴别诊断，基本上不会有漏诊和误诊。

| 知识点2：疗效观察 | 副高：熟悉　正高：掌握 |

在患者治疗过程中，需用实验检查作为疗效观察与预后判断的客观指标。例如：急性髓系白血病（AML）

（1）完全缓解（CR）　临床无白血病细胞浸润的症状及体征，生活正常或接近正常；骨髓（BM）象：原始细胞（原粒 I 型＋Ⅱ型，原单＋幼单，或原淋＋幼淋）≤5%，红系和巨核系正常；血象：Hb≥100g/L（男性）或≥90g/L（女性或儿童），中性粒细胞绝对值≥$1.5×10^9$/L，白细胞分类中无白血病细胞，PLT≥$100×10^9$/L。

（2）部分缓解（PR）　BM象中原始细胞＞5%而≤20%，或者临床/血象2项中有1项未达CR标准。

（3）白血病复发　有下列3项之一者即为复发：骨髓原始细胞＞5%但≤20%，经过有效抗白血病治疗一个疗程未能达到骨髓象完全缓解标准者；骨髓原始细胞＞20%；髓外白血病细胞浸润。

（4）持续完全缓解（CCR）　达到CR之日算起，其间无白血病复发达3～5年者。

（5）长期存活　确诊白血病之日起，存活时间≥5年。

（6）临床治愈　停止化疗5年或者无病生存（DFS）≥10年。

| 知识点3：健康普查和遗传咨询 | 副高：熟悉　正高：掌握 |

（1）健康普查　随着生活水平的提高，国家施行健康普查制度。每个职工除做临床普查外，还应做实验室普查，如肝肾功能，血、尿、粪常规，血糖、血脂，肿瘤、肝炎标志物等检查。此外还应做超声、X线胸片以及心电图等检查。发现亚健康状态，及时采取干预措施，预防疾病的发生或者发展。

（2）遗传咨询 对于遗传性疾病，如血友病，依据患者及其家族史，进行携带者的产前基因诊断。发现有病胎儿，在家属知情的情况下，采取措施避免其出生，是目前预防血友病发生的有效措施，对于提高民族健康水平具有重要的现实意义。上海交通大学医学院附属瑞金医院，近年来对450个血友病家系作携带者的产前诊断，迄今准确率达100%，未见误诊及漏诊现象。

知识点4：指导血制品的临床应用　　　　　　　　　副高：熟悉　正高：掌握

根据临床需求和相关血液学检查决定血制品的临床应用，例如：

（1）血小板输注 对于无出血的血小板减少患者，预防性血小板输注的适应证大多定义为血小板数 $< 10 \times 10^9/L$，输注之后使血小板维持在 $> 20 \times 10^9/L$；在有出血症状或者存在出血风险情况下，预防性血小板输注的适应证可以放宽至 $(20 \sim 30) \times 10^9/L$。在血小板减少、血小板功能缺陷患者接受创伤性操作或手术时，可按照病情的需要输注血小板。轻微创伤者血小板数 $> 20 \times 10^9/L$、穿刺者 $> 50 \times 10^9/L$、拔牙者 $\geq 50 \times 10^9/L$、小手术 $\geq 50 \times 10^9/L$、大手术 $\geq 80 \times 10^9/L$、正常分娩 $\geq 50 \times 10^9/L$、剖宫产 $\geq 80 \times 10^9/L$。

（2）凝血酶原复合物（PCC）的应用 PCC因为含凝血因子 II、VII、IX、X，因此临床上多用于血友病B（因子 IX 缺乏症）、存在抑制物的血友病A（因子 VIII 缺乏症）、重症肝病/肝移植、依赖维生素K凝血因子缺乏症、弥散性血管内出血（DIC）以及少见的遗传性凝血因子 II、VII、X 缺乏症等。

在围治疗期，必须监测APTT和FIX：C水平作为制订和调节给药剂量、每日次数与疗程的依据。

知识点5：基础研究和临床研究　　　　　　　　　　副高：熟悉　正高：掌握

在白血病细胞形态学、免疫学以及细胞遗传学（MIC）分型中，细胞遗传学检查不能肯定的或者不能发现的基因异常，可进一步借助分子生物学检查予以发现。比如急性髓系细胞白血病（AML）-M₃型的t（15；17）（q²²；q²¹）易位及其PML/RARα融合基因等；如果PML/RARα融合基因阴性（约占M₃型的10%），则可以再进一步检查RARα伙伴基因所形成的融合基因，它们构成受累基因网络白血病。

目前，已有基因组学（即从生物体单个基因到整体基因组的结构及功能），蛋白质组学（即功能基因组学，是研究细胞内全部蛋白质的组成及其功能），细胞信号转导（是针对细胞外信号所产生的细胞应答反应的全过程）；后遗传学或者表观遗传学（是研究DNA-染色质机构改变与基因调控相互关系的分子生物学分支）及代谢组学等。

第四节　造血和淋巴细胞组织肿瘤的WHO分型标准

知识点1：髓系肿瘤分类的改变　　　　　　　　　　副高：无　正高：熟练掌握

WHO分类（2016）与2008年分类比较，对个别类型的诊断标准做了修订；还确定了一些多通过分子检查而获得的新的预后指标；并且AML、MDS/MPN以及伴嗜酸性粒细胞多髓系肿瘤中增加了新类型。

知识点2：急性髓细胞白血病 　　　　　　　　　　副高：无　正高：熟练掌握

AML伴重现性遗传学异常类别中，由2008年的9个类型增加到2016年的11个。新增的2个分子类型为临时病种（暂定类型）：AML伴BCR-ABL1与AML伴RUNX1突变。AML伴BCR-ABL1为罕见的原发类型，确认目的在于识别可能受益于酪氨酸激酶抑制剂治疗的患者。AML伴RUNX1突变被认为是预后差的类型，见表4-28-1。

表4-28-1　急性髓细胞白血病分类（WHO，2016）

AML伴重现性遗传学异常
　AML伴t（8；21）（q22；q22.1）；RUNX1-RUNX1T1
　AML伴inv（16）（p13.1；q22）或t（16；16）（p13.1；q22）；CBFB-MYH11
　APL伴PML-RARA
　AML伴t（9；11）（p21.3；q23.3）；MLLT3-KMT2A
　AML伴t（6；9）（p2：3；q34.1）；DEK-NUP214
　AML伴inv（3）（q21.3q26.2）或t（3；3）（q21.3；q26.2）；GATA2，MECOM
　AML（原始巨核细胞）伴t（1；22）（p13.3；q13.3）；RBM15-MKL1
　暂定类型：AML伴BCR-ABL1
　AML伴NPM1突变
　AML伴CEBPA双等位基因突变
　暂定类型：AML伴RUNX1突变
AML伴骨髓增生异常相关改变
治疗相关髓系肿瘤
AML非特定类型（NOS）
　AML微分化型
　AML不伴成熟型
　AML伴成熟型
　急性粒单细胞白血病
　急性原始单核细胞白血病/急性单核细胞白血病
　纯红系细胞白血病
　急性原始巨核细胞白血病
　急性嗜碱性粒细胞白血病
　急性全髓增殖伴骨髓纤维化
髓系肉瘤
唐氏综合征相关髓系增殖
　短暂性髓系造血异常
　唐氏综合征相关髓系白血病
原始浆细胞样树突细胞肿瘤
系列未明急性白血病
　急性未分化型白血病
　混合表型急性白血病伴t（9；22）（q34.1；q11.2）；BCR-ABL1
　混合表型急性白血病伴t（v；11q23.3）；KMT2A重排
　混合表型急性白血病，B与髓混合，NOS
　混合表型急性白血病，T与髓混合，NOS

知识点3：骨髓增生异常综合征（MDS）　　　　　　　副高：无　正高：熟练掌握

WHO最新MDS分类见表4-28-2，在新MDS分型中成人MDS分型取消了"难治性贫血""难治性血细胞减少"代以MDS伴各类病态造血或其他特征。

表4-28-2　MDS分型（WHO，2016）

MDS伴单系病态造血（MDS-SLD）

MDS伴环形铁粒幼细胞（MDS-RS），又分2个亚型：伴单系病态造血（SLD）和伴多系病态造血（MLD）

MDS伴多系病态造血（MDS-MLD）

MDS伴原始细胞增多（MEB）

　MDS-EB-1

　MDS-EB-2

MDS伴5q⁻

MDS-U

　RCC，临时病种类型

知识点4：骨髓增殖性肿瘤（MPN）　　　　　　　　副高：无　正高：熟练掌握

MPN包括慢性髓性白血病（CML）、真性红细胞增多症（PV）、原发性骨髓纤维化（PMF）、原发性血小板增多症（ET）、慢性嗜酸粒细胞白血病（CEL）、慢性中性粒细胞白血病（CNL）等，见表4-28-3。

表4-28-3　骨髓增殖性肿瘤（MPN）分类（WHO，2016）

慢性粒细胞白血病，BCR-ABL1阳性（CML）

慢性中性粒细胞白血病（CNL）

真性红细胞增多症（PV）

原发性骨髓纤维化（PMF）

　原发性骨髓纤维化，纤维化前期或早期（PrePMF）

　原发性骨髓纤维化，纤维化期

原发性血小板增多症（ET）

慢性嗜酸粒细胞性白血病，非特定类型（NOS）

骨髓增殖性肿瘤，不能分类型（MPN-U）

知识点5：骨髓增生异常/骨髓增殖性肿瘤（MDS/MPN）　　副高：无　正高：熟练掌握

MDS/MPN包括慢性粒单核细胞白血病（CMML）、非典型慢性髓性白血病（aCML）、骨髓增生异常综合征/不能分类的骨髓增殖性疾病（MDS/MPN-U）、MDS/MPN伴环状铁粒幼红细胞伴血小板增多（MDS/MPN-RS-T，MDS/MPN with ring siderobjasts and thrombocytosis）、青少年粒单核细胞白血病（JMML）。

知识点6：其他髓系肿瘤类型　　　　　　　　副高：无　正高：熟练掌握

其他髓系肿瘤类型包括伴遗传易感性髓系肿瘤、伴嗜酸粒细胞增多和PDGFRA，PDGFRB或FGFR1异常，或PCM1-JAK2髓系或淋系肿瘤、肥大细胞增多症。

知识点7：伴遗传易感性髓系肿瘤　　　　　　　副高：无　正高：熟练掌握

伴遗传易感性髓系肿瘤：虽然大多数MDS或急性白血病的病例是散发病，但是现在越来越清楚一部分病例与胚系或种系突变或携带缺陷的遗传基因有关，并有家族性。2016年修订的WHO分类的主要变化之一，是增加伴遗传易感性髓系肿瘤大类。这一类包括易感性胚系突变背景下发生的MDS、MDS/MPN和急性白血病以及有特定潜在遗传缺陷或易感综合征的髓系肿瘤，见表4-28-4。

表4-28-4　伴遗传易感性髓系肿瘤（WHO，2016）

先前无疾病或器官功能障碍伴胚系突变肿瘤
伴胚系CEBPA突变AML
伴胚系DDX41突变髓系肿瘤
先前有血小板疾病伴胚系突变髓系肿瘤
伴胚系RUNX1突变髓系肿瘤
伴胚系ANKRD26突变髓系肿瘤
伴胚系ETV6突变髓系肿瘤
其他器官功能障碍伴遗传易感性髓系肿瘤
伴胚系GATA2突变髓系肿瘤
骨髓衰竭综合征相关髓系肿瘤
端粒生物学紊乱相关髓系肿瘤
神经纤维瘤病、努南综合征或努南综合征样疾病相关幼年型粒单细胞白血病
唐氏综合征相关髓系肿瘤

知识点8：伴嗜酸粒细胞增多和PDGFRA，PDGFRB或FGFR1异常，或PCM1-JAK2髓系或淋系肿瘤　　　　　　　　副高：无　正高：熟练掌握

伴嗜酸粒细胞增多和PDGFRA，PDGFRB或FGFR1异常，或PCM1-JAK2髓系或淋系肿瘤：2016年修订中，将伴t（8；9）（p22；q24.1）；PCM1-JAK2髓系肿瘤作为一个新的临时病种添加到这一疾病类别中。这一罕见病种的特征是嗜酸粒细胞增多、骨髓红系明显增生和成熟欠佳，淋巴细胞聚集，常伴骨髓纤维化而酷似PMF。这种遗传学异常还罕见于急性原始T淋巴细胞或B淋巴细胞白血病（ALL）且给予JAK抑制治疗有效。其他JAK2重排的肿瘤，如t（9；12）（p24.1；p13.2）：ETV6-JAK2和t（9；22）（p24.1；q11.2）；BCR-JAK2可能也有类似特征，但相当少见，目前仍不列为独立病种。

知识点9：肥大细胞增多症　　　　　　　　　　副高：无　正高：熟练掌握

肥大细胞增多症：自2008年分类后，在肥大细胞增多症的理解上有了重大进展。2016

年肥大细胞增多症分类的类型中，将"系统性肥大细胞增多症伴相关克隆性非肥大细胞性血液疾病（SH-AHNMD）"，改称为"系统性肥大细胞增多症伴相关血液肿瘤（SM-AHN）"。在许多病例中，相关血液肿瘤（AHN）是一个必须治疗的侵袭性肿瘤，在诊断上应明确并按这种疾病的不同表现需要不同的诊断流程。2016年肥大细胞增多症分类见表4-28-5。

表4-28-5　肥大细胞增多症分类（WHO，2016）

皮肤肥大细胞增多症（CM）
系统性肥大细胞增多症（SM）
惰性系统性肥大细胞增多症（ISM）
冒烟性系统性肥大细胞增多症（SSM）
系统性肥大细胞增多症伴相关血液肿瘤（SM-AHN）
侵袭性系统性肥大细胞增多症（ASM）
肥大细胞白血病（MCL）
肥大细胞肉瘤（MCS）

知识点10：淋巴组织肿瘤的分类　　　　　　　　副高：无　正高：熟练掌握

淋巴组织肿瘤的WHO（2016）分类即原始淋巴细胞（前体淋巴细胞）肿瘤、成熟B细胞肿瘤、成熟T/NK细胞肿瘤、霍奇金淋巴瘤（HL）、组织细胞和树突状细胞肿瘤。

知识点11：原始淋巴细胞肿瘤（原始淋巴细胞白血病/淋巴瘤）

　　　　　　　　　　　　　　　　　　　　　　　　副高：无　正高：熟练掌握

自2008年WHO造血和淋巴组织肿瘤第4版出版以来，得益于基因表达分析和下一代测序（NGS）等新技术的应用，增强了对血液肿瘤生物特性方面的鉴别能力，识别了一些具有生物学和预后独特性的病种，见表4-28-6。

表4-28-6　原始淋巴细胞肿瘤分类（WHO，2016）

原始B淋巴细胞白血病/淋巴瘤
原始B淋巴细胞白血病/淋巴瘤，非特定类型（NOS）
原始B淋巴细胞白血病/淋巴瘤伴重现性遗传学异常
原始B淋巴细胞白血病/淋巴瘤伴t（9；22）（q34.1；q11.2）；BCR-ABL1
原始B淋巴细胞白血病/淋巴瘤伴t（v；11q23.3）；KMT2A重排
原始B淋巴细胞白血病/淋巴瘤伴t（12；21）（p13.2；q22.1）；ETV6-RUNX1
原始B淋巴细胞白血病/淋巴瘤伴超二倍体
原始1淋巴细胞白血病/淋巴瘤伴低二倍体
原始B淋巴细胞白血病/淋巴瘤伴t（5；14）（q31.1；q32.3）；IL3-IGH
原始B淋巴细胞白血病/淋巴瘤伴t（1；19）（q23；p13.3）；TCF3-PBX1
暂定类型：原始B淋巴细胞白血病/淋巴瘤，BCR-ABL1样
暂定类型：原始B淋巴细胞白血病/淋巴瘤伴iAMP21
原始T淋巴细胞病/淋巴瘤
暂定类型：早T前体原始淋巴细胞白血病
暂定类型：原始NK淋巴细胞白血病/淋巴瘤

原始淋巴细胞白血病，因习惯称急性原始淋巴细胞白血病（ALL），故WHO仍沿用ALL这一简称。B细胞ALL简称为B-ALL，即原始B淋巴细胞白血病（或称B原始淋巴细胞白血病）；T细胞-ALL简称为T-ALL，即原始T淋巴细胞白血病（或称T原始淋巴细胞白血病）。原始淋巴细胞淋巴瘤与原始淋巴细胞白血病是同一疾病的不同起病形式，以原始淋巴细胞白血病/淋巴瘤称之。WHO分类中，有时也将原始B、T淋巴细胞白血病/淋巴瘤（或称B、T原始淋巴细胞白血病/淋巴瘤）笼统地以B-ALL或T-ALL称之。

在B-ALL中，新增2个重现性遗传学异常的临时病种：①B-ALL伴酪氨酸激酶基因或细胞因子受体基因易位，也称为BCR-ABL1样B-ALL；②B-ALL伴21号染色体内扩增（iAMP21）。

此外，还增加了2种非原始B淋巴细胞白血病/淋巴瘤的临时病种：早T前体原始淋巴细胞白血病（ETP ALL）和原始NK淋巴细胞白血病/淋巴瘤（或称TK细胞原始淋巴细胞白血病/淋巴瘤）。

> **知识点12：成熟B细胞肿瘤、成熟T和NK细胞肿瘤及其他**
>
> 　　　　　　　　　　　　　　　　　　　　　副高：无　　正高：熟练掌握

WHO（2016）成熟B细胞肿瘤分类包括多种类型的非霍奇金淋巴瘤、白血病和浆细胞肿瘤（表4-28-7），成熟T和NK细胞肿瘤分类见表4-28-8。

表4-28-7　成熟B细胞肿瘤分类（WHO，2016）

慢性淋巴细胞白血病/小淋巴细胞淋巴瘤（CLL/SLL）
单克隆B细胞淋巴细胞增多症（MBL）
B幼淋巴细胞白血病（B-PLL）
脾边缘带淋巴瘤（SMZL）
多毛细胞白血病（HCL）
脾B细胞淋巴瘤/白血病，不能分类型
脾弥散性红髓小B细胞淋巴瘤
多毛细胞白血病变异型
淋巴浆细胞淋巴瘤（LPL）
Waldenstrom巨球蛋白血症（WM）
意义未明单克隆免疫球蛋白（丙种球蛋白）病（MGUS），IgM型
μ重链病
g重链病
α重链病
意义未明单克隆免疫球蛋白病（MGUS），IgG/A型
浆细胞骨髓瘤（PCM）
骨孤立性浆细胞瘤
骨外浆细胞瘤
单克隆免疫球蛋白沉积病
结外边缘区黏膜相关淋巴组织淋巴瘤（MALT淋巴瘤）

结内边缘区淋巴瘤

　　儿童结内边缘区淋巴瘤

滤泡淋巴瘤（FL）

　　原位滤泡肿瘤（ISFN）

　　十二指肠型滤泡淋巴瘤

儿童型滤泡淋巴瘤

大B细胞淋巴瘤伴IRF4重排

原发性皮肤滤泡中心淋巴瘤

套细胞淋巴瘤（MCL）

　　原位套细胞肿瘤（ISMCN）

弥散性大B细胞淋巴瘤（DLBCL），NOS

　　生发中心B细胞（GCB）型

　　活化B细胞（ABC）型

富T细胞/组织细胞大B细胞淋巴瘤

原发性中枢神经系统DLBCL

原发性皮肤DLBCL，腿型

EBV$^+$DLBCL，NOS

EBV$^+$黏膜皮肤溃疡（EBV$^+$MCU）

慢性炎症相关DLBCL

淋巴瘤样肉芽肿病

原发性纵隔（胸腺）大B细胞淋巴瘤

血管内大B细胞淋巴瘤

ALK$^+$大B细胞淋巴瘤

原始浆细胞淋巴瘤

原发性渗出性淋巴瘤

H HV8$^+$DLBCL，NOS

Burkitt淋巴瘤

Burkitt样淋巴瘤伴11q异常

高度恶性B细胞淋巴瘤（FIGBL），伴MYC和BCL2和/或BCL6重排

高度恶性B细胞淋巴瘤（FIGBL），NOS

B细胞淋巴瘤，不能分类型（特征介于DLBCL和经典霍奇金淋巴瘤之间）

表4-28-8　成熟T细胞和NK细胞肿瘤分类（WHO，2016）

T幼淋巴细胞白血病

T大颗粒淋巴细胞白血病

NK细胞慢性淋巴增殖性疾病

侵袭性NK细胞白血病

儿童系统性EBV$^+$T细胞淋巴瘤

种痘水疱病样淋巴增殖性疾病

成人T细胞白血病/淋巴瘤

结外NK/T细胞淋巴瘤，鼻型

肠病相关T细胞淋巴瘤

续 表

单形性嗜上皮性肠道T细胞淋巴瘤

胃肠道惰性T细胞淋巴增殖性疾病

肝脾T细胞淋巴瘤

皮下脂膜炎样T细胞淋巴瘤

蕈样肉芽肿

塞扎里综合征

原发性皮肤CD30$^+$T细胞淋巴增殖性疾病

淋巴瘤样丘疹病

原发性皮肤间变性大细胞淋巴瘤

原发性皮肤gdT细胞淋巴瘤

原发性皮肤CD8$^+$侵袭性嗜表皮性细胞毒性T细胞淋巴瘤

原发性皮肤肢端CD8$^+$T细胞淋巴瘤

原发性皮肤CD4$^+$小/中等大小T细胞淋巴增殖性疾病

外周T细胞淋巴瘤，非特定类型（NOS）

血管免疫母细胞T细胞淋巴瘤

滤泡T细胞淋巴瘤

结内外周T细胞淋巴瘤伴TFH表型

间变性大细胞淋巴瘤，ALK$^+$

间变性大细胞淋巴瘤，ALK$^-$

乳房植入物相关变性大细胞淋巴瘤

知识点13：霍奇金淋巴瘤、移植后淋巴增殖性疾病、组织细胞和树突状细胞肿瘤

副高：无　正高：熟练掌握

霍奇金淋巴瘤、移植后淋巴增殖性疾病、组织细胞和树突状细胞肿瘤：与2008WHO分类相比（表4-28-9），霍奇金淋巴瘤（HL）的分类未变，修订将包括关于结节性淋巴细胞为主型HL（NLPHL）的更新。人们早已认识到NLPHL可以有不同的生长模式，其中包括一些伴弥漫区域和/或大量T细胞。修订版将推荐称为NLPHL的THRLBCL样转化，NLPHL转化为DLBCL应根据WHO标准（THRLBCL是大B细胞淋巴瘤的一种类型）。

表4-28-9　霍奇金淋巴瘤、组织细胞和树突状细胞肿瘤分类（WHO，2016）

霍奇金淋巴瘤

结节性淋巴细胞为主型霍奇金淋巴瘤

经典霍奇金淋巴瘤

结节硬化型经典霍奇金淋巴瘤

富淋巴细胞型经典霍奇金淋巴瘤

混合细胞型经典霍奇金淋巴瘤

淋巴细胞消减型经典霍奇金淋巴瘤

移植后淋巴增殖性疾病（PTLD）

浆细胞增生性PTLD

传染性单核细胞增多症样PTLD

鲜红滤泡增生性 PTLD

多形性 PTLD

单形性 PTLD（B 和 T/NK 细胞类型）

经典霍奇金淋巴瘤 PTLD

组织细胞和树突状细胞肿瘤

组织细胞肉瘤

朗格汉斯细胞组织细胞增生症

朗格汉斯细胞肉瘤

不确定的树突状细胞肿瘤

指状树突状细胞肉瘤

滤泡树突状细胞肉瘤

成纤维细胞网状细胞瘤

播散性幼年黄色肉芽肿

Erdheim-Chester 病

第二十九章 造血系统与造血检验

第一节 造血系统基础

| 知识点1：血细胞的发育 | 副高：熟练掌握　正高：熟练掌握 |

血细胞的发育是连续的，主要包括血细胞的增生、分化、成熟和释放过程。

（1）血细胞的增殖　是指血细胞借助分裂而使其数量增加的现象。

（2）血细胞的分化　指的是分裂后产生新的子细胞，子细胞在生物学性状上产生了新的特点，也就是通过特定基因的表达、合成了特定的蛋白质，与原来的细胞有了质的不同。

（3）血细胞的成熟　指的是细胞定向分化后通过增生及演变，由原始细胞经幼稚细胞到成熟细胞的全过程。成熟包含在整个细胞发育过程中。通常来讲，细胞的每一次有丝分裂都伴有细胞的成熟。血细胞越成熟，其形态特征越明显，其功能也就越完善。

（4）血细胞的"释放"　是终末细胞经过骨髓屏障进入血液循环的过程。骨髓造血是血管外造血，成熟的血细胞需要经过骨髓-血屏障进入外周血循环，而未成熟的幼稚细胞不能随意进入血液循环。

| 知识点2：血细胞发育成熟的一般规律 | 副高：熟练掌握　正高：熟练掌握 |

血细胞的发育成熟是一个连续的过程，只是为了研究人为地划分为各个阶段。在细胞分类中，处于发育阶段之间的细胞通常划入下一阶段。血细胞发育过程中的形态演变规律见表4-29-1。

表4-29-1　血细胞发育过程中形态演变一般规律

项　目	原始→幼稚→成熟	备　注
细胞大小	大→小	巨核细胞由小变大，早幼粒细胞比原始粒细胞大
核大小	大→小	成熟红细胞核消失
核形态	规则→不规则（如：圆→凹陷→分叶）	有的细胞不分叶
核染色质	细致→粗糙，疏松→致密	
核染色	淡紫色→深紫色	
核膜	不明显（薄）→明显（厚）	
核仁	有→无	
胞质量	少→多	小淋巴细胞胞质少
胞质颜色	深蓝→浅蓝→红	
胞质颗粒	无→少→多	红细胞系统无颗粒，粒细胞特异性颗粒分为3种
核质比例	大→小	

第二节 造血检验基本方法

知识点1：血细胞形态学特点　　　　　　　副高：熟练掌握　正高：熟练掌握

骨髓中血细胞根据细胞发育阶段分为原始细胞、幼稚细胞及成熟细胞，三个阶段细胞形态的基本特点是：

（1）原始细胞　胞体较大，胞质少，呈蓝色，胞质中无颗粒或有少许细小的颗粒，胞核大，多数呈圆形或类圆形，核质比大，染色质细致，常有清楚核仁。

（2）幼稚细胞　胞体中等大小，胞质增多，胞质仍呈嗜碱性（即蓝色），胞质中多数有颗粒（有核红细胞例外），胞核圆形或非圆形，染色质较细致、较粗，多数无核仁。

（3）成熟细胞　胞体较小，胞质多，胞质多数呈淡蓝色、淡红色，胞质中多数有颗粒（红细胞外），胞核变小（红细胞和血小板无核），核质比小（小淋巴细胞例外），胞核呈分叶、扭曲或有切迹等，染色质粗，无核仁。

知识点2：红细胞系统发育阶段　　　　　　　副高：掌握　正高：熟练掌握

红细胞系统逐渐分化发育，分为原始红细胞、早幼红细胞、中幼红细胞、晚幼红细胞和红细胞5个阶段。前4个阶段为有核红细胞，红细胞包含了未完全成熟的网织红细胞和完全成熟的红细胞。

知识点3：原始红细胞形态学特征　　　　　　副高：掌握　正高：熟练掌握

①胞体：直径15～25μm，圆形或椭圆形，边缘常有钝角状或瘤状突起。②胞核：圆形、居中，核染色质呈颗粒状（较粗），核仁1～2个，大小不一，染浅蓝色，边界不清楚。③胞质：较多，深蓝色，不透明，有油画蓝感，在核周围常形成淡蓝区，无颗粒。

知识点4：早幼红细胞形态学特征　　　　　　副高：掌握　正高：熟练掌握

①胞体：直径15～20μm，圆形或椭圆形。②胞核：圆形，居中，核染色质浓集呈粗颗粒状，甚至小块状，核仁模糊或消失。③胞质：略增多，染不透明蓝或深蓝色，无颗粒，仍可见瘤状突起及核周淡蓝区。

知识点5：中幼红细胞形态学特征　　　　　　副高：熟练掌握　正高：熟练掌握

①胞体：直径8～15μm，圆形。②胞核：居中，占细胞的1/2，核染色质凝聚呈块状，其副染色质明显且较透亮，宛如打碎墨砚感，核仁无。③胞质：多，无颗粒，由于血红蛋白形成逐渐增多而嗜碱性物质逐渐减少，故呈多色性。

知识点6：晚幼红细胞形态学特征　　　　副高：熟练掌握　正高：熟练掌握

①胞体：直径7～10μm，圆形。②胞核：圆形，居中或偏位，占细胞1/2以下，核染色质聚集成数个大块或凝缩成紫黑色团块状，副染色质可见或消失，有时胞核碎裂或正处在脱核状态。③胞质：量较多，浅灰或浅红色，无颗粒。

知识点7：红细胞形态学特征　　　　　　副高：掌握　正高：熟练掌握

红细胞为两面微凹盘状的细胞，无核，胞质淡红色或灰红色，中央部分可见淡染区，平均直径7.2μm。

知识点8：网织红细胞形态学特征　　　　副高：掌握　正高：熟练掌握

①胞体：直径8～9μm，圆形。②胞核：圆形，经煌焦油蓝活体染色后，细胞内可看到蓝紫色点粒状、线状或网状结构。

知识点9：粒细胞分化发育阶段　　　　　副高：掌握　正高：熟练掌握

粒细胞分化发育阶段包括原始粒细胞、早幼粒细胞、中幼粒细胞、晚幼粒细胞、杆状核粒细胞、分叶核粒细胞。

知识点10：原始粒细胞形态学特征　　　　副高：掌握　正高：熟练掌握

①胞体：直径10～20μm，圆形或类圆形。②胞核：较大，圆形或类椭圆形，居中或略偏位，染色质呈细粒状，排列均匀、平坦如一层薄纱，无浓集，核仁2～5个、较小、清楚、淡蓝色。③胞质：较少，呈透蓝色或深蓝色，绕于核周，有时在近核处胞质色较淡，无颗粒或有少许细小颗粒。

知识点11：早幼粒细胞形态学特征　　　　副高：掌握　正高：熟练掌握

①胞体：直径12～25μm，圆形或椭圆形。②胞核：大，圆形或椭圆形或一侧微凹陷，核常偏一侧，染色质开始聚集，核仁常可见且较清晰。③胞质：量较多，呈蓝或深蓝色，胞质内含大小、形态和多少不一的紫红色非特异颗粒，分布不均，常于近核一侧先出现，有时可出现在核上。

知识点12：中幼粒细胞形态学特征　　　　副高：掌握　正高：熟练掌握

（1）中性中幼粒细胞　①胞体：直径10～20μm，圆形。②胞核：椭圆形或一侧开始偏平，可能出现凹陷，其凹陷程度与假想圆形核直径之比常小于1/2，核常偏于一侧，占细胞的 2/3 ~ 1/2，染色质聚集呈索块状，核仁消失。③胞质：量多，呈蓝色、淡蓝色，内含中等量、大小较一致、分布集中的中性颗粒，呈淡红色或淡紫红色，常在近核处出现，而非特异性颗粒常分布在细胞边缘区域。

（2）嗜酸性中幼粒细胞　①胞体：直径 10 ~ 20μm，圆形。②胞核：相似于中性幼粒细胞。③胞质：量多，呈蓝色，内含较丰富的粗大、大小一致、排列紧密的嗜酸性颗粒，呈橘红色，有的胞质中还可见紫黑色颗粒，似嗜碱性颗粒。

（3）嗜碱性中幼粒细胞　①胞体：直径 10 ~ 16μm。②胞核：椭圆形，轮廓不清楚，核染色质较模糊。③胞质：中等，蓝色，胞质内及核上含有数量不多、粗大、形态不一、大小不一、排列凌乱的嗜碱性颗粒，呈紫黑色或深紫红色。

知识点 13：晚幼粒细胞形态学特征　　　副高：掌握　正高：熟练掌握

（1）中性晚幼粒细胞　①胞体：直径为 10 ~ 16μm，圆形。②胞核：明显的凹陷呈肾形、马蹄形、半月形，但核凹陷的程度一般不超过细胞核假想直径的一半，也有的呈圆形、椭圆形。核染色质粗糙，排列紧密，浓集呈大小不等的几块并出现副染色质，核仁消失。③胞质：量较多，染浅红色，充满中性颗粒，颗粒颜色较中幼阶段浅。

（2）嗜酸性晚幼粒细胞　①胞体：直径 10 ~ 16μm，圆形。②胞核：居中或偏于一侧，呈肾形或椭圆形。③胞质：充满嗜酸性颗粒，颗粒粗大呈橘红色，大小一致，但有时见到深褐色或棕黄色颗粒。

（3）嗜碱性晚幼粒细胞　①胞体：直径 10 ~ 14μm，圆形。②胞核：固缩同中性晚幼粒细胞，轮廓模糊。③胞质：胞质内及核上含有少量的、分布不均的嗜碱性颗粒。

知识点 14：杆状核粒细胞形态学特征　　　副高：掌握　正高：熟练掌握

（1）中性杆状核粒细胞　①胞体：直径为 10 ~ 15μm，圆形。②胞核：凹陷程度超过假想核直径的一半，核径最窄处大于最宽处 1/3 以上，核形弯曲呈带状、S 形、U 形或 E 形，两端钝圆无折叠，粗细较均匀，染深紫红色，核染色质粗糙呈块状，可出现副染色质。③胞质：丰富，呈淡红色或淡蓝色，充满中性颗粒。

（2）嗜酸性杆状核粒细胞　①胞体：直径 11 ~ 15μm，圆形。②胞核：相似于中性粒细胞。③胞质：充满粗大的橘红色或棕黄色的嗜酸性颗粒。

（3）嗜碱性杆状核粒细胞　胞体直径 10 ~ 12μm，胞质和细胞核上常覆盖有紫黑色的、大小不均、数量不等的嗜碱性颗粒，使细胞核结构模糊不清，常无法从细胞质中区分出来。

知识点 15：分叶核粒细胞形态学特征　　　副高：掌握　正高：熟练掌握

（1）中性分叶核粒细胞　①胞体：直径 10 ~ 14μm，圆形。②胞核：呈分叶状，常分为 2 ~ 5 叶，由细丝相连或完全分开，细胞核的分叶有时重叠在一起，可有明显的切迹，注意与杆状核粒细胞的区别。核染色质浓集或呈块状，染深紫红色，可出现副染色质。③胞质：丰富，染淡红色，质内有细小的淡紫红色或灰红色的中性颗粒。

（2）嗜酸性分叶核粒细胞　①胞体：直径为11～16μm，圆形。②胞核：多分2叶，如眼镜或耳麦，其他同中性分叶核粒细胞。③胞质：内充满粗大的嗜酸性颗粒。

（3）嗜碱性分叶核粒细胞　①胞体：直径为10～12μm，圆形。②胞核：可分3～4叶或分叶不明显，呈融合堆积状。③胞质：内含有大小不一、分布不均的嗜碱性颗粒，呈紫黑色，多覆盖在核上，常无法区分开细胞核和细胞质，难以确定是哪一个阶段的细胞。

知识点16：单核细胞系统形态学特征　　　　副高：掌握　正高：熟练掌握

（1）原始单核细胞　①胞体：直径为15～20μm，圆形、不规则形，可有伪足伸出。②胞核：较大，圆形、类圆形或不规则形，可有扭曲和折叠。核染色质纤细，呈稀疏颗粒状或疏松网状，结构不清晰，核仁1～3个，大而清晰，且常不规则，有凹陷感。③胞质：较其他原始细胞丰富，呈蓝色或灰蓝色，不透明。

（2）幼稚单核细胞　①胞体：直径为15～25μm，圆形或不规则形，有时可见伪足。②胞核：圆形或不规则形，可呈扭曲折叠状，有凹陷或切迹。核染色质较原始单核细胞粗糙、疏松，呈细小索块状或丝网状，核仁可见或无。③胞质：较多，染灰蓝色，可见细小染紫红色的非特异性颗粒。

（3）成熟单核细胞　①胞体：直径为12～20μm，圆形或不规则，常可见伪足。②胞核：形态不规则，常呈肾形、S形、马蹄形、分叶形、笔架形等，且有明显的折叠和扭曲。核染色质呈细而疏松丝网状或条索状。③胞质：丰富，染灰蓝色或淡粉红色，如毛玻璃状半透明，胞质内有更多细小的灰尘样淡紫红色非特异性颗粒，有时偶见空泡，伪足内常无颗粒，胞质中有颗粒，胞质可有明显的内、外质之分。

知识点17：巨核细胞系统分化发育阶段　　　　副高：掌握　正高：熟练掌握

巨核细胞系统的分化发育阶段分为：原始巨核细胞、幼稚巨核细胞、颗粒型巨核细胞、产血小板型巨核细胞、裸核型巨核细胞、血小板。

知识点18：原始巨核细胞形态学特征　　　　副高：掌握　正高：熟练掌握

①胞体：直径15～30μm，圆形或不规则形。②胞核：1～2个，较大，呈圆形或不规则形，常有凹陷折叠。核染色质细致而紧密，分布不均，呈深紫红色或紫褐色，核仁2～3个，染蓝色或深蓝色，常不清晰。③胞质：量少，细胞周边常见指状突起，染深蓝色，不透明，无颗粒，细胞周边有时可见少许血小板附着，核周可有淡染区。

知识点19：幼稚巨核细胞形态学特征　　　　副高：掌握　正高：熟练掌握

①胞体：明显增大，直径为30～50μm，常不规则。②胞核：常不规则，可出现分叶、

折叠和扭曲,有时呈双核或多核,染深紫红色。核染色质颗粒状或细小索块状,排列紧密,核仁可有可无,常不清晰。③胞质:较丰富,染深蓝色或淡蓝色,常有伪足样突起,近核处颜色变浅,呈淡蓝色或淡红色,可有少许淡紫红色的非特异性颗粒。

知识点20:颗粒型巨核细胞形态学特征　　　　副高:掌握　正高:熟练掌握

①胞体:直径为40~70μm,甚至可达100μm,不规则,胞膜完整。②胞核:巨大,呈不规则形或分叶状,常有重叠。核染色质粗糙,排列紧密呈粗块状或条索状,染深紫红色,核仁无。③胞质:极其丰富,呈淡红色或夹杂有蓝色,充满大量较细小均匀的紫红色颗粒。

知识点21:产血小板型巨核细胞形态学特征　　　　副高:掌握　正高:熟练掌握

①胞体:直径为40~70μm,甚至可达100μm,不规则。②胞核:巨大且不规则,常有明显分叶和重叠。核染色质呈条状或块状,染深紫红色,核仁无。③胞质:极其丰富,染均匀淡红色,内有大小不等的紫红色颗粒,胞膜不清晰,多呈伪足状,其内侧及外侧常有待释放和释放的血小板。

知识点22:裸核型巨核细胞形态学特征　　　　副高:掌握　正高:熟练掌握

血小板释放后,巨核细胞仅剩一胞核,胞核同产血小板型巨核细胞,无或有少许胞质。

知识点23:血小板形态学特征　　　　副高:掌握　正高:熟练掌握

①胞体:直径2~4μm,呈椭圆形、星形或不规则形。②胞质:染淡蓝色或淡红色,中心部位有形态不一、细小、分布不均匀的紫红色颗粒。由于血小板离体活化后有聚集作用,故骨髓涂片或血涂片上的血小板常成簇、成堆存在,无胞核。

知识点24:淋巴细胞系统分化发育阶段　　　　副高:掌握　正高:熟练掌握

淋巴细胞系统分化发育阶段分为原始淋巴细胞、幼稚淋巴细胞、淋巴细胞。

知识点25:原始淋巴细胞形态学特征　　　　副高:掌握　正高:熟练掌握

①胞体:直径10~18μm,圆形或类圆形。②胞核:呈圆形或类圆形,居中或稍偏位。核染色质呈颗粒状,较原始粒细胞粗,排列均匀,核仁1~2个,较清楚,核仁周边可有染色质而使核仁周边染色较深。③胞质:较少,染蓝色或天蓝色,近核处可有淡染区,无颗粒。

知识点26：幼稚淋巴细胞形态学特征　　　　　副高：掌握　正高：熟练掌握

①胞体：直径12～16μm，圆形或类圆形。②胞核：呈圆形或类圆形，常偏位。核染色质较原始淋巴细胞粗，排列紧密而均匀。③胞质：较原始淋巴细胞多，染淡蓝色，可有少许非特异性颗粒。

知识点27：淋巴细胞形态学特征　　　　　　　副高：掌握　正高：熟练掌握

（1）大淋巴细胞　①胞体：直径为12～15μm，圆形或类圆形。②胞核：呈圆形或类圆形，核染色质排列紧密，可有切迹。③胞质：较丰富，染淡蓝色，透明，胞质常有少许非特异性颗粒。

（2）小淋巴细胞　①胞体：直径为6～9μm，圆形或类圆形。②胞核：呈圆形或类圆形，常有小切迹，核染色质致密，聚集成块。③胞质：量少或近似无质，染蓝色或淡蓝色，一般无颗粒。

知识点28：浆细胞分化发育阶段　　　　　　　副高：掌握　正高：熟练掌握

浆细胞系统分化发育阶段分为原始浆细胞、幼稚浆细胞、浆细胞。

知识点29：原始浆细胞形态学特征　　　　　　副高：掌握　正高：熟练掌握

①胞体：直径14～25μm，圆形或椭圆形。②胞核：圆形，占胞体直径的2/3以上，偏位或居中。核染色质呈密集的粗颗粒状，染深紫红色，核仁2～5个，不清晰。③胞质：量较多，染不透明深蓝色，有核旁淡染区，无颗粒，有泡沫感。

知识点30：幼稚浆细胞形态学特征　　　　　　副高：掌握　正高：熟练掌握

①胞体：直径12～16μm，常呈椭圆形。②胞核：圆或椭圆，约占胞体直径的1/2，常偏位。核染色质较原始浆细胞粗糙而紧密，开始出现聚集，染深紫红色，核仁无或模糊可见。③胞质：丰富，染深蓝色或蓝紫色，不透明，常有泡沫感及核旁淡染区。

知识点31：浆细胞形态学特征　　　　　　　　副高：掌握　正高：熟练掌握

①胞体：直径8～15μm，大小不一，椭圆形或不规则形，常呈火焰状。②胞核：明显缩小，较圆，常偏位，偶见双核或三核。核染色质浓密聚集呈块状，副染色质呈淡红色，其核形似龟背状，少数呈车轮状排列，核仁无（有时可见假核仁）。③胞质：丰富，染深蓝色、蓝紫色甚至红色不一，有时胞质边缘呈红色或红蓝相混的蓝紫色，不透明，有泡沫感，核旁有明显的半月形淡染区，胞质内偶见少许非特异性颗粒。

知识点32：造血组织内其他细胞　　　　　副高：掌握　正高：熟练掌握

造血组织内其他细胞包括：内皮细胞、成纤维细胞及纤维细胞、组织嗜碱细胞、组织嗜酸细胞、吞噬细胞、成骨细胞、破骨细胞、脂肪细胞。

知识点33：内皮细胞形态学特征　　　　　　副高：掌握　正高：熟练掌握

①胞体：直径为$25\sim30\mu m$，形态极不规则，多呈梭形或长尾形。②胞核：圆或椭圆形，核染色质呈粗颗粒网状，较疏松，核仁多无。③胞质：量较少，分布于细胞的一端或两端，呈棉絮状，染淡蓝或淡红色，可有细小而稀疏的紫红色非特异性颗粒。

知识点34：成纤维细胞及纤维细胞形态学特征　　副高：掌握　正高：熟练掌握

分为纤维细胞与成纤维细胞两种类型。纤维细胞功能不活跃，细胞轮廓不明显，涂片时常被拉成长条状，长轴可达$200\mu m$以上，细胞质较成纤维细胞少，核呈椭圆形，常有多个至数十个，大小形态相同。核染色质呈细或粗网状，核仁不明显。成纤维细胞是活动旺盛的细胞。①胞体：常不规则，有突起，胞体和胞核较大，轮廓清楚。②胞质：多，呈弱嗜碱性。③核仁：$1\sim2$个，大而明显。成纤维细胞具有较强的蛋白质合成和分泌功能，能合成纤维基质、胶原蛋白、弹性蛋白等。此两型细胞可互相转化。

知识点35：组织嗜碱细胞形态学特征　　　　副高：掌握　正高：熟练掌握

又称肥大细胞。①胞体：直径为$12\sim20\mu m$，呈多角形、梭形、蝌蚪形、椭圆形或"拨浪鼓"形。②胞核：较小，圆形或椭圆形，居中或偏位，部分或全部被颗粒遮盖。核染色质模糊，结构常不清楚，染深紫红色或紫褐色。③胞质：较丰富，充满排列紧密、大小一致、染深紫黑色或紫红色的嗜碱性颗粒。

知识点36：组织嗜酸细胞形态学特征　　　　副高：掌握　正高：熟练掌握

大小和形态与网状细胞相似。①胞体：直径$20\sim50\mu m$，为圆形或不规则形。②胞质：丰富，呈淡蓝色或嗜多色性，含大量较粗大的橘红色嗜酸性颗粒，颗粒大小一致，略小于正常嗜酸性颗粒，边缘着色深，中央着色浅，颗粒中含有多种酶类、糖类以及脂类。

知识点37：组织细胞形态学特征　　　　　　副高：掌握　正高：熟练掌握

旧称网状细胞。①胞体：大小不一，长椭圆形或不规则形，长轴可达$20\sim50\mu m$，边缘多不整齐，呈撕纸状。②胞核：圆形或椭圆形，核染色质呈粗网状，核仁常为$1\sim2$个，可有可无，呈清晰的蓝色。③胞质：丰富，染淡蓝色或淡灰蓝色，可有少许非特异性颗粒，有时含有吞噬的色素颗粒、血细胞、细胞碎片、脂肪滴、细菌等。

知识点38：吞噬细胞形态学特征	副高：掌握 正高：熟练掌握

①胞体：形态极不一致，与其吞噬物的种类、多少有关。②胞核：圆形、椭圆形或不规则形，核形不定，呈单核或双核，核仁有或无，核常被挤压至细胞一侧，核染色质固缩成团块状。③胞质：多少不一，染淡蓝色或淡红色，常有空泡并有数量不等的吞噬物。

知识点39：成骨细胞形态学特征	副高：掌握 正高：熟练掌握

①胞体：直径为20~40μm，椭圆形或不规则形，常多个成簇分布，有时单个存在。②胞核：圆形或椭圆形，常偏于一侧，核染色质呈深紫红色，排列呈粗网状。核仁1~3个，清晰，呈蓝色。③胞质：丰富，染深蓝色或淡蓝色，呈棉絮状，胞质内常有浅染区域。

知识点40：破骨细胞形态学特征	副高：掌握 正高：熟练掌握

①胞体：直径为60~100μm，形态不规则，边缘清楚或不整齐如撕纸状。②胞核：较多，常3~100个不等，圆形或椭圆形，彼此独立，无核丝相连，大小、形态相似。核染色质呈粗网状。核仁1~2个，呈较清晰的蓝色。③胞质：丰富，呈淡蓝色、灰蓝色或淡红色，中间有大量大小不等、分布稀疏的紫红色颗粒。

知识点41：脂肪细胞形态学特征	副高：掌握 正高：熟练掌握

①胞体：直径30~50μm，圆形或椭圆形，胞膜易破裂。②胞核：较小，形状常不规则，易被挤到一边，染色质致密呈团块状或粗网状，核仁无。③胞质：丰富，充满大小不一的脂肪空泡，染蓝色、淡粉红、浅紫色或无色，中间似有网状细丝相连，为细胞质成分。

知识点42：退化细胞及涂抹细胞形态学特征	副高：掌握 正高：熟练掌握

（1）退化淋巴细胞（又称"篮细胞"） 细胞破裂散开，且胞体大小不一。细胞推片时易碎，胞核肿胀，染色质结构模糊，呈均匀的淡紫红色，有时可见假核仁。细胞可被拉成扫帚状，形态如竹篮，因此又称"篮细胞"。

（2）Ferrata细胞 胞体较大，边缘不整，呈推散状或撕纸状。胞核大，圆形或椭圆形，常偏于一侧，核染色质呈弥漫的团块状或粗网状，染淡紫红色，可有空泡。可见1~3个不等的核仁。胞质呈淡蓝色或淡灰蓝色，含有一定量的非特异性颗粒，形态常为圆形，大小不等，染深紫红或紫红色。

知识点43：骨髓有核细胞增生程度　　　　　副高：掌握　　正高：熟练掌握

（1）增生极度活跃　反映骨髓造血功能亢进，常见于各种急性与慢性白血病、淋巴瘤骨髓浸润以及某些增生性贫血等。

（2）增生明显活跃　表明骨髓造血功能旺盛，常见于溶血性贫血、缺铁性贫血、失血性贫血、巨幼细胞性贫血、骨髓增生异常综合征、慢性淋巴细胞性白血病、类白血病反应、真性红细胞增多症、原发性免疫性血小板减少症以及化疗后恢复期等。

（3）增生活跃　表明骨髓造血功能基本正常，常见于正常骨髓象、多发性骨髓瘤、不典型再生障碍性贫血、骨髓转移癌早期等。

（4）增生低下　反映骨髓造血功能下降，常见于再生障碍性贫血、放疗和化疗后、骨髓被稀释等。

（5）增生极度低下　表明骨髓造血功能极度低下甚至衰竭，常见于再生障碍性贫血、放疗和化疗后以及骨髓稀释等。

知识点44：粒红比值　　　　　　　　　　副高：掌握　　正高：熟练掌握

（1）粒红比值正常　粒细胞和有核红细胞比例正常或两种同时增加或者减少。常见于正常人、再生障碍性贫血、多发性骨髓瘤、骨髓硬化症、骨髓转移癌、红白血病、恶性组织细胞增生症、淋巴细胞性白血病、戈谢病、尼曼匹克病及传染性单核细胞增多症等。

（2）粒红比值减低　指粒红比值＜2：1，是因为粒系细胞减少或有核红细胞增多所致。常见于粒细胞缺乏症、溶血性贫血、放射病早期、急性失血、巨幼细胞性贫血、缺铁性贫血、脾功能亢进及真性红细胞增多症等。

（3）粒红比值增加　指粒红比值＞5：1，因为粒细胞增多或有核红细胞减少所致。常见于急性和慢性白血病、感染特别是化脓性感染、类白血病反应尤其是中性和嗜酸性粒细胞类白血病反应、红细胞生成减少或者受抑制如单纯红细胞再生障碍性贫血等。

知识点45：红细胞系统改变　　　　　　　副高：掌握　　正高：熟练掌握

（1）骨髓有核红细胞增多及形态改变　①以原始及早幼红细胞增多为主，常见于急性红白血病，常会伴有原始和幼稚红细胞的巨幼样变、双核和多核、核畸形和核质发育不平衡等改变。②以中幼红细胞和晚幼红细胞增多为主，常见于增生性贫血如溶血性贫血、巨幼细胞性贫血、急性失血性贫血、原发性免疫性血小板减少症的急性期、珠蛋白生成障碍性贫血、慢性感染性贫血、慢性肾衰竭（红细胞体积小，血红蛋白合成不足）、放射病早期等。③以晚幼红细胞增多为主，常见于慢性失血性贫血、缺铁性贫血、铁粒幼红细胞性贫血等。④各阶段红细胞增多，常见于真性红细胞增多症、铅中毒、红细胞系统增生性反应、急性骨髓纤维化早期等。⑤铁粒幼红细胞增多，常见于铁粒幼红细胞性贫血、骨髓增生异常综合征等。⑥巨幼红细胞增多，常见于巨幼细胞性贫血、恶性贫血、胃癌、胃切除术后等。

（2）骨髓有核细胞减少　常见于纯红细胞再生障碍性贫血、再生障碍性贫血、骨髓转移癌以及多发性骨髓瘤等。

知识点46：粒细胞系统改变　　副高：掌握　正高：熟练掌握

（1）粒细胞增多　①以原始粒细胞增多为主：常见于慢性粒细胞白血病急粒变、急性粒细胞白血病、急性粒-单核细胞白血病等。②以早幼粒细胞增多为主：常见于急性早幼粒细胞白血病（M_3型）、急性粒细胞白血病部分成熟型（M_{2a}）、急性红白血病、慢性粒细胞白血病、粒细胞缺乏症恢复期以及早幼粒细胞类白血病反应等。③以中性中幼粒细胞增多为主：常见于急性粒细胞白血病部分成熟型（M_{2b}）、类白血病反应、慢性粒细胞白血病、尿毒症、糖尿病酮症酸中毒、汞中毒、洋地黄中毒及异种蛋白注射等。④嗜碱性粒细胞增多：常见于嗜碱性粒细胞性白血病、慢性粒细胞白血病等。⑤嗜酸性粒细胞增多：常见于嗜酸性粒细胞性白血病、变态反应性疾病、慢性粒细胞白血病、寄生虫感染、霍奇金淋巴瘤、真性红细胞增多症、某些皮肤病等。

（2）粒细胞减少　常见于粒细胞减少症和粒细胞缺乏症、再生障碍性贫血、放射病以及急性造血停滞等。

知识点47：巨核细胞系统改变　　副高：掌握　正高：熟练掌握

（1）巨核细胞增多　常见于原发性免疫性血小板减少症、慢性粒细胞白血病、骨髓增生异常综合征、Evans综合征、原发性血小板增多症、真性红细胞增多症、急性血管内溶血、急性骨髓纤维化早期、急性大出血、急性感染、脾功能亢进等。

（2）巨核细胞减少　常见于再生障碍性贫血、骨髓病性贫血、急性白血病、骨髓纤维化、骨髓硬化症、先天性巨核细胞缺乏症、化学中毒、急性感染、药物中毒、放射病及某些肝硬化等。

知识点48：淋巴细胞系统改变　　副高：掌握　正高：熟练掌握

（1）以原始淋巴细胞和幼稚淋巴细胞增多为主　常见于急性淋巴细胞白血病、慢性淋巴细胞白血病、慢性淋巴细胞白血病急性变、淋巴肉瘤及淋巴肉瘤性白血病、原始淋巴细胞性淋巴瘤、慢性粒细胞白血病急淋变等。

（2）以成熟淋巴细胞增多为主　常见于传染性淋巴细胞增多症、传染性单核细胞增多症、慢性淋巴细胞白血病、淋巴细胞型类白血病反应、巨滤泡性淋巴瘤、淋巴细胞性淋巴肉瘤、病毒感染和再生障碍性贫血（相对增多）等。

知识点49：单核细胞系统改变　　副高：掌握　正高：熟练掌握

（1）以原始和幼稚单核细胞增多为主　常见于急性单核细胞白血病（M_5）、急性粒-单核细胞白血病（M_4）、慢性粒细胞白血病急单变以及骨髓增生异常综合征等。

（2）以成熟单核细胞增多为主　常见于慢性单核细胞性白血病、单核细胞型类白血病反应、慢性粒-单核细胞白血病、某些恶性肿瘤、化疗和放疗恢复期、亚急性细菌性心内膜炎、黑热病、疟疾、伤寒、结核病、结节病、系统性红斑狼疮、病毒感染、肝硬化、类风湿关节炎、溃疡性结肠炎等。

知识点50：浆细胞系统改变　　　　　　　　　　　　副高：掌握　正高：熟练掌握

（1）恶性增多　常见于多发性骨髓瘤及浆细胞性白血病等。

（2）良性增多　常见于结缔组织病如急性风湿热、类风湿关节炎、强直性脊柱炎、溃疡性结肠炎；感染如肉芽肿、传染性单核细胞增多症、麻疹、淋巴肉芽肿；过敏性疾病如血清病、药物过敏；恶性疾病如白血病、肿瘤、淋巴瘤；其他如再生障碍性贫血、肝硬化、粒细胞缺乏症、巨球蛋白血症等。

知识点51：组织细胞改变　　　　　　　　　　　　副高：掌握　正高：熟练掌握

（1）恶性增多　常见于恶性组织细胞增生症及组织细胞性肉瘤等。

（2）良性增多　常见于伤寒、结核病、败血症、黑热病、亚急性细菌性心内膜炎、病毒性肝炎、真性红细胞增多症、恶性贫血、原发性免疫性血小板减少症、多发性骨髓瘤以及巨球蛋白血症等。

知识点52：正常骨髓象特征　　　　　　　　　　　　副高：掌握　正高：熟练掌握

（1）骨髓有核细胞　骨髓有核细胞增生活跃。

（2）粒红比值　正常成人（2～4）：1；1～20岁2.95：1；新生儿1.85：1。

（3）红细胞系统　占有核细胞的15%～25%，其中早幼红细胞<5%，原始红细胞<1%，中、晚幼红细胞各约占10%。

（4）粒细胞系统　占有核细胞的40%～60%，其中早幼粒细胞<5%、原始粒细胞<2%、中幼粒细胞和晚幼粒细胞各<15%、嗜碱性粒细胞<1%、嗜酸性粒细胞<5%、杆状核细胞>分叶核细胞。

（5）淋巴细胞系统　约占有核细胞的20%，小儿偏高，可达到40%，基本为成熟淋巴细胞，原始淋巴细胞罕见，而幼稚淋巴细胞偶见。

（6）单核细胞系统　约占有核细胞比例<4%，基本为成熟单核细胞，原始单核细胞罕见，而幼稚单核细胞偶见。

（7）浆细胞系统　约占有核细胞的2%，均为成熟浆细胞。

（8）其他细胞　可见少量的巨噬细胞、组织细胞、组织嗜碱细胞、内皮细胞、脂肪细胞、成骨细胞以及破骨细胞等非造血细胞，分裂象细胞和少量退化细胞可偶见。

（9）巨核细胞系统　正常人每（1.5×3）cm^2涂片7～35个，原始巨核细胞罕见，幼稚型巨核细胞0～5%、颗粒型巨核细胞10%～27%、产血小板型巨核细胞44%～60%、裸核型巨核细胞8%～30%，血小板成簇易见。

（10）细胞形态　各系统细胞形态结构基本正常。

知识点53：血细胞化学染色　　　　　　　　副高：熟练掌握　　正高：熟练掌握

细胞化学染色是以细胞形态学为基础，运用化学及生物化学等技术对细胞内的各种化学物质（包括蛋白质、糖类、脂类、酶类、核酸、无机盐等）做定性、定位以及半定量分析的方法。

细胞化学染色的种类有：过氧化物酶染色、酯酶染色、中性粒细胞碱性磷酸酶染色、酸性磷酸酶染色、糖原染色以及铁染色。

知识点54：过氧化物酶染色的原理　　　　　副高：熟练掌握　　正高：熟练掌握

血细胞所含的过氧化物酶（POX）主要为髓过氧化物酶（MPO）。POX的染色方法包括复方联苯胺法、二氨基联苯胺法、四甲基联苯胺法以及改良的Pereira染色法等。

二氨基联苯胺法的原理是：细胞内的POX可催化二氨基联苯胺（DAB）脱氢氧化，使其分子结构改变而显色，同稳定剂结合形成不溶性沉淀，定位于酶所在的部位。DAB所脱的氢传递给H_2O_2还原成H_2O。

知识点55：过氧化物酶染色的临床意义　　　副高：熟练掌握　　正高：熟练掌握

（1）急性粒细胞白血病　原始粒细胞阳性或阴性，常阳性，为（＋）～（＋＋），阳性颗粒局灶性分布，颗粒通常较多、较粗大。

（2）急性早幼粒细胞白血病　早幼粒细胞呈强阳性，为（＋＋＋）～（＋＋＋＋），颗粒通常多而粗大。

（3）急性粒－单核细胞白血病　原始粒细胞呈阳性或者阴性，原始单核、幼稚单核细胞呈阴性或者弱阳性。

（4）急性单核细胞白血病　原始单核细胞和幼稚单核细胞多呈阴性或者弱阳性。

（5）急性淋巴细胞白血病　原始淋巴细胞、幼稚淋巴细胞都呈阴性。但是实际上可能会有少许的原始粒细胞残留在急性淋巴细胞白血病患者的骨髓中，而出现"原始淋巴细胞"呈阳性的假象，因此FAB分型提议，急性淋巴细胞白血病患者原始细胞的POX阳性率应<3%。

（6）急性红白血病　有核红细胞呈阴性，原始粒细胞呈阳性或者阴性，原始单核细胞呈阴性或者弱阳性。

（7）其他　退化的中性粒细胞、放射病、骨髓增生异常综合征及某些白血病均可见中性成熟粒细胞POX活性下降。

知识点56：酯酶染色的原理　　　　　　　　副高：熟练掌握　　正高：熟练掌握

（1）氯醋酸AS-D萘酚酯酶染色　氯醋酸AS-D萘酚被细胞中氯醋酸AS-D萘酚酯酶

（NAS-DCE）水解，产生 AS-D 萘酚，进而同基质液中的重氮盐（常用坚牢紫酱 GBC）偶联形成不溶性的有色（红色）沉淀，定位在细胞质内酶存在的部位。

（2）α-醋酸萘酚酯酶染色　在 pH 中性情况下，血细胞内的 α-醋酸萘酚酯酶（α-NAE）将基质液中的 α-醋酸萘酚水解并释放出 α-萘酚，进而与基质液中的重氮盐偶联，形成不溶性有色沉淀，定位在细胞质内酶存在的部位。本试验比较常用的重氮盐为坚牢蓝 B，形成的有色沉淀为棕黑色或者灰黑色。单核细胞系统的阳性可被氟化钠抑制，因此做 α-NAE 染色时，通常同时做氟化钠抑制试验。

（3）醋酸 AS-D 萘酚酯酶染色　在 pH 中性的情况下，血细胞内的醋酸 AS-D 萘酚酯酶（NAS-DAE）将基质液中的醋酸水解，释放出 AS-D 萘酚，进而与基质液中的重氮盐（常用坚牢蓝 B）偶联形成不溶性的有色（蓝色）沉淀，定位在细胞质内酶所在的部位。单核系细胞的阳性反应可被氟化钠抑制，因此通常同时做氟化钠抑制试验。

（4）酯酶双染色　指的是在同一张涂片上进行两种酯酶染色，这两种酯酶一般采用一种特异性酯酶加一种非特异性酯酶染色。比较常用的有氯醋酸 AS-D 萘酚酯酶和 α-醋酸萘酚酯酶双染色、氯醋酸 AS-D 萘酚酯酶和 α-丁酸萘酚酯酶双染色等。

知识点 57：氯醋酸 AS-D 萘酚酯酶染色的临床意义　　　副高：熟练掌握　　正高：熟练掌握

本染色主要用于辅助鉴别急性白血病细胞类型，特别有助于 POX 阳性的急性粒细胞白血病及急性单核细胞白血病的鉴别。该试验敏感性较 POX 低，若有一定数量白血病细胞 NAS-DCE 染色呈阳性，可以肯定白血病细胞中有粒系成分，白血病细胞阳性对诊断粒系疾病是可靠的；若阴性则不能排除有粒系成分的可能。

（1）急性粒细胞白血病时原始粒细胞多呈阳性，少数呈阴性，因此染色结果为阴性者不能排除本病的可能性。

（2）急性早幼粒细胞白血病时早幼粒细胞呈强阳性。

（3）急性粒-单核细胞白血病时原始粒细胞及早幼粒细胞呈阳性，原始单核及幼稚单核细胞呈阴性。

（4）急性单核细胞白血病时原始单核及幼稚单核细胞几乎均呈阴性，个别细胞呈弱阳性。

（5）急性淋巴细胞白血病与急性巨核细胞白血病呈阴性。

知识点 58：α-醋酸萘酚酯酶染色的临床意义　　　副高：熟练掌握　　正高：熟练掌握

（1）急性单核细胞白血病时白血病细胞多呈较强阳性，阳性反应则能被氟化钠抑制。

（2）急性早幼粒细胞白血病时早幼粒细胞呈强阳性，阳性反应不能被氟化钠抑制。

（3）急性粒细胞白血病时原始粒细胞呈阳性或阴性，阳性反应不能被氟化钠抑制。

（4）急性粒-单核细胞白血病时原始粒细胞呈阳性或阴性，阳性反应不能被氟化钠抑制；原始单核及幼稚单核细胞呈阳性并且较强，阳性反应则能被氟化钠抑制。

（5）急性淋巴细胞白血病时原始淋巴细胞及幼稚淋巴细胞呈阴性或者阳性，阳性反应不能被氟化钠抑制。

知识点59：醋酸AS-D萘酚酯酶染色的临床意义　　　副高：熟练掌握　正高：熟练掌握

醋酸AS-D萘酚酯酶是一种中性非特异性的酯酶，存在于单核细胞、粒细胞以及淋巴细胞中。临床意义基本同α-NAE染色。因为NAS-DAE染色与α-NAE染色属于同一类细胞化学染色，所以临床上通常选择其中一种。

知识点60：酯酶双染色的临床意义　　　　　　副高：熟练掌握　正高：熟练掌握

酯酶双染色能在同一涂片中鉴定单核细胞与粒细胞，可在同一张涂片中出现两种不同酯酶染色阳性的细胞或同一种细胞出现两种酯酶染色阳性结果，对于急性粒单核细胞白血病的诊断具有独特的价值。

知识点61：中性粒细胞碱性磷酸酶染色的原理　　副高：熟练掌握　正高：熟练掌握

在pH 9.6左右的碱性环境中，中性粒细胞碱性磷酸酶（NAP）能够将基质液中的磷酸萘酚钠底物水解，并释放出萘酚，萘酚与重氮盐偶联，生成不溶性的有色沉淀，定位在细胞质酶所在之处。不同的底物同重氮盐的组合不同，化学反应过程以α-磷酸萘酚钠为例。

$$\alpha\text{-磷酸萘酚钠} \xrightarrow[\text{碱性磷酸酶}]{\text{pH 9.6}} \text{磷酸} + \text{萘酚}$$

知识点62：中性粒细胞碱性磷酸酶（NAP）染色的临床意义
　　　　　　　　　　　　　　　　　　　副高：熟练掌握　正高：熟练掌握

在病理情况下，NAP活性的变化常有助于某些疾病的诊断和鉴别诊断。

（1）慢性粒细胞白血病（慢性期）的NAP活性明显降低，积分值常为0。类白血病反应的NAP活性极度增高，因此可作为与慢性粒细胞白血病鉴别的重要指标。

（2）NAP可用于细菌及病毒感染的鉴别。

（3）急性粒细胞白血病时NAP积分值减低；急性淋巴细胞白血病时NAP积分多增高；急性单核细胞白血病时通常正常或减低。因此可作为急性白血病的鉴别方法之一。

（4）再生障碍性贫血时NAP活性会增高；阵发性睡眠性血红蛋白尿时活性减低，可以作为两者鉴别点。

（5）其他情况：如某些骨髓增殖性疾病、恶性淋巴瘤、骨髓转移癌时NAP升高；骨髓增生异常综合征以及恶性组织细胞增多症时NAP活性降低。

知识点63：酸性磷酸酶染色的原理　　　　　　副高：熟练掌握　正高：熟练掌握

（1）偶氮偶联法　血细胞内的酸性磷酸酶（ACP）在酸性（pH 5.0）条件下水解基质液

中的底物磷酸萘酚AS-BI，释放出萘酚AS-BI，而后者同重氮盐六偶氮付品红偶联形成不溶性的红色沉淀，定位在细胞质内酶所在的部位。

（2）抗酒石酸酸性磷酸酶染色　用同样方法制备两份基质液，其中一份加入适量的L-酒石酸（左旋酒石酸），另一份不加酒石酸，然后取同一份骨髓标本的两张涂片，分别用这两种不同的基质液做酸性磷酸酶染色。若血细胞内的酸性磷酸酶不耐L-酒石酸，不加L-酒石酸呈阳性反应，而加L-酒石酸呈阴性反应；若耐L-酒石酸，两张则均呈阳性反应。

| 知识点64：酸性磷酸酶染色的临床意义 | 副高：熟练掌握　正高：熟练掌握 |

主要用于多毛细胞白血病的诊断，其次是戈谢病和尼曼-匹克病的鉴别诊断。但该染色存在着假阴性、假阳性现象。

| 知识点65：糖原染色的原理 | 副高：熟练掌握　正高：熟练掌握 |

糖原染色，又称为过碘酸雪夫反应（PAS）。糖原中含有乙二醇基，过碘酸是氧化剂，能使乙二醇基（—CHOH—CHOH）氧化，从而形成双醛基（—CHO—CHO）。双醛基使雪夫试剂中的无色亚硫酸品红失去亚硫酸，重新进行排列，恢复品红的对醌结构显红色，红色物质定位在糖原存在的部位。

| 知识点66：糖原染色的临床意义 | 副高：熟练掌握　正高：熟练掌握 |

（1）红细胞系统疾病的鉴别。
（2）急性白血病细胞类型的鉴别。
（3）其他细胞的鉴别。

| 知识点67：铁染色的原理 | 副高：熟练掌握　正高：熟练掌握 |

骨髓中的铁主要存在于幼红细胞和骨髓小粒中。骨髓中的铁在酸性环境下与亚铁氰化钾作用，从而形成普鲁士蓝色的亚铁氰化铁沉淀，定位于含铁的部位。铁染色化学反应过程如下：

$$4Fe^{3+} + 3K_4[Fe(CN)_6] \xrightarrow{酸性} Fe_4[Fe(CN)_6]_3 + 12K^+$$
（含铁物质）（亚铁氰化钾）　　　　（亚铁氰化铁）

| 知识点68：铁染色的临床意义 | 副高：熟练掌握　正高：熟练掌握 |

（1）**缺铁性贫血**　铁染色可作为诊断缺铁性贫血及指导铁剂治疗的重要方法。经铁剂治疗有效之后，其细胞内铁、外铁增多。

（2）铁粒幼细胞贫血　铁染色可作为诊断本病的重要方法。

（3）骨髓增生异常综合征　此病是伴环形铁粒幼红细胞增多的难治性贫血，其环形铁粒幼红细胞>15%，细胞外铁也常增加。

（4）非缺铁性贫血　如巨幼细胞贫血、溶血性贫血、再生障碍性贫血以及白血病引起的贫血等，细胞内铁和外铁正常或增加；肝硬化、感染、慢性肾炎、尿毒症以及血色病等疾病，铁粒幼红细胞可减少，但细胞外铁明显增加。

第三十章 红细胞疾病与检验

第一节 红　细　胞

知识点1：红细胞的基本结构　　　　　　　　　　　　　副高：掌握　正高：熟悉

　　红细胞体积很小，胞体直径$7 \sim 8\mu m$，形如圆盘，中间下凹，边缘较厚。它具有弹性及可塑性，在通过直径比它还小的毛细血管时，能够改变形状，通过后仍恢复原形。正常成熟的红细胞没有细胞核，也没有高尔基体与线粒体等细胞器，但它仍具有代谢功能。红细胞内充满着丰富的血红蛋白，血红蛋白约占细胞重量的32%，水占64%，其余4%则为脂肪、糖类以及各种电解质。

知识点2：红细胞的功能　　　　　　　　　　　　　　　副高：掌握　正高：熟悉

　　（1）输送功能　其主要工作为运输氧和二氧化碳。红细胞的功能是运输二氧化碳、氧、电解质、葡萄糖以及氨基酸，这些均是人体新陈代谢所必需的物质。此外还在酸碱平衡中起一定的缓冲作用。这两项功能都是利用红细胞中的血红蛋白来实现的。
　　（2）免疫功能　①增强吞噬作用；②免疫黏附作用；③防御感染；④识别携带抗原；⑤清除循环中免疫复合物；⑥增强T细胞依赖反应；⑦效应细胞样作用。

知识点3：红细胞的生理特征　　　　　　　　　　　　　副高：掌握　正高：熟悉

　　（1）渗透脆性（简称脆性）　正常情况下红细胞内的渗透压与血浆渗透压大致相等。
　　（2）悬浮稳定性　悬浮稳定性指的是红细胞在血浆中保持悬浮状态而不易下沉的特性。
　　（3）吸水性。

知识点4：红细胞的生化代谢特点　　　　　　　　　　　副高：掌握　正高：熟悉

　　（1）血红素合成的原料、部位以及关键酶　①血红素合成的基本原料：甘氨酸、琥珀酰CoA和Fe^{2+}。②部位：线粒体（起始与终末阶段）、胞质（中间阶段）。③关键酶：ALA合酶，催化琥珀酰辅酶A以及甘氨酸缩合生成δ-氨基-γ-酮戊酸，磷酸吡哆醛为其辅酶。④血红素合成的调节：ALA合酶（限速酶）、ALA脱水酶与亚铁螯合酶以及促红细胞生成素。
　　（2）成熟红细胞的代谢特点　①单纯成熟红细胞除质膜与胞质外，没有其他细胞器，代谢比较单纯。②主要能源物质：葡萄糖。③糖代谢的主要通路：a．糖酵解与2,3-二磷酸甘油旁路：利用90%～95%的葡萄糖。b．磷酸戊糖途径：产生NADPH$^+$H$^+$，抗氧化，葡萄糖-6-磷酸脱氢酶（G-6-PD）缺乏不能提供足够的NADPH（还原型辅酶Ⅱ）以维持还原型谷胱甘肽（GSH），还原状态遇到蚕豆时可能诱发溶血反应。④糖代谢的生理意义：a．ATP的功能：维持红细胞膜上的钠泵与钙泵，维持细胞膜上脂质同血浆脂蛋白中的脂质交换，用于谷胱甘肽、尼克酰胺腺嘌呤二核苷酸（氧化态）（NAD$^+$）的生物合成，活化葡萄糖的启动酵解过程。b．2,3-BPG的功能：血红蛋白运氧功能的重要调节因素。c．二氢烟酰胺腺嘌呤二核苷酸（NADH）和尼克酰胺腺嘌呤二核苷酸磷酸（还原态）（NADPH）的功能：对抗氧化及保护细胞膜蛋白、血红蛋白等不被氧化；⑤红细胞的脂代谢主动参入和被动同血浆进行脂质交换。

第二节 铁代谢障碍性贫血

知识点1：缺铁性贫血的特点   副高：掌握   正高：熟练掌握

缺铁性贫血是由于多种原因造成人体铁的缺乏，发展到一定程度时即会影响血红蛋白的合成，使红细胞生成障碍从而造成的一种小细胞、低色素性贫血。贫血早期可以没有症状或症状很轻，当缺乏严重或者病情进展很快时，可出现一般慢性贫血症状，如皮肤和黏膜苍白、头晕、乏力等。另外因为组织缺铁、含铁酶的缺乏，临床上可出现消化系统症状，比如食欲缺乏、舌乳头萎缩、胃酸缺乏及神经系统症状，严重者可出现反甲。缺铁性贫血是贫血疾病中最为常见的一种，可发生于各年龄组，女性患者要多于男性，在婴幼儿、孕妇及育龄妇女中十分多见。

知识点2：缺铁性贫血的临床特征   副高：掌握   正高：熟练掌握

缺铁性贫血患者的症状取决于引起缺铁和贫血的原发性疾病、贫血本身症状、组织中含酶和铁依赖酶活性降低等。

早期缺铁性贫血常无症状或有一些非特异性症状如容易疲劳、乏力。这些特异性症状不一定和贫血程度相平衡。

知识点3：缺铁性贫血的病因及发病机制   副高：掌握   正高：熟练掌握

缺铁性贫血是体内慢性渐进性缺铁的发展结果。体内的这种慢性缺铁称为铁缺乏症，按病程可以分为3个阶段：①缺铁初期；②缺铁潜伏期；③缺铁性贫血。随着骨髓幼红细胞可利用铁的缺乏，红细胞及血红蛋白进一步下降，各种细胞含铁酶亦渐减少或者缺乏，同时骨髓代偿性增生，出现明显的小细胞低色素性贫血，也就是典型的缺铁性贫血，此时血清铁明显降低，甚至缺如，转铁蛋白饱和度也明显下降。

知识点4：缺铁性贫血的实验室诊断　　　　　副高：熟练掌握　正高：熟练掌握

（1）目前我国采用的诊断标准　①小细胞低色素性贫血：血红蛋白浓度男性<120g/L，女性<110g/L，孕妇<100g/L；MCH<27pg，MCV<80fl，MCHC<32%；红细胞形态有明显的低色素表现。②有明确的缺铁病因及临床表现。③血清（血浆）铁<8.95μmol/L（50μg/dl），总铁结合力>64.44μmol/L（360μg/L）。④骨髓铁染色显示，骨髓小粒可染铁消失，铁粒幼细胞<15%。⑤转铁蛋白饱和度<0.15。⑥红细胞游离原卟啉（FEP）>0.9μmol/L（50μg/dl，全血），或者血液锌原卟啉（ZPP）>0.96μmol/L（60μg/dl，全血），或者FEP>4.5μg/gHb；⑦血清铁蛋白<12μg/L（SF<12μg/L表示储存铁耗尽，SF<20μg/L表示储存铁减少）。⑧血清转铁蛋白受体浓度>26.5nmol/L。⑨铁剂治疗有效。符合第①条及第②～⑨条中任何两条以上者，可以诊断为缺铁性贫血。

（2）储存铁缺乏的诊断标准　符合以下任一条即可诊断：①骨髓铁染色显示骨髓小粒可染铁消失。②血清铁蛋白<12μg/L。

（3）缺铁性红细胞生成的诊断标准　符合储存铁缺乏的诊断标准，同时有下列任何一条符合者即可诊断：①转铁蛋白饱和度<0.15。②红细胞游离原卟啉>0.9μmol/L；或者血液锌原卟啉>0.96μmol/L；或者FEP<4.5μg/gHb。③血清转铁蛋白受体浓度>26.5nmol/L。④骨髓铁染色显示骨髓小粒可染铁消失，铁粒幼细胞<15%。

（4）非单纯性缺铁性贫血的诊断标准　除应符合贫血的诊断标准外，尚应符合下列任何一条：①红细胞内碱性铁蛋白<6.5μg/gHb。②骨髓铁染色显示骨髓小粒可染铁消失。③血清转铁蛋白受体浓度>26.5nmol/L。④铁剂治疗有效。

（5）WHO制订的缺铁诊断标准　①血清铁<8.95μmol/L（50μg/dl）。②血清铁蛋白<12μg/L。③转铁蛋白饱和度<0.15。④红细胞游离原卟啉>1.26μmol/L（70μg/dl）。

知识点5：缺铁性贫血的鉴别诊断　　　　　　副高：熟练掌握　正高：熟练掌握

缺铁性贫血实验室鉴别要点见表4-30-1。

表4-30-1　小细胞性贫血的实验室特征

疾　病	SF	SI	TS	sTfR	骨髓铁	血液学检查
缺铁性贫血	↓	↓	↓	↑	↓	MCV↓ MCH↓
球蛋白生成障碍性贫血	N/↑	↑/N	N/↑	↑	↑	MCV↓ MCH↓ Ret↑ 靶形红细胞
慢性感染性贫血	↑/N	↓/N	↓/N	N	N/↑	MCVN/↓ MCHN/↓
铁粒幼细胞贫血	↑	↑	↑	↓	↑	MCV↓ MCH↓ 铁粒幼细胞

注：↓，减低；↑，增高；N，正常；SF，铁蛋白；SI，血清铁；TS，转铁蛋白饱和度；TF，转铁蛋白；sTfR，转铁蛋白受体；MCV，平均红细胞体积；MCH，平均红细胞血红蛋白含量；Ret，网织红细胞

知识点6：缺铁性贫血的治疗原则　　　　副高：掌握　正高：熟练掌握

治疗缺铁性贫血的原则：①根除病因；②补足贮铁。

知识点7：缺铁性贫血的病因治疗　　　　副高：掌握　正高：熟练掌握

婴幼儿、青少年和妊娠妇女营养不足导致的IDA，应改善饮食。月经多导致的IDA应看妇科调理月经。寄生虫感染应驱虫治疗。恶性肿瘤，应手术或放、化疗；上消化道溃疡，应抑酸治疗等。

知识点8：缺铁性贫血的补铁治疗　　　　副高：掌握　正高：熟练掌握

治疗性铁剂有无机铁和有机铁两类。无机铁以硫酸亚铁为代表，有机铁则包括右旋糖酐铁、葡萄糖酸亚铁、山梨醇铁、富马酸亚铁和多糖铁复合物等。无机铁剂的副反应较有机铁剂明显。

首选口服铁剂。如铁剂治疗应在血红蛋白恢复正常后至少持续4~6个月，待贮铁指标正常后停药。若口服铁剂不能耐受或胃肠道正常解剖部位发生改变而影响铁的吸收，可用铁剂肌内注射。

第三节　巨幼细胞性贫血

知识点1：巨幼细胞性贫血的特点　　　　副高：掌握　正高：熟练掌握

巨幼细胞性贫血以患者骨髓中出现巨幼细胞性为共同特点，外周血表现为大细胞性贫血，平均红细胞体积及平均红细胞血红蛋白浓度均比正常值高。国内以叶酸缺乏的巨幼细胞性贫血最为多见。

知识点2：巨幼细胞性贫血的临床特征　　　　副高：掌握　正高：熟练掌握

（1）血液系统表现　起病一般缓慢，逐渐发生贫血的症状。由于无效性造血和成熟的红细胞寿命缩短，可有黄染。叶酸缺乏的患者，如不能及时诊治，后期病情将发展迅速。

（2）消化道表现　如舌乳突萎缩，舌面呈苍白光滑或红而光滑称为"牛肉样舌"，急性者可有舌痛；食欲下降、恶心、严重者甚至呕吐。叶酸缺乏者常有腹胀、腹泻，粪便量多稀糊状，为吸收不良的表现。维生素B_{12}缺乏时可有便秘。脾脏可以轻度增大，经B超探测肿大者约占1/3，但临床仅约有10%脾可触及。

（3）神经精神的异常表现

1）叶酸缺乏时可有易怒、易激动、精神不振，缺乏程度严重时甚至出现妄想狂等精神症状。

2）维生素B_{12}缺乏时因为髓鞘质合成障碍，末梢神经、脊髓以及脑部都可遭到损害。侵及脊髓后索及侧索即称为脊髓联合变，患者可发生以下神经系异常：对称性的感觉异常并有本体感觉（特别是振动感）、触觉及痛觉的障碍以及味觉、嗅觉障碍。共济失调，步态不稳。肌腱反射初可减低，当肌痉挛、肌张力增加肌腱反射即亢进，肌力减弱。可有大小便失禁。视力可下降，视神经萎缩。精神状态的异常可有以下表现：善忘、易倦、举止迟钝、定向力障碍、忧心忡忡、精神抑郁、躁动不安、失眠、喜怒无常、幻觉症、谵妄、迫害狂、躁狂、妄想痴呆、恐慌症。维生素B_{12}缺乏时所发生的神经精神异常可以发生在贫血症状出现之前，而易导致延误诊断。经注射维生素B_{12}后，精神症状好转快，但神经损伤的恢复则较慢，由于髓鞘质合成障碍后神经元轴突遭到破坏，其恢复很慢，特别在疾病晚期，神经已遭到严重的损伤，其恢复更慢，甚至不能完全恢复而终身致残。

（4）其他　免疫力下降，易患感染。叶酸缺乏时常有明显的体重下降；维生素B_{12}缺乏时可以有皮肤色素改变等。

知识点3：巨幼细胞性贫血的病因及发病机制　　　**副高：掌握　正高：熟练掌握**

（1）病因　叶酸缺乏的巨幼细胞贫血、维生素B_{12}缺乏的巨幼细胞贫血、叶酸及维生素B_{12}治疗无效的巨幼细胞贫血。

（2）发病机制　四氢叶酸与维生素B_{12}均为DNA合成过程中的辅酶，叶酸缺乏使脱氧胸腺嘧啶核苷酸（dTMP）生成减少，使DNA合成受阻；维生素B_{12}缺乏导致四氢叶酸生成不足，琥珀酰辅酶A缺乏减慢了DNA合成速度，S期延长，细胞核内DNA的含量虽多于正常，但是未能达到倍增程度，造成细胞核增大而不能迅速分裂，使链呈松螺旋及解链状态，表现为光镜下的疏松网状结构。由于蛋白质及RNA合成相对较好，导致核质发育不平衡，呈"核幼质老"型。这种改变几乎发生在人体所有细胞和组织，但以造血组织最为严重，骨髓中出现典型改变的巨幼红细胞。因为叶酸、维生素B_{12}缺乏时合成的DNA存在结构上的缺陷，使细胞未能成熟就已被破坏，导致无效性造血，所以部分患者可发生轻度溶血、黄疸。维生素B_{12}缺乏时可形成异常脂肪酸，进入髓磷脂使神经系统受累，引起后侧束亚急性联合病变，出现神经、精神症状。

知识点4：巨幼细胞性贫血的实验室诊断　　　**副高：熟练掌握　正高：熟练掌握**

依据患者的病史、体征、血象和骨髓象检验及其他相关的实验室检查结果加以综合分析。

（1）临床表现　①一般贫血症状；②消化道症状；③神经系症状。

（2）实验室检查　①大细胞性贫血；②白细胞与血小板可减少，中性分叶核细胞核分叶过多；③骨髓呈巨幼细胞贫血的改变；④血清叶酸与红细胞叶酸水平降低；⑤血清维生素B_{12}＜187ng/L（化学发光酶免疫分析法）。

具备以上临床表现①和②加上实验室检查①和③或②和④者可诊断为叶酸缺乏的巨幼细胞性贫血；具备以上临床表现①、②和/或③，加上实验室检查①和③或②和⑤者可诊断为维生素B_{12}缺乏的巨幼细胞性贫血。血清内因子阻断抗体测定和放射性核素标记维生素B_{12}吸收试验有助于恶性贫血的诊断。

知识点5：巨幼细胞性贫血的鉴别诊断　　　　　　副高：熟练掌握　正高：熟练掌握

巨幼细胞性贫血需与下列外周血可能出现大红细胞的贫血性疾病进行鉴别，其步骤如图4-30-1所示。

（1）全血细胞减少性疾病　部分巨幼细胞性贫血患者外周血三系减少，易同再生障碍性贫血混淆。但再生障碍性贫血多为正细胞性贫血，并且有非造血细胞增多的骨髓象，叶酸和维生素B_{12}治疗无效。

（2）急性红白血病（红血病期）　骨髓中红系极度增生，并伴有明显的病态造血（如类巨幼样变等），同时还会有白细胞的异常增生。此病血细胞PAS染色幼红细胞呈阳性或强阳性，叶酸与维生素B_{12}治疗无效。

（3）骨髓增生异常综合征（MDS）　一些MDS病例可有红系细胞的显著增生，有明显的病态造血，三系有巨幼样改变。此病骨髓铁染色异常（环形铁粒幼细胞常＞15%），血细胞PAS染色幼红细胞可呈阳性。另外，还可利用染色体检查及骨髓活检鉴别。

（4）其他大细胞性贫血　某些急性失血及某些溶血性贫血的网织红细胞计数增高，肝病、甲状腺功能低下及酒精中毒等无巨幼红细胞样改变。

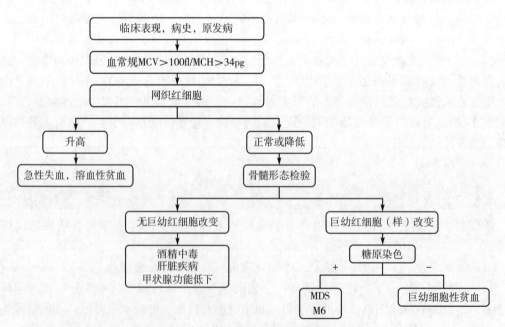

图4-30-1　大细胞性贫血的实验室鉴别诊断路径

| 知识点6：巨幼细胞性贫血的治疗原则 | 副高：掌握 正高：熟练掌握 |

（1）一般治疗　治疗基础疾病，去除病因。加强营养知识教育纠正偏食及不良的烹调习惯。

（2）补充叶酸或维生素 B_{12}

1）叶酸缺乏：口服叶酸。胃肠道不能吸收者可肌内注射四氢叶酸钙，直到血红蛋白恢复正常。通常不需维持治疗。

2）维生素 B_{12} 缺乏：肌内注射维生素 B_{12}，直到血红蛋白恢复正常。恶性贫血或者胃全部切除者需终生采用维持治疗。对于单纯维生素 B_{12} 缺乏的患者，不宜单用叶酸治疗否则会加重维生素 B_{12} 的缺乏，尤其是要警惕会有神经系统症状的发生或加重。

3）严重的巨幼细胞贫血：患者在补充治疗后要警惕低血钾症的发生。

第四节　再生障碍性贫血

| 知识点1：再生障碍性贫血的特点 | 副高：掌握 正高：熟练掌握 |

再生障碍性贫血（再障）特征是以全血细胞减少引起的进行性贫血、出血、感染为主要特点。死亡的重要原因是出血与感染。通常无肝、脾、淋巴结肿大，一般抗贫血治疗无效。

| 知识点2：巨幼细胞性贫血的病因及发病机制 | 副高：掌握 正高：熟练掌握 |

（1）病因　再生障碍性贫血可分为原发性再生障碍性贫血（未能查明原因的再生障碍性贫血或现在还未被人们认识到），继发性再生障碍性贫血（指有某些化学物质和药物），电离辐射、生物因素以及妊娠以及阵发性睡眠性血红蛋白尿症（PNH）等。

（2）发病机制

| 知识点3：再生障碍性贫血的临床特征 | 副高：掌握 正高：熟练掌握 |

再生障碍性贫血的主要临床表现为贫血、出血、发热以及感染。由于这些症状发生的快慢、严重性及病变的广泛程度不同，临床表现亦各异。国外根据病程分为急性再生障碍性贫血（<6个月）、亚急性再生障碍性贫血（6个月至1年）以及慢性再生障碍性贫血（长于1年）3类，后又提出重型再生障碍性贫血（SAA）。我国根据其发病原因、病程、病情、血象、骨髓象以及转归等方面特点，将再生障碍性贫血分为慢性再生障碍性贫血（SAA）与急性再生障碍性贫血（AAA）。

| 知识点4：急性再生障碍性贫血的临床特征 | 副高：掌握 正高：熟练掌握 |

发病年龄4~47岁，多小于12岁，但各年龄、性别都可发病。约50%病例以贫血发病，

少数病例以发热发病，出血趋势十分严重，不仅有皮肤、黏膜等外部出血，并且有多处内脏出血，包括消化道（便血）、泌尿生殖器（血尿、子宫出血）及中枢神经系出血。失血量较多。有的患者眼底出血致影响视力。发热及感染也较严重，体温多在39℃以上，严重的感染常加重出血趋势，出血又易继发感染，而出血及感染均可加重贫血。

（1）血象：全血细胞减少，程度非常严重，血红蛋白可降至30g/L左右，白细胞降至$1.0×10^9$/L左右，中性粒细胞极度减少可至10%，血小板可少于$10×10^9$/L，网织红细胞多数少于1%，可降为0。红细胞、粒细胞形态大致正常。

（2）骨髓象：分类计数示粒、红系细胞减少，淋巴细胞、浆细胞、组织嗜碱性细胞及网状细胞增多，骨髓涂片中不易找到巨核细胞。可见非造血细胞团。

知识点5：慢性再生障碍性贫血的临床特征	副高：掌握 正高：熟练掌握

发病年龄2~46岁，但是以50~60岁发病率高，男多于女。发病多缓渐，多以贫血发病，以出血或者发热发病者甚为少见。

（1）血象 全血细胞减少程度较轻，血红蛋白多在50g/L左右，白细胞多在$2×10^9$/L左右，中性粒细胞多在25%左右，血小板降到（10~20）$×10^9$/L，网织红细胞多大于1%。

（2）骨髓象 胸骨和脊突增生活跃，骨骼多增生减低。

1）免疫机制 造血组织的免疫损伤是再障的主要发病机制之一。

2）造血干细胞减少或有缺陷。

3）造血微环境缺陷。

知识点6：再生障碍性贫血的实验室诊断	副高：熟练掌握 正高：熟练掌握

（1）全血细胞减少，网织红细胞绝对值减少。

（2）多部位取材结果至少一个部位增生减低或者极度减低，非造血细胞增多，比如增生活跃，须有巨核细胞明显减少。

（3）通常无肝脾大。

（4）排除其他全血细胞减少的疾病。

（5）一般抗贫血药物治疗无效。

知识点7：慢性再生障碍性贫血的国内诊断标准	副高：掌握 正高：熟练掌握

①全血细胞减少，网织红细胞绝对值减少；②一般无肝脾肿大；③骨髓至少有一个部位增生减少或不良；④排除其他伴有全血细胞减少的疾病；⑤一般抗贫血治疗无效。

知识点8：急性再生障碍性贫血的诊断标准	副高：掌握 正高：熟练掌握

（1）有急性再生障碍性贫血临床表现 发病急，贫血进行性加剧，常会伴有严重感染、

内脏出血。

（2）血象　血红蛋白下降较快，并具备以下两条：网织红细胞<0.01，绝对值<15×10⁹/L；白细胞数明显减少，中性粒细胞绝对值<0.5×10⁹/L；③血小板<20×10⁹/L。

（3）有急性再生障碍性贫血骨髓象表现　多部位增生减低，三系造血细胞明显减少；非造血细胞增多，淋巴细胞比例明显增高。

知识点9：再生障碍性贫血的鉴别诊断　　　　　副高：熟练掌握　　正高：熟练掌握

（1）阵发性睡眠性血红蛋白尿（PNH）　PNH酸溶血试验（Ham试验）阳性、中性粒细胞碱性磷酸酶积分不增高、流式细胞术检出CD55与CD59的表达缺陷等可同再障鉴别。

（2）MDS　MDS中的难治性贫血主要症状是慢性贫血，全血细胞减少，需与再障鉴别。MDS有病态造血，再障通常无病态造血。

（3）其他疾病　急性白血病、骨髓纤维化、恶性组织细胞增生症、骨髓转移癌、巨幼细胞性贫血、脾功能亢进等疾病都可有外周血的三系减少，但是患者体征中可有淋巴结肿大、脾大、骨压痛，外周血可出现幼稚红细胞和幼稚白细胞，骨髓象可见肿瘤细胞、白血病细胞以及巨幼红细胞，这些特征与再障明显不同。

知识点10：再生障碍性贫血的治疗原则　　　　　副高：掌握　　正高：熟练掌握

早期诊断和治疗；加强支持疗法，包括防治出血及感染的多种措施和必要的输血；采用改善骨髓造血功能的药物；联合治疗，中西医结合治疗或药物合用；分型治疗，对急性再障、慢性再障治疗上应区别对待；坚持治疗，治疗慢性再障，通常应坚持用药半年以上，过早换药可能影响疗效；维持治疗，病情缓解之后相当长的时间内需维持治疗，这对巩固疗效有重要的意义；考虑有无脾切除的适应证；脱离和病因的接触；考虑骨髓移植的可能性。

第五节　溶血性贫血

知识点1：溶血性贫血的特点　　　　　副高：掌握　　正高：熟练掌握

溶血性贫血是因为红细胞自身缺陷（如细胞膜、能量代谢酶和血红蛋白分子缺陷等）或者外在因素使红细胞存活期缩短，破坏加速，超过骨髓造血的代偿能力而发生的一类贫血。因为骨髓对贫血有很强的代偿功能，代偿生成的红细胞可达正常的6~8倍，因此本病是以红细胞过度破坏和红细胞生成活跃并存为特征的一组疾病。如果骨髓造血能够代偿，未出现贫血，称为溶血性疾病。当红细胞寿命太短（低于20天），超过了骨髓造红细胞的能力，也就是失代偿，导致贫血发生，即为溶血性贫血。

知识点2：溶血性贫血的发病机制　　　　　　　副高：掌握　正高：熟练掌握

（1）红细胞易于破坏，寿命缩短　血红蛋白的异常、红细胞膜的异常、机械性因素。

（2）异常红细胞破坏的场所　①血管内：血型不合、阵发性睡眠性血红蛋白尿症（PNH）。②血管外：遗传性球形细胞增多症、温抗体型自身免疫性溶血性贫血。

知识点3：溶血性贫血的临床特征　　　　　　　副高：掌握　正高：熟练掌握

（1）慢性溶血多为血管外溶血，发病缓慢，表现贫血、黄疸以及脾大三大特征。因病程较长，患者呼吸和循环系统往往对贫血有良好的代偿，症状较轻。因为长期的高胆红素血症可影响肝功能，患者可并发胆石症及肝功能损害。在慢性溶血过程中，某些诱因如病毒性感染，患者可发生暂时性红系造血停滞，持续1周左右，称为再生障碍性危象。

（2）急性溶血发病急骤，短期大量溶血引起寒战、发热、呕吐、头痛、四肢腰背疼痛及腹痛，继之出现血红蛋白尿。严重者可发生急性肾衰竭、周围循环衰竭或休克。其后出现黄疸、面色苍白和其他严重贫血的症状及体征。

知识点4：溶血性贫血检查的内容　　　　　　　副高：熟悉　正高：掌握

溶血性贫血检查包括确定溶血存在的实验室检查、红细胞膜缺陷的实验室检查、红细胞酶缺陷的实验室检查、珠蛋白合成异常的实验室检查、免疫性溶血性贫血。

知识点5：红细胞寿命测定　　　　　　　　　　副高：熟悉　正高：掌握

（1）参考范围　正常人红细胞 $^{51}Cr\ t_{1/2}$ 为25~32天。

（2）应用评价　本试验能反映红细胞平均消亡状态，是确诊溶血性贫血最直接的依据。但由于核素的半衰期和红细胞寿命之间没有线性关系，并且还存在核素标记红细胞方面的技术问题，限制了本试验的准确度和临床应用。

知识点6：红细胞膜缺陷的实验室检查　　　　　副高：熟悉　正高：掌握

（1）红细胞渗透脆性试验　①本试验简便实用，但是敏感性较差，对溶血性贫血的病因诊断有参考价值，但是需结合其他检验结果进行综合分析。②红细胞膜异常改变较轻微的病例，应采用更敏感性的试验。此法也可以用于丙酮酸激酶缺陷症（PKD）等红细胞酶缺陷性溶血的诊断。

（2）自身溶血试验及纠正试验　本试验不够敏感与特异，仅对遗传性球形红细胞增多症有较大的诊断价值。如果结合其他试验，对多种原因导致的溶血性贫血的鉴别诊断有参考价值。

（3）酸化甘油溶血试验　本试验主要被用于遗传性球形红细胞增多症的诊断，其敏感性和特异性较高，是进行家系调查的比较理想的方法。

（4）红细胞膜蛋白十二烷基硫酸钠聚丙烯酰胺凝胶电泳　本试验可以直接反映红细胞膜蛋白的缺陷，有助于查找溶血性贫血病因。

（5）酸化血清溶血试验　本试验操作比较简便、特异性强，绝大多数PNH呈阳性反应，假阳性极少见，是PNH的确诊试验。但其敏感性比较差，30%以上患者可呈阴性反应，所以，本试验阴性时不能排除PNH。Ham试验阴性且溶血原因不明者，应多次重复做本试验，并要结合其他检查方法综合判断。

（6）蔗糖溶血试验　本试验敏感性高，可以作为PNH的筛选试验，阴性可排除PNH。但其特异性不强，容易出现假阳性反应，因此阳性者应再做酸化血清溶血试验（Ham试验）证实。

（7）蛇毒因子溶血试验　对PNH也有较强的特异性，敏感性要比Ham试验高，尤其是PNH Ⅲ型红细胞对本试验敏感性最高，PNH Ⅱ型红细胞次之，PNH Ⅰ型红细胞不敏感；本试验的溶血度高低可以大致说明PNH Ⅲ型红细胞所占的比例。

（8）血细胞表型CD55和CD59检测　本试验是目前诊断PNH直接、特异、敏感并且可定量的方法，其灵敏度及特异性可达100%，而Ham试验的灵敏度为50%左右。但是本试验所需的流式细胞仪价格比较贵，试验成本也较高。本试验主要被用于诊断PNH、PNH-AA综合征。

（9）气单胞菌溶素变异体检测　相比于传统的CD55、CD59检测，Flaer检测的敏感性及特异性与其相似。因为Flaer在所有具有GPI锚蛋白的白细胞上都特异表达，故可以用来标记。对PNH患者来说，白细胞尤其是中性粒细胞GPI锚蛋白的表达对于干、祖细胞则反映了患者的实际情况，对于检测微小克隆比CD55、CD59更敏感、直观、清晰。

知识点7：红细胞酶缺陷的实验室检查　　　　　　副高：熟悉　正高：掌握

（1）高铁血红蛋白还原试验　本试验简便易行，是目前国内比较常用的G-6-PD活性检测的过筛试验，但部分病例易出现假阳性结果。

（2）变性珠蛋白小体生成试验　本试验特异性比较差，仅是葡萄糖-6-磷酸脱氢酶（G-6-PD）缺乏的筛检试验，对G-6-PD缺陷症的诊断还应进一步做确诊试验。本试验阳性细胞增加可作为不稳定血红蛋白存在的证据。

（3）G-6-PD荧光斑点试验和活性测定　荧光斑点试验具有特异性高、标本用量少、操作简单、检查时间短等优点，是较好的筛查试验，可以用于筛查高发区域人群或疑诊的新生儿。Zinkham法对G-6-PD缺陷症诊断的特异性及敏感度均较高，但是在溶血高峰期及恢复期，酶活性可以接近正常，因此应离心去除衰老红细胞，再进行测定，并于2~4个月后进行复查。在溶血发作期，接受红细胞输注也会影响酶活性测定结果。新生儿红细胞及网织红细胞内G-6-PD活性较高，应注意鉴别。

（4）丙酮酸激酶荧光斑点试验和活性测定　丙酮激素酶（PK）活性荧光斑点试验是PK缺陷症的筛检试验，在必要时需做活性定量进行确认。PK活性测定的定量试验特异性高，是诊断PK缺陷症直接及可靠的指标。

知识点8：珠蛋白合成异常的实验室检查　　　　　副高：熟悉　　正高：掌握

（1）血红蛋白电泳分析　此法简单易行，临床应用比较广泛，是诊断血红蛋白病的基本方法和依据，也是分离和研究异常血红蛋白的有效方法。但是某些异常血红蛋白尚不能用此方法分离，可进一步做等电聚焦电泳、琼脂糖凝胶电泳以及高效液相层析等，可提高检出率，必要时可采用基因分析手段，以利于确诊及分型。

（2）抗碱血红蛋白测定　此试验重复性较好。由于检测的是抗碱血红蛋白，除HbF外，HbBarts和部分HbH也具有抗碱能力，需借助电泳鉴别。

（3）胎儿血红蛋白（HbF）酸洗脱法检测　此试验简单易行，适用于基层医院对HbF增高疾病的筛检，而进一步确诊应进行血红蛋白电泳分析和基因检测。

（4）红细胞包涵体试验　此试验为不稳定血红蛋白病及HbH病的过筛试验。

（5）异丙醇沉淀试验　本试验特异性较差，容易出现假阳性，阳性结果只能说明存在不稳定血红蛋白，仅能作为不稳定血红蛋白的过筛试验。

（6）热变性试验　此试验简便易行，可以作为不稳定血红蛋白的筛检试验。

（7）血红蛋白聚丙烯酰胺凝胶电泳分析　此方法分辨率高，简便易行，可做定性及相对定量分析，不需特别的仪器和试剂。

知识点9：免疫性溶血性贫血的实验室检查　　　　副高：熟悉　　正高：掌握

（1）抗球蛋白试验　本试验是确诊AIHA的经典方法，直接抗人球蛋白试验（DAGT）使用最为广泛，也更有诊断价值，它能够敏感地测定吸附在红细胞膜上的不完全抗体和补体。间接抗人球蛋白试验（IAGT）主要被用于检测血清中游离抗体或补体，因诊断价值不如DAGT而且少用，但对诊断药物诱发的免疫性溶血性贫血与同种抗体引起的溶血有用。若红细胞上吸附的抗体太少，Coombs试验可以呈假阴性，因此Coombs试验阴性不能完全排除AIHA。DAGT阳性不一定有溶血性贫血，15%可为假阳性，可能是由于血块微粒、硅胶管盛血、有高球蛋白血症等。

（2）冷凝集素试验　此法简便、易于开展，是诊断冷凝集素综合征的重要依据。

（3）冷热溶血试验　此试验是检测冷溶血抗体简易的过筛试验，对阵发性冷性血红蛋白尿症诊断有一定价值，患者D-L抗体效价可高于1∶40。但是若患者正处于溶血发作时期，因为补体已被消耗，可出现假阴性结果。

知识点10：溶血性贫血实验室的诊断及鉴别诊断　　副高：熟练掌握　　正高：熟练掌握

溶血性贫血实验室诊断及鉴别诊断如图4-30-2所示。

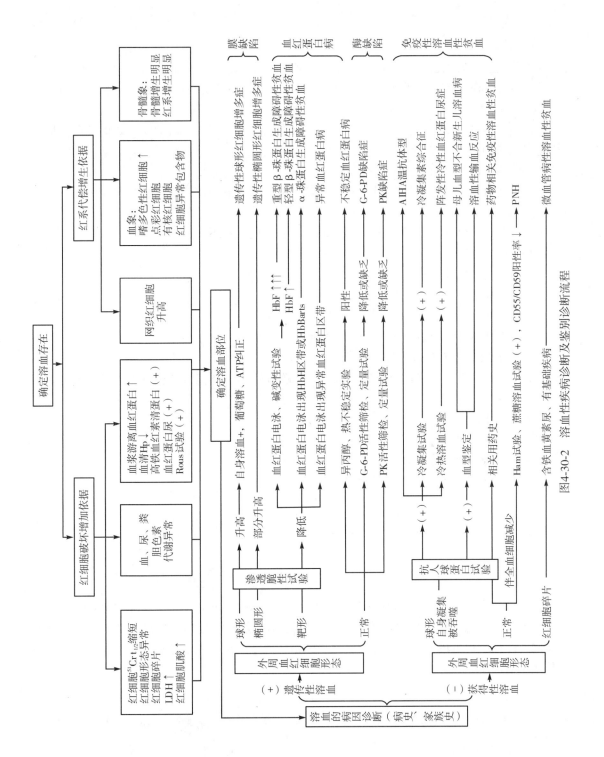

图4-30-2 溶血性疾病诊断及鉴别诊断流程

知识点11：溶血性贫血的治疗原则　　　　　　副高：掌握　正高：熟练掌握

（1）对症治疗

1）急性大量失血患者应及时输血或红细胞及血浆，迅速恢复血容量并纠正贫血。

2）重度贫血患者、老年人或者合并心肺功能不全的贫血患者应当输红细胞，纠正贫血，改善体内缺氧状态。

3）对贫血合并出血者，应按照出血机制的不同采取不同的止血治疗（如重度血小板减少应输血小板）。

4）对贫血合并感染者，应当酌情予抗感染治疗。

5）对贫血合并其他脏器功能不全者，应按照脏器的不同及功能不全的程度而施予不同的支持治疗。

6）先天性溶血性贫血多次输血并发血色病者应予去铁治疗。

（2）对因治疗

1）缺铁性贫血补铁和治疗导致缺铁的原发病。

2）巨幼细胞贫血补充叶酸或维生素B_{12}。

3）溶血性贫血采用糖皮质激素或脾切除术。

4）遗传性球形细胞增多症脾切除有肯定疗效。

5）造血干细胞质异常性贫血采用干细胞移植。

6）再生障碍性贫血采用抗淋巴（胸腺）细胞球蛋白、环孢素及造血正调控因子（如雄激素等）。

7）肿瘤性贫血采用化疗或放疗。

8）ACD及肾性贫血采用EPO。

9）免疫相关性贫血采用免疫抑制剂。

10）各类继发性贫血治疗原发病等。

第六节　红细胞膜缺陷性溶血性贫血

知识点1：遗传性球形红细胞增多症（HS）的特点　　　副高：掌握　正高：熟练掌握

HS任何年龄均可发病，临床表现轻重不一。多数HS在儿童期发病，轻型患者常到成年才被诊断，大多数病例有阳性家族史。贫血、黄疸以及脾大是HS最常见的临床表现，三者可能同时存在，也可单独发生。感染或持久的重体力活动可诱发溶血加重，甚至会发生再障危象或溶血危象。

知识点2：遗传性球形红细胞增多症（HS）的发病机制　　副高：掌握　正高：熟练掌握

膜骨架蛋白缺乏导致其与细胞膜之间的垂直连接缺陷，脂质双层不稳定，以出芽形式形成囊泡丢失，红细胞表面积减少，同体积比例降低，红细胞球形化。骨架蛋白缺陷还可以导致红细胞膜蛋白磷酸化及钙代谢缺陷，钠、水进入细胞增多，红细胞呈球形变。球形红细胞需要消耗更多的ATP加速过量钠的排出，细胞内ATP相对缺乏，与此同时钙-ATP酶受抑制，钙易沉积于膜上，使膜的柔韧性降低。球形变、变形性以及柔韧性减低的红细胞，在通过脾脏时易被截留，并在单核-巨噬细胞系统内被破坏。当这种破坏不能被机体代偿时即出现溶血性贫血。

知识点3：遗传性球形红细胞增多症（HS）临床特征　　副高：掌握　正高：熟练掌握

贫血、黄疸以及脾大是HS最常见的临床症状，三者可同时存在，也可单一发生。HS在任何年龄均可发病．临床表现轻重不一。

根据不同的临床表现，可分为4型：典型HS、轻型HS、无症状携带者以及重型HS。

（1）典型HS　主要的临床特征是幼年发病，间歇性黄疸，轻度贫血，脾大和明显的家族史。

（2）轻型HS　临床症状轻微，常无贫血，血清胆红素及网织红细胞计数轻度增高，外周血球形红细胞少见。

（3）无症状携带者　临床无溶血征象，但红细胞渗透脆性可增高，有HS的基因病变，后代可发生HS。

（4）重型HS　多见于常染色体隐性遗传，严重溶血可危及生命，需要定期输血，脾切除可部分缓解溶血，通常有血影蛋白及锚蛋白的严重缺乏。

知识点4：遗传性球形红细胞增多症（HS）的诊断及鉴别诊断
**　　　　　　　　　　　　　　　　　　副高：熟练掌握　正高：熟练掌握**

HS临床表现与实验室检查均无特异性，诊断时应结合病史、临床表现和实验室检查综合分析。

（1）血涂片中小球形细胞>10%，红细胞渗透脆性增加，有阳性的家族史，无论是否有症状，本病的诊断可成立。

（2）如果外周血有较多小球形红细胞，红细胞渗透脆性增加，但是家族史阴性，应排除自身免疫性溶血性贫血及不稳定血红蛋白病等原因所致的球形细胞增加后方可诊断。自身免疫性溶血性贫血患者可有Coombs试验阳性，但是HS患者Coombs试验阴性；不稳定血红蛋白病有血红蛋白异常，但是HS无。

（3）如果有阳性家族史，但外周血小球形红细胞不多（5%左右），需做渗透脆性试验、自身溶血试验以及酸化甘油溶血试验等加以证实。

（4）如果外周血小球形红细胞不多，无阳性家族史，则诊断HS需借助较多试验，包括红细胞膜蛋白组分分析及基因分析等，并排除先天性非球形红细胞溶血性贫血等方可确诊。先天性非球形红细胞溶血性贫血有G-6-PD活性降低或缺乏，但是HS患者G-6-PD活性正常。

知识点5：遗传性球形红细胞增多症（HS）治疗原则　　副高：掌握　正高：熟练掌握

HS主要的治疗方法是脾切除。国外所提倡的HS脾切指征为：①Hb≤80g/L，网织红细胞≥10%的重型HS。②Hb如为80～110g/L、网织红细胞为8%～10%，具有下列一种情况者应考虑切脾：贫血影响生活质量或体能活动；贫血影响重要脏器的功能；发生髓外造血性肿块。③年龄限制：主张10岁以后手术。对于重型HS，手术时机也尽可能延迟至5岁以上；对于反复发生再障危象或依赖输血维持而必须进行切脾者，应给予肺炎球菌疫苗和预防性抗生素治疗。对于所有脾切除患者，都应给予肺炎球菌三联疫苗，最好应在手术前数周给予。

知识点6：遗传性椭圆形红细胞增多症（HE）的特点　　副高：掌握　正高：熟练掌握

遗传性椭圆形红细胞增多症的临床表现差异很大，并且贫血程度轻重不一，常见肝、脾大。隐匿型没有明显症状，无贫血和溶血表现；溶血代偿型有慢性溶血，但是骨髓可代偿，无贫血，有轻度的黄疸和脾大；溶血性贫血型，主要为纯合子，贫血、黄疸以及脾大较为显著，在慢性溶血过程中可发生胆石症、再障危象或者溶血危象。

知识点7：遗传性椭圆形红细胞增多症（HE）的发病机制
　　　　　　　　　　　　　　　　　　　　　　副高：掌握　正高：熟练掌握

本病的主要机制为膜收缩蛋白结构缺陷，影响到收缩蛋白二聚体自我连接形成四聚体的能力，膜骨架稳定性降低。HE形成椭圆形红细胞的机制目前不十分清楚。其幼稚红细胞与网织红细胞形态正常，只有在从骨髓释放入血液循环后才能变成椭圆形。可能因为患者红细胞在通过微循环时由于切变力的作用变成椭圆形后不能恢复正常；同时，红细胞因为膜骨架缺陷造成其膜稳定性降低，使红细胞容易被破坏。

知识点8：遗传性椭圆形红细胞增多症（HE）临床特征　　副高：掌握　正高：熟练掌握

（1）普通型（或轻型）HE最常见，特别在非洲人群，为显性遗传。杂合子携带者全无症状，无贫血，无脾大，检查可见网织红细胞稍增高，但是很少大于3%。外周血片椭圆形红细胞增多，常超过40%。分子病变大多为膜收缩蛋白缺陷，其次为4.1蛋白缺陷，极少数是血型糖蛋白C缺乏。10%～15%的普通型HE杂合子可同时有膜收缩蛋白α"LELY"遗传，如此则有明显溶血，椭圆红细胞及破碎红细胞相应增多。

遗传性热变性异形红细胞增多症（HPP）较少见，为隐性遗传，发病是由于为纯合子或杂合子复合了可产生普通型HE的膜收缩蛋白α链的基因缺陷，或由于αLELY链同时有另一种较严重的α链基因缺陷，致使膜收缩蛋白自身连接发生严重缺陷。有中、重度溶血性贫血，可见明显的破碎红细胞、畸形红细胞。红细胞对热敏感（45～46℃即破碎，正常红细胞要49℃），重症者膜收缩蛋白也减少。脾切除可减轻但不能完全纠正贫血。

（2）球形椭圆形红细胞增多症是较少见的体细胞显性遗传病，具有HS和HE双重特征。有轻、中度贫血，血片中可看到较圆的椭圆形红细胞和少许球形红细胞，渗透脆性增加。与发生溶血的其他类型HE不同的是有溶血但血片中一般没有畸形细胞及红细胞碎片，脾切除有效。

（3）东南亚卵圆形红细胞增多症为体细胞显性遗传病。

知识点9：遗传性椭圆形红细胞增多症（HE）的诊断及鉴别诊断

副高：熟练掌握　　正高：熟练掌握

根据临床表现、红细胞形态（椭圆形红细胞>25%）、家族调查，多数病例可明确诊断。当无阳性家族史时，如果椭圆形红细胞大于50%也可明确诊断。椭圆形红细胞增多也可以见于其他血液系统疾病，如缺铁性贫血、巨幼细胞性贫血、骨髓病性贫血、骨髓纤维化、骨髓增生异常综合征、珠蛋白生成障碍性贫血等。上述疾病除了有少数椭圆形红细胞外，经常伴有其他异形红细胞和特殊的临床表现，不能仅依据椭圆形红细胞的数量进行鉴别，阳性家族史是最可靠的依据。

知识点10：遗传性椭圆形红细胞增多症（HE）治疗原则

副高：掌握　　正高：熟练掌握

原则上对无症状或轻度贫血不影响健康的HE患者不需要治疗，明显溶血性贫血者需做脾切除。脾切后，血红蛋白即网织红细胞都可恢复正常，但是椭圆形细胞仍然存在，且异形细胞的数量及类型可增多。在HPP，脾切后仅能部分减轻溶血。由于婴幼儿HE中一部分可自行缓解，脾切除术应当在3岁以后、最好在5岁以后进行。合并胆石症者应行胆囊切除。

知识点11：阵发性睡眠性血红蛋白尿症（PNH）临床特征

副高：掌握　　正高：熟练掌握

本病患者发病大多缓慢，贫血症状为其首发表现；但也有少数病例因急性溶血突然发生酱油色尿而被发现。自觉症状中以头晕、乏力、面色苍黄、劳累后心悸以及气短等贫血症状为最多见。贫血程度随血红蛋白尿发作频率和骨髓造血功能而不同，有的患者虽有血红蛋白尿发作但骨髓造血功能代偿性增加。

心脏可有代偿性扩大，肝大者较脾大者多，肿大程度都不严重，约有半数病例肝、脾不大。

知识点12：阵发性睡眠性血红蛋白尿症（PNH）国内诊断标准

副高：掌握　　正高：熟练掌握

（1）临床表现　患者临床表现符合PNH病症，如贫血、血管内溶血、全血细胞减少，伴或不伴血栓形成等。

（2）实验室检查　酸化血清溶血试验、糖水溶血试验、蛇毒因子溶血试验、尿隐血（或含铁血黄素）等几项实验中凡符合以下任何一种情况，即可以诊断为PNH：①两项以上的阳性；②一项阳性，但须具备以下条件：该项试验2次以上均阳性，或一次阳性，但操作正规、有阴性对照、结果可靠，即使重复试验仍阳性者；③有溶血的其他直接或间接证据，或有肯定的血红蛋白尿发作。能排除其他溶血，特别是遗传性球形红细胞增多症、自身免疫性溶血性贫血、G-6-PD缺乏症所致溶血和阵发性寒冷性血红蛋白尿症等。

知识点13：阵发性睡眠性血红蛋白尿症（PNH）国外诊断标准

副高：掌握 正高：熟练掌握

国外诊断本病的主要要求是能证明有对补体敏感的红细胞。赖以确诊者仍是Ham试验。研究认为要求2次或2次以上重复阳性；试验方法要标准化，要有正常人阴性对照。至少要做到三管法，即第一、二、三管各加10份ABO血型相配的正常人新鲜血清（含足够补体），各加1份0.2mol/L的盐酸，然后各加1份50%经生理盐6洗涤的患者红细胞悬液，放在37℃温水浴孵育60分钟，拿出混匀后再离心，观察上清液是否有溶血，如果第一管是溶血，第二、三管均无溶血，方可确认本试验为阳性。对先天性红细胞系统造血异常性贫血Ⅱ型，即酸化血清试验阳性的遗传性有红细胞多核症，由于患者的红细胞在酸化的自身血清中不溶，可用自身血清。遗传性球形红细胞增多症患者的球形红细胞在酸性条件下也易溶解，但是不需补体。另外，患者血清加正常红细胞若发生溶血，则可能患者血清中有溶血素，而非PNH。

知识点14：阵发性睡眠性血红蛋白尿症（PNH）的特点

副高：掌握 正高：熟练掌握

患者通常起病缓慢，为慢性血管内溶血，多数以贫血为首发症状。血红蛋白尿频繁发作的病例，起病比较急，其主要临床表现为血红蛋白尿。典型的血红蛋白尿是在睡眠后首次尿呈酱油色或浓茶色，通常持续二三天，可自行消退，重者可持续1~2周。但是并非所有患者都有血红蛋白尿，也不是所有患者血红蛋白尿必然在睡眠后出现，血红蛋白尿可频繁发作或偶然发作。部分患者尿色可正常，但是尿液潜血试验可持续呈阳性。部分患者（约1/3病例）可有皮肤出血、牙龈出血以及发热等症状，可能与血小板减少有关。少部分可反复并发静脉血栓。约20%PNH患者可与再生障碍性贫血相互转化，绝大部分患者在再障过程中或者痊愈后经一定时间转化为PNH，少部分患者为PNH转化为再障，或同时具有PNH和再障的特点，上述情况统称为PNH-AA综合征。

知识点15：阵发性睡眠性血红蛋白尿症（PNH）的发病机制

副高：掌握 正高：熟练掌握

本病主要因为造血干细胞X染色体上的磷脂酰肌醇聚糖A类（PIG-A）基因突变，造成细胞膜上糖化肌醇磷脂锚（GPI）合成障碍，使GPI锚蛋白减少或缺失。这些蛋白包括许多补体调节蛋白，CD59是一种补体抑制蛋白，可抑制膜攻击复合物的形成，PNH患者发病的重要因素之一就是缺乏此抑制物。CD55可以阻止补体系统中C3转换酶及C5转换酶的组装，保护细胞免受自身补体的攻击。PNH患者细胞膜上缺乏此因子，加速细胞同C3转换酶的结合，加速细胞破坏。按照PNH患者体内红细胞对补体敏感程度分为三型：①Ⅰ型细胞对补体的敏感性正常；②Ⅱ型细胞对补体中度敏感（为正常红细胞的3～5倍）；③Ⅲ型细胞对补体高度敏感（为正常红细胞的15～25倍）。

知识点16：阵发性睡眠性血红蛋白尿症（PNH）的诊断
副高：熟练掌握　正高：熟练掌握

（1）临床表现符合PNH。

（2）实验室检查结果　①Ham试验、蔗糖溶血试验、蛇毒因子溶血试验、尿含铁血黄素（或尿液潜血）试验等试验中凡符合以下任一情况即可诊断：a. 两项以上阳性。b. 一项阳性时，必须具备以下条件：两次以上阳性；或一次阳性，但操作正规、有阴性对照、结果可靠、即时重复仍为阳性者；有溶血的其他直接或者间接证据，或者有肯定的血红蛋白尿出现；能排除其他溶血，尤其是遗传性球形红细胞增多症、自身免疫性溶血性贫血、G-6-PD缺陷症以及阵发性冷性血红蛋白尿症等；②流式细胞仪检查发现CD59或CD55阴性的中性粒细胞或红细胞>10%（5%～10%为可疑）或气单胞菌溶素变异体检测阴性。

临床表现符合，实验室检查结果具备①项或者②项均可诊断。

知识点17：阵发性睡眠性血红蛋白尿症（PNH）的鉴别诊断
副高：熟练掌握　正高：熟练掌握

（1）部分PNH患者表现为全血细胞减少，易与再障混淆，鉴别主要依据为：骨髓增生程度及PHN溶血的证据、细胞对补体敏感的证据。

（2）遗传性球形红细胞增多症患者红细胞渗透脆性增加、有球形红细胞增加、细胞补体敏感相关试验为阴性等表现，虽然某些诱因可引起血管内溶血，但同睡眠无关，而PNH患者一般无球形红细胞增加，脆性不增加，补体敏感试验阳性。

（3）自身免疫性溶血性贫血患者直接抗球蛋白试验阳性，而个别PNH患者可暂时为阳性，但是复查后可转为阴性。

（4）阵发性冷性血红蛋白尿症患者血红蛋白尿发作比较常见的诱因是寒冷，持续时间短，冷热溶血试验阳性。

知识点18：阵发性睡眠性血红蛋白尿症（PNH）治疗原则
副高：掌握　正高：熟练掌握

（1）支持治疗　严重贫血时输注浓缩红细胞。雄激素有刺激红系造血作用，对部分患者贫血有改善作用。合并免疫异常患者可以酌情使用免疫抑制剂，如环孢菌素。重型再生障碍性贫血合并小PNH克隆，亦可以使用抗人胸腺细胞免疫球蛋白治疗。

（2）溶血发作控制 首先避免诱发溶血的因素，如感冒、腹泻、某些药物等。

（3）血栓形成 血栓形成者应进行溶栓和取栓治疗。

（4）抗补体C5单克隆抗体 补体C5是补体级联反应中最后一个酶促反应底物，C5在C5转换酶作用下裂解为C5a和C5b，C5b参与膜攻击复合物（MAC）C5b-9的形成。

（5）化疗 方案是柔红霉素或高三尖杉酯碱联合阿糖胞苷小剂量化疗。多数患者见到血红蛋白水平上升，输血减少和PNH克隆受抑。但是此法骨髓抑制重，恢复期长，需要良好的隔离保护和支持治疗。

（6）异基因造血干细胞移植 PNH是克隆性疾病，故唯有异基因造血干细胞移植能治愈PNH。但PNH临床呈良性过程，需斟酌移植风险。

第七节 红细胞酶缺陷性溶血性贫血

知识点1：红细胞酶缺陷性溶血性贫血的分类　　　　　副高：掌握　正高：熟练掌握

由红细胞酶缺陷引起的溶血性疾病有20多种，其中比较常见的有葡萄糖-6-磷酸脱氢酶缺陷症、红细胞丙酮酸激酶缺陷症。

知识点2：葡萄糖-6-磷酸脱氢酶缺陷症（G-6-PD）的特点　　　　　副高：掌握　正高：熟练掌握

根据G-6-PD基因突变的差异以及引起红细胞破坏的诱因不同，G-6-PD缺陷症可分为下列几种临床类型：蚕豆病、药物性溶血、感染性溶血、新生儿G-6-PD缺陷性溶血、遗传性非球形红细胞溶血性贫血。

知识点3：葡萄糖-6-磷酸脱氢酶缺陷症（G-6-PD）的发病机制　　　　　副高：掌握　正高：熟练掌握

在正常红细胞磷酸戊糖旁路途径中，G-6-PD能使葡萄糖6-磷酸氧化脱氢，同时可以使氧化型辅酶Ⅱ（$NADP^+$）还原为还原型辅酶Ⅱ（NADPH）。NADPH是体内重要的还原物质，可以使氧化型谷胱甘肽（GSSG）还原为还原型谷胱甘肽（GSH），GSH可清除代谢过程中产生的氧化性产物。在红细胞G-6-PD缺陷时，NADPH生成减少，细胞内GSH下降，代谢产生的活性氧可将血红蛋白巯基（SH）氧化，造成血红蛋白变性，所形成的变性珠蛋白小体（Heinz小体）附着于红细胞膜上，导致膜的损伤，红细胞变形能力降低，容易被脾脏阻留及清除，从而造成溶血的发生。NADPH的不足不但影响GSH的生成，更重要的是不能够维持过氧化氢酶的活性，过氧化氢酶比GSH对过氧化物的清除更有效。过氧化物的积聚除了对血红蛋白巯基有作用，膜蛋白的巯基也可由于氧化而减少，导致红细胞膜脂质过氧化损伤，红细胞膜的变形能力降低；同时也改变了红细胞膜表面的抗原性，使红细胞易被单核-巨噬细胞识别而吞噬，最终致使溶血的发生。

知识点4：葡萄糖-6-磷酸脱氢酶缺陷症（G-6-PD）临床特征

副高：掌握　正高：熟练掌握

大多数红细胞G-6-PD缺乏者无临床表现，有溶血的患者与一般溶血性疾病的临床表现大致相同。G-6-PD缺乏所致溶血性贫血有以下5类。

（1）蚕豆病（favism）本病为遗传性葡萄糖-6-磷酸脱氢酶缺陷症的常见病。蚕豆中含有蚕豆嘧啶糖苷、多巴糖苷等，具强氧化作用，可引起溶血，常见于南方农村，男性为主。有数小时至10个月内进食生、熟蚕豆史，经一定潜伏期发病，有发热、黄疸、血红蛋白尿、休克和程度不等的贫血症状，重者出现弥散性血管内凝血，肺、脑梗死和肾衰竭，病死率约占1%。

（2）药物致溶血性贫血　已肯定导致溶血的药物有抗疟药乙酸苯胺、磺胺类以及砜类等。

（3）感染诱发溶血　已肯定的有伤寒、大叶肺炎、肝炎、流感、沙门菌属感染、传染性单核细胞增多症、大肠埃希菌、β链球菌、变形杆菌、结核杆菌以及立克次体感染等。

（4）新生儿高胆红素血症　生后1周内出现并进行性加重，其血清总胆红素在205.2μmol/L以上，早产儿更高，在256μmol/L（15mg%）以上，以间接胆红素为主。还有其他溶血和G-6-PD缺陷的实验证据。

（5）遗传性非球形红细胞溶血性贫血（CNSHA）　已知至少80多种变异型和本型有关，表现为慢性溶血过程，黄疸、肝大、脾大三大特征，贫血轻重不一，各种诱因可加重溶血，G-6-PD严重缺乏。

知识点5：葡萄糖-6-磷酸脱氢酶缺陷症（G-6-PD）诊断及鉴别诊断

副高：熟练掌握　正高：熟练掌握

红细胞G-6-PD缺乏症的诊断主要依靠检测红细胞G-6-PD活性的实验室检查，在有G-6-PD缺乏所引起的临床类型任何一项的基础上，加上下列各条中任何一条均可作出诊断。①1项筛选试验活性属严重缺乏值。②1项筛选试验活性属中间缺乏值，加上Heinz体试验阳性（要有40%的红细胞Heinz小体，每个红细胞有5个或5个以上的Heinz体），并排除其他溶血的病因。③1项筛选试验活性属中间缺乏值，伴有明确的家族史。④2项筛选试验活性均为中间缺乏值。⑤1项G-6-PD活性定量测定其活性较正常平均值降低40%以上。

本病临床上主要同先天性红细胞膜异常和血红蛋白异常性疾病进行鉴别，利用实验测定红细胞G-6-PD活性，不难作出鉴别。

知识点6：葡萄糖-6-磷酸脱氢酶缺陷症（G-6-PD）治疗原则

副高：掌握　正高：熟练掌握

去除诱因，纠正水、电解质失衡；防治急性肾衰竭；碱化尿液；重者及时输血；尽早给予肾上腺皮质激素治疗。

知识点7：红细胞丙酮酸激酶缺陷症（PKD）的特点

副高：掌握 正高：熟练掌握

PKD为慢性遗传性非球形红细胞溶血性贫血。成人症状较轻，以贫血、黄疸、脾大为主要表现。少数病例可由于感染出现溶血加重，甚至急性造血停滞。新生儿会出现高胆红素血症，黄疸及贫血都比较严重。

知识点8：红细胞丙酮酸激酶缺陷症（PKD）的发病机制

副高：掌握 正高：熟练掌握

丙酮酸激酶（PK）是红细胞糖酵解途径中三个关键酶之一，其作用是把磷酸烯醇式丙酮酸的高能磷酸键转移给二磷酸腺苷（ADP），产生ATP。PK缺乏时，ATP产生减少，糖酵解途径的各种中间产物堆积，红细胞的代谢异常，功能障碍，变形性降低，红细胞表面抗原性发生改变，易被单核-巨噬细胞吞噬而造成血管外溶血。

知识点9：红细胞丙酮酸激酶缺陷症（PKD）临床特征

副高：掌握 正高：熟练掌握

PKD有高度变异性，多为慢性血管内溶血。婴儿多在新生儿期即出现溶血症状，黄疸与贫血都比较严重。成人PK缺乏症状很轻，常被忽视，最常见的表现为贫血、黄疸和脾大，在感染后溶血加重甚至发生再障危象，部分患者常并发胆石症。

知识点10：红细胞丙酮酸激酶缺陷症（PKD）的诊断及鉴别诊断

副高：熟练掌握 正高：熟练掌握

PKD在实验室主要借助红细胞PK活性的测定进行诊断。
（1）PK荧光斑点试验属严重缺乏。
（2）PK活性定量测定属纯合子范围。
（3）PK荧光斑点试验属中间缺乏。但伴有明显家族史和/或有中间代谢产物的升高。
（4）PK活性定量测定属杂合子范围，但伴有明显家族史和/或有中间代谢产物的增高。
符合以上四项中任何一项即可确定实验室诊断。结合临床表现和溶血的存在不难做出诊断。本病临床上主要需与先天性红细胞膜异常和血红蛋白异常性疾病进行鉴别，可利用对红细胞PK活性的测定加以鉴别。

知识点11：红细胞丙酮酸激酶缺陷症（PKD）的治疗原则

副高：掌握 正高：熟练掌握

（1）输血 决定输血最重要的是根据病人对贫血的耐受性而非仅是血红蛋白的水平。由于患者红细胞2,3-DPG水平增高，中重度贫血时可无明显不适。

（2）脾切除 由于出生后前几年在无脾状态下有发生严重败血症的危险，故患者行脾切除术至少要5~10岁后。脾切除术可使预后改善，但并不能纠正溶血状态。在术前需要输血者，术后则可能不需要输注。

（3）药物治疗 在体外水杨酸盐反向影响PK缺陷性细胞的能量代谢，这种现象的临床意义一旦确定，则可以在严格的血液学监护下应用水杨酸盐。

（4）异基因骨髓移植（Allo-BMT）或外周血干细胞移植（Allo-PBSCT）或脐血移植PK缺乏症所致严重溶血性贫血患者，如需反复输血才能维持生命，Allo-BMT或者Allo-PBSCT是唯一的根治手段。

第八节 免疫性溶血性贫血

知识点1：自身免疫性溶血性贫血（AIHA）特点　　　　副高：掌握　　正高：熟练掌握

（1）温抗体型自身免疫性溶血性贫血 见于各年龄段，轻者可无症状，少数病例为急性溶血，多数病例表现为慢性溶血。主要表现除有贫血症状外，半数左右的病例可出现黄疸及肝脾大。继发性患者除有溶血的表现外，还具有原发病的症状；慢性型病例可有淋巴结肿大、出血以及血小板减少性紫癜（称为Evans综合征）。

（2）冷凝集素综合征 常见于寒冷季节，中老年患者多见。原发病因不明，多继发于支原体肺炎、淋巴组织增生性疾病、传染性单核细胞增多症等。除贫血和黄疸外，患者在冷环境下因红细胞大量凝集致微循环障碍，出现手足发绀，复温后可消失。冷凝集素综合征则以血管外溶血为主，少数患者可有血红蛋白尿及含铁血黄素尿等血管内溶血表现。

（3）阵发性冷性血红蛋白尿症 原发性少见，主要继发于某些病毒感染。遇冷后突然发病，出现寒战、腰背酸痛、发热、血红蛋白尿等急性血管内溶血的表现。

知识点2：自身免疫性溶血性贫血（AIHA）的发病机制

　　　　　　　　　　　　　　　　　　　　　　　　　副高：掌握　　正高：熟练掌握

AIHA的溶血机制可能补体介导的血管内溶血，也可能是是单核-巨噬细胞系统介导的血管外溶血。

（1）补体介导的血管内溶血 冷抗体型自身抗体在低温环境中可附着于红细胞表面，并激活补体，促使红细胞肿胀并溶解。当温度升高时，抗体可从红细胞表面脱离，因此其为冷性抗体。阵发性冷性血红蛋白尿症患者血清中的D-L抗体，在低温环境下（20℃以下）能与红细胞结合，同时吸附补体，但不发生溶血。在温度上升至37℃时，激活补体，破坏红细胞，从而发生急性血管内溶血。冷凝集素综合征患者少见血管内溶血，温抗体型自身免疫性溶血性贫血患者血管内溶血更为罕见。

（2）单核-巨噬细胞系统介导的血管外溶血 红细胞吸附不完全抗体（温性抗体）或者补体而被致敏，单核-巨噬细胞系统可以识别并吞噬与自身抗体结合的红细胞，从而出现溶血。温抗体型自身免疫性溶血性贫血和冷凝集素综合征患者可表现为血管外溶血。

知识点3：自身免疫性溶血性贫血（AIHA）的临床特征

副高：掌握　正高：熟练掌握

（1）亚急性型　病人通常是9岁以下的儿童，主要以继发性患者居多。发病前1~2周常有流感或菌苗注射史。发病很慢，特征是疲劳和贫血、黄疸和肝脾肿大，通常没有全身性疾病发生，少数患者因合并血小板减少而有出血倾向。

（2）温抗体型　很多患者发病很慢，临床现象是头晕、没有力气，贫血程度不同，很多有脾大，1/3的患者有黄疸和肝大。

（3）冷抗体型　冷凝集素综合征：毛细血管遇冷后察觉红细胞凝集，诱发循环障碍和慢性溶血，症状是手足发绀，手和脚、耳垂、鼻尖等处症状突出，常伴有肢体麻木、疼痛，遇暖后渐渐恢复正常，称为雷诺现象。

知识点4：自身免疫性溶血性贫血（AIHA）的诊断及鉴别诊断

副高：熟练掌握　正高：熟练掌握

自身免疫性溶血性贫血多为继发性的，所以，应首先考虑是否有原发病的存在，再结合溶血的临床表现、实验室检验，尤其是抗球蛋白试验进行诊断。

（1）温抗体型自身免疫性溶血性贫血　直接抗球蛋白试验阳性，近期无输血及特殊药物史，临床表现符合，可以考虑本病的诊断。若抗球蛋白试验阴性，临床表现相符，肾上腺皮质激素治疗有效，切脾有效，同时能够排除其他溶血性贫血者也可诊断。

（2）冷凝集素综合征　冷凝集素试验阳性，直接抗球蛋白试验C3阳性，抗体效价>1:40，结合临床表现及其他实验室检查可诊断本病。

（3）阵发性冷性血红蛋白尿症　具有典型的临床表现，冷热溶血试验阳性是诊断的重要依据。应注意同阵发性睡眠性血红蛋白尿、行军性血红蛋白尿及肌红蛋白尿相鉴别。

知识点5：自身免疫性溶血性贫血（AIHA）的治疗原则

副高：掌握　正高：熟练掌握

治疗原则为去除病因，早期治疗、坚持治疗、维持治疗。

知识点6：新生儿溶血病（HDN）的特点　副高：掌握　正高：熟练掌握

出生时，黄疸通常不十分明显，出生后逐渐明显。在出生后24小时发生的明显黄疸几乎都提示溶血性贫血的存在。症状轻重与溶血程度基本一致。ABO溶血病症状多较轻，仅表现出黄疸；而Rh溶血病症状比较严重，胎儿在子宫内就可发生严重溶血及胎儿水肿。若延缓治疗，间接胆红素可通过血脑屏障引起胆红素中毒性脑病（核黄疸），患儿出现拒食、嗜睡、张力减退和吸吮反射消失，继而出现肌肉僵硬、角弓反张或者全身痉挛、颅内出血等表现。

知识点7：新生儿溶血病（HDN）的发病机制　　副高：掌握　正高：熟练掌握

HDN是因为母儿之间血型不合所致的溶血性疾病。胎儿由父亲遗传获得了母亲所不具有的血型抗原，当胎儿的血型抗原或者外界的血型抗原因某种原因进入母体，可使母体产生相应的抗体，再通过胎盘进入胎儿体内，与胎儿致敏红细胞结合（致敏），被单核-巨噬细胞吞噬破坏，造成胎儿的血管外溶血。以ABO血型不合最为常见，可达80%以上；其次为Rh血型（D较常见，E、C或e次之）不合，约占15%；其他血型系统少见。

知识点8：新生儿溶血病（HDN）临床特征　　副高：掌握　正高：熟练掌握

ABO基本相同于Rh等不合的溶血症状，只是轻重程度有所不同，前者轻，病程进展较慢；后者重，病情进展较快。轻型者：出生时与正常新生儿没有差异，1~2天后逐渐出现黄疸、贫血，程度日益加深或者稍有嗜食拒食症状。重型者：由于胎儿红细胞大量破坏出现贫血，全身水肿，胸腹腔积液，肝脾肿大而致死胎流产、早产，有的出生时因贫血、水肿、心力衰竭而死亡，出生后黄疸出现越早进展越快反映病情越重，黄疸的加深常常与日俱增；此时相应的表现有嗜食拒食，拥抱反射由强转弱，贫血，肝脾大逐渐趋明显；如果不积极治疗，血清游离未结合胆红素水平到42μmol/L以上可引起脑神经细胞核黄染的脑病症状。

知识点9：新生儿溶血病（HDN）诊断标准　　副高：熟练掌握　正高：熟练掌握

（1）临床表现　本病患者临床表现变化多样，轻重不一。通常起病慢，数月后才发现贫血，表现为全身虚弱及头晕。以发热和溶血为起始症状者相对比较少，各约有1/3患者皮肤黏膜苍白及黄疸，50%以上有脾大。

（2）实验室检查　贫血；骨髓涂片；再生危象；抗人球蛋白试验。

（3）诊断依据　①患者近4个月内无输血或特殊药物服用史，如果直接抗人球蛋白试验为阳性，结合临床表现和实验室检查，可以诊断为温抗体型自身免疫性溶血性贫血；②如果患者抗人球蛋白试验是阴性，但临床表现较符合本病症状，肾上腺皮质激素或者切脾术有效，除外其他溶血性贫血（特别是遗传性球形细胞增多症）可以诊断为抗人球蛋白试验阴性的温抗体型自身免疫性溶血性贫血。

知识点10：新生儿溶血病（HDN）鉴别诊断　　副高：熟练掌握　正高：熟练掌握

温抗体型自身免疫性溶血性贫血的血片中可出现一定数量的球形红细胞，所以对于本病的诊断，一方面要注意是否是继发于其他疾病，如慢淋或者淋巴瘤等淋巴系统增殖性疾病；另一方面要和遗传性球形红细胞增多症相鉴别。

知识点11：新生儿溶血病（HDN）治疗原则　　　　　　副高：掌握　正高：熟练掌握

（1）孕期处理

1）综合疗法：为提高胎儿抵抗力及胆红素代谢能力，在孕24周、30周、33周各进行10天综合治疗。必须时可延长治疗时间及增加疗程。

2）中药：茵陈蒿汤（茵陈9g、制大黄4.5g、黄芩9g、甘草6g）每日一剂煎服，至分娩。

3）引产：妊娠36周以后，遇以下情况可考虑引产：Rh血型不合抗体效价＞1∶32，ABO血型不合抗体效价＞1∶512；有过死胎史，尤其因溶血病致死者；胎动、胎心率有改变，提示继续妊娠对胎儿已不安全；羊水呈深黄色或胆红素含量升高。

（2）产时处理　争取自然分娩，避免使用镇静、麻醉剂，以免增加胎婴儿窒息机会。做好新生儿抢救准备。

（3）新生儿处理

注意3个关键时间：①初生1～2天；②2～7天；③产后2个月内。

预防核黄疸有以下3种方法：①药物加速胆红素的正常代谢和排泄；②光照疗法变更胆红素排泄途径；③换血疗法机械性地去除胆红素、致敏红细胞和抗体。

1）药物疗法：激素、血浆、葡萄糖；苯巴比妥；中药三黄汤。

2）光照疗法：光照波长以425～475nm蓝光为好。如没有蓝光也可用日光灯管作白光照射，效果稍差。光照24小时血清胆红素未下降或反上升者，应考虑换血。

3）换血疗法：对产前诊断明确，胎儿出生后症状、体征明显者，经治疗胆红素继续上升接近308μmol/L者，考虑换血。

第三十一章 白细胞疾病与检验

第一节 白细胞概述

知识点1：白细胞计数　　　　　　　副高：熟练掌握　正高：熟练掌握

参考范围：

（1）成人 （4～10）×10⁹/L（4000～10000/mm³）。

（2）新生儿 （15.0～20.0）×10⁹/L（15000～20000/mm³）。

（3）6个月至2岁 （11.0～12.0）×10⁹/L。

（4）儿童 （15.0～20.0）×10⁹/L。

知识点2：白细胞计数的临床意义　　　　副高：熟练掌握　正高：熟练掌握

（1）增多 ①生理性增多：主要见于月经前、分娩、妊娠、哺乳期妇女以及剧烈运动、兴奋激动、饮酒以及餐后等。新生儿及婴儿明显高于成人。②病理性增多：主要见于急性化脓性感染、某些病毒感染、白血病、类白血病反应、糖尿病酮症酸中毒、急性大出血、严重烧伤、恶性肿瘤及某些金属中毒。

（2）减少 主要见于某些血液病、某些传染病、自身免疫性疾病、脾功能亢进等各种原因所致的脾大，恶性组织细胞增生症以及粒细胞缺乏症、阵发性睡眠性血红蛋白尿、电离辐射、慢性理化损伤、肿瘤化疗及某些药物反应等。

知识点3：白细胞分类计数　　　　　　副高：熟练掌握　正高：熟练掌握

正常值：中性粒细胞60%～70%，嗜碱性粒细胞0～1%，嗜酸性粒细胞0.5%～5%，淋巴细胞20%～40%，单核细胞3%～8%。

知识点4：白细胞分类计数的临床意义　　副高：熟练掌握　正高：熟练掌握

中性粒细胞减少见于再生障碍性贫血、脾功能亢进等，升高见于急性感染、严重创伤、恶性肿瘤等。嗜碱性粒细胞增多见于慢性粒细胞性白血病、脾切除术后等。嗜酸性粒细胞增多见于寄生虫病、过敏性疾病和慢性粒细胞性白血病，降低见于伤寒、急性心肌梗死等。淋巴细胞降低见于传染病的初期等，升高见于百日咳、淋巴细胞性白血病、淋巴肉瘤等。单核细胞增多见于疟疾等。

| 知识点5：白细胞病理性形态变化 | 副高：掌握 正高：掌握 |

白细胞病理性形态包括：中性粒细胞常见的病理形态、异形淋巴细胞、中性粒细胞的核象变化。

| 知识点6：中性粒细胞常见的病理形态 | 副高：掌握 正高：掌握 |

（1）中性粒细胞的中毒性改变 常见的有：①中毒颗粒。②细胞大小不等。③空泡形成：粒细胞受损后，胞质发生脂肪变性，在胞质中或者细胞核上出现空泡变性。④核变性：可有核固缩、核溶解以及核碎裂等变性。

（2）巨多分叶核粒细胞 胞体较大，细胞直径可达 $16\sim25\mu m$，核分叶常在5叶，甚至会在10叶以上。

（3）棒状小体（Auer小体） 在急性粒细胞或者急性单核细胞白血病的幼稚细胞的胞质中可出现，对于急性白血病的诊断及急性白血病类型的鉴别有参考价值。

（4）球形包涵体（Dohie体） 见于严重感染。

| 知识点7：异形淋巴细胞 | 副高：掌握 正高：掌握 |

异形淋巴细胞现认为是通过T淋巴细胞受抗原刺激转化而来，少数为B淋巴细胞，正常人外周血中偶可见到，不超过2%。依据细胞形态特点，异形淋巴细胞可分为：泡沫型、不规则型、幼稚型三型。

| 知识点8：中性粒细胞的核象变化 | 副高：掌握 正高：掌握 |

中性粒细胞的核象指的是粒细胞的分叶状况，它反映粒细胞的成熟程度，而核象变化则可反映某些疾病的病情及预后。

（1）中性粒细胞核左移 杆状核粒细胞增多，或者出现杆状以前更幼稚阶段的粒细胞，称为核左移。核左移伴有白细胞总数增高者称为再生性左移，表示机体的反应性强，骨髓造血功能旺盛，能够释放大量的粒细胞至外周血中。①轻度左移：杆状核粒细胞>0.06。②中度核左移：杆状核粒细胞>0.10，并伴有少数晚幼粒细胞者。③重度核左移：杆状核粒细胞>0.25，并出现更幼稚的粒细胞者。

（2）中性粒细胞核右移 病理情况下，中性粒细胞的分叶过多，可分4叶甚至于5~6叶以上。若5叶者超过0.05时，称为中性粒细胞的核右移。核右移是因为造血物质缺乏，使脱氧核糖核酸合成障碍，或者造血功能减退所致。

第二节　白细胞功能检查

知识点1：吞噬功能试验　　　　　　　　　　　　　　副高：熟悉　　正高：掌握

吞噬功能试验包括墨汁吞噬试验、细菌吞噬试验、吞噬细胞吞噬功能试验。

知识点2：墨汁吞噬试验　　　　　　　　　　　　　　副高：熟悉　　正高：掌握

（1）实验原理　血液中中性粒细胞及单核细胞对细菌及异物等具有吞噬作用。墨汁吞噬试验是加入一定量的墨汁到一定量的肝素抗凝血中，经37℃温育4小时，涂片染色，镜下观察200个吞噬细胞对墨汁的吞噬情况，并计算吞噬率和吞噬指数。

（2）临床意义　此试验可作为机体免疫功能及吞噬功能缺陷病的筛检指标。粒细胞的吞噬功能只限于成熟阶段，成熟单核细胞与幼稚单核细胞都具有吞噬能力，此试验可以为临床对某些疾病类型的鉴别诊断提供参考。急性单核细胞白血病M_{5b}为弱阳性，M_{5b}吞噬指数明显升高；急性粒-单核细胞白血病（M_4）呈阳性反应，慢性粒细胞白血病（CML）的成熟中性粒细胞吞噬能力明显减低；急性粒细胞白血病（M_2）、急性淋巴细胞白血病（ALL）以及急性早幼粒细胞白血病（M_3）的原始及幼稚细胞多无吞噬能力，吞噬试验为阴性。

知识点3：细菌吞噬试验　　　　　　　　　　　　　　副高：熟悉　　正高：掌握

（1）实验原理　分离白细胞悬液，将待测的吞噬细胞同葡萄球菌混合，温育一定时间后，细菌可被中性粒细胞吞噬，可以在镜下观察中性粒细胞吞噬细菌的情况，依据吞噬率和吞噬指数即可反映吞噬细胞的吞噬功能，该试验即细菌吞噬试验。

（2）临床意义　本试验可了解中性粒细胞的吞噬功能。比如吞噬率与吞噬指数升高，反映中性粒细胞吞噬异物功能的增强，多见于细菌性感染。对于疑有中性粒细胞吞噬功能低下者，有帮助确诊的价值。

知识点4：吞噬细胞吞噬功能试验　　　　　　　　　　副高：熟悉　　正高：掌握

（1）实验原理　活体巨噬细胞与单核细胞在体内外均有吞噬细菌和异物的功能，在体外将细胞与异体细胞或细菌混合孵育之后，染色观察其吞噬异体细胞或者细菌的数量，可判断其吞噬功能。可以借助中药斑蝥在人的前臂皮肤上发疱，诱使单核细胞游出血管大量聚集于疱液之内，抽取富含吞噬细胞的疱液，在体外37℃条件下观察吞噬细胞对鸡红细胞的吞噬消化活性，对细胞进行涂片染色，镜检计算吞噬百分率与吞噬指数。

（2）临床意义　一些免疫功能低下的患者吞噬细胞吞噬率降低，可作为预测感染发生的概率、观测疗效及判断预后的指标；巨噬细胞吞噬功能低下常见于各种恶性肿瘤，吞噬率常低于45%，手术切除好转后可以上升，因此可作为肿瘤患者化疗、放疗以及免疫治疗疗效的参考指标。

知识点5：趋化功能试验　　　　　　　　　　　　副高：熟悉　　正高：掌握

（1）实验原理　采用Boyden小室法又称为滤膜小室法。该方法运用特殊的小盒装置，用一块3~5μm孔径的微孔滤膜把盒分为上、下两个小室，在微孔滤膜的一侧放入粒细胞，另一侧则放入趋化因子，检测粒细胞经滤膜微孔到达趋化因子这一侧的定向移动能力。

（2）临床意义　趋化功能降低见于Chediak-Higashi综合征、烧伤、糖尿病、新生儿慢性皮肤黏膜白色念珠菌感染和高IgE综合征等。临床上还被用于评价易感染患者的细胞趋化功能及药物的影响。

知识点6：杀菌功能试验　　　　　　　　　　　　副高：熟悉　　正高：掌握

杀菌功能试验包括硝基四氮唑蓝还原试验与白色念珠菌法试验。

知识点7：硝基四氮唑蓝还原试验　　　　　　　　副高：熟悉　　正高：掌握

（1）实验原理　硝基四氮唑蓝（NBT）是一种染料，其水溶液呈淡黄色。中性粒细胞在杀菌过程中能量消耗增多，氧耗量也增加，细胞内磷酸己糖旁路代谢增强。NBT被吞入或者渗入中性粒细胞后，可以接受葡萄糖-6-磷酸在己糖磷酸旁路代谢中NADPH氧化脱下的氢，而被还原成非水溶性的蓝黑色颗粒沉着在胞质内，可以在显微镜下观察并计数阳性细胞百分比。

（2）临床意义　该试验用于检测中性粒细胞吞噬杀菌功能，还可以用于一些疾病的过筛鉴别和辅助诊断。葡萄糖-6-磷酸脱氢酶（G-6-PD）缺乏症、儿童慢性肉芽肿（CGD）、髓过氧化物酶缺乏症和Job综合征，NBT还原试验阳性；当全身性细菌感染时，患者的NBT还原阳性细胞在10%以上，而病毒感染或者其他原因发热的患者则在10%以下；器官移植后发热，若非细菌感染所致，其NBT还原试验阴性，若为阳性，则提示可能有细菌感染。

知识点8：白色念珠菌法试验　　　　　　　　　　副高：熟悉　　正高：掌握

（1）实验原理　是将白细胞同白色念珠菌共育后，加入亚甲蓝染液做活体染色，之后观察白细胞对白色念珠菌的吞噬杀伤情况。其中被杀死的白色念珠菌会被染成蓝色，活菌则不着色。计数100个中性粒细胞中吞噬有染成蓝色的白色念珠菌的细胞数即为杀菌率，计数100个中性粒细胞中吞噬有白色念珠菌的细胞数就是吞噬率。

（2）临床意义　吞噬与杀菌功能缺陷常见于肌动蛋白功能不全症、慢性肉芽肿、膜糖蛋白缺陷症以及G-6-PD高度缺陷症等，对白色念珠菌的吞噬与杀菌缺陷也见于比较严重的白色念珠菌感染或恶性肿瘤患者。

第三节 急性白血病

知识点1：急性白血病（AL）骨髓细胞形态学诊断
副高：熟练掌握　正高：熟练掌握

骨髓细胞形态学检查是诊断AL的重要依据。骨髓增生明显活跃或者极度活跃，白血病性原始细胞增生，多伴有恶性肿瘤细胞形态学特征，细胞大小相差比较大，胞质量少，胞核大，形态不规则，常有扭曲、切迹、折叠、分叶或双核等。核染色质粗糙，核仁明显、数目多，核质发育不平衡，胞核发育常常落后于胞质。胞质内易见空泡，并出现Auer小体，有助于AML的诊断。核分裂象多见，"篮细胞"等退行性变多见，正常幼红细胞（除M_6外）与巨核细胞减少（除M_7外）。AML可出现"白血病裂孔"现象，也就是较成熟的中间阶段细胞缺如，亦残留少量成熟粒细胞。少数病例骨髓增生低下，但是白血病性原始细胞达到白血病诊断标准，可以诊断为低增生性急性白血病。

知识点2：急性髓系白血病未分化型骨髓象（M_1）
副高：熟练掌握　正高：熟练掌握

骨髓增生极度活跃或者明显活跃，少数病例可增生活跃甚至减低。骨髓中Ⅰ型加Ⅱ型原始粒细胞≥90%（NEC），可见小原粒细胞（胞体小，相似于淋巴细胞，胞核圆形；核染色质呈细颗粒状，比正常原粒细胞密集，核仁1～2个，有伪足），应同淋巴细胞鉴别。早幼粒细胞很少，中幼粒细胞及以下各阶段细胞罕见或不见。在少数病例白血病细胞内可见Auer小体，核分裂细胞较多见。

知识点3：急性髓系白血病伴未分化型诊断（M_1）
副高：熟练掌握　正高：熟练掌握

（1）符合急性白血病的诊断标准。

（2）骨髓中原始粒细胞（Ⅰ型＋Ⅱ型）≥90%（NEC），并伴有形态学异常，早幼粒细胞很少，中幼粒细胞以下阶段罕见或者未见。

（3）POX或SBB（＋）的原始细胞＞3%，α-NBE阴性。

（4）进一步根据免疫表型特点与ALL鉴别。

知识点4：急性髓系白血病成熟型骨髓象（M_{2a}）
副高：熟练掌握　正高：熟练掌握

骨髓增生明显活跃或极度活跃，骨髓中原始粒细胞占30%～89%（NEC），并可见到早幼粒、中幼粒以及成熟粒细胞＞10%，约50%病例的白血病细胞内可见Auer小体。核分裂细胞比其他类型多见。幼红细胞及巨核细胞均明显减少。此型白血病细胞的特征是形态变异及核质发育不平衡，常表现为细胞大小异常，形态多变，胞体畸形有瘤状突起，核形畸变，如凹陷、扭曲、折叠、肾形、分叶等，也可表现为核发育迟缓，胞质出现少数嗜苯胺蓝颗粒。有的病例出现小原始粒细胞。细胞退行性变多见，胞核及胞质内可出现空泡变性，可有胞体模糊、结构紊乱、胞核固缩或者胞膜消失，只留裸核。

知识点5：急性髓系白血病，伴成熟型（M_{2a}）诊断

副高：熟练掌握　正高：熟练掌握

（1）符合急性白血病的诊断标准。

（2）骨髓中原始粒细胞有30%～89%（NEC）并伴有形态学异常；单核细胞<20%，早幼粒以下阶段细胞>10%，可诊断为此型。

（3）可进一步根据免疫表型特点与ALL鉴别。

知识点6：急性髓系白血病，伴成熟型骨髓象（M_{2b}）

副高：熟练掌握　正高：熟练掌握

骨髓为增生明显活跃或者增生活跃，红细胞系及巨核细胞系增生均减低。粒细胞系增生明显活跃，原始粒细胞及早幼粒细胞明显增多，多以异常中性中幼粒细胞为主，≥30%（NEC）。异常中性中幼粒细胞形态特点是胞核及胞质发育极不平衡，核仁大而明显，核染色质细致疏松，胞质丰富，含多量细小粉红色中性颗粒，呈弥散分布。常见空泡及双层胞质，内胞质量多，呈粉红色；外胞质量少，呈浅蓝色，并且呈伪足状，Auer小体常见。

知识点7：急性髓细胞白血病，伴成熟型（M_{2a}）诊断

副高：熟练掌握　正高：熟练掌握

（1）符合急性白血病的诊断标准。

（2）骨髓粒系明显增生，原始细胞明显增多，但是<30%，以异常的中性中幼粒细胞增生为主，其胞核常会有1～2个大核仁，核质发育显著不平衡，此类细胞>30%（NEC）。

（3）t（8；21）（q22；q22）或AML1基因重排可以作为诊断本病的分子标志。在初诊时若有髓系样肉瘤存在，此类病例起初的骨髓片呈原始细胞少的错觉，但即使骨髓内原始细胞<20%也应诊断为AML。

知识点8：急性早幼粒细胞白血病骨髓象（M_3型）

副高：熟练掌握　正高：熟练掌握

多数病例骨髓增生极度活跃，有个别病例增生低下。分类以颗粒增多的早幼粒细胞为主，占30%～90%（NEC），可见到一定数量的原粒和中幼粒细胞，早幼粒细胞与原始粒细胞之比在3∶1以上。各阶段幼红细胞和巨核细胞均明显减少。颗粒增多的早幼粒细胞形态异常，这种细胞大小不一，通常直径为15～30μm，外形常不规则或呈椭圆形。胞核略小，常偏于一侧，有的可见到双核，核染色质疏松且有明显的核仁1～3个，有的被颗粒遮盖而不清楚。胞

质丰富，染蓝色或者灰色，含多量大小不等的嗜苯胺蓝颗粒，紫红色而密集，多分布于胞质的一端、核周围或者遮盖胞核。有的胞质可分为内外两层，于细胞边缘部位的外胞质层无颗粒或颗粒稀少。有的胞质含短而粗的Auer小体，几条、十几条或几十条，可呈束状交叉排列，酷似柴捆样，因此有人称为"柴捆细胞"。按胞质颗粒的不同又分为两个亚型：

（1）粗颗粒型（M_{3a}）　胞质丰富，蓝色外胞质呈伪足状突出，并且其中布满粗大、深染、密集或融合的嗜苯胺蓝颗粒，或者含较多的Auer小体，有时呈"柴捆"状，胞核经常被颗粒遮盖而轮廓不清。

（2）细颗粒型（M_{3b}）　胞质中的嗜苯胺蓝颗粒细小而密集。核扭曲、折叠或分叶，因此易误诊为单核细胞。部分患者的早幼粒细胞胞质呈强碱性，颗粒稀少，并且胞核分叶明显。

知识点9：急性早幼粒细胞白血病（M_3型）诊断

副高：熟练掌握　正高：熟练掌握

骨髓中以颗粒增多的异常早幼粒细胞增生为主，≥30%（NEC），并且异常早幼粒细胞其胞核大小不一，其胞质中有大小不等的颗粒，可见束状的Auer小体，也可逸出胞体之外，依颗粒粗细分为粗颗粒与细颗粒两亚型；POX强阳性；免疫标记具有髓系特征而HLA-DR阴性；特异性遗传学标志是染色体t（15；17）形成PML/RARa融合基因。

在有些M_{3b}中，多数细胞的非特异性颗粒细小似尘样，甚至在光镜下颗粒看不清楚，细胞核常呈显著异形，此型很易误诊为M_5、M_4或者M_2，要通过细胞化学、染色体和基因检查及电镜观察予以鉴别。

知识点10：急性粒-单核细胞白血病骨髓象（M_4型）

副高：熟练掌握　正高：熟练掌握

骨髓增生明显活跃或极度活跃。粒、单核两系同时增生，红系、巨核系受抑制。

本病是一组异质性很强的疾病，至少要包括两种类型：

（1）异质性白血病细胞增生型：白血病细胞分别具有粒系、单核系的形态学特征。

（2）同质性白血病细胞增生型：白血病细胞同时具有粒系及单核系特征，核染色质细网状，核圆，易见扭曲、凹陷、折叠及分叶，核仁较明显，胞质丰富，呈浅蓝色或蓝灰色，有的可见大小不一的嗜苯胺蓝颗粒，有部分可见特异性中性颗粒。成熟粒单细胞在形态上与正常成熟单核细胞类似，但胞质内可见中性颗粒。M_4型中约60%的病例可见到Auer小体，浆细胞常增多。根据增生细胞特征及数量，本病可分为四个亚型，即M_{4a}、M_{4b}、M_{4c}、M_{4Eo}。

知识点11：急性粒-单核细胞白血病（M_4型）诊断

副高：熟练掌握　正高：熟练掌握

骨髓中原始粒细胞、原始单核细胞以及幼稚单核细胞异常增生。M_{4a}：以原始粒细胞与早幼粒细胞增生为主，原、幼单核细胞＞20%（NEC）；M_{4b}：以原、幼及单核细胞增生为主，而原始粒细胞与早幼粒细胞≥20%（NEC）；M_{4c}：具有粒、单二系标记的原始细胞≥30%（NEC）。

知识点12：急性粒-单核细胞白血病骨髓象（M_{4Eo}型）

　　　　　　　　　　　　　　　　　　　　　　副高：熟练掌握　正高：熟练掌握

除具有急性粒-单核细胞性白血病的特点外，骨髓有不同数量的异常嗜酸性粒细胞，常≥5%（NEC）；最显著的异常是幼稚嗜酸性粒细胞中的异常颗粒，主要见于早幼及中幼阶段，此类细胞除典型的嗜酸性颗粒之外，还有大的嗜碱性颗粒，颗粒一般比正常幼稚嗜酸性粒细胞中的颗粒大，呈紫色，有些颗粒过于密集遮盖了细胞形态；成熟嗜酸性粒细胞中的颗粒多无异常，偶然会有分叶过少或不分叶现象。

知识点13：急性粒-单核细胞白血病（M_{4Eo}型）诊断

　　　　　　　　　　　　　　　　　　　　　　副高：熟练掌握　正高：熟练掌握

为伴有嗜酸性粒细胞增多的急性粒-单核细胞性白血病。除具有M4的特征外，异常嗜酸性粒细胞＞5%（NEC），异常嗜酸性粒细胞其核多为圆形及单核样，不分叶，胞质嗜酸性颗粒大而圆，常会伴粗大而多的嗜碱性颗粒。16号染色体的异常导致CBFp-MYH11融合基因，此融合基因为M_{4Eo}的诊断及疗效监测提供一个新的特异的敏感标志。

知识点14：急性单核细胞白血病骨髓象（M_5型）　　副高：熟练掌握　正高：熟练掌握

骨髓增生极度活跃或者明显活跃。原始单核细胞加幼单细胞≥30%。M_{5a}以原始单核细胞为主，≥80%（NEC），幼稚单核细胞比较少。M_{5b}中原始单核细胞、幼稚单核细胞及单核细胞均可见到，原始单核细胞＜80%。有时白血病细胞中可见到1~2条细而长的Auer小体。

白血病细胞形态特点：

（1）原始单核细胞及幼稚单核细胞细胞体积比较大，形态变化大。

（2）胞核较小，常偏一侧，呈笔架形、马蹄形、S形、肾形或者不规则形，核染色质疏松，排列似蜂窝状，着色较淡；原始单核细胞一般核圆，染色质细，一个或多个明显核仁。

（3）胞质量相对比较多，常出现内外双层胞质，有明显伪足突出，边缘清晰，颗粒的粗细及数量不一。胞质常轻度嗜碱，外层胞质呈淡蓝色，常透明，无颗粒或颗粒甚少；内层胞质呈灰蓝色并且略带紫色，不透明，似有磨玻璃样感。胞质内常有空泡及被吞噬的细胞。

知识点15：急性单核细胞白血病（M_5型）诊断　　副高：熟练掌握　正高：熟练掌握

在临床上有明显的浸润症状，骨髓中原始、幼稚单核细胞异常增生，白血病细胞α-丁酸萘酚酯酶呈阳性。原始单核细胞≥80%（NEC）可以诊断为M_{5a}，特殊的11q23（MLL）染色体异常有助于诊断。原始单核细胞<80%，原始单核+幼稚单核细胞≥30%（NEC）则可以诊断为M_{5b}。

知识点16：红白血病骨髓象（M_6型）　　　　副高：熟练掌握　正高：熟练掌握

（1）红血病　骨髓增生明显活跃或者极度活跃。有核细胞中以红系增生为主，多数病例>50%，粒红比例倒置，原始红细胞及早幼红细胞多见，多有中幼红细胞阶段缺如的"红血病裂孔"现象或者中幼红细胞阶段减少的"红血病亚裂孔"现象，且常有形态学异常，比如类巨幼样变、核碎裂、多核及巨型核等。丝状分裂细胞增多。如果异型红细胞超过10%，而骨髓中红系细胞占30%即有诊断意义。

（2）红白血病　骨髓增生明显活跃或极度活跃。红系和粒系（或单核系）细胞同时呈恶性增生。红系前体细胞占所有骨髓细胞≥50%，多数病例以中晚幼红细胞为主，原红及早幼红细胞次之，但有的病例原红、早幼红细胞多于中幼红、晚幼红细胞。此病幼红细胞的形态学特点是类巨幼样改变（胞体巨大，核染色质细致、胞质丰富以及常有突起）和副幼红细胞改变（核形不规整、核凹陷、扭曲、双核、多核、核碎裂以及巨型核等）明显。此外尚有幼红细胞核质发育不平衡及同一阶段细胞大小不均等特点。白细胞系统明显增生，原始粒（或原始单核+幼单核）细胞占优势，>20%（NEC），部分原始及幼稚细胞中可见Auer小体。粒系细胞也有巨幼样变与形态异常的改变。丝状分裂细胞多见。巨核细胞明显减少。

知识点17：红白血病（M_6型）诊断　　　　副高：熟练掌握　正高：熟练掌握

红白血病骨髓增生极度活跃或明显活跃，FAB分型的诊断标准是：红细胞系≥50%，常会有形态学的异常，红系PAS阳性；原始粒细胞（或原始单细胞+幼单核细胞）>30%（NEC），或者血片中原始粒细胞（或原始单细胞）>5%，骨髓中原始粒细胞（或原幼单核细胞）≥20%（NEC）；部分病例红系30%～50%，而异常幼红细胞（巨幼样变，双核、多核以及核碎裂）>10%也可诊断；血型糖蛋白A表达有助于诊断。

知识点18：急性巨核细胞白血病骨髓象（M_7型）　　副高：熟练掌握　正高：熟练掌握

骨髓象增生明显活跃或者增生活跃。粒系及红系细胞增生均减低，巨核细胞系异常增生，全片巨核细胞可以多达1000个以上，以原始及幼稚巨核细胞为主，原始巨核细胞≥30%，可见到巨型原始巨核细胞及小巨核细胞。小巨核细胞体积小，多数直径约10μm，少数达20μm，胞体椭圆形或圆形，边缘不整齐，呈云雾状或者毛刺状，胞质蓝色不透明，着色不均，周围可有伪足样突起，核染色质较粗，蓝染小核仁偶见。幼稚巨核细胞也增多，体积较原始巨核细胞略大，胞质易脱落成为大小不一的碎片。巨核细胞分裂象多见。成熟巨核细胞少见。骨髓穿刺经常为"干抽"，可进行骨髓活检诊断，可见原始巨核细胞增多，网状纤维增加。

知识点19：急性巨核细胞白血病（M₇型）诊断　　　副高：熟练掌握　正高：熟练掌握

外周血可见原巨核（小巨核）细胞，骨髓中原巨核细胞≥30%（NEC）。原巨核细胞可以做电镜PPO检查、细胞化学染色5′-核苷酸酶、ACP等或单克隆抗体（CD41、CD61以及CD42）证实。骨髓细胞少时往往为"干抽"，活检发现原始及巨核细胞增多，网状纤维增加。

知识点20：急性髓系白血病，微分化型（M₀型）骨髓象

副高：熟练掌握　正高：熟练掌握

骨髓有核细胞增生程度较轻，原始细胞≥30%，可以达90%以上。白血病细胞形态比较小，亦可较大，核圆形，核仁明显。胞质少，无颗粒，嗜碱性，亦可透明。没有Auer小体（有Auer小体，就诊断为M₁），易误诊为ALL的L₂或L₁型。红系、巨核系有不同程度的增生减低。

知识点21：急性髓系白血病，微分化型（M₀型）诊断

副高：熟练掌握　正高：熟练掌握

异常增生细胞在形态学上呈原始细胞特征，≥20%。胞质大多透亮或中度嗜碱，没有嗜天青颗粒及Auer小体，核仁明显，与急淋L₂型类似。细胞化学：POX及SBB染色阳性率<3%；免疫学检验：髓系标志CD33及（或）CD13可阳性，淋系抗原阴性，分别有CD7、TdT阳性；电镜：髓过氧化酶呈阳性。

知识点22：急性白血病的免疫学分型　　　副高：熟练掌握　正高：掌握

AL免疫分型常用的一线与二线单抗。见表4-31-1。

表4-31-1　急性白血病常用免疫诊断标志

	一线单抗	二线单抗
B淋巴细胞系	CD22*，CD19，CD10，CD79a*	CD20，CD42，Cyu，SmIg
T淋巴细胞系	CD3，CD7，CD2	CD1，CD4，CD5，CD8
髓细胞系	CD13，CD117，Anti-MPO*	CD33，CD14，CD15，CD11，CD41，CD42，血型糖蛋白A
非系列特异性	TDT**，HLA-DR	CD34

注：*：胞质表达；**：胞核表达

2008年WHO所颁布的第四版《造血与淋巴组织肿瘤分类》对系列确认的标准如下。①髓细胞系：MPO阳性或者显示单核系分化。②T淋巴细胞系：CyCD3阳性或者膜CD3阳性（很少表达）。③B淋巴细胞系：存在两种情况，也就是CD19高强度表达时，CD79a、

CyCD22和CD10至少1项强阳性；当CD19弱强度表达时，CD79a、CyCD22与CD10至少2项强阳性。

（1）ALL的免疫学分型 淋巴细胞表面抗原检测对ALL免疫学分型诊断具有十分重要的作用，用一线标志抗体，再结合二线标志抗体可把T淋巴细胞系与B淋巴细胞系ALL各分为四个亚型，见表4-31-2、表4-31-3。

表4-31-2 B淋巴细胞系-ALL免疫学分型

	Pro B-ALL	Common B-ALL	Pre B-LL
HLA-DR	+	+	+
TdT	+	+	+
CD34	+	+/−	−
CD19	+	+	+/−
CD22	+（c）	+（c）	+（c）
CD10	−	+	+/−
CD20	−	+/−	+
CD79a	+	+	+
CyIg（μ）	−	−	+/−
sIg	−	−	−
CD2，CD3，CD4，CD5，CD7	−	−	−

注：+/−，可能阳性；c，胞内

表4-31-3 T淋巴细胞系-ALL免疫学分型

	Pro T-ALL	Pre T-ALL	Cortical-ALL	MedullaryT-ALL
HLA-DR	+/−	+/−	+/−	+/−
TdT	+/−	+/−	+/−	+/−
CD34	+/−	+/−	−	−
CD2	−	+	+	+
CD1a	−	−	+	−
CD3	+（c）	+（c）	+（c）	+（c）
CD7	+	+	+	+
CD8	−	−	+	+*或−
CD4	−	−	+	+*或−
CD10	+/−	+/−	+/−	+/−
CD19，CD20，CD22	−	−	−	

注：+/−，可能阳性；c，胞内；*，CD4或CD8其中一个阳性

（2）AML的免疫学分型 髓系相关抗原的表达反映了细胞的起源，但是常不能严格代表细胞的成熟阶段，当形态学即细胞化学的检查结果不明确时，免疫学标记有助于各亚型的诊断，可以确定形态学不能或很难区分的白血病类型，如M_0、M_7、混合细胞白血病，见表4-31-4。

表4-31-4 急性髓细胞白血病各亚型与免疫学标志表达

	HLA-DR	CD34	CD13	CD33	CD15	CD11b	CD14	CD71，CD235a	CD41，CD42，CD61	MPO	其他可能阳性标记
M_0	+	+	+	常+	−	常−	常−	−	−	+	$CD7^{-/+}$，$TdT^{-/+}$
M_1	+	常+	常+	+	部分+	+或−	常−			+	
M_2	+	常+	+	+	+	+或−	常−			+	CD19
M_3	−	−/+	+	+	−/+					+	CD2，CD9
M_4	+		+	+	+	+	+			+	CD11c，CD64 CD4，CD36
M_5	+	常−	+或−	+	+	+	+			可部分+	同上
M_6	+或−	−	+或−	+或−				+		+	可部分+	
M_7	常+	+	−	+或−					+	+	

知识点23：急性白血病的细胞遗传学和分子生物学分型　　　副高：熟悉　正高：熟悉

AML中的M_3型，90%以上患者可见到t（15；17）（q22；q12）染色体异常，使17q上的维甲酸a受体（RARa）基因与15q上的早幼粒细胞白血病（PML）基因发生互相易位，形成PML-RARa与RARa-PML两种融合基因，是M_3型的特异性分子标志。t（8；21）（q22；q22）易位使21q的急性粒细胞白血病基因（AML1）重排及8q上的MTG8（ETO）基因结合形成AML-ETO（RUNX1-RUNXIT1）融合基因，是M_2型的分子标志。AML的分子生物学异常除特定染色体易位形成的融合基因外，还有与细胞增生、分化或调控相关的基因突变或者易位，以转录因子基因易位最为多见，见表4-31-5。

表4-31-5 AML的细胞遗传学与分子生物学异常与形态学关系

核　型	融合基因	形态学（FAB）
t（8；21）（q22；q22）	AML1-ETO（RUNX1-RUNXIT1）	M、M_4
t（15；17）（q22；q12）	PML-RNAα	M_3
inv（16）（p13q22）或 t（16；16）（p13；q22）	CBFβ-MYH11	M_4 Eo
t（v；11q23）	MLL基因重排（有50多种伴侣）	多为M_4、M_5
t（6；9）（p23；q34）	DEK-NUP214	除M_3和M_7外的AML，嗜碱性粒细胞增多（>2%）
inv(3)（q21q26）或t(3；3)（q26.2）	RPN1-EVI1	M_2、M_4和M_7。血小板正常或增多；骨髓中不典型巨核细胞增多，呈单叶或双叶核，并有多系病态造血
t（8；16）（p11；p13）	MOZ-CBP	M_4、M_5伴吞噬细胞增多
t/del（12）（p11～13）		AML伴嗜碱性粒细胞增多

ALL也有类似于AML的特定染色体易位形成的融合基因，同时ALL的淋巴细胞为单克隆性增生，产生大量某种单-DNA重排片段，出现独特的重排带型，成为恶性克隆的分子标志，可以借助此特征将ALL与良性的淋巴细胞增多症相鉴别。B-ALL的特异性单克隆标志是免疫球蛋白重链IgH基因及免疫球蛋白轻链Igκ基因与Igλ基因（位于22q11）重排。T-ALL的是位于14q11的T细胞受体基因（TCR）αδ基因，见表4-31-6。

表4-31-6　B-ALL/LBL的细胞遗传学与分子生物学异常

核　　　型	融合基因
B-ALL/LBL伴t（9；2）（q34；q11.2）	BCR/ABL
B-ALL/LBL伴t（v；11q23）	MLL基因重排
B-ALL/LBL伴t（12；21）（p13；q22）	TEL-AML1（ETV6-RUNX1）
B-ALL/LBL伴t（5；14）（q31；q32）	IL3-IGH
B-ALL/LBL伴t（1；19）（q23；p13.3）	TCF3-PBX1（E2A-PBX1）
B-ALL/LBL伴超二倍体核型	
B-ALL/LBL伴亚二倍体核型	

知识点24：白血病的疗效标准　　　副高：熟练掌握　正高：熟练掌握

白血病的疗效标准包括缓解标准、复发标准、持续完全缓解、长期存活、临床治愈。

知识点25：白血病的缓解标准　　　副高：熟练掌握　正高：熟练掌握

（1）完全缓解（CR）　①骨髓象：原粒细胞Ⅰ型＋Ⅱ型（原单＋幼单或原淋＋幼淋）≤5%，红细胞及巨核细胞正常。②血象：男性血红蛋白≥100g/L，女性及儿童血红蛋白≥90g/L，中性粒细胞绝对值≥$1.5×10^9$/L，血小板≥$100×10^9$/L，外周血分类中无白血病细胞。③临床：无白血病浸润所引起的症状及体征，生活正常或接近正常。

（2）部分缓解（PR）　＞5%又≤20%；或临床、血象2项中有一项未达上述标准者。

（3）未缓解（NR）　骨髓象、血象及临床3项均未达上述标准者。

知识点26：白血病的复发标准　　　副高：熟练掌握　正高：熟练掌握

有下列三者之一者称为复发。

（1）骨髓原粒细胞（原单、幼单、原淋＋幼淋）＞5%并且＜20%，经过白血病治疗一个疗程仍未达骨髓完全缓解者。

（2）骨髓原粒（原单、幼单、原淋）＞20%者。

（3）骨髓外白血病细胞浸润者。

知识点27：白血病的持续完全缓解　　　　　　副高：熟练掌握　　正高：熟练掌握

完全缓解之日起，其间无白血病复发达3～5年者。

知识点28：白血病的长期存活　　　　　　　　副高：熟练掌握　　正高：熟练掌握

白血病自确诊之日起，存活时间达5年或5年以上者。

知识点29：白血病的临床治愈　　　　　　　　副高：熟练掌握　　正高：熟练掌握

指停止化学治疗5年或者无病生存达10年者。

知识点30：白血病的治疗原则　　　　　　　　副高：掌握　　　正高：熟练掌握

通过化学药物治疗以减轻白血病细胞负荷为最基本的要素，其分为诱导缓解治疗及缓解后治疗两个阶段。在化疗中要注意对症支持治疗，既要避免感染和出血，纠正贫血；还要注意并积极应对化疗药物的毒性反应。儿童及青壮年有条件的患者，应当争取造血干细胞移植，可治愈疾病。

AL自然病程少于6个月，化疗的完全缓解率60%～85%，预后取决于是否有高危因素。与预后不良相关的因素包括年龄>60岁，WBC>50×10^9/L，某些亚型如AML的M_0、M_4、M_5，伴有多系病态造血的AML及治疗相关的AML，有不良的染色体异常如5q-或复杂核型，有明显脏器浸润如中枢神经系统白血病等。ALL单用化疗的主要问题是易复发，因此在年龄<45岁者应当尽早施行造血干细胞移植。AML中M_3型可以通过诱导及化疗达到治愈。

第四节　骨髓增生异常综合征

知识点1：骨髓异常综合征（MDS）的分类　　　副高：熟练掌握　　正高：熟练掌握

关于MDS的分类，FAB协作组于1982年提出了基于形态学的FAB分型建议，将MDS分成5个类型，也就是难治性贫血（RA）、环形铁粒幼细胞难治性贫血（RARS）、原始细胞过多难治性贫血（RAEB）、转化中的原始细胞过多难治性贫血（RAEB-T）以及慢性粒-单核细胞白血病（CMML）。

知识点2：难治性贫血（RA）减少伴单一型发育异常的骨髓象
　　　　　　　　　　　　　　　　　　　　　　副高：熟练掌握　　正高：熟练掌握

（1）RA　RA骨髓中，幼红细胞减少或者显著增多，红系异常造血也可从轻度到中度，且≥10%幼红细胞有明显的发育异常，主要表现在：①核异常：可见核出芽、核碎裂、核间桥联、多核及类巨幼样变。②胞质异常：可见空泡形成，PAS 染色呈弥散状或者颗粒状阳性。③幼红细胞中可见环形铁粒幼细胞（＜15%）。在骨髓有核细胞中可见原始细胞（＜5%），中性粒细胞与巨核细胞发育正常或者仅有轻度异常，异常细胞均＜10%。

（2）RN 其外周血或者骨髓中发育异常的中性粒细胞≥10%，发育异常主要表现在核分叶过少，胞质颗粒过少。但是必须排除由药物治疗、感染、接触毒性物质及其他因素导致的继发性中性粒细胞减少。其他髓系细胞无明显异常（异常细胞＜10%）。

（3）RT 评估＞30 个巨核细胞，发育异常细胞≥10%，可见低分叶、双核或多核巨核细胞及小巨核细胞。与骨髓涂片检查相比，组织切片检查更常见异常巨核细胞，并且常超过10%的阈值。巨核细胞数量可增多或者减少，其他髓系细胞无明显异常（异常细胞＜10%）。

知识点3：难治性贫血减少伴单一型发育异常的细胞化学染色

副高：熟练掌握　正高：熟练掌握

细胞化学染色：无特异性细胞化学染色改变。

知识点4：难治性贫血减少伴单一型发育异常的免疫学表型

副高：熟练掌握　正高：掌握

仅 RA 幼红细胞可见异常免疫表达，但与诊断无关。

知识点5：难治性贫血减少伴单一型发育异常的细胞遗传学

副高：熟悉　正高：熟悉

50%的 RA 患者有细胞遗传学异常，可以有几种不同的获得性克隆性染色体异常，比较常见的有 del（20q）、＋8 及 5 号和/或 7 号染色体的异常。上述异常对 RA 的诊断有价值，但均缺乏特异性。RN 和 RT 患者通常少有细胞遗传学改变，个别 RT 患者可有 del（20q）。

知识点6：难治性贫血伴环形铁粒幼细胞的骨髓象　　*副高：熟练掌握　正高：熟练掌握*

骨髓主要表现为幼红细胞增多并且伴有红系病态造血，常见核分叶及类巨幼样变。中性粒细胞和巨核细胞无明显异常（异常细胞＜10%），充满含铁血黄素的巨噬细胞多见。在骨髓有核细胞中，原始细胞＜5%。骨髓涂片铁染色显示，环形铁粒幼红细胞≥15%（环形铁粒幼红细胞指幼红细胞胞质中有≥5 个铁颗粒，环绕胞核≥1/3）。其他类型的 MDS 也常见环形铁粒幼细胞：

（1）外周血或骨髓中原始细胞过多，即 RAEB 过多，且出现环形铁粒幼细胞。

（2）幼红细胞中环形铁粒幼红细胞异常，即难治性贫血伴有多系发育异常（RCMD）≥15%，并且非红系异常细胞≥10%，骨髓原始细胞＜5%，外周血原始细胞＜1%，无 Auer 小体或单核细胞增多。

知识点7：难治性贫血伴环形铁粒幼细胞的细胞化学染色

　　　　　　　　　　　　　　　　　　副高：熟练掌握　　正高：熟练掌握

细胞化学染色：无特异性细胞化学染色改变。

知识点8：难治性贫血伴环形铁粒幼细胞的免疫学表型　　副高：熟练掌握　　正高：掌握

无特征性免疫表型改变。

知识点9：难治性贫血伴环形铁粒幼细胞的细胞遗传学　　副高：熟悉　　正高：熟悉

有5%～20%的RARS患者可见克隆性染色体异常，常仅涉及一条染色体。

知识点10：难治性血细胞减少伴多系发育异常（RCMD）的骨髓象

　　　　　　　　　　　　　　　　　　副高：熟练掌握　　正高：熟练掌握

　　骨髓增生通常明显活跃，两系或两系以上髓系细胞病态造血。中性粒细胞发育异常往往表现为胞质颗粒稀少与（或）胞核分叶过少伴核染色质明显聚集，骨髓原始细胞＜5%。部分病例红系病态造血显著，幼红细胞胞质有空泡，胞核明显不规则，包括核间桥联、多核、多叶核、核出芽及巨幼样变。可以见数量不等的环形铁粒幼细胞，一般占有核红细胞的15%以下。异常巨核细胞也常见，包括不分叶核、核分叶少、双核或者多核及小巨核细胞，小巨核细胞是指体积近似或小于早幼粒细胞，不分叶或者两分叶核的巨核细胞，是巨核系病态造血最常见、最可靠的特征。

知识点11：难治性血细胞减少伴多系发育异常的细胞化学染色

　　　　　　　　　　　　　　　　　　副高：熟练掌握　　正高：熟练掌握

细胞化学染色：幼红细胞PAS染色可见空泡阳性，胞质可呈弥散性阳性。

知识点12：难治性血细胞减少伴多系发育异常的免疫学表型

　　　　　　　　　　　　　　　　　　副高：熟练掌握　　正高：掌握

无特征性免疫表型改变。

知识点13：难治性血细胞减少伴多系发育异常的细胞遗传学　　副高：熟悉　　正高：熟悉

　　高达50%的RCMD和难治性血细胞减少伴有多系发育异常和环状铁粒幼细胞（RCMD-RS）患者可见克隆性染色体异常，包括8号染色体三体、7号染色体单体、5号染色体单体、del（7q）、del（5q）、del（20q）及其他复杂核型异常。

知识点14：难治性贫血伴原始细胞增多的骨髓象　　副高：熟练掌握　正高：熟练掌握

骨髓增生活跃明显，可出现不同程度的病态造血。红系造血旺盛，常伴有大红细胞或巨幼样改变。幼红细胞发育异常，可见多核、核分叶异常、核间桥连及巨幼样变。粒系增生活跃，常见中性粒细胞增生伴有不同程度的发育异常，其主要特点为胞体小、核分叶过少（假Pelger-Huet核）、胞质颗粒过少、核分叶过多以及（或）假Cheiak-Higashi颗粒。巨核细胞常增多伴发育异常，以不分叶及多个分开的核、分叶少的小巨核细胞为特征。

骨髓活检多数增生极度活跃，主要表现是不成熟粒细胞增多，并有未成熟前体细胞异常定位（ALIP）。在正常情况下，原始粒细胞、早幼粒细胞在骨内膜表面，MDS-RAEB时可见远离骨小梁及血管的幼稚粒细胞与原始细胞灶性分布，即为ALIP。每张骨髓切片上有≥3处者称为ALIP阳性，多见于RAEB。少数病例可增生正常或者减低。此外还可以见到巨核系形态、定位异常以及网状纤维增生等改变。

知识点15：难治性贫血伴原始细胞增多的细胞化学染色　　副高：熟练掌握　正高：熟练掌握

细胞化学染色：无特异性细胞化学染色改变。

知识点16：难治性贫血伴原始细胞增多的免疫学表型　　副高：熟练掌握　正高：掌握

原始细胞常表达一系或者多系抗原，包括CD38、HLA-DR、CD13和（或）CD33、CD34以及（或）CD117阳性。部分病例可表达CD15、CD11b和（或）CD65、CD7及CD56。

知识点17：难治性贫血伴原始细胞增多的细胞遗传学　　副高：熟悉　正高：熟悉

约30%～50%患者有克隆性染色体异常，包括＋8、－5、del（5q）、－7、del（7q）及del（20q），部分患者还可见复杂核型。

知识点18：骨髓增生异常综合征伴孤立5q丢失的骨髓象　　副高：熟练掌握　正高：熟练掌握

骨髓增生明显活跃或者正常，而红系通常表现为增生减低。巨核细胞增多，胞体正常或者稍小，胞核常不分叶和分叶减少，相比之下红系与粒系的病态造血不常见。骨髓中原始细胞一般<5%。

知识点19：骨髓增生异常综合征伴孤立5q丢失的细胞化学染色　　副高：熟练掌握　正高：熟练掌握

细胞化学染色：无特异性细胞化学染色改变。

知识点20：骨髓增生异常综合征伴孤立5q丢失的免疫学分型

副高：熟练掌握　正高：掌握

无特征性免疫表型改变。

知识点21：骨髓增生异常综合征伴孤立5q丢失的细胞遗传学

副高：熟悉　正高：熟悉

孤立的细胞遗传学染色体异常为5号染色体q31～q33间多条带的缺失，并且缺失及断裂点的位置不同。如果有其他任何细胞遗传学异常（Y丢失除外），不应归于该类疾病。

知识点22：骨髓异常综合征（MDS）诊断条件　副高：掌握　正高：熟练掌握

（1）临床表现常以贫血为主，可兼有发热或出血。初期可没有症状。

（2）外周血一系或多系减少。

（3）骨髓有核细胞常增多，髓系细胞一系或多系呈发育异常的病态造血形态学表现，是诊断MDS的基本依据。

（4）能除外叶酸或维生素B_{12}缺乏、重金属中毒、微小病毒B19或HIV病毒感染、应用粒细胞集落刺激因子等导致的非克隆性血细胞发育异常。

（5）下列实验室检查结果有助于诊断本病　骨髓组织切片显示造血细胞空间定位紊乱，或者不成熟前体细胞异常定位（ALIP）；有非随机性5/5q、7/7p、＋8、20q等MDS常见的核型异常；血细胞克隆性分析提示单克隆造血；姊妹染色单体分化（SCD）试验延迟，或者有其他造血细胞细胞周期延长的证据；造血细胞有ras或者fms等/MDS可有的癌基因异常。

知识点23：骨髓异常综合征（MDS）血细胞发育异常（病态造血）的形态学表现

副高：掌握　正高：熟练掌握

（1）红细胞发育异常（dysE）　外周血中大红细胞增多，红细胞大小不匀，可以见到巨大红细胞（直径>2个红细胞）、点彩红细胞、异型红细胞，可出现有核红细胞。骨髓中幼红细胞巨幼样变，幼红细胞可有多核、核形不规则、核出芽、核分叶、核碎裂、核间桥、Howell-Jolly小体，早期细胞胞质可有小突起，可出现环状铁粒幼细胞。

（2）粒细胞发育异常（dysG）　外周血中中性粒细胞颗粒减少或者缺如，胞质持续偏于嗜碱，分叶少，个体小，假性Pelger-Huet样核异常，或者核分叶多。骨髓中出现异型原粒细胞（Ⅰ型，Ⅱ型），幼粒细胞核质发育不平行，嗜天青颗粒粗大，消退延迟，中性颗粒减少或缺如；幼粒细胞巨型变，可见环形核幼粒细胞。成熟粒细胞形态改变同外周血。异型原粒细胞形态特征如下：形态特征和正常原粒细胞基本相同，但是大小可有较大差异，核形可稍不规则，核仁明显，Ⅰ型胞质中没有颗粒，Ⅱ型胞质中有少数（<20个）嗜天青颗粒。

（3）巨核细胞发育异常（dysMK）　外周血中可见到巨大血小板。骨髓中出现小巨核细胞（细胞面积＜800μm²），包括淋巴细胞样小巨核细胞，小圆核（1～3个核）小巨核细胞，或有多个小核的大巨核细胞。

知识点24：骨髓异常综合征（MDS）骨髓组织切片所见　　副高：掌握　正高：熟练掌握

（1）造血组织面积增大（＞50%）或正常（30%～50%）。

（2）造血细胞定位紊乱　红系细胞和巨核细胞不分布在中央窦周围，而分布在骨小梁旁区或小梁表面；粒系细胞不分布于骨小梁表面，而分布在小梁间中心区，并有聚集成簇的现象。

（3）ALIP现象　原粒细胞及早幼粒细胞在小梁间中心区形成集丛（3～5个细胞）或集簇（＞5个细胞）。每张骨髓切片上都能看到至少3个集丛和（或）集簇为ALIP阳性。

（4）基质改变　血窦壁变性、破裂、间质水肿，骨改建活动增强，表现为骨吸收，小腔中有破骨细胞以及骨样组织表面排列着成骨细胞、网状纤维增多等。

知识点25：治疗相关或疾病相关MDS　　副高：掌握　正高：熟练掌握

过去（常为4～6年前）曾接受过细胞毒药物化疗与（或）放射治疗而发生的MDS，可诊断为治疗相关MDS。可有下列特点：多系血细胞发育异常；常持续进展，转化为AML；骨髓增生减低的现象相对多见。染色体核型异常发生率高，并且多为复杂核型异常；某些疾病如自身免疫性疾病伴发的MDS称疾病相关性MDS。

知识点26：骨髓异常综合征（MDS）鉴别诊断　　副高：掌握　正高：熟练掌握

（1）慢性再生障碍性贫血（CAA）　对部分CAA呈骨髓局灶型增生者应加以鉴别。CAA骨髓淋巴细胞相对增多，各系细胞无病态造血，巨核细胞常明显减少或缺如，骨髓小粒中主要是非造血细胞。

（2）巨幼细胞性贫血　骨髓病态造血明显，但以巨幼红细胞改变为主，巨幼红细胞＞10%。粒细胞及巨核细胞系也有巨型变，巨核细胞有核分叶过多，血小板生成障碍。血清叶酸、维生素B_{12}测定有助于诊断。对叶酸/维生素B_{12}治疗反应也对鉴别诊断有帮助。

知识点27：骨髓异常综合征（MDS）治疗原则　　副高：掌握　正高：熟练掌握

难治性贫血参照慢性再生障碍性贫血治疗，包括使用雄激素，造血细胞生长因子，免疫抑制药。过量输血使用铁螯合剂。环形铁粒幼细胞增多的难治性贫血可用大剂量维生素B_6治疗，部分患者有效。原始细胞增多的难治性贫血采用化疗或诱导分化药物治疗。异基因造血干细胞移植是有效的治疗方法。

各亚型的疗效及预后有很大不同。疗效根据血象三系细胞的变化和骨髓中原始细胞比例判断，分为完全缓解、部分缓解、血液学改善及无效。生存期由长至短的顺序为RARS、

RA、RCMD、5q-综合征和RAEB。RARS、部分RA可自然生存10年以上。而RAEB原始细胞增多者生存期可以不足半年。和预后相关的因素有病态造血细胞系列多寡、原始细胞比分、染色体核型。相对良好的预后因素为：仅累及一系病态造血，原始细胞<5%，染色体核型-Y、5q-、20q-或正常核型。预后不良则相反，其核型为复杂核型以及7号染色体异常。

第五节　淋　巴　瘤

知识点1：霍奇金淋巴瘤（HL）临床特征　　　　副高：掌握　正高：熟练掌握

（1）无痛性淋巴结肿大。
（2）肿大的淋巴结引起相邻器官的压迫症状。
（3）随着病程进展，病变侵犯结外组织，如肝、脾、骨、骨髓等，导致相应症状。
（4）可伴有发热、消瘦、盗汗、皮肤瘙痒等全身症状。

知识点2：霍奇金淋巴瘤（HL）的骨髓象　　　　副高：熟练掌握　正高：熟练掌握

骨髓未浸润时可正常，有时可见嗜酸性粒细胞、单核细胞及浆细胞增多。少数患者骨髓涂片可以找到R-S细胞，阳性率仅约3%，骨髓活检可提高到9%~22%。找到R-S细胞为骨髓浸润的依据，有助于诊断。骨髓浸润多见于淋巴细胞消减型，其次为混合细胞型，其他型少见。

知识点3：霍奇金淋巴瘤（HL）的免疫学表型　　　　副高：熟练掌握　正高：掌握

免疫学表型分析方法包括流式细胞术和免疫组织化学染色，对细胞进行系别、阶段和分化以及发育情况的分析，有利于区分结节性淋巴细胞为主型霍奇金淋巴瘤（NLPHL）与经典型霍奇金淋巴瘤（CHL）。霍奇金淋巴瘤细胞的免疫学表型见表4-31-7。

表4-31-7　霍奇金淋巴瘤细胞的免疫学表型

表　型	CD30	CD15	CD45	CD20	CD79a	CD43	J链	sIg	PAX5	OCT2	BOB.1
NLPHL	-	-	+	+	+	-	+/-	+/-	+	S+	+
CHL	+	+/-	-	-/+	-	+/-	-	-	+	-/+	-

注：PAX5，B细胞特异活化因子；OCT2，转录因子；BOB.1，共同活化因子；+，全部病例阳性；+/-，大多数病例阳性；-/+，少数病例阳性；-，全部病例阴性；S，强阳性

知识点4：霍奇金淋巴瘤（HL）的细胞遗传学和分子生物学分型
　　　　　　　　　　　　　　　　　　　　　　　　　　副高：熟悉　正高：熟悉

多数病例有克隆性染色体改变，但是未发现特异性染色体。LP细胞与CD30⁺R-S细胞

存在克隆性Ig基因重排，瘤细胞来源于B细胞。而极少数CHL可检测到克隆性T细胞受体（TCR）基因重排。多数CHL还存在癌基因及抑癌基因表达异常。

| 知识点5：霍奇金淋巴瘤诊断标准（HL） | 副高：掌握　正高：熟练掌握 |

霍奇金淋巴瘤的确诊主要依据病变组织的病理检查，所以病变淋巴结手术活检或深部组织的粗针穿刺活检尤为重要。在病理诊断之后要根据全身症状、体检、实验室检查及影像学检查等确定病变范围，明确临床分期。

| 知识点6：非霍奇金淋巴瘤（NHL）临床特征 | 副高：掌握　正高：熟练掌握 |

（1）非霍奇金淋巴瘤（NHL）多有无痛性淋巴结肿大。

（2）病变也常首发于结外，几乎可侵犯任何器官和组织，常见部位有消化道、皮肤、韦氏咽环、唾液腺、甲状腺、骨、骨髓以及神经系统等。分别表现相应的肿块、压迫、浸润或者出血等症状。

（3）全身症状：发热、体重减轻以及盗汗。

| 知识点7：非霍奇金淋巴瘤（NHL）的骨髓象 | 副高：熟练掌握　正高：熟练掌握 |

NHL初期骨髓象多正常，没有特异性改变。只有当淋巴瘤细胞浸润骨髓，才有可能出现淋巴瘤细胞，但是淋巴瘤浸润骨髓的发生率有限，多数在疾病的后期。当NHL细胞浸润骨髓并积累一定量细胞时，可以表现为白血病样骨髓象和相应血象，此时的细胞称为淋巴瘤白血病细胞。若是前驱细胞型淋巴瘤浸润骨髓，可以见到原始及幼稚型淋巴细胞。若是成熟型淋巴瘤浸润骨髓，可见到成熟淋巴细胞增多，形态通常无特异性，但是毛细胞白血病、脾边缘区淋巴瘤细胞质边缘会有毛发状或者伪足样突起，幼淋巴细胞白血病有大而明显的核仁，大颗粒淋巴细胞与NK细胞肿瘤的细胞质内有紫红色的嗜苯胺蓝颗粒。

| 知识点8：非霍奇金淋巴瘤的免疫学表型 | 副高：熟练掌握　正高：掌握 |

通过分析NHL肿瘤细胞的免疫学表型（T、B、NK细胞）所对应的细胞系及发育阶段并结合组织形态学、细胞表达的特殊蛋白（如cyclin Dl、bcl-2）、增生相关因子（如Ki-67）与细胞的克隆性来判断瘤细胞，区分肿瘤的类型。

| 知识点9：非霍奇金淋巴瘤细胞的遗传学和分子生物学分型 |
| 副高：熟悉　正高：熟悉 |

部分淋巴瘤患者有染色体的改变，比如染色体易位致使特定的融合基因产生。另外，克隆性的IgH基因重排提示B细胞单克隆性增生，而TCR基因重排提示T细胞单克隆性增生。

知识点10：非霍奇金淋巴瘤（NHL）诊断标准　　　副高：掌握　正高：熟练掌握

NHL的诊断和HL一样，单凭临床很难作出明确的诊断，其确诊依赖组织病理学检查（包括免疫组化及分子细胞遗传学检查），这些检查不仅可以确诊NHL，还可以将其作出分型诊断，这对了解该疾病的恶性程度、估计预后及选择正确的治疗方案都十分重要。凡没有明显感染灶的淋巴结增大应考虑此病，若增大的淋巴结具有饱满、质韧等特点就更应该考虑到此病。有时增大的淋巴结可以由于抗感染治疗等措施而得到暂时缩小，而后又长大；有的患者浅表淋巴结不增大，但长期有发热、盗汗以及体重下降等，一段时间后可表现为主动脉旁淋巴结增大等。

知识点11：淋巴瘤鉴别诊断　　　　　　　　　　　副高：掌握　正高：熟练掌握

在临床上恶性淋巴瘤常易被误诊。主要是以表浅淋巴结肿大者需和淋巴结炎、淋巴组织良性增生性疾病以及淋巴结核相鉴别。而发热等全身症状需和结核病、免疫风湿性疾病及其他肿瘤性疾病鉴别。淋巴结穿刺细胞学因阳性率低不能作为淋巴瘤的诊断依据，并且不能做病理分型。淋巴瘤的诊断原则主要依据病理组织检查确定。

影像学如CT、MRI以及B超则对发现深部隐匿部位的肿大淋巴结及其他病变有很大帮助。

知识点12：淋巴瘤治疗原则　　　　　　　　　　　副高：掌握　正高：熟练掌握

通过化学药物治疗以减轻肿瘤细胞负荷是首要的治疗策略，早期足量的联合化疗可以根治部分患者。放射治疗及生物靶向治疗已经成为重要的治疗措施。自体造血干细胞移植可支持患者接受超大剂量化疗/放疗而避免致死性骨髓衰竭。半数以上的淋巴瘤若得到适当的治疗均可治愈。影响预后的因素：

（1）病理类型　HL较NHL预后为佳；B细胞来源的淋巴瘤预后优于T细胞来源的；低度和中度恶性淋巴瘤通过标准的综合治疗治愈率在40%～80%；恶变细胞愈原始预后愈差；高度恶性治疗需要和白血病近似的方案。

（2）分期

Ⅰ期：单个淋巴结区域或者淋巴样组织受累（如脾、胸腺、韦氏环等）。

Ⅱ期：在膈肌同侧的两组或多组淋巴结受累（纵隔为单一部位；而双侧肺门淋巴结属不同区域）。受累区域数目应以脚注标出（如Ⅱa）。

Ⅲ期：受累淋巴结区域或结构位于横膈两侧。①Ⅲa伴有或不伴有脾脏、肺门、腹腔或门脉淋巴结。②Ⅲb伴有主动脉旁、髂动脉旁或肠系膜淋巴结。

Ⅳ期：除了和受累淋巴结邻近的结外器官也有病变外，一个或多个其他结外部位受累。

各期又按有无"B"症状分为A或B。①A：无"B"症状。②B：有"B"症状。所谓"B"症状，即发热（体温＞38℃）或盗汗或6个月内不明原因的体重下降＞10%。Ⅰ、Ⅱ期没有"B"症状者，治疗效果较好。

第六节　恶性组织细胞增生症

知识点1：临床特征　　　　　　　　　　　　　　副高：掌握　　正高：熟练掌握

本病按病程可分为急性与慢性型。国内以急性型为多见。起病急骤，病势凶险。

发热是最为突出的表现。90%以上病人以发热为首发症状。体温可高达40℃以上。

贫血也是比较常见症状之一。急性型早期即出现贫血，呈进行性加重。晚期病例，面色苍白和全身衰竭十分显著。

出血以皮肤淤点或淤斑为多见。其次为鼻出血、黏膜血疱、齿龈出血、尿血、呕血或者便血也可发生。

此外，乏力、消瘦、食欲减退、衰弱也随病情进展而显著。

肝、脾以及淋巴结肿大不一定同时发生。脾大比肝大更为常见。晚期病例，脾肿大可超过脐水平而达下腹。肝肿大通常为轻度到中度，可有压痛，有时被误诊为肝脓肿。淋巴结肿大不如肝脾肿大常见，出现也比较晚，以颈、腋下及腹股沟外淋巴结肿大为多见。也可有肠系膜、腹膜后以及纵隔等处深部淋巴结受累。

不典型病例（特殊类型恶组）可因身体某一组织或器官的病变特别突出，某些特殊的症状或体征成为主要的临床表现，而贫血、出血、脾大等典型表现则不明显。

知识点2：恶性组织细胞增生症的骨髓象　　　　副高：熟练掌握　　正高：熟练掌握

骨髓多数增生活跃，仍然可见各系正常造血细胞。增生低下时，病情多已达晚期。常可发现多少不一的异常组织细胞。该类细胞散在或成堆分布，细胞大小不等，通常体积较大，外形多畸形，不规则，有伪足状突起。核圆形、椭圆形或不规则形，有时呈分叶状，偶有双核、多核及巨大核。核仁常大而清楚。染色质呈细致网状。胞质较丰富，呈深蓝或浅蓝色，边缘着色尤深，深蓝者常无颗粒，浅蓝者可以有少数嗜天青颗粒，分布不均，常集中于一处，并可出现空泡，有少数可见吞噬现象。电镜超微结构可见单核-巨噬细胞的特征，如初级溶酶体和吞噬溶酶体。因为病变分布不均，多次多部位骨髓穿刺可提高阳性检出率。

知识点3：恶性组织细胞增生症的细胞化学染色　　副高：熟练掌握　　正高：熟练掌握

NAP阳性率和积分值显著减低；苏丹黑B与β葡萄糖醛酸酯酶呈阴性反应；酸性磷酸酶阳性，但可被酒石酸所抑制；非特异性酯酶阳性，但是加入氟化钠后，恶性组织细胞仍为阳性；溶菌酶呈阳性、α_1-抗糜蛋白酶阳性和α_1-抗胰蛋白酶阳性，三者均是研究组织细胞起源的肿瘤标志物，后两者对识别成熟的巨噬细胞更敏感；MPO与氯醋酸酯酶阴性。S-100蛋白是正常淋巴组织内指突状网状细胞的标志物，S-100蛋白阴性。

知识点4：恶性组织增生症的免疫学表型　　　　　副高：熟练掌握　正高：熟练掌握

除表达HLA-DR与髓系相关抗原CD11b、CD13、CD15和/或CD33外，有巨噬细胞相关标志CD11c、CD14以及CD68，还有对组织细胞特异性比较强的MAC387$^+$、LeuM5$^+$、RFD7$^+$等，没有T、B淋巴系特异性标志（除CD4为T细胞和巨噬细胞共有外）。CD11b对识别接近单核细胞的不成熟细胞更为敏感。以上没有一种是对组织细胞特异性的，需要联合检查、综合判断。

知识点5：诊断标准　　　　　　　　　　　　　　　副高：掌握　正高：熟练掌握

恶性组织细胞病的诊断应有以下依据：

（1）临床长期不规则发热，以高热为主，伴有进行性全身衰竭、肝脾及淋巴结进行性肿大，可伴有黄疸、出血、皮肤损害以及浆膜腔积液等。

（2）进行性全血细胞减少，个别患者外周血中有异常组织细胞或不典型的单核细胞。

（3）骨髓涂片发现多种形态的异常组织细胞，这是本病诊断的主要依据。

知识点6：治疗原则　　　　　　　　　　　　　　　副高：掌握　正高：熟练掌握

（1）抗癌药物的联合化疗，有条件者可考以行骨髓移植。

（2）加强对症支持治疗，改善全身衰竭情况，如退热、抗感染以及输血等。

（3）中医中药治疗和其他辅助治疗。

第七节　骨髓增生性肿瘤

知识点1：慢性粒细胞白血病（CML）骨髓细胞的形态学诊断

　　　　　　　　　　　　　　　　　　　　　　　　　副高：熟练掌握　正高：熟练掌握

CML病程中慢性期与急变期的骨髓象有明显的差别。①慢性期：有核细胞增生明显或极度活跃，G/E明显增高，可达（10～50）:1，中性中、晚幼粒，杆状核以及分叶核粒细胞居多，嗜酸性粒细胞和/或嗜碱性粒细胞增多，原始细胞低于5%。红系细胞早期增生活跃，急变期受抑制，伴有骨髓纤维化时，可见泪滴形红细胞。粒细胞常有形态异常，细胞大小不一，可见Pelger-Huet样畸形。巨核细胞增多或正常，可见小于正常和多叶的小巨核细胞。部分病例骨髓中可出现类似戈谢细胞和海蓝细胞样的吞噬细胞。②加速期与急变期：CML可向各种细胞类型的白血病转变，约70%的病例原始细胞为髓系，可以是粒系（包括嗜酸性粒细胞和嗜碱性粒细胞）、巨核细胞系、单核细胞系、红细胞系或其中任何细胞成分的混合。20%～30%的病例原始细胞为原始淋巴细胞。急变的开始阶段称为加速期，原始细胞逐渐增多，并且伴有嗜碱性粒细胞的进行性增加，完全急变后与相应的急性白血病骨髓象一致。

知识点2：慢性粒细胞白血病（CML）的细胞化学染色

　　　　　　　　　　　　　　　　　　　副高：熟练掌握　正高：熟练掌握

细胞化学染色NAP阳性率及积分明显减低，甚至0分。如果合并感染，NAP积分可升高。治疗过程中，如果NAP积分逐渐升高并恢复至正常，提示预后较好。

知识点3：慢性粒细胞白血病（CML）的免疫学分型　　副高：掌握　正高：熟练掌握

细胞免疫学表型分析在CML的急变方向预测与急变细胞类型确定中非常有价值，CML急变后细胞免疫表型较复杂。

（1）原始细胞数量确定　CD34、CD38、HLA-DR和TdT。

（2）粒细胞、单核细胞系方向确定　CD13、CD14、CD15、CD33、CD64、CD117。

（3）淋巴细胞系方向确定　TdT、CD3，CD7、CD2、CD5、CD10、CD19、CD20、CD22、CD79a及HLA-DR。

（4）红细胞系方向确定　CD36、CD71、CD235a（Gly-A）。

（5）巨核细胞系方向确定　CD41a、CD42以及CD61。

知识点4：慢性粒细胞白血病（CML）的细胞遗传学和分子生物学检测

　　　　　　　　　　　　　　　　　　　　　　副高：熟悉　正高：熟悉

（1）90%～95%的CML可检出Ph染色体，也就是t（9；22）（q34；q11），相应的融合基因为BCR/ABL1。少数患者不是典型易位而是变异易位，比如第22号与非第9号染色体之间的简单变异易位，另一种是包括第9号与第22号染色体在内的三条或者更多条染色体之间的复杂变异易位。

（2）CML进展至AP和BP时，会出现Ph染色体以外的克隆性染色体异常，如双Ph'、+8、i（17q）、+19、22q以及+21等，一般比临床或血液学急变特征早出现2～4个月。

（3）有极少患者没有任何Ph染色体的分子生物学证据，此类患者往往年龄较大，外周血单核细胞相对增多，骨髓病态造血更加明显，染色体核型异常多为+8与20q-，还有12、13、14、17、19等染色体的不正常报告，这类称为不典型慢性粒细胞白血病（aCML）。

知识点5：慢性粒细胞白血病（CML）鉴别诊断　　副高：掌握　正高：熟练掌握

（1）其他原因导致的脾大　都有各自原发病的临床特点，血象及骨髓象无CML的改变，Ph染色体阴性等可鉴别。

（2）类白血病反应　常并发于严重感染、恶性肿瘤等疾病，白细胞数可达$50×10^9$/L。粒细胞胞质中常有中毒颗粒及空泡。嗜酸性粒细胞与嗜碱性粒细胞不增多。NAP反应强阳性。Ph染色体阴性。原发病控制之后，类白血病反应亦随之消失。

（3）骨髓纤维化　外周血白细胞数多不超过$30×10^9$/L NAP阳性。幼红细胞持续出现于外周血中，红细胞形态异常，尤其是泪滴形红细胞易见。Ph染色体阴性。

知识点6：慢性粒细胞白血病（CML）治疗原则 副高：掌握 正高：熟练掌握

（1）化疗 羟基脲周期特异性抑制DNA合成，起效快，是当前首选的化疗药物和基础治疗药物。

（2）α-干扰素 剂量为300万～500万U/（m² · d）皮下或者肌内注射，每周3～7次。起效较慢，对于白细胞增多显著者宜在第1～2周并用羟基脲。

（3）伊马替尼 不良反应包括粒细胞缺乏、血小板减少和贫血、恶心、呕吐、腹泻、水肿、肌肉痉挛、皮疹。

（4）异基因造血干细胞移植 为目前被普遍认可的根治性标准治疗。应在慢性期待血象及体征控制后尽早进行。

（5）急变者可采用急性白血病方案化疗，但是缓解度低且缓解时间很短。

知识点7：真性红细胞增多症（PV）骨髓的细胞形态学诊断 副高：熟练掌握 正高：熟练掌握

PV可以使已经脂肪化的骨髓再转变为红骨髓。所以，红骨髓总量增多，并有红色加深的改变。骨髓涂片增生程度多为明显活跃或者极度活跃，粒、红、巨核细胞三系均增生，以红系增生为显著。各系间的比例可以维持基本正常。粒系以中性晚幼粒及杆状核粒细胞多见，有时可以看到原始粒细胞高于正常；红系以中、晚幼红细胞增多为主；巨核细胞不仅数量增多，而且体积增大，胞质周围有血小板，成片或者成团出现。

知识点8：真性红细胞增多症（PV）的细胞化学染色 副高：熟练掌握 正高：熟练掌握

NAP积分>100，骨髓铁染色示细胞外铁减少或者消失（铁相对缺乏引起）。

知识点9：真性红细胞增多症（PV）的细胞遗传学和分子生物学检测 副高：熟悉 正高：熟悉

细胞遗传学及分子生物学检验95%以上患者可出现JAK2V617F基因突变，无Ph染色体或BCR/ABL融合基因。约有20%的患者初诊时可见+8、+9、del（20q）、del（13q）、del（9p）等染色体改变，有时+8、+9会同时出现。

知识点10：真性红细胞增多症（PV）国际诊断标准 副高：掌握 正高：熟练掌握

1968年国际真性红细胞增多症研究组（PVSG）制定的真性红细胞诊断标准简便易行，

被广泛采用（表4-31-8）。

Pearson & Messinezy（1996）诊断标准中结合一些新技术新方法，对诊断PV极为有用。如A1＋A2＋A3或A4可诊断PV，A1＋A2＋B项中任意2项可诊断PV。如表4-31-9所示。

表4-31-8　经典真性红细胞增多症诊断标准（PVSG）

A　类	B　类
（1）红细胞容积	血小板增多
男性≥36ml/kg；女性≥32ml/kg	血小板计数＞$400×10^9$/L
（2）动脉O_2饱和度正常，≥92%	白细胞增多，＞$12×10^9$/L（无发热或感染）
（3）脾大	中性粒细胞碱性磷酸酶积分＞100（无发热或感染）
	血清维生素B_{12}＞900pg/ml或未饱和维生素B_{12}结合力增高，＞1628pmol/L（＞2200pg/ml）

注：符合上述标准中A1＋A2＋A3或A1＋A2＋B组条件中任意2条，可作出诊断

表4-31-9　Pearson & Messinezy关于真性红细胞增多症诊断标准

A　类	B　类
A1. 红细胞容积增高（大于正常平均值的25%）	B1. 血小板增多，＞$400×10^9$/L
A2. 无继发性红细胞增多症	B2. 中性粒细胞增多，＞$10×10^9$/L
A3. 可触及的脾大	B3. 核素或超声波发现脾大
A4. 有克隆性标志（如染色体核型异常）	B4. 特征性的BFU-E生长或血清EPO水平降低

知识点11：真性红细胞增多症（PV）国内诊断标准　　副高：掌握　正高：熟练掌握

国内诊断标准：①临床有多血症表现、脾大；②男性血红蛋白＞180g/L、红细胞计数＞$6.5×10^{12}$/L；③红细胞容积：男性＞39ml/kg、女性＞27ml/kg；④血细胞比容：男性≥0.54，女性≥0.50；白细胞计数＞$11.0×10^9$/L，血小板计数＞$300×10^9$/L，中性粒细胞碱性磷酸酶积分＞100，骨髓三系增生尤以红系增生显著；⑤除外相对和继发性红细胞增多症。

凡符合以上条件中①、②、③项，并除外继发性红细胞增多症者，可以诊断为真性红细胞增多症。若无条件测定红细胞容量，则需具备①、②、④、⑤项条件方可诊断为真性红细胞增多症。

由于红细胞容积（RCM）和全身肌肉容积而非总体重密切相关，因此检测RCM用ml/kg体重来表示对肥胖个体来说显然偏低，由此易造成漏诊。1995年国际血液学标准化委员会放射性核素专门委员会提出了正常平均RCM计算公式如下。

男性：正常平均RCM＝（1486×S）−825ml

女性：正常平均RCM＝（1.06×年龄）＋（822×S）

S：体表面积

体表面积＝体重（kg）×0.425×身高（cm）×0.725×0.007184

知识点12：真性红细胞增多症（PV）治疗原则　　　　副高：掌握　　正高：熟练掌握

要使红细胞总量及总血容量接近或者恢复正常，病情缓解，达到此目的最快、最直接的方法是静脉放血，亦可用放射性磷治疗。维持治疗包括口服化疗药及生物治疗。平时根据病情对症和减少并发症的治疗。

知识点13：原发性血小板增多症（ET）骨髓细胞形态学诊断
　　　　　　　　　　　　　　　　　　　　副高：熟练掌握　　正高：熟练掌握

骨髓穿刺可出现"干抽"现象。骨髓增生活跃或者明显活跃，主要为巨核细胞增生。原始、幼稚巨核细胞均可增多，颗粒及产板巨核细胞增多更加明显，细胞质丰富，核分叶增多，有大量血小板聚集成团。

知识点14：原发性血小板增多症（ET）的细胞化学染色
　　　　　　　　　　　　　　　　　　　　副高：熟练掌握　　正高：熟练掌握

NAP积分增高。

知识点15：原发性血小板增多症（ET）的细胞遗传学和分子生物学检测
　　　　　　　　　　　　　　　　　　　　副高：熟悉　　正高：熟悉

未发现特异性的细胞遗传学改变，仅有5%～10%的病例核型异常，细胞遗传学在诊断ET中的作用十分有限，以+8、+9、del（13q22）多见。40%～50%患者有JAK2V617F基因突变。

知识点16：原发性血小板增多症（ET）临床表现　　　　副高：掌握　　正高：熟练掌握

原发性血小板增多症病程缓慢，许多患者长期没有症状，自动血细胞检查仪器的使用使诊断无症状病例的机会增多。本病的主要临床表现为出血与血栓形成。和其他骨髓增殖性疾病不同，发热、多汗、体重减轻等十分少见。体格检查约40%患者仅发现脾大，通常为轻度或中等度肿大。可发生脾萎缩及脾梗死。淋巴结肿大罕见。

出血可为自发性，也可因外伤或手术引起。自发性出血以鼻、口腔以及胃肠道黏膜多见。泌尿道、呼吸道等部位也可有出血。脑出血偶有发生，可导致死亡。

血栓形成在老年患者中易见到，年轻患者中比较少见。动脉与静脉均可发生，但动脉血栓形成更多见。脑血管、脾血管、肠系膜血管和指、趾血管为好发部位。血栓形成通常发生在小血管，但也可发生在大血管。手指或者脚趾血管阻塞可出现局部疼痛、灼烧感、红肿以及发热，可以发展成青紫或坏死。脑血管血栓形成常导致神经系统症状，暂时性脑缺血、视觉障碍、感觉障碍、头晕、头痛以及失眠等常见，脑血管意外也有发生。肺血栓和心肌梗死均有发生。

知识点17：原发性血小板增多症（ET）诊断标准　　　　副高：掌握　正高：熟练掌握

原因不明的血小板持续性增多（$>600×10^9/L$），骨髓中巨核细胞显著增加，并有大量血小板形成，结合脾大、出血或者血栓形成等表现应考虑本病的诊断。但需和继发性血小板增多症及其他骨髓增殖性疾病相鉴别。

1994年Tefferi等在真性红细胞增多症研究组提出的原发性血小板增多症的诊断标准如下：①血小板计数$>600×10^9/L$；②正常的铁储存；③无反应性血小板增多症情况；④正常的红细胞容积；⑤无Ph染色体；⑥骨髓无胶原纤维增生或在无脾大及外周血中幼稚粒、红细胞情况下骨髓活检病理切片纤维组织增生$<1/3$。

国内诊断标准如下：①临床上可有出血、脾脏肿大、血栓形成导致的症状及体征；②血小板计数$>1000×10^9/L$；血片中血小板成堆，有巨大血小板；③骨髓增生活跃或以上，或巨核细胞增多，体积大、胞质丰富；④白细胞计数中性粒细胞增多；④血小板肾上腺素及胶原的聚集反应可减低。

凡临床符合、血小板$>1000×10^9/L$，可以除外其他骨髓增殖性疾病和继发性血小板增多症者，即可诊断为原发性血小板增多症。

知识点18：原发性血小板增多症（ET）鉴别诊断　　　　副高：掌握　正高：熟练掌握

本病与其他骨髓增殖性疾病的鉴别：真性红细胞增多症在红细胞增多与红细胞容量增高时易于鉴别，在缺铁时血容量增高不明显而血小板显著升高时可以通过铁剂治疗使典型真性红细胞增多症的特征出现。慢性粒细胞白血病伴有血小板显著增多有时不易和本病鉴别，但Ph染色体或者Bcr/Abl融合基因的检查足以区别。原发性骨髓纤维化脾肿大显著、存在典型的髓外造血，血涂片出现幼稚粒细胞及幼稚红细胞，骨髓病理检查存在广泛胶原纤维。骨髓增殖性疾病存在特征性区别，鉴别不难。本病需排除继发性血小板增多症。

知识点19：原发性血小板增多症（ET）治疗原则　　　　副高：掌握　正高：熟练掌握

如果没有症状可以随诊观察。维持治疗包括口服化疗药及生物治疗。血小板数量显著增多伴出血及血栓形成时，采用单采血小板清除术。可使用抗血小板药，以预防血栓形成。

知识点20：原发性骨髓纤维化（PMF）骨髓细胞形态学诊断
副高：熟练掌握　正高：熟练掌握

骨髓穿刺出现"干抽"现象是本病的一个特点，骨髓涂片早期可为有核细胞增生活跃，中晚期出现有核细胞增生低下。

知识点21：原发性骨髓纤维化（PMF）的细胞化学染色

副高：熟练掌握　正高：熟练掌握

70%患者NAP活性异常增高。

知识点22：原发性骨髓纤维化（PMF）的细胞遗传学和分子生物学检测

副高：熟悉　正高：熟悉

没有特异性的遗传学改变，约60%患者有克隆性染色体异常，常见者为＋8、-7、del（7q）、del（11q）、del（20q）及del（13q），也可以见到单倍体，三倍体及非整倍体，没有Ph染色体。约有50%患者有JAK2V617F基因突变，少数患者有MPLW515/L基因的改变，没有BCR/ABL融合基因。有染色体核型异常者常预示着向白血病转化。

知识点23：原发性骨髓纤维化（PMF）诊断标准　副高：掌握　正高：熟练掌握

国内诊断标准如下：

（1）脾明显肿大。

（2）外周血象出现幼稚粒细胞和/或幼稚红细胞，有数量不一的泪滴状红细胞，病程中可有红细胞、白细胞及血小板的增多或减少。

（3）骨髓穿刺多次"干抽"或呈增生低下。

（4）脾、肝、淋巴结病理检查示有造血灶。

（5）骨髓活检病理切片显示纤维组织明显增生。诊断PMF须具备第5项再加其余4项中任何2项，并能除外继发性骨髓纤维化。

知识点24：原发性骨髓纤维化（PMF）治疗原则　副高：掌握　正高：熟练掌握

主要是改善贫血和巨脾引起的压迫症状，针对并发症的治疗。无症状病情稳定者可定期观察。

知识点25：慢性嗜酸性粒细胞白血病（CEL，NOS）骨髓细胞形态学诊断

副高：熟练掌握　正高：熟练掌握

骨髓有核细胞增生极度活跃或者明显活跃。以嗜酸性粒细胞增生为主，嗜酸性中、晚幼粒细胞增生显著，原始粒细胞可增多（通常在5%～19%），可见各阶段幼稚嗜酸性粒细胞，可出现"白血病裂孔"。粒细胞形态异常，比如颗粒少而粗大，分布不均，胞质中有空泡，核分叶过多或者不分叶等。红系和巨核系细胞增生正常。

知识点26：慢性嗜酸性粒细胞白血病（CEL，NOS）的细胞化学染色
副高：熟练掌握 正高：熟练掌握

NAP积分可正常或降低。

知识点27：慢性嗜酸性粒细胞白血病（CEL，NOS）的细胞遗传学和分子生物学检测
副高：熟悉 正高：熟悉

无特异性的遗传学改变。少数患者可见＋8及1（17q），没有Ph染色体。无BCR/ABI。融合基因，有部分女性患者可见JAK2V617F、PGK或HUMARA基因的改变。

第八节 其他白细胞疾病

知识点1：白细胞减少症的骨髓象
副高：熟练掌握 正高：熟练掌握

主要表现为粒系细胞不同程度增生减低，缺乏成熟阶段的中性粒细胞，可见原粒及早幼粒细胞，表明粒细胞系成熟障碍。幼粒细胞可伴退行性变化。浆细胞、淋巴细胞、网状细胞可相对增加。红细胞系与巨核细胞系多为正常。

知识点2：白细胞减少症诊断标准
副高：掌握 正高：熟练掌握

由各种病因导致成人外周血白细胞数低于4.0×10^9/L时，称为白细胞减少症。儿童则参考不同年龄正常值的低限。10～12岁低于4.5×10^9/L、＜10岁低于5.0×10^9/L时，考虑为白细胞减少症。

知识点3：白细胞减少症治疗原则
副高：掌握 正高：熟练掌握

病因治疗；防治感染；升粒细胞药物；免疫抑制剂。

知识点4：类白血病反应（LR）的骨髓象
副高：熟练掌握 正高：熟练掌握

通常变化不大，但有严重细菌感染的患者，骨髓粒系增生异常活跃，常会伴显著的毒性变，成熟中性粒细胞内易见中毒颗粒、空泡及杜勒小体，伴明显的核左移；红系细胞正常或轻度受抑制，幼红细胞铁颗粒减少，但是慢性感染时细胞外铁常增加；当血小板增多时也可见巨核细胞数增多。

知识点5：类白血病反应（LR）诊断标准
副高：掌握 正高：熟练掌握

（1）有明确病因 如严重的感染、中毒、急性大出血、恶性肿瘤、急性溶血以及过敏性休克等。

（2）实验室检查

1）血象：红细胞、血红蛋白测定值及血小板计数一般正常。白细胞计数通常在（30~50）×10⁹/L，少数结核病引起的类白血病反应，患者白细胞可以高于100×10⁹/L。白细胞分类可见数量不一的幼稚细胞。

2）骨髓：造血细胞增生活跃，粒系可有核左移，但是原始粒细胞<20%。无Auer小体。癌骨髓转移类白血病反应还可见数量不等的癌细胞。

3）骨髓组织病理特点：窦状血管正常或者轻度增多，常有假的戈谢细胞，肥大细胞易见，含铁颗粒巨噬细胞可显著增多，脂肪细胞分布异常，大部分分布在骨小梁旁。

4）其他：外周血中性粒细胞碱性磷酸酶正常或者升高，四氮唑蓝染色在感染性类白血病反应时显著增高。

（3）原发病缓解后，以上实验室检查随之好转及恢复正常。

知识点6：类白血病反应（LR）治疗原则　　副高：掌握　正高：熟练掌握

进行原发病病因的治疗，原发病去除病因后血象随之恢复。预后还取决于原发病的严重程度。

知识点7：传染性单核细胞增多症的骨髓象　　副高：熟练掌握　正高：熟练掌握

多数变化不大，淋巴细胞正常或者增多，亦可见异形淋巴细胞，但数量不及外周血，原始淋巴细胞不增多，组织细胞可增生。若非鉴别诊断需要，通常不做骨髓细胞学检查。

知识点8：传染性单核细胞增多症诊断标准　　副高：掌握　正高：熟练掌握

（1）临床表现

1）发热：热型不稳定，持续1~4周或更长的时间后骤退或渐退。

2）咽峡炎：常有咽痛、咽部充血。

3）淋巴结肿大：常见，全身淋巴结均可累及，颈后三角区常受累。

4）肝脾大：30%~60%有肝大，多数肝功能受损。24%~65%有脾大，肝脾大多数在肋下3cm以内。

5）皮疹：多数为斑疹或丘疹。

（2）实验室检查

1）血象：病程中不同阶段白细胞数可增多、正常或减少，淋巴细胞比例增高，异型淋巴细胞超过10%。

2）嗜异性凝集试验：本病阳性率第1周约是40%，第2~3周是60%~80%，恢复期下降，体内持续时间为2~5个月。阳性时需做牛红细胞和豚鼠肾吸收试验，本病血清中存在的嗜异性凝集抗体可被牛红细胞吸附而不被豚鼠肾吸附。

3）抗EB病毒抗体检查：抗病毒壳抗原（VCA）VCA-IgM抗体出现早，阳性率高，是急性期重要的诊断指标，但是持续时间仅4~8周。VCA-IgG阳性出现在临床症状开始出现时，并持续终身。

（3）除外传染性单核细胞增多症　由其他病毒（如巨细胞病毒、人类免疫缺陷病毒、单纯疱疹病毒、腺病毒、风疹病毒、肝炎病毒）等、某些细菌、原虫等感染以及某些药物引起，外周血中出现异型淋巴细胞，但嗜异性凝集试验及VCA-IgM抗体一般阴性。

具备以上第1项中任何3条，第2项中任何2条，再加上第3项，可诊断为传染性单核细胞增多症。

知识点9：传染性单核细胞增多症治疗原则　　　　副高：掌握　正高：熟练掌握

抗病毒治疗，对症治疗。可采取短期糖皮质激素治疗以减轻症状。

知识点10：脾功能亢进的骨髓象　　　　副高：熟练掌握　正高：熟练掌握

骨髓有核细胞增生活跃或者明显活跃，各系造血细胞增生活跃，但是常有不同程度的成熟障碍，其中以粒细胞系与巨核细胞系的成熟障碍更易见。

知识点11：脾功能亢进诊断标准　　　　副高：掌握　正高：熟练掌握

（1）脾大　脾大程度不一，除依赖一般的体检测量外，必要时尤其是对轻度肿大的肋缘下未触及的脾脏，还可以通过超声波、放射性核素显像、电子计算机断层扫描（CT）或磁共振等检查手段测定。

（2）外周血细胞减少　红细胞、白细胞或者血小板可1种或多种（2种或3种）同时减少。

（3）骨髓造血细胞增生活跃或者明显活跃　部分病例可以出现轻度成熟障碍表现（因外周血细胞大量破坏、骨髓中成熟细胞释放过多造成类似成熟障碍的现象）。

（4）脾切除后可使外周血象接近或恢复正常。

（5）^{51}Cr标记红细胞或血小板后注入患者体内，体表放射性测定，显示脾区放射性比率为肝区的2~3倍（正常为1:1）。提示脾功能亢进患者的脾具有阻滞及破坏血细胞的作用。

在考虑脾功能亢进诊断时应尽量寻找原发病。只有原发病得到有效的控制，脾功能亢进的治疗才能获满意效果。

知识点12：脾功能亢进治疗原则　　　　副高：掌握　正高：熟练掌握

首先针对原发病治疗。有下列症状及体征者可行脾切除术或脾栓塞：脾显著增大出现压迫症状；重度血小板减少且出血量多；严重溶血性贫血；粒细胞缺乏且反复感染。

知识点13：类脂质沉积病的骨髓象　　　　副高：熟练掌握　正高：熟练掌握

（1）戈谢病（GD）　骨髓有核细胞增生活跃或者明显活跃，可见造血细胞成熟障碍。出现特征性的戈谢细胞，其数量多少不等，可达10%以上。该类细胞胞体大，直径20~100μm，形态为卵圆形或多边不规则形；胞核较小，偏心，椭圆形或圆形，1~3个核或更多，幼稚型核椭圆形或圆形，染色质粗索网状，可有核仁；成熟型核染色质固缩凝集，位于细胞一侧，核仁消失；胞质丰富，尤以成熟者更多，淡蓝色，没有空泡，胞质中含有许多与细胞长轴平行的粗暗条纹样结构，交织成网，如洋葱皮样或者蜘蛛网状。电镜下可见这些纤维样物质呈纺锤状或者棒状与膜结合的包涵体，系葡萄糖脑苷脂。

（2）尼曼-匹克病（NPD）　骨髓有核细胞增生活跃或者明显活跃，可见造血细胞成熟障碍。可见数量不等的泡沫细胞，即尼曼-匹克细胞。该细胞胞体巨大，直径可达20~100μm，圆形、椭圆形或者三角形；核居中，1~2个，椭圆形或圆形；胞质丰富，充满圆滴状透明小泡，类似桑葚状或者泡沫状，在电镜下显示胞质中含有许多颗粒状脂质包涵体，大小为0.5~5μm，呈板层状，包涵体在年长的患者中比较明显，年轻或轻症患者则无定形。用位相显微镜对未染色标本做检查，可显示细胞质内呈小泡状，不同于戈谢细胞。在偏光下观察，小泡呈双折射性，在紫外线下荧光呈黄绿色。

知识点14：戈谢病的诊断标准　　　　　　副高：掌握　正高：熟练掌握

（1）临床分型

Ⅰ型（慢性型）：起病隐匿，病程缓慢，以贫血及脾大为早期症状，随着病情进展可见肝、脾大，皮肤呈现棕黄色斑，并可有骨及关节疼痛，双眼球结膜可出现对称性棕黄色楔形斑块。

Ⅱ型（急性型）：多在1岁以内起病，病情进展迅速，有贫血及肝脾大。主要有神经系统症状，如意识丧失、角弓反张以及四肢肌张力增强，进而出现牙关紧闭及吞咽困难等，亦可有惊厥。在病情严重时可有咳嗽，甚至呼吸困难。

Ⅲ型（亚急性型）：起病缓慢，进行性肝脾大伴轻至中度贫血，多于10岁左右出现癫痫样发作，脑电图广泛异常。病情继续进展，可见四肢僵直、语言障碍。

（2）X线检查　长骨髓腔增宽，股骨远端膨大如烧瓶样，普遍有骨质疏松，并可见股骨颈骨折，肺部可见浸润性病变。

（3）血象和骨髓象　末梢血象多为轻至中度正细胞正色素性贫血，血小板轻度减少，淋巴细胞相对增多。骨髓涂片中找到戈谢细胞为诊断的主要依据。糖原和酸性磷酸酶染色呈强阳性。电镜检查可见胞质中有特异性的管状脑苷脂包涵体。

（4）β-葡糖脑苷脂酶活力的测定　Ⅰ型患儿酶的活力仅相当于正常人的12%~45%；Ⅱ型酶活性极低，几乎测不出；Ⅲ型则相当于正常人的13%~20%。

凡临床有贫血伴有肝脾大者，骨髓涂片或肝、脾或淋巴结活检中找到较多戈谢细胞可做出本病的诊断。

知识点15：尼曼–匹克病的诊断标准　　　　副高：掌握　正高：熟练掌握

（1）临床分型

A型（急性神经型）：多于出生后6个月以内发病，除肝脾大外，智力进行性减退，呈白痴样，肌张力低下，运动功能逐渐消失。皮肤有棕色素沉着，眼底检查有一半患儿在眼底黄斑部可见樱桃红斑点，耳聋，失明，重者有贫血及恶病质。此型神经鞘磷脂累积量为正常的20～60倍，神经鞘磷脂酶活性是正常的5%～10%。

B型（慢性非神经型）：幼儿或儿童期发病，进展缓慢，智力正常，肝脾大明显。无神经症状，神经鞘磷脂累积量是正常的3～20倍，酶活性是正常的5%～20%。

C型（慢性神经型）：症状同A型，但是多见幼儿或少年发病，神经系统症状出现较迟，多在3～7岁或以后。神经鞘磷脂累积量为正常的8倍，酶的活力最高是正常的50%，也可接近正常或正常。

D型（nova scotia型）：2～4岁发病，有明显黄疸、肝脾大以及神经症状，多在学龄期死亡，酶活性正常。

E型（成年人非神经型）：成年人发病，智力正常。可见不同程度肝脾大，但没有神经症状，可长期生存。眼底有樱桃红斑。神经鞘磷脂累积量是正常的4～6倍，酶的活性正常。

（2）血象与骨髓象　血红蛋白正常或者具有轻度贫血，脾功能亢进明显时，白细胞和血小板减少，单核细胞及淋巴细胞常显示胞质中特征性空泡。骨髓涂片中可找到充满脂质的泡沫细胞是诊断本病的主要依据。此类细胞体积大，直径20～100μm，一个胞核，呈偏心位，染色质疏松，可见2～3个核小体，胞质充满空泡，呈泡沫样，PAS染色空泡中心常呈阴性，泡壁阳性，酸性磷脂酶阴性或者弱阳性，此点区别于戈谢细胞。在电镜下显示小泡周围有部分膜层结构环绕。

凡临床有肝脾大，伴有贫血，骨髓、肝、脾和淋巴结组织中有成堆的泡沫细胞，可诊断本病。

知识点16：类脂质沉积病治疗原则　　　　副高：掌握　正高：熟练掌握

对症支持治疗，如输血、预防继发感染。巨脾或脾功能亢进症状明显者进行脾切除术。

知识点17：噬血细胞综合征的骨髓象　　　　副高：熟练掌握　正高：熟练掌握

早期骨髓有核细胞增生活跃，随之出现两系或者三系造血障碍。淋巴细胞和单核细胞增生活跃，成熟或较成熟的组织细胞样细胞增多，能够找到噬血细胞，达2%～15%，常大于10%。胞体大小为20～40μm，或者更大，胞质丰富，吞噬成熟红细胞、幼红细胞、血小板乃至中性粒细胞等，数量为1至多个。首次骨髓穿刺不一定能够见到吞噬细胞，需多部位、多次进行检查。

知识点18：噬血细胞综合征（HLN）诊断标准 　　　副高：掌握　　正高：熟练掌握

满足以下两条之一便可建立诊断：

（1）符合HLH的分子诊断　PRF1、UNC13D、Munc18-2、Rab27a、STX11、SH2D1A或BIRC4等基因突变。

（2）满足下列8条中的5条诊断标准　①脾大；②发热；③血细胞减少（影响2或3系外周血细胞）：血红蛋白<90g/L（新生儿：血红蛋白<100g/L），血小板<100×10⁹/L，中性粒细胞<1.0×10⁹/L；④高三酰甘油血症和（或）低纤维蛋白原血症：空腹三酰甘油≥3.0mmol/L（≥2.65g/L），纤维蛋白原≤1.5g/L；⑤骨髓、脾或者淋巴结中发现噬血细胞现象而非恶变证据；⑥NK细胞活性减低或缺乏（根据当地实验室指标）；⑦铁蛋白≥500μg/L；⑧可溶性CD25（sIL-2R）≥2400U/ml。

知识点19：噬血细胞综合征（HLN）治疗原则 　　　副高：掌握　　正高：熟练掌握

家族性噬血细胞综合征预后差，疾病进展迅速，因此建议尽早行骨髓移植术。继发性噬血细胞综合征的治疗比较复杂。必须针对原发疾病治疗，比如血液/淋巴系统肿瘤需行化疗，感染相关噬血细胞综合征需抗感染治疗。在原发病治疗的同时应当使用噬血细胞综合征治疗方案来控制病情的发展。急性期使用丙种球蛋白有助于缓解病情。

若治疗困难、失败或者疾病复发，可考虑行骨髓移植术。

第三十二章　血栓与止血检验

第一节　基础理论

知识点1：纤维蛋白溶解检测　　　　　　　　副高：掌握　正高：掌握

D-二聚体的检测是鉴别原发性与继发性纤溶的良好指标，在血栓形成中其敏感性高达90%~95%，但是其特异性比较差，仅为30%~40%，阳性预期值仅为30%~40%，阴性预期值可达95%以上，即D-二聚体检测阴性，基本能够排除血栓形成。同D-二聚体配合使用，可以对原发性或继发性纤溶亢进进行鉴别诊断。

纤溶酶是在纤溶系统中起重要作用的关键酶，因为一经形成便迅速与α_2-抗纤溶酶结合形成纤溶酶-抗纤溶酶复合物（PAP）。所以，直接检测纤溶酶比较困难。目前可以借助检测PAP的血浆含量来反映纤溶酶的生成。检测方法的敏感性及特异性较为满意。

t-PA可采用ELISA法检测其抗原含量（t-PA：Ag）及用发色底物法检测其活性（t-PA：A）。需要注意的是血流的阻滞是造成内皮细胞释放t-PA的原因之一。所以，我们建议在采血时尽量不用止血带，选择粗大静脉一次顺利地完成采血操作。

作为t-PA的主要抑制物，PAI-1大部分储存于血小板α颗粒中，其释放同β-TG、PF_4呈平行关系。ELISA法检测其抗原含量（PAI-1：Ag），其活性（PAI-1：A）的检测是利用在反应体系中加入过量的t-PA，因为PAI-1的抑制作用，剩余t-PA的多少被用来反映PAI-1的活性。

知识点2：血栓形成的检测　　　　　　　　副高：掌握　正高：掌握

（1）内皮素-1检测　　内皮素-1（ET-1）是唯一由血管内皮合成及分泌的内皮素，ET-1有强烈的缩血管生物活性及刺激内皮细胞释放t-PA的功能。在人群分布中，老年人ET-1的血浆水平比正常人群高可能是老年人易患血栓形成的因素之一。

（2）凝血酶调节蛋白增高　　凝血酶调节蛋白或者称血栓调节素（TM）是一种作为凝血酶之受体，存在于内皮细胞表面的单链抗凝糖蛋白。TM与凝血酶在内皮细胞表面结合形成复合物，此复合物特异性地使蛋白C转变成为活化蛋白C（APC）。TM是反映内皮细胞受损的敏感的特异分子标志物之一。血浆或者内皮细胞表面TM增高，则表明高凝状态和血栓形成。

（3）血小板检查　　包括血小板黏附、聚集性增高；血浆中血小板释放物含量增高，尤其是颗粒中特异蛋白质β血栓球蛋白（β-TG）与血小板第4因子（PF4）增高及血小板颗粒膜蛋白GMP-140增高，血浆中血小板致密颗粒的释放物5-羟色胺含量增高而血小板内浓度下降；血浆TXA2的代谢产物TXB2增高和（或）前列环化素产物（6-酮-PGF1）减低；均反应血小板被激活。

（4）凝血因子活化增高 人体凝血因子促凝活性（F：A）及抗原性（F：Ag）的水平通常在100%。在血栓性疾病中，F：A及F：Ag可明显增高。凝血酶原片段1＋2（F1＋2）与片段2（F2）水平升高，F1＋2反映凝血酶的活性，F1和F2反映内生凝血酶的活性、凝血时间及APTT缩短。

（5）血浆抗凝血因子减少 抗凝血酶-Ⅲ、蛋白S、蛋白C、HC-Ⅱ、APC敏感率及Cl⁻抑制剂测定对血栓性疾病的诊断，尤其是对遗传性、家族性血栓病的诊断有一定的临床意义。

（6）纤溶活性减退 纤维蛋白（原）降解产物（FDP）测定可以反映纤溶活性。FDP中D-二聚体增多为交联纤维蛋白降解的标志。纤维蛋白肽A含量增高提示已经有凝血酶形成，为纤维蛋白原转化为纤维蛋白的早期标志。血清蛋白副凝固试验阳性表明可溶性纤维蛋白单体复合物含量增高，提示凝血酶和纤溶酶生成增多。此外还有纤溶酶原活性测定、t-PA及PAI测定等也可作为纤溶观察指标。

（7）血液流变学的改变 一般应用血细胞比容（HCT）、全血黏度、全血还原黏度、红细胞电泳时间、血浆黏度、纤维蛋白原定量以及红细胞触变性和黏弹性等指标来反映血栓性疾病患者的血液流变学的变化。血栓栓塞性疾病中，全血或者血浆黏度增高，红细胞触变性及黏弹性往往降低。

（8）血管造影术 是诊断血栓栓塞病比较准确可靠的方法之一。可了解血栓的部位、大小、形状、闭塞程度和侧支循环是否建立，另外下肢逆行性静脉造影还可以诊断静脉瓣损伤程度及血液倒流情况。

（9）放射性纤维蛋白原试验 这是一种无创伤性的检查方法，通过纤维蛋白原能渗入血栓及借其所标的放射性核素，并在体表扫描计数。局部测定值持续升高24小时以上者，提示该处有血栓形成。本试验操作比较简便，灵敏度及正确性高，常用来作筛选检查。其缺点是常由于肢体炎症、外科手术、骨折、溃疡、蜂窝织炎等，可出现假阳性。对于急性下肢远端静脉及腘静脉血栓形成有诊断价值，但是对股、髂股、髂总及下腔静脉的血栓形成诊断灵敏度比较小。

（10）电阻抗体积描记法 检查原理是借助血液具有导电能力，及当血流量变化时能导致电阻（阻抗）的变化而影响电压，依据电压测定的结果来间接了解血容量的改变。其方法为大腿中部用压脉带加压之后，使小腿深部静脉血容量增大，大腿减压时正常人小腿的血液迅速回流。若有血栓形成，则小腿的血液回流缓慢或者由侧支循环回流，结果在阻抗体积描记图上出现异常曲线。

（11）多普勒超声检查法 超声多普勒流量计是借助多普勒效应观察血流速度对频差的改变。当静脉血流通畅时，对肢体加压可增加血液流速，超声波信号增强；若血管闭塞，则信号减弱或消失，可以判断血管有否血栓形成。

（12）Duplex Scanning双显性扫描检查 一种非创伤性检查，是目前一种快速、精确的证实动脉以及静脉闭塞的有价值的方法，本法能精确地识别动静脉血栓的解剖部位，还能测定静脉反流血量（ml/s）。资料表明，当静脉通流量低于10ml/s时，则不发生皮肤变化及溃疡形成，对血管造影剂有过敏而不能进行血管造影者，十分适用。

（13）CT和磁共振（MRI）　能够确定脑病变部位并能区别于其他脑肿瘤、脑出血等疾病，但是不能对肢体动静脉血栓清晰显像、正确诊断。

知识点3：血管壁的检测　　　　　　　　　　　　　副高：掌握　正高：熟练掌握

血管壁的检测包括筛检试验、诊断试验。

知识点4：筛检试验　　　　　　　　　　　　　　　副高：掌握　正高：熟练掌握

筛检试验包括出血时间和束臂试验。

知识点5：出血时间　　　　　　　　　　　　　　　副高：掌握　正高：熟练掌握

（1）原理　把皮肤刺破后，使血液自然流出到血液自然停止所需的时间称为出血时间（BT）。BT的长短反应血小板的数量、功能以及血管壁的通透性、脆性的变化；也反映血小板生成的血栓烷A_2（TXA_2）和血管壁生成的前列环素（PGI_2）的平衡关系；以及某些血液因子（血管性血友病因子和纤维蛋白原等）缺乏也会造成出血时间延长。

（2）参考值　WHO推荐用模板或出血时间测定器法（TBT）测定。参考值是（6.9±2.1）分钟，超过9分钟为异常。Duke法BT国内已被弃用。

（3）临床意义　BT延长见于：①血小板明显减少：如原发性和继发性血小板减少性紫癜。②血小板功能异常：如血小板无力症（GT）与巨血小板综合征（BSS）。③血管异常：如遗传性出血性毛细血管扩张症（HHT）。④严重缺乏血浆某些凝血因子：如血管性血友病（vWD）、弥散性血管内凝血（DIC）。⑤药物影响：如服用抗血小板药物（阿司匹林等）、抗凝药（肝素等）和溶栓药（rt-PA等）。

知识点6：束臂试验　　　　　　　　　　　　　　　副高：掌握　正高：熟练掌握

（1）原理　束臂试验又称为毛细血管脆性试验（CFT）或者毛细血管抵抗力试验（CRT）。利用给手臂局部加压（标准压力）使静脉血流受阻，致毛细血管符合，检查一定范围内皮肤出现出血点的数目来估计血管壁的通透性及脆性。血管壁的通透性和脆性与其结构和功能、血小板的数量和质量以及血管性血友病因子（vWF）等因素有关。如果以上因素有缺陷，血管壁的脆性及通透性增加，新的出血点便增多。

（2）参考值　5cm直径的圆圈圈内新的出血点，成年男性低于5个，儿童及成年女性低于10个。

（3）临床意义　新的出血点超过正常范围高限值为试验阳性。①见于血管壁的结构和（或）功能缺陷：如遗传性出血性毛细血管扩张症、过敏性紫癜、单纯性紫癜以及其他血管性紫癜。②血小板数量和功能异常：原发性和继发性血小板减少症、血小板增多症以及遗传性和获得性血小板功能缺陷症等。③血管性血友病（vWD）。④其他如高血压、败血症、糖尿病、尿毒症、维生素C缺乏症、肝硬化和某些药物等。

| 知识点7：诊断试验 | 副高：掌握　正高：熟练掌握 |

诊断试验包括血管性血友病因子抗原测定、血管性血友病因子活性测定、6-酮-前列腺 $F_{1\alpha}$ 测定和血浆凝血酶调节蛋白抗原测定。

| 知识点8：血管性血友病因子抗原测定 | 副高：掌握　正高：熟练掌握 |

（1）原理　在含血管性血友病因子（vWF）抗体的琼脂凝胶板中加入一定量受检血浆（含vWF抗原），在电场作用下，一定时间后出现抗原-抗体反应形成的火箭样沉淀峰，其高度和受检血浆中vWF的浓度呈正相关，计算血浆中血管性血友病因子抗原（vWF：Ag）的含量。也可用酶联免疫吸附试验（ELISA）法测定。

（2）参考值　Laurell免疫火箭电泳法：94.1%±32.5%；ELISA法：70%～150%。

（3）临床意义　vWF：Ag为血管内皮细胞的促凝指标之一。它由血管内皮细胞合成和分泌，参与血小板的黏附和凝聚反应，起促凝血作用。

1）减低：见于血管性血友病（vWD），为诊断vWD及其分型的指标之一。

2）增高：见于血栓性疾病，如急性冠状综合征（ACS）、心肌梗死、脑血管病变、糖尿病、心绞痛、妊娠高血压综合征、肾小球疾病、大手术后、恶性肿瘤、免疫性疾病、感染性疾病、骨髓增生症等。

| 知识点9：血管性血友病因子活性测定 | 副高：掌握　正高：熟练掌握 |

（1）原理　在待检枸橼酸钠抗凝血浆中加入一种吸附于胶乳颗粒上的特异性单抗，该单抗是直接针对vWF的血小板结合点（GPIb受体），此时胶乳颗粒及待检血浆中的vWF发生聚集，受检血浆出现浊度变化，从而可以检测血管性血友病因子活性（vWF：A）。

（2）参考值　O型血正常人为38%～125.2%（n=122）；其他血型正常人为49.2%～169.7%（n=126）。

（3）临床意义　结合vWF：Ag、FⅧ：C检测，主要用于vWD的分型诊断。

1）如果vWF：Ag、vWF：A和FⅧ：C均正常，基本可以排除血友病A和vWD。

2）如果vWF：Ag、vWF：A和FⅧ：C三项有一项降低，则应该计算：vWF：A/vWF：Ag比值和FⅧ：C/vWF：Ag比值，比值接近于1.0可以诊断为vWD Ⅰ型。

3）如果vWF：A/vWF：Ag比值低于0.7（建议的Cut off值），能够诊断vWD 2A、2B、2M三个亚型，此三个亚型可再用瑞斯托霉素诱导的血小板凝集试验（RIPA）、vWF多聚体分析等试验加以区分。

4）如果FⅧ：C/vWF：Ag比值低于0.7，能够诊断vWF 2N亚型和血友病A，再用FⅧ抗原（FⅧ：Ag）检测可将vWF 2N亚型和血友病A相区别。

5）血栓性疾病中，vWF：Ag与vWF：A都升高，vWF：A与vWF：Ag比值≥1.0。

知识点10：6-酮-前列腺F₁ₐ测定　　　　　　　副高：掌握　正高：熟练掌握

（1）原理　将抗原包被酶标反应板加入受检血浆或者6-酮-前列腺素F₁ₐ（6-keto-PGF₁ₐ）标准品和一定量的抗6-酮-PGF₁ₐ抗血清作用一定时间之后，再加入酶标记第二抗体，最后加底物显色。依据吸光度（A值）从标准曲线上推算出受检血浆中6-酮-前列腺素F₁ₐ的含量。

（2）参考值　酶联法：（22.9±6.3）mg/L。

（3）临床意义　6-酮-PGF₁ₐ为血管内皮细胞的抗凝指标之一。它是血管内皮细胞合成和分泌，由抗血小板聚集和扩张血管的作用，起抗凝血作用。减低：见于血栓性疾病，如急性心肌梗死、心绞痛、脑血管病变、糖尿病、肿瘤转移、动脉粥样硬化、肾小球病变、周围血管血栓形成及血栓性血小板减少性紫癜（TTP）等。

知识点11：血浆凝血酶调节蛋白抗原测定　　　　副高：掌握　正高：熟练掌握

（1）原理　以血浆凝血酶调节蛋白（TM）单抗（或抗血清）包被聚乙烯放免小杯，受检血浆中的TM结合于包被的放免小杯上，加入¹²⁵I-抗人TM单抗，根据结合的¹²⁵I的放射性强度计算出受检血浆中TM含量。

（2）参考值　放射免疫法（RIA）血浆TM：Ag是20～35μg/L。

（3）临床意义　TM：Ag是血管内皮细胞的抗凝血指标之一。它表达于血管内皮细胞表面，和循环血液中的凝血酶形成1∶1 TM-凝血酶复合物。该复合物激活蛋白C（PC）是活化蛋白C（APc），APC有灭活FⅧa、FVa以及激活纤溶活性的作用。TM：Ag水平增高反应性比显示血管内皮细胞的抗凝作用增强，见于血栓性疾病如糖尿病、脑血栓、心肌梗死、深静脉血栓形成、脑栓塞、弥散性血管内凝血（DIC）、血栓性血小板减少性紫癜（TTP）、系统性红斑狼疮（SLE）等。

第二节　血小板的检验

知识点1：血小板黏附试验的实验原理　　　　　　副高：掌握　正高：掌握

用一定量的抗凝血同一定表面积的玻璃表面接触一定时间，血小板可黏附于带负电荷的玻璃表面，根据黏附前后的血小板数量之差，可以计算出血小板的黏附百分率。

知识点2：血小板黏附试验的临床意义　　　　　副高：熟练掌握　正高：熟练掌握

血小板黏附率降低可见于一些遗传性与获得性血小板功能缺陷病，比如巨血小板综合征、血小板无力症、尿毒症、肝硬化、骨髓增生异常综合征（MDS）、单克隆高球蛋白血症等。血管性血友病、低（无）纤维蛋白原血症，服用抗血小板药物等也常见血小板黏附率降低。血小板黏附率增高，多见于一些血栓前状态与血栓性疾病，比如急性心肌梗死、脑血栓形成、心绞痛、动脉硬化、糖尿病以及高脂蛋白血症等疾患。

知识点3：血小板聚集试验的实验原理　　　　　　副高：掌握　　正高：掌握

（1）光学比浊法　在富含血小板血浆（PRP）中加入不同浓度、不同种类的诱导剂，如ADP、胶原（COL）、肾上腺素（EPI）、花生四烯酸（AA）以及瑞斯托霉素（RIS）等，使血小板聚集或者凝集，致使PRP的浊度降低，透光度增加，血小板聚集仪可以利用连续的光电讯号转换而将血小板的聚集过程记录并以聚集曲线显示，自动计算出血小板聚集曲线的斜率、不同时间的聚集百分率与最大聚集率等参数。

（2）全血电阻抗法　在枸橼酸钠抗凝的全血中加入血小板激活剂，血小板聚集后致使浸在血液中的两电极间电阻抗增加，血小板聚集仪可以连续记录血小板聚集过程中的电阻抗变化并用聚集曲线显示。

知识点4：血小板聚集试验的临床意义　　　　副高：熟练掌握　　正高：熟练掌握

（1）遗传性血小板功能缺陷病　①血小板无力症（GT）：COL、ADP、AA诱导的血小板聚集减低或者不聚集，RIS诱导的血小板凝集正常。②巨血小板综合征（BSS）：ADP、COL以及AA诱导的血小板聚集正常，但是RIS诱导的血小板凝集降低或者不凝集。③血小板储存池缺陷症（SPD）：致密颗粒缺陷时，ADP诱导的血小板聚集减低，COL与AA诱导的聚集正常；α颗粒缺陷时，血小板聚集正常。④血小板花生四烯酸代谢缺陷症（AMD）：ADP诱导的血小板聚集减低，COL与AA均不能诱导血小板聚集。

（2）获得性血小板功能缺陷症　尿毒症、肝硬化等，可见血小板聚集功能减低。

（3）药物影响　抗血小板药物治疗，比如抵克立得、阿司匹林等可显著抑制血小板凝聚功能。

知识点5：血小板膜糖蛋白试验的实验原理　　　　　　副高：掌握　　正高：掌握

用荧光色素标记的抗血小板膜糖蛋白（GP）的单克隆抗t（McAb）做分子探针与全血或富含血小板血浆反应，FCM多参数分析血小板的荧光强度，准确测定血小板质膜和颗粒膜GP阳性的血小板百分率或者平均GP分子数。

知识点6：血小板膜糖蛋白实验的临床意义　　　　副高：熟练掌握　　正高：熟练掌握

（1）血小板功能缺陷病　①巨血小板综合征；②血小板无力症；③血小板储存池缺陷病。

（2）血栓前状态与血栓性疾病。

知识点7: 血小板活化分析的实验原理　　　　　　　　　　副高: 掌握　正高: 掌握

（1）血小板膜磷脂酰丝氨酸（PS）与凝血因子　用荧光素标记的 Annexin V（可以和血小板膜暴露的 PS 特异结合）和（或）凝血因子，如纤维蛋白原（FIB）、FV/Va、FX/Xa 的McAb，直接对血小板进行免疫荧光染色，流式细胞仪检测其相应的荧光强度，可以反映膜PS暴露与凝血因子结合的水平。

（2）活化血小板膜糖蛋白分子标志物　利用流式细胞多色分析血小板膜纤维蛋白原受体（活化 GPⅡb/Ⅲa）、CD62P 以及 CD63 等的含量，可以反映血小板结合纤维蛋白原的功能与α颗粒、溶酶体释放反应水平，详见血小板膜糖蛋白测定。

（3）血小板微粒（PMP）　血小板活化之后发生形变，以出芽方式形成大量囊泡，最终芽状突起断裂，形成 0.1~1.0pm 的 PMP。PMP 具有相同于血小板的膜结构，因此应用血小板膜糖蛋白的单克隆抗体结合流式细胞术，可计数血浆中 PMP 的数量。

血浆 β-血小板球蛋白（β-TG）与血小板第4因子（PF4）：ELISA 或 RIA 均可测定血浆β-TG 和 PF4 的含量。

（4）血小板花生四烯酸代谢产物　主要包括血浆血栓烷 B_2（TXB_2）、尿液去甲基-TXB_2（DM-TXB_2）和 11-脱氢-TXB_2（11-DH-TXB_2），用 ELISA 或 RIA 均可测定这三种物质的含量。

知识点8: 血小板活化分析的临床意义　　　　　　　　副高: 熟练掌握　正高: 熟练掌握

（1）血栓前状态与血栓性疾病。
（2）血小板在动脉血栓形成疾病。
（3）血小板功能缺陷病。

知识点9: 血小板第3因子有效性检测的实验原理　　　　　副高: 掌握　正高: 掌握

将健康人与患者的富含血小板血浆（PRP）和乏血小板血浆（PPP）交叉混合，以白陶土激活 FⅫ，加钙离子之后测定混合血浆的凝固时间，比较各组血浆凝固时间的差异，从而判断 PF3 是否缺陷。

知识点10: 血小板第3因子有效性检测的临床意义　　　　副高: 熟练掌握　正高: 熟练掌握

患者同健康人 PRP、PPP 交叉混合的凝固时间延长>5秒，视为 PF3 有效性降低，见于先天性 PF3 缺乏症、血小板无力症与尿毒症、肝硬化、多发性骨髓瘤、原发性血小板增多症、系统性红斑狼疮及一些药物的影响。

知识点11：血小板自身抗体检测的实验原理　　　　副高：掌握　　正高：掌握

血小板自身抗体可分为血小板相关免疫球蛋白（PAIg），又称为血小板相关抗体，包括PAIgG、PAIgM、PAIgA以及血小板特异性蛋白自身抗体（又称血小板特异性自身抗体）、药物相关自身抗体以及同种血小板自身抗体等，可用多种方法进行测定。

（1）血小板免疫荧光试验（PIFT）　PIFT可分为直接法与间接法，常通过流式细胞分析。直接法采用荧光素标记的抗人免疫球蛋白的抗体检测待测血小板上结合的PAIg；间接法则检测待测血清中存在的可以同正常血小板结合的PAIg。若用两种不同的荧光色素标记抗人IgG和IgM的抗体，则可同时检测PAIgG与PAIgM。

（2）单克隆抗体血小板抗原固定试验（MAIPA）　健康人血小板及待测血清分别和不同抗血小板膜蛋白的小鼠McAb一同孵育，经过洗涤后裂解血小板，将血小板裂解液加入至包被有羊抗鼠免疫球蛋白抗体的微孔板中，结合有血小板膜蛋白特异性McAb与膜蛋白及其对应的自身抗原抗体复合物被固定在微孔板上，然后同酶标羊抗人免疫球蛋白抗体反应，经酶底物显色，可检出血清中血小板膜蛋白特异的自身抗体。

（3）改进抗原捕获酶联免疫吸附试验（MACE）　用健康人血小板同待测血清孵育后裂解血小板，把血小板裂解液加入到包被有不同抗血小板膜蛋白的小鼠McAb的微孔板中，使血小板膜蛋白及其相应自身抗体的复合物被捕获到包被有不同McAb的微孔板，再加入酶标羊抗人免疫球蛋白抗体，经过酶底物显色，可检出血清中血小板膜蛋白特异的自身抗体。

知识点12：血小板自身抗体检测的临床意义　　　副高：熟练掌握　　正高：熟练掌握

在一些自身免疫性疾病如特发性血小板减少性紫癜（ITP）与继发性免疫性血小板减少性紫癜（见于系统性红斑狼疮等）、服用某些药物或者同种免疫反应时，机体可产生血小板自身抗体，这些自身抗体可使血小板破坏增加或者生成障碍，使循环血小板显著减少。

对血小板减少患者进行血小板或者血清自身抗体检测的主要目的是发现患者血液循环中存在的可以与血小板结合的血小板自身抗体，特别是抗血小板膜蛋白的特异性自身抗体，可以作为ITP或者AITP的免疫学诊断及鉴别诊断的依据。

明确血小板自身抗体的存在，可以帮助指导治疗。在ITP或AITP治疗过程中，还可以对血小板自身抗体，特别是抗GPⅡb/Ⅲa特异性血小板自身抗体水平进行监测，了解疗效及复发情况。当治疗有效时，患者血小板自身抗体水平可下降，完全治愈的患者甚至可呈阴性；而在复发时，血小板自身抗体水平常回升。

知识点13：血小板生存时间检测的实验原理　　　　副高：掌握　　正高：掌握

血栓烷B_2（TXB_2）和丙二醛（MDA）是血小板花生四烯酸代谢中环氧化酶途径的稳定代谢产物，阿司匹林能不可逆性地抑制环氧化酶活性，导致TXB_2与MDA合成受阻，直到骨髓新生成的血小板才能重新恢复环氧化酶活性。所以，观察单次剂量服用阿司匹林后血小板TXB_2或者MDA生成恢复至服药前水平的时间，可以反映血小板生存时间（PST）。用

ELISA或RIA可测定TXB$_2$或者MDA的含量。

知识点14：血小板生存时间检测的临床意义　　　副高：熟练掌握　正高：熟练掌握

PST缩短见于：血小板破坏增多性疾病、血小板消耗过多性疾病、血栓性疾病。

第三节　凝血因子的测定

知识点1：血浆纤维蛋白原　　　　　　　　　　　副高：掌握　正高：掌握

　　纤维蛋白原（FIB）是凝血酶与纤溶酶的底物，当凝血酶与纤溶酶活性增高时，使FIB降解，分别生成纤维蛋白单体（FM）、纤维蛋白原降解产物（FgDP）以及纤维蛋白降解产物（FbDP）。FIB合成减少时，血浆中FIB浓度减低。FIB的含量降低或者功能异常均可致凝血障碍，而FIB又是一种与凝血相关的急性时相蛋白（APP），在血栓性疾病的发生及发展中有重要意义。所以，FIB定量测定已作为临床出血与血栓性疾病诊治中最常用的检查项目。

知识点2：血浆凝血因子Ⅱ、Ⅴ、Ⅶ、Ⅹ检测的实验原理　　　副高：掌握　正高：掌握

　　（1）凝血活性测定（一步法乏因子血浆纠正试验）　把待测血浆按一定比例分别同缺乏FⅡ、FⅤ、FⅦ、FⅩ的血浆混合，测定其混合血浆的凝血酶原时间（PT），并将PT值代入用不同浓度健康人混合血浆制作的标准曲线，就可以计算出待测血浆相当于健康人血浆凝血因子活性（例如FⅤ：C）的百分率。

　　（2）抗原含量测定（火箭电泳法）　把待测血浆分别加入含有FⅡ、FⅤ、FⅦ、FⅩ抗血清的琼脂板中进行电泳，抗原抗体反应形成火箭样的沉淀峰，其峰的高度同因子的抗原含量呈正相关，依据标准曲线可计算出各种凝血因子相当于健康人抗原含量（例如FⅤ：Ag）的百分率。

知识点3：血浆凝血因子Ⅱ、Ⅴ、Ⅶ、Ⅹ检测的临床意义

　　　　　　　　　　　　　　　　　　　　　　　　　副高：熟练掌握　正高：熟练掌握

　　（1）凝血因子缺陷　①肝脏疾病。②维生素K缺乏症与口服香豆素类抗凝药，FⅡ、FⅦ、FⅩ同时减少，但FⅦ减少最早，其次是FⅩ，最后是FⅡ。③DIC时，FⅤ减少比较显著，其次是FⅩ和FⅡ。④先天性缺乏症：对凝血筛查试验异常的患者，只有借助单个凝血因子分析才能确认有无缺乏及其缺乏的严重程度。

　　（2）凝血因子升高　见于血栓前状态或血栓性疾病。

　　（3）外科手术中的应用。

知识点4：血浆凝血因子Ⅷ、Ⅸ、Ⅺ、Ⅻ　　　　　副高：掌握　正高：掌握

　　（1）凝血活性测定　①一步法乏因子血浆纠正试验：把待测血浆按照一定比例分别同缺

乏FⅧ、FⅨ、FⅪ、FⅫ的血浆混合，并测定其混合血浆的活化部分凝血活酶时间（APTT），把APTT值代入用不同浓度健康者混合血浆制作的标准曲线，可以将待测血浆相当于健康人血浆凝血因子活性的百分率计算出。②发色底物法：在Ca^{2+}与磷脂存在下，FX被FⅨ激活转化为FXa，FⅧ作为辅因子加快激活过程。选用最适浓度的Ca^{2+}、磷脂、FⅨa以及过量的FX，FX被活化的速率同FⅧ的量呈线性相关。FXa水解发色底物（S-2765）释放黄色发色基团对硝基苯胺（pNA），在405nm波长下测定吸光度，其颜色的深浅同FⅧ活性成正比。因子活性以U/ml表示。

（2）抗原含量测定（火箭电泳法） 可以定量FⅧ：Ag、FⅨ：Ag、FⅪ：Ag、FⅫ：Ag。

知识点5：血浆凝血因子Ⅷ、Ⅸ、Ⅺ、Ⅻ检测的临床意义

副高：熟练掌握　正高：熟练掌握

（1）血友病。

（2）血管性血友病。

（3）FⅪ、FⅫ的先天性缺陷 较为少见，FⅫ缺乏症患者易发生血栓栓塞性疾病。

（4）肝脏疾病。

（5）血液高凝状态与血栓性疾病。

（6）浓缩因子制剂治疗的监测Ⅷ浓缩制剂后。

知识点6：血浆组织因子检测的实验原理

副高：掌握　正高：掌握

（1）组织因子（TF）凝血活性（TF：c）测定 TF同FⅦ结合后可以激活FX，使其转变为FXa，后者可水解发色显色底物（S-2222），释放出黄色显色基团对硝基苯胺（pNA），在405nm波长测定吸光度，其颜色深浅与TF：C呈正相关。

（2）组织因子抗原含量（TF：Ag）测定 以一种TF的McAb作为捕获抗体包被酶标反应板，并加入待测血浆，用另一种生物素标记的TF的McAb作为第二抗体（检测抗体）与之作用形成双抗体夹心复合物，利用酶标的链霉亲和素与二抗结合并使底物显色，颜色的深浅同TF：Ag含量成正比。

知识点7：血浆组织因子检测的临床意义

副高：熟练掌握　正高：熟练掌握

严重感染所致内毒素血症、休克、严重创伤、急性呼吸窘迫综合征、DIC、急性早幼粒细胞白血病等可见血浆TF含量或者活性增加。

知识点8：凝血因子Ⅻ检测的实验原理

副高：掌握　正高：掌握

（1）乏因子血浆纠正试验 待测血浆加Ca^{2+}后形成纤维蛋白单体聚合物凝块，通过FⅩⅢa作用后形成交联纤维蛋白，后者不溶于5mol/L尿素溶液。若待测血浆中FⅩⅢ的活性（FⅩⅢ：C）

缺乏，则纤维蛋白凝块易溶于尿素溶液中。可以利用待测血浆对缺乏FXⅢ血浆的纠正程度来测定其FXⅢ：C。

（2）肽底物酶动力学法　凝血酶把纤维蛋白原转变为纤维蛋白的同时，使FXⅢ激活为FXⅢa。FXⅢa利用一种特异的肽底物与甘氨酸乙酯结合并生成一个氨，后者在α-酮戊二酸和NADH存在下，经过转氨酶作用生成NAD和谷氨酸。在340nm波长下监测NADH减少的变化量，能够准确测定FXⅢ：C。

（3）火箭电泳法　在含有抗FXⅢ_A或者FXⅢ_B亚基的抗血清琼脂平板中加入待测血浆，利用电泳形成FXⅢ_A或FXⅢ_B与抗血清的火箭样沉淀峰，其峰高同待测血浆中FXⅢ_A或FXⅢ_B抗原含量（FXⅢ_A：Ag或者FXⅢ_B：Ag）成正比，结果以相当于健康人血浆浓度的百分率表示。

知识点9：凝血因子XⅢ实验的临床意义　　　副高：熟练掌握　正高：熟练掌握

FXⅢ缺乏可造成外伤及手术后自发性出血、出血时间延长及伤口愈合延迟。一般情况下，FXⅢ水平达到10%不会有明显的出血倾向，但是在手术后FXⅢ水平在10%~40%仍有可能会出血。①先天性FXⅢ缺乏：FXⅢ：C可显著减低。杂合子型患者FXⅢ_A：Ag常常<50%，FXⅢ_B：Ag正常；纯合子患者FXⅢ_A：Ag<1%，FXⅢ_B：Ag轻度减低。②获得性FXⅢ减少：多见于肝脏疾病、SLE、DIC、原发性纤溶亢进症、恶性淋巴瘤等。

知识点10：凝血活化分子标志物检测的实验原理　　　副高：掌握　正高：掌握

（1）血浆凝血酶原片段1+2　把待测血浆加入用兔抗人凝血酶原片段1+2抗体包被的酶标反应板中，再加入酶标鼠抗人凝血酶原抗体并经底物显色，其颜色的深浅同血浆中F_{1+2}的含量呈正相关。

（2）血浆纤维蛋白肽A（FPA）　把待测血浆用皂土去除纤维蛋白原，加入已知过量的兔抗人FPA抗体并充分与血浆中FPA结合后，并将剩余的未结合抗体加入预先包被有FPA的酶标反应板中，然后再加入酶标羊抗兔IgG，并经酶底物显色，其颜色的深浅同剩余未结合抗体量呈正相关，与血浆中FPA含量呈负相关。

（3）血浆凝血酶-抗凝血酶复合物　把待测血浆加入用兔抗人凝血酶抗体包被的酶标反应板中，再加入酶标鼠抗人抗凝血酶（AT）抗体并经过底物显色，其颜色的深浅同血浆中凝血酶、抗凝血酶复合物（TAT）的含量呈正相关。

知识点11：凝血活化分子标志物检测的临床意义　　　副高：熟练掌握　正高：熟练掌握

（1）血凝血酶原片段1+2　①血栓前状态与血栓性疾病；②抗凝治疗监测：肝素治疗、香豆素类抗凝药治疗。

（2）血浆纤维蛋白肽A　血浆FPA升高对DIC诊断有较高的灵敏度，因此被作为早期或疑难DIC病例的诊断试验之一。血浆FPA升高见于血栓前状态和血栓性疾病。

（3）血浆凝血酶-抗凝血酶复合物　血浆TAT复合物升高见于约90%以上DIC病例，并可以用于早期诊断DIC。血栓前状态时，TAT可呈轻度升高；在血栓性疾病时，血浆TAT可显著升高；急性心肌梗死时，血浆TAT含量仅轻度增高。溶栓治疗之后，因为溶栓介导的凝血酶形成增加，TAT进一步升高。如果溶栓治疗有效，缺血的心肌成功实现再灌注，TAT可迅速下降。溶栓治疗之后2小时，若TAT < 6μg/L，表明溶栓治疗成功；若溶栓治疗之后36小时，TAT > 6μg/L，提示冠状动脉可能出现再梗死。

第四节　出血性疾病及检验

| 知识点1：筛选试验 | 副高：熟练掌握　正高：熟练掌握 |

筛选试验有一期止血缺陷的筛选试验、二期止血缺陷的筛选试验和纤溶过度所致出血的筛选试验。

| 知识点2：一期止血缺陷的筛选试验 | 副高：熟练掌握　正高：熟练掌握 |

一期止血缺陷的筛选试验多数是血管壁和血小板异常引起的出血性疾病。选用出血时间（BT）与血小板计数（PLT）为筛选试验。其检查结果可作如下分析。

（1）BT延长，PLT增多：多数为血小板增多症，可分为原发性与继发性。

（2）BT延长，PLT减少：多数为血小板减少性紫癜症，可分为特发性与继发性。

（3）BT延长，PLT正常：多数见于：某些凝血因子缺乏症，如低（无）纤维蛋白原血症、血管性血友病（vWD）等；血小板功能异常症，如血小板第3因子缺乏症、血小板无力症以及储存池病等。

（4）BT延长，PLT正常：见于血管壁异常引起出血性疾病，如过敏性紫癜、遗传性出血性毛细血管扩张症及其他血管性紫癜。

| 知识点3：二期止血缺陷的筛选试验 | 副高：熟练掌握　正高：熟练掌握 |

二期止血缺陷的筛选试验多数是凝血异常和抗凝物质所致的出血性疾病。选用活化部分凝血活酶时间（APTT）与凝血酶原时间（PT）为筛选试验，其检查结果可作下列分析。

（1）APTT延长，PT正常　多数见于内源凝血途径中1个或者几个凝血因子缺乏，常见于血友病A、血友病B以及因子XI缺乏等。

（2）APTT正常，PT延长　多数见于外源凝血途径中的因子VII缺乏，常见于遗传性因子VII缺乏症。

（3）APTT延长，PT延长　多数见于共同凝血途径中1个或者几个凝血因子缺乏，常见于遗传性或获得性因子X、V、II、I的缺乏，以及肝脏病出血、循环抗凝物质以及DIC等。

（4）APTT正常，PT正常　应考虑因子XII的遗传性或获得性缺乏。

凝血系统作用的关键环节为凝血酶生成，后者生成的多少常与血栓和出血相关。体外凝血酶生成试验可反映机体的出血倾向。

知识点4：纤溶过度所致出血的筛选试验　　　　副高：熟练掌握　　正高：熟练掌握

纤溶过度所致出血的筛选试验多数是由原发性或继发性原因所导致。选用纤维蛋白（原）降解产物检测（FDP）和D-二聚体检测为筛选试验，其检测结果可作以下分析。

（1）FDP正常，D-二聚体正常：多数是正常人，提示无纤溶过度现象。

（2）FDP阳性，D-二聚体正常：多数是FDP的假阳性或原发性纤溶症。

（3）FDP正常，D-二聚体阳性：多数是FDP假阴性或继发性纤溶症。

（4）FDP阳性，D-二聚体阳性：多数是继发性纤溶症，常见于DIC。

知识点5：确诊试验　　　　　　　　　　　　　副高：熟练掌握　　正高：熟练掌握

根据筛选试验分析的结果可以选择确诊试验，根据确诊试验的检查结果以及临床资料，通过综合分析，可对出血性疾病作出正确的诊断。包括几种情况血小板减少、血小板功能异常、凝血因子缺乏、纤溶活性过度。

知识点6：血小板减少　　　　　　　　　　　　副高：熟练掌握　　正高：熟练掌握

血小板减少选择以下确诊试验：血小板寿命检测；骨髓穿刺涂片和/或骨髓病理学检查；自身免疫有关的指标如抗核抗体、抗双链DNA抗体、ENA、抗心磷脂抗体检测；血小板膜糖蛋白抗体的检测等。

知识点7：血小板功能异常　　　　　　　　　　副高：熟练掌握　　正高：熟练掌握

血小板功能异常选择以下确诊试验：血小板黏附试验（PAdT）；血小板聚集试验（PAgT）；血小板第3因子有效性检测（PF3aT）；血块收缩试验；血小板释放产物检测（3-TG、PF4、TSP、P-选择素检测等）；血小板磷脂代谢产物（TXB_2）检测；血小板膜糖蛋白（GP Ib-IX、GP IIb/IIIa）检测等。

知识点8：凝血因子缺乏　　　　　　　　　　　副高：熟练掌握　　正高：熟练掌握

凝血因子缺乏可选择以下确诊试验：纠正试验，如简易凝血活酶生成试验（STGT）或Bigg凝血活酶生成试验（TGT）等；凝血因子促凝活性检测，如因子VIII：C、IX：C、XI：C和纤维蛋白原（Fg）检测等；凝血因子抗原含量检测，如因子VIII：Ag、IX：Ag、XI：Ag等；抗凝物质检测，如肝素和类肝素物质检测和狼疮抗凝物质检测等；凝血因子活化标志物检测，如凝血酶原片段1＋2（F_{1+2}）检测，纤维蛋白肽A（FPA）检测，可溶性纤维蛋白单体复合物（SFMC）检测，凝血酶−抗凝血酶复合物（TAT）检测等。

知识点9：纤溶活性过度	副高：熟练掌握　正高：熟练掌握

纤溶活性过度常见于原发性和继发性两种。可选择以下确诊试验：组织型和/或尿激酶型纤溶酶原激活物（t-PA或uPA）检测；纤溶酶原激活物抑制剂-1（PAI-1）检测；纤溶酶原（PLG）检测；纤溶酶−抗纤溶酶复合物（PAP）检测；α_2-纤溶酶抑制物（α_2-PI）检测；凝血酶时间（TT）和优球蛋白溶解时间（ELT）；FDP和D-二聚体检测等。

知识点10：对出血、血栓性疾病检测的评价	副高：熟练掌握　正高：熟练掌握

血栓或出血性疾病可由遗传及非遗传因素所导致。由遗传因素所引起的通过实验室检查多可以有较为确定的结果；而非遗传因素所导致的血栓性或出血性疾病，血栓与止血的实验检查往往缺乏特异性。

知识点11：筛选试验的评价	副高：熟练掌握　正高：熟练掌握

APTT和PT在血栓形成时可缩短，在出血性疾病时往往延长。但由于检测试剂对凝血因子改变的敏感度不同，所以不同试剂检测同一种疾病时的阳性率不可能相同。常用Fg的检测方法有多种，世界卫生组织推荐使用Clauss法检测纤维蛋白原水平，其操作方法简单，结果比较可靠。血小板聚集功能检测影响因素较多，在患者准备、采血、标本放置时间、保存温度、抗凝剂使用等方面都有特殊要求。高切变率的全血黏度或血浆黏度对血栓病的诊断有一定意义，但流变学检测的影响因素较多。

知识点12：血管内皮细胞检测的评价	副高：熟练掌握　正高：熟练掌握

在人群分布中，老年人ET-1的血浆水平比青年人高，所以如果能建立各年龄段的参考值则更有价值。TM是反映内皮细胞受损的敏感、特异的指标。和vWF：Ag相比，其具有敏感性高及特异性强等特点，而且其检测值的升高、凝血和抗凝等其他因子不相关，被认为是反映内皮细胞受损的独立指标。

前列环素（PGI_2）在体内不稳定，半衰期仅1～3分钟，很快转化为无活性的6-酮前列腺素$F_{1\alpha}$。后者在肝脏氧化酶的作用下进一步代谢为去二甲基-6酮前列腺素$F_{1\alpha}$该物质不受操作或体外因素的影响，所以比6-酮前列腺素$F_{1\alpha}$更能精确地反映体内前列环素生成情况。

知识点13：血小板检测的评价	副高：熟练掌握　正高：熟练掌握

β-TG与PF_4是血小板活化的特异指标，同时对二者进行检测尚有助于判别血小板的释放反应是否由于体外活化后所导致。由于PF_4对肝素或者内皮细胞表面的硫酸乙酰肝素有强烈

的亲和性，因此体内激活的血小板所释放出的PF_4，会被内皮细胞表面的硫酸乙酰肝素所中和，所以血液中的浓度上升不明显，此时β-TG却明显升高，引起β-TG/PF_4比值增高；若血小板是在体外活化，由于PF_4不能被有关的物质所中和，所以导致β-TG与PF_4二者都明显升高，β-TG/PF_4比值下降。

P-选择素目前被广泛地应用于检测血小板的活化状态。除血小板颗粒外，血管内皮细胞也可合成与储存P-选择素，所以在分析结果时内皮细胞来源的P-选择素也不应被忽视。此外，在采血至检测过程中应尽量避免血小板活化，防止造成假阳性结果。

TXB_2在体内经肝脏氧化酶或脱氢酶作用后转化为DH-TXB9。DH-TXB7检测结果不受采血过程中体外活化的影响。在脑血管疾病患者测得的DH-TXB_2值与正常对照值之间几乎没有重叠，而TXB_2与正常对照值之间的重叠率可达37%。

血小板胞质内钙离子检测可采用钙离子探针在荧光仪或流式细胞仪上进行。采用激光共聚显微镜以及Chrono-Log 540血小板聚集检测装置也可观察单个血小板胞质内钙浓度变化的动态过程。

知识点14：凝血因子检测的评价　　　　　副高：熟练掌握　正高：熟练掌握

凝血过程被活化的最为直接和特异的证据为凝血酶的形成，因为凝血酶半衰期极短，形成后立即和抗凝血酶结合形成凝血酶-抗凝血酶复合物（TAT），所以直接检测比较困难。F_{1+2}、FPA、SFMC、TAT都是反映凝血酶生成的敏感和特异的分子标志物，但F_{1+2}是反映凝血酶生成的总量及凝血酶原酶的活性；FPA代表凝血酶生成后对纤维蛋白原的水解能力；TAT可以反映凝血酶被抗凝血酶中和的程度；SFMC反映了凝血酶作用后纤维蛋白单体的形成。作为外源凝血系统启动因子的TF日益引起人们的重视，组织因子途径被认为是体内对凝血启动以及纤维蛋白形成的最重要途径。目前，可以选择其抗原（TF：Ag）和活性（TF：A）的检测来反映它在血栓形成中的作用。

知识点15：纤溶系统检测的评价　　　　　副高：熟练掌握　正高：熟练掌握

D-二聚体的检测是鉴别原发性于继发性纤溶的良好指标，在血栓形成中其敏感性高达90%～95%，但其特异性较差，仅是30%～40%，阳性预期值仅是30%～40%，阴性预期值可达95%以上，也就是D-二聚体检测阴性基本可排除血栓形成。和D-二聚体配合使用，可以对原发性或者继发性纤溶亢进进行鉴别诊断。

纤溶酶是在纤溶系统中起重要作用的关键酶，因为一经形成便迅速与$α_2$-抗纤溶酶结合形成纤溶酶-抗纤溶酶复合物（PAP）。所以，直接检测纤溶酶较困难。目前可以通过检测PAP的血浆含量来反映纤溶酶的生成。

t-PA可以采用ELISA法检测其抗原含量（t-PA：Ag）和用发色底物法检测其活性（t-PA：A）。需要引起注意的是血流阻滞是导致内皮细胞释放t-PA的原因之一。所以，建议在采血时尽量不用止血带，选择粗大静脉一次顺利地完成采血操作。

作为t-PA的主要抑制物，PAI-1大部分储存在血小板α颗粒中，其释放和β-TG、PF_4呈平行关系。ELISA法检测其抗原含量（PAI-1：Ag），其活性（PAI-1：A）的检测是通过在反应体系中加入过量的t-PA，因为PAI-1的抑制作用，剩余t-PA的多少被用来反映PAI-1的活性。

知识点16：过敏性紫癜诊断与鉴别诊断　　　　副高：掌握　　正高：熟练掌握

（1）诊断　①四肢出现对称分布、分批出现的紫癜，尤其以下肢为主。②在紫癜出现前后，会伴有腹部绞痛、血尿、关节肿痛、便血及水肿等症状或过敏史。③束臂试验可呈阳性，血小板计数、凝血象以及骨髓检查等均正常。

（2）鉴别诊断　①败血症：双球菌败血症导致的皮疹与紫癜相似，但中毒症状重，白细胞明显升高，刺破皮疹处后涂片查找细菌可为阳性。②特发性血小板减少性紫癜：为皮肤紫癜的形态不高出皮肤，并且分布不对称，实验室检查血小板计数减少，骨髓检查巨核细胞成熟障碍等。③风湿性关节炎：二者均可以有关节肿痛及低热，在紫癜出现前比较难鉴别，但随着病情的发展，皮肤出现紫癜，则有助于鉴别。

知识点17：过敏性紫癜的治疗原则　　　　副高：掌握　　正高：熟练掌握

（1）除去致敏因素。

（2）单纯者可用复方路丁、钙剂、维生素C以及抗组胺制剂。

（3）发热及关节炎可用皮质类固醇激素，但是不能阻止肾脏侵犯，对顽固的慢性肾炎者可加免疫抑制剂。

（4）急性期应卧床休息，少活动，由于活动可加速血液循环，加重出血，缓解期经常参加体育锻炼强化体质，预防感冒，避免上呼吸道感染，同时避开一切过敏源，防治该病的诱发因素。

（5）中医疗法　根据本病的临床症状辨证论治。

知识点18：原发性免疫性血小板减少症（ITP）诊断与鉴别诊断

副高：掌握　　正高：熟练掌握

（1）诊断　临床上通常将出血症状、出血时间延长、血小板减少、脾不肿大、骨髓巨核细胞增多伴成熟障碍、抗血小板抗体增高、排除继发性血小板减少症是本病的主要诊断标准。

2009年中华医学会血液学分会提出本病临床诊断建议：①至少两次化验检查显示血小板减少，血细胞形态没有异常。②脾通常不大。③骨髓检查示巨核细胞增多或正常，有成熟障碍。

（2）鉴别诊断　需同继发性血小板减少性紫癜相鉴别，继发性血小板减少性紫癜指的是有明确病因或在某些原发病的基础上发生的血小板减少伴随临床出血的一组疾病，它不是一个独立性疾病，而是原发病的一种临床表现。

继发性血小板减少症临床并不少见，往往病情比较严重，需及早诊治，现将需与ITP鉴别的几个较特殊疾病介绍如下：①Evans综合征（伊文综合征）：本病的特点是利用自身免疫机制同时破坏了血小板与红细胞，引起血小板减少及溶血性贫血。实验室检查除有ITP的阳性结果外，尚有抗球蛋白试验（Coomb试验）阳性与溶血性贫血的检测异常。②血栓性血小板减少性紫癜（TTP）。这是一组因微循环中形成了血小板血栓，血小板由于大量消耗而数量减少所形成的紫癜。因为小动脉与微血管的栓塞，致使器官缺血性功能障碍乃至梗死，对微循环依赖性强的器官（脑、肾等）最容易出现症状。在临床表现中，神经精神异常表现最具诊断价值。③脾功能亢进：常见于肝硬化伴脾大及骨髓增生性肿瘤伴脾大等。患者血象常呈一系或者多系血细胞减少，骨髓象常呈一系或者多系细胞增生伴成熟障碍，血细胞寿命缩短。

知识点19：血友病出血的筛选试验和确诊试验　　　　　副高：掌握　正高：熟练掌握

（1）筛选试验

1）活化的部分凝血活酶时间（APTT）　APTT为内源凝血系统比较敏感的筛选试验。血友病时可以延长。

2）凝血酶原时间（PT）　PT为外源凝血系统较为敏感的筛选试验，血友病时正常。

（2）确诊试验

1）FⅧ：C和FⅧ：Ag根据FⅧ：C和FⅧ：Ag检测结果，可将血友病A分为交叉反应物质阳性（CRM^+，即FⅧ：C降低，FⅧ：Ag正常或增高）与阴性（CRM^-，也就是FⅧ：C、FⅧ：Ag均降低）两类。CRM^+，表示患者可能是因为FⅧ基因结构发生了点突变所引起；而CRM^-则可能是FⅧ的合成量减少所导致。

2）血浆FⅨ：C和FⅨ：Ag根据FⅨ：C和FⅨ：Ag的检测结果，也可把血友病B分为CRM^+与CRM^-型。

知识点20：血友病出血的鉴别试验和排除试验　　　　　副高：掌握　正高：熟练掌握

（1）鉴别试验

1）出血时间（BT）、血管性血友病因子抗原（vWF：Ag）检测　可作为血友病和血管性血友病（vWD）的鉴别试验。vWD时，BT延长，vWF：Ag降低。

2）血浆凝血酶原时间（PT）检测　可初步鉴别血友病性出血和外源凝血系统凝血因子缺乏所致的出血。前者PT检测正常，后者PT有不同程度的延长。

3）血浆FⅪ：C、FⅩ：C、FⅤ：C、FⅡ：C以及纤维蛋白原含量检测　可用来进一步确定凝血因子Ⅺ、Ⅹ、Ⅴ、Ⅱ及纤维蛋白原缺乏。

（2）排除试验　常用复钙交叉试验或APTT交叉试验作为排除获得性血友病的筛选试验。当延长的复钙时间或者APTT不能被等量的正常人血浆（患者血浆：正常人血浆为1:1）所纠正时，应考虑血友病患者血浆中有凝血因子抗体的存在，在必要时可检测相应凝血因子的抗体效价。获得性血友病时，相应抗体（抗因子Ⅷ或Ⅸ）的效价增高。

知识点21：携带者诊断和产前诊断　　　　　　　　副高：掌握　正高：熟练掌握

（1）血友病A　①直接诊断：可以检测FⅧ基因内含子22倒位或内含子1倒位来诊断血友病A基因缺陷携带者或患病的胎儿；FⅧ基因测序检测突变直接发现突变也为临床应用。②间接诊断：采用限制性内切酶片段长度多态性（RFLP）进行检测，所使用的遗传标志有外显子18外侧的BclⅠ、内含子22中的XbaⅠ、F8基因外与其紧密连锁的DXS52（St 14）及内含子13及22中的两个短重复顺序（STR）等；结合F8基因外的DXS15、DXS 9901、G-6-PD、DXS 1073、DXS 1108等位点可以使血友病A的基因诊断率得到提高。

（2）血友病B　①直接诊断：因为FⅨ基因小，所以可以通过直接测序进行诊断；②间接诊断：主要通过联合选用FⅨ基因外的DXS1192、DXS1211、DXS102、DXS8013、DXS127以及DXS8094的遗传连锁分析进行。

知识点22：血友病的治疗原则　　　　　　　　　　副高：掌握　正高：熟练掌握

血友病目前的治疗措施主要是凝血因子的替代治疗，其中血友病A可以选择的制剂有基因重组的凝血因子Ⅷ或血源性的凝血因子Ⅷ，低温冷沉淀和新鲜冷冻血浆也可以选用。而首选凝血因子Ⅸ浓缩制剂，血浆凝血酶原复合物浓缩剂（PCC）和血浆也可以选用。

知识点23：血管性血友病出血的筛选试验　　　　　副高：掌握　正高：熟练掌握

（1）出血时间（BT）　本试验是诊断vWD的重要指标之一。在3型和大部分2型vWD中BT均有明显延长，而在1型vWD中BF可正常或接近正常。

（2）APTT和FⅧ：C检测　vWD患者常有APTT延长及FⅧ：C降低。在重型vWD患者，FⅧ：C可以减至3%～5%，而部分2型患者FⅧ：C可正常。

（3）vWF：Ag含量检测　vWF：Ag在1型患者多是中度降低，3型患者可缺如或极度降低。

（4）血小板黏附试验（PAdT）　因为vWF作为连接血小板表面糖蛋白Ⅰb-Ⅸ（GPⅠb-Ⅸ）与内皮下成分之间的桥梁，所以当vWF有质或量的缺陷可以导致血小板的黏附功能降低。

（5）血小板功能初筛仪（PFA-100）　通过检测胶原/肾上腺素和胶原/ADP膜上小孔在全血流过后的关闭时间，对血小板功能性疾病和血管性血友病的诊断有重要价值。

知识点24：血管性血友病出血的确诊试验　　　　　副高：掌握　正高：熟练掌握

（1）vWF瑞斯托霉素辅因子检测（vWF：Rcof）　本试验是通过vWF与（GPⅠb-Ⅸ相互作用后，加入瑞斯托霉素使血小板发生凝聚，来检测vWF的功能。

（2）瑞斯托霉素诱导的血小板凝聚试验（RIPA）　vWD患者缺乏vWF：Rcof活性，瑞斯托霉素（1～1.2mg/ml）加入患者富血小板血浆中，血小板可没有凝聚反应。大部分vWD患者RIPA减少或缺如，但不少1型患者（约30%）RIPA可以正常。

（3）交叉免疫电泳 vWF是由相对分子质量不等的多聚体组成的大分子物质。交叉免疫电泳的第一相是琼脂糖凝胶电泳，vWF分子按照其相对分量大小泳动到相应位置；第二相为电泳之后的vWF和抗体反应形成的可见沉淀线。以正常血浆为对照，观察待测者出现电泳峰的形态、时间，用以判断vWF多聚化的程度及用于vWD的分型。

（4）多聚体分析 为vWD分型的主要依据。正常人和1型vWD患者的vWF多聚体结构为相对分子质量从大至小的序列，可以多至15～17条区带；2型vWD患者的vWF大分子多聚体缺失，小分子多聚体部分正常或增多；3型vWD患者的vWF多聚体一般无区带显示。除此之外，如果使用高分辨率技术，可在2型vWD患者中区分2A、2B、2M、2N等亚型。

知识点25：血管性血友病出血的排除试验　　　　副高：掌握　正高：熟练掌握

（1）血小板形态和计数 单纯的vWD患者其血小板形态和计数一般正常。以此可以和各种原因导致的血小板形态异常症及数量减少症相鉴别。

（2）血小板膜糖蛋白Ib-Ⅸ（GP Ib-Ⅸ）、GPⅡb/Ⅲa检测 vWD是以vWF的质、量缺陷为特征，患者的GP Ib-Ⅸ（GP Ib-Ⅸ），GPⅡb/Ⅲa通常正常。据此可以和巨血小板综合征，血小板无力症等遗传性血小板功能缺陷性疾病相鉴别。

知识点26：血管性血友病出血的分型试验　　　　副高：掌握　正高：熟练掌握

除vwF：Rcof、RIPA、交叉免疫电泳、多聚体分析外，还可以用vWF和FⅧ：C结合试验作为vWD的分型依据。vWF和FⅧ：C结合试验中2N型呈结合试验明显异常，因为其vWF与FⅧ：C结合部位的分子缺陷，导致二者不能结合从而使血浆中的FⅧ：C被大量降解，但其血浆vWF：Ag及功能都正常，临床表现类似血友病A。

知识点27：血管性血友病出血的携带者检查和产前诊断

　　　　　　　　　　　　　　　　　　　　　　副高：掌握　正高：熟练掌握

（1）直接诊断 对于基因缺陷明确的家系，可用缺陷基因直接进行诊断。

（2）间接诊断 ①可以变数目的串联重复顺序（VNTR）：在内含子40中有一个最有用的标志，也就是（ATCT）n可变数目的串联重复顺序，其在白种人群中的杂合子频率是98%。②限制性内切酶片。段长度多态性（RFLP）：目前在白种人群中已找到9种RFLP，中国人群中找到了3种，也就是BamHI和2个Xba Ⅰ位点，等位基因频率为0.56/0.44、0.64/0.36、0.26/0.78。通过这些多态性标记，可对部分家系做携带者检查和产前诊断。

知识点28：血管性血友病的治疗原则　　　　副高：掌握　正高：熟练掌握

（1）轻型vWD（包括1型vWD和部分2A型vWD）可使用DAVP（1-脱氨基-8右旋精氨酸加压素），DDAVP可能借助刺激单核细胞产生细胞因子或者其他物质，从而促使内皮细胞释放Ⅷ/vWF，增加血浆vWF水平，防止出血。

（2）替代治疗 可供使用的制剂有鲜血、新鲜冷冻血浆（FFP）、冷沉淀及因子Ⅷ浓缩物，FFP含所有的vWF多聚物。

知识点29：弥散性血管内凝血筛选试验 副高：掌握 正高：熟练掌握

（1）血小板计数（BPC） DIC时，血小板由于参与微血栓的形成而被消耗，因此循环血液中PLT减低。常波动在（20～100）×10⁹/L，其减低发生率一般是90%～95%；PLT动态性减低对诊断DIC更有价值。

（2）血浆凝血酶原时间（PT） PT为外源凝血系统的筛选试验。PT的延长或者缩短分别反映凝血因子Ⅶ、Ⅹ、Ⅴ、Ⅱ和纤维蛋白原血浆水平的减低或增高。DIC时，因为纤维蛋白原（Fg）的减少，纤维蛋白（原）降解产物（FDP）、纤维蛋白单体（FM）以及纤溶酶（PL）等的干扰，PT延长（占70%～90%）或缩短（占10%～30%）。

（3）血浆纤维蛋白原含量检测（fibrinogen，Fg） Fg属急性相反应蛋白。DIC高凝血期可增高（>4.0g/L），在消耗性低凝血期及继发性纤溶期常降低（<2.0g/L）。Fg减低见于70%的病例。

（4）纤维蛋白（原）降解产物（FDP）检测 FDP是在纤溶酶作用下，Fg发生降解生成X、Y、D、E碎片（FgDP）与纤维蛋白发生降解产生X′、Y′、D′、E′碎片（FDP）的总称。参考值为0～5mg/L。但FDP超过20mg/L（肝病>60mg/L）才有诊断价值。

知识点30：弥散性血管内凝血分类试验 副高：掌握 正高：熟练掌握

分类试验包括凝血和抗凝血检测、纤溶系统检测、血小板检测。

知识点31：弥散性血管内凝血：凝血和抗凝血检测 副高：掌握 正高：熟练掌握

（1）凝血酶原片段1+2（F_{1+2}） F_{1+2}是凝血酶原向凝血酶转化过程中释放的片段，能敏感地反映因子Xa的活化和凝血酶的生成。

（2）纤维蛋白肽A（FPA）检测 FPA是凝血酶水解纤维蛋白原Aα链释放的多肽（FPA 1～16），血中FPA增高，表明凝血酶活性增强。

（3）组织因子（TF）检测 TF大量释放并进入血流为大多数DIC发生的直接原因。所以，血浆中TF水平升高是DIC存在的证据之一。TF不仅可反映DIC的发生，而且可反映感染、炎症、休克以及白血病等DIC的原因。

（4）可溶性纤维蛋白原单体复合物（SFMC）检测 失去FPA和FPB的纤维蛋白可以自行聚合成可溶解于5mol/L尿素的纤维蛋白单体复合物（SFMC）。血浆SFMC的增高反映凝血酶的活性增强和继发性纤溶的开始。DIC时，由于凝血酶生成增多，因此患者血浆SFMC的含量增高。与副凝固试验（3P试验）相比，本试验更为直接、敏感以及特异。

（5）凝血酶–抗凝血酶复合物（TAT）检测 体内凝血酶生成后可和抗凝血酶结合形成

复合物（TAT），因此TAT是反映凝血系统激活和凝血酶生成的敏感标志物。血浆TAT水平在DIC前3天已显著升高。

（6）抗凝血酶（AT）检测 AT为体内最重要的抗凝蛋白，它是凝血酶和凝血过程中许多丝氨酸蛋白酶（因子Xa、IXa、XIa、XIIa等）的主要抑制物。DIC时由于凝血酶、因子Xa、XIa等大量形成，并与AT结合，所以AT水平明显减低。

知识点32：弥散性血管内凝血：纤溶系统检测 副高：掌握 正高：熟练掌握

（1）纤溶酶-抗纤溶酶复合物（PAP）检测 PAP为纤溶酶与α_2-抗纤溶酶（α_2-AP）形成的复合物，它反映纤溶酶的生成。DIC时，血浆PAP水平升高。PAP水平的增高和DIC的发展相平行，PAP水平的降低和DIC的缓解相关。PAP在DIC的诊断中有重要价值，由于它不仅反映纤溶系统的激活，而用反映纤溶抑制物被消耗。

（2）D-二聚体检测 可溶性纤维蛋白单体经因子XIIIa作用之后，生成交联的纤维蛋白，纤维蛋白经过纤溶酶裂解生成特异D-二聚体。DIC时，患者血浆D-二聚体含量明显增高，它是确诊DIC的特异指标。D-二聚体为区别DIC和原发性纤溶症的重要试验。

（3）α_2-抗纤溶酶（AP）检测 α_2-AP与纤溶酶形成复合物，从而灭活纤溶酶。DIC病程中继发性纤溶亢进，大量纤溶酶生成，α_2-AP由于被消耗而减少。

（4）纤溶酶原（PLG）检测 DIC时，大量纤溶酶原被吸附在纤维蛋白血栓上，在纤溶酶原激活剂（PA）作用下转变为纤溶酶。所以血中纤溶酶原含量明显降低，是反映纤溶活性增强的直接证据之一。

（5）纤维蛋白肽$B\beta1 \sim 42$（$B\beta1 \sim 42$）于纤维蛋白肽$B\beta15 \sim 42$（$B\beta15 \sim 42$）检测：纤溶酶作用于纤维蛋白原，可从纤维蛋白原$B\beta$链裂解出肽段$B\beta1 \sim 42$；纤溶酶作用于纤维蛋白单体或者纤维蛋白，可以从$B\beta$链裂解出肽段$B\beta15 \sim 42$。血中这两种片段增高，表明纤溶酶活性增强。DIC时，$B\beta1 \sim 42$和$B\beta15 \sim 42$血浆水平增高；原发性纤溶时，仅$B\beta1 \sim 42$增高。

知识点33：弥散性血管内凝血：血小板检测 副高：掌握 正高：熟练掌握

（1）β-血小板球蛋白（β-TG）检测 β-TG为血小板被激活后由α颗粒中释放的一种特异性蛋白质。DIC时，血小板被激活，患者血浆β-TG含量升高。

（2）血小板第4因子（PF_4）检测 PF_4为血小板被激活由α颗粒中释放的另一种特异性蛋白质。DIC时，血小板被激活，患者血浆PF_4含量升高。

（3）血小板P-选择素（P-Selectin，曾称GMP-140）检测 静息的血小板中P-Selectin仅分布于α颗粒膜上，血小板经凝血酶刺激之后，α颗粒膜迅速和质膜融合而在表面表达，并进入血浆。DIC时，血小板膜表面和血浆中P-Selectin水平都增高。

知识点34：弥散性血管内凝血一般诊断标准 副高：掌握 正高：熟练掌握

（1）存在易于引起DIC基础疾病，如感染、病理产科、恶性肿瘤、大型手术及创伤等。

（2）有以下两项以上临床表现：

1）多发性出血倾向。

2）不易以原发病解释的微循环衰竭或休克。

3）多发性微血管栓塞症状、体征，如皮肤、皮下、黏膜栓塞坏死及早期出现的肾、肺、脑等脏器功能不全。

4）抗凝治疗有效。

（3）实验室检查符合以下标准（同时有以下3项，以上异常）：

1）血小板$< 100 \times 10^9$/L或进行性下降。

2）纤维蛋白原< 1.5g/L或呈进行性下降，或> 4.0g/L。

3）3P试验阳性或FDP> 20mg/L，或D-二聚体水平升高（阳性）。

4）凝血酶原时间缩短或延长3s以上或呈动态性变化或APTT延长10s以上。

5）疑难或其他特殊患者，可考虑行抗凝血酶、因子Ⅷ：C及凝血，纤溶、血小板活化分子标记物测定。

知识点35：肝病合并DIC的实验室诊断标准　　　　副高：掌握　　正高：熟练掌握

（1）血小板$< 50 \times 10^9$/L或有2项以上血小板活化产物升高（β-TG、PF_4、TXB_2、P-选择素）。

（2）纤维蛋白原< 1.0g/L。

（3）血浆因子Ⅷ：C活性$< 50\%$。

（4）凝血酶原时间延长5s以上或呈动态性变化。

（5）3P试验阳性或血浆FDP> 60mg/L或D-二聚体水平升高。

知识点36：白血病并发DIC实验室诊断标准　　　　副高：掌握　　正高：熟练掌握

（1）血小板$< 50 \times 10^9$/L或呈进行性下降或血小板活化、代谢产物水平增高。

（2）血浆纤维蛋白原含量< 1.8g/L。

（3）凝血酶原时间延长5s以上或呈动态性变化。

（4）3P试验阳性或血浆FDP> 60mg/L或D-二聚体水平升高。

知识点37：基层医院DIC实验室诊断参考标准　　　　副高：掌握　　正高：熟练掌握

基层医院DIC实验室诊断参考标准（同时有下列3项以上异常）：

（1）血小板$< 100 \times 10^9$/L或呈进行性下降。

（2）血浆纤维蛋白原含量< 1.5g/L，或进行性下降。

（3）3P试验阳性或血浆FDP> 20mg/L。

（4）凝血酶原时间缩短或延长3s以上或呈动态性变化。

（5）外周血破碎红细胞比例$> 10\%$。

（6）红细胞沉降率低于10mm/h。

知识点38：弥散性血管内凝血的治疗原则　　　　　副高：掌握　　正高：熟练掌握

（1）治疗原发病　为DIC治疗的根本措施。若原发病被控制，则辅助其他治疗，DIC的病理生理进程可能被逆转。

（2）抗栓治疗　DIC早期血液呈高凝状态，此时可针对性给予抗凝或者抗血小板药物以阻断疾病的发展，但该期临床表现不典型，持续时间比较短，治疗时机较难控制。

（3）替代治疗　根据出血表现和实验室检查发现，适时补充凝血因子制剂或者血浆。

（4）抗纤溶治疗　DIC中晚期往往有纤维蛋白溶解系统功能亢进，此时应及时给予抗纤溶药物。

第五节　血栓性疾病及检验

知识点1：筛选试验　　　　　　　　　　　副高：熟练掌握　　正高：熟练掌握

（1）活化的部分凝血活酶时间（AprFT）　血栓性疾病时可以缩短。

（2）血浆凝血酶原时间（PT）　血栓性疾病时可以缩短。

（3）血浆纤维蛋白原含量（Fg）　Fg的增高是血栓形成的危险因素之一。

（4）血小板聚集试验（PAgT）　参考值因不同的诱导剂、不同的剂量以及所使用的仪器不同而异。在部分患者血小板聚集功能亢进，有利于血栓形成的诊断。

（5）血管性血友病因子（vWF）　血浆含量上升提示血管内皮细胞损伤。

（6）体外凝血酶生成试验　血栓特别是静脉血栓形成时凝血酶生成量增加。

（7）PFA-100　该仪器可反映一期止血中血管性血友病因子和血小板的功能，在血栓形成尤其是动脉血栓形成时，检测值可明显缩短。

（8）血液黏度增高　血栓性疾病患者可以有血浆黏度和全血黏度（高切变率）的增高。

知识点2：分类试验　　　　　　　　　　　副高：熟练掌握　　正高：熟练掌握

分类试验包括血管内皮细胞检测、血小板检测、凝血系统的检测。

知识点3：血管内皮细胞检测　　　　　　　　副高：熟练掌握　　正高：熟练掌握

（1）血浆内皮素-I（ET-I）　ET-I是体内最强的缩血管物质，在内皮细胞损伤时可以明显增高。

（2）血浆6-酮-前列腺素$F_{1\alpha}$及去二甲基-6-酮前列腺素$F_{1\alpha}$二者减少，有利于血栓栓形成的诊断。

（3）血浆凝血酶调节蛋白（TM） TM和凝血酶结合后可以激活蛋白C（PC），所以是抗凝系统的重要组成成分。内皮细胞受损时，TM被大量释放于血。

知识点4：血小板检测 副高：熟练掌握 正高：熟练掌握

（1）血浆β-血小板球蛋白（β-TG）及血小板第4因子（PF$_4$） β-TG与PF$_4$都是血小板α颗粒内两种特异的蛋白质，血小板被活化后大量释放入血。

（2）P-选择素（P-selectin） 存在于血小板α颗粒表面，也可在活化后释放入血浆中。血小板活化时二者的P-选择素可以明显升高。

（3）血栓烷B$_2$（TXB$_2$）与11-去氢血栓烷B$_2$（DH-TXB$_2$） TXB$_2$为血小板细胞膜磷脂释放的花生四烯酸经环氧化酶途径代谢的产物，TXB$_2$在体内经肝脏氧化酶或者脱氢酶作用后转化为DH-TXB$_2$。血小板活化时二者可明显升高。DH-TXB$_2$受其他因素影响较小。

（4）血小板胞质内钙离子 钙作为血小板的第二信使，血小板中约有60%的钙储存于致密管道中，采用钙离子探针可在荧光仪或流式细胞仪上检测胞质内钙含量。静息血小板的［Ca^{2+}］浓度约为100nmol/L。在各种强诱导剂刺激时，［Ca^{2+}］浓度可增至1μmol/L。

知识点5：凝血系统的检测 副高：熟练掌握 正高：熟练掌握

（1）凝血酶原片段$_{1+2}$（F$_{1+2}$） F$_{1+2}$可以反映凝血酶原酶的活性和凝血酶的生成。在DIC、DVT、糖尿病、心肌梗死、脑栓塞等情况下，血浆F$_{1+2}$水平升高。

（2）纤维蛋白肽A（FPA） 在纤维蛋白原转变为纤维蛋白的过程中，凝血酶先裂解纤维蛋白原分子中的Arg（16）-Gly（17）键，释放出纤维蛋白肽A（FPA1-16）。所以FPA是反映凝血酶活性的分子标志物之一。血栓前状态、DIC以及血栓性疾病时FPA增高。

（3）组织因子（TF） 炎症感染、内毒素、凝血酶、免疫复合物、白介素-1和肿瘤坏死因子等可促使TF的合成和表达，并把其释放至血浆中，以启动外源凝血途径。DIC、血栓性疾病、内毒素血症以及恶性肿瘤时血浆TF水平升高，反映外源凝血系统的激活。

（4）可溶性纤维蛋白单体复合物（SFMC） SFMC水平的增高特异性地反映凝血酶的活性。在心肌梗死、脑血栓形成、糖尿病和DIC时，SFMC水平显著升高。

（5）凝血酶-抗凝血酶复合物（TAT） 凝血酶与抗凝血酶以1：1结合形成TAT复合物，后者是凝血酶生成的分子标志物之一。TAT增高见于肺栓塞、DVT、闭塞性动脉疾病以及DIC等；此外TAT尚可以用于抗凝和溶栓治疗的监测指标，肝素治疗后往往可使升高的TAT减低，心肌梗死溶栓治疗后若有TAT的持续升高（超过6ng/ml）应考虑有再次梗死的可能。

知识点6：抗凝与纤溶系统 副高：熟练掌握 正高：熟练掌握

（1）D-二聚体（D-dimer） 为交联后纤维蛋白被纤溶酶降解的特异标志物之一。D-二聚体阴性可作为DVT和肺栓塞的排除试验。在溶栓治疗过程中，D-二聚体也明显升高，可作为溶栓治疗疗效判断指标之一。

（2）纤维蛋白（原）降解产物（FDP）　包括纤维蛋白降解产物和纤维蛋白原降解产物。结合FDP与D-二聚体的测定结果，可对原发性纤溶及继发性纤溶进行鉴别诊断。

（3）纤溶酶–抗纤溶酶复合物（PAP）　纤溶酶生成后，迅速与α_2-抗纤溶酶（α_2-AP）形成1:1复合物。所以，PAP为体内纤溶酶生成的分子标志物。在DIC前期、DIC和血栓性疾病时PAP增高。

（4）组织型纤溶酶原激活物（t-PA）　t-PA：Ag及t-PA：A（活性）升高可见于原发性及继发性纤溶亢进及应用t-PA进行溶栓治疗时；t-PA：Ag及t-PA：A降低见于高凝状态及血栓性疾病，表示体内纤溶活性减弱。

（5）纤溶酶原激活物抑制剂（PAI-1）　PAI-1主要由血管内皮细胞产生，大部分PAI1-1储存于血小板α颗粒中，其释放和β-TG、PF_4相平行。PAI-1的主要作用为灭活t-PA和双链u-PA的活性。在血栓前状态或血栓性疾病时，PAI-1升高。

知识点7：急性心肌梗死诊断及鉴别诊断　　　　副高：掌握　正高：熟练掌握

急性心肌梗死的诊断往往需要患者病史的支持，患者长期以来有高血压、高血脂和糖尿病等病史，比如患者突然发病，出现心前区剧烈疼痛，持续1~2小时，且对硝酸甘油无效，严重时甚至出现心律失常、心源性休克、心力衰竭等。心电图、心脏超声诊断及心导管等影像学检查是诊断的金标准。虽然生化酶学和血栓止血检测都很敏感，但通常在临床仅作为支持性诊断的参考依据。

知识点8：急性心肌梗死治疗原则　　　　副高：掌握　正高：熟练掌握

对于急性心肌梗死一定要及早发现，尽早住院，积极做好住院前的急诊处理，住院后要千方百计进行抢救。

（1）急性期治疗应着重于　①降低心肌耗氧量；②尽快使急性堵塞的冠状动脉再通，恢复严重缺血心肌的再灌注，同时应尽量减少再灌注损伤及防止血管再堵塞；③改善冠状动脉残留血流量或侧支血流，以免灌注量太低，从而缩小梗死范围，维持左心室功能，改善本病急性期和远期预后。

（2）在急性心肌梗死的治疗中要掌握　减轻患者的痛苦，尽量使其安定（如镇痛、镇静）；预防室颤及其他严重的心律失常；防治休克、心力衰竭及其他合并症；最大限度减轻心脏负担；抢救缺血区心肌，缩小梗死范围；做好心肌梗死后患者调养，维持较好的生活质量。

知识点9：脑梗死诊断　　　　副高：掌握　正高：熟练掌握

（1）发病前可有TIA（短暂性脑缺血发作）。

（2）安静休息时发病较多，常在睡醒后出现症状。

（3）中老年患者多有脑血管病的相关危险因素病史。

（4）迅速出现局灶性神经功能缺失症状并持续24小时以上，症状可在数小时或数日内逐渐加重。

（5）多数患者意识清楚，但偏瘫及失语等神经系统局灶体征明显。

（6）头颅CT早期正常，24～48小时后出现低密度灶。

知识点10：脑梗死鉴别诊断　　　　　　　　　　　　　副高：掌握　正高：熟练掌握

（1）脑出血　发病更急，数分钟或数小时内出现神经系统局灶定位症状及体征，常有呕吐、头痛等颅内压增高症状及不同程度的意识障碍，血压增高明显。但大面积脑梗死和脑出血，轻型脑出血与一般脑血栓形成症状相似。可行头颅CT以鉴别。

（2）脑栓塞　起病急骤，数秒钟或数分钟内症状达到高峰，常有心脏病史，尤其是心房纤颤、细菌性心内膜炎、心肌梗死或其他栓子来源时应考虑脑栓塞。

（3）颅内占位　某些硬膜下血肿、颅内肿瘤以及脑脓肿等发病也较快，出现偏瘫等症状及体征需与本病鉴别。可通过头颅CT或MRI鉴别。

知识点11：脑梗死治疗原则　　　　　　　　　　　　　副高：掌握　正高：熟练掌握

（1）早期适应证范围内可能办法　3小时内，R-TPA静脉溶栓；24小时内动脉溶栓＋血管内支架植入术；24小时至1周内降纤、抗凝等。

（2）通常可选用的药物治则　扩容、降脂、抗血小板聚集、稳定斑块、改善循环、促进侧支循环、保护脑细胞、改善脑细胞代谢、抗炎、清除自由基、减轻脑水肿等药物。

（3）危险因素管理　注意内环境破坏及稳定。血压、血糖、血黏稠度以及水电解质酸碱平衡等。

（4）生命体征监测，心、肺、肾、肝以及血液系统等重要器官功能的平衡及其并发症的预防。

（5）康复训练；血管成形术；血管内膜剥脱术；血管搭桥术等。

知识点12：肺栓塞与肺梗死诊断及鉴别诊断　　　　　　副高：掌握　正高：熟练掌握

（1）临床表现　突然起病，表现呼吸困难、发绀、胸痛、休克等，合并肺梗死时可见咯血。

（2）影像检查　放射性核素肺扫描与CT/MIR是诊断肺栓塞的重要依据，肺动脉造影是诊断肺栓塞的"金标准"，但因为有创伤性的风险，目前已少用。

知识点13：肺栓塞与肺梗死治疗原则　　　　　　　　　副高：掌握　正高：熟练掌握

（1）一般治疗　绝对卧床休息，吸氧、镇痛、解痉，可采用氨茶碱、吗啡、罂粟碱以解除支气管和血管痉挛及镇痛；若出现心衰或休克者可酌情使用多巴胺、毛花苷丙、异丙基肾上腺素及低分子右旋糖酐等。

（2）抗凝治疗

1）肝素疗法。

2）维生素K拮抗剂：如新抗凝片或双香豆素。

3）溶栓治疗：除非有溶栓禁忌，应争取在发病6小时内应用溶栓治疗，如链激酶、尿激酶以及重组组织纤维蛋白溶酶原。

（3）外科手术治疗 肺栓塞取栓术、腔静脉阻断术、导管抽吸静脉血栓术。

知识点14：深静脉血栓形成（DVT）诊断及鉴别诊断　　　　副高：掌握　正高：熟练掌握

本病的临床表现随着血栓形成的部位和涉及的范围而异。下肢深静脉血栓形成的典型临床表现是单侧下肢（左下肢多见）出现疼痛、肿胀。但是血栓形成早期可以无明显症状，这是深静脉血栓容易被忽略的原因之一。血管造影与血管多普勒超声、CT、MIR等影像学检查阳性是DVT的诊断依据。因为D-二聚体检测有极高的阴性预测值，因此对DVT的诊断，常用血浆D-二聚体≤500μg/L（ELISA法）作为排除试验。

知识点15：深静脉血栓形成治疗原则　　　　副高：掌握　正高：熟练掌握

（1）非手术治疗 ①一般处理：抬高患肢，卧床休息，适当应用利尿剂，以减轻肢体肿胀。起床活动时应穿弹力袜或用弹力绷带。抗凝治疗：抗凝药物有肝素和双香豆素衍化物。祛聚疗法：祛聚药物有右旋糖酐、双嘧达莫、阿司匹林以及丹参等，能扩充血容量、稀释血液、降低血液黏稠度，又能防止血小板凝集。②溶栓治疗：在病程72小时之内的患者，可使用溶栓药物如尿激酶、链激酶等进行溶栓治疗。

（2）手术治疗 适用于急性期的患者。一般在发病3小时内取栓最好，最迟不能超过10天。取栓后配合抗凝治疗。

知识点16：血栓前状态诊断及鉴别诊断　　　　副高：掌握　正高：熟练掌握

血栓前状态不是一种疾病，不能简单地利用实验检测来进行诊断。分子标志物检查也只能反映在某些条件下，血管内皮细胞、血小板以及凝血因子、血液凝固调节蛋白与纤溶成分发生了变化，这些物质在活化或者代谢的过程中表现出某些特征或释放出某些产物。分子标志物同血栓形成并无直接相关性，但可用于参考。一般认为，当内皮细胞、凝血因子、血小板、血液凝固调节蛋白以及纤溶成分中有任何三类分子标志物发生有利于血栓形成的改变，则确定体内存在血栓前状态是较为可信的。

知识点17：遗传性易栓症筛选试验　　　　副高：掌握　正高：熟练掌握

（1）凝血酶原时间（PT） PT主要反映外源性凝血系统中的凝血因子缺乏与否。遗传性易栓症时PT可以缩短，但是在异常纤维蛋白原血症时可延长。

（2）活化部分凝血酶时间（APTT） APTT为反映内源凝血系统功能的试验。遗传性易栓症时APTT可以缩短，但是在异常纤维蛋白原血症时可延长。

（3）纤维蛋白原含量检测（Fg） 遗传性易栓症时Fg可以增高，但是在异常纤维蛋白原血症时用Clauss法的检测值可降低。

（4）凝血酶时间（TT） 在异常纤维蛋白原血症时可延长。

（5）ProC Global试验 是一种蛋白C系统异常的筛选试验。异常可见于PC系统的缺陷，如PC、PS缺乏，凝血因子 V Leiden突变等。本试验的检出特异性是79%，假阳性可见于凝血因子 V 及Ⅷ的活性异常升高、口服双香豆素类抗凝药物或者狼疮抗凝物质存在等情况。

知识点18：遗传性易栓症确诊试验　　　　　　副高：掌握　正高：熟练掌握

（1）蛋白C检测 活性及抗原检测可以检出PC质、量的缺陷。根据抗原与活性的检测结果，可把PC缺陷分为两型： I 型（抗原和活性平行下降）和 II 型（抗原正常，活性下降）。

（2）血浆AT检测 活性及抗原检测可以检出AT质、量的缺陷。交叉免疫电泳可见异常蛋白条带或泳动迟缓。根据检测结果，可将AT缺陷分为两型： I 型（抗原和活性平行下降）、 II 型（抗原正常，活性下降）。

（3）总蛋白S（TPS）和游离蛋白S（FPS）抗原检测 可以检出因PS缺乏所引起的遗传性易栓症。交叉免疫电泳可见异常蛋白条带或者泳动迟缓。

（4）肝素辅因子-Ⅱ（HC-Ⅱ）抗原及活性检测 对HC-Ⅱ异常导致的血栓栓塞有帮助。用含有肝素或者硫酸皮肤素的凝胶进行交叉免疫电泳，可能出现异常峰型。

（5）抗活化蛋白C试验（APC-SR）检测 可以检出抗活化蛋白C现象（APCR）。

（6）纤溶酶原（PLG）抗原及活性检测 有助于异常纤溶酶原血症的诊断。 I 型是酶活性中心缺陷， II 型是酶原激活异常。表现为抗原正常，活性降低。

（7）纤溶酶原活化抑制物-1抗原及活性检测 可诊断纤溶酶原活化抑制物过多。

（8）富含组氨酸糖蛋白抗原（HRG：Ag）检测 对家族性富含组氨酸糖蛋白增多症的诊断有意义。

（9）同型半胱氨酸含量检测 可用于高同型半胱氨酸血症的诊断。

（10）凝血酶原G202IOA变异 可能使PT基因mRNA翻译蛋白质的水平增加，引起血浆FⅡ水平增高，使血栓形成的危险增加。

知识点19：易栓症诊断及鉴别诊断　　　　　　副高：掌握　正高：熟练掌握

临床上易栓症以反复发作性静脉血栓为主要表现（也可以有动脉血栓栓塞发生），发病年龄多在50岁以下，血栓形成或者栓塞可以自发或诱发，其诱发因素常是妊娠、产后、手术、创伤以及药物等。遗传性易栓症中无临床症状者较多，实验室检查是疾病分类、临床分型以及诊断的重要依据。获得性易栓症依据原发疾病、症状、体征及实验室检查可以做出诊断。

知识点20：遗传性易栓症治疗原则　　　　副高：掌握　　正高：熟练掌握

目前遗传性易栓症的治疗目前仅局限于对症处理。由于血浆中含有这些抗凝蛋白，故治疗中血浆是主要的选择措施。抗凝治疗可选择肝素或者低分子质量肝素制剂，门诊患者可口服华法林及抗血小板药物。对于新鲜形成的血栓，可使用溶栓剂使栓子溶解。

第六节　抗凝和溶栓治疗检测指标

知识点1：抗凝治疗的监测指标　　　　副高：掌握　　正高：熟练掌握

（1）凝血酶抑制剂治疗监测　①普通肝素：活化的部分凝血活酶时间、活化凝血时间、抗凝血酶活性检测、血浆肝素浓度检测、血小板计数可作为监测指标。②低分子质量肝素：国际上推荐选用抗活化因子Xa活性检测作为监测指标。本法具有快速、可靠和重复性好的特点。③直接凝血酶抑制剂：临床常用制剂有水蛭素、比伐卢定、重组水蛭素、达比加群酯等。推荐APTT维持在正常对照值的1.5～2倍为其有效范围。

（2）维生素K拮抗剂治疗监测　①血浆凝血酶原时间（PT）。②国际标准化比值：a. 预防静脉血栓形成：非髋部外科手术前为1.5～2.5，髋部外科手术前为2.0～3.0；b. 治疗肺栓塞为2.0～4.0；c. 预防及治疗动静脉血栓形成为3.0～4.0；③其他观察试验：应用尿潜血试验或尿红细胞检测，每天1次。

知识点2：溶栓治疗的监测指标　　　　副高：掌握　　正高：熟练掌握

（1）常用检测项目　常用的检测项目包括纤维蛋白原（Fg）、凝血酶时间（TT）与纤维蛋白（原）降解产物（FDP）的检测等。血浆Fg＞1.5g/L，TT延长但＜正常对照值的1.5倍，FDP＜300μg/L，提示纤溶活性不足；血浆Fg＜1.5g/L，TT＞正常对照值的3倍，FDP＞400μg/L时，并且其临床出血并发症增加3倍。目前多数学者认为维持Fg在1.2～1.5g/L、TT为正常对照值的1.5～2.5倍、FDP在300～400μg/L最为适宜。所以，在溶栓过程中需定时监测上述指标，根据其改变调整用药剂量，达到溶栓治疗安全有效的目的。凝血酶-抗凝血酶复合物在溶栓治疗监测中有一定价值，但由于试剂昂贵，限制了其临床应用。

（2）溶栓治疗可能发现出血的指标　溶栓开始数小时之后，血浆Fg下降至1.0g/L以下、血小板计数低于50×10^9/L、APTT延长至正常对照值的2倍以上，表示血液的凝固性明显下降，有造成出血的危险，提示临床应该及时采取措施，防止患者出血。在溶栓过程中，上述监测指标以每天检测1次为宜。

知识点3：抗血小板聚集药物治疗的监测指标　　　　副高：掌握　正高：熟练掌握

常用的实验室检测项目：血小板聚集试验（PAgT）、出血时间（BT）以及血小板计数。在用药开始的1~2周内，需每2~3天监测1次，当进入稳定期后改为每2~4周检测1次，使血小板最大聚集率降到正常的50%，BT延长为治疗前的1.5~2.0倍，以PLT不低于50×10^9/L为宜。当检测血小板聚集率时，应注意聚集诱导剂的选用，应用阿司匹林时，选用花生四烯酸为诱聚剂；应用氯吡格雷则应选用ADP为诱聚剂，确保实验的敏感性。使用血栓弹力图监测抗血小板药物的疗效也逐渐被广泛地采用。

第三十三章　血液临床检查的质量控制

知识点1：临床血液学的室内质量控制　　　　　　副高：熟悉　正高：熟悉

室内质控的目的是监测一个检验系统，包括方法学、试剂、仪器、外部环境以及操作过程等各种综合因素作用之下检测结果的稳定性，即重复性。若使用定值质控品做质控操作还能反映检测系统的准确性。质控品有定值与不定值的两种，均可以选用。必要时要对低值、中值以及高值三种质控品同时进行质控操作。

最为常用的质控方法有非定值质控品质控法、定值质控品质控法与患者数据质控法。

知识点2：临床血液学的室间质量评价　　　　　　副高：熟悉　正高：熟悉

室间质评（EQA）也被称为能力验证，依据ISO/IEC导则43定义为通过实验室间的比对判定实验室的校准/检验能力的活动。EQA已成为质量控制的工具并且可以帮助实验室提高质量。血细胞室间质评统计评价方法：

（1）首先计算出各组的均值与SD。

（2）剔除均值±3SD范围之外的回报数据后分别重新计算各组的均值与SD。

（3）重复（2）中的过程，直至所有的回报数据都在±3SD范围内，剔除均值±3SD范围之外数据后得到的均值与SD（分别称为加权均值和加权SD）。

（4）分别利用各组的加权均值为靶值计算各批质评物测定结果及靶值的偏差。

第五篇
临床医学检验
临床微生物学专业

第三十四章 概 述

第一节 临床微生物学检验的基础理论

知识点1: 微生物的基本概念（根据结构、化学组成及生活习性分类）

副高：掌握 正高：熟练掌握

根据结构、化学组成及生活习性等差异微生物可分成3大类。

（1）真核细胞型微生物 大多由多细胞组成，细胞核分化程度较高，有核膜、核仁以及染色体；胞质内有完整的细胞器（如内质网、核糖体及线粒体等）。细胞壁由纤维素、几丁质构成，如真菌和原虫。

（2）原核细胞型微生物 它们由单细胞组成，细胞核分化程度低，仅有原始核质，没有核膜与核仁；细胞壁由肽聚糖构成，缺乏完整的细胞器。这类微生物种类众多，有细菌、螺旋体、立克次体、支原体、衣原体以及放线菌。

（3）非细胞型微生物 体积微小，能通过细菌滤器，无典型的细胞结构，亦无产生能量的酶系统，仅能在活细胞内生长繁殖。病毒、亚病毒以及朊粒属于此类型微生物。

知识点2: 微生物的基本概念（寄居在人类体表和体内的微生物分类）

副高：掌握 正高：熟练掌握

寄居在人类体表和体内的微生物可分为：

（1）正常微生物丛或正常菌群 指定居在人类皮肤和黏膜上的各类非致病微生物，在正常情况下是无害的，而且有的还具有拮抗外来菌的侵袭和定居以及提供人类必需的营养物质（如多种维生素及氨基酸等）的作用。

（2）条件致病性微生物 原属正常菌群中的细菌，不会导致疾病，由于机体抵抗力下降，微生物寄居部位改变或寄居微生物菌群平衡失调，此时该菌可以致病。

（3）病原微生物 是指有一小部分微生物能导致人类或动植物的病害，影响人类健康与生命，这些具有致病性的微生物称为病原微生物。

知识点3：微生物学的基本概念　　　　　　副高：掌握　正高：熟练掌握

微生物学是研究微生物的进化、分类，在一定条件下的形态、结构、生命活动规律及其与人类、动物、植物、自然界相互关系等问题的科学，是生命科学中的一门重要学科。随着研究范围的日益扩大及深入，着重研究微生物学基本问题的有普通微生物学、微生物分类学、微生物生理学、微生物遗传学、微生物生态学以及分子微生物学等。按研究对象又分为细菌学、真菌学以及病毒学等。按研究和应用领域可分为农业微生物学、工业微生物学、医学微生物学、食品微生物学、兽医微生物学、海洋微生物学以及土壤微生物学等。

知识点4：医学微生物学的基本概念　　　　　副高：掌握　正高：熟练掌握

医学微生物学主要研究和人类疾病有关的病原微生物的形态、结构、代谢活动、致病机制、遗传和变异、机体的抗感染免疫、实验室诊断及特异性预防等，以控制及消灭传染性疾病和与之有关的免疫性疾病。

临床微生物学属医学微生物学范畴，又称为诊断微生物学，为一门与临床医学、基础医学和预防医学相结合的交叉学科，又是检验医学中重要和成熟的专业之一，侧重研究感染性疾病快速、准确的诊断病原体的策略及方法，为感染性疾病的诊断和治疗提供依据，为预防和控制疾病的传播制订策略。

知识点5：新发与再现传染病的研究　　　　　副高：熟悉　正高：熟悉

WHO宣布，近30年来新发现了29种新病原体。O157出血性肠炎、疯牛病、O139霍乱弧菌、新型肝炎病毒、埃博拉出血热、埃立克体和肺炎衣原体感染、肠病毒71型、SARS、莱姆病、艾滋病、禽流感、结核病等新发与再现传染病传染性强、传播迅速、病死率高，严重危害人类健康，对经济发展和社会稳定造成巨大影响。

（1）禽流感的研究 禽流感病毒基因组编码蛋白的生物学特性，人感染禽流感病毒后机体的免疫特点及变化规律，人禽流感的发病机制，病毒感染状况的流行病学，人禽流感遗传易感性，病毒病原学监测，病毒变异规律，新型禽流感病毒复制子疫苗研究等。

（2）艾滋病（HIV）感染的研究侧重 HIV的致病机制，HIV整合、复制和HIV突破宿主细胞防御系统分子机制；新型治疗性疫苗研制等。

（3）流行性感冒病毒的研究 病毒蛋白和机体的相互作用，可能的致病机制，流感疫苗的研究。

另外，SARS、结核病、血吸虫、支原体/衣原体感染及主要人畜共患病等再发传染病的蛋白组学、生物信息学及功能基因组学技术研究，都得到了进一步关注。

知识点6：肝炎病毒变异与耐药机制的研究　　　　　副高：熟悉　正高：熟悉

肝炎病毒基因结构及调控机制，细胞、机体对病毒应答产生的蛋白质表达谱、代谢谱以及调控机制的研究，肝炎病毒基因型与基因亚型分布状况，菌种演变规律，耐药基因、耐药位点的规模筛查，抗病毒治疗药物的靶点更替，敏感位点缺失的动态监控，变异病毒的耐药机制都是当前研究的热点。

知识点7：重要细菌耐药机制及传播机制的研究　　　　副高：熟悉　正高：熟悉

当前比较关注的耐药性细菌主要有：
（1）耐甲氧西林，并对万古霉素敏感性降低的金黄色葡萄球菌（MRSA）。
（2）耐万古霉素的肠球菌（VRE）。
（3）耐青霉素和多重耐药的肺炎链球菌（PRP）。
（4）产生超连续光谱β-内酰胺酶（ESBL）的肺炎克雷伯菌和大肠埃希菌。
（5）持续高产染色体Ⅰ型酶的阴沟肠杆菌和产气肠杆菌。
（6）产碳青霉水解酶（KPC）的肠杆菌。
（7）多重耐药的铜绿假单胞菌、嗜麦芽窄食单胞菌以及不动杆菌。
在临床常见致病微生物耐药性进行持续监测的基础上，及时发现新的耐药表型，采用分子生物学技术筛选新的耐药基因和相关调控基因，揭示重要病原微生物新耐药基因功能及传播规律，是耐药病原体控制及感染治疗提供新的理论依据和手段。

知识点8：快速病原学诊断方法研究　　　　　　　　副高：熟悉　正高：熟悉

快速病原学诊断方法研究包括几方面：直接从临床标本中检查微生物抗原、应用快速凝集试验检查与鉴定微生物、快速检出细菌的毒素、快速细菌药物敏感性试验。

知识点9：直接从临床标本中检查微生物抗原　　　　副高：熟悉　正高：熟悉

应用单克隆抗体结合各种形式的标记技术能够检出临床标本中痕量的微生物抗原，将细菌或病毒培养过程免去，直接完成微生物感染的快速诊断。比如针对结核分枝杆菌的表面抗原或者脂阿拉伯聚糖（GAM）制成单抗，用酶联免疫吸附试验（ELISA）或斑点EIA法直接检测标本中的TB抗原；应用斑点酶免疫测定（EIA）、荧光免疫试验（FIA）或金标法检测沙眼衣原体、淋病奈瑟菌、肺炎支原体直观、快速；通过检测念珠菌细胞壁的β-1,3葡聚糖（G试验）和曲霉菌半乳甘露聚糖（GM试验）快速诊断深部真菌感染；ELISA法直接检测粪便中O157型大肠埃希菌抗原；EIA法直接检查粪便中的幽门螺杆菌抗原和脑脊液中的肺炎链球菌等，都有很大进展。

知识点10：应用快速凝集试验检查与鉴定微生物　　　副高：熟悉　正高：熟悉

各种不同载体如聚苯乙烯粒子（Latex）、炭末、明胶粒子以及含蛋白A的金黄色葡萄球菌、胶体金等制成凝集试剂测定标本中的不同微生物。比如直接测定粪便标本中的轮状病毒、脑脊液中的多种病原体（肺炎链球菌、脑膜炎奈瑟菌、B型流感杆菌），以及链球菌的分群（A、B、C、D等群）和葡萄球菌的凝固酶或DNA快速试验。

知识点11：快速检出细菌的毒素　　　副高：熟悉　正高：熟悉

从临床标本中直接检出细菌的毒素常比细菌培养更可靠。目前已应用难辨梭菌毒素的单抗以快速凝集或EIA法自粪便标本中直接检出毒素A或B进行诊断。应用反向被动乳胶凝集法快速检测葡萄球菌的TSST1，可及时诊断出由葡萄球菌所致的中毒性休克综合征。产毒素埃希菌（ETEC）感染的诊断主要通过检查细菌的LT（热敏毒素）与ST（耐热毒素）可应用其单抗以多种免疫学手段检出。

知识点12：快速细菌药物敏感性试验　　　副高：熟悉　正高：熟悉

用Nitrocefin纸片法能够快速检查革兰阳性球菌、流感嗜血杆菌、淋病奈瑟菌、卡他莫拉菌的β-内酰胺酶。快速鉴定MRSA与MRCNS的快速乳胶凝集试验可检出亲和力降低的青霉素结合蛋白。BBL公司的MGIT在结核杆菌TH9培基中加入利福平、异烟肼等药物及荧光指示剂。在365nm的紫外灯下观察是否有荧光而判定敏感或者耐药，试验只需4~5小时，从而实现快速结核分枝杆菌药敏试验。Jacobs等把荧虫酶的基因导入结核杆菌的噬菌体，噬菌体只侵入活的结核杆菌而发出荧光。把菌体与一定浓度药物作用后，如菌体存活则感染噬菌体，可在荧光显微镜下观察到荧光，就是耐药菌；而无荧光者是敏感菌。

知识点13：微生物学检验的发展　　　副高：熟悉　正高：熟悉

微生物学检验利用微生物学基础理论与技能，掌握各类临床相关微生物特性，通过系统的检验方法，及时准确地对临床标本作出病原学诊断和抗菌药物敏感性的报告，为临床感染性疾病的诊断、治疗以及预防提供实验依据。

（1）20世纪70年代开始，计算机和数码信息技术的发展并与微生物技术相结合，诞生了微生物数码鉴定技术，进一步创造出半自动和全自动微生物鉴定和药敏分析仪，使得传统的微生物手工操作技术进入了自动化和微量化时代。

（2）20世纪80年代，免疫学技术的飞速发展并向微生物领域渗透，各种免疫标记及分析技术的应用，从传统的免疫荧光、放射核素以及酶联三大标记技术到时间分辨荧光、电化学发光等技术的发展大大提高了免疫分析的敏感性，而单克隆抗体制备和即多肽抗原合成技术大大提高了免疫反应的特异性，加上自动免疫分析仪的诞生，为感染性疾病的血清学诊断提供了许多简便、快速、灵敏以及特异的新手段。

（3）20世纪90年代，分子生物学技术的发展，核酸杂交技术、基因测序以及PCR扩增技术的应用，使得某些不能培养、培养需很长时间和需特殊培养条件的微生物导致的感染性疾病的基因诊断成为可能。

（4）近十几年来，ELISA快速检测抗原及抗体技术已被普遍应用，简化了过去烦琐的微生物学检验手续，尤其是通过采用单克隆抗体，进一步提高了检测的特异性和敏感性。目前已制备出许多诊断试剂盒，其中病毒快速诊断试剂盒的广泛应用，使过去长期难以实现的病毒病的快速实验室诊断成为现实。目前许多实验室正在探索把基因探针和聚合酶链反应（PCR）用于微生物的快速检验中。

第二节　分子生物学技术

知识点1：核酸探针技术　　　　　　　　　　副高：掌握　正高：熟练掌握

核酸探针技术就是选择某一组病原体特异的基因序列，进行克隆、合成，制备探针，探针与临床标本中的靶DNA或者靶RNA杂交。核酸探针与靶核酸互补序列的结合有高度特异性，可在种或高于或低于种的水平鉴定病原体。

最常用DNA探针杂交方法为液相、固相以及原位杂交。液相杂交速度最快，成功的关键是使用不能自身杂交的单链探针。固相杂交技术是在液体环境中，结合在尼龙膜或硝酸纤维素膜上的核酸与核酸探针杂交，洗去未结合探针，通过对掺入探针内的具有发光、荧光、放射或酶活性等基团的检测而鉴别靶核酸。原位杂交技术检测固定于显微镜载玻片上的全细胞或组织，待检组织中的核酸与探针杂交，杂交原理与固相杂交相似。

核酸探针技术已常规应用于临床分枝杆菌实验室，以鉴定分枝杆菌属的种。

DNA探针技术在难培养的病原体如HPV、HBV以及EB病毒等的检测方面具有突出优点。

知识点2：核酸扩增技术　　　　　　　　　　副高：掌握　正高：熟练掌握

（1）PCR结合探针杂交　在常规琼脂糖凝胶电泳后，DNA转移至固相物，如硝酸纤维素膜或尼龙膜上，再经特异探针的杂交进行鉴定。结合了放射性或荧光素标记探针的杂交膜用X射线感光片曝光，杂交产物显出黑颜色带。酶标探针可通过发光或产生颜色显现。由凝胶电泳扩展而来的单链构象多态性（SSCP）分析及限制性片段长度多态性（RFLP）分析用于耐药基因或突变检测等。

（2）显色微量滴定板系统　类似于酶联免疫试验，扩增的DNA被预先附着于微量滴定板孔塑料表面的互补单核苷酸捕捉探针捕获，加入酶耦联物和相应底物后颜色发生改变，然后进行测定。

（3）扩增产物的直接测序　直接测序是分析扩增产物的一种简单、快速且准确的方法。

（4）化学发光技术　化学发光标记的发展明显提高了非放射性探针试验的灵敏度。这类技术具有效期长、重复性好、检测时间短、容易自动化等特点。

（5）PCR电喷雾离子质谱 通过电喷雾离子质谱分析PCR产物，即分析若干靶位的核酸组成，具有快速、高通量的优点，但是费用昂贵。目前可用于真菌、呼吸道标本的检测。

知识点3：基因芯片	副高：掌握 正高：熟练掌握

点阵杂交是利用附着在固相支持物表面的成千上万的单核苷酸作为探针，带标记的待检靶核酸的扩增产物与探针杂交，在点阵的不同位点上出现特异杂交信号，读取杂交反应产生的图谱，对扩增产物作进一步的分析。点阵杂交的优点为能分析复杂的扩增混合物。

基因芯片高通量筛选的特点显著提高了工作效率。然而，目前的基因芯片技术尚需完善。在一个芯片上固定多个探针，不同探针的最佳杂交条件可能差别较大，寻找对所有探针都适合的杂交条件是关键且难度较大的环节。基因芯片技术不能直接检测标本，需先进行聚合酶链反应扩增，与PCR技术相比临床应用有限。注意选择基因芯片系统前应认真评价其敏感性、特异性和重复性。

知识点4：分子生物学技术的质量保证	副高：掌握 正高：熟练掌握

分子生物学实验室的质量保证措施与其他实验室相比更昂贵、更复杂。病原学诊断分子生物学技术除满足分子生物学实验室的质量保证要求外，在以下方面需特别关注：分析前的质量控制措施、分析中的质量控制措施、分析后的质量保证。

知识点5：分析前的质量控制措施	副高：掌握 正高：熟练掌握

标本的采集及处理是结果准确可靠的前提，标本处理不当及实验体系中抑制剂的存在将导致假阴性结果。标本处理方法与标本类型及来源有关，标本应随时处理或于−80℃保存，但不可反复冻融（将降低病毒效价）。核酸样品应浓缩并溶于适宜扩增的水溶液中。

（1）血标本 分为血浆、血清、全血和白细胞。全血标本用于几种病原体的核酸检测。血白细胞主要用于细胞内病毒的检测。一般病毒RNA以病毒颗粒形式比提纯形式稳定，所以重复检测最好重新提取RNA。

（2）痰标本 痰为诊断结核最常用的标本。成功地制备痰标本首先必须分离核酸及抑制物。酚氯仿抽提，再以乙醇沉淀用于痰标本处理。借助硅藻颗粒吸附DNA，再用去污剂反复冲洗可得到比较纯的DNA模板。结核杆菌死菌也能提取出DNA，但是患者可能并不处于活动期。从痰中提取RNA进行扩增可解决此问题。然而，RNA分子容易降解，在提取RNA前应进行有效预处理。

（3）粪标本 粪便为最难用于核酸扩增的临床标本。目前已有几种方法用于粪便处理，例如，用Chelex 100分子生物树脂处理后再用溶剂抽提，免疫磁珠提取，溴化六羟甲基三聚氰胺处理后酚氯仿处理等。

（4）其他标本 如尿标本用于检测性传播病原体（沙眼衣原体、淋病奈瑟菌等）。少量的脑脊液标本就可用于HSV脑炎或脑膜炎的检测，是一种快速非侵入性诊断方法。定量PCR技术检测淋巴结中疱疹病毒6型与7型。检测伯氏疏螺旋体时，滑膜液是很好的标本。胃黏膜标本用于检测幽门螺杆菌。

知识点6：分析中的质量控制措施　　　　　　副高：掌握　　正高：熟练掌握

分析实验结果的重要保证是核酸扩增试验的各种对照和标准的设置。有效地设立各种对照有利于预防假阳性与假阴性结果的产生。核酸扩增的定量分析更需要设置精确的外参照物或内参照物。

知识点7：分析后的质量保证　　　　　　　　副高：掌握　　正高：熟练掌握

（1）病原体核酸存在与病原体的活性　分子诊断阳性结果提示标本中存在病原体核酸，无法判断病原体的活性。检测mRNA可避免死病原体干扰。

（2）基因存在与致病性　①研究的表型或者特征明显与致病菌株有关，和非致病菌株无关。②特异性灭活可疑的毒力基因或者基因群导致毒力降低。若灭活的基因存在于重组宿主所携带的克隆中，则该突变基因能与原宿主中该基因的野生型拷贝交换，交换后丧失毒力。③基因的野生型拷贝替换突变型拷贝后，原菌的致病性完全消失。

知识点8：分子生物学技术的应用　　　　　　副高：掌握　　正高：熟练掌握

分子生物学技术在临床生物学检验中的应用包括以下几方面：病原体检测、微生物分类及同源性分析、微生物耐药性检测、疗效观察和预后评估、疾病的预防和控制、流行病学研究和医院感染调查。

知识点9：病原体检测　　　　　　　　　　　副高：掌握　　正高：熟练掌握

分子生物学技术检测病原体，特别是对不能培养、需要特殊培养基或特殊培养条件或生长缓慢的微生物检测具有明显优势。从临床标本中提取微生物DNA或RNA，分析病原体特异的核酸序列，而无须考虑病原体的生理学性质或生存能力。

Tropheryma whipelii是惠普尔病（Whipple）病原体，在普通培养基上不生长，也缺乏血清学诊断方法，通过广谱引物扩增16S rRNA并测序才首次成功鉴定该病原体。

知识点10：微生物分类及同源性分析　　　　　副高：掌握　　正高：熟练掌握

rRNA分子包含几个功能不同的区域，有些区域序列高度保守，有些则高度变异，这些特征可作为鉴定细菌的分子标记。同一种细菌16S rRNA序列具有稳定的基因型特征，对16S rRNA基因测序可以在属或者种水平鉴定细菌，该方法尤其适用于鉴定体外不能或不易培养的病原体，也可以用于鉴定未知新菌种。通过质谱技术对主成分进行分析，亦可用于病原体的同源性分析和院感暴发的检测。

| 知识点11：微生物耐药性检测 | 副高：掌握 正高：熟练掌握 |

细菌的耐药表型一般由其耐药基因型所介导，耐药基因型的产生主要有：①获得具有耐药表型的外源性基因。②细胞自身基因的突变而引起表型改变（包括抗菌药物靶位改变），增强了外排机制，导致外膜蛋白改变，使抗菌药物渗透障碍等。

分子生物学技术在耐药性检测中的应用主要包括：①仲裁药敏结果，指导临床治疗。②先于培养及药敏结果指导临床治疗。③特定耐药菌的流行病学研究。④作为金标准对新的敏感性试验方法进行评价，尤其是对于药敏折点结果的判断。⑤发现新的耐药机制。

质谱技术能够定量检测图谱中多肽/蛋白峰强度的变化，根据质谱峰强度的变化反映微生物数量和生长速度的变化及通过比较菌株在有或无抗生素存在条件下的生长情况，分析菌株对抗生素的敏感性。也可通过检测携带耐药基因菌株的生物标志峰检测相应的耐药菌。

| 知识点12：疗效观察和预后评估 | 副高：掌握 正高：熟练掌握 |

基于PCR扩增的定量方法对于治疗效果观察和预后评估具有重要意义。

各种HCV基因型的感染能力、致病性以及对抗病毒治疗的反应性存在明显差异，干扰素治疗效果与HCV基因（亚）型有关。干扰素对于3a型感染患者治疗效果最好，1a型次之，而1b型则几乎没有疗效。拉米夫定是目前治疗HBV感染的主要药物之一。然而，在药物和人体免疫选择压力下，YMDD基序易发生突变，突变的HBV对拉米夫定不敏感。目前，多种分子生物学方法均可检测、分析YMDD基序的突变，有助于乙肝患者尤其是治疗中症状反复的患者治疗方案的调整。

| 知识点13：疾病的预防和控制 | 副高：掌握 正高：熟练掌握 |

幽门螺杆菌（Hp）感染是慢性胃炎、消化性溃疡的主要病因，且与胃癌的发生关系密切。细胞毒素相关蛋白A（CagA）在Hp的致病过程中起重要作用，是Hp的重要毒力因子之一。CagA阳性与CagA阴性的幽门螺杆菌致病性存在差异。CagA阳性菌株感染者发生胃溃疡和胃癌的危险性增加。人乳头瘤病毒HPV是女性生殖道上皮癌的常见病因。HPV某些基因型如16型、18型与肿瘤形成相关，为高危险度亚型，而6型和11型是低危险度亚型。通过DNA杂交分析可检测子宫颈拭子和活组织中HPV及其亚型。对检测结果为阳性的患者采取相应的治疗、预防措施，有助于改善预后，防止疾病传播。

| 知识点14：流行病学研究和医院感染调查 | 副高：掌握 正高：熟练掌握 |

基因分型技术，如质粒分析、限制性内切酶分析以及脉冲场凝胶电泳（PFGE）等，为

流行病学研究及医院感染调查提供了方便。社区疾病暴发时，采用PCR和其他分子技术快速检测病原体，对公共卫生安全具有重大意义。另外，分子诊断技术也成功用于医院感染病原体的调查和控制。

第三节　自动化检测系统

知识点1：自动化检测系统的分类	副高：熟练掌握 　正高：熟练掌握

自动化检测系统包括自动化血培养系统、微生物鉴定系统、药敏系统。

知识点2：自动化血培养系统的工作原理	副高：熟练掌握 　正高：熟练掌握

细菌在生长繁殖及代谢的过程中产生二氧化碳，二氧化碳可导致酸碱度、氧化还原电势等的变化。利用检测细菌生长代谢产生的二氧化碳，如采用放射性 ^{14}C 标记技术、特殊的二氧化碳感受器或者均质荧光技术等检测培养基中酸碱度及氧化还原电势等的变化，以判断待检标本中细菌是否存在。半自动血培养仪仅有检测系统，全自动血培养仪除检测系统之外，尚有恒温孵育、电脑分析以及打印系统等。

知识点3：自动化血培养系统仪器的结构性能	副高：熟练掌握 　正高：熟练掌握

（1）主机　全自动血培养仪设有恒温装置与震荡装置，在标本恒温培养的同时，检测系统定时监测培养瓶中细菌生长，分析监测数据，出现阳性结果时自动报警。半自动血培养仪主要利用传送系统将培养瓶逐个送到检测器进行检测及分析。

（2）计算机及其辅助设备　主要功能包括判断阴、阳性结果，利用条形码识别标本，记录、打印结果（阳性出现时间），数据贮存与分析等。

知识点4：常用的血培养系统	副高：熟练掌握 　正高：熟练掌握

（1）BACTEC460系统是最早的半自动血培养仪。该指数超过规定界限时报告阳性生长。该系统比传统培养技术更快捷、灵敏，尤其是用于结核菌的培养和药敏。

（2）BACTEC9000系列全自动血培养仪分为9240型、9120型、9050型3种。优点为速度快，准确性高，5天培养阳性检出率为100%（除外分枝杆菌和真菌），假阳性率低，系统安全可靠。

（3）BacT/Alert系统是一种全自动微生物培养和监测系统，分为120瓶和240瓶2种规格。特点是仪器自动、连续监测，保证阳性标本检测的快速准确；具有强大的数据处理能力，利于流行病学统计、分析；设有内部质控，保证仪器正常运转。

（4）VITAL系统有VITAL和mini-VITAL两种规格，为结合VITEK的自动化技术和API的培养技术设计的全自动血培养仪。其特点是采用全新的同源荧光技术，荧光化学物质不仅能检出CO_2的释放，还可以感应pH和氧化还原电势的变化。

（5）ESP系统培养基与BacT/ALERT、BACTEC9000的普通培养基结果是可比的，与BacT/ALERT系统含活性炭心脑浸液肉汤相比，ESP瓶培养系统检测较少的葡萄球菌和革兰阴性肠杆菌。

知识点5：血培养自动化系统的选择　　　　副高：熟练掌握　　正高：熟练掌握

评价、挑选和验证血培养系统非常重要，特别是仪器系统。必须参考大量设计合理、有可比性的临床评价，如5000次以上的比较与500个以上的阳性培养结果。此外，还要考虑实用性、仪器以及试剂的费用、占用空间、系统以及软件操作难度、厂家技术支持等。

知识点6：微生物数码分类鉴定系统　　　　副高：熟练掌握　　正高：熟练掌握

数码鉴定是利用计算待检细菌对系统中每个生化反应出现的频率总和，同数据库内条目比较，以鉴定百分率（%ID）表示每种菌的可能性。数据库由许多细菌条目所组成。每个条目包括多种单项生化反应，代表1个细菌种或者1个细菌生物型。通常把所得的生化反应模式转化为数字模式（编码），后查阅编码检索本或者电脑分析系统自动将数字转化成细菌名称。

数码分类鉴定系统由试剂条、添加试剂及检索工具配套形成的完整的微生物鉴定体系。在操作时应注意：

（1）依据染色镜检结果、触媒反应或者氧化酶试验初步确定被测菌株，选择合适试剂条。

（2）挑取纯菌落按照需要配制菌悬液，接种试剂条时，同化试验的接种液面要平，既不凸起也不凹陷。有些反应杯还需加液状石蜡覆盖。

（3）接种之后的试剂条置适宜环境孵育足够时间。

（4）结果分3种类型　需添加试剂的反应、自发颜色反应、荧光反应。

（5）有些情况下尚需添加血清学试验或者补充试验，才能鉴定到种。

知识点7：微生物鉴定系统　　　　副高：熟练掌握　　正高：熟练掌握

（1）半自动微生物鉴定系统　是将肉眼观察的实验结果输入电脑后与计算机内数据库细菌条目做比较自动获得鉴定结果。

（2）自动微生物鉴定系统　采用比色法、比浊法或荧光检测技术同时获得细菌鉴定与药敏结果。

（3）全自动微生物鉴定和药敏系统　自动化鉴定系统依据微生物代谢特点，设计一系列反应底物，检测阳性以及阴性反应模式与已建立的数据库进行比较。大多数系统利用检测pH改变，产色或荧光复合物释放的酶反应，不同碳源代谢活动的四唑盐指示剂，挥发性或非挥发性酸或细菌生长识别阳性与阴性反应。

知识点8：自动化药敏试验系统	副高：熟练掌握　正高：熟练掌握

自动化药敏试验系统包括：抗微生物药物敏感性试验肉汤稀释法自动化系统与抗微生物药物敏感性试验纸片扩散法结果阅读系统。

知识点9：抗微生物药物敏感性试验肉汤稀释法自动化系统	
	副高：熟练掌握　正高：熟练掌握

目前，抗微生物药物敏感性试验自动化系统或者检测特殊培养基中荧光基质的水解作用或者采用比浊测量法检测液体培养基中细菌生长。近年来，以荧光底物的水解为基础确定细菌对抗菌药物的耐药性，加快了药敏试验速度，并且缩短药敏试验报告时间。

评价抗微生物药物敏感性试验自动化系统主要指标为合适的准确度，能够解释最小抑菌浓度结果。然而，当出现云雾状浑浊或者片状沉淀物时，可能被自动化阅读仪遗漏，导致不正确结果。

知识点10：抗微生物药物敏感性试验纸片扩散法结果阅读系统	
	副高：熟练掌握　正高：熟练掌握

抗微生物药物敏感性试验纸片扩散法结果阅读系统可以阅读平板抑菌圈及解释结果。系统扫描平板，利用图形分析，5秒内确定抑菌圈直径，根据判断标准，翻译成为敏感性结果。自动化平板阅读系统可降低抑菌圈测量误差及记录错误。

相比于手工测量，自动化平板阅读系统的检测结果可重复，且大体准确。然而，由于平板上的细微生长可能改变药物敏感性结果的解释，建议实验室在报告结果前，要检查细菌的细微生长，调整阅读仪。

第三十五章　临床细菌学检验

第一节　细菌的分类

知识点1：分类等级　　　　　　　　　副高：掌握　正高：掌握

分类等级又称为分类单元。细菌的分类单元和其他生物相同，种以上的系统分类单元自上而下依次分为七级：

界（kingdom，拉丁文：regnum）。

门（division，拉丁文：divisio或phylum）。

纲（class，拉丁文：classis）。

目（order，拉丁文：ordo）。

科（family，拉丁文：familia）。

属（genus，拉丁文：genus）。

种（species，拉丁文：species）。

知识点2：细菌的分类方法　　　　　　　　副高：掌握　正高：掌握

（1）基因分型方法　常用基因分型方法包括DNA杂交法、rRNA寡核苷酸分析和鸟嘌呤加胞嘧啶碱基比例的测定。

（2）表型分类法　①传统分类法；②数值分类法；③自动细菌鉴定法。

（3）化学分类学法　指的是应用分析方法收集关于细胞不同化学成分的信息来进行细菌分类。目前可用于该分析方法的化学成分包括细胞脂肪酸、全细胞蛋白、细菌细胞壁成分异戊二烯醌多胺细胞色素、特殊的酶、色素、固醇等。

知识点3：细菌命名法　　　　　　　　　副高：掌握　正高：掌握

细菌的科学名称（学名）的命名法主要采用生物双名法。具备拉丁化文字的形式和明确的分类等级两个特点，也就是由一个属名和一个种名构成。属名在前，是名词，首字母大写；种名在后，是形容词，均用小写；两者均用斜体表示。而细菌学名的中文译名种名在前，属名在后。属名也可用第一个字母代表。有时泛指某一属细菌而不特指其中的某个细菌则可在属名之后加上sp，比如Mycobacterium sp，表示分枝杆菌属和沙门菌属细菌（sp代表菌种species，复数用spp）；如果使用1个亚种的名称，则在种名后再加亚种名。

知识点4：细菌分类命名系统　　　　　　　　　　　副高：掌握　正高：掌握

自20世纪70年代以后，伯杰（Bergey）分类系统逐渐得到公认，成为对细菌分类鉴定的主要参考书。

临床上也有采用CDC系统分类，该系统由美国疾病控制和预防中心（CDC）使用核酸杂交和核酸序列分析结果编排。

《伯杰鉴定细菌学手册》目前出版了两版，第2版包括5册，共30篇，主要根据细菌的rRNA、DNA及蛋白质序列进行分类：

第1册为古细菌、蓝绿藻菌、光合作用菌和具分支菌属。

第2册为变形菌门。

第3册为GC比低的革兰阳性菌。

第4册为GC比高的革兰阳性菌。

第5册为浮霉菌门、螺旋体门、纤维杆菌门、拟杆菌属、梭杆菌门。

第二节　细菌的形态结构与生理特征

知识点1：细菌的基本形态　　　　　　　　　　　　副高：掌握　正高：掌握

测量细菌大小的计量单位一般用微米（μm）。不同种细菌大小不一，同种细菌也可因菌龄及环境因素的影响大小有所差异。

细菌基本形态有球菌、杆菌以及螺形菌。球菌大体上是球形细胞。根据其分裂繁殖时细胞分裂的平面不同，菌体的分离完全与否以及分裂后菌体之间相互黏附的松紧程度不同，可形成不同的排列方式，此特点可被用于细菌鉴定。杆菌多数为直杆状，亦可呈棒状；多数分散排列，亦可呈栅栏状、链状等。螺形菌菌体弯曲，呈弧菌、螺菌和螺旋体。

知识点2：细菌的基本结构　　　　　　　　　　　　副高：掌握　正高：掌握

细菌的基本结构包括细胞壁、细胞膜、细胞质及核质等。

知识点3：细菌的基本结构（细胞壁）　　　　　　　副高：掌握　正高：掌握

细胞壁为细菌最外层结构，和细胞膜紧密相连。主要功能是维持菌体固有的形态，抵抗低渗环境。革兰阳性细菌细胞壁较厚，其主要成分有肽聚糖、磷壁酸和少量蛋白质；革兰阴性细菌细胞壁较薄，肽聚糖含量少，肽聚糖外层还含有由脂蛋白、磷脂和脂多糖组成的多层结构。两者结构的不同导致在染色性、抗原性、致病性及对药物的敏感性等方面有很大差异。

细菌L型为细菌细胞壁的肽聚糖结构受到理化或生物因素的直接破坏或者合成被抑制，在高渗环境下仍可存活者。细菌L型在体内外人工诱导或者自然情况下都可形成，呈高度多形性，染色不均，多被染成革兰阴性菌。

知识点4：细菌的基本结构（细胞膜）　　　　　　　　副高：掌握　正高：掌握

细胞膜位于细胞壁内侧，基本结构为脂质双层。细胞膜含有多种酶类，并参与细胞结构的合成。其中与肽聚糖合成有关的酶类，也是青霉素作用的主要靶位，称为青霉素结合蛋白，和细菌的耐药性形成有关。

知识点5：细菌的基本结构（细胞质）　　　　　　　　副高：掌握　正高：掌握

细胞质是细胞膜包裹的溶胶状物质，由水、脂类、蛋白质、核酸及少数糖和无机盐组成，其中含有许多重要结构如核糖体、质粒以及胞质颗粒等。

知识点6：细菌的基本结构（核质）　　　　　　　　　副高：掌握　正高：掌握

核质为细菌的遗传物质，集中于胞质的某一区域，多在菌体中央，也称为细菌的染色体。

知识点7：细菌的特殊结构　　　　　　　　　　　　　副高：掌握　正高：掌握

细菌的特殊结构主要包括荚膜、鞭毛、菌毛以及芽胞等。

知识点8：细菌的特殊结构（荚膜）　　　　　　　　　副高：掌握　正高：掌握

细菌的荚膜为某些细菌在细胞壁外包绕的一层黏液性物质，结合牢固，成分主要是多糖或多肽，去除后并不会影响菌细胞的生命活动，是细菌血清学分型的基础。荚膜具有抗吞噬、黏附以及抗有害物质损伤等作用，为细菌重要的毒力因子。

知识点9：细菌的特殊结构（鞭毛）　　　　　　　　　副高：掌握　正高：掌握

鞭毛为细菌的运动器官。根据其数量和部位可分成4类：单鞭毛菌、双毛菌、丛毛菌和周毛菌。鞭毛具有高度抗原性，称为鞭毛抗原。有些细菌的鞭毛和致病性有关，如霍乱弧菌。根据细菌是否能运动，鞭毛的数量、部位和特异的抗原性，可用于鉴定细菌及进行细菌分类。

知识点10：细菌的特殊结构（菌毛）　　　　　　　　副高：掌握　正高：掌握

菌毛为细菌菌体表面存在的一种丝状物，比鞭毛细、短，分为普通菌毛和性菌毛两大类。和细菌的致病性、毒力以及耐药性质粒的传递相关。

知识点11：细菌的特殊结构（芽胞）　　　　　副高：掌握　正高：掌握

芽胞为革兰阳性细菌，在特定环境下胞质脱水浓缩，菌体内部形成一个圆形或卵圆形小体，是细菌的休眠形式。芽胞对热、干燥、辐射以及化学消毒剂等理化因素具有很强的抵抗力，杀灭芽胞最为可靠的方法是高压蒸汽灭菌。

知识点12：细菌的化学组成　　　　　　　　　副高：掌握　正高：掌握

细菌的化学组成包括水、无机盐、糖类、蛋白质、脂质和核酸等。水分是菌细胞主要的组成部分，占细胞总重量的75%～90%。菌细胞去除水分后，主要成分是有机物，还有少数的无机离子。细菌还含有一些原核细胞型微生物所特有的化学组成，如肽聚糖及胞壁酸等。

知识点13：细菌的物理性状　　　　　　　　　副高：掌握　正高：掌握

细菌的物理性状包括光学性质、表面积、带电现象、半透性和渗透性等。

（1）光学性质　细菌为半透明体，多数细菌悬液呈浑浊状态，菌数越多则浊度越大，可通过比浊法粗略地估计菌量。同时，因为细菌具有多种光学性质，可使用相差显微镜观察形态及结构。

（2）表面积　细菌体积微小，相对表面积大，这有利于同外界进行物质交换。

（3）带电现象　细菌的带电现象和细菌的染色反应、凝集反应、抑菌和杀菌作用等均有密切关系。

（4）半透性和渗透性　细菌的细胞壁及细胞膜都具有半透性，允许水和部分小分子物质通过，有利于吸收营养和排出代谢产物。细菌所处环境相对低渗，如果处于比菌体内渗透压更高的环境中则菌体内水分溢出，胞质浓缩，细菌不能继续生长繁殖。

知识点14：细菌的营养与生长繁殖　　　　　　副高：掌握　正高：掌握

（1）细菌分为两大营养类型——自养菌与异养菌。其中自养菌以简单的无机物为原料，异养菌以多种有机物为原料。营养物质包括水、氮源、碳源、无机盐以及生长因子等。

（2）细菌摄取营养物质的机制　水及水溶性物质通过半透膜性质的细胞壁和细胞膜进入细胞内，蛋白质、多糖等大分子营养物，通过细菌分泌的胞外酶作用，分解成为小分子物质才能被吸收。

（3）营养物质进入菌体内的方式有被动扩散和主动转运

1）被动扩散：细菌利用菌体表面细胞壁和细胞膜的半透性调节各种营养物质的摄取。

2）主动吸收：细菌把许多营养物质以高于细胞外浓度积累在细胞内的过程称为主动吸收。

3）基因移位：为一种耗能的运输营养方式，它是利用胞外酶将糖类等物质与一种耐热蛋白（HPr）和磷酸结合，使糖类等发生磷酸化而被运送到菌体内并与HPr解离。

| 知识点15：影响细菌生长的环境因素 | 副高：掌握　正高：掌握 |

影响细菌生长的环境因素主要包括营养物质、氢离子浓度、温度以及气体等。只有处于合适的环境条件下，细菌才能够进行正常的代谢繁殖。

| 知识点16：细菌的生长繁殖 | 副高：掌握　正高：掌握 |

（1）单个细菌一般以简单的二分裂方式进行无性繁殖。

（2）细菌群体的生长繁殖　一般细菌大约20分钟分裂1次。群体生长繁殖可以分为4期：

1）迟缓期：为细菌进入新环境后的适应阶段。

2）对数期：此期细菌以几何级数增长，染色性、形态、生理活性较典型，对外界环境因素的作用较为敏感。

3）稳定期：随着环境中营养物质的消耗，毒性产物积聚，pH下降导致繁殖速度渐趋下降，死菌数逐渐上升，此期细菌繁殖数与死亡数大致平衡。

4）衰亡期：细菌繁殖逐渐减慢，死亡逐渐增多，死菌数会超过活菌数。

| 知识点17：细菌的新陈代谢和能量转换 | 副高：掌握　正高：掌握 |

细菌有机物分解或无机物氧化过程中释放的能量通过底物磷酸化或者氧化磷酸化合成ATP。

病原菌合成细胞组分及获得能量的基质（生物氧化的底物）主要是糖类，通过糖的氧化或酵解释放能量，并通过高能磷酸键的形式（ADP、ATP）储存能量。

各种细菌所具有的酶不完全相同，对营养物质的分解能力亦不一致，所以细菌的代谢产物各不相同，此特点可用于鉴别细菌。

第三节　细菌的感染与免疫

| 知识点1：基本概念 | 副高：掌握　正高：掌握 |

细菌感染指的是当细菌侵入宿主体内后，在生长繁殖的过程中释放毒性产物，与宿主细胞之间发生相互作用，造成宿主出现病理变化的过程。导致人体感染的细菌称为致病菌。当致病菌入侵后，机体免疫系统必然会产生抗感染的免疫应答，以抑制或清除其破坏作用。致病菌的毒力、侵入的门户和侵入数量的多少以及宿主抗感染免疫应答能力的强弱，决定了感染的发展及转归。细菌感染类型主要包括隐性感染、显性感染以及带菌状态。

知识点2：正常菌群的感染　　　　　　　　副高：掌握　正高：掌握

正常菌群是存在于体表和同外界相通的腔道黏膜上不同种类及数量的微生物。一般这些正常菌群和宿主以及周围环境共同处于一个微生态平衡中，对人体无害，有些也属于互利共生关系。但是当这种生态平衡被打破时（如寄居部位改变、宿主免疫功能低下、菌群失调等），这些正常菌群也有可能成为条件致病菌导致感染。

知识点3：细菌的致病性　　　　　　　　　副高：掌握　正高：掌握

细菌的致病性主要决定于3个方面：细菌的毒力、侵入的数量及侵入的途径。毒力为表示细菌致病性的强弱程度，它构成病原菌毒力的物质基础，主要有侵袭力与毒素两个方面。其中影响侵袭力的因素主要为黏附素、侵袭素、荚膜、侵袭性酶类和细菌生物被膜等；毒素包括外毒素和内毒素两类。细菌致病除必须具有一定的毒力物质之外，还需要有足够的感染菌量。造成感染所需的菌量多少主要与毒力强弱及宿主免疫力的强弱有关，其有毒力及足够数量的致病菌，还必须通过合适的途径才能造成感染。

知识点4：细菌的免疫　　　　　　　　　　副高：掌握　正高：掌握

致病菌入侵机体，首先被激起的是机体的非特异性免疫，这种免疫方式是人类在长期的种系发育及进化过程中逐渐建立起来的。参与非特异性免疫的主要有皮肤黏膜上皮细胞、吞噬细胞、NK细胞以及正常体液和组织的免疫成分等。其特点为应答迅速，作用范围广泛，随着感染时间的延长机体产生特异性免疫应答；特异性免疫在发挥效应的同时，又能够显著增强非特异性免疫功能。特异性免疫主要包括体液免疫与细胞免疫两大类，分别由B淋巴细胞和T淋巴细胞介导。

细菌感染可分为胞外菌感染与胞内菌感染两类。抗胞外菌免疫主要通过中性粒细胞的调理吞噬以及抗体和补体的溶菌作用为主，如抗金黄色葡萄球菌感染；抗胞内菌免疫主要借助细胞免疫，如抗结核分枝杆菌感染；此外某些特殊细菌感染，如气性坏疽、破伤风等以外毒素致病为主，尚存在抗毒素免疫（以抗体为主的免疫反应）。

第四节　细菌学的基础检验技术

知识点1：细菌形态学检查　　　　　　　副高：熟练掌握　正高：熟练掌握

细菌学诊断依据形态学检查、菌落特征、生化反应以及血清学试验。形态学检查尽管是初步的检查，但是对于进一步检验起到重要提示作用，细菌形态学检查临床标本包括不染色标本与染色标本。

知识点2：不染色标本　　　　　　　副高：熟练掌握　正高：熟练掌握

常用的方法有压滴法与悬滴法，以普通光学显微镜观察。细菌若无动力，受水分子撞击细菌呈现布朗运动，只在原地颤动而无位置的改变；细菌若有动力，则可看到细菌自一处移至另一处，有明显的方向性位移。如用暗视野显微镜或者相差显微镜观察，则效果更好。

临床上，有时利用不染色标本的动力检查可对某些病原菌做出初步鉴定。除细菌标本外，螺旋体由于不易着色并有形态特征，因此多用不染色标本做暗视野显微镜检查。

知识点3：染色标本　　　　　　　　副高：熟练掌握　正高：熟练掌握

细菌标本经染色后，除能清楚看到细菌的大小、形态、排列方式外，还可根据染色反应将细菌进行分类，所以染色标本的检查在细菌的初步鉴定中应用最广，起着十分重要的作用。

知识点4：常用染料　　　　　　　　副高：熟练掌握　正高：熟练掌握

用于细菌染色的染料，大多为人工合成的含苯环的有机化合物，在其苯环上带有色基与助色基。带有色基的苯环化合物——色原，虽然本身带色，但同被染物无亲和力而不能使之着色，助色基并不显色，但它本身能解离，解离后的染料可以同被染物结合生成盐类，使之着色。根据助色基解离后的带电情况，可将染料分为碱性和酸性两大类。此外，还有复合染料。

知识点5：常用染色方法　　　　　　副高：熟练掌握　正高：熟练掌握

在细菌感染标本的检查中，临床上比较常用的染色方法有革兰染色、抗酸染色以及荧光染色。

（1）革兰染色　本法是细菌学中最常用、最经典的染色方法。除粪便、血液等极少数标本外，绝大多数标本在分离培养之前均要进行革兰染色、镜检。

（2）抗酸染色　抗酸染色也可将细菌分为两大类：即抗酸性细菌与非抗酸性细菌。由于临床上绝大多数病原菌为非抗酸性细菌，因此抗酸染色不作为临床上常规的细菌检查项目，只针对性用于结核病与麻风病等的细菌检查。

（3）荧光染色　荧光染色法效率高、敏感性强而且容易观察结果，在临床细菌鉴定中有很大的实用价值。主要被用于结核分枝杆菌、白喉棒状杆菌、麻风分枝杆菌及痢疾志贺菌等的检测。

（4）鞭毛染色　细菌鞭毛为细菌的运动器官，有无鞭毛、端鞭毛、周鞭毛和极鞭毛之分，鞭毛染色后于显微镜下可观察到菌体上有无鞭毛、鞭毛的位置及数量，在细菌鉴定中，尤其对于非发酵菌的鉴定很重要。

（5）荚膜染色　细菌荚膜其对染料的亲和力弱，不易着色，一般采用负染色法染色，即使菌体和背景着色而荚膜不着色，所以在菌体周围呈一透明圈。因为荚膜含水量在90%以上，染色时一般不用热固定，以防止荚膜皱缩变形。荚膜染色法用于有荚膜细菌如流感嗜血杆菌、肺炎链球菌、炭疽芽胞杆菌及产气荚膜梭菌的鉴定。

| 知识点6：细菌的分离技术 | 副高：熟练掌握　正高：熟练掌握 |

（1）平板划线分离法　在被检标本中常常混杂有多种细菌，平板划线分离法可以使多种细菌在培养基表面分散生长，各自形成菌落，以便根据菌落的形态及特征，挑选出单个菌落进行纯培养。

（2）斜面接种法　主要用于单个菌落的纯培养、保存菌种或者观察细菌的某些特性。

（3）液体接种法　多被用于一些液体生化试验管的接种。

（4）倾注平板法　测定牛乳、饮水以及尿液等标本细菌计数时常用此方法。

（5）穿刺接种法　主要用于半固体培养基、明胶及双糖管的接种。

（6）涂布接种法　常被用于纸片法药物敏感性测定，也可用于被检标本中的细菌计数。

| 知识点7：细菌的培养方法 | 副高：熟练掌握　正高：熟练掌握 |

常用的有需氧培养法、二氧化碳培养法以及厌氧培养法。为了提高检验的准确率，同一标本常同时采用两种或者三种不同的培养法。

（1）需氧培养法　是临床细菌室最常用的培养方法，比较适于一般需氧和兼性厌氧菌的培养。将已接种好的平板、斜面或者液体培养基等，置于35℃温箱中孵育18～24小时，一般细菌可以在培养基上生长，但有些难以生长的细菌需培养更长的时间才能够生长。另外，有些细菌最适生长温度是28～30℃，甚至在4℃也能生长。

（2）二氧化碳培养法　有的细菌初次分离培养时需置5%～10% CO_2 环境才能生长良好。常以下列方法供给 CO_2：①二氧化碳培养箱：一种特制的培养箱，既能调节 CO_2 的含量，又能调节所需的温度。CO_2 从钢瓶通过培养箱的 CO_2 运送管进入培养箱内，调节好所需 CO_2 浓度自动控制器后，把接种好的培养基直接放入培养箱中培养即可。②烛缸法：把已接种好的培养基放在干燥器内，并放入点燃的蜡烛。干燥器盖的边缘涂上凡士林，盖上盖子，烛火几分钟后自行熄灭，此时干燥器内 CO_2 含量占5%～10%，然后把干燥器放入35℃温箱内培养。

（3）厌氧培养法　有专用厌氧手套箱法与化学产气法。

| 知识点8：细菌生化反应试验 | 副高：熟练掌握　正高：熟练掌握 |

（1）碳水化合物的代谢试验　糖（醇、苷）类发酵试验、氧化-发酵试验（O/F试验）、β-半乳糖苷酶试验（ONPG试验）、七叶苷水解试验、甲基红试验、V-P试验。

（2）蛋白质和氨基酸的代谢试验　明胶液化试验、吲哚（靛基质）试验、硫化氢试验、尿素分解试验、苯丙氨酸脱氨酶试验、氨基酸脱羧酶试验。

（3）碳源和氮源利用试验　枸橼酸盐利用试验、丙二酸盐利用试验。

（4）各种酶类试验　氧化酶试验、过氧化氢酶试验（触酶试验）、硝酸盐还原试验、脂酶试验、卵磷脂酶试验、DNA酶试验、凝固酶试验、CAMP试验、胆汁溶菌试验。

（5）抑菌试验 O/129抑菌试验、杆菌肽试验以及奥普托欣试验。

知识点9：糖（醇、苷）类发酵试验 副高：熟练掌握 正高：熟练掌握

（1）原理 由于各种细菌含有发酵不同糖（醇、苷）类的酶，因此分解糖类的能力各不相同；细菌分解糖类后的终末产物亦不一致，有的仅产酸，有的产酸、产气，故可利用此特点以鉴别细菌。

（2）培养基 在培养基中加入0.5%～1%的糖类、醇类以及苷类。培养基可为液体、半固体、固体或者微量生化管几种类型。

（3）应用 是鉴定细菌最主要与最基本的试验，尤其是对肠杆菌科细菌的鉴定尤为重要。

知识点10：氧化-发酵试验（O/F试验） 副高：熟练掌握 正高：熟练掌握

（1）原理 细菌在分解葡萄糖的过程中，必须有分子氧参加的，称为氧化型，氧化型细菌在无氧环境下不能分解葡萄糖。细菌在分解葡萄糖的过程中，可以进行无氧降解的，称为发酵型，发酵型细菌无论在有氧或无氧的环境中都能分解葡萄糖。不分解葡萄糖的细菌称为产碱型。借助此试验可区分细菌的代谢类型。

（2）培养基 Hugh-Leifson培养基。

（3）应用 主要被用于肠杆菌科细菌与非发酵菌（指示剂为溴麝香草酚蓝）的鉴别，前者为发酵型，而后者一般为氧化型或者产碱型。也可以用于葡萄球菌与微球菌间（指示剂为溴甲酚紫）的鉴别。

知识点11：β-半乳糖苷酶试验（ONPG试验） 副高：熟练掌握 正高：熟练掌握

（1）原理 一些细菌可产生β-半乳糖苷酶，能分解邻-硝基酚-β-D-半乳糖苷（ONPG），而生成黄色的邻-硝基酚，在很低浓度之下也可检出。

（2）试剂 0.75MONPG溶液：取80mg ONPG并溶于15ml蒸馏水中，再加入缓冲液（6.9g NaH_2PO_4溶于45ml蒸馏水中，用30%NaOH调整pH为7.0，再加水至50ml）5ml，置于4℃冰箱中保存。

（3）应用 迅速及迟缓分解乳糖的细菌ONPG试验为阳性，而不发酵乳糖的细菌则为阴性。本试验主要被用于迟缓发酵乳糖菌株的快速鉴定。

知识点12：七叶苷水解试验 副高：熟练掌握 正高：熟练掌握

（1）原理 有的细菌可将七叶苷分解成葡萄糖及七叶素，七叶素与培养基中枸橼酸铁的二价铁离子反应，生成黑色的化合物，并使培养基呈黑色。

（2）培养基 七叶苷培养基与胆汁七叶苷培养基。

（3）应用 主要被用于肠球菌与其他链球菌的鉴别，前者阳性，而后者阴性。也可被用于革兰阴性杆菌及厌氧菌的鉴别。

知识点13：甲基红试验　　　　　　　副高：熟练掌握　　正高：熟练掌握

（1）原理 某些细菌在糖代谢过程中，分解葡萄糖产生丙酮酸，丙酮酸可进一步分解，产生甲酸、乙酸以及乳酸等，使培养基的pH降到4.5以下，当加入甲基红试剂则呈红色，为甲基红试验阳性。如果细菌分解葡萄糖产酸量少，或者产生的酸进一步转化为其他物质，则培养基的酸度仍在pH 6.2以上，因此加入甲基红指示剂呈黄色，为阴性。

（2）培养基 葡萄糖蛋白胨水培养基。

（3）应用 主要被用于鉴别大肠埃希菌与产气肠杆菌，前者为阳性，后者为阴性。此外肠杆菌科中沙门菌属、枸橼酸杆菌属、志贺菌属、变形杆菌属等为阳性，而肠杆菌属以及哈夫尼亚菌属则为阴性。

知识点14：V-P试验　　　　　　　　　副高：熟练掌握　　正高：熟练掌握

（1）原理 有的细菌在糖代谢过程中，分解葡萄糖产生丙酮酸，丙酮酸脱羧而产生乙酰甲基甲醇，乙酰甲基甲醇在碱性环境中，被空气中的氧氧化为二乙酰，进而同培养基内蛋白胨中精氨酸所含的胍基起作用，生成红色化合物，则为V-P试验阳性。如果培养基中胍基含量较少，则可加入少量含胍基化合物。试验时加入α-萘酚可加速此反应。

（2）培养基 葡萄糖蛋白胨水培养基。

（3）应用 本试验常同甲基红试验一起使用，由于前者阳性的细菌，后者通常为阴性。

知识点15：明胶液化试验　　　　　　　副高：熟练掌握　　正高：熟练掌握

（1）原理 某些细菌可产生一种胞外酶——明胶酶，能够使明胶分解为氨基酸，从而失去凝固力，半固体的明胶培养基成为流动的液体。

（2）应用 肠杆菌科细菌的鉴别，比如沙雷菌、奇异变形杆菌、普通变形杆菌、阴沟肠杆菌等可液化明胶，而其他细菌很少液化明胶。有些厌氧菌比如产气荚膜梭菌、脆弱类杆菌等也能液化明胶。另外，多数假单胞菌也能够液化明胶。

知识点16：吲哚（靛基质）试验　　　　副高：熟练掌握　　正高：熟练掌握

（1）原理 某些细菌具有色氨酸酶，能够分解蛋白胨水中的色氨酸生成吲哚（靛基质），当加入吲哚试剂（对位二甲氨基苯甲醛）后形成红色的玫瑰吲哚。

（2）培养基 蛋白胨水培养基。

（3）应用 用于肠杆菌科细菌的鉴定。

知识点17: 硫化氢试验　　　　　　　　　　　　　副高: 熟练掌握　正高: 熟练掌握

（1）原理　某些细菌能分解培养基中的含硫氨基酸（如胱氨酸、半胱氨酸）产生硫化氢，硫化氢遇铅或亚铁离子则形成黑褐色的硫化铅或硫化亚铁沉淀。此试验可间接检测细菌是否产生硫化氢。

（2）培养基　醋酸铅培养基。

（3）应用　主要用于肠杆菌科中属及种的鉴别。

知识点18: 尿素分解试验　　　　　　　　　　　　副高: 熟练掌握　正高: 熟练掌握

（1）原理　某些细菌具有脲酶，能分解尿素产生大量氨，使培养基呈碱性。

（2）培养基　尿素培养基。

（3）应用　主要被用于肠杆菌科中变形杆菌属细菌的鉴定。

知识点19: 苯丙氨酸脱氨酶试验　　　　　　　　　副高: 熟练掌握　正高: 熟练掌握

（1）原理　某些细菌可以产生苯丙氨酸脱氨酶，使苯丙氨酸脱去氨基，形成苯丙酮酸，加入氯化铁试剂之后产生绿色反应。

（2）培养基　苯丙氨酸琼脂培养基。

（3）应用　主要用于肠杆菌科细菌的鉴定。

知识点20: 氨基酸脱羧酶试验　　　　　　　　　　副高: 熟练掌握　正高: 熟练掌握

（1）原理　具有氨基酸脱羧酶的细菌，能够分解氨基酸使其脱羧生成胺（赖氨酸→尸胺，鸟氨酸→腐胺，精氨酸→精胺）与二氧化碳，使培养基变为碱性，指示剂改变颜色。

（2）培养基　氨基酸脱羧酶培养基和氨基酸对照培养基。

（3）应用　主要用于肠杆菌科细菌的鉴定。

（4）碳源和氮源利用试验。

知识点21: 枸橼酸盐利用试验　　　　　　　　　　副高: 熟练掌握　正高: 熟练掌握

（1）原理　某些细菌能以铵盐为唯一氮源，并且用枸橼酸盐作为唯一碳源，可以在枸橼酸盐培养基上生长，分解枸橼酸盐，使培养基变为碱性。

（2）培养基　枸橼酸盐培养基。

（3）应用　用于肠杆菌科中菌属间的鉴定。

知识点22: 丙二酸盐利用试验　　　　　　　　　　副高: 熟练掌握　正高: 熟练掌握

（1）原理　有些细菌可以用丙二酸盐作为唯一碳源，把丙二酸盐分解生成碳酸钠，使培养基变为碱性。

（2）培养基 丙二酸盐培养基。

（3）应用 肠杆菌科中属间及种的鉴别，克雷伯菌属为阳性，枸橼酸杆菌属、肠杆菌属以及哈夫尼亚菌属中有些菌种也呈阳性，而其他菌属均为阴性。

知识点23：氧化酶试验　　副高：熟练掌握　正高：熟练掌握

（1）原理 氧化酶（细胞色素氧化酶）为细胞色素呼吸酶系统的最终呼吸酶。具有氧化酶的细菌，首先使细胞色素C氧化，再通过氧化型细胞色素C使对苯二胺氧化，生成有色的醌类化合物。

（2）试剂 1%盐酸二甲基对苯二胺或者1%盐酸四甲基对苯二胺。

（3）应用 主要用于肠杆菌科细菌和假单胞菌的鉴别，前者为阴性，而后者为阳性。莫拉菌属、奈瑟菌属细菌也呈阳性反应。

知识点24：过氧化氢酶试验（触酶试验）　　副高：熟练掌握　正高：熟练掌握

（1）原理 具有过氧化氢酶的细菌，能够催化过氧化氢生成水和新生态氧，继而形成分子氧出现气泡。

（2）试剂 3%过氧化氢溶液。

（3）应用 革兰阳性球菌中，葡萄球菌与微球菌均产生过氧化氢酶，而链球菌属为阴性，肠球菌为弱阳性，所以常被用于革兰阳性球菌的初步分类。

知识点25：硝酸盐还原试验　　副高：熟练掌握　正高：熟练掌握

（1）原理 硝酸盐还原反应包含两个过程：一是在合成过程中，硝酸盐还原为亚硝酸盐和氨，再由氨转化为氨基酸及细胞内其他含氮化合物；二是在代谢过程中，硝酸盐或者亚硝酸盐代替氧作为呼吸酶系统中的终末受氢体，能够使硝酸盐还原的细菌从硝酸盐中获得氧而形成亚硝酸盐和其他还原性产物。但硝酸盐还原的过程由于细菌不同而异，有的细菌能使硝酸盐或亚硝酸盐还原为氮，而有的细菌仅使硝酸盐还原为亚硝酸盐。

（2）培养基 硝酸盐培养基。

（3）应用 广泛应用于细菌鉴定。肠杆菌科细菌均能还原硝酸盐为亚硝酸盐，有些厌氧菌如韦荣球菌等试验也为阳性，铜绿假单胞菌、嗜麦芽窄食单胞菌等假单胞菌可产生氮气。

知识点26：脂酶试验　　副高：熟练掌握　正高：熟练掌握

（1）原理 有的细菌产生脂酶，可以分解脂肪成游离的脂肪酸，从而使培养基中同脂肪结合形成无色化合物的维多利亚蓝释放出来，呈现深蓝色。

（2）培养基 脂酶培养基（含维多利亚蓝）。

（3）应用　主要用于厌氧菌的鉴别。

| 知识点27：卵磷脂酶试验 | 副高：熟练掌握　正高：熟练掌握 |

（1）原理　有些细菌产生卵磷脂酶（α-毒素），在Ca^{2+}存在时此酶可以迅速分解卵磷脂，生成甘油酯与水溶性磷酸胆碱。阳性时菌落出现乳白色混浊环。

（2）培养基　1%卵黄琼脂平板。

（3）应用　主要用于厌氧菌的鉴定。

| 知识点28：DNA酶试验 | 副高：熟练掌握　正高：熟练掌握 |

（1）原理　某些细菌产生DNA酶，可以使长链DNA水解成寡核苷酸链。由于长链DNA可被酸沉淀，寡核苷酸链则溶于酸，因此当在菌落平板上加入酸后，会在菌落周围出现透明环。

（2）培养基　0.2%DNA琼脂平板。

（3）应用　在革兰阳性球菌中仅有金黄色葡萄球菌产生DNA酶，在肠杆菌科中沙雷菌与变形杆菌产生此酶，因此本试验可用于细菌的鉴别。

| 知识点29：凝固酶试验 | 副高：熟练掌握　正高：熟练掌握 |

（1）原理　葡萄球菌可以产生两种凝固酶。一种是结合凝固酶，结合于细胞壁上，使血浆中的纤维蛋白原变成纤维蛋白而附着在细菌表面，发生凝集，可以用玻片法测出。而另一种是分泌至菌体外的游离凝固酶，其作用与凝血酶原物质类似，可被血浆中的协同因子激活变为凝血酶样物质，而使纤维蛋白原变成纤维蛋白，从而使血浆凝固，可以用试管法测出。

（2）应用　作为鉴定葡萄球菌致病性的重要指标，同时也是葡萄球菌鉴别时比较常用的一个试验。

| 知识点30：CAMP试验 | 副高：熟练掌握　正高：熟练掌握 |

（1）原理　B群链球菌能产生环化腺核苷一磷酸（CAMP）因子，可以促进葡萄球菌的β溶血素溶解红细胞的活性，所以在两菌（B群链球菌和葡萄球菌）的交界处溶血力增加，出现矢状（半月形）的溶血区。

（2）培养基　血琼脂平板。

（3）应用　在链球菌中，只有B群链球菌CAMP试验阳性，因此可作为特异性鉴定。

| 知识点31：胆汁溶菌试验 | 副高：熟练掌握　正高：熟练掌握 |

（1）原理　胆汁或者胆盐可溶解肺炎链球菌，可能是因为胆汁降低细胞膜表面的张力，

使细胞膜破损或菌体裂解：或者是因为胆汁加速了肺炎链球菌本身自溶过程，而促使细菌发生自溶。

（2）试剂 10%去氧胆酸钠或者纯牛胆汁。

（3）应用 用于肺炎链球菌和甲型链球菌的鉴别，前者阳性，后者阴性。

知识点32：O/129抑菌试验	副高：熟练掌握 正高：熟练掌握

（1）原理 O/129（二氨基蝶啶）对弧菌属细菌有着抑制作用，而对气单胞菌属细菌没有抑制作用。

（2）培养基 碱性琼脂平板。

（3）应用 用于弧菌科的属间鉴别，弧菌属和邻单胞菌属对O/129敏感，而气单胞菌属耐药。

知识点33：杆菌肽试验	副高：熟练掌握 正高：熟练掌握

（1）原理 A群链球菌对于杆菌肽几乎全部敏感，而其他群链球菌绝大多数则对其耐药。

（2）培养基 血液琼脂平板。

（3）应用 用于A群链球菌和非A群链球菌的鉴别。

知识点34：奥普托欣（Optochin）试验	副高：熟练掌握 正高：熟练掌握

（1）原理 肺炎链球菌对Optochin敏感，而Optochin则对其他链球菌则无抑制作用。

（2）培养基 血液琼脂平板。

（3）应用 主要用于肺炎链球菌和其他链球菌的鉴别。

知识点35：抗生素敏感性试验	副高：熟练掌握 正高：熟练掌握

抗生素敏感性试验常用于细菌鉴定，如新生霉素、杆菌肽，Optochin敏感性试验等。应用时需要注意纸片药物含量，例如杆菌肽有10μg与0.04μg两种规格，用于化脓性链球菌鉴定的是后一种规格；纸片的效期、保存条件也应注意，定期用质控菌株进行质量控制。

知识点36：细菌的免疫学检测方法	副高：熟练掌握 正高：熟练掌握

免疫学检测是通过检测抗原或抗体确定患者是否被感染或对感染与免疫接种的免疫应答。免疫学检测技术包括免疫学鉴定和免疫学诊断两方面。免疫学鉴定即抗原检测。免疫学诊断即抗体测定。目前应用于细菌检测的免疫学技术有凝集反应、免疫荧光技术、酶联免疫吸附试验、免疫印迹技术。

知识点37：凝集反应　　　　　　　　　副高：熟练掌握　正高：熟练掌握

凝集反应用于细菌鉴定的凝集反应包括反向间接血凝试验、玻片法凝集试验、胶乳凝集试验以及协同凝集试验。反向间接血凝试验敏感性比较高，反应快速，结果易于观察，常用于脑膜炎奈瑟菌、鼠疫耶尔森菌、布鲁菌以及炭疽芽胞杆菌等细菌的快速鉴定，还可用于金黄色葡萄球菌肠毒素及肉毒素等细菌毒素的检测。玻片法凝集试验简单易行，特异性强，主要用于鉴定菌种及分型，如痢疾志贺菌属、伤寒沙门菌属、霍乱弧菌等细菌的鉴定及分型。乳胶凝集试验敏感度虽然不及反向间接血凝试验，但因为反应快速，操作简单，而被临床广泛应用。协同凝集试验简便、快速、敏感性高，结果易于观察，已广泛用于细菌的快速鉴定和分群（型），如链球菌、伤寒沙门菌、脑膜炎奈瑟菌、痢疾志贺菌。也用于直接检测传染病早期血液、脑脊液以及其他分泌物中可能存在的微量抗原，如取流脑患者的脑脊液，直接检测脑膜炎奈瑟菌。

知识点38：免疫荧光技术　　　　　　　副高：熟练掌握　正高：熟练掌握

免疫荧光技术为用荧光素标记的抗体检测抗原或抗体的免疫学标记技术，也称为荧光抗体技术，常用的方法有直接法、间接法以及免疫荧光菌球法。其中直接法快速简便、特异性强，已广泛用于临床细菌标本的快速鉴定，如脑膜炎奈瑟菌、检测链球菌、霍乱弧菌、致病性大肠埃希菌以及痢疾志贺菌等。间接法的敏感性高于直接法，常用于检测链球菌、脑膜炎奈瑟菌、致病性大肠埃希菌、伤寒沙门菌等细菌。免疫荧光菌球法常用于检测肠道中的致病菌。

免疫荧光技术已用来检测梅毒螺旋体、沙眼衣原体、嗜肺军团菌等多种微生物的抗原或抗体。荧光显微镜滤光系统的正确设置以及严格执行操作规程非常重要。此外，特异性荧光强度的判断无客观标准，试验时必须设置阴、阳性对照。

知识点39：酶联免疫吸附试验　　　　　副高：熟练掌握　正高：熟练掌握

酶联免疫吸附试验具有高度的特异性和敏感性，不需特殊设备，结果观察简便，其方法主要有双抗体夹心法与竞争法。双抗体夹心法常用于检测某种细菌抗原或鉴定菌型。竞争法用于测定细菌抗原及血清中的抗体。

知识点40：免疫印迹技术　　　　　　　副高：熟练掌握　正高：熟练掌握

免疫印迹技术通过十二烷基硫酸钠聚丙烯酰胺凝胶电泳、转印与标记技术相结合完成对标本中细菌蛋白的检测。此技术综合了凝胶电泳的高分辨率和酶联免疫吸附试验的高敏感性和特异性，是有效的分析手段，既可用于分析抗原组分，也可用于疾病诊断。

知识点41：细菌的分子生物学技术　　　　副高：熟练掌握　　正高：熟练掌握

分子生物学技术的不断发展与完善，使诊断更加快速、简便和准确。然而随着广泛应用，其局限性亦显现出来，如假阳性结果出现，原因包括阴性标本的污染、竞争以及交叉反应等；假阴性结果，由于扩增体系中可能存在酶的抑制剂。目前在分子生物学领域建立的细菌快速检测技术主要包括核酸杂交技术、靶核酸扩增技术、生物芯片技术。

知识点42：核酸杂交技术　　　　　　　　副高：熟练掌握　　正高：熟练掌握

核酸杂交技术为应用放射性核素或生物、地高辛以及辣根过氧化物酶等非放射性物质标记的已知序列核酸单链作为探针，在一定条件下，根据碱基互补原则和待测标本的核酸单链退火形成双链杂交体。然后，利用杂交信号的检测，鉴定血清、尿、粪或者活检组织等中有无相应的病原体基因及其分子大小。比较常用的DNA探针杂交方法包括液相、固相以及原位杂交。核酸探针已在很多实验室常规用于分枝杆菌属的菌种鉴定，大多数实验室采用放射性或荧光标记的探针结合核酸扩增的检测方法。DNA探针用于检测无可靠培养力方法的临床标本时具有突出的优点，如针对皮炎芽生菌、荚膜组织胞浆菌、粗球孢子菌和新生隐球菌标本或培养物的检测探针。

知识点43：靶核酸扩增技术　　　　　　　副高：熟练掌握　　正高：熟练掌握

靶核酸扩增技术具有快速、灵敏和特异性强的特点，包括任意引物PCR、广范围PCR、多重PCR等。目前主要被用于特殊耐药基因，如耐甲氧西林、金黄色葡萄球菌、mecA序列等的检测。缺点为假阳性率高，检测成本高，需要检测人员具有较高的素质，对实验室的硬件设施也有较高要求。为确保检测质量必须进行质量控制，运行成本较高，基层医院尚难推广。

知识点44：生物芯片技术　　　　　　　　副高：熟练掌握　　正高：熟练掌握

生物芯片技术通过微加工技术和微电子技术，在固体芯片表面构建微型生物化学分析系统，以实现对蛋白质、细胞、DNA以及其他生物组分的快速、准确、大信息量的检测。常用的生物芯片分为两大类：蛋白芯片与基因芯片。蛋白芯片是按特定排列方式，在经过特殊处理的固相材料表面固定许多抗原、抗体、配体等蛋白质分子，检测相应的抗体、抗原及蛋白质。基因芯片是建立在基因探针和杂交测序技术上的一种高效、快速的核酸序列分析手段。病原性细菌诊断芯片可在一张基因芯片上同时对多个标本进行多种病原菌的检测，仅用极少量的生物分子。

知识点45：动物实验　　　　　　　　　　副高：掌握　　　正高：熟练掌握

动物实验主要用途有分离与鉴定病原微生物，制备免疫血清，测定细菌的毒力，建立致病动物模型，动物的血液是配制细菌培养基必需的实验材料，用于生物制品或一些药物的安全、毒性以及疗效检验。另外，通过在易感与不易感动物内的传代，细菌的毒力、免疫原性等会发生变化。动物实验不仅要了解实验动物的分类，而且要按照试验目的和要求选择合适的实验动物及接种方法。在选择实验动物时，主要考虑实验动物对测试菌感染的遗传种系特征、敏感性、体内和体表微生物群特点，以及体重、年龄、性别和数量等，常用的实验动物有豚鼠、小鼠、家兔及绵羊等。常用的接种方法有皮下注射、皮内注射、腹腔注射、肌内注射、静脉注射以及脑内注射等。

知识点46：显色培养基　　　　副高：熟练掌握　正高：熟练掌握

显色培养基是借助微生物自身代谢产生的酶与相应底物反应显色的原理检测微生物的培养基。利用显色培养基进行微生物的筛选分离也就是是一种分离培养基，也可以用于细菌的快速鉴定。

知识点47：毒素检测　　　　副高：熟练掌握　正高：熟练掌握

细菌内毒素的测定主要用于诊断患者是否发生革兰阴性细菌感染以及检测注射液和生物制品有无内毒素污染。外毒素的检测主要用于鉴定待检菌，区分产毒株和非产毒株。

第五节　常见的细菌

知识点1：球菌　　　　副高：熟练掌握　正高：熟练掌握

球菌是指菌体形态为球形的一类细菌，有很多种类，在此只介绍葡萄球菌属、链球菌属、肠球菌属。

知识点2：葡萄球菌属的形态结构　　　　副高：熟练掌握　正高：熟练掌握

直径$0.5 \sim 1.5 \mu m$、革兰阳性球菌，呈单个、成双、短链（液体培养基或脓汁中）或者成簇排列呈葡萄串样，无鞭毛、芽胞。某些菌株能形成荚膜。

葡萄球菌A蛋白（SPA）位于菌体表面，存在于菌细胞壁的一种表面蛋白。可与IgG的Fc段结合，应用于协同凝集试验。A蛋白有抗吞噬作用，还有激活补体替代途径等活性，是完全抗原，具有特异性。

知识点3：葡萄球菌属的微生物检验　　　　副高：熟练掌握　正高：熟练掌握

（1）分离培养脓液、分泌物等临床标本可接种于血琼脂平板；对于有污染的标本应接种在选择平板上；血液标本则用肉汤增菌培养基增菌后。

（2）鉴定 ①鉴别试验：触酶试验阳性，溶葡萄球菌素（200μg/ml）以及呋喃唑酮100μg敏感，氧化酶试验阴性可以与其他革兰阳性球菌区别。红霉素（0.4μg/ml）耐药与甘油需氧产酸可以与微球菌区别。②种的鉴定：a. 凝固酶试验：试管法测定分泌型凝固酶，玻片法测定结合型凝固酶。金黄色葡萄球菌、中间型葡萄球菌呈现阳性反应。路登葡萄球菌产生结合型凝固酶而不分泌游离型凝固酶，所以玻片凝固酶试验阳性、试管凝固酶试验阴性。b. 耐热核酸酶试验：大多数施氏葡萄球菌、金黄色葡萄球菌、中间葡萄球菌以及猪葡萄球菌能产生耐热核酸酶。此外表皮葡萄球菌、模仿葡萄球菌以及肉葡萄球菌含微弱耐热核酸酶。c. 其他鉴定试验：磷酸酶试验、吡咯烷酮芳基酰胺酶试验（PYR）、脲酶试验、鸟氨酸脱羧酶试验、3-羟基丁酮酸试验、β-半乳糖苷酶、新生霉素敏感试验、多黏菌素B耐药试验、糖产酸试验是比较常用的葡萄球菌属种间细菌的鉴定生化试验。③肠毒素检测：a. 生物学试验：采用幼猫腹腔注射，4小时内发生呕吐、腹泻及体温升高或死亡等现象者，提示存在金黄色葡萄球菌肠毒素。b. 琼脂扩散试验或ELISA法测定：用琼脂扩散试验、ELISA法或者放射免疫分析法检测样本中的肠毒素。c. 肠毒素基因测定：对于肠毒素基因设计毒素的通用引物及特异性引物，应用PCR技术可直接进行分型测定。

知识点4：链球菌属的基本形态 　　副高：熟练掌握　正高：熟练掌握

链球菌是直径<2μm的球形或者卵形革兰阳性球菌，呈链状排列，链的长短与细菌的种类及生长环境有关。肺炎链球菌呈矛尖状，宽端相对尖端向外，无芽胞，成双排列，有荚膜以及黏液层。

知识点5：链球菌属的分离培养 　　副高：熟练掌握　正高：熟练掌握

采用羊血琼脂平板培养有助于识别溶血特性及进一步鉴定。初代分离需在5%CO_2环境下，35～37℃孵育24小时，以观察菌落性状。菌落周围呈现透明溶血环的为β溶血性链球菌，菌落直径>0.5mm或者<0.5mm；草绿色溶血环的为α溶血性链球菌。部分菌落灰白色不出现溶血环。

知识点6：链球菌属的初步鉴定 　　副高：熟练掌握　正高：熟练掌握

取分离平板上生长的菌落周围呈现溶血或者不溶血的单个菌落做涂片，革兰染色镜检，若为革兰阳性球菌，链状或者短链状排列，进一步做触酶试验阴性，6.5%NaCl不生长者可以确定为链球菌属细菌。

知识点7：β溶血性链球菌的鉴定 　　副高：熟练掌握　正高：熟练掌握

（1）Lancefield群特异性抗原鉴定 按照Lancefield分群的要求提取各菌落的抗原，同相应的分群血清进行凝集试验。与B群抗血清凝集的菌株可直接确认为无乳链球菌，与F群抗血清凝集并且菌落直径<0.5mm可确定为米勒链球菌，同A、C、G群抗血清凝集的菌株不能确定种类，还需根据菌落大小及生化反应进一步鉴定（表5-35-1）。

表5-35-1　β溶血性链球菌鉴定

Lancefield抗原群	菌落大小（mm）	菌种名	PYR	VP	CAMP	BGUR
A	>0.5	化脓性链球菌	+	−	−	
A	<0.5	米勒链球菌		+		−
B		无乳链球菌	−		+	
C	>0.5	马链球菌	−	−	−	+
C	<0.5	米勒链球菌	−	+		−
F	<0.5	米勒链球菌	−	+		
G	>0.5	似马链球菌	−	−	−	+
G	<0.5	米勒链球菌	−	+		−
未分群	<0.5	米勒链球菌		+		

（2）PYR试验　化脓性链球菌产生的吡咯烷酮芳基酰胺酶水解吡咯烷酮D-萘基酰胺，加入N,N-二甲氧基肉桂醛试剂之后产生桃红色。

（3）杆菌肽敏感试验　A群链球菌对0.04U杆菌肽几乎全部敏感，从临床分离的菌株中有5%～15%非A群链球菌如B、群C以及G群链球菌等也敏感，而其他群链球菌绝大多数对其耐药，所以可以作为A群链球菌的筛选试验，有别于其他PYR阳性的β溶血性细菌与A群小菌落β溶血性链球菌。

（4）福格斯－普里斯考尔（VP）试验　该试验可鉴别A群、C群、G群β溶血的大、小两种不同菌落。

（5）CAMP试验　无孔链球菌能产生CAMP因子，可促进金黄色葡萄球菌溶血能力，产生显著的协同溶血作用，可以作为无乳链球菌的初步鉴定试验。

此外，鉴别p溶血链球菌还有B-D葡萄糖醛酸酶试验（BGUR），C群、G群米勒链球菌为阴性反应，C群、G群菌落则为阳性反应。

知识点8：非β溶血链球菌的鉴定　　　　　副高：熟练掌握　正高：熟练掌握

利用血清学测定抗原群，可使B群链球菌、非D溶血的菌株和肺炎链球菌得以鉴定。Lancefield的D群抗原可以存在于牛链球菌、肠球菌属和片球菌属，所以需要进行生化反应予以鉴别。不溶血和α溶血C群、G群链球菌生化特征见表5-35-2。

表5-35-2 非β溶血链球菌鉴别

菌 种	Optochin敏感试验	胆汁溶菌试验	胆汁七叶苷试验
肺炎链球菌	S	+	-
草绿色链球菌	R	-	-
牛链球菌	R	-	+

知识点9：草绿色链球菌的鉴定　　　　副高：熟练掌握　正高：熟练掌握

草绿色链球菌是人体正常菌群一部分，一般不致病，目前利用常规方法鉴定到种有一定困难，通常将其鉴定到群。根据16SrRNA可分为温和链球菌群、米勒链球菌群、变异链球菌群以及唾液链球菌群，各群鉴别特征见表5-35-3。

表5-35-3 草绿色链球菌鉴别特征

菌 群	VP	脲酶	精氨酸	七叶苷	甘露醇	山梨醇
温和链球菌群	-	-	-	-	-	-
变异链球菌群	+	-	-	+	+	+
唾液链球菌群	+/-	+/-	-	+	-	-
米勒链球菌群	+	-	+	+/-	+/-	-

知识点10：肠球菌属的形态结构　　　　副高：熟练掌握　正高：熟练掌握

为革兰阳性球菌，呈单个，成对或者短链状排列，呈球杆装；液体培养基中呈卵圆形、链状排列。无芽胞及荚膜，个别菌种有稀疏鞭毛。

知识点11：肠球菌属的分离培养　　　　副高：熟练掌握　正高：熟练掌握

标本接种于含血琼脂平板，若送检标本中含革兰阴性杆菌，可以选用选择鉴别培养基，比较常用的有：

（1）叠氮胆汁七叶苷琼脂。

（2）哥伦比亚多黏菌素–萘啶酸琼脂（CAN）与苯乙基乙醇琼脂（PEA）。接种标本平板置于35～37℃，孵育24小时之后形成不透明、灰白、表面光滑、直径0.5～1mm的圆形菌落，血平板上为α溶血或者不溶血。

知识点12：肠球菌属的鉴定　　　　副高：熟练掌握　正高：熟练掌握

触酶阴性、胆汁七叶苷以及PYR阳性、6.5%NaCl肉汤中能生长，某些菌株可表现为触酶弱阳性。

肠球菌属间的菌种鉴定有赖于糖代谢试验。

知识点13：肠杆菌科的基本特性　　副高：熟练掌握　　正高：熟练掌握

肠杆菌科细菌具有下列相同的生物学特性：革兰阴性杆状或者球杆状、无芽胞、多数有鞭毛，能运动，致病性的菌株多数有菌毛；兼性厌氧，营养要求不高，在普通培养基及麦康凯培养基上生长良好。

知识点14：肠杆菌科形态和培养特征　　副高：熟练掌握　　正高：熟练掌握

肠杆菌科细菌通常为（0.3～1.0）μm×（1～6）μm的革兰阴性杆菌，无芽胞，除志贺菌属与克雷伯菌属以外，多数菌属的细菌是周身鞭毛菌，有动力。营养要求不高，兼性厌氧或者需氧生长。在普通营养平板上生长，形成湿润、灰白色、光滑、直径2～3mm中等大小菌落。在血平板上有些菌可产生溶血环。在肠道鉴别培养基上，根据能否分解利用乳糖可形成不同颜色的菌落，可以作为细菌初步鉴定的依据，在液体培养基中，通常呈均匀浑浊生长。

知识点15：肠杆菌科生化反应　　副高：熟练掌握　　正高：熟练掌握

肠杆菌科细菌多数有周身鞭毛，有动力，生化反应活泼，可以发酵多种糖、醇类化合物。共同的生化反应特征为：硝酸盐还原（＋），触酶（＋）（痢疾志贺菌除外），葡萄糖发酵（＋），氧化酶（－）（邻单胞菌属除外）。

知识点16：肠杆菌科常规生化鉴定　　副高：熟练掌握　　正高：熟练掌握

常规生化鉴定根据细菌分解底物的能力不同利用生化反应将细菌鉴定到种。可以用自行配制的生化反应培养基依据细菌的生化反应特性进行鉴定，也可以使用商品化的微生物鉴定试剂盒结合细菌编码鉴定技术进行鉴定，还可使用各种自动化仪器及配套生化鉴定板鉴定。

知识点17：肠杆菌科血清学鉴定　　副高：熟练掌握　　正高：熟练掌握

血清学鉴定：肠杆菌科中的某些致腹泻病原菌如志贺菌属、埃希菌属、沙门菌属及耶尔森菌属等的鉴定除生化反应符合外，尚须用特异性抗血清进行血清学分型鉴定后才能做出最终报告。一般是根据菌落形态和生化特征做出初步鉴定，再通过已知的特异性抗血清（多价和单价因子血清）与分纯的菌落进行凝集反应以分群及定型，做出最终鉴定。

知识点18：肠杆菌科分子生物学鉴定　　副高：熟练掌握　　正高：熟练掌握

分子生物学鉴定通过分子生物学技术可将肠杆菌科细菌鉴定至科、属、种以及血清型，也可区分致病菌株和非致病菌株，如可用PCR技术检测大肠埃希菌导致的感染，同时检测大肠埃希菌的肠毒素基因。

知识点19：肠杆菌科抗菌药物敏感性　　　　副高：熟练掌握　　正高：熟练掌握

肠杆菌科细菌对抗生素的敏感性可分为固有耐药与获得性耐药两种，固有耐药为细菌重要的遗传学特征，可以作为细菌种属鉴定的方法之一，也可根据细菌的固有耐药特征对细菌鉴定结果与药敏试验结果进行验证。随着广谱抗生素使用的增多，肠杆菌科细菌的获得性耐药现象也越来越严重，细菌对抗生素的耐药谱可以随抗生素选择性压力不同而有所不同，因此细菌的耐药谱可以作为流行病学研究重要的实验室标记。在肠杆菌科细菌中最常见的耐药机制有β-内酰胺类抗生素耐药、氨基糖苷类抗生素耐药、氟喹诺酮耐药。

知识点20：β-内酰胺类抗生素耐药［超广谱β-内酰胺酶（ESBL）］
　　　　　　　　　　　　　　　　　　　　副高：熟练掌握　　正高：熟练掌握

肠杆菌科细菌可以产生ESBL，水解青霉素类与头孢菌素类抗菌药物，包括广谱头孢菌素（如头孢噻肟、头孢唑肟、头孢曲松、头孢他啶等）。在革兰阴性细菌中已经发现了200多种不同类型的超广谱β-内酰胺酶，尽管所有的超广谱β-内酰胺酶都能够水解广谱头孢菌素类抗生素，但是根据所产生的酶的种类不同，水解抗菌药物的活性也不同。超广谱β-内酰胺酶不能水解碳青霉烯类，所以碳青霉烯类抗菌药物可以用于治疗产ESBL细菌的感染。

ESBL活性能够被克拉维酸抑制，这一特性常被用于确认ESBL的产生。这些检测为基于头孢菌素（通常是头孢他啶、头孢噻肟）与克拉维酸共同作用后其抗菌活性比单独使用头孢菌素时增加。导致菌株筛选试验阳性而确证试验阴性的原因很多，这些菌株可能是ESBL阴性菌株，由于膜孔蛋白减少；或是高产广谱β-内酰胺酶的菌株，或是产其他头孢菌素酶的菌株，使其对筛选药物的敏感性降低。这些菌株也可能是ESBL阳性菌株，但同时还产生其他的β-内酰胺酶。

由于近年头孢菌素和氨曲南的药敏解释标准或折点进行了修改，并按照每一种头孢类抗菌药物的实际检测结果进行解释，CLSI和EUCAST对ESBL的筛选和确证试验也做出了修订。在应用新折点的情况下，进行ESBL筛选和确证试验的目的主要为感染控制和流行病学调查，而不是修改药敏结果，药动学/药效学数据表明以前修改结果的做法可能会导致假耐药的报告。

知识点21：β-内酰胺类抗生素耐药［产头孢菌素（AmpC）酶］
　　　　　　　　　　　　　　　　　　　　副高：熟练掌握　　正高：熟练掌握

编码可诱导的AmpC型β-内酰胺酶的基因在一些革兰阴性菌的染色体上，主要由枸橼酸杆菌属、阴沟肠杆菌属、普通变形杆菌以及黏质沙雷菌产生，细菌在β-内酰胺类抗生素的作用下可大量诱导AmpC酶的产生，使之变为持续高产AmpC。高产量的AmpC酶可以水解所有第三代头孢菌素，表现为对第一、二、三代及氨基糖苷类、头孢菌素、头霉素、广谱青霉素类均耐药，并且不被酶抑制剂所抑制，但是可被氯唑西林抑制，对碳青霉烯类、头孢吡肟以及喹诺酮类敏感。AmpC酶的表型检测试验并不能区分基因是在染色体上还是在质粒上，如果从不携带染色体介导的AmpC基因的肠杆菌科细菌中检出AmpC酶一般就认为是质粒介导的。

头霉素（如头孢替坦、头孢西丁）不敏感可以用于对潜在产AmpC酶菌株进行筛选，头孢替坦对于检测产AmpC酶菌株有较高的特异性。

双纸片协同试验被广泛应用于检测质粒与染色体介导的产AmpC酶细菌。

知识点22：β-内酰胺类抗生素耐药（产碳青霉烯酶）

副高：熟练掌握　正高：熟练掌握

碳青霉烯类抗生素可用于治疗严重感染和多重耐药菌引起的感染，碳青霉烯类耐药是一个严重的临床和公共卫生问题。尽管碳青霉烯酶能够由染色体基因编码，但大部分情况下是由携带多种耐药基因的质粒所介导的。

碳青霉烯酶包括下列β-内酰胺酶：A类酶，包括KPC、SME、IMI、NMC、GES；B类酶，又称为金属β-内酰胺酶（MBL）、NDM、VIM以及IMP是最常见的类型；D类酶，主要是OXA酶。与其他金属酶不同，NDM型酶虽然也可在不动杆菌属、假单胞菌属和嗜麦芽窄食单胞菌中检出，但主要在肠杆菌科细菌中出现。OXA型碳青霉烯酶一般出现在不动杆菌中，但OXA-48则主要在肠杆菌科细菌中被发现。目前检测产碳青霉烯菌株的方法主要有改良Hodge试验（MHT）、Carba NP试验。

CLSI对碳青霉烯类抗生素的折点已进行了修订；现在，多尼培南、亚胺培南以及美罗培南的敏感折点为≤1μg/ml，厄他培南为≤0.50μg/ml。应用新的碳青霉烯抗生素判断折点，可以根据每个药物实际的MIC结果报告碳青霉烯酶类药物的药敏性。然而，为制订感染预防策略或进行流行病学调查仍需要检测碳青霉烯酶。

知识点23：氨基糖苷类抗生素耐药　　*副高：熟练掌握　正高：熟练掌握*

氨基糖苷类抗生素耐药除斯氏普罗威登斯菌对氨基糖苷类抗生素天然耐药之外，其他肠杆菌科细菌能够通过产生氨基糖苷钝化酶获得对该类药物的耐药性而表现耐药。

知识点24：氟喹诺酮耐药　　*副高：熟练掌握　正高：熟练掌握*

氟喹诺酮类抗生素对于革兰阴性菌具有良好的抗菌特性，但是由于耐药的出现，这类抗生素的运用受到了限制。目前，在国内肠杆菌科细菌对氟喹诺酮类抗生素有较高的耐药性，尤其在产ESBL的菌株中耐药性更高。关于氟喹诺酮类抗生素耐药机制，已经被公认的是DNA螺旋酶A（gryA）和拓扑异构酶Ⅳ亚单位C（parC）基因突变所致。

知识点25：埃希菌属鉴定要点   副高：熟练掌握   正高：熟练掌握

（1）推荐使用商品化的细菌鉴定系统进行鉴定，准确率较高，操作简单。

（2）临床上根据大肠埃希菌能够分解乳糖，在各种肠道选择性培养基可产生有色菌落，如在伊红亚甲蓝平板上为紫黑色菌落、中国蓝平板上为蓝色菌落，在麦康凯和SS平板上为红色菌落，可以进行初步鉴定。

（3）不活跃大肠（多数EIFC生化反应为不活跃性），无动力，无鞭毛，不发酵乳糖，易与志贺菌混淆。可以采用醋酸钠、葡萄糖铵利用试验和黏质酸盐产酸试验进行鉴别，大肠埃希菌均是（＋），而志贺菌均为（－）。

（4）致泻性大肠埃希菌分型鉴定 对怀疑致泻性大肠埃希菌感染时应做O157 EHEC检测，可使用山梨醇麦康凯培养基（SMAC）进行O157血清型EHEC的筛选；对疑似HUS和有血性腹泻患者还应做非O157 EHEC血清型鉴定。

知识点26：埃希菌属抗菌药物敏感性   副高：熟练掌握   正高：熟练掌握

对于肠道外感染的大肠埃希菌需要进行药敏试验。常规药敏试验应包括氨苄西林、头孢唑林（仅限于MIC）、庆大霉素以及妥布霉素。对于从脑脊液（CSF）分离到的人肠埃希菌应检测和报告头孢噻肟和头孢曲松代替头孢唑林。对于从泌尿道标本中分离的大肠埃希菌应检测对磷霉素和其他用于尿路感染的药物（复方新诺明）的敏感性。CLAI近年来修改了大肠埃希菌科细菌对第三代/四代头孢和碳青霉烯类抗菌药物的折点，临床实验室应使用新的折点解释药敏试验结果。

大肠埃希菌对喹诺酮类抗生素主要耐药机制：由染色体gyrA突变使药物与靶位DNA拓扑异构酶的亲和力降低所引起，但多点突变导致药物积聚下降可能是菌株产生高度耐药的一个重要原因。

知识点27：志贺菌属生化鉴定   副高：熟练掌握   正高：熟练掌握

接种于SS和麦康凯平板上的粪便标本，分离出无色、透明的小菌落是可疑志贺菌，需进一步做生化反应鉴定。同沙门菌属及其他革兰阴性杆菌相鉴别，推荐使用商品化的细菌鉴定系统（包括编码鉴定和仪器鉴定）。

知识点28：志贺菌属血清学鉴定   副高：熟练掌握   正高：熟练掌握

凡生化反应符合志贺菌属者均需做血清学鉴定，进行分群和分型。生化反应可以作为引导血清学分型诊断的依据，两者相互配合。志贺菌主要有O与K两种抗原。O抗原为血清学分类的依据，可以把志贺菌分为4个血清群及40余个血清型（含亚型）。K抗原在血清学分型上无意义，但能够阻止O抗原和相应抗血清的凝集反应，通过加热100℃、15～30分钟可将其破坏，去除其对O抗原凝聚的抑制作用。

知识点29：志贺菌属抗菌药物敏感性　　副高：熟练掌握　正高：熟练掌握

对于志贺菌属的分离株通常要做药敏试验，通常选用氨苄西林、一种喹诺酮类药物和磺胺甲噁唑/甲氧苄啶作为常规试验和报告，第一、第二代头孢菌素及氨基糖苷类抗生素体外可能对这些菌株有活性，但临床治疗却无效，因此对志贺菌属，第一、第二代头孢菌素和氨基糖苷类抗生素都不应做药敏试验，或不管体外药敏试验结果如何均报告为耐药。目前大环内酯类，尤其是阿奇霉素正在被用于治疗这类感染，但对于志贺菌尚没有药敏解释标准。志贺菌的耐药主要通过耐药质粒R控制，耐药质粒可在肠道细菌间通过接合互相传递，对氨苄西林、复方新诺明以及四环素等药物的耐药率不断上升并呈现多重耐药现象。

知识点30：沙门菌属生化鉴定　　副高：熟练掌握　正高：熟练掌握

接种于SS和麦康凯平板上的粪便标本，分离出无色、透明的小菌落是可疑沙门菌，需要进一步做生化反应鉴定，以与志贺菌属及其他革兰阴性杆菌相鉴别，推荐使用商品化的细菌鉴定系统（包括编码鉴定和仪器鉴定）。

知识点31：沙门菌属血清学鉴定　　副高：熟练掌握　正高：熟练掌握

沙门主要有O与H两种抗原，是血清型鉴定的重要依据。少数菌具有表面抗原，功能与大肠埃希菌的K抗原相似，一般认为与毒力有关，因此称Vi抗原。

（1）O抗原　为脂多糖，性质稳定，能耐100℃高温。沙门菌属O抗原至少有58种，是分群的依据，通过阿拉伯数字表示，凡含有相同O抗原组分的归为一个群。O抗原刺激机体主要产生IgM抗体，抗原与抗体结合可产生颗粒状凝聚反应。

（2）H抗原　为蛋白质，对热不稳定，为分型的依据。H抗原刺激机体主要产生IgG抗体，抗原和抗体结合可产生絮状凝聚反应。

（3）Vi抗原　因和毒力有关而命名为Vi抗原。不稳定，通过60℃加热或石炭酸处理或人工传代培养易破坏或丢失。刚由患者标本中分离出的沙门菌伤寒血清型于丙型副伤寒血清型等有此抗原。Vi抗原存在于细菌表面，能够阻止O抗原与其相应抗体的反应。Vi抗原的抗原性弱，当体内有细菌存在时可以产生一定量抗体；细菌被清除后，抗体也就随之消失，因此测定Vi抗体有助于对伤寒带菌者的检出。如果生化反应符合沙门菌，而与沙门菌O多价血清不产生凝聚，首先应考虑有无Vi抗原存在，应加热或传代，以去除Vi抗原后再进行凝聚。

知识点32：沙门菌属血清抗体检测及诊断意义　　副高：熟练掌握　正高：熟练掌握

在美国血清学试验不作为沙门菌感染的常规诊断方法。肥达试验可测定沙门菌伤寒血清型O抗原与H抗原的凝集抗体，但是可能产生假阳性和假阴性反应，因此不能对感染病例提供明确诊断。已经证明另外有两个快速血清学诊断试验比肥达试验在伤寒热的血清学检测方面更有价值，他们是Tubex与TyphiDot。

知识点33：沙门菌属抗菌药物敏感性　　　　　副高：熟练掌握　　正高：熟练掌握

出于监测的目的，药敏试验是有价值的，应定期监测沙门菌对抗菌药物耐药性的进展。

相比之下，适当的抗菌药物治疗对于侵袭性沙门菌和伤寒患者是十分重要的，应尽快报告这些菌株的药物敏感性。然而，随着沙门菌对一种或多种抗菌药物耐药水平不断上升，导致选择合适的抗生素治疗成为难题。尤其受到关注的是沙门菌伤寒血清型对环丙沙星的敏感性降低和治疗失败的病例数量越来越多。2013年，CLSI建议对肠道外感染分离的沙门菌及所有的伤寒血清型、副伤寒A、副伤寒B、副伤寒C血清型检测萘啶酸和环丙沙星的敏感性；也为沙门菌单独制订了较低的氟喹诺酮类MIC折点解释标准。此外，对于肠道外分离的沙门菌应检测和报告氯霉素、广谱头孢菌素的敏感性。针对沙门菌不应报告对第一代和第二代头孢菌素、头霉素类以及氨基糖苷类抗生素敏感。

知识点34：耶尔森菌属鉴定要点　　　　　　　副高：熟练掌握　　正高：熟练掌握

（1）在血平板上37℃培养形成表面黏稠的菌落；在肉汤培养基中生长，呈"钟乳石状"现象等有助于鼠疫耶尔森菌初步鉴定。此外该菌在25℃与37℃培养时动力都是（-），鸟氨酸（-）、尿素（-），可和其他耶尔森菌鉴别。

（2）小肠结肠炎耶尔森菌在25℃培养动力（+）、37℃培养动力（-）；25℃ VP试验（+）、37℃ VP试验（-）；有嗜冷性，4℃可生长；有助于与其他耶尔森菌鉴别。

知识点35：耶尔森菌属抗菌药物敏感性　　　　副高：熟练掌握　　正高：熟练掌握

（1）鼠疫耶尔森菌应当强行早期使用抗生素治疗　链霉素为首选抗生素，其次为磺胺类、卡那霉素和氨苄西林。对于脑膜炎患者可采用氯霉素静脉注射。对于孕妇、老年人及有听神经损伤的患者，可以改用四环素。近年来发现了由可传递质粒介导的多重耐药菌株，表现为对氨苄西林、氯霉素、链霉素、卡那霉素、四环素和磺胺类抗生素广泛耐药。

（2）小肠结肠炎耶尔森菌和假结核耶尔森菌导致的肠道感染绝大多数可以自愈，因此不需要特殊治疗。对于免疫损伤及并发肠道外感染的患者，通常可采用口服多西环素、增效磺胺或氟喹诺酮类进行治疗。小肠结肠炎耶尔森菌可以产生由染色体编码的β-内酰胺酶，表现为对氨苄西林、羧苄西林以及头孢噻吩的抗药性，临床上对该菌造成的肠道外感染可采用广谱的头孢菌素联合氨基糖苷类药物，或者氟喹诺酮联合氨基糖苷类药物治疗。

知识点36：枸橼酸杆菌属鉴定要点　　　　　　副高：熟练掌握　　正高：熟练掌握

推荐使用商品化的细菌鉴定系统进行鉴定，但是应注意枸橼酸杆菌属以前只有3个种，现发展为11个菌种，并且差异枸橼酸杆菌已重新命名为库斯枸橼酸杆菌，在旧版的枸橼酸杆菌鉴定表、编码手册中可能没有包括新的细菌分类名称。

知识点37：枸橼酸杆菌属抗菌药物敏感性　　　副高：熟练掌握　正高：熟练掌握

枸橼酸杆菌属对头孢菌素天然耐药，具有染色体介导的编码 Bush I（AmpC）酶的基因，可产生持续高产的 AmpC 酶，该酶能够水解所有三代头孢菌素，表现为对第一代、二代、三代头孢菌素及氨基糖苷类、头霉素、广谱青霉素类均耐药，并且不被酶抑制剂所抑制，但对碳青霉烯类、头孢吡肟以及喹诺酮类敏感。治疗首选碳青霉烯类和头孢吡肟，或者选用喹诺酮类与亚胺培南、头孢吡肟联合用药。

知识点38：克雷伯菌属和柔特勒菌属鉴定要点　　　副高：熟练掌握　正高：熟练掌握

（1）在普通营养平板与血平板上生长形成典型的黏液性菌落，有拉丝现象，无动力。细菌形态呈球杆状，有多形性。这些特征均有助于初步鉴定。

（2）荚膜肿胀试验阳性为该菌属的特征，有助于和其他肠杆菌科细菌鉴别。

（3）应注意肺炎克雷伯菌臭鼻亚种和肺炎克雷伯菌鼻硬结亚种生长缓慢，所有的商品化鉴定系统都很难正确鉴定。

知识点39：克雷伯菌属和柔特勒菌属抗菌药物敏感性　　　副高：熟练掌握　正高：熟练掌握

克雷伯菌属和柔特勒菌属对氨苄西林天然耐药，容易产生 ESBL 而造成对所有 β- 内酰胺类药物（包括青霉素类、头孢类和氨曲南）均耐药，但对碳青霉烯类与头霉素类药物敏感，耐药性能够被克拉维酸所抑制。产 ESBL 菌株感染可选用头霉素类、碳青霉烯类、β- 内酰胺类/酶抑制剂复合制剂治疗。

知识点40：肠杆菌属鉴定要点　　　副高：熟练掌握　正高：熟练掌握

（1）本菌属的细菌生化反应不典型，并且同一菌种中不同来源的菌株生化反应存在较高的异质性，因此常用的商品化鉴定系统均很难达到90%以上的鉴定正确率。

（2）坂崎肠杆菌以及部分克沃尼肠杆菌菌株可以产生黄色素，阴沟肠杆菌、产气肠杆菌对头孢菌素天然耐药，这些特性均有助于细菌鉴别。

（3）聚团多源菌以前归属于肠杆菌属，大多数菌株能产生黄色素，有助于细菌鉴定。在生化反应上与肠杆菌属的其他细菌很难区别，鉴定的关键试验为鸟氨酸、赖氨酸脱羧酶以及精氨酸双水解酶均为阴性。

知识点41：肠杆菌属抗菌药物敏感　　　副高：熟练掌握　正高：熟练掌握

阴沟肠杆菌与产气肠杆菌对头孢菌素天然耐药，可产生 AmpC 酶，该酶能够水解所有三代头孢菌素，表现为对第一代、二代、三代头孢菌素及头霉素、氨基糖苷类以及广谱青霉素类均耐药，并且不被酶抑制剂所抑制，当临床应用这些抗生素治疗时，容易选择出高产AmpC酶突变体，其中以头孢他啶与头孢噻肟的选择能力最强。碳青霉烯类抗生素杀菌效果最好，四代头孢菌素对AmpC酶的亲和力低，并且可以快速穿透细胞膜。

知识点42：沙雷菌属鉴定要点　　副高：熟练掌握　正高：熟练掌握

类志贺邻单胞菌和其他肠杆菌科细菌的主要鉴别特征为氧化酶阳性，以前该菌与气单胞菌属和弧菌属同归属于弧菌科，现虽归于肠杆菌科，但是其葡萄糖发酵、氧化酶阳性与弧菌属和气单胞菌属相同。

知识点43：沙雷菌属抗菌药物敏感性　　副高：熟练掌握　正高：熟练掌握

许多菌株对氨基糖苷类与四环素类有耐药性，大多数菌株产生β-内酰胺酶，表现为对青霉素类抗生素耐药。但对喹诺酮类、头孢菌素类、碳青霉烯类和SMZ/TMP敏感，显示有较好的治疗效果，治疗首选环丙沙星与SMZ/TMP。

知识点44：不发酵糖的革兰阴性杆菌生物学特征　　副高：熟练掌握　正高：熟练掌握

（1）不能发酵葡萄糖，在葡萄糖氧化发酵（OF）培养基中常表现为氧化型或者产碱型。
（2）动力阳性（除不动杆菌属和莫拉菌属细菌外）。
（3）氧化酶阳性（除不动杆菌和窄食单胞菌外）。
（4）生长温度范围广，最适生长温度是35℃，少数菌种能在4℃或42℃生长。
（5）营养无特殊要求，可以在水性溶液中寄生，包括消毒剂、肥皂水、软膏、灌洗液、眼药水、透析液及设备中，所以在医院感染中占有重要地位。
（6）耐药性强，有固有耐药，也有获得性耐药，且可有多种耐药机制并存。

知识点45：不发酵糖的革兰阴性杆菌耐药机制　　副高：熟练掌握　正高：熟练掌握

非发酵菌的耐药性十分严重，对多种抗生素耐药，其耐药性有天然的，也有获得性的，获得性耐药与临床大量使用该抗生素密切相关。非发酵菌的耐药机制主要包括：①细菌主动外排泵的存在；②灭活抗生素酶类的产生，如超广谱β-内酰胺酶、广谱β-内酰胺酶、金属酶等；③外膜蛋白的改变或减少使抗生素进入细菌的通道减少或缺如等；④生物膜的存在使抗生素不能进入细菌细胞内。同一种细菌可有几种耐药机制并存。

知识点46：不发酵糖的革兰阴性杆菌泛耐药的铜绿假单胞菌和不动杆菌（PDR）
　　副高：熟练掌握　正高：熟练掌握

对第三与四代头孢菌素，含酶抑制剂的复方制剂、碳青霉烯类、氟喹诺酮类以及氨基糖苷类均耐药，对于多黏菌素敏感为泛耐菌。这些菌株主要分离于外科ICU、烧伤、急诊监护及呼吸科ICU等病房的危重病。

在一般来说，从任何无菌部位分离到的细菌都认为是有意义的病原菌；从一些有菌群定植的部位分离到非发酵菌，若有典型的综合征（如外耳炎、毛囊炎）也认为是有意义的；如果从呼吸道标本分离出非发酵菌，同时患者有感染症状，痰涂片也发现大量革兰阴性杆菌和中性粒细胞，可认为是病原菌，而如果痰涂片标本中未见革兰阴性杆菌，也没有白细胞，而仅仅是鳞状上皮细胞，则考虑可能为定植菌。非发酵菌对药物敏感性的下降，给抗感染的治疗带来困难。因此，临床经验用药可以选择当地或本单位药敏监测报告中敏感性较高的抗生素，通常提倡应联合用药。另外，积极治疗原发病，提高机体免疫力，尽量减少各种高危因素，尤其是宜根据实验室的药敏报告及患者的具体情况对菌下药，合理使用抗生素是治疗成功的关键。

革兰阴性杆菌葡萄糖氧化发酵试验（O/F试验）一般是氧化型，硝酸盐还原试验阳性，可与肠杆菌科细菌相鉴别；氧化酶阳性，触酶阳性；动力阳性；专性需氧，营养要求不高，在麦康凯培养基上生长良好；某些菌株具有明显的菌落形态或色素，有助于和其他细菌鉴别。

根据其在初始分离培养基上特征性的菌落形态（一般呈扩展性、平坦、具有锯齿状边缘、金属性光泽）、产生可溶性的蓝绿色色素以及特殊的玉米面豆卷气味，很容易识别；另外，氧化酶阳性，42℃生长，40℃不生长，在不含色素的培养基上产生亮蓝色、蓝绿色、红色或黑褐色可扩散的色素也是铜绿假单胞菌可靠的鉴定特征。不产生色素的铜绿假单胞菌，临床上最常见于囊性纤维化病人的呼吸道标本，在实际工作中，若从囊性纤维化病人的呼吸道标本中分离出含有大量黏液层、不发酵葡萄糖的革兰阴性杆菌，基本可确定其是铜绿假单胞菌；对于从非囊性纤维化病人中分离出的不产生色素的铜绿假单胞菌，需要借助生化反应与其他假单胞菌相鉴别。

荧光假单胞菌与铜绿假单胞菌相似，但是菌体一端有丛鞭毛，运动活泼，可在4℃生长，生长过程中产生荧光素，在紫外线下呈黄绿色荧光。不产生绿脓素，可与铜绿假单胞菌区别。

知识点51：恶臭假单胞菌鉴定要点　　　　　　副高：熟练掌握　　正高：熟练掌握

革兰阴性杆菌，菌体呈卵圆形，一端有丛鞭毛，运动活泼，最适生长温度为25～30℃，4℃及42℃都不能生长，陈旧培养有腥臭味，生长过程中产生荧光素。不产生绿脓素及42℃不生长可与铜绿假单胞菌鉴别。不产生卵磷脂酶、不液化明胶、陈旧培养物可有腥臭味，可同荧光假单胞菌鉴别。

知识点52：斯氏假单胞菌鉴定要点　　　　　　副高：熟练掌握　　正高：熟练掌握

革兰阴性杆菌，运动活泼，单根鞭毛。最适生长温度为35℃，4℃不生长，90%菌株42℃可生长，可于6.5%高盐培基上生长，新分离菌株在琼脂培养基上形成粗糙有皱纹的菌落，菌落可以黏附或凹陷琼脂，呈浅黄色至棕色，很难移动菌落，常需整个菌落从琼脂挖出才能移动，也很难配制成混悬液，所以自动化的细菌鉴定和药敏系统很难正确鉴定和进行药敏试验。

知识点53：曼多辛假单胞菌鉴定要点　　　　　　副高：熟练掌握　　正高：熟练掌握

菌落光滑、平坦，可以产生褐黄色色素，不易和其他假单胞菌区分，但也很少从临床标本中分离。

知识点54：不发酵糖的革兰阴性杆菌抗菌药物敏感性

　　　　　　　　　　　　　　　　　　　　　　　副高：熟练掌握　　正高：熟练掌握

能天然抵抗多种抗生素，对氨苄西林、青霉素、阿莫西林/克拉维酸、四环素、大环内酯类、氯霉素、利福平、磺胺类、窄谱或者口服头孢菌素、替加环素天然耐药。社区获得性铜绿假单胞菌感染可用下列药物治疗：抗假单胞菌青霉素（哌拉西林、替卡西林）、氨基糖苷类（吉他霉素、妥布霉素）抗假单胞菌第三代头孢菌素（头孢哌酮、头孢他啶）、亚胺培南、环丙沙星、美罗培南、氨曲南等，目前通常提倡联合用药。医院获得性铜绿假单胞菌可以对多种抗生素耐药，耐药机制有细胞膜通透性改变（微孔蛋白突变）、泵出机制以及产生金属酶等。本菌在使用抗菌药物治疗过程中易诱导产生耐药，即最初敏感的菌株在开始治疗3～4天后变成耐药菌株，所以在治疗过程中需反复测试分离菌株的抗菌药物敏感性。铜绿假单胞菌对常规药物（包括阿米卡星、氨苄西林/舒巴坦、头孢他啶、头孢吡肟、强力霉素、环丙沙星、亚胺培南、庆大霉素、哌拉西林/他唑巴坦和SMZ-TMP）均耐药时称为泛耐药菌，泛耐药菌的治疗非常棘手。

知识点55：假单胞菌属的检验程序　　　　　　副高：熟练掌握　　正高：熟练掌握

假单胞菌检验程序见图5-35-1。

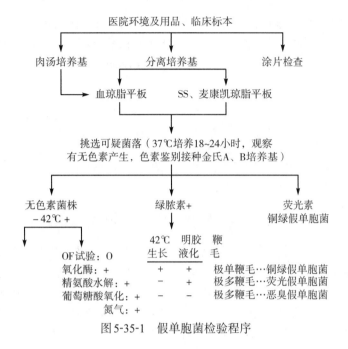

图5-35-1 假单胞菌检验程序

知识点56：假单胞菌属的鉴定 副高：熟练掌握 正高：熟练掌握

　　鉴定的共同要点为：革兰阴性菌、较细长、直或微弯、散在排列、有端鞭毛或丛鞭毛。专性需氧，生长温度范围广，最适生长温度为35℃，少数菌种能在4℃或42℃生长。营养无特殊要求，普通培养基上均能生长。生长中可产生各种水溶性色素：绿脓素、红脓素、青脓素即荧光素、黑脓素。各种不发酵菌产生的色素见表5-35-4。本菌属能氧化分解葡萄糖，产酸不产气，触酶和氧化酶阳性（除少数菌株外），吲哚、甲基红、VP反应阴性。临床中，本菌属的鉴定常采用商品化的细菌编码及试剂盒或全自动/半自动的细菌鉴定系统鉴定。

表5-35-4 各种不发酵菌产生的色素

细　菌	色　素	颜　色
铜绿假单胞菌	绿脓素、红脓素、青脓素、荧光素	蓝、红、黑、黄色
荧光假单胞菌	荧光素	黄绿色
恶臭假单胞菌	荧光素	黄绿色
斯氏假单胞菌	未定名黄色素	黄色
洋葱伯克霍尔德菌	未定名黄色素、紫色素	黄色、紫色
腐败希瓦菌	未定名色素	淡红褐色

知识点57：假单胞菌属的药物敏感性试验 副高：熟练掌握 正高：熟练掌握

　　假单胞菌抗生素敏感实验药物分组按照临床试验室标准协会（CLSI）推荐，经美国

FDA通过的抗菌药物的体外药物敏感试验有助于感染控制和流行病学调查，可以分为4组：A组首选药物及常规试验报告的药物；B组与A组平行做药敏试验，但应选择性报告的药物；C组补充选择报告；D组或U组作为补充，或者仅用于泌尿系统感染的药物。

知识点58：铜绿假单胞菌的基本特性　　　　　副高：熟练掌握　　正高：熟练掌握

铜绿假单胞菌有多种毒力因子，包括结构成分、毒素和酶，其基本特性如下：①黏附素；②多糖荚膜样物质；③内、外毒素；④绿脓菌素；⑤弹性蛋白酶；⑥磷脂酶C。

知识点59：铜绿假单胞菌的分离培养与鉴定　　　副高：熟练掌握　　正高：熟练掌握

（1）分离培养　专性需氧菌，一些菌株能在兼性厌氧条件下生长，营养要求不高，在普通培养基上生长良好，可以生长的温度范围为25～42℃，最适生长温度为25～30℃，4℃不生长。经18～24小时培养之后可形成圆形、大小不一、边缘不整齐、扁平、隆起、湿润、光滑、有金属光泽，且常呈融合状态的菌落，琼脂被染成绿色或者黄绿色，临床标本中分离的菌株80%～90%产生绿脓素或者荧光素。在血琼脂培养基上菌落周围有透明溶血环；在麦康凯琼脂培养基上，可以形成微小、无光泽、半透明菌落，菌落中心常呈棕绿色；在SS琼脂培养基上可以形成类似沙门菌的菌落。

（2）鉴定　氧化酶阳性，氧化分解葡萄糖和木糖，产酸不产气，液化明胶，还原硝酸盐并产生氮气，吲哚阴性，利用枸橼酸盐以及精氨酸双水解酶阳性等。

知识点60：伯克霍尔德菌的基本特性　　　　　副高：熟练掌握　　正高：熟练掌握

为革兰阴性杆菌，菌体大小（1.5～5）μm×（0.5～1）μm，细长稍带弯曲，两端钝圆，单个或者成双排列，不形成芽胞与荚膜。马勒伯克霍尔德菌无鞭毛、无动力，伪马勒伯克霍尔德菌有端丛鞭毛（1～4根）。

知识点61：伯克霍尔德菌的分离培养与鉴定　　　副高：熟练掌握　　正高：熟练掌握

为需氧菌，最适合生长温度为35℃。而洋葱伯克霍尔德菌生长较缓慢，在麦康凯琼脂上，其菌落可以是黏着性的和点状的，在临床大多数分离的菌株是不产生色素的，但在含铁培养基上（如TSI斜面），许多菌株可以产生亮黄色色素。

伪马勒伯克霍尔德菌运动活泼，最适合生长温度35～37℃，4℃则不能生长；而马勒伯克霍尔德菌42℃则不生长。伪马勒伯克霍尔德菌营养要求不高，在普通培养基、血琼脂以及麦康凯上生长良好，多数菌株在普通琼脂上形成圆形、透明、突起、有光泽、大小1～2mm的菌落，培养时间长久后，出现皱纹并呈红棕色；马勒伯克霍尔德菌营养要求比较高，在普通培养基上生长缓慢，并且发育不良，在血琼脂生长良好，能够在麦康凯上生长，不产生绿脓素及荧光素。

知识点62：伯克霍尔德菌属抗菌药物敏感性　　副高：熟练掌握　正高：熟练掌握

假鼻疽伯克霍尔德菌对抗假单胞青霉素、头孢哌酮、头孢他啶、阿莫西林-克拉维酸、氨苄西林-舒巴坦、氯霉素、四环素敏感，多数菌种对氨基糖苷类与SMZ-TMP耐药，对青霉素、窄谱头孢菌素以及利福平也耐药。临床经验治疗首选头孢他啶或亚胺培南。

洋葱伯克霍尔德菌对亚胺培南、多黏菌素以及氨基糖苷类耐药，治疗首选SMZ-TMP、美罗培兰以及环丙沙星，也可选择米诺环素或氯霉素。

鼻疽伯克霍尔德菌只对阿洛西林、哌拉西林、头孢他啶、头孢哌酮、氯霉素以及SMZ-TMP敏感，对亚胺培南的敏感性不定，从反复接受治疗的肺囊性纤维化患者体内分离的菌株常对所有抗生素均耐药。鼻疽伯克菌的药敏试验选药为亚胺培南、头孢他啶、四环素或多烯环素。假鼻疽伯克菌的药敏试验选药为亚胺培南、头孢他啶、阿莫西林-克拉维酸、SMZ-TMP、四环素或者多烯环素，药敏试验方法都是稀释法。

知识点63：窄食单胞菌属的基本特性　　副高：熟练掌握　正高：熟练掌握

本菌显微镜下为革兰阴性，端鞭毛1~8根，多数为3根以上，有动力、无芽胞及荚膜。

知识点64：窄食单胞菌属的分离培养　　副高：熟练掌握　正高：熟练掌握

对营养没有特殊要求，最适生长温度为35℃，4℃不生长，42℃近半数生长，血琼脂及普通培养基生长良好。经35℃培养18~24小时，菌落中等大小、光滑、圆形、湿润、产生不溶血的黄色色素。

知识点65：窄食单胞菌属的鉴定要点　　副高：熟练掌握　正高：熟练掌握

嗜麦芽窄食单胞菌可以在普通琼脂和麦康凯琼脂上生长，最适生长温度30~37℃，4℃不生长，近50%菌株可在42℃生长；在血平板上生成粗糙、淡紫色或淡绿色不溶血的菌落，有氨气味。嗜麦芽窄食单胞菌的主要生化反应特征有氧化酶阴性，氧化分解葡萄糖以及麦芽糖（后者的反应更强），DNA酶阳性、赖氨酸脱羧酶阳性，明胶水解试验阳性。

知识点66：窄食单胞菌属的药物敏感试验及结果解释

副高：熟练掌握　正高：熟练掌握

该菌对多种抗菌药物天然耐药，包括碳青霉烯类药物（如亚胺培南）天然耐药，对亚胺培南耐药和该菌存在一种锌离子依赖β-内酰胺酶金属酶有关。另外，因为该菌生长缓慢，突变率高，能够造成体外药敏试验结果与临床治疗效果不一致。临床治疗首选TMP/SMZ、环丙沙星或替卡西林/克拉维酸。

知识点67：不动杆菌属的基本特性　　　　　副高：熟练掌握　　正高：熟练掌握

脑脊液、痰以及脓汁等标本采集后涂片革兰染色，革兰阴性球杆菌常成双排列，有时形成丝状或者链状，菌体大小2.0μm×1.2μm，无鞭毛，无芽胞，无动力。黏液型菌株有荚膜，可有吞噬细胞吞噬细菌现象。为专性需氧菌，对营养要求一般，在普通培养基上生长良好，最适合生长温度为35℃，但部分菌株可在42℃生长。能在麦康凯琼脂培养基上生长，但是在SS琼脂培养基上只有部分菌株生长。抗原结构复杂，有菌体抗原与荚膜抗原。

知识点68：不动杆菌属的分离培养与生化鉴定　　副高：熟练掌握　　正高：熟练掌握

（1）分离培养　在血琼脂培养基上经35～37℃培养18～24小时之后，可形成圆形、光滑、灰白色、边缘整齐、直径2～3mm的菌落。而洛菲不动杆菌菌落小，其直径为1～1.5mm。溶血不动杆菌在血琼脂平板上可呈β溶血，通常不产生色素，只有少数菌株可以产生色素。

（2）生化鉴定　氧化酶阴性，硝酸盐试验阴性，动力阴性。

知识点69：不动杆菌属抗菌药物敏感性　　　　副高：熟练掌握　　正高：熟练掌握

不动杆菌属中鲍曼不动杆菌，对全部氨基青霉素和一代、二代头孢菌素以及一代喹诺酮类抗生素天然耐药。治疗首选亚胺培南+西司他丁、美洛培南或者氟喹诺酮类+阿米卡星；也可选择氨苄西林+舒巴坦。对3类及以上的抗菌药物耐药是多重耐药菌，包括头孢菌素类、β-内酰胺类酶抑制剂复合制剂、碳青霉烯类、氟喹诺酮类和氨基糖苷类。如果对以上抗菌药物均耐药，仅对多黏菌素、替加环素敏感，称为泛耐药不动杆菌。

知识点70：产碱杆菌属的基本特性　　　　　　副高：熟练掌握　　正高：熟练掌握

革兰阴性杆菌，大小为（0.5～1.0）μm×（0.5～2.5）μm，常单个存在，有时成弧形，成对或呈链状，周鞭毛、有动力，多数菌株无荚膜。

知识点71：产碱杆菌属的分离培养与鉴定　　　副高：熟练掌握　　正高：熟练掌握

（1）分离培养　在普通培养基上18～24小时之后形成大小不等的菌落，脱硝产碱杆菌菌落呈凸隆起、有光泽、边缘整齐。在麦康凯琼脂、中国蓝琼脂及SS琼脂形成无色透明菌落。在血琼脂平板上可形成扁平、灰色、边缘薄的较大菌落。在肉汤中培养24小时之后呈均匀浑浊，表面形成菌膜，管底部形成沉淀，在含蛋白胨的肉汤中产氨，使pH至8.6为本菌特点。

（2）生化鉴定 O-F基础培养呈碱性，尿素酶阴性，不液化明胶，氧化酶及触酶均为阳性，不分解任何糖类。还可用脂肪酸分析及鉴定分型。

| 知识点72：黄杆菌属的基本特性 | 副高：熟练掌握 正高：熟练掌握 |

革兰阴性杆菌，菌体大小$0.5\mu m \times （1.0 \sim 3.0）\mu m$，无动力、无鞭毛、无荚膜、无芽胞、菌体细长。

| 知识点73：黄杆菌属的分离培养与鉴定 | 副高：熟练掌握 正高：熟练掌握 |

（1）分离培养 血琼脂培养基生长良好，需氧代谢，最适生长温度为35℃，菌落为$1 \sim 1.5mm$，有光泽、光滑、边缘整齐，典型菌落为淡黄色，也有的呈黄色或棕黄色。有些菌株在麦康凯琼脂上生长，在SS琼脂平板上不生长。

（2）生化鉴定 是黄杆菌属鉴别的主要指标：触酶、氧化酶、磷酸酶阳性。分型可根据DNA碱基组分型。

| 知识点74：金黄杆菌属抗菌药物敏感性 | 副高：熟练掌握 正高：熟练掌握 |

脑膜败血金黄杆菌对于很多治疗革兰阴性杆菌感染的抗菌药物天然耐药，如氨基糖苷类、β-内酰胺类、四环素以及氯霉素，但一般对用于治疗革兰阳性菌的抗生素敏感，如利福平、克林霉素、斯帕沙星、红霉素、复方新诺明以及万古霉素，早期推荐使用万古霉素治疗脑膜败血金黄杆菌感染，而最近的研究表明利福平、米诺环素、复方新诺明以及喹诺酮更有效，目前推荐使用万古霉素与利福平（或环丙沙星）联合治疗新生儿脑膜炎。

吲哚金黄杆菌对头孢噻吩、头孢曲松、氨曲南、氨基糖苷类、克林霉素、红霉素、万古霉素、替考拉宁耐药，但对哌拉西林、亚胺培南、头孢哌酮、喹诺酮、米诺环素以及复方新诺明可能敏感。

| 知识点75：莫拉菌属的基本特性 | 副高：熟练掌握 正高：熟练掌握 |

为革兰阴性球杆菌，菌体大小$2.0\mu m \times 1.2\mu m$，呈双短链状排列，具有多形性。老龄培养物多呈球状，幼龄培养物为细杆状，此特点可与奈瑟菌在形态上相鉴别，本菌革兰染色阴性，但是不易褪色。

| 知识点76：莫拉菌属的分离培养与鉴定 | 副高：熟练掌握 正高：熟练掌握 |

（1）分离培养 本菌营养要求较高，首次培养最好加入兔血或者其他动物血清及心脑浸液。最适合生长温度为$32 \sim 35℃$，血琼脂平板上生长良好，部分菌株在普通培养基上可以

生长，也可以在麦康凯培养基上生长，但是不能在SS琼脂培养基上生长。血琼脂平板上经24~48小时后出现针尖大小、凸起、圆形、光滑湿润、无色不溶血的菌落。在心肌浸液琼脂或者5%兔血琼脂平板经35℃、24小时培养之后，可见有从针尖大小到直径2mm之间的圆形凸起、半透明、光滑、边缘整齐不溶血的菌落，有的菌落培养数日后，菌落周围出现绿变区，时间延长可见到柠檬色素至黄色素不散。

（2）鉴定　本属细菌为一群无鞭毛、无芽胞以及革兰阴性的球杆菌，革兰染色不易脱色；菌体较丰满，常成双排列，有时排列成短链状；大部分莫拉菌营养要求高，首次培养需加入兔血或其他动物血清。卡他莫拉菌在血平板和巧克力平板上生长良好，孵育24小时后菌落直径是1~3mm，呈光滑、较干燥、灰白色、不透明状，这些菌落能够特征性地被接种环在平板表面像推球似的完整推过平板表面。

知识点77：莫拉菌属抗菌药物敏感性	副高：熟练掌握　　正高：熟练掌握

大多数莫拉菌菌株对青霉素、四环素、头孢菌素、喹诺酮类以及磺胺类药物敏感，临床分离的细菌不常规进行药敏试验。可以选择广谱青霉素和青霉素酶抑制剂的复合剂（如氨SMZ-TMP维酸）或者第二、第三代口服头孢菌素或SMZ-TMP进行治疗。

知识点78：军团菌属鉴定要点	副高：熟练掌握　　正高：熟练掌握

（1）细菌培养和鉴定要点　鉴定要点如下：

1）革兰阴性细小杆菌，着色淡，不形成芽胞。

2）在低倍镜下，BCYEα琼脂上呈杂色、碎玻璃状菌落。

3）初分离时需要L-半胱氨酸。

4）铁复合物能刺激生长。

5）生长需要氨基酸，不需要糖类。

（2）直接荧光抗体检测　使用荧光标记的抗体直接检测标本中的细菌，但是敏感性不高，仅能检测某些种和血清型。

（3）免疫学检测　军团菌感染后，其细菌抗原可从尿中排出，可达数月之久，可使用放射免疫、酶联免疫或乳胶凝集等方法检测尿抗原，但仅用于检测嗜肺军团菌血清1型。

（4）核酸检测　基因扩增方法检测军团菌的敏感性与培育法相当或优于培养方法。

知识点79：军团菌属抗菌药物敏感性	副高：熟练掌握　　正高：熟练掌握

体外药敏试验不常规做药敏试验。军团菌是胞内寄生菌，青霉素等抗生素很难穿过细胞膜发挥作用，氨基糖苷类抗生素、青霉素以及头孢菌素类抗生素对本菌无效。在临床治疗时可首选红霉素，对治疗反应迟缓的可联合使用利福平、四环素、喹诺酮类、氨曲南等药物。

知识点80：奈瑟菌属的种属分类　　　　副高：熟练掌握　　正高：熟练掌握

奈瑟菌属中有脑膜炎奈瑟菌、淋病奈瑟菌、干燥奈瑟菌、金黄奈瑟菌、浅黄奈瑟菌、黏膜奈瑟菌等菌种。人类为奈瑟菌属细菌的自然宿主，对人致病的只有脑膜炎奈瑟菌与淋病奈瑟菌。

知识点81：奈瑟菌属的共同特征　　　　副高：熟练掌握　　正高：熟练掌握

革兰阴性双球菌，呈肾形或者豆形，在临床标本中多位于中性粒细胞内。专性需氧生长，初次分离培养时需供给5%CO_2。营养要求高，需用巧克力琼脂培养基。最适生长温度是35～36℃，孵育48小时后形成凸起、光滑、圆形、透明的小菌落，易产生自溶酶，人工培养物如不及时转种，细菌常自溶死亡。

知识点82：两种奈瑟菌的鉴别　　　　副高：熟练掌握　　正高：熟练掌握

（1）由于两种细菌所致疾病不同，所以标本来源不同。在特殊部位标本中分离的革兰阴性双球菌氧化酶阳性，就可做出初步鉴别。

（2）生化鉴定　淋病奈瑟菌与脑膜炎奈瑟菌都分解葡萄糖产酸不产气，但是脑膜炎奈瑟菌可分解麦芽糖，淋病奈瑟菌不能分解麦芽糖。

知识点83：脑膜炎奈瑟菌的抗菌药物敏感性　　　　副高：熟练掌握　　正高：熟练掌握

常用于脑膜炎奈瑟菌感染治疗的药物有青霉素、头孢噻肟、氨苄西林、头孢曲松、美罗培南以及氯霉素。至今，大剂量的青霉素仍为治疗流脑的首选药物，重症感染患者可使用头孢噻肟、头孢曲松等第三代头孢或美罗培南；对青霉素过敏的患者，也可以选择氯霉素治疗。但第一代、二代头孢菌素不推荐用于治疗脑膜炎奈瑟菌感染。

用于脑膜炎奈瑟菌预防的药物有阿奇霉素、环丙沙星、米诺环素、左氧氟沙星、利福平等，可降低脑膜炎奈瑟菌的带菌率。目前，磺胺类抗生素不再推荐用于流脑的治疗和预防。

知识点84：淋病奈瑟菌的抗菌药物敏感性　　　　副高：熟练掌握　　正高：熟练掌握

用于淋病奈瑟菌治疗的药物有青霉素、大观霉素、四环素、三代头孢菌素以及氟喹诺酮。近年来，淋病奈瑟菌对青霉素、四环素及氟喹诺酮的耐药性较高，这些药物已不再推荐作为淋病奈瑟菌感染常规的治疗药物。通常推荐首选头孢曲松、头孢克肟以及头孢泊肟，淋病奈瑟菌合并衣原体感染时可选择四环素进行经验治疗。

知识点85：鲍特菌的生物学特性 　　　副高：熟练掌握　正高：熟练掌握

鲍特菌为革兰阴性球杆菌，无芽胞，某些菌株有鞭毛，光滑型菌株有荚膜。专性需氧，最适生长温度是35~37℃，最适pH 6.8~7.0，营养要求比较高，血琼脂与巧克力琼脂平板上都不能生长，需要在含血液、马铃薯和甘油的鲍-金（B-G）培养基上才能生长，由于细菌在生长过程中会产生过多的脂肪酸而抑制其生长，因此在培养基中需添加活性炭以吸附多余的脂肪酸，所以添加了木炭、去纤维马血的CHB培养基更适于鲍特菌的生长。百日咳鲍特菌培养3~5天才能长出肉眼可见细小光滑、灰色不透明的露滴状菌落，并有狭窄的溶血环。

知识点86：鲍特菌的分离鉴定 　　　副高：熟练掌握　正高：熟练掌握

（1）分离培养　将标本同时接种于巧克力平板和B-G平板或CHB平板，为提高检出率，培养基中可加入头孢氨苄抑制杂菌，放在35℃孵箱培养，3~4天可看到菌落，若培养7天，在B-G平板或者CHB平板上仍无生长现象可判断为阴性。

（2）鉴定　首先观察巧克力平板上有无细菌生长，并观察在B-G平板或CHB平板上菌落特征，结合细菌形态及染色特点以及触酶试验与氧化酶试验进行初步鉴定，然后根据硝酸盐还原、脲酶等试验进一步鉴定到种。

（3）抗原检测　常采用直接荧光抗体（DFA）法。把标本涂片，用荧光素标记的特异性抗体进行染色，然后用荧光显微镜检查，菌体典型特征是外周呈蓝绿色荧光、中心为暗的球杆菌。镜下可以看到5个典型形态者为阳性。检测时设阴性与阳性对照。

（4）核酸检测　用PCR法检测标本中特异的DNA片段。

（5）血清学诊断　对疑似百日咳的患者，可采用ELISA法检测其血清中的抗FHA IgG抗体和抗PTIgA、IgG抗体。

（6）药物敏感试验　研究发现鲍特菌的耐药性并未增强，对百日咳患者的治疗临床首选

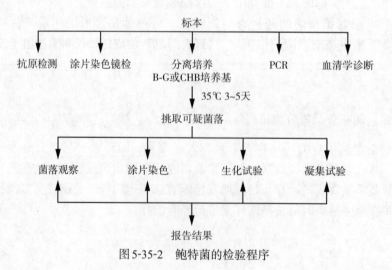

图5-35-2　鲍特菌的检验程序

红霉素，其次为氨苄青霉素、利福平、阿莫西林、复方SMZ等。

知识点87：布鲁菌属的生物学性状　　　副高：熟练掌握　　正高：熟练掌握

（1）形态与染色　革兰阴性小球杆菌或者短杆菌。无芽胞，无鞭毛，光滑型菌株有荚膜。吉姆染色呈紫色。

（2）培养特性　专性需氧。初次分离培养时需5%～10%CO_2。生长缓慢，营养要求高，最适生长温度是35～37℃，最适pH 6.6～6.8。在血琼脂平板或肝浸液琼脂平板上，37℃培养48小时长出无色、透明、光滑型（S型）小菌落。血琼脂平板上无溶血现象。能分解尿素和产生H_2S。

（3）抗原构造与分型　布鲁菌含有两种抗原物质——A抗原与M抗原。3种布鲁菌所含的A抗原与M抗原量在比例上不同。牛布鲁菌A：M＝20：1；羊布鲁菌A：M＝1：20；而猪布鲁菌A：M＝2：1。

（4）抵抗力　布鲁菌对日光、热、常用消毒剂等均很敏感。日光照射10～20分钟，湿热60℃ 10～20分钟，在普通浓度的来苏溶液中数分钟即被杀死。但是其在外界环境中的抵抗力比较强，在水中可生存4个月，在土壤、皮毛以及乳制品中可生存数周至数月。对常用的广谱抗生素较敏感。

知识点88：布鲁菌属的微生物学检查　　　副高：熟练掌握　　正高：熟练掌握

急性期取血，慢性期取骨髓。把材料接种双相肝浸液培养基（一半斜面，一半液体）放在37℃、5%～10% CO_2环境中培养。大多于4～7天形成菌落，如果30天时仍无菌生长可以报告为阴性。可利用菌落特点、涂片染色镜检、CO_2的要求、H_2S产生、染料抑菌试验和玻片凝集等确定型别。

病后1周后，可通过试管凝集试验测定血清IgM抗体。抗体效价≥1：160～1：320为阳性，1：200有诊断意义，但当≥1：100时应重复进行试管凝集试验，需要在37℃水浴16～20小时后观察结果。通过乳胶凝集试验可在6分钟内判定结果。抗球蛋白试验（Coombs试验）针对布鲁菌感染者出现不完全抗体者，在病程中凝集效价出现增长者有诊断意义。对于慢性患者可进行补体结合试验测IgG，通常以1：10为阳性诊断标准，通常发病3周后出现IgG抗体。将布鲁菌素0.1ml注入受试者前臂掌侧皮内24～48小时观察结果。局部出现红肿、直径1～2cm是弱阳性，＞2cm者是阳性，＞3cm是强阳性。如果红肿在4～6小时内消退者是假阳性。皮试阳性可诊断慢性或曾患过布鲁菌病。

知识点89：弧菌科的菌属　　　副高：熟练掌握　　正高：熟练掌握

弧菌科包括弧菌属、异单胞菌属、Catenococcus、Enterococcus、Grimontia、发光杆菌和Salinivbrio等菌属。弧菌属至少有66种，其中有12种与人类感染有关。

知识点90：霍乱弧属的分离培养　　　　副高：熟练掌握　　正高：熟练掌握

把标本直接接种于碱性蛋白胨水（pH 8.4），或者将运送培养基的表层接种于碱性蛋白胨水中，空气环境，35℃ 5～8小时之后，转种硫代硫酸盐–枸橼酸盐–胆盐、蔗糖（TCBS）琼脂、4号琼脂或者庆大霉素琼脂平板，在空气环境、35℃ 18～24小时之后观察菌落形态。在TCBS琼脂上形成黄色菌落，4号琼脂或者庆大霉素琼脂平板上呈灰黑色中心的菌落，均为可疑菌落。应使用O1群与O139群霍乱弧菌多价和单价抗血清进行凝集。

知识点91：霍乱弧属的鉴定　　　　　　副高：熟练掌握　　正高：熟练掌握

进一步纯培养将要血清凝集确定的菌落，依据全面生化反应、血清学分群及分型进行最后鉴定。符合霍乱弧菌的菌株还需区分古典生物型和El-Tor生物型。对病原性弧菌的主要鉴定试验为鸟氨酸脱羧酶、赖氨酸脱羧酶和精氨酸双水解酶。霍乱弧菌和拟态弧菌可在无盐普通肉汤与普通琼脂平板上生长，而其他弧菌不能。

知识点92：螺杆菌属的生物学性状　　　　副高：熟练掌握　　正高：熟练掌握

螺杆菌属形态类似于弯曲菌属，是一类弯曲呈逗点状、S形、螺旋形或者海鸥展翅形的革兰阴性菌，大小为0.2～0.5μm，在陈旧培养物的涂片中有时可呈球杆状。没有芽胞，有动力。营养要求高，分离时常规培养基不能培养，生长比较缓慢，在培养时需要微需氧环境。氧化酶阳性，大多数种有很强的尿素酶活性。

知识点93：螺杆菌属的分离培养　　　　副高：熟练掌握　　正高：熟练掌握

培养基宜新鲜配制，非选择性培养基可以选择巧克力琼脂和含5%羊血的Brucella琼脂，选择性培养基可用Skirrow琼脂及改良的Thayer-Martin琼脂。把研磨均匀的标本用研磨棒蘸取适量匀浆接种，接种后的平板放入35～37℃、微需氧（5%O_2、10%CO_2、85%N_2）以及湿润的环境中培养至少72～96小时方可见Hp菌落生长。菌落较小、圆形呈半透明。

知识点94：螺杆菌属的鉴定　　　　　　副高：熟练掌握　　正高：熟练掌握

主要根据生长菌落特征、培养特点、典型的菌体形态以及染色性、氧化酶和触酶均阳性、脲酶强阳性、对萘啶酸耐药、头孢噻吩敏感等进行鉴定。

知识点95：结核分枝杆菌属的基本特性　　副高：熟练掌握　　正高：熟练掌握

结核分枝杆菌目前尚未发现产生内毒素、外毒素及侵袭性酶，其致病性可能同细菌在组织细胞内大量繁殖引起的炎症、代谢物质的毒性以及菌体成分引起的免疫损伤有关。结核分枝杆菌的致病物质主要是脂质、荚膜和蛋白质。

知识点96：结核分枝杆菌属的分离培养　　　　　副高：熟练掌握　正高：熟练掌握

结核分枝杆菌为专性需氧菌，$3\% \sim 5\% CO_2$能促进其生长。营养要求较高，必须在含卵黄、血清、马铃薯、甘油以及含某些无机盐类的特殊培养基上才能够生长良好。最适宜生长温度为$35 \sim 37 ℃$，最适pH $6.5 \sim 6.8$。生长较为缓慢，$14 \sim 18$小时分裂1次，在固体培养基上$2 \sim 5$周才出现肉眼可见的菌落。典型菌落为粗糙型，表面干燥呈颗粒状，不透明，淡黄色或乳白色，如菜花样。菌落粗糙可能同菌体内含有高浓度的脂质有关。液体培养时生成菌膜。有毒株在液体培养基中呈索状生长。

痰和尿液等有杂菌污染的标本在接种之前必须做适当的处理，以消除杂菌的干扰。而脑脊液、胸腹水等无杂菌污染的标本可直接或者离心后取沉渣接种。

知识点97：结核分枝杆菌属的鉴定　　　　　　　副高：熟练掌握　正高：熟练掌握

（1）生化反应　结核分枝杆菌不发酵糖类，能够产生触酶。人型结核分枝杆菌能合成烟酸，还原硝酸盐，耐受噻吩-2-羧酸酰肼，而牛型结核分枝杆菌则不能。人型与牛型的毒株中性红试验均阳性，无毒株则为阴性，并且失去索状生长现象。

（2）噬菌体鉴定法（PhaB）　所用的分枝杆菌噬菌体D29。检测原理是分枝杆菌噬菌体D29能够感染活的分枝杆菌，未进入感染菌体内的噬菌体被随后加入的杀毒剂灭活，已进入菌体内的噬菌体不受影响。噬菌体在感染菌体内大量增生，并且将菌体裂解，释放出的子代噬菌体可感染随后加入的指示细胞，并将其裂解，在琼脂平板上出现透亮的噬菌斑。所以，只要根据噬菌斑的有无及其数量多少，就可判断待检标本中是否存在活的结核分枝杆菌（MTB）或者其他少数几种非结核分枝杆菌（NTM）。

知识点98：非结核分枝杆菌属的基本特性　　　　副高：熟练掌握　正高：熟练掌握

本菌为抗酸杆菌，但较结核分枝杆菌短而粗，大小（$1 \sim 8$）$\mu m \times$（$0.3 \sim 0.5$）μm，抗酸染色着色均匀，呈束状或者团状排列。

知识点99：非结核分枝杆菌属的分离培养与鉴定
　　　　　　　　　　　　　　　　　　　　　　副高：熟练掌握　正高：熟练掌握

（1）光产色分枝杆菌（Runyon Ⅰ群）　这群细菌的菌落特点是在暗处一般不产生或仅产生少量色素，光照1小时后能在48小时内转为黄色或橘黄色。需在营养成分复杂的培养基上才能生长，生长缓慢，菌落光滑。有时可形成索状生长。

（2）暗产色分枝杆菌（Runyon Ⅱ群）　本群分枝杆菌无论有光或无光均能产生色素，呈黄色或者橘黄色。生长缓慢，菌落为光滑型。

（3）不产色分枝杆菌（Runyon Ⅲ群） 本群分枝杆菌缺乏D-胡萝卜素，故在光照和暗处均不能产生色素。

（4）快速生长分枝杆菌（Runyon Ⅳ群） 本群分枝杆菌在普通培养基上即可生长，最适生长温度为25～45℃，生长速度快，3～6天即可形成菌落。

知识点100：厌氧菌的鉴定 　　　　　　副高：熟练掌握　正高：熟练掌握

首先需确定为厌氧菌并且纯化后，根据菌落性状、菌体特征及染色反应等试验可将部分厌氧菌的种群或者属做出初步鉴定满足临床常规检测目的。

（1）形态与染色 不仅能够反映各种厌氧菌的特殊形态，同时也为鉴定厌氧菌提供参考依据。可用拉丝试验协助判定（加1滴30g/L氢氧化钾于载玻片上，取一接种环的细菌与之混合，1分钟之后用接种环轻轻挑起，不能拉起丝的为革兰阳性菌，能拉起丝的为革兰阴性菌）。

（2）菌落性状 不同厌氧菌其菌落性状各异，依据此点有助于细菌的鉴定。还可根据细菌产色素、溶血以及是否产生荧光等进行鉴定。

（3）耐氧试验 当在厌氧平板上存在菌生长时，为了确定是否为厌氧菌，必须做耐氧试验。

（4）快速鉴定 经常采用厌氧菌快速发酵试验的方法，其原理是根据细菌在代谢过程中所产生的胞外酶试验迅速同少量的生化基质反应，能在4小时观察结果，无需在厌氧环境下培养，只需用浓菌液即可。

其他鉴定试验还有气－液相色谱、PCR以及基因探针等方法。

知识点101：厌氧球菌的菌属 　　　　　　副高：熟练掌握　正高：熟练掌握

厌氧球菌包括消化球菌属、消化链球菌属以及革兰阴性的韦荣球菌属。

知识点102：消化球菌属的生物学特性 　　　　　　副高：熟练掌握　正高：熟练掌握

本菌为革兰阳性球菌。直径0.3～1.3μm，单个、成双、短链或者成堆排列。无荚膜，无芽胞。专性厌氧菌，生长缓慢，厌氧培养2～4天形成黑色不溶血的小菌落。不发酵糖，触酶阳性，尿素酶试验、靛基质试验、硝酸盐还原试验均阴性。对青霉素、红霉素、洁霉素、氯霉素、四环素及甲硝唑敏感。

知识点103：消化链球菌属的生物学特性 　　　　　　副高：熟练掌握　正高：熟练掌握

本菌为革兰阳性球形或者卵圆形，大小不等，菌体直径0.3～1μm，常呈双或呈短链状排列。无芽胞，无鞭毛，无荚膜。专性厌氧，在35～37℃、pH 7～7.5时生长最佳。营养要求较高，需羊血与血清培养基才能生长。在厌氧血平板上，菌落直径0.5～1mm、灰白色、不透明、凸起、边缘整齐，一般不溶血，偶有甲型或者乙型溶血。生化反应不活泼，在硫乙醇酸钠液体培养基中，呈颗粒状沉淀生长。在其平板上生化反应比较明显，吐温-80可促其生长。触酶阴性，不发酵乳糖，发酵葡萄糖，不水解胆汁七叶苷，吲哚、硝酸盐、尿素酶还原试验均为阴性，对多聚茴香磺酸钠（SPS）特别敏感。

知识点 104：韦荣球菌属的生物学特性　　副高：熟练掌握　　正高：熟练掌握

本菌形态相似，为革兰阴性球菌。菌体直径0.3～0.5μm，多排列成对、近似奈瑟球菌。无芽胞、无鞭毛、专性厌氧。血琼脂平板上生长良好，培养48小时后，形成直径1～2mm圆形、凸起、灰白色或者黄色浑浊菌落，不溶血；在硫乙醇酸盐肉汤中浑浊生长，产生小气泡，新鲜培养物立即置紫外线下进行照射，菌落可显红色荧光，接触空气后荧光消失。生化反应不活泼，还原硝酸盐，不分解糖类。

知识点 105：螺旋体的分类　　副高：熟练掌握　　正高：熟练掌握

对人和动物致病的螺旋体有钩端螺旋体、密螺旋体和疏螺旋体。问号状钩端螺旋体属于钩端螺旋体属。

知识点 106：问号状钩端螺旋体的生物学特形　　副高：熟练掌握　　正高：熟练掌握

大小为（0.1～0.2）μm×（6～12）μm，其螺旋在螺旋体目中最为细密和规则，一端或者两端弯曲使菌体呈问号状或C、S形。暗视野显微镜下可观察到钩端螺旋体像一串发亮的微细珠粒。问号状钩端螺旋体的基本结构由外至内分别为外膜、内鞭毛以及原生质圆柱体。两根内鞭毛紧紧缠绕在原生质圆柱体表面呈螺旋状，具有相似于细菌鞭毛的功能，使问号状钩端螺旋体活泼地沿长轴旋转运动。而内鞭毛由6种不同的蛋白质组成，细菌鞭毛则为单一的蛋白质。革兰染色阴性，但不易着色。经常用Fontana镀银染色法，问号状钩端螺旋体被染成棕褐色。暗视野显微镜下可观察到运动活泼、因折光性强而成白色的问号状钩端螺旋体。

知识点 107：问号状钩端螺旋体的分离培养　　副高：熟练掌握　　正高：熟练掌握

分离培养的目的不仅在于确诊患者和获得菌株，更重要的是查明钩端螺旋体菌型分布状态、疫源地存在的特点和研制相应的菌苗，为预防和控制钩端螺旋体病流行及充实国家标准菌株，提供必要的资料。问号状钩端螺旋体的分离培养包括血液培养、尿液培养、其他检材、鉴定。

知识点 108：问号状钩端螺旋体的血液培养　　副高：熟练掌握　　正高：熟练掌握

取钩端螺旋体血症期的患者血液1～2ml接种在Korthof培养基中，共接种2～3管。28℃

孵育，由于系需氧生长，离液面1cm内的部位生长最丰盛，故靠近培养液面呈半透明、云雾状浑浊。培养之后每5～7天取培养物做暗视野检查，观察是否有螺旋体生长。连续观察30天，如无钩端螺旋体生长，才可判为阴性。

知识点109：问号状钩端螺旋体的尿液培养	副高：熟练掌握	正高：熟练掌握

取发病后第2周的中段尿30～50ml，3500～4000r/min离心1小时后，取沉渣0.3～0.5ml接种于2～4管Korthof培养基内培养。酸性尿者应在取尿前一晚服小苏打2～4g，使尿成中性或者弱碱性。

知识点110：其他检材	副高：熟练掌握	正高：熟练掌握

比如有脑膜刺激症状和其他神经系统症状的患者，可取脑脊液0.5ml培养。也可取动物脏器（肝、肾）小组织块、疫水以及土壤等分离钩端螺旋体。

知识点111：鉴定	副高：熟练掌握	正高：熟练掌握

以上培养物呈轻度浑浊，取离心沉渣经暗视野或镀银染色等显微镜检查，若有问号状钩端螺旋体存在，则用已知诊断血清鉴定其血清群和血清型。

知识点112：疏螺旋体属的生物学性状	副高：熟练掌握	正高：熟练掌握

疏螺旋体属也叫包柔螺旋体属。长8～40μm，宽0.2～0.5μm。有3～10个稀疏而不规则的螺旋，呈波状，运动活泼。其中部分对人类、哺乳动物或者禽类有致病性。对人致病的主要有伯氏疏螺旋体、回归热螺旋体以及奋森螺旋体等。

知识点113：密螺旋体属的分类	副高：熟练掌握	正高：熟练掌握

密螺旋体包括致病性与非致病两种。对人致病性的有苍白密螺旋体和品他密螺旋体。苍白密螺旋体又分为3个亚种——苍白亚种、地方亚种和极细亚种。他们分别引起人类梅毒、地方性梅毒和雅司病。

知识点114：梅毒旋体属的生物学性状	副高：熟练掌握	正高：熟练掌握

本菌直径0.10～0.15μm，波长0.6μm，波幅0.3μm，全长7～8μm。有8～14个致密而规则的小螺旋，两端尖直，运动活泼。革兰染色呈阴性，但不易着染。Fontana镀银染色法可把螺旋体染成棕褐色，在光镜下容易查见。新鲜标本不用染色，在暗视野显微镜下，可见其形态和运动方式。电镜下观察有细胞壁与细胞膜。细胞壁外尚有包膜，细胞膜内为含细胞质

及核质的螺旋形原生质圆柱体。圆柱体上紧绕着3～4根周浆鞭毛，也称轴丝或内鞭毛，与运动有关。运动方式多样，有屈伸、移行、滚动等。

知识点115：肺炎支原体的形态特性　　　　副高：熟练掌握　正高：熟练掌握

肺炎支原体形态呈短细丝状，长2～5μm，在近细胞丝状体尖端有一球状的特殊结构，典型的肺炎支原体形态与酒瓶状相类似，无细胞壁，仅有细胞膜。革兰染色阴性，但不容易着色，Giemsa染色呈淡紫色。电镜下观察，支原体的细胞膜由三层结构所构成，厚7.5～10nm，内外两层主要为蛋白质，而中间层系脂质，其中胆固醇含量占36%。

知识点116：肺炎支原体的生化反应　　　　副高：熟练掌握　正高：熟练掌握

肺炎支原体可根据是否能够利用葡萄糖、水解精氨酸以及尿素来与其他致病支原体进行鉴别。

知识点117：肺炎支原体的分离培养　　　　副高：熟练掌握　正高：熟练掌握

比较常用的培养基是以牛心消化液为基础另加20%小牛血清及新鲜酵母浸液制成的液体或者固体培养基。肺炎支原体对醋酸铊、亚甲蓝、青霉素不敏感，在培养基中加入适当浓度醋酸铊、青霉素可以作为分离培养时避免杂菌污染的抑制物。初次分离生长缓慢，一般先将标本接种于加有葡萄糖以及酚红、亚甲蓝指示剂的液体培养基中增菌，在1周之后培养基由紫变绿，液体清晰，可考虑肺炎支原体生长，此时，可以转种于固体培养基上。在含5% CO_2 的环境下培养，初分离时，通常10天左右长出菌落，呈致密圆形，常不出现"油煎蛋"样，需经数次传代之后，菌落开始典型。肺炎支原体的分离培养阳性率不高，有时需20天或更长时间。

知识点118：肺炎支原体鉴定　　　　副高：熟练掌握　正高：熟练掌握

支原体缺乏细胞壁，在固体培养基上生长出典型"油煎蛋"样菌落表明标本中有支原体，需进一步进行生化反应及血清学鉴定。肺炎支原体能发酵葡萄糖产酸，不能借助精氨酸与尿素，可还原亚甲蓝，能够使无色的氯化三苯基四氮唑（TTC）还原为粉红色的甲䐶。在分离培养过程中，常规的某些生物学特征已能提供初步鉴定。在必要时可用一种或几种血清学试验对其确定，如用生长抑制试验（GIT）与代谢抑制试验（MIT）鉴定。MIT是将支原体接种在含有抗血清的葡萄糖（酚红）培养基中，若抗体与支原体型一致，则抑制该支原体不能分解葡萄糖产酸，酚红不变色。GIT是将吸有型特异性的滤纸片置于接种有支原体的固体培养基上，经孵育出现同型血清抑制该型支原体生长现象。此两种方法可以将支原体分成若干血清型。

知识点 119：衣原体的菌属　　副高：熟练掌握　正高：熟练掌握

衣原体分为四个菌属：沙眼衣原体、肺炎衣原体、鹦鹉热衣原体和家畜衣原体。

知识点 120：沙眼衣原体的基本特性　　副高：熟练掌握　正高：熟练掌握

衣原体在宿主细胞内生长繁殖，具有特殊的发育周期。镜检可见两种不同的形态结构：

（1）网状体（RB）或者称始体（IB）　直径 0.5～1.0pm，圆形或不规则形，中央呈纤细的网状结构，无胞壁，无致密的拟核。Giemsa 和 Macchavello 染色均呈蓝色。网状体为宿主细胞内的繁殖型，代谢活泼，不能在胞外存活，无感染性。

（2）原体（EB）　是衣原体胞外存在形式，直径 0.25～0.35μm，卵圆形，中央有一致密的拟核，是发育成熟的衣原体，有胞壁，吉曼尼兹（Giemsa）染色呈紫色，马基亚韦洛染色法（Macchiavello）染色呈红色，原体具有高度的感染性。衣原体的抗原性有属、种、型特异性抗原。

知识点 121：沙眼衣原体的分离培养　　副高：熟练掌握　正高：熟练掌握

将标本处理之后，用含抗生素的稀释液制成 10%～20% 悬液。接种鸡胚卵黄囊或者传代细胞。比较常用的培养细胞为 McCoy、Hela-299 以及 BHK21 细胞。细胞培养的敏感性为 80%～90%，特异性 100%。

知识点 122：沙眼衣原体的鉴定　　副高：熟练掌握　正高：熟练掌握

将细胞培养盖片用 Giemsa 或者碘染色镜检典型胞质内包涵体。Giemsa 染色比碘染色敏感，因为沙眼衣原体含糖原，所以用 Lugol 碘液染色后以高倍镜观察，在黄色背景上见到红褐色包涵体，可以作为鉴别沙眼衣原体与其他衣原体的参考。荧光抗体染色是特异性血清学鉴定。抗 MOMP（外膜蛋白）单克隆抗体适用于生殖道标本培养的沙眼衣原体，呼吸道标本培养物应用抗 LPS 单克隆抗体以鉴定鹦鹉热与肺炎衣原体。依据细胞培养片上出现特异性荧光的包涵体作出判定。沙眼衣原体可以用型特异性荧光血清或者单克隆抗体做微量免疫荧光以鉴定其型别。

知识点 123：肺炎衣原体（TWAR）的基本特性　　副高：熟练掌握　正高：熟练掌握

TWAR 也有衣原体独特的生活周期。原体大小为 0.38μm，在电镜下呈典型的梨形，并且有清晰的周浆间隙，感染细胞中形成包涵体，包涵体中无糖原。TWAR 只有一个血清型，外膜蛋白顺序分析完全相同，98kD 蛋白为特异性抗原。其单克隆抗体同沙眼衣原体及鹦鹉热衣原体无交叉反应。TWAR 全基因组测序已完成，与鹦鹉热衣原体、沙眼衣原体的 DNA 同源性＜10%，而不同来源的 TWAR 株均具有 94% 以上的 DNA 同源性，其限制性内切酶的图谱相同。TWAR株用HEp-2与HL细胞系较易分离和传代，但是在第一代细胞内很少能形成包涵体。

知识点124：肺炎衣原体的分离培养与鉴定　　　副高：熟练掌握　正高：熟练掌握

细胞分离培养常选用HEP-2与H-292细胞系分离培养，细胞培养时35℃优于37℃，在接种标本之前，先用DEAE-葡聚糖处理宿主细胞，接种后的单层细胞经过离心之后，加入抗代谢物质放线菌酮于含有10%小牛血清的Eagle MEM培养基中，利用以上这些措施可促进肺炎衣原体的生长。肺炎衣原体经48小时培养之后，可用单克隆抗体做间接或直接法荧光染色观察，并计算包涵体数目。若第一代培养包涵体阴性，则盲传至第二代，标本接种和培养条件同上，接种后48小时取片，染色镜检。若传至第二代仍未见包涵体则盲传至第三代，标本接种和培养条件同上，接种后48小时，染色、取片、镜检。依据第三代的培养结果，以出现包涵体与否作出结论性报告。

知识点125：鹦鹉热衣原体的基本特性　　　副高：熟练掌握　正高：熟练掌握

鹦鹉热衣原体也有衣原体独特的生活周期。包涵体比较致密，形态不一，不含糖原，碘染色阴性，是同沙眼衣原体鉴别要点之一。鹦鹉热衣原体具有属共同抗原、种特异性抗原以及型特异性抗原，其中属共同抗原存在于衣原体的细胞壁中，为外膜LPS，溶于乙醚，耐热，具有属特异性，而无种特异性。种特异性抗原与型特异性抗原均位于MOMP上。根据型特异性抗原，可以将鹦鹉热衣原体分为A、B、C、D、E、F、M56和WC8个血清型和至少9个基因型，每个血清型株均表现出一定的感染宿主的特异性。

知识点126：鹦鹉热衣原体的分离培养与鉴定　　　副高：熟练掌握　正高：熟练掌握

（1）鸡胚培养　鹦鹉热衣原体的分离常用鸡胚卵黄囊接种及传代，可以取得满意效果。

（2）小鼠分离　选择对衣原体易感品系的无衣原体隐性感染的小鼠，在腹腔接种、颅内接种或者滴鼻接种分离培养衣原体。

（3）细胞培养　细胞培养常用BHK（仓鼠肾细胞）细胞、FL细胞、Vero细胞等，鹦鹉热衣原体均能在这些细胞中生长。但是直接用于临床标本的分离培养效果不好，最好先接种鸡胚卵黄囊，经繁殖后再接种细胞容易成功，可能同临床标本中衣原体数量少有关。

知识点127：立克次体的属　　　副高：熟练掌握　正高：熟练掌握

对人类有致病性的立克次体有3个属，即立克次体科立克次属、东方体属以及无形科的埃立克属。

知识点128：立克次属的基本特性　　　　副高：熟练掌握　正高：熟练掌握

加拿大立克次体尚可在核内存在，在蜱组织中常呈彗星样、着色浅的短杆状；斑疹伤寒立克次体比细菌小，呈多形态，球杆状、球形、长杆状或长丝状，在感染细胞内大多聚集成团分布在胞质之内。经用Gimenez法染色后立克次体呈红色，背景为绿色。细胞壁不含磷壁酸，但含有胞壁酸、葡萄糖胺以及二氨基庚二酸，相似于革兰阴性菌的肽聚糖成分，唯其细胞壁的脂类含量高，弹性亦大，但坚韧性不及细菌，斑疹伤寒立克次体最外表含有黏液层与微荚膜结构。

知识点129：立克次属的分离培养与鉴定　　　副高：熟练掌握　正高：熟练掌握

（1）动物接种分离斑疹伤寒立克次体　常用的实验动物为豚鼠，实验动物应隔离饲养，防止交叉感染。每日观察动物1～2次，注意其活动及饮食等有无异常情况。选用健康雄性豚鼠接种以便观察阴囊肿胀现象。接种之前测体温数日，并采血备做血清学试验，以确定是否有隐性感染，也作为接种感染材料后的血清学对照。

用免疫荧光法检查可提高立克次体的检出率，也可达到快速鉴定的目的。

（2）鉴定　用免疫荧光法鉴定感染鸡胚卵黄囊、动物脏器、细胞培养物中的特异性抗原，并以已知抗原测定动物恢复期血清中的相应抗体。必要时用补体结合试验、微量凝集试验以及免疫力试验等，先做群的鉴别，进一步做种的鉴定。

（3）分离株繁殖及保存　分离株常需大量繁殖以制备抗原作进一步研究，或者长期保藏菌种，均用鸡胚卵黄囊及细胞培养法。

知识点130：东方体属的基本特性　　　　副高：熟练掌握　正高：熟练掌握

恙虫病东方体具有多形性，但以短杆状或球杆状为常见。长0.5～1.5μm，平均1.2μm；宽0.2～0.6μm。革兰染色阴性，Macchiavello染色呈蓝色；Gimenez染色呈暗红色，背景为绿色；Giemsa染色呈紫红色。Macchiavello染色法与Gimenez染色法可以鉴别恙虫病东方体与立克次体属中的其他立克次体。细胞内寄生的恙虫病东方体分布在细胞质内，并密集于细胞核旁。

知识点131：东方体属的分离培养　　　　　副高：熟练掌握　正高：熟练掌握

接种小鼠分离病原。取早期患者的血液（病程7天以内者），如为晚期病例，多用血块制成悬液，把标本接种小鼠腹腔0.5～1.0ml，接种4～8只，接种之后5天内死亡者多不是由于立克次体感染。随其毒力强弱不同，潜伏期长短不等，通常多在7～18天死亡，亦可能有部分小鼠不死（特别是我国北方恙虫病病原多为弱毒株）。感染小鼠死亡前有明显症状，如不爱活动、耸毛、弓背团缩、厌食、闭目、腹部膨大、呼吸急促等，大多在病态出现后24小时内濒死，有时短至数小时，偶尔拖延3～4天。小鼠发病之后，需每隔数小时观察一次，防止死后腐败而影响传代。在小鼠濒死前或者死亡不久时解剖，可见皮下淋巴结充血、肿大，脾大，有黏稠的腹腔渗出液，以Giemsa染色镜检，在单核细胞胞质内靠近细胞核旁边可看到成堆排列的立克次体。

| 知识点132：埃立克体属的基本特性 | 副高：熟练掌握　正高：熟练掌握 |

埃立克体为革兰阴性小球菌，呈多形性，直径为$0.5\sim1.5\mu m$。Romanowsky染色呈蓝色及紫色。吞噬细胞以内吞的方式把埃立克体摄入胞内，在胞质内形成感染早期的内吞体。埃立克体在吞噬细胞的胞质空泡内通过二分裂的方式进行繁殖，形成电镜下可见的含菌空泡样结构，与在光镜下可见的包涵体形态同桑椹子类似，因此又称它为桑椹体。

| 知识点133：埃立克体属的分离培养 | 副高：熟练掌握　正高：熟练掌握 |

埃立克体属分离培养包括细胞培养、小鼠接种、从蜱体内分离埃立克体。

| 知识点134：埃立克体属的细胞培养 | 副高：熟练掌握　正高：熟练掌握 |

查菲埃立克体可以用犬巨噬细胞系，腺热埃立克体用小鼠的巨噬细胞系，人粒细胞埃立克体则利用人的粒细胞白血病细胞系（HL-60）作其体外培养的宿主细胞。把3ml抗凝血轻轻加于细胞分离液上，通过1500r/min离心15分钟，收集白细胞层，用无血清的细胞培养液洗涤细胞，利用含血清的细胞培养液悬浮细胞接种预先培养好的细胞单层，置于37℃的5% CO_2孵育箱中培养，每隔3～4天将细胞维持液换一次，并刮少许细胞涂片，用Giemsa染色，在光镜下检查埃立克体包涵体。

| 知识点135：埃立克体属的小鼠接种 | 副高：熟练掌握　正高：熟练掌握 |

将可疑的埃立克体感染患者或者动物的抗凝血500r/min离心10分钟，然后吸出血浆同红细胞之间的含白细胞层，直接将吸出的细胞用无菌生理盐水做适当稀释后注入小鼠腹腔。观察小鼠发病及定时采小鼠血做涂片染色、IFA、PCR等证明小鼠被埃立克体感染，用腹腔液涂片染色镜检包涵体。

| 知识点136：从蜱体内分离埃立克体 | 副高：熟练掌握　正高：熟练掌握 |

野外用布旗收集蜱的若虫。将单个蜱同单个BALB/C（巴比赛）小鼠放在一个笼子里，使蜱在小鼠身上叮咬及吸血。观察小鼠发病，如发病立即解剖小鼠，把增大的脾脏用缓冲液制成10%匀浆；将0.2ml匀浆腹腔接种BALB/C小鼠传代一次，观察小鼠发病，20天之后解剖小鼠，把小鼠的腹腔液做涂片，染色镜检埃立克体包涵体。利用PCR扩增分离到的病原体16S rRNA基因片段，并测定其序列。

第六节 细菌耐药性检测

知识点1: 纸片扩散法　　　　　　　　　副高: 熟练掌握　正高: 熟练掌握

（1）实验原理　把含有定量抗菌药物的纸片贴在已接种测试菌的琼脂平板上，纸片中所含的药物吸收琼脂中的水分溶解之后不断向纸片周围扩散形成递减的梯度浓度，在纸片周围抑菌浓度范围内测试菌的生长被抑制，从而形成无菌生长的抑菌圈。抑菌圈的大小能够反映测试菌对测定药物的敏感程度，并同该药对测试菌的MIC呈负相关。

（2）结果判断和报告　用游标卡尺或者直尺量取抑菌圈直径，先要量取质控菌株的抑菌环直径，以判断质控是否合格；之后量取试验菌株的抑菌环直径。

药敏试验的结果报告可以用MIC（μg/ml）或对照CLSI标准用敏感（S）、中介（I）以及耐药（R）报告。有时对于稀释法的批量试验，需要报告MIC_{50}、MIC_{90}。MIC_{50}是指抑制50%试验菌的最低药物浓度，MIC_{90}指的是抑制90%试验菌株的最低药物浓度。

知识点2: 稀释法　　　　　　　　　　　副高: 熟练掌握　正高: 熟练掌握

稀释法包括肉汤稀释法、琼脂稀释法。

知识点3: 肉汤稀释法　　　　　　　　　副高: 熟练掌握　正高: 熟练掌握

结果解释：在试管内或小孔内完全抑制细菌生长的最低药物浓度是最低抑菌浓度（MIC）（pμg/ml）。微量稀释法时，常利用比浊计判别是否细菌生长。有时依据需要测定最低杀菌浓度（MBC）：把无菌生长的试管（微孔）吸取0.1ml加到冷却到50℃ M-H琼脂混合倾注平板，同时以前述的稀释1:1000（或1:200）的原接种液作倾注平板，培养48～72小时后计数菌落数，就可得到抗菌药物的最小杀菌浓度。

知识点4: 琼脂稀释法　　　　　　　　　副高: 熟练掌握　正高: 熟练掌握

（1）实验原理　琼脂选择法是把药物混匀于琼脂培养基中，配制含不同浓度药物平板，使用多点接种器接种细菌，经孵育之后观察细菌生长情况，通过抑制细菌生长的琼脂平板所含药物浓度测得MIC。

（2）结果解释　把平板置于暗色、无反光表面上判断试验终点，以抑制细菌生长的药物稀释度为终点浓度。

知识点5: E-test法　　　　　　　　　　副高: 熟练掌握　正高: 熟练掌握

（1）原理　E试条是一条5mm×50mm的无孔试剂载体，一面固定有一系列预先制备的，浓度呈连续指数增长稀释抗菌药物，而另一面有读数及判别的刻度。抗菌药物的梯度可以覆盖有20个MIC对倍稀释浓度的宽度范围，其斜率与浓度范围对判别有临床意义的MIC范围和折点具有较好的关联。

把E试条放在细菌接种过的琼脂平板上，经孵育过夜，明显可见围绕试条椭圆形抑菌圈，其边缘同试条交点的刻度即为抗菌药物抑制细菌的最小抑菌浓度。

（2）结果判断和报告读取　椭圆环与E试验试条的交界点值，就是MIC。

知识点6：联合药敏试验结果类型	副高：熟悉　正高：熟悉

（1）拮抗作用　两种药物联合作用的活性显著低于单独抗菌活性。

（2）无关作用　两种药物联合作用的活性等于其单独活性。

（3）累加作用　当两种药物联合作用时，活性与两种单独抗菌的活性之和相等。

（4）协同作用　两种药物联合作用的活性明显大于其单独作用的总和。

知识点7：常见耐药菌的耐药机制	副高：熟悉　正高：掌握

（1）产生一种或者多种水解酶、钝化酶以及修饰酶。

（2）抗菌药物作用的靶位改变，包括DNA解旋酶、青霉素结合蛋白位点、DNA拓扑异构酶Ⅳ的改变等。

（3）细菌膜的通透性下降，包括细菌生物被膜的形成和通道蛋白丢失。

（4）细菌主动外排系统的过度表达。

在以上耐药机制中，第一、二种耐药机制具有专一性，第三、四种耐药机制则不具有专一性。

知识点8：常见耐药菌耐药性的检测方法	副高：熟悉　正高：掌握

临床重要的耐药细菌主要包括甲氧西林耐药金黄色葡萄球菌（MRSA）、碳青霉烯类耐药的肠杆菌科细菌、万古霉素耐药的肠球菌（VRE）、产超广谱β-内酰胺酶的肠杆菌科细菌、青霉素耐药的肺炎链球菌（PRSP）、碳青霉烯类耐药的不动杆菌。

知识点9：β-内酰胺酶的检测方法	副高：熟悉　正高：掌握

对于革兰阴性杆菌，提取细菌裂解液涂抹头孢硝噻吩纸片，10分钟后观察结果，纸片由黄色变为红色为阳性，表示产生β-内酰胺酶；而对于革兰阳性球菌直接用无菌牙签挑取16～20小时的菌落或者其细菌悬液涂抹头孢硝噻吩纸片。

葡萄球菌可以诱导β-内酰胺酶的检测：若青霉素对葡萄球菌的MIC≤0.12μg/ml或者抑菌圈直径≥29mm，应该对其进行可以诱导β-内酰胺酶的检测。把待测细菌传代至BAP或MHA琼脂平皿上，在一二区交界处贴苯唑西林或头孢西丁纸片，过夜培养，从抑菌圈边缘挑取菌落检测β-内酰胺酶，若显示阳性，报告青霉素耐药。

知识点10：超广谱β-内酰胺酶的检测方法	副高：熟悉　正高：掌握

超广谱β-内酰胺酶（ESBL）是指由质粒介导的能水解所有青霉素类、头孢菌素类以及单环β内酰胺类氨曲南的一类酶。ESBL不能水解头孢霉素类和碳青霉烯类药物，能被克拉维酸、舒巴坦以及他唑巴坦等β-内酰胺酶抑制剂所抑制。ESBL主要见于大肠埃希菌与肺炎克雷伯菌，此外也见于肠杆菌属、变形杆菌属、枸橼酸杆菌属、沙雷菌属等其他肠杆菌科细菌、不动杆菌以及铜绿假单胞菌。

知识点11：超广谱β-内酰胺酶纸片扩散法的检测方法	副高：熟悉　正高：掌握

（1）初筛试验　按照常规标准纸片扩散法进行操作。

（2）确证试验　使用每片含30μg头孢他啶、头孢噻肟纸片和头孢他啶/克拉维酸（30μg/10μg）以及头孢噻肟/克拉维酸（30μg/10μg）复合物纸片进行试验，当任何一种复合物纸片抑菌圈直径大于或者等于其单独药敏纸片抑菌圈直径5mm，可以确证该菌株产ESBL。

知识点12：超广谱β-内酰胺酶（ESBL）肉汤稀释法的检测方法	副高：熟悉　正高：掌握

（1）初筛试验　按照常规标准肉汤稀释法进行操作。

（2）确证试验　利用头孢他啶（0.25~128μg/ml）、头孢他啶/克拉维酸（0.25/4~128/4μg/ml）、头孢噻肟（0.25~64μg/ml）以及头孢噻肟/克拉维酸（0.25/4~64/4μg/ml）进行试验，当同克拉维酸联合药物组的MIC等于或小于单独药物组MIC 3个倍比稀释度时（或比值≥8），可确证该菌株产ESBL。

此外，检测ESBL的方法还有双纸片相邻试验（协同法）、三维试验、E-test法以及显色培养基法等。

知识点13：AmpC酶（AmpCβ内酰胺酶）的检测方法	副高：熟悉　正高：掌握

AmpC酶是在革兰阴性菌中发现的由染色体或质粒介导的水解头孢菌素的Ⅰ型β内酰胺酶。检测AmpC酶的经典方法是头孢西丁三维试验，除此之外，还有以硼酸化合物为抑制剂检测肺炎克雷伯菌与大肠埃希菌的AmpC酶、AmpC Disk以及头孢西丁琼脂基础法等。

知识点14：碳青霉烯酶的检测方法	副高：熟悉　正高：掌握

根据水解机制中作用位点的不同可以将碳青霉烯酶分为两大类，一类称为金属碳青霉烯

酶，这类酶以金属锌离子为活性作用位点，能被EDTA抑制，属于B类β内酰胺酶；而另一类以丝氨酸（Ser）为酶的活性作用位点，能够被酶抑制剂克拉维酸和他唑巴坦所抑制，属于A、D类β内酰胺酶。碳青霉烯酶的表型方法主要有EDTA协同试验与改良Hodge试验。

知识点15：耐甲氧西林葡萄球菌的检测方法   副高：熟悉   正高：掌握

耐甲氧西林葡萄球菌（MRS）的检测有头孢西丁纸片扩散法、乳胶凝胶试验检测PBP2a、苯唑西林琼脂稀释法、mecA基因测定及MRSA显色培养基。而对于金黄色葡萄球菌，MRSA的检测可以使用苯唑西林纸片，但是对于凝固酶阴性葡萄球菌则不能使用苯唑西林纸片。

知识点16：D试验-克林霉素诱导耐药试验方法   副高：熟悉   正高：掌握

M-H平板或者血平板，纸片相邻试验，对于葡萄球菌，在距红霉素纸片（每片15μg）边缘15~26mm处放置克林霉素纸片（每片2μg）来进行检测；而对于β-溶血链球菌，将克林霉素纸片（每片2μg）与红霉素纸片（每片15μg）贴在相邻的位置，纸片边缘相距12mm。

知识点17：VISA（金黄色葡萄球菌）和VRSA（万古霉素敏感金黄色葡萄球菌）的检测方法   副高：熟悉   正高：掌握

由于多数常规试验方法如万古霉素纸片扩散法无法有效区分VISA与VSSA，2009年CLSI M100-S19文件规定万古霉素纸片扩散法只能被用于VRSA的辅助检测，任何万古霉素抑菌圈直径≥7mm的葡萄球菌都不能报告该菌株对万古霉素敏感，必须利用万古霉素MIC测定进行确认。VISA与VRSA的检测方法包括BHI万古霉素琼脂筛选法、稀释法以及E-test。

知识点18：氨基糖苷类高水平耐药和万古霉素（HLA）耐药的检测方法   副高：熟悉   正高：掌握

HLAR的检测方法包括纸片扩散法、琼脂稀释法以及微量肉汤稀释法。

万古霉素耐药的肠球菌（VRE）的检测方法包括BHI琼脂筛选法、E-test法和显色培养基法等。

知识点19：青霉素耐药肺炎链球菌（PRSP）的检测方法   副高：熟悉   正高：掌握

因为青霉素的纸片扩散法不能够准确测试肺炎链球菌对青霉素的敏感性，只能用含1μg的苯唑西林纸片进行筛查。若肺炎链球菌对苯唑西林的抑菌圈直径≤19mm，则需要进行青霉素MIC值测定，确认其为青霉素不敏感株以及鉴别其为青霉素中介耐药肺炎链球菌（PISP）或者青霉素耐药肺炎链球菌（PRSP）。目前一般采用Etest法检测青霉素对肺炎链球菌的MIC。

知识点20：耐药基因型的检测方法　　　　副高：熟悉　正高：掌握

耐药基因检测的方法包括多重PCR、PCR、实时荧光PCR、限制性片段长度多态性分析（PCR-RFLP）、单链构象多态性分析（PCR-SSCP）以及基因芯片等分子生物学的方法。

第七节　常见的感染性疾病

知识点1：菌血症　　　　副高：熟悉　正高：掌握

菌血症指的是外界的细菌经由体表的入口或是感染的入口进入血液系统后在人体血液内繁殖并随着血流在全身播散，后果是很严重的。通常来说导尿管或者是体表的手术造口容易导致菌血症。菌血症多是细菌由局部病灶入血，全身无中毒症状，但血液中可以查到细菌。

知识点2：菌血症的病因　　　　副高：熟悉　正高：掌握

感染的口腔组织的外科手术或者常规的牙科操作；感染的下尿路插管；脓肿切开和引流；内置器的细菌生长，尤其是静脉注射和心内导管，导尿管与造口术内置器及导管均可引起短暂的菌血症。典型的革兰阴性菌菌血症是间歇性及机会性的，虽然这种菌血症可能不影响健康人，但是对免疫受损并伴有重病的患者，化疗后的病人以及严重营养不良者，则可能产生严重后果。

知识点3：菌血症的诊断　　　　副高：熟悉　正高：掌握

应从所有感染部位的皮肤获取脓液或体液做革兰染色和培养。血液培养应包括需氧菌与厌氧菌培养，应间隔1小时做两次血培养，每瓶且每次应从不同部位静脉切开取血。两次血培养用于菌血症的初期诊断已足够，但是阴性的染色或培养结果不能排除菌血症，尤其是以前已接受过抗生素治疗的患者，更不能排除菌血症。这种最起码两次血培养的标本应取自于经过适当准备的静脉切开部位。此外，还可以对痰液、导管插入部位及伤口的标本进行培养。

知识点4：菌血症的鉴别诊断　　　　副高：熟悉　正高：掌握

菌血症应同以下几种疾病相鉴别：

（1）败血症　细菌侵入血液并迅速生长繁殖，导致全身性感染症状。发病特点是开始剧烈寒战，之后持续40～41℃的高热，并伴有出汗、头痛、恶心。

（2）毒血症　细菌毒素由局部感染病灶进入血液循环，产生全身性持续高热，并伴有大量出汗，脉搏细弱或者休克。因为血液中的菌毒素可直接破坏血液中的血细胞，所以常常出现贫血现象。血液培养找不到细菌。值得特别注意的是，严重损伤、血管栓塞以及肠梗阻等病变，虽无细菌感染，但是大面积组织破坏产生的毒素，也导致起毒血症。

（3）脓血症　身体里化脓性病灶的细菌，利用血液循环"周游列国"，播散至其他部位产生新的化脓病灶时，所造成的全身性感染症状。发病特点同败血症相仿，但在身体上可找到多处化脓病灶，甚至会有许多脓疮。

| 知识点5：菌血症的治疗方法 | 副高：熟悉　正高：掌握 |

外科手术或内置性静脉插管或导尿管相关性短暂的菌血症常不易测知，通常不必治疗。但是若病人有瓣膜性心脏病、血管内假体或者接受免疫抑制剂，则应预防性应用抗生素以预防发生心内膜炎。

| 知识点6：肺炎 | 副高：熟悉　正高：掌握 |

肺炎是指终末气道、肺泡与肺间质的炎症。其症状：呼吸急促，发热、持久干咳，可能有单边胸痛，深呼吸和咳嗽时胸痛，有少量痰或者大量痰，可能含有血丝。幼儿患上肺炎，症状常不明显，可能有轻微咳嗽或者完全没有咳嗽。

| 知识点7：肺炎的病因 | 副高：熟悉　正高：掌握 |

引起肺炎的病原很复杂，包括细菌、病毒以及支原体等多种。但由肺炎球菌引起的肺炎最为常见。在世界范围内，有5%～10%的健康成人和20%～40%的健康儿童是肺炎球菌的携带者。肺炎球菌通常寄居在正常人的鼻咽部，一般不会发病，当人体免疫力下降时，肺炎球菌即可乘机侵入人体，引起肺炎、鼻窦炎、中耳炎、脑膜炎、心内膜炎以及败血症等。

| 知识点8：球菌肺炎的发病机制 | 副高：熟悉　正高：掌握 |

肺炎球菌属革兰染色阳性球菌，其致病力是因为含有高分子多糖体的荚膜对组织的侵袭作用。许多健康人的上呼吸道带有肺炎球菌，但仅少数人患病。当呼吸道的防御功能受到削弱，影响黏液－纤毛运动和肺泡巨噬细胞吞噬功能时可诱发细菌感染，引起发病。饥饿、受寒、疲劳、醉酒、淋雨、麻醉、免疫抑制剂治疗、全身衰弱等都会明显使机体免疫功能削弱，成为发生肺炎的重要诱因。

| 知识点9：肺炎的诊断 | 副高：熟悉　正高：掌握 |

（1）起病急，有寒战、胸痛、高热、咳黄痰或脓痰，有时会出现血痰或铁锈痰。有腹痛或肩痛。

（2）周围血象显示白细胞增多，中性粒细胞比例增高及核左移现象。

（3）X线显示一侧肺或者两侧肺有炎性浸润阴影。

（4）支气管分泌物培养判定细菌种类，是肺炎球菌、链球菌或金黄色葡萄球菌。

判定：具备第（1）～（3）项即可诊断，第（4）项可以确定病原菌。

知识点10：肺炎的鉴别诊断	副高：熟悉　正高：掌握

肺炎应与以下几种疾病鉴别：

（1）肺结核　浸润性肺结核相似于轻型肺炎，但是前者发病缓慢，中毒症状相对比较轻，可有反复咯血，病灶常位于肺尖，X线检查其病灶有特征性。干酪性肺炎多有长期发热、乏力以及消瘦，X线呈大片密度增高阴影，其中有多个不规则的薄壁空洞，对侧肺常会有播散病灶。痰结核菌阳性，病程长，抗结核治疗有效。

（2）其他病原菌引起的肺炎　①金黄色葡萄球菌肺炎：常发生于儿童或者年老体弱者，中毒症状严重，身体其他部位有化脓性病灶，比如疖、痈等；咳粉红色乳样或者脓性痰；肺部X线检查具有特征性，常为多发性病灶，并且在短期之内变化很大，常迅速扩展，多并发气胸、脓胸；痰培养可发现凝固酶阳性的金黄色葡萄球菌。②克雷伯菌肺炎：多见于年老体弱者，起病急骤，中毒症状重，咳棕色胶冻样痰；严重者可有谵妄、黄疸、休克、肺水肿、呼吸衰竭等；X线表现为肺叶实变，其中有蜂窝状透亮区，叶间隙下坠，痰涂片或培养可找到克雷伯菌。③其他革兰阴性杆菌肺炎：多发生于年老体弱、慢性心肺疾病或者免疫缺陷患者，常为院内获得性感染。借助临床观察和细菌学检查，鉴别诊断一般不难。④病毒、支原体等导致的肺炎病情较轻，白细胞常无明显增加。痰液病原体分离及血清免疫学试验有助于诊断。

（3）肺癌　患者年龄多较大，起病缓慢，常会有刺激性咳嗽和少量咯血，无明显全身中毒症状，血白细胞计数不高，如果痰中发现癌细胞可以确诊。肺癌可伴发阻塞性肺炎，如果经有效抗生素治疗后肺部炎症迟迟不消散，或者暂时消散后又复出现者，应密切随访，必要时进一步做CT、MRI、纤维支气管镜检查以及痰脱落细胞检查等，以免贻误诊断。

（4）急性肺脓肿　早期临床表现相似于肺炎球菌肺炎，但是随病程进展，咳出大量脓臭痰为肺脓肿的特征。X线显示脓腔及液平面。

（5）其他肺炎　伴剧烈的胸痛时，应同渗出性胸膜炎、肺梗死鉴别。相关的体征及X线影像有助于鉴别。肺梗死常会有静脉血栓形成的基础，咯血比较多见，很少出现口角疱疹。下叶肺炎可能出现腹部症状，应利用X线检查、B超等与急性胆囊炎、膈下脓肿以及阑尾炎等鉴别。

知识点11：肺炎的治疗方法	副高：熟悉　正高：掌握

肺炎患者的治疗应包括：

（1）抗病原菌治疗　要注意正确、合理使用抗生素。

（2）全身支持疗法　包括充足的营养、热量、蛋白的摄入，维持体内水电解质的平衡。

（3）治疗原发疾病及提高免疫力。

（4）如果引起肺炎的病原体是从原发灶经血液循环入侵至肺部造成的，应及时消除及治疗原发病灶。

（5）如肺炎有合并症时，应给予积极治疗。

（6）对症治疗　充分休息、排痰、吸氧、退热等。

| 知识点12：真菌性脑膜炎 | 副高：熟悉　正高：掌握 |

由真菌侵犯脑膜所引起的炎症，常与脑实质感染同时存在，为深部真菌病。

| 知识点13：真菌性脑膜炎的治疗 | 副高：熟悉　正高：掌握 |

（1）抗真菌治疗　可酌情选用或合并应用下述药物：①两性霉素B及其脂类制剂；②三唑类抗真菌药物。

（2）对症治疗　①降颅压；②防治伴发病和并发症；③支持疗法；④神经保护剂治疗；⑤免疫增强剂治疗。

（3）手术治疗。

（4）康复治疗。

| 知识点14：急性化脓性关节炎 | 副高：熟悉　正高：掌握 |

为化脓性细菌引起的关节急性炎症。血源性者在儿童发生较多，受累的多为单一的肢体大关节。如为外部损伤，则根据受伤部位而定，一般膝、肘关节发生率较高。

| 知识点15：急性化脓性关节炎的病因及发病机制 | 副高：熟悉　正高：掌握 |

急性化脓性关节炎的致病菌多为葡萄球菌，其次为链球菌、淋病双球菌，肺炎双球菌则很少见。细菌侵入关节的途径可为血源性、外伤性或由邻近的感染病灶蔓延。血源性感染亦可为急性发热的并发症，常见于儿童。外伤性引起者，多属开放性损伤，尤其是伤口没有获得适当处理的情况下容易发生。

| 知识点16：急性化脓性关节炎的诊断 | 副高：熟悉　正高：掌握 |

诊断主要依据病史、临床症状及体征，在疑有血源性化脓性关节炎的患者，应做血液及关节液细菌培养及药物敏感试验。X线检查在早期帮助不大，仅见关节肿胀，稍晚可有骨质脱钙，由于软骨及骨质破坏而有关节间隙狭窄，晚期可发生关节骨性或者纤维强硬及畸形等，有新骨增生现象，但死骨形成较少。

知识点17：急性化脓性关节炎的鉴别诊断　　　　副高：熟悉　　正高：掌握

本病需与以下几个疾病鉴别：

（1）风湿性关节炎　为游走性大关节炎，伴有风湿热的其他表现，如心脏炎、皮下结节、环形红斑等，抗"O"增高，对水杨酸制剂疗效好，炎症消退后关节不留畸形。

（2）类风湿关节炎　多侵犯四肢小关节，为对称性、多发性关节炎，类风湿因子阳性。

（3）结核性关节炎　病程长，反复发作，滑液呈渗出性，为淡黄色，结核菌素试验呈强阳性，抗结核治疗有效。

知识点18：急性化脓性关节炎的治疗　　　　副高：熟悉　　正高：掌握

治疗原则是早期诊断，及时正确处理，以保全生命与肢体，尽量保持关节功能。治疗方式包括：全身治疗与局部治疗。

患肢应予适当固定或牵引，以减轻疼痛，防止感染扩散，并保持功能位置，防止挛缩畸形或纠正已有的畸形。一旦急性炎症消退或伤口愈合，即开始关节的自动及轻度的被动活动，以恢复关节的活动度，但是不可活动过早或过多，以免症状复发。

知识点19：慢性骨髓炎　　　　副高：熟悉　　正高：掌握

慢性骨髓炎是急性化脓性骨髓炎的延续，常常全身症状大多消失，只有在局部引流不畅时，才有全身表现。通常症状限于局部，往往顽固难治，甚至数年或数十年仍不能痊愈。

知识点20：慢性骨髓炎的病因　　　　副高：熟悉　　正高：掌握

（1）有死骨或弹片等异物和死腔的存在。

（2）在急性期未能及时和适当治疗，有大量死骨形成。

（3）局部广泛瘢痕组织及窦道形成，循环不佳，有利于细菌生长，而抗菌药物又不能达到。

知识点21：慢性骨髓炎的发病机制　　　　副高：熟悉　　正高：掌握

急性期的症状消失后，通常情况好转，但是病变持续，转为慢性期。

因为死骨形成，较大死骨不能被吸收，成为异物及细菌的病灶，导致周围炎性反应及新骨增生，形成包壳，因此骨质增厚粗糙。如引流不畅，可造成全身症状。

若细菌毒力较小，或机体抵抗力较强，脓肿被包围在骨质内，呈局限性骨内脓肿，称布劳德脓肿，常发生于胫骨上下端。起病时通常无明显症状，仅于数月或数年后第一次发作时才有局部红肿和疼痛。若病变部骨质有较广泛增生，使髓腔消失、循环欠佳，发生坚实性弥散性骨髓炎，称为加利骨髓炎。

| 知识点22：慢性骨髓炎的诊断 | 副高：熟悉　正高：掌握 |

（1）送脓液涂片检查、细菌培养及药物敏感试验。

（2）X线摄片表现为骨质不规则增厚及硬化。有残留的骨吸收区或空洞，其中可有大小不等的死骨，有时会看不到骨髓腔。小骨腔和小死骨在硬化骨中有的不能显影，因此实际存在的数目往往比照片上所显示得多。为了明确死骨或骨腔与窦道的关系，可用碘油或者12.5%碘化钠溶液做窦道造影。

（3）皮肤疑有恶变者，应行病理检查。

| 知识点23：慢性骨髓炎的鉴别诊断 | 副高：熟悉　正高：掌握 |

（1）结核性骨髓炎　通常多侵入关节，病程进展较缓慢，有结核病或者结核病接触史等。X线片显示以骨质破坏为主而少有新骨形成。

（2）骨干肉瘤　局部及X线片表现偶可同骨髓炎混淆，但根据发病部位、年龄、临床表现及X线片特征可以鉴别。

（3）骨样骨瘤　常易诊断为局限性脓肿，但其特征为经常性隐痛，夜间疼痛较重，局部压痛明显，无红肿，少有全身症状，X线检查可进一步提供鉴别依据。

| 知识点24：慢性骨髓炎的治疗措施 | 副高：熟悉　正高：掌握 |

通常采用手术、药物的综合疗法，即改善全身情况、控制感染与手术处理。由于重病长期卧床，特别是在血源性急性发作后，急需改善全身情况。除用抗菌药物控制感染外，应增进营养、必要时输血、手术引流及其他治疗。

| 知识点25：上呼吸道感染 | 副高：熟悉　正高：掌握 |

上呼吸道感染指的是自鼻腔至喉部之间的急性炎症的总称，是最常见的感染性疾病。90%左右由病毒引起，细菌感染常继发于病毒感染之后。此病四季、任何年龄均可发病，通过含有病毒的飞沫，或经污染的用具进行传播。

| 知识点26：上呼吸道感染的病因及发病机制 | 副高：熟悉　正高：掌握 |

（1）病因　上呼吸道感染有70%~80%由病毒所引起。

（2）发病机制　当机体或者呼吸道局部防御能力降低时，原先存在于上呼吸道或外界侵入的病毒和细菌可迅速繁殖，引起发病，特别是老幼体弱或有慢性呼吸道疾病如鼻窦炎、扁桃体炎者，更易患本病。

知识点27：上呼吸道感染的诊断　　　　　　　副高：熟悉　正高：掌握

（1）体征　可有扁桃体增大，鼻窦区压痛，鼻黏膜充血、眼部充血等。

（2）辅助检查　①血常规：病毒感染时，白细胞计数多正常或偏低，淋巴细胞比例升高；细菌感染时有白细胞计数与中性粒细胞增多及核左移现象。②病原学检查：病毒血清学检查、酶联免疫吸附检测等均可判断病毒类型，区别病毒和细菌感染，细胞培养判断细菌类型及药物敏感试验。

知识点28：上呼吸道感染的鉴别诊断　　　　　副高：熟悉　正高：掌握

（1）过敏性鼻炎　有过敏史，呈季节性或者常年打喷嚏、鼻溢、鼻充血伴瘙痒感。症状特征和鼻腔分泌物之内有嗜酸性粒细胞增加有助于本病的诊断。

（2）血管舒缩性鼻炎　无过敏史，以鼻黏膜间歇性血管充盈、打喷嚏以及流清涕为特点，干燥空气能使症状加重。根据病史以及有无脓涕与痂皮等可以与病毒性或者细菌性感染相鉴别。

（3）萎缩性鼻炎　鼻腔异常通畅，黏膜固有层变薄并且血管减少，嗅觉减退并伴有痂皮形成及臭味，容易鉴别。

（4）鼻中隔偏曲、鼻息肉　通过鼻镜检查可明确诊断。

知识点29：上呼吸道感染的治疗　　　　　　　副高：熟悉　正高：掌握

（1）对症治疗。

（2）病因治疗　①抗菌药物治疗；②抗病毒药物治疗。

（3）中医中药治疗　具有清热解毒与抗病毒作用的中药亦可选用，有助于改善症状，缩短病程。小柴胡冲剂、板蓝根冲剂应用较为广泛。

知识点30：支气管炎　　　　　　　　　　　　副高：熟悉　正高：掌握

支气管炎是指气管、支气管黏膜及其周围组织的慢性非特异性炎症。临床上以长期咳嗽、咳痰或者伴有喘息及反复发作为特征。包括急性支气管炎、慢性支气管炎、毛细支气管炎。

知识点31：慢性支气管炎的诊断　　　　　　　副高：熟悉　正高：掌握

（1）咳嗽、咳痰或伴喘息，每年发病3个月，连续2年或以上者。

（2）每年发病不足3个月，但有明确的客观检查依据者亦可诊断。

（3）能排除其他心、肺疾病者。

知识点32：慢性支气管炎的鉴别诊断 副高：熟悉 正高：掌握

（1）支气管哮喘 哮喘常于幼年或青年突然起病，通常无慢性咳嗽、咳痰史，以发作性哮喘为特征。

（2）支气管扩张 具有咳嗽、咳痰反复发作的特点，支气管造影或者CT检查可以鉴别。

（3）肺结核 肺结核患者多有结核中毒症状或局部症状。

（4）肺癌 患者年龄常在40岁以上，尤其是有多年吸烟史，发生刺激性咳嗽，常有反复发生或持续的血痰，或者慢性咳嗽性质发生改变。

（5）矽肺及其他尘肺 有粉尘及相关职业病接触史。

知识点33：毛细支气管炎的诊断 副高：熟悉 正高：掌握

（1）2岁以内发病，常发生于6个月以内。

（2）急性发病，突然发作性喘憋为本病的特点，发病前常先有感冒。

（3）发作时有鼻扇、三凹征，发绀明显，烦躁不安，呼吸、心率增快。

（4）可有高热，但体温多在38℃以下或者不发热。

（5）两肺听诊有广泛哮鸣音，不喘时可以听到中细湿啰音或捻发音。

知识点34：支气管炎的治疗方法 副高：熟悉 正高：掌握

（1）传统治疗 以提高自身的身体素质及脏腑器官的功能为主，增强身体的抗病能力，恢复器官功能，使患者能有效地防止复发。治疗措施主要有注射疫苗、加强体育锻炼，提高身体的素质和抗病能力两方面。

（2）中医治疗。

（3）中西医结合治疗。

（4）急性发作期治疗 控制感染，祛痰、镇咳、解痉、平喘，气雾疗法。

（5）负离子治疗。

知识点35：细菌性食物中毒 副高：熟悉 正高：掌握

（1）按发病机制可分为感染型中毒、毒素型中毒、过敏型中毒三型。

（2）临床上可分为胃肠型食物中毒与神经型食物中毒两大类。

知识点36：胃肠型食物中毒的发病机制 副高：熟悉 正高：掌握

病原菌在污染的食物中大量繁殖，并产生肠毒素类物质，或菌体裂解释放内毒素。进入体内的细菌和毒素，可造成人体剧烈的胃肠道反应。

（1）肠毒素 肠毒素刺激肠壁上皮细胞，激活其腺苷酸环化酶，在活性腺苷酸环化酶的催化之下，使细胞质中的三磷酸腺苷脱去两个磷酸，而成为环磷酸腺苷，其浓度升高可促进胞质内蛋白质磷酸化过程，并且激活细胞有关酶系统，促进液体及Cl^-的分泌，抑制肠壁上皮细胞对钠和水分的吸收，造成腹泻。

（2）侵袭性损害 副溶血弧菌、沙门菌、变形杆菌等，能侵袭肠黏膜上皮细胞，导致黏膜充血、水肿、上皮细胞变性、坏死、脱落并形成溃疡。

（3）内毒素 沙门菌菌体裂解后释放的内毒素致病性较强，能导致发热、胃肠黏膜炎症、消化道蠕动并产生呕吐及腹泻等症状。

（4）过敏反应 莫根变形杆菌能够使蛋白质中的组氨酸脱羧而成组胺，引起过敏反应。

知识点 37：胃肠型食物中毒的诊断 　　　　　副高：熟悉　正高：掌握

根据集体伙食单位短期内暴发大批急性胃肠炎患者，结合饮食（厨房卫生情况、食物质量、保管及烹调方法的缺点）及季节情况即可作出临床诊断。

有条件时，应取患者吐泻物及可疑的残存食物进行细菌培养，重症患者血培养，留取早期及病后 2 周的双份血清同培养分离所得可疑细菌进行血清凝集试验，双份血清凝集效价递增者有诊断价值。可疑时，特别是怀疑细菌毒素中毒者，可做动物试验，以检测细菌毒素的存在。

动物试验：葡萄球菌同条件致病菌培养阳性者，可取纯培养滤液加热后喂猴或小猫，或者行腹腔注射。副溶血型弧菌可用鼠或猫做试验，观察是否发病。

知识点 38：胃肠型食物中毒的鉴别诊断 　　　　　副高：熟悉　正高：掌握

胃肠型食物中毒应与以下疾病鉴别：

（1）非细菌性食物中毒 食用发芽马铃薯、苦杏仁、苍耳子、河豚或毒蕈等中毒者，潜伏期仅数分钟至数小时，通常不发热，以多次呕吐为主，腹痛、腹泻较少，但是神经症状较明显，病死率较高。汞砷中毒者有咽痛、充血、吐泻物中含血，通过化学分析可确定病因。

（2）霍乱及副霍乱 为无痛性泻吐，先泻后吐为多，并且不发热，大便呈米泔水样，由于潜伏期可长达 6 天，因此罕见短期内大批患者。大便涂片荧光抗体染色镜检及培养找到霍乱弧菌或受尔托弧菌，可以确定诊断。

（3）急性菌痢 偶见食物中毒型暴发。通常呕吐较少，常有发热、里急后重，粪便多混有脓血，下腹部及左下腹明显压痛，大便镜检有红细胞、脓细胞以及巨噬细胞，大便培养约半数有痢疾杆菌生长。

（4）病毒性胃肠炎 由多种病毒所引起，以急性小肠炎为特征，潜伏期 24～72 小时，主要表现有发热，恶心、呕吐，腹痛，腹胀及腹泻，排水样便或稀便，吐泻严重者可发生水、电解质及酸碱平衡紊乱。

> **知识点39：胃肠型食物中毒的治疗方法** 　　副高：熟悉　正高：掌握

（1）暴发流行时的处理　应将患者进行分类，轻者在原单位集中治疗，重症患者送往医院或者卫生队治疗，即时收集资料，进行流行病学调查及细菌学的检验工作，以确定病因。

（2）对症治疗　卧床休息，流食或半流食，宜清淡，多饮盐糖水。

（3）抗菌治疗　通常无需应用抗菌药物，经对症治疗法可痊愈。

> **知识点40：神经型食物中毒的诊断** 　　副高：熟悉　正高：掌握

（1）有进食可疑食物，尤其是火腿、腊肠、罐头或者瓶装食品史，同餐者集体发病。

（2）有特殊的神经系统症状与体征，如斜视、复视、眼睑下垂、吞咽困难、呼吸困难等。

（3）确诊　可以用动物试验查患者血清及可疑食物中的肉毒毒素，亦可用可疑食物进行厌氧菌培养，分离病原菌。

> **知识点41：神经型食物中毒的鉴别诊断** 　　副高：熟悉　正高：掌握

与脊髓灰质炎、流行性乙型脑炎、白喉后神经麻痹、急性多发性神经根炎、毒蕈及葡萄球菌肠毒素中毒等相鉴别。

> **知识点42：神经型食物中毒的治疗方法** 　　副高：熟悉　正高：掌握

（1）抗毒素治疗　多价肉毒素（a、b、e型）对本病有特效，必须及早应用，但病程已过两日者，抗毒素效果较差，但应继续注射以中和血中残存毒素。

（2）对症治疗　患者应严格卧床休息，并予适当镇静药，以避免瘫痪加重。患者于食后4小时内可用5%碳酸氢钠或1∶4000高锰酸钾溶液洗胃及灌肠。咽肌麻痹宜用鼻饲及输液。呼吸麻痹者用人工呼吸器，呼吸困难者吸氧，必要时气管切开。为消灭肠道内的肉毒杆菌，防止其继续产生肠素，可给予大剂量青霉素，还应根据病情给予强心药及防治继发性细菌感染等措施。

（3）化学疗法　近年有人采用盐酸胍35~50mg/（kg·d），分4~6次口服。据报道，此方法有促进末梢神经纤维释放乙酰胆碱的作用，所以能改善神经肌肉传递功能，增加肌张力，缓解中毒症状。

> **知识点43：感染性胃肠炎的病因** 　　副高：熟悉　正高：掌握

①很多细菌都有可能导致胃肠炎。一些细菌通过产生毒素引起症状，有的则在肠壁上生长。如果细菌在肠壁上生长，细菌可进入血液。②病毒与寄生虫，如贾第鞭毛虫也会导致胃肠炎。

知识点44：感染性胃肠炎的诊断　　　　　　副高：熟悉　正高：掌握

（1）病源接触史是重要的诊断特征：可能受污染的食物，不洁、未经处理或者遭污染的饮用水，接触有同样病征的患者、疫情地区旅游，均是诊断的首要怀疑特征。

（2）进一步诊断要通过血液、呕吐物以及粪便培养，对白细胞和嗜酸性粒细胞计数判断。

（3）应排除其他病症可能。

知识点45：感染性胃肠炎的治疗方法　　　　　　副高：熟悉　正高：掌握

该病属于自限性疾病，一般患者的病程在48～72小时可愈，有的则更短。目前尚无特效的抗病毒药物，不需用抗生素，预后良好。治疗主要是对症治疗或者支持疗法。脱水是这类腹泻致死的主要死因，针对严重病例，特别是幼儿及体弱者，应及时输液、纠正水、电解质、酸碱平衡失调，或口服世界卫生组织推荐的补液盐。

知识点46：胆道感染　　　　　　副高：熟悉　正高：掌握

胆道感染、胆石症是胆道系统急、慢性炎症以及结石病变的总称，包括急性胆囊炎、慢性胆囊炎、慢性结石性胆囊炎、慢性胆管炎、急性胆管炎、原发性胆管结石症、急性梗阻性化脓性胆管炎等。发病率一般占急腹症的第二位，但是在国内沿海与南方的一些省份中已上升为第一位，成为外科的常见、多发、难治疾病。

知识点47：急性结石性胆囊炎的病因　　　　　　副高：熟悉　正高：掌握

（1）胆囊管梗阻　结石可突然阻塞或者嵌顿于胆囊管或者胆囊颈，嵌顿的结石也直接损伤受压部位的黏膜引起炎症，导致胆汁排出受阻，胆汁滞留，胆汁浓缩。高浓度的胆汁酸盐具有细胞毒性，造成损害，加重黏膜的炎症，甚至会坏死。

（2）细菌感染　多为继发性感染，致病菌可通过胆道逆行侵入胆囊，或经血液循环或淋巴途径进入胆囊。胆汁或者胆囊壁细菌培养阳性者占50%～70%。

（3）其他因素　临床及动物实验均证实，单纯胆囊梗阻并不一定导致急性胆囊炎。在胆囊管梗阻之后，胆囊腔内如存在有胰液、胃液或浓缩的胆汁，则可造成急性炎症。

知识点48：急性结石性胆囊炎所治疗方法　　　　　　副高：熟悉　正高：掌握

急性结石性胆囊炎的最终治疗是手术治疗。手术时机及手术方法的选择应根据患者的具体情况而定。

（1）非手术疗法　包括禁食，输液，纠正水、电解质及酸碱代谢失衡，全身支持疗法。

（2）手术治疗　①手术时机的选择：急诊手术适用于：a. 发病在48～72小时内者。b. 经非手术治疗无效且病情恶化者。c. 有弥漫性腹膜炎、胆囊穿孔、急性化脓性胆管炎、急性坏死性胰腺炎等并发症者。d. 其他病人，尤其是年老体弱的高危患者，应争取在患者情况处于最佳时行手术。②手术方法的选择：手术方法有胆囊切除术与胆囊造口术。

知识点49：慢性胆囊炎病因　　　　　　　　　　　　副高：熟悉　正高：掌握

（1）慢性结石性胆囊炎　与急性胆囊炎一样，由于胆囊结石引起急性胆囊炎反复小发作而成，也即慢性胆囊炎与急性胆囊炎是同一疾病不同阶段的表现。

（2）慢性非结石性胆囊炎　在尸检或者手术时，此型病例占所有胆囊病变患者的2%～10%。

（3）伴有结石的慢性萎缩性胆囊炎　又称为瓷瓶样胆囊。结石导致的炎症与刺激，导致胆囊壁钙化所形成，钙化可局限于黏膜、肌层或者两者皆有。

（4）黄色肉芽肿样胆囊炎　比较少见，占胆囊炎性疾病的0.7%～1.8%。系由于胆汁脂质进入胆囊腔的结缔组织致炎性反应形成。

知识点50：慢性胆囊炎发病机制　　　　　　　　　　副高：熟悉　正高：掌握

（1）慢性结石性胆囊炎　慢性胆囊炎因为结缔组织增生和组织水肿使胆囊壁增厚，全层间有淋巴细胞浸润，胆囊内含黏液性物，可见沉淀物、胆沙或者结石；重者肌层则为纤维组织所代替。其胆汁的细菌培养往往阴性。

（2）慢性非结石性胆囊炎

1）代谢紊乱：由于胆固醇代谢的紊乱，致胆固醇酯沉积于胆囊黏膜而造成轻度炎症，其中约有半数可有胆固醇结石之形成。

2）感染：细菌可来自肠道和胆道，上行至胆囊；在败血症时，细菌可经血液或者淋巴途径到达胆囊。约1/3患者的胆汁培养有细菌生长。慢性胆囊炎也可由于病毒感染导致，约15%的患者既往有肝炎史。真菌、寄生虫感染亦可引起慢性胆囊炎。

3）运动功能障碍：胆道运动和（或）十二指肠乳头括约肌功能障碍可以逐渐演变为器质性病变。

4）血管因素：由于胆囊壁血管病变可引起胆囊黏膜损害，胆囊浓缩功能减低或丧失，终致胆囊壁纤维化。

（3）伴有结石的慢性萎缩性胆囊炎　胆囊可正常大小或者较小，甚至如拇指端大。胆囊壁增厚呈灰白色，囊腔结石可为一枚或者多枚，甚或充满整个胆囊，黏膜呈细颗粒状或仍较光滑但有胆石印痕。胆囊底或体部可见憩室内含胆汁。镜下见胆囊黏膜扁平、萎缩且显著纤维化，肌层肥厚；炎细胞数少，只有少许淋巴浆细胞及巨噬细胞，也可见肉芽肿性异物巨细胞反应，巨细胞内有胆固醇结晶，胆囊壁血管可有闭塞性末梢动脉炎。

（4）黄色肉芽肿样胆囊炎　病初时，由于急性胆囊炎和梗阻，胆汁经溃疡面进入间质或破裂Aschoff-Rokitanky窦，吞噬集中在炎症的部位，消化脂质形成大、圆、苍白的黄色瘤细胞，导致局限性或弥漫性破坏性炎症。

知识点51：慢性胆囊炎诊断及鉴别诊断　　　副高：熟悉　正高：掌握

由于症状和体征没有特异性，有时诊断不容易。对过去有急性胆囊炎病史，出现右上腹疼痛，B超检查显示胆囊缩小、胆囊壁增厚、胆囊排空障碍或胆囊内结石者，可作出慢性胆囊炎的诊断。同时应与胃食管反流性疾病、消化性溃疡、急性胰腺炎、胃炎、消化道肿瘤、右肾及输尿管疾病等相鉴别。

知识点52：慢性胆囊炎的治疗　　　副高：熟悉　正高：掌握

（1）手术治疗　慢性胆囊炎伴有胆石者，一经诊断行胆囊切除术为合理的根本治疗。

（2）内科治疗

1）饮食：宜低脂饮食。

2）利胆：硫酸镁高渗溶液（33%）能够刺激十二指肠黏膜，从而使胆总管末端Oddi括约肌松弛、胆囊排空，因而有利胆作用。肾功能不良者应慎用。

3）溶石：伴有胆石者可用溶石疗法。临床可以选用熊脱氧胆酸或鹅去氧胆酸。

知识点53：急性胆管炎的病因　　　副高：熟悉　正高：掌握

急性化脓性胆管炎是由于胆道梗阻（最常见为胆石梗阻）导致胆汁淤滞、胆管内压力迅速增高所引起胆道急性化脓性感染。

知识点54：急性胆管炎的诊断及鉴别诊断　　　副高：熟悉　正高：掌握

（1）诊断　根据临床表现及相关检查，不难得出诊断。

（2）鉴别诊断　应与胆囊炎和胰腺炎相鉴别。

知识点55：急性胆管炎的治疗　　　副高：熟悉　正高：掌握

（1）非手术治疗包括解痉、镇痛以及利胆药物的应用。

（2）手术解除胆管梗阻，使胆管压力减低，引流通畅。但是在疾病早期，急性单纯性胆管炎病情不太严重时，可以先采用非手术方法。

对非手术治疗无效，并由单纯性胆管炎发展成急性梗阻性化脓性胆管炎，应及时采用手术治疗。如非手术治疗后12～24小时病情没有明显改善，应即进行手术。即使休克不易纠正，也应争取手术引流。对病情一开始就较严重，尤其是黄疸较重的病例，应及时手术。手术方法应力求简单有效，主要是胆管切开探查及引流术。应注意的是引流管必须放在胆管梗阻的近侧，在梗阻远侧的引流是无效的，病情不能得到缓解。如病情条件允许，还可切除。

知识点56：急性梗阻性化脓性胆管炎的病因　　　副高：熟悉　正高：掌握

本病特点为在胆道梗阻的基础上伴发胆管急性化脓性感染及积脓，胆道高压，大量细菌内毒素进入血液，导致多菌种、强毒力、厌氧与需氧菌混合性败血症、氮质血症、内毒素血症、中毒性肝炎、高胆红素血症、感染性休克以及多器官功能衰竭等一系列严重并发症。

知识点57：急性梗阻性化脓性胆管炎的发病机制　　　副高：熟悉　正高：掌握

多种因素可造成胆管完全梗阻，在梗阻的情况下细菌经胆汁进入肝后大部分被肝的单核-吞噬细胞系统所吞噬，大约10%的细菌可逆流入血，造成菌血症。胆管内压急剧增加，胆管扩张、管壁增厚，胆管黏膜水肿、充血，炎性细胞浸润，黏膜上皮糜烂、脱落，形成溃疡。肝充血、肿大。光镜下见肝细胞肿胀、变性，汇管区炎性细胞浸润，胆小管内胆汁淤积，胆汁通过胆小管破溃至门静脉分支，同时大量的细菌与毒素进入体循环，导致全身化脓性感染和多器官功能障碍综合征（MODS）。

知识点58：急性梗阻性化脓性胆管炎的诊断及鉴别诊断　　　副高：熟悉　正高：掌握

（1）诊断　主要依据病史、体检、实验室、B超、放射、CT、MRI等检查方法进行确诊。

（2）鉴别诊断　应和急性胆囊炎、消化性溃疡穿孔或出血、急性坏疽性阑尾炎、重症急性胰腺炎、食管静脉曲张破裂出血以及右侧胸膜炎、右下大叶性肺炎等鉴别。

知识点59：急性梗阻性化脓性胆管炎的治疗　　　副高：熟悉　正高：掌握

（1）非手术疗法

1）存在休克者应当首先治疗休克，并注意防治急性肾衰竭。

2）纠正代谢性酸中毒，依据血生化检查结果输入适量的碳酸氢钠。

3）选用广谱抗生素静脉内滴注。

4）给予镇痛药和解痉剂，纠正脱水，静脉给予大剂量维生素C和维生素K_1等。

5）情况允许时可做纤维十二指肠镜和鼻胆管引流术。

经过上述紧急处理者，病情可能会趋于稳定，腹痛减轻、血压平稳、体温下降。待全身情况好转后，再择期进行手术。

（2）手术治疗　基本方法是胆总管切开引流术。并发胆囊积脓及结石者，可以同时取出胆石并做胆囊造口引流术，待病情改善后，再做第二次手术。手术时宜先探查胆总管，取出胆管内的结石，放置T形引流管。如果肝管开口处梗阻，那么必须将其扩大或将狭窄处切开。尽量取出狭窄上方的结石，然后把引流管的一臂放至狭窄处上方肝管内，才能达到充分引流的目的。

知识点60：肾盂肾炎
副高：熟悉　正高：掌握

肾盂肾炎是指肾盂的炎症，大都由细菌感染引起，通常伴下泌尿道炎症，临床上不易严格区分。根据临床病程及疾病，肾盂肾炎可分为急性与慢性。

知识点61：肾盂肾炎的病因
副高：熟悉　正高：掌握

肾盂肾炎在尿路感染中为上尿道感染。大肠杆菌为主要致病菌。肾盂肾炎的易感因素是多方面的，主要因素同感染有关。

（1）因为女性尿道短，细菌容易侵入，感染机会多，所以女性发病率比男性高8～10倍。

（2）女性尿道口有大肠杆菌存在，性交往往是引起感染的重要原因。

（3）妊娠妇女雌激素分泌增多，输尿管张力降低，蠕动减弱，造成尿路不畅，尿液反流的发生率较高，引起妊娠期的尿路感染，多数为肾盂肾炎。肾盂肾炎多由膀胱炎上行感染所致，特别是膀胱-输尿管反流，为上行感染的重要原因。

（4）膀胱炎。

（5）尿路梗阻。

（6）肾实质病变。

（7）全身性因素。

知识点62：慢性肾盂肾炎的诊断
副高：熟悉　正高：掌握

（1）病史　急性肾盂肾炎病史可作为诊断的参考，但不能作为依据。

（2）临床表现　有间断反复出现尿路刺激症状，通常较轻，常伴有乏力、食欲缺乏、腰酸痛，可有低热或无发热。晚期可因肾功能损害而出现头痛、头晕、恶心、呕吐等尿毒症症状，亦可出现多尿、夜尿增多、低钠血症、低钾血症或慢性肾小管性酸中毒。部分患者病情隐袭或不典型，宜注意。

（3）辅助检查　①尿常规：尿蛋白通常为微量或少量。如果尿蛋白>3.0g/24h，则提示非本病的可能。尿沉渣可有少量红细胞及白细胞。如果发现白细胞管型有助于诊断，但是非本病所特有。②尿培养：阳性率较低，有时需反复检查方可获得阳性结果。阴性尿细菌培养患者中大约有20%可找到原浆型菌株。

知识点63：急性肾盂肾炎的鉴别诊断
副高：熟悉　正高：掌握

（1）发热性疾病　流感、疟疾、伤寒、败血症等与全身症状突出的肾盂肾炎表现相似，应该详细询问病史，注意泌尿系统表现，尤其是尿液检查。

（2）腹部器官疾病　易同以腹痛和消化系统症状伴发热及血白细胞计数升高的肾盂肾炎混淆，应警惕急性胃肠炎、阑尾炎以及附件炎等。

（3）区别上、下尿路感染　通常有发热等全身症状和腰痛、肾区叩痛等提示上尿路感染，但是仅凭临床表现来分辨上、下尿路感染并不可靠。

| 知识点64：慢性肾盂肾炎的鉴别诊断 | 副高：熟悉　正高：掌握 |

（1）肾、泌尿道结核　肾、泌尿道结核是结核杆菌导致的肾脏和泌尿道感染。症状、体征以及肾改变都可与慢性肾盂肾炎相似，其区别点是肾、泌尿道结核时尿路刺激症状明显，尿沉渣涂片可找到抗酸杆菌（要除外尿垢杆菌污染），尿普通细菌培养阴性而结核杆菌培养阳性，尿亚硝酸还原试验阴性。X线检查有时可见肾区有结核病灶钙化影或者有虫蚀样组织缺损区（干酪坏死灶）。部分肾结核患者可找到肺、肠及腹腔、前列腺、骨、附睾或盆腔结核病灶。

（2）尿道综合征　为女性常见的下尿路疾病，有明显的尿频、尿急以及排尿困难等尿路刺激症状，但是多无全身表现，无腰痛、无上输尿管点、肋腰点压痛，无肾区叩痛，中段尿检查白细胞数不增多或者稍增多，一般<10个/高倍视野、多次尿细菌培养菌落数$<10\times10^7$/L，症状过$2\sim3$天后逐渐消失，但容易复发，该综合征有一部分可能为病原体感染，另一部分则可能为非感染性疾病。

（3）慢性肾小球肾炎　慢性肾小球肾炎没有明显尿路刺激症状，尿沉渣中白细胞数增多不明显，无白细胞管型，尿细菌检查为阴性，而尿蛋白含量较多，易导致低蛋白血症，肾小球功能损害较明显。肾盂肾炎的尿蛋白量较小，通常在1g/24h以下，而肾小管功能损害比较明显。根据这些特点，两者鉴别不难。

| 知识点65：肾盂肾炎的治疗方法 | 副高：熟悉　正高：掌握 |

（1）一般治疗　目的在于缓解症状，避免复发，减少肾实质的损害。应鼓励患者多饮水，勤排尿，以降低髓质渗透压，提高机体吞噬细胞功能，冲洗掉膀胱内的细菌。

（2）抗感染治疗　①急性肾盂肾炎：初发的急性肾盂肾炎可以选用复方磺胺甲噁唑（SMZ-TMP）2片，每日2次，或吡哌酸0.5g，每日$3\sim4$次，或诺氟沙星0.2g，每日3次，疗程$7\sim14$天。感染严重有败血症者宜静脉给药，并依据尿培养结果选用敏感药物。②慢性肾盂肾炎：急性发作者按照急性肾盂肾炎治疗，而反复发作者应通过尿细菌培养并确定菌型，明确此次再发是复发或重新感染。

| 知识点66：腹腔感染的病因 | 副高：熟悉　正高：掌握 |

腹腔感染包括急性胆囊炎及胆道感染、细菌性肝脓肿、急性腹膜炎，以及急性胰腺炎继发细菌感染等。一般为肠杆菌科细菌、肠球菌属以及拟杆菌属等厌氧菌的混合感染。

| 知识点67：腹腔感染的诊断及鉴别诊断 | 副高：熟悉　正高：掌握 |

（1）诊断　腹腔镜观察，血清C反应蛋白及B超检查可诊断。

（2）鉴别诊断 严重腹腔感染是指腹腔被感染的持续时间较长、范围广泛，合并多器官功能紊乱综合征（MODS）的腹腔感染。

第三型腹膜炎指的是原发和继发性腹腔炎经手术及抗生素治疗后，腹腔感染仍持续或复发。

知识点68：腹腔感染的治疗方法　　　　　副高：熟悉　正高：掌握

（1）在给予抗菌药物治疗之前应尽可能留取相关标本送培养，获病原菌之后进行药敏试验，作为调整用药的依据。

（2）尽早开始抗菌药物的经验治疗。经验治疗需选用能覆盖肠道革兰阴性杆菌、肠球菌属等需氧菌以及脆弱类杆菌等厌氧菌的药物。

（3）急性胰腺炎本身为化学性炎症，无应用抗菌药物的指征，继发细菌感染时需用抗菌药物。

（4）必须保持病灶部位引流通畅。有手术指征者应做外科处理，并于手术过程中采集病变部位标本做细菌培养及药敏试验。

（5）初始治疗时需静脉给药，病情好转之后可改为口服或肌注。

知识点69：膀胱炎　　　　　　　　　　　副高：熟悉　正高：掌握

膀胱炎有特异性和非特异性细菌感染。前者指膀胱结核而言，后者系大肠杆菌、副大肠杆菌、铜绿假单胞菌、变形杆菌、粪链球菌以及金黄色葡萄球菌所致。其临床表现有急性与慢性两种。

知识点70：膀胱炎的病因　　　　　　　　副高：熟悉　正高：掌握

（1）膀胱内在因素 如膀胱结石、异物、肿瘤以及留置导尿管等，破坏了膀胱薄膜的防御能力。

（2）尿路梗阻及排尿障碍 失去了尿液的冲洗作用，残余尿就成为细菌生长的良好培养基。

（3）神经系统损害 男性前列腺精囊炎，女性尿道旁腺炎亦可导致膀胱炎。尿道内应用器械检查或治疗时，细菌可随之进入膀胱。下行性感染指的是膀胱炎继发于肾脏感染，膀胱感染可由邻近器官感染经淋巴传播或直接蔓延所导致。膀胱炎可分细菌性与非细菌性两种。细菌以大肠杆菌最常见，其次是葡萄球菌。

知识点71：膀胱炎的诊断　　　　　　　　副高：熟悉　正高：掌握

（1）急性膀胱炎 除依据病史及体征外，需做中段尿液检查。尿液中有脓细胞和红细胞。为及时治疗，可以先将尿涂片行革兰染色检查，初步明确细菌的性质，同时行细菌培养、菌落计数以及抗生素敏感试验，为以后治疗提供更准确的依据。血液中白细胞计数升高。在急性膀胱炎时，忌行膀胱镜检查。

（2）慢性膀胱炎　需对泌尿生殖系统进行全面检查，以明确有无慢性肾脏感染，男性病人需排除阴茎头包皮炎、前列腺精囊炎；女性病人应排除尿道憩室、尿道炎、膀胱膨出、阴道炎和尿道口处女膜伞或融合等情况。

知识点72：膀胱炎的鉴别诊断　　　　　　副高：熟悉　　正高：掌握

急性肾盂肾炎需同急性膀胱炎区别，前者除有膀胱刺激症状外，还有寒战、高热以及肾区叩痛。结核性膀胱炎发展缓慢，呈慢性膀胱炎症状，对药物治疗的反应不佳，尿液中可以找到抗酸杆菌，尿路造影显示患侧肾有结核病变。膀胱炎与间质性膀胱炎的区别在于，后者尿液清晰，无细菌，极少脓细胞，膀胱充盈时有剧痛，耻骨上膀胱区可触及饱满而有压痛的膀胱。嗜酸性膀胱炎的临床表现相似于一般膀胱炎，区别在于前者尿中有嗜酸性粒细胞，并大量浸润膀胱黏膜。膀胱炎与腺性膀胱炎的鉴别诊断，主要依靠膀胱镜检查及活体组织检查。

知识点73：膀胱炎的治疗方法　　　　　　副高：熟悉　　正高：掌握

膀胱炎可由多种原因引起，治疗办法亦因人而异。首选抗生素治疗，在使用抗生素控制病情的同时，中西药结合治疗急性膀胱炎与慢性膀胱炎则更加有效而科学。

知识点74：尿道炎　　　　　　　　　　　副高：熟悉　　正高：掌握

尿道炎是指尿道黏膜的炎症，是一种常见病，多见于女性，在临床上分为急性与慢性、非特异性尿道炎与淋菌性尿道炎，后两种临床表现类似，必须根据病史和细菌学检查加以鉴别。致病菌以大肠杆菌、链球菌和葡萄球菌为最常见。

知识点75：尿道炎的病因　　　　　　　　副高：熟悉　　正高：掌握

（1）尿道损伤　尿道器械检查造成的尿道黏膜擦伤，可破坏尿道黏膜防御功能，导致细菌感染。

（2）尿道内异物　自外界放入的异物或者尿道内结石等，停顿稍久即可导致尿道感染。

（3）尿道梗阻　如包皮口狭窄、尿道狭窄、尿道外口狭窄、后尿道瓣膜、尿道肿瘤、女性处女膜伞、尿道口处女膜融合等，由于排尿不畅，尿液积存于尿道内可继发尿道感染。

（4）邻近器官炎症　如精囊炎、前列腺炎、阴道炎或子宫颈炎等可蔓延到尿道，此常为慢性后尿道炎的顽固病灶。

（5）常与性生活有关。

知识点76：尿道炎的发病机制　　　　　　　　　副高：熟悉　正高：掌握

感染途径有上行性感染与下行性感染，根据致病菌的不同可分为：

（1）特异性尿道炎　又称为淋病性尿道炎，简称为淋病，致病菌为淋病奈瑟菌。

（2）非特异性尿道炎　致病菌以大肠埃希杆菌、链球菌属及葡萄球菌属最常见。

（3）非淋病性尿道炎　致病菌为沙眼衣原体、嗜血短杆菌、解脲支原体、真菌、阴道毛滴虫、尖锐湿疣及单纯疱疹病毒等。

知识点77：尿道炎的诊断　　　　　　　　　　　副高：熟悉　正高：掌握

除根据病史及体征之外，需将尿道分泌物行涂片染色检查或细菌培养，以明确致病菌。急性期尿道内忌用器械进行检查。慢性尿道炎需行尿道膀胱镜检查，以便明确发病的原因。有时可以用金属尿道探条试探尿道内有无狭窄，必要时行尿道造影。

知识点78：尿道炎的鉴别诊断　　　　　　　　　副高：熟悉　正高：掌握

尿道炎首先应同淋病性尿道炎区别，淋病性尿道炎是一种特异性感染的性病，尿道有脓性分泌物，脓液涂片染色检查可见分叶核粒细胞内有革兰阴性双球菌。其次，应同非淋菌性尿道炎及滴虫性尿道炎区别，女性容易在阴道内找到滴虫，而男性不易找到滴虫，常需在尿道口分泌物、包皮下、前列腺液以及尿液中检查有无滴虫，作出诊断。莱特综合征候群除尿道炎外，同时有结膜炎和关节炎。

知识点79：尿道炎的治疗　　　　　　　　　　　副高：熟悉　正高：掌握

急性尿道炎采用抗生素与化学药物联合应用，疗效比较好。近来诺氟沙星与磺胺药物联合应用，临床效果满意。应注意休息，补充足够液体。急性期间，应避免性生活，否则就会延长病程。慢性期间，如果尿道外口或尿道内有狭窄，应做尿道扩张术或者尿道外口劈开术。对长期反复发作，全身用药效果不明显的慢性后尿道炎患者，可以考虑尿道局部用药。

知识点80：前列腺炎　　　　　　　　　　　　　副高：熟悉　正高：掌握

前列腺炎指发生于前列腺组织的炎症。前列腺特异性和非特异感染所致的急慢性炎症，从而引起的全身或局部症状。发病也可能与饮食、季节、性活动、职业、社会经济状况、精神心理因素以及良性前列腺增生或下尿路综合征、泌尿生殖道炎症等有关。

知识点81：前列腺炎的病因　　　　　　　　　　副高：熟悉　正高：掌握

仅有少数患者有急性病史，多表现为慢性、复发性经过。病原体多为肠道致病菌，常规细菌学检查大约仅有20%的患者查出细菌。近来研究表明，前列腺炎患者尿动力学检查发现后尿道压力增高，内服α-肾上腺素能受体拮抗剂后症状减轻或者消失，提示前列腺后尿道平滑肌能力增高，使尿液湍流，尿液反流入前列腺，尿液内的尿酸产生化学刺激，导致疼痛。病原体随尿液侵入前列腺，导致感染。病理解剖证实前列腺炎病变通常局限于外周带，此处腺管与尿流垂直线逆向开口于后尿道，易致尿液反流，而中央带及移行带腺管走向与尿流方向一致，不易发生感染。最近研究还发现尿液的尿酸盐不仅对于前列腺有刺激作用，还可沉淀成结石，堵塞腺管，可以成为细菌的庇护场所。

知识点82：前列腺炎的发病机制　　　　　副高：熟悉　正高：掌握

（1）Ⅰ型前列腺炎　急性细菌性前列腺炎病原体感染为主要致病因素。

（2）Ⅱ型慢性前列腺炎　致病因素亦主要为病原体感染，但机体抵抗力较强或/和病原体毒力较弱，以逆行感染为主，病原体主要为葡萄球菌属，其次为大肠埃希菌、棒状杆菌属及肠球菌属等。

（3）Ⅲ型慢性前列腺炎　发病机制未明，病因学十分复杂，存在广泛争议，多数学者认为其主要病因可能是病原体感染、炎症和异常的盆底神经肌肉活动和免疫异常等共同作用结果。

（4）Ⅳ型前列腺炎（无症状性前列腺炎）　因无临床症状，常因其他相关疾病检查时被发现，因此缺乏发病机制的相关研究资料，可能同Ⅲ型前列腺炎的部分病因与发病机制相同。

知识点83：前列腺炎的诊断　　　　　　　副高：熟悉　正高：掌握

推荐按照NIH（美国国立卫生研究院）分型诊断前列腺炎：

（1）Ⅰ型（急性细菌性前列腺炎）　主要根据病史、体格检查和血、尿的细菌培养结果。对患者进行直肠指检是必需的，但是禁忌进行前列腺按摩。在应用抗生素治疗前，应进行中段尿培养或者血培养。

（2）Ⅱ型和Ⅲ型（慢性前列腺炎）　需详细询问病史、全面体格检查、尿液以及前列腺按摩液常规检查。推荐应用NIH慢性前列腺炎症状指数进行症状评分。推荐"两杯法"或"四杯法"进行病原体定位试验。

（3）Ⅳ型（无症状性前列腺炎）　无症状，在前列腺按摩液（EPS）、前列腺按摩后尿液、精液、前列腺组织活检以及前列腺切除标本的病理检查时被发现。

知识点84：前列腺炎的鉴别诊断　　　　　副高：熟悉　正高：掌握

（1）慢性尿道炎或膀胱炎　其临床表现类似于慢性前列腺炎，但是做前列腺检查可无异常发现。

（2）前列腺痛　无实质性病变，表现为会阴部与耻骨上区疼痛和压痛，有排尿障碍等尿路表现。

（3）肉芽肿性前列腺炎　尽管症状、直肠指检易同慢性前列腺炎混淆，但是前者进展快，可迅速发生尿潴留，短期内硬结生长较快。

（4）卡他性前列腺炎或者前列腺病　临床症状很难与慢性前列腺炎相区别。会阴部疼痛不适，有排尿及性功能障碍等表现。前列腺液检查有多量卵磷脂小体，白细胞增多，但是涂片及细菌培养均无细菌生长。

（5）前列腺溢液　大、小便终末有乳白色分泌物从尿道流出，常合并精神症状。但是直肠指检、前列腺液镜检均正常，细菌学检查阴性。

（6）前列腺癌　晚期可出现尿路症状。直肠指检发现前列腺有坚硬的肿块，并且表面高低不平。前列腺液涂片、穿刺活检均可以发现癌细胞。

（7）前列腺结核　症状相似于前列腺炎，但有结核病史。

（8）前列腺结石　出现腰骶部、会阴部疼痛及性功能紊乱比如阳痿及早泄等症状。直肠指检可扪及前列腺有结石摩擦感，骨盆X线平片有阳性结石阴影，可资鉴别。

| 知识点85：前列腺炎的治疗方法 | 副高：熟悉　正高：掌握 |

治疗方法有：抗菌治疗，给予消炎镇痛药，物理治疗，α受体拮抗剂，手术治疗。外科治疗可以用于反复发作的慢性细菌性前列腺炎。前列腺摘除能够达到治愈的目的，但要慎用。

| 知识点86：淋病 | 副高：熟悉　正高：掌握 |

淋病是淋病奈瑟菌导致的以泌尿生殖系统化脓性感染为主要表现的性传播疾病，其发病率居于我国性传播疾病第二位，多发生于性活跃的青年男女。

| 知识点87：淋病的诊断 | 副高：熟悉　正高：掌握 |

（1）接触史　患者有婚外性行为或不洁性行为史，与淋病患者（尤其家中淋病患者）共用物品史，以及配偶有感染史，新生儿母亲有淋病史。

（2）临床表现　淋病的主要症状有尿痛、尿频、尿急、尿道口流脓或宫颈口、阴道口有脓性分泌物等，或有直肠炎、淋菌性结膜炎、咽炎等表现，或有播散性淋病症状。

（3）实验室检查　男性急性淋菌性尿道炎涂片检查有诊断意义，但是对于女性应进行淋球菌培养，有条件的地方可采用基因诊断方法确诊。

| 知识点88：淋病的鉴别诊断 | 副高：熟悉　正高：掌握 |

（1）非淋菌性尿道炎　潜伏期比较长，为7~21天，尿道分泌物较少或没有，为浆液性或黏液性分泌物，稀薄，症状轻微，没有全身症状。其病原体主要是沙眼衣原体，解脲支

原体。

（2）念珠菌性阴道炎　主要临床症状为外阴及阴道瘙痒。

（3）滴虫性阴道炎　主要临床症状是阴道瘙痒，分泌物多呈泡沫状。阴道黏膜及宫颈充血明显，有出血点时呈特征性草莓状外观。并且阴道黏膜常出血，分泌物带血性。在分泌物中可查出滴虫。

（4）细菌性阴道炎　白带增多并呈灰色，均匀一致，pH值增高，有鱼腥味。涂片可见乳酸杆菌减少，而革兰阴性菌增多。

知识点89：淋病的治疗方法　　　　　　　　　　　　　　副高：熟悉　正高：掌握

对于无并发症淋病，给予头孢曲松肌内注射，单次给药；或头孢噻肟肌内注射，单次给药；或大观霉素肌内注射，单次给药。次选方案为其他第三代头孢菌素类，如已证明其疗效较好，也可选作替代药物。若沙眼衣原体感染不能排除，加上抗沙眼衣原体感染药物。

儿童淋病：体重>45kg按成人方案治疗，体重<45kg儿童或年龄<8岁者推荐使用头孢曲松，肌内注射，单次给药；或大观霉素，肌内注射，单次给药，由医生决定用药剂量，禁用四环素类药物。

对于有并发症淋病，则采用头孢曲松，肌内注射；或大观霉素，肌内注射；或头孢噻肟，肌内注射。

知识点90：皮肤及软组织感染（SSTI）　　　　　　　　　副高：熟悉　正高：掌握

皮肤及软组织感染（SSTI）是化脓性致病菌侵犯表皮、真皮以及皮下组织引起的炎症性疾病。皮肤及软组织感染包括毛囊炎、疖、痈、急性蜂窝织炎、淋巴管炎、烧伤创面感染、手术后切口感染及压疮感染等。

知识点91：皮肤及软组织感染（SSTI）的病因　　　　　副高：熟悉　正高：掌握

（1）生理性皮肤屏障障碍。
（2）疾病导致的皮肤屏障破坏。
（3）创伤导致的皮肤屏障破坏。
（4）机体抵抗力下降。

知识点92：皮肤及软组织感染的诊断　　　　　　　　　　副高：熟悉　正高：掌握

临床表现主要为病变部位的红、肿、热、痛，部分病例可伴有发热、血白细胞增多等。
（1）疼痛　是感染的必有症状，某些部位疼痛剧烈。
（2）肿胀　首先是局部肿胀，皮肤发红，用手触之皮肤轻微发热并有硬结。
（3）发热　小的感染可能不发热；较大感染可有低热，甚至高热及寒战，同时脉搏加快。

（4）流脓血 皮肤软组织感染坏死液化成脓，形成一个或者数个脓疱，破溃后流出脓血。

知识点93：皮肤及软组织感染的治疗方法　　　副高：熟悉　正高：掌握

（1）外用抗生素治疗 理想的外用抗菌药物应具备：①广谱、高效。②不易产生耐药性。③局部应用可以保持较高的抗菌活性，不受局部环境因素的影响。④抗菌药物及其基质不影响创面的愈合。⑤给予广谱抗菌药同时，能有效地维护皮肤微生态。⑥不易发生过敏反应。

（2）系统抗生素治疗 ①经验性抗菌治疗：应根据病史、临床表现，结合分级、分类诊断，特别是可能的诱因或危险因素，选择针对常见或者可能致病菌的抗菌药物1~2种。②金葡菌感染的抗菌治疗：分为甲氧西林敏感葡萄球菌与MRSA两种情况。③特殊情况治疗：SSTI抗菌疗法若其致病菌比较复杂，应根据分离的致病菌种类，结合药物敏感试验选择抗生素，并要注意使用过程中对抗生素耐药性进行监测。

（3）外科治疗 包括切开引流、手术切除病灶等。

知识点94：猪链球菌的特点　　　副高：熟练掌握　正高：熟练掌握

呈圆形或卵圆形，常呈链状排列，长短不一，为革兰阳性球菌。在血平板培养基上生长，菌落周围形成溶血环。目前已发现其荚膜抗原血清型有35种以上。大多数致病性血清型在1~9血清型。血清型2为最常见与毒力最强的血清型。致病因子有荚膜、溶菌酶释放蛋白（MRP）、细胞外因子（EF）以及溶血素。荚膜能够保护细菌，抵抗吞噬。溶菌酶释放蛋白、细胞外因子的存在提高了菌株的致病力。本菌抵抗力不强，对干燥、湿热都较敏感，常用消毒药都可将其杀死。

知识点95：猪链球菌的致病性　　　副高：熟练掌握　正高：熟练掌握

链球菌属的细菌种类繁多，在自然界中分布广泛，可引起人、猪、牛、马、羊和禽等多种动物感染。在人的感染中，猪链球菌常引起化脓性脑炎。此外，心内膜炎、腹膜炎、蜂窝织炎、横纹肌溶解、关节炎、肺炎、葡萄膜炎和眼内炎等病也有。

知识点96：猪链球菌病的诊断　　　副高：熟悉　正高：掌握

猪链球菌病感染一般可根据临床症状和病理剖检变化进行初步诊断。确诊需要通过血清学检查、分离病原菌和病理组织学检查等实验室方法进行。

知识点97：**猪链球菌病的治疗** 副高：熟悉　正高：掌握

治疗原则，首先选择对猪链球菌敏感的抗菌药物。可以通过药敏试验，筛选敏感抗菌药。阿莫西林、青霉素、氨苄西林对猪链球菌敏感。同时，可以按不同病型进行对症治疗。淋巴结脓肿型，当脓肿成熟后，及时切开，排除脓汁，用3%双氧水或0.1%高锰酸钾液冲洗后涂以碘酊。对败血症型和脑膜脑炎型，应早期大剂量使用抗生素或者磺胺类药物。青霉素与地塞米松，庆大霉素与青霉素等联合应用都有良好效果。

知识点98：**鼠疫病因** 副高：熟悉　正高：掌握

（1）鼠蚤叮咬　啮齿动物→蚤→人的传播是腺鼠疫的主要传播方式。
（2）呼吸道感染　借飞沫形成"人→人"的方式传播，并可造成人间鼠疫的大流行。
（3）皮肤感染　经皮肤伤口而感染。
（4）消化道感染　人吃了未彻底煮熟的染菌肉而感染。

知识点99：**鼠疫的诊断及鉴别诊断** 副高：熟悉　正高：掌握

在流行区，流行初期或者散发性不典型病例尤应尤其注意。根据流行病学资料及典型临床表现，一般即可作出诊断。轻型病例需与急性淋巴结炎、恙虫病、钩端螺旋体病、兔热病等区别。对可疑需进行细菌学或者血清学检查，检出鼠疫杆菌是确诊的最重要依据。

知识点100：**鼠疫的治疗** 副高：熟悉　正高：掌握

（1）治疗原则　严格地隔离消毒、饮食与补液、护理。
（2）病原治疗　原则是早期、联合、足量、应用敏感的抗菌药物。
1）链霉素：为治疗各型鼠疫特效药。
2）庆大霉素：分次静滴。
3）四环素和氯霉素：在开始2日宜用较大量。不能口服时改静滴；热退后即改口服。
4）磺胺药：宜用于轻症及腺鼠疫。
5）双嘧啶或复方新诺明。
6）β-内酰胺类、喹诺酮类：研究报道鼠疫杆菌对β-内酰胺类敏感性最好，喹诺酮类和氨基糖苷类次之，大环内酯类较差。

知识点101：**恙虫病的病因** 副高：熟悉　正高：掌握

恙虫病东方次体为革兰阴性专性细胞内小微生物。和其他立克次体感染不同，恙虫病东方次体感染对丛林斑疹伤寒的再次发作，不产生切实的保护作用，这是由于它的抗原成分可变所引起。鼠类是主要传染源和贮存宿主，如沟鼠、家鼠、黄胸鼠、田鼠等。家兔、野兔、家禽及某些鸟类也能感染本病。恙螨幼虫是本病的传播媒介。

知识点102：恙虫病的诊断	副高：熟悉　正高：掌握

（1）流行季节到过疫区，有田野作业或者在草丛中坐卧史。

（2）临床表现　有发热、焦痂或者溃疡、局部淋巴结肿大、皮疹、肝脾肿大。

（3）实验室检查　有白细胞计数减少或者正常，变形杆菌OXK凝集反应（用外斐氏法检测恙虫病血清标本的OXK抗体）阳性，并且随病程效价逐渐升高。结合其他血清学检查结果有助于诊断。

知识点103：恙虫病的治疗	副高：熟悉　正高：掌握

主要是病原治疗，根据合并脏器损害的部位及程度给予相应对症处理，治疗期间严密观察血象，以防药物副作用发生。

第三十六章　临床真菌学检验

第一节　真菌的分类

知识点1：真菌的分类依据　　　　　　　　　　　　副高：掌握　正高：掌握

有性生殖的各种器官、无性菌丝以及孢子及菌落的形态等特征。

知识点2：真菌的最新分类　　　　　　　　　　　　副高：掌握　正高：掌握

有人认为真菌因作为一个独立的界：真菌界，并将真菌分为2个门，即黏菌门与真菌门。真菌门又根据其生物学性状等传统地分为5个亚门：接合菌亚门、鞭毛菌亚门、子囊菌亚门、担子菌亚门及半知菌亚门。与医学有关的真菌有4个亚门：

（1）接合菌亚门　属条件致病性真菌，绝大多数为无隔、多核菌丝体。

（2）子囊菌亚门　具有子囊和子囊孢子。

（3）担子菌亚门　具有担子和担孢子。

（4）半知菌亚门。

最新的真菌分类是把真菌界分为4个门：接合菌门、子囊菌门、担子菌门和壶菌门，而将属于半知菌亚门中的真菌划分到前3个门中，并且取消了黏菌。依据卡氏肺囊虫囊虫壁的超微结构类似真菌细胞，大多数学者认为应属于真菌，并将其称为卡氏肺孢子菌。

第二节　真菌的基本特性

知识点1：真菌的形态与结构　　　　　　　　　　　副高：掌握　正高：掌握

通过普通光学显微镜的低倍或高倍镜就可看见。真菌的菌体外有一层坚硬的细胞壁，但是其中缺乏肽聚糖，但含有由多聚N-乙酰葡萄糖组成的大分子物质，因此其不受青霉素或头孢菌素的作用。真菌的细胞膜含固醇而细菌无。

按形态可将真菌分为单细胞与多细胞两类。单细胞真菌呈圆形或者卵圆形，以出芽方式繁殖；多细胞真菌系由菌丝和孢子组成，菌丝伸长分支，交织成团，这类真菌，称丝状菌，又可称为霉菌。而有些真菌可因环境条件的改变两种形态发生互变，称为二相性。这些真菌在体内或者在含有动物蛋白的培养基上37℃培养时呈酵母型，在普通培养基上25℃培养时则呈丝状菌型。

| 知识点2：菌丝 | 副高：掌握　正高：掌握 |

在适宜环境中，由孢子出芽长出芽管，逐渐延长呈丝状，称为菌丝。菌丝向下生长，深入培养基内吸取营养，以供生长称为营养菌丝；菌丝继续分支，交织成团，称为菌丝体；向空间生长的称为气生菌丝。一部分气生菌丝可产生孢子，称为殖菌丝。有的菌丝内能形成横隔，称为隔膜，而将一条菌丝分成一连串的细胞，称为有隔菌丝。绝大多数病原性丝状菌都具有隔膜，隔膜中还有小孔，允许胞质流通。有些菌丝没有隔膜，称无隔菌丝。整条菌丝为一个细胞，细胞内有多个细胞核。因此菌丝的形态有助于真菌的鉴别。

| 知识点3：孢子 | 副高：掌握　正高：掌握 |

孢子是真菌的繁殖结构。孢子分有性和无性两类。无性孢子由菌丝上的细胞直接分化或出芽形成。有性孢子是由同一菌体或不同菌体上的两个细胞融合经减数分裂形成。病原性真菌大多形成无性孢子。真菌的孢子抵抗力不强，加热60~70℃短时间即死亡。孢子与细菌芽胞不同，其区别见表5-36-1。

表5-36-1　真菌孢子与细菌芽胞的区别

	真菌孢子	细菌芽胞
抵抗力	不强，60~70℃短时间即死	强，煮沸短时间不死
数目	一条菌丝可产生多个孢子	一个细菌体只形成一个芽胞
作用	为繁殖方式之一	不是繁殖方式
形状	形状多种多样	圆形或椭圆形

（1）无性孢子　根据形态可分为三种：分生孢子、叶状孢子及孢子囊孢子。①分生孢子：是真菌常见的一种无性孢子。常根据其大小、形状、结构、颜色情况作为分类、鉴定的依据。分生孢子生长在分生孢子梗的顶端或者侧面。按其形态与结构又可分为两种：a. 大分生孢子，有鉴别意义。b. 小分生孢子，其诊断意义不大。②叶状孢子：由菌丝内细胞直接形成，有3种：a. 关节孢子：由菌丝细胞分化成长方形的节段，呈链状排列，胞壁较厚。b. 芽生孢子：通过发芽生成圆形或卵圆形的细胞。c. 厚膜孢子：由菌丝内胞质浓缩，细胞壁增厚，为躲避不利环境而形成的休眠细胞。而当条件适宜时又可出芽繁殖。③孢子囊孢子：菌丝末端膨大形成囊状结构也就是孢子囊，内含很多孢子，一旦孢子成熟则破囊而出。毛霉菌、根霉菌等丝状菌以及酵母样真菌可产生此孢子。

（2）有性孢子　可分为卵孢子、接合孢子、子囊孢子及担孢子。常见于非致病性真菌。

| 知识点4：真菌的营养 | 副高：掌握　正高：掌握 |

真菌属于异养型，需要从外部摄取有机含碳化合物作为碳源及能量，存在腐生性与寄生

性两种形式，寄生性真菌又有专性寄生与兼性寄生之分。真菌进行营养增殖的菌体称为营养体。营养物质包括：①碳源：真菌不能利用糖而以利用脂肪酸作为碳的来源。②氮源：大部分真菌能利用氨和硝酸盐类的氮。③矿物质：硫、磷等是真菌发育的必需元素，通常以硫酸盐或则磷酸盐等无机盐形式供给，亦可以含硫氨基酸作为硫的来源。其他金属离子，如铁为呼吸酶的组成成分，镁可以赋予酶类活性。钾、钠、钙、锰、锌、铜以及钴等也是必需的矿物质。④辅助因子：布氏须霉等真菌能自主合成，而某些真菌自身不能合成硫胺素、维生素B_2等生长辅助因子，需从外界获得。

知识点5：真菌的代谢	副高：掌握　正高：掌握

真菌的代谢包括有氧呼吸、无氧呼吸以及发酵等产能代谢。代谢产物主要有乙醇、草酸、柠檬酸、各种酶类、维生素、多糖、脂肪、抗生素及毒素等。

知识点6：真菌的繁殖	副高：掌握　正高：掌握

真菌利用其孢子及菌丝进行繁殖，存在无性繁殖和有性生殖两种方式。无性繁殖的主要形式为芽生、萌管、裂殖、隔殖以及芽殖。有性生殖包括质配、核配以及减数分裂3个时期。

知识点7：影响真菌生长和繁殖的因素	副高：掌握　正高：掌握

（1）温度　真菌能够在0～42℃生长繁殖，最适生长温度一般是22～28℃，某些深部真菌是37℃。抵抗高温能力远比低温弱。

（2）湿度　真菌通常在中等湿度环境中生长活跃，优于潮湿环境。干燥不利于其生长繁殖。

（3）渗透压　多数真菌对渗透压抵抗力强。不少真菌能够在较高浓度的盐类及糖类环境中生长发育。

（4）酸碱度　酸性环境有利于真菌繁殖。真菌生长发育过程能够使培养基酸碱度发生变化，一般致病性真菌常使培养基向碱性转化，而环境污染真菌向酸性转化。所以，在培养基内加入适当的指示剂观察pH的改变，能够初步预测真菌的致病性。条件致病真菌不受此限。

（5）氧和二氧化碳　一般真菌繁殖需氧量较大，如曲霉菌、青霉菌及皮肤癣菌在氧气充足的情况下可产生分生孢子，而在组织内由于氧气不足仅能形成菌丝。一般，二氧化碳对真菌生长繁殖不利，但有时可促进孢子形成，如刺激白假丝酵母菌产生厚膜孢子。

（6）光　日光和紫外线对真菌的影响表现为诱导反应、抑制作用及向光感应。

知识点8：真菌的抵抗力	副高：掌握　正高：掌握

真菌对热抵抗力不强，通常60～70℃在短时间内即死亡。抗干燥能力比较强。对2.5%碘酊、0.01%升汞及10%甲醛敏感。龙胆紫及孔雀石绿等色素抑制某些真菌生长，如白假丝

酵母菌。

知识点9：真菌的培养特性
副高：掌握　正高：掌握

真菌营养要求不高，可在普通培养基上生长，常用沙氏培养基，适宜温度是22～28℃（深部真菌为37℃）。真菌培养后可形成3种菌落。

（1）酵母型菌落　菌落光滑、柔软、湿润，显微镜下可见单细胞性芽生孢子，无菌丝。隐球菌菌落属此型。

（2）类酵母型菌落　和酵母型菌落相似，但是显微镜下可见似菌丝。

（3）丝状型菌落　菌落见不同类型的菌丝体，如粉末状、绒毛状等；显微镜下可见有隔或者无隔、分枝或不分枝的各种菌丝。

二相性真菌在室温（22℃）培养呈丝状型菌落，而在37℃或者培养环境中CO_2增多时则呈现酵母型或者酵母样菌落。

知识点10：真菌的易感人群
副高：掌握　正高：掌握

除致病性真菌外，真菌感染与宿主的易感性密切相关。易感宿主有：免疫功能低下人群，如老年人、婴幼儿；接受免疫抑制药或放疗、化疗等诊疗措施的患者；严重基础病患者，如糖尿病、白血病、营养不良等；局部抵抗力低下患者；异物置入患者，如缝线和修补手术埋入的材料。

知识点11：真菌的感染来源
副高：掌握　正高：掌握

（1）内源性感染　由寄居于机体口腔、肠道以及阴道等部位的假丝酵母菌、丝状真菌的大小分生孢子等真菌引导致的感染。感染诱因包括手术中真菌孢子由切口边缘被直接带入或感染远离切口，由真菌孢子周期性侵入血流或者淋巴系统，切口处抵抗力下降而发病。

（2）外源性感染　真菌感染患者、携带者或存在于自然界的真菌，利用空气、接触以及器械等途径侵入人体引起感染，如孢子丝菌及组织胞浆菌等。

条件致病真菌感染可以是内源性的或外源性的。

知识点12：真菌的感染类型
副高：掌握　正高：掌握

根据感染侵犯的器官组织范围分为局限性真菌感染与全身性真菌感染；根据感染部位可分为浅部真菌感染与深部真菌感染。

知识点13：真菌的感染途径
副高：掌握　正高：掌握

因病原性真菌的种类及其分布，患者的年龄、职业、性别、生活环境而异，常见的感染途径有：接触感染，如女性外阴部或阴道假丝酵母菌病，经性传播导致男性龟头包皮炎；食入感染，如毛霉菌肠道感染；吸入感染，如隐球菌性脑膜炎；局部侵入，如伤口感染。

知识点14：真菌的天然免疫 副高：掌握 正高：掌握

完整的皮肤、黏膜是有效的抗真菌屏障。真菌组分是补体替代途径的强激活剂，但真菌可以抵抗攻膜复合物（MAC）的杀伤。补体活化过程中产生的C5a、C3a，把炎性细胞引导至感染区。中性粒细胞是吞杀真菌最有效的吞噬细胞。在中性粒细胞缺乏的患者，比较常见播散性假丝酵母菌病和侵袭性烟曲霉病。巨噬细胞在抗真菌防御中的作用不如中性粒细胞。NK细胞有能够抑制新生隐球菌和巴西副球孢子菌生长的作用，对感染小鼠的隐球菌有杀伤效应，但是对荚膜组织胞浆菌感染的小鼠无效。

知识点15：真菌的获得性免疫 副高：掌握 正高：掌握

抗真菌感染主要为细胞免疫。荚膜组织胞浆菌为一种兼性胞内病原菌，寄居于巨噬细胞内。清除该菌的免疫机制基本相同于消灭胞内菌。新生隐球菌常定植于免疫低下宿主的肺与脑，需CD4和CD8 T细胞协作杀灭。白假丝酵母菌常始于黏膜表面，细胞介导的免疫可以阻止其扩散到组织内。在真菌感染中，通常是Th1应答对宿主有保护作用，Th2应答可导致损害。真菌感染常有特异性的抗体产生，对血清学诊断有一定帮助，但抗真菌作用不强。

知识点16：真菌的显微镜检查技术 副高：掌握 正高：掌握

临床实验室常用的显微镜检查技术有湿片法、革兰染色、KOH涂片、钙荧光白染色、吉姆萨染色、瑞氏染色以及检测卡氏肺孢菌的荧光单克隆抗体方法等。巴氏染色通常用于细胞病理实验室，过碘酸锡夫染色和六胺银染色一般用于病理实验室。

知识点17：真菌的不染色标本的直接显微镜检查 副高：掌握 正高：掌握

把脓液、尿液以及分泌物等少量标本置于载玻片，加适量生理盐水即可镜检。皮屑、毛发、甲屑等标本，须加1滴10%～20%氢氧化钾，盖上盖玻片，不加热放置10～15分钟或者微微加热使标本组织溶解透明，在低倍镜和高倍镜下观察酵母型细胞、孢子、菌丝以及菌丝体。

知识点18：真菌的染色标本的显微镜检查 副高：掌握 正高：掌握

标本直接涂片，根据真菌特性选择染色方法，如墨汁负染色、革兰染色以及乳酸棉酚兰染色等。墨汁负染色适用于隐球菌，显微镜下可见新生隐球菌具宽厚荚膜。革兰染色适用于酵母菌与类酵母菌，显微镜下可见革兰阳性（深紫色），圆形或者卵圆形菌体或者孢子。乳酸棉酚兰染色适用于各种真菌的检查，酵母型细胞、菌丝以及孢子被染成蓝色。瑞氏染色适用于检测骨髓与外周血中的荚膜组织胞浆菌。荧光染色适用于深部真菌检查。在荧光显微镜下，白假丝酵母菌、球孢子菌、皮炎芽生菌是黄绿色，新生隐球菌和鼻孢子菌是红色，组织胞浆菌为红黄色，曲霉菌为绿色。卡氏肺孢子菌包囊金标染色是亚甲胺蓝染色与荧光素染色。亚甲蓝染色包囊囊壁呈深褐色或者黑色，囊壁可见特征性括弧样结构，囊内小体不着色。吉姆萨染色镜检如见巨噬细胞内卵圆形的较小一端有出芽，染成鲜红色，可疑为荚膜组织胞浆菌。荧光素染色包囊囊壁呈明亮蓝绿色光环，同样可辨囊壁上括弧样结构。

| 知识点19：真菌的培养方法 | 副高：掌握　正高：掌握 |

真菌培养方法可分为大培养和小培养。

| 知识点20：真菌的大培养 | 副高：掌握　正高：掌握 |

把标本接种到培养皿或试管斜面培养基上，通过肉眼观察菌落形态特征。常用形式为：①试管法：是真菌分离培养、传代以及保存菌种最常用的方法。每个标本接种2支琼脂斜面，分别置37℃、22～28℃，需氧培养。②平皿法：标本接种于固体培养基，室温或22～28℃培养2～6周。

大培养主要观察菌落生长。观察菌落应注意：①形态，判断酵母菌还是真菌菌落形态。②大小，条件致病性真菌菌落大，致病性真菌常菌落小。③颜色，致病性真菌菌落常颜色淡，污染真菌颜色深。④生长速度，通常浅部真菌生长较快，深部真菌生长慢。⑤致病性真菌菌落下沉，污染性真菌则否；致病性真菌有时使培养基开裂，而污染真菌很少导致此现象。

| 知识点21：真菌的小培养 | 副高：掌握　正高：掌握 |

小培养用于观察真菌的自然形态结构特征及生长发育过程，以鉴定菌种。方法：挑取少许菌落接种于玻片培养基上，使菌体沿玻片（盖玻片）生长，再把玻片放在显微镜下观察菌体形态和结构。

比较常用小培养方法有：

（1）方块法　无菌操作切取平皿中的葡萄糖蛋白胨琼脂培养基1cm²，置消毒载玻片中央，把菌种接种在方块培养基四周，盖上消毒盖玻片，放在平皿中，在培养箱中培养，再按时取出载玻片在显微镜下观察。

（2）点滴法　葡萄糖蛋白胨琼脂培养基加热融化后，通过吸管吸取，滴1滴于消毒载玻片上，把菌种接种于培养基上，盖上盖玻片，放在有U形玻棒的平皿，平皿中放一浸水棉球以保持湿度，置培养箱中培养。待菌体生长后，在不同的时间取玻片在显微镜下观察菌丝和孢子的结构。

（3）空洞法　以直径1cm的小试管，在平皿中培养基上压出圆形空洞，把菌种接种在空洞培养基边缘，盖上消毒玻片，轻轻压迫，使空洞边缘黏着封闭，将平皿倒置于培养箱中培养，菌体即向玻片上生长。在适当的时候取下盖玻片放在载玻片上，置显微镜下观察菌体结构。

（4）试管内小培养法　以直径3cm的大试管制作葡萄糖蛋白胨琼脂斜面，将菌种接种在斜面上，将消毒的盖玻片盖上，并放于培养箱中培养，菌种即向盖玻片上生长。一定时间后取出盖玻片，放于载玻片上，置显微镜下观察菌体结构，这种方法不易污染。

知识点22：真菌的培养基　　　　　　　　　　　副高：掌握　正高：掌握

常用真菌培养基有两类，一类是支持大多数真菌生长的普通培养基，如沙保弱葡萄糖琼脂及脑心浸液琼脂；另一类是添加了选择性成分，如庆大霉素、氯霉素、放线菌酮等，抑制细菌或者腐生性真菌生长的培养基，用于非无菌部位标本的初次分离、传代培养以及真菌鉴定。产色培养基用于假丝酵母菌属的分离与初步鉴定。培养基中添加氟康唑有利于检测氟康唑的耐药性。其他分离鉴定培养基包括左旋多巴-枸橼酸铁和咖啡酸培养基等。

知识点23：真菌的生化反应试验　　　　　　　　副高：掌握　正高：掌握

常用生化反应有糖（醇）类发酵试验、酚氧化酶试验、同化碳源试验、同化氮源试验或利用硝酸钾试验、牛乳分解试验以及明胶液化试验和脲酶试验等。试验方法同细菌试验，主要用于检测深部感染酵母菌，如隐球菌、假丝酵母菌、红酵母菌等。

糖（醇）类发酵试验有助于假丝酵母菌属的菌种鉴定。

同化碳源试验是把酵母菌鉴定到种的主要依据。把1ml含菌生理盐水与已融化的同化碳源培养基（40℃）混合，分别加入各种糖少许，置25℃或者37℃孵育24小时无变化，重复加糖少许。如能同化，在加入糖的周围有生长圈，否则无生长。固体平板培养基适用于生长快的真菌，液体培养基适合于生长慢的真菌，同化慢的糖类（如半乳糖），如果同化，那么培养基浑浊。

同化氮源试验原理、方法和同化碳源试验相同。该试验有助于红酵母属、隐球菌属以及汉森酵母属的鉴定。

酵母菌的快速鉴定是检测特异性胞外酶或不同胞外酶作用下的产色分解产物，在菌落形成的同一天（<24小时）即可明确或者推定为某个菌种，或一些菌种，或多个菌属，如假丝酵母菌属的显色培养基等。

脲酶试验有助于鉴定隐球菌属和红酵母菌属。

知识点24：真菌的抗原检测技术　　　　　　　　副高：掌握　正高：掌握

真菌的抗原检测技术包括隐球菌抗原检测、组织胞浆菌抗原检测、假丝酵母菌病抗原检测、曲霉菌病抗原检测。

知识点25：隐球菌抗原检测　　　　　　　　　　　　　副高：掌握　　正高：掌握

（1）乳胶凝集法　严格操作获得的检测结果，具有可靠的灵敏度与特异性，结果判读与解释需由有经验的实验室人员完成。乳胶凝集法优点：方法简单，能够检测脑脊液和血清标本；不需特殊的仪器。缺点：需预处理标本以提高敏感性和特异性；需提高有经验的技术人员判读结果，以减少主观性；需严格规范化操作，以减少假阳性结果。

（2）酶免疫法　为一种夹心酶免疫检测。优点是反应终点判断客观，不需预处理标本，比乳胶凝集法更灵敏。局限性是需要酶免疫检测仪器对结果进行判读和解释；费用昂贵，尤其是效价检测。

知识点26：组织胞浆菌抗原检测　　　　　　　　　　　　副高：掌握　　正高：掌握

组织胞浆菌抗原检测特异性不高，和芽生菌、副球孢子菌以及马尔尼菲青霉菌等有交叉反应性。最近研发的特异性较高的酶联免疫吸附法，对于健康对照和慢性真菌感染的特异性分别为98%与85.4%。目前，该试剂仅组织胞浆菌参考实验室具备。

知识点27：假丝酵母菌病抗原检测　　　　　　　　　　　副高：掌握　　正高：掌握

目前检测假丝酵母菌抗原试剂的敏感性和特异性都较低。

知识点28：曲霉菌病抗原检测　　　　　　　　　　　　　副高：掌握　　正高：掌握

曲霉菌病抗原检测采用胶乳凝集法或竞争性ELISA法测定患者血清中可溶性曲霉菌抗原（半乳甘露聚糖）。胶乳凝集法灵敏度较低。尽管酶免疫分析方法检测曲霉菌半乳甘露聚糖作为快速诊断方法十分有前景。

知识点29：抗体检测技术　　　　　　　　　　　　　　　副高：掌握　　正高：掌握

采用对流免疫电泳、间接免疫荧光检测、双向免疫扩散、ELISA、补体结合试验以及放射免疫测定（RIA）等免疫学技术，检测深部真菌感染患者体内特异性抗体，有助于判断预后与流行病学调查，如隐球菌感染、卡氏肺孢菌感染。此类技术对大多数深部真菌感染确诊意义不大，仅对某些真菌感染具有诊断价值。

知识点30：化学成分检测　　　　　　　　　　　　　　　副高：掌握　　正高：掌握

在分光光度计上通过显色终点分析法或者浊度法检测血清中某些真菌细胞壁组分（1,3-β-D-葡聚糖）诊断真菌感染。该检测方法基于鲎血细胞裂解物的凝固级联反应对1,3-β-D-葡聚糖十分敏感和特异，但只能用于一些真菌菌种，包括曲霉菌属和假丝酵母菌属，不能检测新生隐球菌。显色终点分析法可定量，灵敏度为1.0pg。

知识点31：分子生物学技术　　　　　　　　　副高：掌握　正高：掌握

真菌实验室诊断常用分子生物学技术包括：核酸碱基（G＋C）mol%分析、Southern印迹分析、限制性片段长度多态性（RFLP）分析、PCR指纹、脉冲场凝胶电泳（PFGE）、随机扩增多态性DNA（RAPD）、DNA特殊片段测序。此类技术在特异性、敏感性、重复性以及成本等方面存在不同程度的缺陷，大多处于实验研究阶段，作为真菌鉴定的有效补充。

知识点32：真菌毒素的检测　　　　　　　　　副高：掌握　正高：掌握

真菌毒素检测方法有多种，如黄曲霉毒素检测的薄层层析法、生物学方法、高效液相色谱法以及间接竞争ELISA法等。生物学方法主要用于检测真菌毒素的毒性，如用鸡胚、鸭雏、大白鼠以及小白鼠做毒性实验，观察动物中毒死亡或出现肿瘤。检测黄曲霉毒素M1的薄层层析法即高效液相色谱法，虽然灵敏度高，但由于需复杂的提取步骤或昂贵仪器，难以推广。而间接竞争ELISA法操作简便，具有安全、高效、快速、费用低等优点，适用于大批量标本中黄曲霉毒素M1的筛选，为检测食品污染的新方法。

知识点33：动物实验　　　　　　　　　　　　副高：掌握　正高：掌握

动物实验应用于真菌实验室诊断的目的是分离病原性真菌、确定真菌菌种的致病性、研究药物对真菌的作用等。常用实验动物有家兔、豚鼠、大白鼠、小白鼠等。常见接种途径为皮肤、皮下、静脉、腹腔、睾丸以及颅内接种等，按照实验目的、标本以及菌种等选择适宜的实验动物与接种途径。

实验方法：一般接种物用无菌盐水混匀后注入实验动物的适宜部位，根据实验动物的大小及接种途径，接种剂量是0.2～1.0ml。接种后的实验动物登记编号，分别隔离饲养，逐日观察食欲、体温、呼吸、脉搏、眼结膜、粪便以及局部病变等，最后进行实验动物解剖。解剖时观察实验动物组织、器官的病理变化，并进行直接涂片、分离培养、病理组织切片检查等。

知识点34：组织病理学检测　　　　　　　　　副高：掌握　正高：掌握

真菌的组织病理学检测技术包括传统的HE染色、特殊染色（如巴氏染色、嗜银染色、黏蛋白－卡红染色等），免疫组织化学技术以及现代分子生物学技术等。

当怀疑真菌感染，但是形态不典型或者组织中真菌量少难以诊断时，免疫组织化学技术有助于正确诊断，其优点是快速、敏感、特异。荧光抗体技术可检测组织、渗出物、支气管灌洗液、血液、骨髓、脑脊液及痰液等标本涂片中的真菌。免疫过氧化物酶染色技术是根据真菌抗原性制备种属特异性抗体检测组织标本中的致病菌。

当发现化脓性结核结节、假上皮瘤样增生和上皮内微脓肿，疑为孢子丝菌病、着色芽生菌病等时，组织病理学诊断能够提示真菌感染，以便进一步查找真菌。

知识点35：菌种的保存与管理　　副高：熟练掌握　正高：掌握

（1）微生物保藏后能否保持其原有特征及特性的影响因素　①菌种内在因素：本身健壮与否。②外在因素：培养基、培养条件（温度、pH、水活度、氧、光等）。

（2）实验室的使用者建立菌种保存、使用登记表。

（3）双人双锁保存在指定的保藏箱（一般为冰箱）　菌种的常用保存方式：①定期移植法；②液体石蜡法；③磁珠保藏法；④冷冻干燥保藏法；⑤液氮超低温保藏法；⑥-80℃低温保藏法。

（4）菌种的销毁　①当原代菌种、保存菌种、工作菌种打开或者使用后，立即对其进行销毁，不做重复保存及使用。②检测工作中产生的菌液也应立即销毁，不做重复保存及使用。③销毁方法为高压蒸汽灭菌（121℃，30分钟），同时要利用化学指示胶带对灭菌效果进行验证。

第三节　常见真菌

知识点1：酵母样真菌　　副高：熟练掌握　正高：熟练掌握

酵母样真菌包括念珠菌属、隐球菌属、毛孢子菌属。

知识点2：念球菌属生物学特性　　副高：熟练掌握　正高：熟练掌握

念珠菌属细胞呈圆形或者卵圆形，直径为3～6μm，革兰染色阳性，着色不均。以出芽方式繁殖，绝大多数能够形成假菌丝，较长、分枝或者弯曲，少数菌种产生真菌丝或厚膜孢子，不产生关节孢子、囊孢子，不能以肌醇为碳源。芽生孢子单个或簇状，形态从圆形、卵圆形到长形。大多数菌种需氧，在血平板或沙堡弱平板上生长迅速，3天内就可成熟，菌落呈奶酪样白色至淡黄色，光滑或扁平干燥、皱褶、膜状，依菌种而异。

知识点3：白色念珠菌鉴定与鉴别　　副高：熟练掌握　正高：熟练掌握

（1）菌落特征　在沙堡弱培养基上25℃孵育生长良好，24小时可见菌落，菌落呈奶油样、光滑、柔软有光泽，陈旧性培养物有皱褶，42℃和含放线菌酮培养基上都可以生长。在显色培养基上呈蓝绿色菌落。

（2）显微镜特征　沙堡弱培养基上25℃48小时，多数能见芽生孢子；玉米吐温-80琼脂平板上25℃，72小时能见丰富的假菌丝与真菌丝。

（3）芽管试验　把待测菌接种于0.2～0.5ml的动物血清中（兔、人以及小牛血清等），

37℃（水浴箱）中孵育2～4小时，镜下观察，绝大部分白色念珠菌可产生典型芽管，其形态中形成芽管的孢子呈圆形，芽管较细是孢子直径的1/3～1/2，芽管连接点不收缩。孵育时间不得长于4小时，同时做对照试验。

（4）生化特性　可同化葡萄糖、麦芽糖、蔗糖（少数例外）、木糖、半乳糖、海藻糖，不能利用乳糖、蜜二糖、半乳糖、纤维二糖，不还原硝酸盐，尿素酶阴性。

知识点4：热带念珠菌鉴定与鉴别　　　　　　　　　　副高：熟练掌握　正高：熟练掌握

（1）菌落特征　沙堡弱培养基上菌落呈奶油样、灰白色，柔软、光滑、边缘或有皱褶。显色培养基上菌落暗蓝、蓝灰色。在沙氏肉汤管表面呈膜样生长。

（2）显微镜特征　在玉米吐温-80琼脂平板上可见大量假菌丝，上附芽生孢子，不产生厚膜孢子。在血清中不产生典型的芽管，少数菌株圆形孢子出芽处明显狭窄，"芽管"较粗。

（3）生化特性　除能同化葡萄糖、蔗糖、麦芽糖、木糖、半乳糖、海藻糖外，尚可同化纤维二糖，不同化L-阿拉伯糖和鼠李糖，不利用硝酸盐，尿素酶阴性。

知识点5：光滑念珠菌鉴定与鉴别　　　　　　　　　　副高：熟练掌握　正高：熟练掌握

（1）菌落特征　在沙堡弱培养基上生长比较慢，2～3天有小菌落出现，表面光滑，灰白色，有折光。42℃能生长，在含放线菌酮培养基上不能生长。在显色培养基上呈紫色菌落。沙氏肉汤表面无膜样生长。

（2）显微镜特征　在玉米吐温-80琼脂平板上25℃孵育72小时，只见卵圆形芽生孢子，菌体较小（2.5～4.0）μm×（3.0～6.0）μm［白色念珠菌（3.5～6.0）μm×（4.0～8.0）μm］，排列成簇，居中者细胞比周围较大。不产生厚膜孢子，血清中不产生芽管。

（3）生化特性　能同化葡萄糖、麦芽糖、蔗糖以及海藻糖，不发酵任何糖类，不利用硝酸盐，尿素酶阴性。

知识点6：近平滑念珠菌鉴定与鉴别　　　　　　　　　副高：熟练掌握　正高：熟练掌握

（1）菌落特征　在沙堡弱培养基上菌落奶油样到淡黄色、柔软、光滑或者有皱褶。显色培养基上呈白色、淡粉色菌落。沙氏肉汤表面无膜样生长。

（2）显微镜特征　在沙堡弱培养基上酵母细胞，卵网形或者长倒卵形。在玉米吐温-80琼脂平板上有十分丰富的假菌丝，分枝链状，附着芽生孢子，不产厚膜孢子。血清中不产芽管。

（3）生化特性　生化反应和热带念珠菌相似，但本菌可同化L-阿拉伯糖，不同化纤维二糖，热带念珠菌则相反。

知识点7：葡萄牙念珠菌鉴定与鉴别　　　　　　　　　副高：熟练掌握　正高：熟练掌握

（1）菌落特征　在沙堡弱琼脂上菌落白色奶油样、光滑或者皱褶、有光泽，边缘可出现假菌丝。42℃及含放线菌酮培养基上都能生长。沙氏肉汤表面无膜样生长。

（2）显微镜特征 在玉米吐温-80琼脂平板上大量假菌丝，但是也有部分菌株可不出现假菌丝。不产厚膜孢子及芽管。

（3）生化特性 可同化葡萄糖、麦芽糖、半乳糖、蔗糖、纤维二糖、木糖、海藻糖，不用硝酸盐，尿素酶阴性。和热带念珠菌的区别为能同化鼠李糖，而热带念珠菌不同化。

知识点8：克柔念珠菌鉴定与鉴别 　　副高：熟练掌握　正高：熟练掌握

（1）菌落特征 在沙堡弱琼脂上菌落灰白色，光滑没有光泽，边缘可成叶状。42℃能生长，在含放线菌酮培养基上不能生长。沙氏肉汤中呈表面生长。显色培养基上呈粉红色菌落。

（2）显微镜特征 在玉米吐温-80琼脂平板上有大量假菌丝，少量芽生孢子卵圆形，游离或者沿假菌丝主轴平行排列。

（3）生化特性 同化葡萄糖，对许多常用糖、醇不能同化。本菌与解脂念珠菌生物学性状极为相似，可在43~45℃生长、不同化赤藓醇；解脂念珠菌则相反。

知识点9：念珠菌属抗真菌药物敏感性 　　副高：熟练掌握　正高：熟练掌握

大多数念珠菌对两性霉素B和棘白菌素类敏感，对于三唑类药物如氟康唑、伏立康唑、伊曲康唑、泊沙康唑敏感。光滑念珠菌对氟康唑耐药或者剂量依赖性敏感。季也蒙念珠菌与葡萄牙念珠菌一般对两性霉素B耐药，克柔念珠菌对氟康唑天然耐药，对伏立康唑与泊沙康唑敏感。热带念珠菌对氟康唑也可以出现高MIC值，同时对其他唑类交叉耐药。白色念珠菌对氟康唑很少有耐药株，其耐药机制与泵出机制有关，细胞色素P450甾醇14-去甲基化酶突变也可以造成唑类耐药。5-氟胞嘧啶对念珠菌敏感但很容易产生耐药。

知识点10：隐球菌属生物学特性 　　副高：熟练掌握　正高：熟练掌握

隐球菌属菌种是含有荚膜的酵母样真菌，菌细胞为圆形、卵圆形，直径>3.5μm。单个发芽，母体和子体细胞连结间有狭窄项颈，偶尔可见各种各样出芽，但是假菌丝极少见，细胞壁易破碎，常成月牙形或者缺陷细胞。在菌细胞周围存在荚膜，应用印度墨汁湿片法能证明荚膜的存在，经培养后得到的菌细胞通常无荚膜，但在1%蛋白胨水中培养可产生丰富的荚膜。

带有荚膜的典型菌落呈黏液状，随着菌龄的增长变成干燥、灰暗，伴有奶油、棕黄、粉红或者黄色菌落。所有菌种都能产生脲酶和同化各种糖类，但是不发酵。根据同化各种糖类和硝酸钾的利用试验能够区别各个菌种。新生隐球菌的生化反应和37℃生长可与其他菌种鉴别，但白色隐球菌和罗伦隐球菌也可在37℃生长。

新生隐球菌按荚膜多糖抗原的不同有A、B、C、D及AD 5个血清型，我国以A型最多，未见C型。

知识点11：隐球菌属的鉴定　　　　　　　　副高：熟练掌握　正高：熟练掌握

隐球菌不形成假菌丝，可和念珠菌区别，隐球菌尿素酶阳性，而念珠菌只有解脂念珠菌与克柔念珠菌中的部分菌株阳性。和红色酵母菌的鉴别在于后者不同化肌醇，产生胡萝卜素。隐球菌不形成关节孢子，可与毛孢子菌和地丝菌区别。

隐球菌属内各菌种的鉴别可利用37℃是否生长及糖同化试验。新生隐球菌酚氧化酶阳性，很易与其他菌种区别。

新生隐球菌：

（1）菌落特征　在沙堡弱培养基25℃、37℃均能生长，3~5天就有菌落生长，少数2~3周方见生长。菌落奶油色，光滑，因产荚膜渐变黏液样，浅褐色。

（2）显微镜特征　在玉米吐温-80培养基25℃，球形或椭圆形酵母细胞，直径2.5~10μm，不产生菌丝和厚膜孢子。第一代培养物有时可见小荚膜。

（3）墨汁染色　新生隐球菌的特征为：①圆形或卵圆形的孢子，大小不一，胞壁厚，边缘清晰，微调观察有双圈；②孢子周围有透亮的厚荚膜，孢子与荚膜之间的界限和荚膜的外缘都十分整齐、清楚；③孢子内有反光颗粒；④有的孢子生芽，芽颈甚细；⑤加KOH液后，菌体不破坏。但应注意新生隐球菌以外的其他隐球菌也有荚膜。

（4）血清学检查　假阳性与下列因素有关：类风湿因子；肿瘤患者也会出现假阳性但反应效价很低；毛孢子菌感染；其他。假阴性也可能出现在前带反应或者感染菌株荚膜贫乏。

（5）生化特征　新生隐球菌不发酵各种糖类，但可以同化肌醇麦芽糖、葡萄糖、蔗糖、蕈糖，不能同化乳糖，尿素酶阳性。酚氧化酶阳性，在bird seed琼脂上，室温2~5天菌落呈棕黑色，也可以用咖啡酸纸片试验，即将新鲜分离物涂布在咖啡酸纸片上，放湿处22~35℃，30分钟纸片变褐黑色。

知识点12：隐球菌属抗真菌药物敏感性　　　　副高：熟练掌握　正高：熟练掌握

两性霉素B对新生隐球菌具有杀菌活性，为治疗新生隐球菌脑膜炎和播散性隐球菌病的首选药物之一。氟康唑和伊曲康唑等唑类对大多数新生隐球菌都有抑菌作用，5-氟胞嘧啶通常是联合用药。

体外药敏试验表明，两性霉素B与氟康唑、伊曲康唑以及泊沙康唑对新生隐球菌有协同作用。

值得注意的是体外药敏方法的不同，结果的解释可能会有较大的差异。新生隐球菌不同的变种对抗真菌药物的也有差异，格特变种对两性霉素B和5-氟胞嘧啶的敏感性低于新生变种。

知识点13：毛孢子菌属的生物学特性　　　　　副高：熟练掌握　正高：熟练掌握

毛孢子菌在普通培养基上生长良好，SDA培养基27℃培养3~7天，菌落呈奶油状或者蜡状、湿润或者干燥、光滑或者皱褶、脑回状、中央凸起，表面附有粉状物或绒毛状，边缘有宽而深的裂隙。在科玛嘉显色培养基上形成粗糙、中央凸起的蓝色菌落。显微镜下可见多形态的芽生孢子、真假菌丝以及关节孢子，在麦芽汁肉汤中培养48～72小时能够刺激产孢。

毛孢子菌属尿素酶阳性，不发酵糖类，能同化多种糖类，不能利用硝酸盐。皮肤毛孢子菌仅能在30℃生长。

毛孢子菌感染G试验通常阳性，和新生隐球菌荚膜多糖抗原存在交叉反应。

知识点14：毛孢子菌属的鉴定　　　　副高：熟练掌握　正高：熟练掌握

毛孢子菌直接镜检可见真假菌丝、关节孢子以及芽生孢子，可多边芽生。地丝菌属和头状芽生裂殖菌也能够产生关节孢子，但是其尿素酶阴性，地丝菌属不产生芽生孢子。主要根据生长温度、糖同化试验等进行属内各菌种鉴别。

知识点15：毛孢子菌属的抗真菌药物敏感性　　副高：熟练掌握　正高：熟练掌握

毛孢子菌对伏立康唑和泊沙康唑敏感，棘向菌素类对毛孢子菌体外无活性。对5-氟胞嘧啶耐药，对两性霉素B、伊曲康唑敏感性不一，对氟康唑MIC较高。

知识点16：丝状真菌　　　　　　　　　副高：熟练掌握　正高：熟练掌握

丝状真菌包括曲霉菌属、青霉菌属、镰刀菌属、赛多胞菌属接合菌。

知识点17：曲霉菌属的生物学特性　　　副高：熟练掌握　正高：熟练掌握

曲霉菌菌丝体分隔、透明或含有颗粒，有分枝，一部分特化形成厚壁而膨大的足细胞，并在其垂直方向生长出直立的分生孢子梗。分生孢子梗一般不分枝，多数不分隔，无色或有色，除黄曲霉群外多数致病曲霉梗壁光滑。顶囊是曲霉特有的结构，呈球形、椭圆形、烧瓶形、半球形以及长棒形等，无色、透明或有颜色与分生孢子梗一致，其表面全部或部分产生产孢细胞。烟曲霉与土曲霉形成烧瓶样顶囊，产孢细胞仅出现于顶囊顶部，黑曲霉和黄曲霉等形成球形或放射状顶囊，产孢细胞覆盖充满顶囊表面。产孢细胞分单层与双层，单层为自顶囊表面同时生出一层安瓿形的细胞，称为瓶梗（phialide），在其上形成分生孢子，双层是顶囊表面先生出一层上大下小的柱形细胞，称为梗基（metu-la）。烟曲霉只产生单层瓶梗，而黑曲霉、构巢曲霉以及土曲霉有梗基和瓶梗双层结构，黄曲霉和米曲霉（A.oryzae）可同时具有单层或双层结构。

在沙堡弱琼脂上25℃和37℃生长良好。在曲霉菌种中，仅有烟曲霉是耐温真菌，可在20～50℃的环境下生长，40℃以上生长良好。大多数菌种早期为绒毛或絮状白色丝状菌落，渐呈黄色、灰绿、褐色、黑色，随着培养时间延长，曲霉菌落呈各种颜色霜状或粉末状。菌落颜色包括反面颜色依菌种而异。

知识点18：曲霉菌属的鉴定
| 知识点18：曲霉菌属的鉴定 | 副高：熟练掌握　正高：熟练掌握 |

可见透明、分隔、450分枝的菌丝，直径是3～6μm。自空气流通的，供养充足的脓腔或空洞中的标本有时可见到典型的分生孢子头。

曲霉的鉴定主要根据菌落形态、颜色以及顶囊的形态和结构、小分生孢子的形状、颜色、大小等特点做出区分。

| 知识点19：曲霉菌属的抗真菌药物敏感性 | 副高：熟练掌握　正高：熟练掌握 |

不同的曲霉菌菌种得到的最小抑菌浓度（MIC）基本一致，两性霉素B、伊曲康唑、伏立康唑对大多数菌种的MIC均较低，高MIC往往提示耐药，如土曲霉对两性霉素B耐药，部分烟曲霉对伊曲康唑耐药。但值得注意的是，在体外伏立康唑对伊曲康唑耐药的烟曲霉是有效的。新型抗真菌药物剂如棘白菌素在体内及体外对曲霉菌均有活性，同时体外试验和动物模型表明两性霉素B与棘白菌素在抗曲霉中具有协同效应。

| 知识点20：青霉菌属的生态学特性 | 副高：熟练掌握　正高：熟练掌握 |

除马内菲青霉是双相真菌外，青霉菌属其他种都是丝状真菌。马内菲青霉与其他菌种明显的区别是它具有地方流行性的特点，尤其是在东南亚地区马内菲青霉感染竹鼠，这可以作为流行病学的标志和人类感染的宿主。

| 知识点21：青霉菌属的鉴定 | 副高：熟练掌握　正高：熟练掌握 |

（1）菌落特征　除马内菲青霉菌外其菌落生长迅速，呈扁平、柔软、细丝状、绵状特点。菌落一开始为白色很快变为青绿、黄灰、灰绿、黄色或者粉红色。菌落底部常由白色变为淡黄色。马内菲青霉菌是双相真菌，在25℃下产生菌丝或扁平放射状菌落。菌落中心呈蓝绿色周围呈白色。底部出现红色可溶性色素为典型特征。在37℃下马内菲青霉菌菌落呈奶酪色或者淡粉红色。

（2）显微镜特征　除马内菲青霉菌外，具有无色透明分隔菌丝，单一或分支分生孢子梗，梗基及单个分生孢子。小瓶样结构在孢子的终端是很典型的。它们像刷子样成簇排列形成毛笔状（青霉头）。单个分生孢子直径在2.5～5μm，圆形，单细胞，并且在瓶状梗基的终端可看到不成支的条状。马内菲青霉在发酵相可见经细胞分裂而形成的腊肠样长形酵母样菌体（直径3～5μm）。马内菲青霉在营养丰富培养基中很容易诱导产生酵母样节分生孢子。

（3）和拟青霉属、胶枝霉属和帚霉属的鉴别　与拟青霉属的不同是青霉菌有瓶形、球形或近球形的分生孢子，和胶枝霉菌的不同是青霉菌有链状的分生孢子，和帚霉菌的不同是青霉菌形成瓶状的梗基。马内菲青霉与其他属的区别为马内菲青霉是双相真菌。

知识点22：青霉菌属的抗真菌药物敏感性　　　副高：熟练掌握　正高：熟练掌握

对于产黄青霉菌，两性霉素、伊曲康唑、酮康唑以及伏立康唑的MIC值较低，灰黄青霉菌的MIC值高于产黄青霉菌。值得注意的是，马内菲青霉对两性霉素B、5-氟胞嘧啶与氟康唑有相对高的MIC值而对酮康唑、伊曲康唑、伏立康唑和特比萘芬MIC值较低，但是还需要更多的实验数据来了解青霉菌属不同种的药物敏感性。目前，两性霉素B，口服的伊曲康唑和氟康唑用于治疗马内菲青霉病。

知识点23：镰刀菌属的生物学特性　　　副高：熟练掌握　正高：熟练掌握

镰刀菌属在PrA培养基上，25℃生长迅速，菌落是白色绒毛或棉絮样或粉状，后期可为粉红、橙红、黄以及紫等多种颜色，培养基背面可着同样颜色。显微镜下可见透明分枝分隔菌丝、分生孢子梗、瓶梗以及大分生孢子。大分生孢子的形态不是鉴别镰刀菌属菌种的特征。有或无小分生孢子是镰刀菌属分类的主要特征，小分生孢子（多生于气生菌丝上）多数无隔，少数1隔或2~3隔，椭圆形、卵形、棒状、球形、梨形至柠檬形，多数在产孢细胞顶端聚成假头状或者连成串珠状，厚垣镰刀菌可产生厚壁孢子。

知识点24：镰刀菌属的鉴定　　　副高：熟练掌握　正高：熟练掌握

直接镜检可见透明、分枝、分隔以及成锐角分支的菌丝，在组织病理中与曲霉属的菌丝难以区分。大小分生孢子形态、厚垣孢子的有无等传统的形态学方法为镰刀菌分类鉴定的基础。

知识点25：镰刀菌属的抗真菌药物敏感性　　　副高：熟练掌握　正高：熟练掌握

镰刀菌对多数抗真菌药物耐药性强，镰刀菌对伊曲康唑、氟康唑以及氟胞嘧啶不敏感，对两性霉素B与三唑类MIC明显高于曲霉菌。伏立康唑、特比萘芬以及泊沙康唑对镰刀菌有活性，伏立康唑单用或与多烯类联合应用治疗镰刀菌感染，泊沙康唑作为二线用药治疗难治性镰刀菌感染也有效。棘白菌素类对镰刀菌体外无活性，但是有体外研究显示阿尼芬净与两性霉素B联合对镰刀菌有增效作用。

知识点26：赛多孢菌属的生物学特性　　　副高：熟练掌握　正高：熟练掌握

（1）尖端赛多孢　在改良SDA 25℃培养生长迅速，菌落初为白色、绒毛状，之后中心部分转变为淡褐色，背面为灰黑色。分生孢子梗可长可短，分生孢子单个着生于分生孢子梗顶端，有时能够产生数个孢子；陈旧培养物可以见到粘束孢。耐受放线菌酮。

（2）多育赛多孢霉　生长缓慢，菌落形态及颜色多变，橄榄灰、绿色或者黑色，绒面革样剑绒毛样，有蜘蛛网样气生菌丝。和菌丝相连的分生孢子梗基部膨大，呈烧瓶形，分生孢子合轴成小堆，单细胞，透明到淡褐色，卵圆形到梨形，壁薄，光滑，不能同化核糖醇、木糖醇以及L-阿拉伯糖醇，不能耐受放线菌酮。

知识点27：赛多孢菌属的鉴定　　　　　副高：熟练掌握　　正高：熟练掌握

直接镜检可见透明、分枝、分隔菌丝，和曲霉属和镰刀菌属菌丝相似。尖端赛多孢与多育赛多孢鉴别要点包括有性型、菌落特征、显微镜下特征、生理生化。

知识点28：赛多孢菌属的抗菌药物敏感性　　　　副高：熟练掌握　　正高：熟练掌握

两性霉素B对赛多孢无活性，米卡芬净对赛多孢仅有部分活性。伏立康唑、泊沙康唑对尖端赛多孢有抗菌活性，但是对多育赛多孢霉感染无效，动物实验表明米卡芬净联合伏立康唑或者两性霉素B有效，伏立康唑和特比萘芬联合使用有协同作用。

知识点29：接合菌的生态学特征　　　　　副高：熟练掌握　　正高：熟练掌握

（1）毛霉目　$25 \sim 30{}^{\circ}\!\mathrm{C}$、生长快速，$2 \sim 4$天可见典型的絮状而致密的菌落。根据菌种、生长时间不同菌落颜色可呈白色、黄色以及灰色外观。显微镜下可有假根、囊托及匍匐菌丝，菌丝粗大、无隔，孢子梗发自菌丝或者假根结节，孢子梗顶端可有孢子囊（直径$50 \sim 300\mu m$）。

（2）虫霉目　菌落一般呈波浪状或粉末状，呈放射状条纹，菌落颜色由奶油色变成灰色。其特征为存在初生孢子和次生孢子，在成熟期喷射状释放。

知识点30：接合菌的鉴定　　　　　　　副高：熟练掌握　　正高：熟练掌握

直接镜检可见直角分支的宽大（$6 \sim 25\mu m$）、透明、无分隔或者极少分隔菌丝，薄壁带状，常可见扭曲或折叠，可和曲霉菌、镰刀菌或赛多孢区分。毛霉目真菌常根据菌落形态于显微镜下特征如假根、囊托、匍匐菌丝及孢子囊、孢囊孢子的形态等进行鉴定。常需分子生物学技术鉴定至种。

知识点31：接合菌的抗真菌药物的敏感性　　　　副高：熟练掌握　　正高：熟练掌握

体外试验与感染动物模型显示两性霉素B对大多数毛霉目菌株最有效。泊沙康唑具有相对较低的MIC，在动物模型体内泊沙康唑治疗与预防的疗效已被证实。棘白菌素在体外无活性。

知识点32：卡氏肺孢子菌的生态学特征　　　　副高：熟练掌握　　正高：熟练掌握

肺孢子菌生活史分为有性期与无性期，主要有两种型体，即滋养体与包囊。在姬氏染色标本中，滋养体呈多态形，大小是 $2\sim5\mu m$，胞质是浅蓝色，胞核1个，呈深紫色。电镜下，滋养体表面有许多微细的管形突起。包囊呈圆形或椭圆形，直径是 $4\sim6\mu m$，囊壁较厚，在姬氏染色的标本中，囊壁不着色，透明似晕圈状或环状，成熟包囊内含有8个囊内小体，每个小体都呈香蕉形，横直径 $1.0\sim1.5\mu m$，均有一个核。囊内小体的胞质为浅蓝色，核为紫红色。动物实验证实，其在肺泡内发育的阶段有滋养体、囊前期以及包囊期3个时期。滋养体由包囊逸出经二分裂、内出新芽以及接合生殖等方式进行繁殖。

知识点33：卡氏肺孢子菌的鉴定　　　　　　　副高：熟练掌握　　正高：熟练掌握

主要依靠病原学检查从病理组织学角度证明有病原体存在。病原学检查可取痰液、气管分泌物、支气管肺泡灌洗液（BAL）及肺组织活检等。

染色方法最简单的有姬氏染色与改良瑞氏染色（Dif-Quik），这两种方法囊壁都不着色，但囊内小体清楚，便于与其他真菌鉴别。

用荧光素标记单克隆抗体进行直接免疫荧光法或者酶标记单克隆抗体进行免疫组织化学染色法检测痰液、BAL和肺活检组织中的耶氏肺孢子菌滋养体或者包囊，阳性率很高，特异性也强。

知识点34：卡氏肺孢子菌的抗真菌药物敏感性　　　副高：熟练掌握　　正高：熟练掌握

复方新诺明是目前治疗与预防的首选药物，甲氧磺胺嘧啶与磺胺甲基异噁唑分别作用于虫体的二氢叶酸还原酶和合成酶，双重阻断叶酸合成，抑制虫体蛋白质合成而杀虫。喷他脒是最早用于治疗耶氏肺孢子菌肺炎的药物，它可以抑制核苷酸合成DNA与RNA，同时抑制氧化磷酸化过程，副作用主要是对肝、肾功能的损害及注射局部硬结和脓肿。

第三十七章 临床病毒学检验

第一节 病毒的分类

知识点1：分类依据与原则 副高：掌握 正高：掌握

（1）病毒的大小与形态 大、中、小三型病毒，形态呈球形、子弹状、丝状、砖形和蝌蚪状。

（2）有无包膜及刺突。

（3）核衣壳的对称类型 螺旋对称型、20面体立体对称型和复合对称型。

（4）病毒基因组的特征 核酸类型是DNA还是RNA分子；核酸链是线状或者环状；是否分节段；核苷酸序列及G＋C含量等。

（5）天然宿主范围 动物病毒、植物病毒以及细菌病毒。

（6）传播方式、媒介种类以及致病性、组织嗜性与病理学特性等。

知识点2：分类系统的命名 副高：掌握 正高：掌握

国际病毒分类学委员会（ICTV）多次修订了病毒的分类命名系统，建立了由目、科、亚科、属以及种分类单位构成的病毒分类系统。目前除了单负链病毒目和套病毒目外，其余分类不设目，把病毒分类为科、属、种三级或者科、亚科、属、种四级。科及属名的英文为斜体，科名首字母大写，种名不大写也不用斜体。

（1）目 目名的词尾是"-virales"。

（2）科 词尾为"-viridae"，仅在5个病毒科（疱疹病毒科、痘病毒科、细小病毒科、副黏病毒科以及反转录病毒科）中分亚科，亚科名的词尾为"-virinae"。

（3）属 词尾为"-virus"，属下分类为不同的病毒种。

1995年ICTV的病毒分类报告中提出把含反转录酶的病毒归为一类，病毒分为DNA病毒、RNA病毒以及反转录病毒，这说明在分类学上已从重视病毒的基因结构上升到关注基因功能以及病毒和宿主细胞间的相互作用。在临床上为方便于诊断、治疗以及预防，也常以传播途径来划分病毒类型。

第二节 病毒的基本特性

知识点1：病毒的形态学特性 副高：掌握 正高：掌握

不同病毒体大小差别很大，通常介于20～250nm，据此将病毒分为大、中、小三型，大型病毒200～300nm，光学显微镜下勉强可见；中型病毒80～160nm；小型病毒为18～30nm。多数病毒小于160nm，利用电子显微镜才能观察到。

病毒的形态多样，多数呈球形或近似球形，少数为子弹状、丝状、砖形以及蝌蚪状，植物病毒多呈杆状。

知识点2：病毒的结构　　　　　　　　　　　　　副高：掌握　　正高：掌握

（1）病毒核心　　病毒体核心成分主要是核酸，构成病毒基因组。病毒体核心除由一种核酸DNA或者RNA组成外，还有少量的非结构、功能性蛋白质参与。

（2）病毒衣壳　　包围在核酸外面的蛋白外壳称为衣壳，其主要功能为保护核心内的核酸免受破坏，并可以介导病毒核酸进入宿主细胞。衣壳具有抗原性，为病毒体的主要抗原成分。

（3）病毒包膜　　无包膜病毒体称为裸露病毒。有些病毒在核衣壳外有包膜围绕，带有包膜的病毒体称为包膜病毒。包膜含有宿主细胞的膜成分（脂类、蛋白质和多糖），包膜蛋白多由病毒基因组编码。包膜的性质及功能：①具有保护病毒的表面抗原，具有抗原性，能够诱发机体免疫应答。②与病毒入侵细胞和感染性有关。③具有保护核衣壳的作用。④对干燥、热、酸以及脂溶剂敏感。

知识点3：病毒的增殖　　　　　　　　　　　　　副高：掌握　　正高：掌握

病毒必须依赖宿主细胞，通过特殊的自我复制方式进行增殖。病毒的增殖不是二分裂方式，而是以其基因组为模板，在DNA多聚酶或RNA多聚酶以及其他因素作用下，经过复杂的生化合成过程复制病毒的基因组。在此过程中宿主细胞的生化合成受到抑制，病毒基因组则经过转录、翻译过程产生大量病毒蛋白质，再经过装配，最终释放子代病毒。

是从病毒进入细胞开始，经基因组复制到子代病毒释出的全过程，称为1个复制周期。复制周期是个连续过程，可以人为划分为3个阶段：病毒感染进入宿主细胞、细胞内病毒大分子的生物合成与病毒衣壳的装配、病毒的成熟以及从细胞中的释放。共经历吸附、穿入、脱壳、生物大分子合成、组装、成熟以及释放等步骤。

知识点4：病毒的遗传与变异　　　　　　　　　　副高：掌握　　正高：熟练掌握

病毒在增生过程中常发生基因组中碱基序列的置换、缺失或者插入，导致基因突变。病毒因基因突变而发生表型改变的毒株称为突变株。

（1）基因突变　　①条件致死性突变株；②宿主范围突变株；③耐药突变株。

（2）基因重组与重配　　两种病毒同时或者先后感染同一宿主细胞时发生基因的交换，产生具有两个亲代特征的子代病毒，并能继续增生，该变化称为基因重组，其子代病毒称为重组体。对于基因分节段的RNA病毒，通过交换RNA节段而进行基因的重组称为基因重配。

（3）基因整合　　某些病毒感染宿主细胞的过程中，病毒的DNA片段可插入细胞染色体

DNA中，这种病毒基因组同细胞基因组的重组过程称为基因整合。

知识点5：病毒感染的来源	副高：掌握 正高：掌握

造成机体感染的病毒来自外环境，传染源主要是病人、病毒携带者、患病及携带病毒的动物或者中间宿主。医源性感染也是不能忽略的来源。在诊断、治疗或这人预防过程中，由于所用血液、血制品和器械等消毒不严格可导致病毒感染。

知识点6：病毒的感染途径	副高：掌握 正高：掌握

不同病毒通过不同途径入侵机体，在相对适应的系统和靶器官内寄居、生长、繁殖并导致疾病。一种病毒可以通过多种途径感染机体，而不同病毒可经同一途径侵入机体，但一般每种病毒都有相对固定的感染途径，这与病毒的生物学特性和侵入部位的微环境有关。

知识点7：病毒感染传播方式	副高：掌握 正高：掌握

流行病学将病毒传播分为水平传播与垂直传播两种方式。水平传播指的是病毒在人群中不同个体之间（呼吸、粪–口等）的传播和动物与人之间（媒介或直接接触）的传播。垂直传播指的是病毒由宿主的亲代向子代的传播。

知识点8：病毒在体内的播散	副高：掌握 正高：掌握

侵入机体后，有的病毒仅在入侵部位感染细胞、增殖并产生病变，称为局部感染或表面感染。当机体防御能力降低或病毒的毒力过强时，病毒可由入侵部位向全身播散。全身播散方式有直接接触播散、经血流播散、经神经系统播散。

知识点9：病毒感染类型	副高：掌握 正高：掌握

病毒感染宿主活细胞后不能完成复制周期，无感染性子代病毒产生，称为病毒的非增殖性感染（又称为顿挫感染），病毒顿挫感染有时可造成细胞转化。多数病毒感染机体后产生增殖性感染，造成机体损伤。根据病毒感染机体后是否有临床表型，又分为显性感染与隐性感染。病毒进入机体后，不出现临床表现的感染称为隐性病毒感染；病毒进入机体，感染靶细胞后，大量增殖造成细胞结构和功能损伤，造成机体出现临床表现的感染称为显性感染。

知识点10：病毒非特异性免疫	副高：掌握 正高：掌握

机体非特异性抗病毒免疫除与其他微生物相同外，干扰素与自然杀伤细胞（NK细胞）占有突出的地位。

（1）干扰素抗病毒作用特点 ①具有广谱抗病毒活性，但仅有抑制病毒作用而无杀灭病毒的作用。②抗病毒作用有相对的种属特异性，一般在同种细胞中的活性最高。③不能直接抗病毒而必须经宿主细胞介导。由人类细胞诱生的干扰素，根据其抗原性可分为α、β和γ3种。

（2）NK细胞作用特点 ①是一种不受主要组织相容性复合体（MHC）限制、也不依赖抗体的具有杀伤作用的免疫细胞。②非特异性的识别靶细胞，即对所有病毒感染的细胞均有杀细胞作用。病毒感染细胞后细胞膜发生变化，成为NK细胞识别的"靶"，NK细胞与靶细胞接触后，可自胞质中释放穿孔素而溶解被病毒感染的细胞。

通过干扰素的诱生和激活NK细胞，机体在病毒感染早期可抑制病毒复制。由于干扰素能扩散至邻近细胞使之产生抗病毒蛋白，因此除可阻断病毒在已感染的细胞中复制外，还可限制病毒在细胞间扩散。

知识点11：病毒的特异性免疫（病毒抗原的加工与递呈） 副高：掌握 正高：掌握

一般将抗原加工与递呈分为MHC Ⅰ类分子限制的抗原递呈和MHC Ⅱ类分子限制的抗原递呈。MHC Ⅰ类分子限制的抗原递呈指的是病毒感染细胞后，由病毒核酸指令在宿主细胞内合成病毒蛋白，合成的蛋白除装配病毒外，可通过细胞器中的蛋白酶体降解成短肽，被MHC Ⅰ类分子选择结合后在细胞膜表面递呈，同CD8$^+$T细胞相互作用而诱生细胞毒性T细胞（CTL）应答，又称为内源性抗原递呈。MHC Ⅱ类分子限制的抗原递呈指的是当病毒通过胞饮或被吞噬而进入细胞后，通过吞噬体内酶水解为小片段的肽后，由MHC Ⅱ类分子选择结合在细胞表面表达而和CD4$^+$T细胞相互作用，诱生T细胞释放IFN-γ、TNF-α、IL-2等细胞因子，并可辅助B细胞成熟为浆细胞及合成抗体，又称为外源性抗原递呈。病毒在细胞内复制主要为内源性抗原递呈；当感染细胞被杀伤后，病毒体或病毒抗原被吞饮释放，以外源性抗原方式递呈。CD4$^+$T细胞释放的细胞因子又可激活CD8$^+$T细胞，所以两种抗原递呈形成交叉，在抗病毒免疫中可以互补。

知识点12：病毒的特异性免疫（体液免疫作用） 副高：掌握 正高：掌握

病毒感染最先出现的是IgM类特异抗体，通常在感染后2~3天开始出现。以后出现IgG类抗体，持续时间因病毒种类而异。经黏膜感染并在黏膜上皮细胞中复制的病毒常在局部诱生IgA类抗体。

中和作用：中和抗体可以与病毒结合，消除病毒感染，在杀灭细胞外游离病毒中起主要作用。作用机制是改变病毒表面构型或与吸附于易感细胞受体的病毒表位结合，阻止病毒吸附并侵入易感细胞及增殖。病毒与中和抗体形成的免疫复合物容易被巨噬细胞吞噬、清除或者改变抗原递呈途径。有包膜的病毒表面抗原与中和抗体结合后激活补体，可致病毒裂解。IgG分子量小，能够通过胎盘，新生儿因具有来自母体的中和抗体获得约6个月的被动免疫保护。IgM分子量大，不能通过胎盘。如在新生儿血中测得特异性IgM抗体，可以诊断为宫内感染。sIgA抗体主要来源于黏膜固有层的浆细胞，存在于黏膜分泌液中，在局部免疫中起主要作用，常能够阻止病毒的局部黏膜入侵。

非中和抗体针对有包膜病毒的基质或其中的核蛋白，或病毒表面具有细胞融合功能的酶、病毒复制酶等。

抗体介导对靶细胞的作用：包膜的病毒感染细胞之后，细胞膜可出现病毒编码的蛋白，能和相应抗体结合，在补体参与下裂解细胞；也可以通过抗体依赖性细胞介导的细胞毒作用（ADCC）裂解与破坏病毒感染的细胞。

抗体介导促进作用：有些抗体同某些病毒结合后，能够促进病毒在感染细胞中的复制。

知识点13：病毒的特异性免疫（细胞免疫作用）　　　副高：掌握　正高：掌握

细胞免疫主要在病毒感染的局部发挥作用，其作用方式是通过免疫细胞接触靶细胞后杀伤靶细胞或在局部释放细胞因子。

（1）细胞毒性T细胞（CTL）　CTL的杀伤性作用被认为是病毒感染恢复的主要机制。具有病毒特异性，通常出现于病毒感染后7天左右。CTL接触病毒感染的细胞后，特异地识别与MHC分子结合靶细胞表面的病毒抗原特异肽段，激活并释放穿孔素和细胞毒素。穿孔素是一组酶的统称，其作用是导致靶细胞出现许多小孔。细胞毒素可激活靶细胞内的一些酶，致使细胞自身裂解或凋亡。

（2）辅助性T细胞（Th）　Th细胞能够促进B细胞生长与分化，并活化CTL及巨噬细胞。在小鼠中对可分泌IL-2和IFN-γ的T细胞称为Th1类型，对分泌IL-4、IL-5和IL-10的T细胞称为Th2类型。

（3）细胞因子　非溶细胞性T细胞的作用即通过$CD4^+T$细胞在感染病灶的聚集，受特异的病毒抗原所激活，分泌大量抗病毒因子（IFN、TNF）。这些细胞因子又能够进一步激活T细胞（CTL、Th细胞）、巨噬细胞甚至NK细胞，协同发挥作用于抑制病毒复制及清除靶细胞内的病毒。

知识点14：病毒的特异性免疫（免疫病理作用）　　　副高：掌握　正高：掌握

病毒诱生的免疫应答除引起免疫保护作用外，还能引起一定的免疫病理作用。抗病毒的抗体如因亲和力低或与抗原的比例不当，可在体内形成抗原抗体复合物沉积而导致Ⅲ型变态反应，有些病毒感染者可发生肾小球肾炎等就是这一免疫病理作用所致。当病毒感染细胞后，由于改变了宿主细胞膜的抗原性或使"隐蔽抗原表位"暴露，诱发自身免疫病。

第三节　病毒感染的微生物学检验

知识点1：标本的采集、运送和处理　　　副高：掌握　正高：熟练掌握

（1）标本采集　按照病毒感染采取不同部位的标本，如脑脊液、鼻咽分泌物、血液、粪便等，应在急性期或者发病初期采样。

（2）标本的运送及保存 大多数病毒在室温中不易存活，标本应快速运送，立即处理及接种。4℃可保存4小时，长时间保存需置－70℃。在冻存过程中易失去感染性的标本，冻存时应加入适当的保护剂如甘油或者二甲基亚砜等。

（3）标本处理 凝固的血液需先离心，所获得的血清可以用于病毒分离。肝素抗凝全血、胸腔积液、脑脊液、水疱液以及尿液均可直接用于病毒培养。有些标本如粪便等，常需经粗提、提纯以及浓缩等复杂处理过程。

知识点2：病毒的分离培养　　　　　　　　　　　　副高：掌握　正高：熟练掌握

（1）组织培养 包括器官培养、组织块培养以及细胞培养。目前最常用的病毒分离培养方法是细胞培养。关键是根据病毒的细胞嗜性，选择适当的细胞。常用的细胞有：①原代培养细胞，敏感性高但来源困难；②二倍体细胞株，可有限传50代左右，但经多次传代后会出现细胞的老化和衰亡；③传代细胞系或株，便于实验室保存，对病毒感染性稳定，应用广泛。

（2）鸡胚培养 鸡胚常用于疱疹病毒、黏液病毒、痘类病毒等的原代分离。根据病毒种类，接种鸡胚的不同部位。

（3）动物接种 为最原始的分离病毒的方法。需根据病毒种类，选择敏感动物，并接种合适的部位（皮内、鼻内、皮下、脑内、腹腔以及静脉等）。

知识点3：病毒的鉴定　　　　　　　　　　　　　　副高：掌握　正高：熟练掌握

包括形态学鉴定、病毒在培养细胞中增殖的鉴定以及病毒感染性测定及病毒数量测定。

知识点4：病毒的形态学鉴定　　　　　　　　　　　副高：掌握　正高：熟练掌握

（1）光学显微镜检查 病理标本或者含有脱落细胞及针吸细胞的标本可在有病毒增殖的部位（胞核、胞质）出现嗜碱性或嗜酸性包涵体。取可疑病犬的大脑海马回制成染色标本，显微镜下可见胞质内嗜酸性"内基"小体，可以作为狂犬的诊断依据。根据病理特征、组化染色技术，病理标本也可进行诊断。

（2）电镜和免疫电镜检查 含有高浓度病毒颗粒（$\geqslant 10^7$粒/ml）的样品，能够直接应用电镜技术观察病毒颗粒。含低浓度病毒颗粒的样本，可通过免疫电镜技术使病毒颗粒凝聚后再观察或经超速离心，取标本沉淀物进行电镜观察，以提高检出率。

知识点5：病毒在培养细胞中增殖的鉴定　　　　　　副高：掌握　正高：熟练掌握

（1）细胞病变 大多数病毒感染属溶细胞型感染，在敏感细胞的增殖细胞内颗粒增多、圆缩、聚集以及融合，有的可以形成包涵体，最后出现细胞溶解、脱落以及死亡等。不同病毒的溶细胞特征不同，根据选择的细胞类型、细胞病变种类，观察病毒所致溶细胞的特点，可以对标本中感染的病毒进行判定。

（2）红细胞吸附　包膜上带有血凝素的病毒感染敏感细胞后，血凝素出现于细胞膜表面，使感染细胞能和加入的红细胞结合，称为红细胞吸附现象，这是检测正黏病毒与副黏病毒的间接指标。

（3）病毒干扰作用　有的病毒感染细胞后能够干扰其后感染同一细胞的另一种病毒的增殖，从而阻抑后者所特有的溶细胞特征。

知识点6：病毒感染性测定及病毒数量测定　　副高：掌握　正高：熟练掌握

（1）红细胞凝集试验　又称为血凝试验，含有血凝素的病毒接种鸡胚或者感染细胞，如病毒增殖并释放到细胞外，收集鸡胚羊膜腔液、尿囊液或收集细胞培养液，加入动物红细胞后出现红细胞凝集，可作为病毒增殖的指标。

（2）中和试验　用已知抗病毒血清和待测病毒悬液混合，在适当温度下作用后接种敏感细胞，经培养，观察溶细胞特征或红细胞吸附现象，也就是特异性抗体能否中和相应病毒的感染性，这是较可靠的病毒诊断方法。

（3）空斑形成试验　将一定量适当稀释浓度的待检病毒接种于敏感的单层细胞，通过一定时间培养后，在细胞上方覆盖一层融化尚未凝固的琼脂后继续培养，可见单个病毒的增殖使感染的单层细胞溶解脱落，形成肉眼可见的空斑，一个空斑由一个病毒增殖所致，计数培养皿中空斑数推算样品中病毒数量。一般以每毫升病毒的空斑形成单位（PFU），即pfu/ml表示。

（4）50%组织细胞感染量（TCID50）测定　把待测病毒液进行10倍系列稀释，分别接种单层细胞，经培养后观察细胞病变效应（CPE）等指标，以能感染50%细胞的最高稀释度的病毒量为终点，经统计学处理计算TCID50。

（5）感染复数（Moi）测定　现作为病毒感染性的定量检测。

知识点7：病毒的分离与鉴定技术的使用　　副高：掌握　正高：熟练掌握

病毒的分离培养与鉴定是病毒诊断的金标准，下列情况应选择病毒的分离与鉴定技术：①病程长、诊断困难，疑似病毒感染，但是针对病毒的检测结果均呈阴性，病毒分离对诊治有指导意义；②怀疑为新现病毒感染或者已被消灭的病毒病"死灰复燃"；③鉴别不同病毒所引起具有相同症状的疾病，以明确病原学诊断；④监测减毒活疫苗回复毒力突变株的出现；⑤研究病毒生物学性状或者流行病学调查等。

知识点8：病毒感染的免疫学测定方法及原理　　副高：掌握　正高：熟练掌握

免疫测定可分为液相免疫测定（LPIA）和固相免疫测定（SPIA）。固相免疫测定有不同的指示系统，如放射免疫检测法（RIA）使用放射性标记，酶免疫测定（EIA）使用可与底物反应的酶，免疫荧光测定（IFA）使用荧光染料。酶作用底物可以是荧光性的、放射性的以及化学发光性的或其他可显色的物质。

所有固相免疫测定方法都由固相、偶联以及底物3部分组成，每一组成部分直接影响检测系统的敏感性和特异性。

知识点9：病毒感染的免疫学测定指标　　　副高：掌握　正高：熟练掌握

病毒蛋白抗原检测主要采用固相免疫测定技术，常用竞争法、直接法（双抗夹心法）或间接法（双抗夹心抗抗体法）。检测抗原的直接SPIA法是把临床样品加入包被有捕捉抗体的固相。在加标记的指示抗体前洗除未结合的抗原。间接法类似于直接法，用免疫其他动物制备的抗免疫球蛋白抗体作标记二抗，放大了抗原抗体结合反应，其他步骤与直接法相同。抗原测定的免疫学方法还有免疫斑点法（IDA）、免疫荧光法、免疫电镜法（IEM）以及免疫组化染色法等。病毒抗体检测是通过特异性抗原检测病毒感染者血清中IgM和IgG抗体。IgG抗体检测需采集感染急性期与恢复期双份血清，恢复期IgG效价比急性期增高4倍或4倍以上时力有诊断意义。

知识点10：病毒抗体检测　　　副高：掌握　正高：熟练掌握

（1）免疫印迹　病毒蛋白用聚丙烯酰胺凝胶电泳分离后，转移至纤维素膜或尼龙膜上，然后与临床样品反应。血清样品常用免疫印迹法检测，唾液或者尿液也可用免疫印迹法检测。重组免疫印迹法（RIBA）是用真核或原核系统表达的重组蛋白代替用病毒感染细胞后培养分离纯化的病毒蛋白。

（2）酶联免疫吸附斑点（ELISPOT）试验　是把EIA技术应用于检测和计数产生抗特异抗原抗体的B淋巴细胞。采集外周血细胞，计数后接种至包被有抗原的微孔板的孔中，在37℃孵育4小时，洗涤后加抗免疫球蛋白抗体，然后加AP标记的抗IgG抗体及5-溴-4-氯-3-吲哚磷酸盐底物，在荧光光源下计数抗体斑点。

（3）免疫层析测定法　使用胶体金标记的抗体作指示抗体，将指示抗体固定在纸片上，当样品"打湿"纸片后，通过毛细流动使抗原流向指示抗体，指示抗体也在液相中移动。设置阴性与阳性对照试剂，如测定血清中的抗体时，阳性对照试剂为抗免疫球蛋白抗体，阳性样品的信号源于用固定的抗免疫球蛋白抗体捕捉到的胶体金标记的试剂。

知识点11：病毒免疫测定方法的检测性能评价　　　副高：掌握　正高：熟练掌握

（1）病毒免疫测定假阴性结果　多种原因可引起抗体EIA法产生假阴性结果。如聚固相上的抗原量有限，IgG抗体和IgM抗体竞争抗原结合位点，可以产生IgM假阴性结果。又如血清中含有高水平的特异抗体时，表现出"前区效应"或钩效应，即血清在低稀释度时是阴性，在高稀释度时是阳性。采集样品时间不适宜，也会出现假阴性抗体的结果。

（2）病毒免疫测定假阳性结果　由于多种原因可导致抗体EIA的假阳性。抗体的交叉反应性是免疫测定法检测抗原产生假阳性的主要原因。为去除交叉反应性的抗体，必须浓缩抗原特异的指示抗体。用具有交叉反应性的抗原吸收血清可以除去干扰抗体。把抗原耦联到溴化氰活化的Sepharose4B琼脂糖等介质上，以亲和层析柱纯化目的抗体，可有效除去交叉反应性抗体。

知识点12：病毒免疫测定的质量控制	副高：掌握　正高：熟练掌握

（1）标本采集与处理　收到合格标本后，应及时分离血清，避免溶血，避免混有大量纤维蛋白或细胞。不能及时检测的标本保存于4℃冰箱，冷冻样品融化后充分混匀，检测前平衡到室温。

（2）正确使用移液器、酶标仪、洗板机，并按要求实施校准、保养计划。试验过程中应确保温度、时间准确，使每个试验的参数与已建立的参数相一致，严格执行操作规程。

知识点13：病毒核酸检测	副高：掌握　正高：熟练掌握

病毒核酸检测包括核酸电泳、核酸杂交、聚合酶链反应（PCR）、基因芯片技术、基因测序。

知识点14：核酸电泳	副高：掌握　正高：熟练掌握

某些病毒核酸不用内切酶水解就具有固定节段，比如甲型流感病毒8个节段、乙型流感病毒7个节段、呼肠病毒10个节段、轮状病毒11个节段。从待测样本中提取病毒核酸后，通过聚丙烯酰胺凝胶电泳（PAGE），硝酸银染色后在凝胶板上可见清晰条带，根据条带数量及位置结合临床进行诊断。

知识点15：核酸杂交	副高：掌握　正高：熟练掌握

核酸杂交的原理是利用已知序列的核酸单链作为探针，探针预先用放射性核素（^{32}P或^{131}I）或生物素、地高辛以及辣根过氧化物酶等标记，在一定条件下按碱基互补规律与标本中靶序列结合，通过对标记物的检测证明标本中存在代表某病毒的特异核酸序列，从而作出早期诊断。常用的核酸杂交技术有斑点杂交、原位杂交、DNA印迹以及RNA印迹杂交等。

知识点16：聚合酶链反应（PCR）	副高：掌握　正高：熟练掌握

聚合酶链反应（PCR）选择病毒的特异、保守片段作为靶基因，通过设计的特异引物序列在DNA多聚酶的作用下扩增病毒特异序列，对病毒感染进行诊断，或选择病毒的易变区，结合限制性片段长度多态性（RFLP）分析，或者测序等技术对病毒进行分型和突变的研究。对RNA病毒的PCR检测采用反转录PCR（RT-PCR）。

| 知识点17：基因芯片技术 | 副高：掌握 正高：熟练掌握 |

基因芯片技术是把已知的生物分子探针或基因探针大规模或有序排布于一小块硅片等载体上，和待检样品中的生物分子或基因序列相互作用和并行反应，在激光的顺序激发下，产生的荧光谱信号被接受器收集，通过计算机自动分析处理数据得出结果，可一次性完成大通量样品DNA序列的检测和分析。

| 知识点18：基因测序 | 副高：掌握 正高：熟练掌握 |

基因测序包括病毒全基因测序与特征性基因片段的测序。基因库的建立为该技术应用于实验室诊断奠定了基础。

第四节 肝炎病毒

| 知识点1：肝炎病毒的类型 | 副高：熟练掌握 正高：熟练掌握 |

肝炎病毒包括甲型肝炎病毒（HAV）、乙型肝炎病毒（HBV）、丙型肝炎病毒（HCV）、丁型肝炎病毒（HDV）、戊型肝炎病毒（HEV）。

| 知识点2：甲型肝炎病毒（HAV）的生物学性状 | 副高：熟练掌握 正高：熟练掌握 |

HAV为直径27~32nm球形颗粒，无包膜，衣壳蛋白呈20面体立体对称，单股正链RNA病毒。只有一个血清型。电镜下可见空心颗粒与实心颗粒两种。前者是由衣壳蛋白及RNA基因组构成的完整成熟病毒体，有抗原性与感染性，后者为缺乏病毒核酸的空心衣壳，无感染性但有抗原性。

| 知识点3：甲型肝炎的病因及致病机制 | 副高：熟悉 正高：掌握 |

HAV经口进入人体之后，先通过肠道进入血流，引起病毒血症，约1周后才达肝脏。在肝内复制的同时，也进入血液循环导致低浓度的病毒血症，随后经胆汁从粪中排出。HAV造成肝细胞损伤的机制还不清楚，但是目前认为甲型肝炎的发病机制倾向于宿主免疫病理反应，而不是病毒直接造成。即发病早期可能是由于HAV在肝细胞内大量增生及细胞毒性T细胞的杀伤作用共同致使肝细胞损伤，而病程后期，可能是内源性γ-IFN诱导HLA-Ⅰ类抗原表达，促使CD8+细胞毒性T细胞特异性杀伤被HAV感染的靶细胞而引起肝细胞的损坏。此外NK细胞，免疫复合物有可能也参与了致病机制。

| 知识点4：甲型肝炎的病毒分离培养与鉴定 | 副高：熟练掌握 正高：熟练掌握 |

可采集急性早期甲型肝炎病人的粪便进行细胞培养以分离病毒，如果分离为阳性则可确诊。

由于下列原因：患者粪便中排毒时间短。复制周期长。几乎无细胞病变，导致病毒的分离培养的方法在临床诊断中受到限制，但是可通过免疫荧光法检测培养液中病毒表达的抗原来检测。

知识点5：甲型肝炎的治疗　　　　　　　　副高：熟悉　正高：掌握

甲型肝炎为自限性疾病，不需特殊治疗。可行一般治疗及支持治疗，另外临床上还常用中药治疗。

知识点6：乙型肝炎病毒（HBV）的生物学性状　　副高：熟练掌握　正高：熟练掌握

在HBV感染患者的血液中，可见到三种不同形态与大小的HBV颗粒。

（1）大球形颗粒　又称Dane颗粒。直径42nm，呈球形，具有双层衣壳。外衣壳由脂质双层与蛋白质组成，镶嵌有乙肝病毒表面抗原（HBsAg）及少量前S抗原。病毒内衣壳是直径27nm的核心结构，表面是乙肝病毒核心抗原（HBcAg），核心内部含有DNA及DNA聚合酶。血液中检出Dane颗粒标志着肝内病毒复制活跃。

（2）小球形颗粒　直径22nm，成分为HBsAg和少量前S抗原，不含HBV DNA和DNA聚合酶，无感染性，由组装Dane颗粒时产生的过剩病毒衣壳装配而成，是乙型肝炎患者血清中常见的颗粒。

（3）管形颗粒　直径22nm，长100~700nm，由小球形颗粒连接而成，成分与小球形颗粒相同。

知识点7：乙型肝炎病毒（HBV）的致病机制　　　　副高：熟悉　正高：掌握

（1）引起肝组织损伤的发生机制　①急性自限性HBV感染时，受感染的肝细胞膜上HBsAg、HBcAg、HBeAg以及HLA-Ⅰ类抗原存在双重表达，被HBV抗原致敏的HLA-Ⅰ类抗原限制的细胞毒性CD8$^+$细胞可通过双重识别作用导致肝细胞溶解。同时，辅助性CD4$^+$细胞通过其表面的HLA-Ⅱ类受体同B细胞上表达的HBsAg、HBcAg及HLA-Ⅱ类抗原相结合而被激活，并反过来促进B细胞释放抗-HBs而实现清除HBV的效果。②细胞毒性T淋巴细胞（CTL）的参与：CTL吸引或激发炎症细胞以及它们释放细胞因子如IFN-7可引起肝损伤；CTL与HBsAg阳性的肝细胞结合可诱发肝细胞凋亡，导致发病；CTL释放多种细胞因子可抑制病毒的复制及表达。③HBsAg在肝细胞内高度表达但分泌不足，可造成肝细胞损伤。④HBcAg在肝细胞上表达可直接导致细胞病变。

（2）引起肝外损伤的机制　虽然HBV造成肝细胞损伤的确切机制还不清楚，但是循环免疫复合物造成的肝外损伤却比较肯定。

（3）HBV所致各种疾病的发生机制　①急性自限性HBV感染，发病机制如上所述。②乙型肝炎慢性化的发生机制，尚未充分明了，但有证据表明，免疫耐受是关键因素之一，另外同遗传因素也有一定关系。③慢性HBsAg携带者的发生机制，可能同年龄、遗传等因素有关。④HBV与肝细胞肝癌（HCC）关系密切。

知识点8：乙型肝炎的治疗　　　　　　　　　　　　副高：熟悉　正高：掌握

对急性重型肝炎的治疗，在目前均采取综合治疗；而对慢性肝炎仍以抗病毒与免疫调节治疗为主。

（1）抗病毒治疗药物　目的是抑制病毒的复制，常用药物如下：①干扰素（IFN）；②阿糖腺苷；③干扰素诱生剂：疗效不如IFN。

（2）免疫调节剂　可提高机体的抗病毒免疫能力。

知识点9：丁型肝炎病毒（HDV）的生物学性状　　副高：熟练掌握　正高：熟练掌握

成熟HDV呈球形，直径为35～37nm。而颗粒内部为由病毒RNA与丁型肝炎抗原（HDAg）组成，其包膜是HBsAg。HDAg是HDV编码的唯一蛋白质，只有一个血清型。HDV是一单股负链RNA病毒，以线状或环状两种形式存在，共有9个ORF，其中ORF5能编码特异性抗原HDAg。基因组长1.7kb，是已知动物病毒基因组中最小者。HDAg刺激机体产生抗HD，但是抗HD是非保护性抗体，不能中和与清除病毒，若呈持续高效价存在，可以作为判定慢性丁型肝炎的指标。

知识点10：丁型肝炎病毒（HDV）的致病机制　　　副高：熟悉　正高：掌握

多数学者认为，复制状态的HDV可能与肝损害有密切关系。由于：

（1）体外试验证明，高水平表达的HD-VAg对Hep-G2细胞与HeLa细胞有直接的细胞毒作用。

（2）免疫抑制剂对HDV所引起的肝损伤没有影响。

（3）组织学所见无任何炎症细胞浸润，主要是肝细胞质退行性变与嗜酸性变。

（4）几乎所有HDV感染均发展成慢性。但最近研究显示免疫应答也可能是HDV导致肝损伤的主要原因。由于：①HDV感染者肝脏中的HDVAg表达程度同肝病活动程度无关。②在慢性HBV与HDV感染中，肝组织中T细胞浸润极其相似。③在慢性丁型肝炎患者体内发现一种肝肾微粒体自身抗体，非常相似于自身免疫性慢性活动性肝炎患者体内存在的抗体。

知识点11：丁型肝炎的治疗　　　　　　　　　　　副高：熟悉　正高：掌握

慢性丁型肝炎的治疗目前尚不尽如人意。除一般及支持疗法以外，还需对症及抗病毒治疗，主要以α-IFN治疗为主，而且仅可使部分病人暂时缓解。经α-IFN治疗后，HDV转阴为15%～25%，但40%病人有效。

知识点12：丙型肝炎病毒（HCV）的生物学性状　　副高：熟练掌握　正高：熟练掌握

HCV呈球形，直径30～60nm，由包膜、衣壳以及核心三部分组成，其表面突起：衣壳主要由核心蛋白构成；包膜来源于宿主细胞膜，其中镶嵌病毒包膜蛋白；核心为一单正链RNA。HCV在体内的存在形式有四种，也就是完整HCV颗粒、不完整HCV颗粒、与免疫球蛋白或脂蛋白结合的颗粒与由感染细胞释放含HCV成分的小泡。

知识点13：丙型肝炎病毒（HCV）的致病机制　副高：熟悉　正高：掌握

引起肝损伤的机制，目前认为可能由免疫应答所介导，类似于乙型肝炎。可能通过激活病毒特异性细胞毒性T细胞（CTL）以及借助非特异性炎症细胞释放细胞因子，特别是干扰素而引起肝损伤。此外，CTL表面的Fas配体与靶细胞膜Fas抗原的相互作用可能是丙型肝炎肝细胞凋亡的主要诱导途径。

HCV感染易慢性化且血清ALT可呈波浪式变化。

HCV同肝细胞癌（HCC）也密切相关。

知识点14：丙型肝炎的治疗　副高：熟悉　正高：掌握

（1）α-IFN（α-IFN-2b）　对于病情较轻、病程比较短、血清HCV-RNA水平较低及基因型为非Ⅰ型者，其应答性较好。

（2）利巴韦林　6个月可使转氨酶及HCV-RNA明显下降。但是容易产生耐药及溶血性贫血，少数病人停药后会复发。

知识点15：戊型肝炎病毒（HEV）的生物学性状　副高：熟练掌握　正高：熟练掌握

HEV为20面体球形颗粒，无包膜，直径27～34nm，表面有锯齿状突起，形似杯状。HEV有空心与实心两种颗粒，实心颗粒内部致密，是完整的HEV结构；空心颗粒内部含电荷透亮区，是缺陷的、含有不完整HEV基因的病毒颗粒。

知识点16：戊型肝炎病毒（HEV）的致病机制　副高：熟悉　正高：掌握

HEV经口进入人体内之后，在胃肠内是否经过一个复制过程尚不清楚。组织学所见的特征是肝细胞假腺状排列和显著肝内淤胆，伴有灶性肝细胞坏死和混合炎症细胞浸润。如同其他急性病毒性肝炎，导致肝损害的原因可能主要由免疫应答介导。戊型肝炎的肝病理改变与甲型肝炎类似，有肝细胞变性、灶性坏死及炎性细胞浸润，浸润的细胞主要是淋巴细胞、单核巨噬细胞以及NK细胞，从而推测HEV感染的肝细胞损害可能同细胞免疫有关。

知识点17：戊型肝炎（HEV）治疗　副高：熟悉　正高：掌握

目前尚无特异性抗病毒治疗药物。

第五节 常见病毒及感染性疾病

| 知识点1：细菌性脑膜炎的诊断及鉴别诊断 | 副高：熟悉 正高：掌握 |

（1）新生儿 应注意常有败血症或神经系统先天性缺陷。

（2）婴儿和儿童 应注意发病前数日有无呼吸道或消化道感染史。

（3）有以下情况者应考虑有硬脑膜下积液存在 脑膜炎呈慢性过程；急性化脓性脑膜炎，经积极合理治疗而体温不降；病情好转后又出现高热、呕吐、昏迷、嗜睡、惊厥等症状；有局灶性神经体征；头围增大，前囟持续或反复隆起。宜做颅骨透照或硬膜下穿刺（如一侧液体＞2ml，蛋白＞40mg，红细胞＜1.0×10^{12}/L，即可确诊）。或行CT、磁共振检查。

（4）检验 白细胞计数及碱性磷酸酶染色积分、皮肤淤点涂片找细菌。脑脊液检查，包括压力、生化、常规、细菌培养和涂片染色查病菌，有条件时做常见菌的对流免疫电泳及免疫荧光检查，乳酸盐、乳酸脱氢酶（LDH）及免疫球蛋白测定，血清钠、氯，尿钠及渗透压测定等，并且酌情复查。

（5）鉴别诊断 本病应同结核性脑膜炎、乙脑、流脑及中毒性脑病等鉴别。

| 知识点2：细菌性脑膜炎的治疗方法 | 副高：熟悉 正高：掌握 |

治疗方法包括：一般治疗、抗菌药物治疗、脑性低钠血症的治疗、硬膜下积液的处理、颅内压增高的处理、椎管阻塞的防止、抗休克。

| 知识点3：流行性乙型脑炎的病因 | 副高：熟悉 正高：掌握 |

本病病原体属披膜病毒科黄病毒属第1亚群，呈球形，直径20～40nm，为单股RNA病毒，外有类脂囊膜，表面有血凝素，能够凝集鸡红细胞，病毒在胞质内增生，对温度、乙醚以及酸等都很敏感，能在乳鼠脑组织内传代，亦能在鸡胚、猴肾细胞、鸡胚细胞以及Hela等细胞内生长。其抗原性较稳定。

| 知识点4：流行性乙型脑炎的发病机制 | 副高：熟悉 正高：掌握 |

感染乙脑病毒的蚊虫叮咬人体之后，病毒先在局部组织细胞和淋巴结以及血管内皮细胞内增生，不断侵入血流，形成病毒血症。发病与否，决定于病毒的数量、毒力以及机体的免疫功能，绝大多数感染者不发病，呈隐性感染。若侵入病毒量多、毒力强以及机体免疫功能又不足，则病毒继续繁殖，经血行散布全身。因为病毒有嗜神经性故能突破血脑屏障侵入中枢神经系统，尤在血脑屏障低下时或脑实质已有病毒者易诱发本病。

知识点5：流行性乙型脑炎的诊断　　　　　　　　　　副高：熟悉　正高：掌握

（1）疑似病例。

（2）临床诊断病例。

（3）确诊病例　疑似或者临床诊断基础上，病原学及血清学检测结果符合以下任一项的病例：①1个月内未接种过乙脑疫苗者，血液或者脑脊液中抗乙脑病毒IgM抗体阳性。②恢复期血清中抗乙脑病毒IgG抗体或者乙脑病毒中和抗体效价比急性期有≥4倍升高者，或者急性期抗乙脑病毒IgM/IgG抗体阴性，恢复期阳性者。③在组织、血液或其他体液中利用直接免疫荧光或聚合酶链反应（PCR）检测到乙脑病毒抗原或者特异性核酸。④脑脊液、脑组织及血清中分离出乙脑病毒。

（4）辅助检查　血象、脑脊液、病毒分离及病毒基因检测。

知识点6：流行性乙型脑炎的鉴别诊断　　　　　　　　副高：熟悉　正高：掌握

（1）中毒性菌痢　相同于乙脑流行季节，多见于夏秋季，但起病比乙脑更急，多在发病一天内出现高热、抽搐、休克或者昏迷等。乙脑除暴发型外，很少出现休克。可用1%～2%盐水灌肠，若有脓性或脓血便，即可确诊。

（2）化脓性脑膜炎　病情发展迅速，重症患者在发病1～2天即进入昏迷，脑膜刺激征显著，皮肤常有淤点。脑脊液浑浊，中性粒细胞约占90%以上，涂片和培养可发现致病菌。周围血象白细胞计数明显增高，可以达（20×30）×10^9/L，中性粒细胞多在90%以上。早期不典型病例，不易同乙脑鉴别，需密切观察病情及复查脑脊液。

（3）结核性脑膜炎　无季节性，病程长，起病缓慢，有结核病史。脑脊液中糖与氯化物均降低，薄膜涂片或者培养可找到结核杆菌。X线胸部摄片、眼底检查以及结核菌素试验有助于诊断。

（4）其他　比如脊髓灰质炎、腮腺炎脑炎和其他病毒性脑炎、中暑与恶性疟疾等，亦应同乙脑鉴别。

知识点7：流行性乙型脑炎的治疗　　　　　　　　　　副高：熟悉　正高：掌握

（1）抗病毒治疗。

（2）肾上腺皮质激素及其他治疗　肾上腺皮质激素有退热、抗炎、降低毛细血管通透性、减轻脑水肿、保护血脑屏障、抑制免疫复合物的形成、保护细胞溶酶体膜等作用，对重症和早期确诊的病人即可应用。待体温降至38℃以上，持续2天即可逐渐减量，通常不宜超过5～7天。过早停药症状可有反复，若使用时间过长，则易产生并发症。

（3）后遗症和康复治疗　重点在于智力、吞咽、语言以及肢体功能等的锻炼，可采用理疗、体疗、针灸、中药、按摩、推拿等治疗，以促进恢复。

（4）其他　如抗乙脑病毒免疫血清或单克隆抗体，目前还处于实验研究阶段。

| 知识点 8: 出血热病毒的分类 | 副高: 熟练掌握 正高: 熟练掌握 |

在我国已发现的出血热病毒有汉坦病毒、新疆出血热病毒、登革病毒以及基孔肯雅热病毒等。

| 知识点 9: 汉坦病毒的生物学性状 | 副高: 熟练掌握 正高: 熟练掌握 |

汉坦病毒属是布尼亚病毒科中的一个新属。其中汉坦病毒、多不拉伐-贝尔格莱德病毒、汉城病毒和普马拉病毒为肾综合征出血热（HFRS）的病原体；辛诺柏病毒为汉坦病毒肺综合征（HPS）的病原体。

平均直径120nm，颗粒呈球形或卵圆形，核衣壳外层有双层脂质包膜，包膜表面有刺突，为血凝抗原，含两种糖蛋白成分（G_1、G_2），在一定条件之下可凝集鹅红细胞。其凝集鹅红细胞的活性在pH 6.0～6.4最强。对酸、热的抵抗力弱，在60℃经1小时可被灭活。对脂溶剂乙醚及三氯甲烷等敏感。在4～20℃相对稳定，可较长时间维持其传染性。

| 知识点 10: 汉坦病毒的实验室检查 | 副高: 熟练掌握 正高: 熟练掌握 |

可在人肺传代细胞（A_{549}）、人胚肺二倍体细胞（2BS）、非洲绿猴肾细胞（Vero-E6）及地鼠肾等细胞中生长，病毒增生缓慢，一般不引起明显的CPE，感染细胞仍可生长繁殖。病毒增殖时细胞胞质内胞核周围可以出现特殊形态的包涵体，包涵体由病毒核衣壳蛋白构成，并且含病毒RNA。动物中以小鼠、黑线姬鼠、乳鼠等易感，实验感染后在鼠肺、肾等组织中可检出大量病毒。经常用免疫荧光法、免疫酶染色法检测抗原、抗体；运用分子生物学技术检测病毒核酸。

| 知识点 11: 汉坦病毒肺综合征（HPS）的诊断 | 副高: 熟悉 正高: 掌握 |

（1）依据临床症状及实验室检查结果。

（2）特异性诊断 目前常应用HPS相关病毒感染 Vero-E6 细胞的病毒抗原来检测患者特异性IgM和IgG，特异性IgA阳性率为67%，而恢复期特异性IgG出现最高的是IgG3（97%），继之为IgG1（70%），IgG2为30%而IgG4为3%。

（3）病毒RNA检查 RT-PCR法能检出急性期患者血清、血浆与单个核细胞中的病毒RNA，恢复期患者通常血液中RNA不能再检出，但亦有报告病程23天仍在患者血液中检出病毒RNA者。

| 知识点 12: 汉坦病毒肺综合征（HPS）的鉴别诊断 | 副高: 熟悉 正高: 掌握 |

疾病早期需同流感、败血症、钩端螺旋体病等相鉴别。出现呼吸窘迫症时，需与心源性肺水肿、原发性急性呼吸窘综合征、细菌和病毒性肺炎、SARS及钩端螺旋体出血性肺炎

等相鉴别。

咽痛与咳嗽是流感患者最常见的症状，出现率显著地高于HPS。HPS白细胞计数升高、核左移可以鉴别于流感。败血症与钩端螺旋体病均可以出现发热、头痛、肌痛及白细胞计数升高，但是常规检查HPS常出现血液浓缩、血细胞比容增大与血小板减少。

本病同心源性肺水肿的区别在于前者为血管渗透性增高所致的肺水肿，所以肺动脉楔状压是低的，早期X线胸片检查是肺间质渗出为主；而后者是肺静脉充血所致，所以肺动脉楔状压增高，胸片上可见肺上部肺野血管纹理增加和肺门阴影扩大。本病实验室检查出现血液浓缩、白细胞计数升高、血小板减少、核左移，出现晚幼粒细胞及异型淋巴细胞，其中特别是血小板减少为心源性肺水肿及原发性呼吸窘迫综合征所没有的。

与细菌性或病毒性肺炎的鉴别在于后者为小叶渗出，所以X线检查是肺叶段病变，而本病为肺部弥漫性病变。

知识点13：汉坦病毒肺综合征（HPS）的治疗方法　　　副高：熟悉　　正高：掌握

对于这类疾病还没有有效的抗病毒治疗，所以支持治疗是很有必要的。患者需要在监护室监护，严重呼吸衰竭者需要机械通气，治疗早期可以使用升压素治疗低血压并且同时应谨慎补充液体。

利巴韦林（病毒唑）静脉应用治疗早期肾综合征出血热（HFRS）多可以挽救生命，在HPS中应用正在研究中。

知识点14：新疆出血热病毒的生物学性状　　　副高：熟练掌握　　正高：熟练掌握

病毒直径90～120nm，呈球形，核酸为单股正链RNA，核衣壳为20面体立体对称，外有包膜，表面有血凝素。能够用鸡胚分离传代。1～4日龄乳鼠对本病毒有很高的感受性，可以用于病毒的分离及传代。抵抗力与HFRSV相似。其抗原性同HFRSV无交叉反应。

知识点15：肾综合征出血热　　　副高：熟悉　　正高：掌握

肾综合征出血热（HFRS）是由HFRS病毒所引起，由鼠类等传播的自然疫源性急性病毒性传染病。以往此病在中国和日本被称为流行性出血热，在朝鲜和韩国被称为朝鲜出血热，在前苏联被称为远东出血热和出血性肾炎，在斯堪的纳维亚国家被称为流行性肾病。1980年世界卫生组织统一将其命名为肾综合征出血热。

知识点16：肾综合征出血热的病因　　　副高：熟悉　　正高：掌握

注意流行情况，有发病前1～2个月内在流行季节、疫源地区旅居史，与鼠、螨接触史。

知识点17：肾综合征出血热的诊断　　　　　　　副高：熟悉　正高：掌握

（1）流行病学资料　包括发病季节，同鼠类或其他宿主动物接触史。

（2）临床表现　早期3种主要表现：发热中毒症状、充血出血外渗体征以及肾损害。典型病例的五期经过：发热期、低血压休克期、少尿期、多尿期以及恢复期。

（3）实验室检查　血红蛋白、红细胞数升高，血小板减少，白细胞数升高。尿蛋白大量出现，尿中带膜状物有助于诊断。病毒抗原与IgM抗体阳性可明确诊断。IgG抗体双份血清效价4倍以上升高有诊断意义。RT-PCR检测汉坦病毒RNA有助于早期及非典型患者的诊断。

知识点18：肾综合征出血热的治疗　　　　　　　副高：熟悉　正高：掌握

（1）发热期　①控制感染；②减轻外渗；③改善中毒症状。

（2）低血压休克期　①补充血容量；②纠正酸中毒；③血管活性药物与肾上腺皮质激素的应用。

（3）少尿期　①稳定内环境；②促进利尿；③导泻和放血疗法；④透析疗法。

（4）多尿期　①维持水与电解质平衡；②防止继发感染。

（5）恢复期　治疗原则为补充营养，逐步恢复工作。出院后应休息1～2个月。定期进行复查肾功能。

知识点19：新疆出血热病毒的实验室检查　　　副高：熟练掌握　正高：熟练掌握

主要进行病毒分离及应用ELISA、免疫荧光法检测中和抗体、补体结合抗体及血凝抑制抗体。常被用于流行病学。

知识点20：人类免疫性缺陷病毒（HIV）生物学性状
　　　　　　　　　　　　　　　　　　　　　　　副高：熟练掌握　正高：熟练掌握

HIV为RNA病毒。电镜下病毒颗粒呈球形，直径100～120nm。核心为棒状或截头圆锥状。病毒体外层为脂蛋白包膜，其中镶嵌有gp120和gp41两种特异的糖蛋白。前者构成包膜表面的刺突，后者为跨膜蛋白。病毒内部为20面体对称的核衣壳，病毒核心含有RNA、反转录酶和核衣壳蛋白。

知识点21：人类免疫性缺陷病毒（HIV）的检验　　副高：熟练掌握　正高：熟练掌握

HIV感染的微生物及免疫学检验在疾病进展监测、HIV感染的诊断、抗病毒疗效观察、耐药监测及科研中至关重要。目前临床检测内容包括HIV抗体、P24抗原、HIV病毒载量以及CD4[+]T淋巴细胞计数等。上述检测中，HIV抗体检测是诊断HIV感染的唯一标准，而其他各项检测不能作为诊断HIV感染的标准。

知识点22: 人类免疫性缺陷病毒（HIV）的耐药性检测　　副高：熟悉　正高：掌握

目前常用的方法包括基因型HIV耐药检测与表型HIV耐药检测。基因型HIV耐药性检测方法是通过从患者血液标本中分离到的HIV基因物质，应用核酸序列分析等技术确定病毒变异的位点，并可参考已有数据库按不同亚型进行比较。在确认变异后，与既往耐药或交叉耐药研究比较，间接地估计药物耐药情况，其简单快速、费用低。缺点是无法指出药物耐药的程度。表型HIV耐药性检测方法能直接测出感染毒株对药物的敏感度，并能揭示已经存在的或交叉的耐药情况，有利于指导HIV-1感染者有效地用药，不足之处是检测时间长且昂贵、技术要求高。

知识点23: HIV的致病机制　　副高：熟悉　正高：掌握

（1）病毒感染过程　①原发感染；②HIV在人体细胞内的感染过程；③HIV感染后的三种临床转归。

（2）抗HIV免疫反应　抗HIV免疫反应包括特异性免疫与非特异性免疫反应，以特异性免疫反应为主。包括特异性体液免疫和特异性细胞免疫，人体免疫系统主要借助针对HIV蛋白的各种特异性抗体、特异性$CD4^+$T淋巴细胞免疫反应和CTL直接或分泌各种细胞因子，抑制病毒复制。

（3）免疫病理　①$CD4^+$T淋巴细胞数量减少；②$CD4^+$T淋巴细胞功能障碍；③异常免疫激活；④免疫重建。

知识点24: HIV感染的诊断　　副高：熟悉　正高：掌握

①流行病学史；②临床表现；③实验室检查：诊断HIV感染必须是经确认试验证实的HIV抗体阳性，而HIV-RNA与P24抗原的检测有助于HIV/AIDS的诊断，特别是能缩短抗体"窗口期"和帮助早期诊断新生儿的HIV感染。

知识点25: AIDS的鉴别诊断　　副高：熟悉　正高：掌握

需与下列疾病进行鉴别：

（1）原发性免疫缺陷病。

（2）继发性免疫缺陷病　应用皮质激素以及，化疗、放疗后引起或恶性肿瘤等导致继发免疫缺陷病。

（3）特发性$CD4^+$T淋巴细胞减少症　酷似AIDS，但无HIV感染。

（4）自身免疫性疾病　血液病、结缔组织病等，AIDS有发热、消瘦则需与前述疾病鉴别。

（5）淋巴结肿大疾病　比如Kaposi肉瘤、霍奇金淋巴瘤、淋巴瘤、血液病。

（6）假性艾滋病综合征 AIDS恐惧症。

（7）中枢神经系统疾病 脑损害可以是AIDS或者其他原因引起的，需予鉴别。

知识点26：AIDS的治疗　　　　　　　　　　　　副高：熟悉　　正高：掌握

（1）抗病毒治疗。

（2）机会性感染及肿瘤的治疗。

（3）免疫治疗。

（4）支持和对症治疗。

（5）预防性治疗。

知识点27：脊髓灰质炎病因　　　　　　　　　　副高：熟悉　　正高：掌握

由脊髓灰质炎病毒感染人体引起。病人的粪便含有大量的病毒，可通过消化道传播，同时密切接触也可传播病毒。

知识点28：脊髓灰质炎病毒的生物学性状　　副高：熟练掌握　　正高：熟练掌握

（1）病毒颗粒结构 脊髓灰质炎病毒颗粒直径27～30nm，内核直径是16nm。病毒颗粒蛋白由4个蛋白质分子组成，即VP1～VP4。

（2）基因组结构 基因组是单股正链RNA，在质量上占病毒颗粒的30%。含有7700个碱基对，腺嘌呤与胸腺嘧啶核酸丰富。在基因组RNA的3'末端有多聚腺苷酸（polyA）尾，它对病毒的感染是必需的。脊髓灰质炎病毒的基因组RNA具有感染性，进入细胞之后可以直接起mRNA的作用。和其他小RNA病毒一样，脊髓灰质炎病毒基因组的5'末端不具有一般真核生物mRNA的帽子结构，共价结合有一个分子蛋白VPg，VPg参与病毒基因组RNA复制的起始，如去除VPg病毒仍具感染性，因为从病毒RNA可以重新合成VPg。基因组有71%左右的核苷酸为三型脊髓灰质炎病毒所共有，不相同的核苷酸序列均位于编码区内，因此，三型病毒间中和试验无交叉反应。

（3）病毒基因分型 脊髓灰质炎病毒有2种抗原，其中具有感染性的完整病毒颗粒称为致密（dense，D）抗原，又称中和（N）抗原，可同中和抗体结合，具有型特异性，根据抗原型的差异脊髓灰质炎病毒分为Ⅰ、Ⅱ、Ⅲ 3个血清型。

知识点29：脊髓灰质炎病毒的微生物学检查　　副高：熟练掌握　　正高：熟练掌握

（1）病毒分离 发病1周内粪便标本用抗生素处理后，接种人或者猴肾原代细胞，37℃培养7～10天，观察致细胞病变效应（CPE）作出诊断，并用中和试验进一步鉴定型别。

（2）RT-PCR直接检测病毒核酸。

（3）血清学诊断 取发病早期和恢复期双份血清进行中和试验、补体结合试验，测定抗体的种类及消长情况。如果血清抗体有4倍或以上增长，有诊断意义。

知识点30：脊髓灰质炎病毒的致病机制	副高：熟悉　正高：掌握

脊髓灰质炎病毒只能在灵长类动物的细胞中生长繁殖，人类为该病毒的唯一自然宿主，主要经粪-口途径传播。病毒经肠道或者咽部黏膜侵入局部淋巴组织，并可在局部淋巴组织中生长繁殖，而后进入血液循环导致病毒血症，累及多种易感的非神经组织，再通过血-脑屏障侵入神经系统。毒株的毒力，感染病毒的相对数量不同，机体免疫功能状态等会表现为不同的临床症状。1%～2%的患者出现无菌性脑膜炎症状；0.1%～2%的患者发展为严重的麻痹症；90%是隐性感染。病后产生的中和抗体维持的时间持久，不仅可以获得对同型病毒的牢固免疫力，对异型病毒也有交叉免疫现象。

知识点31：脊髓灰质炎病毒的病毒感染的预防和治疗	副高：熟悉　正高：掌握

一旦发现诊断明确的病例，应当严格隔离治疗至少40天，最初1周应强调呼吸道隔离。该病的控制主要决定于疫苗的使用，对婴幼儿及儿童应实行人工主动免疫。被动免疫仅用于个别情况如做过扁桃体切除的儿童，未经过免疫接种而又必须接触脊髓灰质炎病人的医务人员和亲属及未进行免疫接种的孕妇等。

目前尚无特异的治疗脊髓灰质炎病毒感染的药物，治疗主要是对症处理。

2000年年底我国政府对外宣布基本消灭脊髓灰质炎。

知识点32：狂犬病毒的病因	副高：熟悉　正高：掌握

主要是由狂犬病毒通过动物传播给人而引起。人对狂犬病普遍易感，狩猎者、兽医、饲养动物者更易感。

知识点33：狂犬病毒的生物学性状	副高：熟练掌握　正高：熟练掌握

狂犬病毒（RV）属于弹状病毒科狂犬病毒属。外形呈弹状，核衣壳呈螺旋对称，表面具有包膜，内含有单链RNA。病毒颗粒内有核蛋白壳，外有囊膜。囊膜的最外层有由糖蛋白构成的许多纤突，排列比较整齐，此突起具有抗原性，可以刺激机体产生中和抗体。病毒含有5种主要蛋白（L、N、G、M1和M2）与2种微小蛋白（P40和P43）。G蛋白是构成病毒表面纤突的糖蛋白，具有凝集红细胞的特性，是狂犬病病毒与细胞受体结合的结构，在狂犬病病毒致病与免疫中起着关键作用。

知识点34：狂犬病毒的发病机制	副高：熟悉　正高：掌握

狂犬病的发病过程可分为3个阶段。

（1）局部组织内繁殖期 病毒自咬伤部位侵入后，在伤口附近肌细胞内小量增殖，再侵入近处的末梢神经。

（2）侵入中枢神经期 病毒沿周围神经的轴索浆向中枢神经作向心性扩散，其速度约每小时3mm。到达脊髓的背根神经节后，病毒即在其内大量繁殖，然后侵入脊髓很快到达脑部，主要侵犯脑干和小脑等处的神经元。

（3）向各器官扩散期 由于迷走神经核、吞咽神经核及舌下神经核的受损，可发生呼吸肌和吞咽肌痉挛，临床上患者出现恐水、呼吸困难、吞咽困难等症状；交感神经受刺激，使唾液分泌和出汗增多；迷走神经节、交感神经节和心脏神经节受损，可引起患者心血管系统功能紊乱，甚至突然死亡。

知识点35：狂犬病的诊断　　　　　　　　　副高：熟悉　正高：掌握

早期易误诊，儿童和咬伤史不明确者犹然。已在发作阶段的患者，根据被咬伤史、突出的临床表现就可初步诊断。免疫荧光试验阳性则可确立诊断。

知识点36：狂犬病的鉴别诊断　　　　　　　副高：熟悉　正高：掌握

本病需与类狂犬病性癔症、破伤风、病毒性脑膜脑炎、脊髓灰质炎等鉴别。

知识点37：狂犬病的治疗　　　　　　　　　副高：熟悉　正高：掌握

（1）单室严格隔离，专人护理 安静卧床休息，避免一切音、光、风等刺激，大静脉插管行高营养疗法，医护人员须戴口罩和手套、穿隔离衣。患者的分泌物、排泄物以及污染物，均需严格消毒。

（2）积极做好对症处理，防治各种并发症

1）神经系统：恐水；痉挛发作；脑水肿。

2）垂体功能障碍：抗利尿激素过多；尿崩症者。

3）呼吸系统：吸气困难；发绀、缺氧、肺萎陷不张者；并发肺炎者；气胸。

4）心血管系统：心律紊乱；低血压者；心力衰竭；动脉或静脉血栓形成；心动骤停。

5）其他：贫血者输血，胃肠出血者输血、补液。高热者用冷褥，体温过低者予热毯，血容量过低或过高者，应当及时予以调整。

知识点38：轮状病毒的生物学性状　　　　副高：熟练掌握　正高：熟练掌握

本属病毒略呈圆形，由11各双股RNA片段组成，有双层衣壳，直径为65～75nm。其中央是核酸构成的核心，内衣壳由32个呈放射状排列的圆柱形壳粒组成，外衣壳是连接于壳粒末端的光滑薄膜状结构，使该病毒形成车轮状外观，故称为轮状病毒。轮状病毒可分为A、B、C、D、E、F 6个群，其中C群与E群主要感染猪，而A群与B群也可感染猪。轮转病毒对外界环境及理化因素的抵抗力较强。它在18～20℃的粪便和乳汁中可以存活7～9个月；在室温中能保存7个月；加热60℃时，需30分钟才能存活，但是在63℃条件下，30分钟就可失活；对pH在3～9之间较稳定，能耐超声振荡与脂溶剂；但0.01%碘、1%次氯酸钠和70%酒精则可使之丧失感染力。

知识点39：轮状病毒病的诊断　　　　副高：熟悉　　正高：掌握

多发生于寒冷季节，病多为幼龄，主要症状是腹泻。根据这些特点，可作出初步诊断。但是引起腹泻的原因很多，在自然病倒中，常常发现有轮状病毒和冠状病毒或大肠杆菌的混合感染，使诊断复杂化。所以，必须通过实验室检查才能确诊。采取病发后25小时之内的粪便，装入青霉素空瓶，送实验室检查。世界卫生组织推荐的方法为夹心法酶联免疫吸附试验，也可以做电镜或免疫电镜检查，都可迅速得出结论。还可采取小肠前、中、后各一段，冷冻，供荧光抗体检查。

知识点40：轮状病毒病的治疗　　　　副高：熟悉　　正高：掌握

①穿衣适度。②合理饮食。③腹泻时不禁食。④口服补液体盐。⑤补充锌制剂。

知识点41：疯牛病的病因　　　　副高：熟悉　　正高：掌握

非常规慢病毒致病因子被认为是一种淀粉样蛋白原纤维（SAF），构成此种原纤维特殊蛋白颗粒被称为朊病毒（PrP27-30）。这种慢病毒致病因子的性质既有病毒性传染发病特点，又和常规病毒不同的理化特性和生物学特性。

知识点42：朊病毒的生物学性状　　　　副高：熟练掌握　　正高：熟练掌握

朊病毒与常规病毒一样，有可滤过性、致病性、传染性、对宿主范围的特异性，但它比已知的最小的常规病毒还小得多（30～50nm）。在电镜下观察不到病毒粒子的结构，并且不呈现免疫效应，不诱发干扰素产生，也不受干扰作用。朊病毒对人类最大的威胁是可以造成人类和家畜患中枢神经系统退化性病变，最终不治而亡。

朊病毒大小只有30～50nm，在电镜下见不到病毒粒子的结构；经负染后才见到聚集而成的棒状体，其大小为（10～250）nm×（100～200）nm。朊病毒对多种因素的灭活作用表现出惊人的抗性。对物理因素，如电离辐射、紫外线照射、超声波以及80～100℃高温，都有相当的耐受能力。对化学试剂和生化试剂等表现出强抗性。能抵抗蛋白酶K的消化。在生物学特性上，朊病毒可以造成慢病毒性感染而不表现出免疫原性，巨噬细胞能降低甚至灭活朊病毒的感染性，但是使用免疫学技术又不能检测出有特异性抗体存在，不诱发干扰素的产生，也不受干扰素作用。凡能使蛋白质消化、变性、修饰而失活的方法，都可能使朊病毒失活；凡能作用于核酸并使之失活的方法，都不能造成朊病毒失活。所以朊病毒本质上是具有感染性的蛋白质。普鲁辛纳将此种蛋白质单体称为朊病毒蛋白（PrP）。

知识点43：朊病毒的动物传递实验 副高：熟练掌握 正高：熟练掌握

动物实验是判断生物体是否感染朊病毒、测定感染效价、研究朊病毒传染性的主要手段。

常规方法是把无菌的组织标本，用Teflon研棒匀浆后作10倍连续稀释，每个稀释度通常脑内接种6只小鼠（10～30μl）、大鼠（30μl）或者仓鼠（50μl）。接种动物每3天检查1次，发现其出现弓背、毛乱、运动过慢以及后肢瘫痪等病状后逐日检查，濒死扑杀，取脑组织进行病理学检查，以验证朊病毒感染。若接种动物不发病，则继续观察至其死亡或者适时盲传，最后取脑组织作病理学检查。根据动物发病与死亡数计算效价。但实验阴性并不能排除朊病毒感染，使用转基因动物是一条经济实用的削弱或消除种属屏障的实验途径，可以明显改善传递效果。

知识点44：朊病毒的致病机制 副高：熟悉 正高：掌握

最引起关注的是朊病毒的复制机制。朊病毒是一种只含有蛋白质而不含核酸的分子生物并且只能在寄生宿主细胞内生存。所以，合成朊病毒所需的信息，有可能是存在于寄主细胞之中的，而朊病毒的作用仅在于激活在寄主细胞中为朊病毒的编码的基因，使得朊病毒得以复制繁殖。

知识点45：疯牛病的诊断及鉴别诊断 副高：熟悉 正高：掌握

临床诊断疯牛病时，应和阿尔茨海默病、皮质下动脉硬化性白质脑病（Binswager病）、多灶性白质脑病、多梗死痴呆、进行性核上性麻痹、橄榄脑桥小脑萎缩、脑囊虫以及肌阵挛性癫痫等相鉴别。

知识点46：疯牛病的治疗 副高：熟悉 正高：掌握

所有TND几乎都是不治之症，由于CJD病毒不产生干扰素，也不受干扰素的作用和影响，任何免疫抑制剂或增强剂也对它不起作用，因此目前尚无特异及有效治疗药物。今后根据基因、病机及防止Prpc转成Prpsc方面寻找治疗新方法。

知识点47：埃博拉病毒的生物学性状 副高：熟练掌握 正高：熟练掌握

埃博拉病毒（EBOV）属丝状病毒科，呈长丝状体，单股负链RNA病毒，有18959个碱基，分子量是$4.17×10^6$。外有包膜，病毒颗粒直径大约是80nm，大小100nm×（300～1500）nm，感染能力较强的病毒一般长665～805nm，有分支形、U形、6形或环形，分支形较常见。有囊膜，表面有8~10nm长的纤突。纯病毒粒子由一个螺旋形核糖核壳复合体构成，含负链线性RNA分子和4个毒粒结构蛋白。

知识点48：埃博拉病毒的理化特性　　　　副高：熟练掌握　正高：熟练掌握

EBOV在常温下较稳定，对热有中等度抵抗力，56℃不能完全灭活，60℃ 30分钟方可以破坏其感染性；紫外线照射2分钟可以使之完全灭活。对化学药品敏感，乙醚、β-丙内酯、去氧胆酸钠、福尔马林以及次氯酸钠等消毒剂可以完全灭活病毒感染性；钴60照射、γ射线也可以使之灭活。EBOV在血液样本或病尸中可存活数周；4℃条件下存放5周其感染性保持不变，8周效价降到一半。–70℃条件可长期保存。

知识点49：埃博拉病毒病的病因及发病机制　　　　副高：熟悉　正高：掌握

EBOV是一种泛嗜性的病毒，可以侵犯各系统器官，尤以肝、脾损害为重。本病的发生和机体的免疫应答水平有关。患者血清中IL-2、IL-10、TNF-α、IFN-γ以及IFN-α水平明显升高。单核吞噬细胞系统特别是吞噬细胞是首先被病毒攻击的靶细胞，随后成纤维细胞和内皮细胞都被感染，血管通透性增加，纤维蛋白沉着。感染后2天病毒首先在肺中检出，4天后在肝、脾等组织中检出，6天后全身组织均可检出。本病主要病理改变是单核吞噬细胞系统受累，血栓形成和出血。全身器官广泛性坏死，尤以肝、脾、肾、淋巴组织为甚。

知识点50：埃博拉病毒病的诊断及鉴别诊断　　　　副高：熟悉　正高：掌握

本病诊断主要依据流行病学资料、临床表现和实验室检查。需与其他病毒性出血热相鉴别。

知识点51：埃博拉病毒病的治疗　　　　副高：熟悉　正高：掌握

严重病人需要进行强化的支持性治疗。病人常常会出现脱水，需要静脉或口服补液进行电解质补充。目前并没有特异性的治疗方法。最佳治疗方法就是由医院卫生工作者在严格的感染控制程序下，对病人提供强化支持性治疗。根据推荐的防护措施可以控制进一步感染。

有些病人在得到适当的医治之后可康复。

治疗首先是辅助性的，包括使病毒入侵最小化，平衡电解质，修复损失的血小板以便防止出血，保持血液中氧元素含量以及对并发症的治疗。干扰素对埃博拉病毒也是无效的。

知识点52：尼帕病毒的生物学性状　　　　副高：熟练掌握　正高：熟练掌握

分别来自喉分泌物及脑脊液的马来西亚分离株，其全基因组序列已测出，基因组全长

18246bp。它比亨德拉病毒（HV）多12个核苷酸，二者核苷酸一致性达70%～78%。NV基因组是由六个转录单位及3′和5′端的非翻译区所组成。六个转录单位为N、P、M、F、G、L，它们分别翻译为核衣壳蛋白、磷蛋白、膜蛋白、融合蛋白（fusionprotein）、糖蛋白、大蛋白。其中P基因由于内部翻译启动位点、重叠阅读框架和特殊的转录过程，可产生不同的多肽产物，如P蛋白、V蛋白、C蛋白。3′引导序列，含有转录正链mRNA所需的启动子。5′端含有病毒复制、合成负链RNA所需的启动子。3′和5′基因末端的前12个核苷酸高度保守并互补，NV这种结构同HV具有很高的一致性。NV各个基因的启动基因、终止基因及连接基因都已经分析清楚，对研究NV分类学具有重要的作用，说明NV是一新型病毒。

知识点53：尼帕病毒病的发病机制　　　　　副高：熟悉　正高：掌握

　　尼帕病毒嗜血管内皮细胞，引起水肿，造成间质性肺炎（肺水肿）、脑脊膜炎、肾小球萎缩及胎盘感染。随着病程延长，内皮细胞发展为多核巨细胞，临床表现为急性呼吸道疾病，明显的神经系统疾病。病毒嗜膜间质和外膜向性引起血管疾病，但无明显的临床特征。嗜神经向性，病毒核衣壳集中于神经胶质细胞中、大脑皮质以及脑干中，并延伸到实质组织，呈现弥散性血管炎，并且伴有广大区域者稀疏坏死，从而导致严重的神经系统疾病。广泛的血管炎表现，大部分内皮损伤贯穿于脑皮质及皮下，脑脊液中病毒复制活跃，这三者和死亡率增高有关。

知识点54：尼帕病毒病的诊断　　　　　　　副高：熟悉　正高：掌握

　　病毒分离是最重要、最基本的诊断方法。病毒分离株的进一步鉴定，还需做电镜或免疫电镜、特异性抗血清中和试验以及PCR等严格的质量控制试验。

　　（1）免疫组织化学　免疫组织化学，抗兔抗鼠多聚葡聚糖连接的碱性磷酸酶。

　　（2）免疫电镜　对研究致病机制、病理变化是最合适的。

　　（3）血清中和试验　血清中和试验，但对血清质量要求低，是可靠的实验方法。

　　（4）ELISA法检测　间接ELISA法检测IgG抗体，主要是特异性的问题。病毒抗原的纯化损失较大，现已发展了基因工程抗原，通过杆状病毒表达系统会成的重组G和M蛋白抗原，已用于实验中，但还没有用于日常诊断。

　　（5）PCR技术　尼帕病毒N基因区域高度保守，在此区域设计引物，利用RT-PCR技术检测RNA，不易漏检。此方法灵敏度高，机体在免疫抗体产生前或甚微时就可检测到RNA病毒，及早发现问题，防患于未然。

知识点55：尼帕病毒病的治疗　　　　　　　副高：熟悉　正高：掌握

　　目前没有可用于治疗尼帕病毒感染的药品或者疫苗。强化支持性护理并治疗症状是管理感染者的主要方法。

知识点56：SARS冠状病毒的生物学性状　副高：熟练掌握　正高：熟练掌握

（1）形态与结构　SASR冠状病毒形态相似于普通冠状病毒，呈多形性，病毒颗粒在电镜下呈不规则形，直径60～220nm，有包膜，核衣壳呈螺旋对称。核酸为不分段单股正链RNA，全长约为29.7kb，有11个开放阅读框架，编码20多个蛋白。编码的结构蛋白主要为S蛋白、E蛋白、M蛋白以及N蛋白，未发现HE蛋白，属于典型的缺乏HE蛋白的冠状病毒。

（2）抵抗力　SASR病毒不耐热或酸，可以用0.2%～0.5%过氧乙酸或10%次氯酸钠消毒，75%乙醇5分钟能够使其失去活力。但是对热的抵抗力比普通冠状病毒强，56℃环境中30分钟方可被灭活。由于其存在包膜而对乙醚等脂溶剂敏感。

知识点57：SARS冠状病毒的致病机制　副高：熟悉　正高：掌握

（1）SARS-Cov入侵宿主细胞及复制　SARS-Cov要导致SARS，首先必须入侵宿主细胞并在其中繁殖。病毒颗粒不仅仅只是被吞噬，而是可以在其中复制，病毒本身释放毒性颗粒直接导致细胞的损伤。

（2）超敏反应　除了病毒的直接作用外，感染导致机体产生抗体，肺内的抗原同体内形成的相应抗体结合，形成了免疫复合物，并激活了免疫系统，造成了超敏反应，导致组织器官的严重损伤。所以不少病例死亡发生在出现症状后的第2周。

（3）T细胞免疫失平衡　SARS患者T细胞、CD4$^+$T细胞以及CD8$^+$T细胞的数量明显减少，特别是CD8$^+$T细胞降低更明显。病毒感染激发机体免疫应答在清除病毒的同时造成了严重的免疫器官损害及大量的T淋巴细胞死亡，导致免疫功能急剧下降，这是造成许多重症患者后期出现严重继发感染的重要原因。

知识点58：SARS冠状病毒的鉴定和鉴别　副高：熟悉　正高：掌握

（1）SARS-CoV抗体检测　主要有免疫荧光试验（IFA）与酶联免疫吸附试验（ELISA）。

（2）SARS-CoV的基因检测　利用反转录聚合酶链反应（RT-PCR）的检测方法，使用RT-PCR可在不同的样品（血液、粪便以及呼吸道分泌物或组织）中检测SARS-CoV RNA。多次多种样本检测阳性，对病原学诊断有重要意义。但是，毒血症和病毒排毒期是不确定的，所以，在疾病后期进行检测可能得到阴性结果。

（3）细胞培养　借助Vero、Hep-2、RD等细胞来检测SARS患者的呼吸道分泌物及血液样品，阳性结果表示SARS患者感染了冠状病毒，而阴性结果并不能表明患者没有感染SARS病毒。

知识点59：SARS的治疗　副高：熟悉　正高：掌握

目前尚无特效治疗药物，强调"三早、三合理"原则，也就是早发现、早隔离、早治疗，合理使用糖皮质激素，合理使用正压通气、合理防治并发症。目前还未发现有确定疗效的抗病毒药物，仅作辅助治疗；抗菌药物对于SARS病毒无效，但是重症患者继发细菌感染需使用。

知识点60：禽流感病毒的生物学性状　　　　　　　副高：熟练掌握　　正高：熟练掌握

（1）结构与功能　禽流感病毒呈球形，属甲型流感病毒，核心为单股负链RNA基因组，外膜上有三种重要的病毒蛋白质，血凝素（H）、神经氨酸酶（N）以及基质膜蛋白M2，血凝素与神经氨酸酶容易发生变异，从而形成许多亚型。在人群中传播的禽流感病毒毒株有H5N1、H7N7以及H9N2。

（2）抵抗力　禽流感病毒在羽毛中能存活18天，粪便中能存活105天，在低温、干燥及甘油中可存活数月甚至1年以上。在中性和弱碱性环境中能够保持致病性。对紫外线非常敏感，日光直接照射下容易灭活。对热、酸以及有机溶剂的抵抗力弱，常用消毒剂如甲醛溶液、稀酸、碘剂、漂白粉、脂溶剂等能迅速破坏其致病力。

知识点61：禽流感病毒的致病机制　　　　　　　　　副高：熟悉　　正高：掌握

禽流感通常通过直接接触或间接接触传播。世界卫生组织指出，粪便是禽流感传播的主要途径。还可经过损伤的皮肤及眼结膜感染病毒而发病。

人类感染禽流感病毒的概率很小，主要是因为三个方面的因素阻止了禽流感病毒对人类的侵袭。

（1）禽流感病毒不容易被人体细胞识别并且结合。

（2）所有能够在人群中传播的流感病毒，其基因组必须含有几个人流感病毒的基因片断，而禽流感病毒却没有。

（3）高致病性的禽流感病毒因为含碱性氨基酸数目较多，使其在人体内的复制较为困难。

知识点62：禽流感病毒鉴定和鉴别　　　　　　　　　副高：熟悉　　正高：掌握

（1）病原学检查　取患者早期呼吸道分泌物，分离至H5N1亚型甲型流感病毒是诊断禽流感病毒感染最可靠的方法。

（2）血清抗体测定　病程早期与康复期各采血一次做血凝抑制试验，抗体效价增高4倍以上为阳性。应用H5特异性单抗做直接免疫荧光检测法测抗体，阴性结果可排除H5N1禽流感病毒感染。

（3）基因检测　采用RT-PCR法检测病毒基因H5可确诊。

知识点63：禽流感的治疗　　　　　　　　　　　　　副高：熟悉　　正高：掌握

治疗基本相同于流行性感冒。对疑似病例、临床诊断病例和确诊病例应进行隔离治疗。

对症治疗可用解热药、缓解鼻黏膜充血药、止咳祛痰药等。抗病毒治疗应在发病48小时内实施。密切观察、监测并预防并发症。抗菌药物应在明确继发细菌感染时或有充分证据提示继发细菌感染时使用。不同地区依据流行的不同亚型，使用相应的禽流感疫苗。

知识点64：甲型H1N1流感病毒　　　　　　　副高：熟练掌握　　正高：熟练掌握

甲型H1N1流感是急性呼吸道传染病，由一种新型的甲型H1N1流感病毒所引起，在人群中传播。该病毒毒株包含猪流感、禽流感以及人流感三种流感病毒的基因片段。人群对甲型H1N1流感病毒普遍易感，并且可以人传染人。人感染甲型流感病毒后的早期症状与普通流感相似，包括咳嗽、发热、咽痛、身体疼痛、头痛、畏寒和疲劳等，有些还会出现肌肉痛或疲倦、腹泻或呕吐、眼睛发红等。

知识点65：梅毒　　　　　　　　　　　　　　　副高：熟悉　　正高：掌握

梅毒是由苍白螺旋体也就是梅毒螺旋体引起的一种慢性性传播疾病。可以侵犯皮肤、黏膜及其他多种组织器官，可以有多种多样的临床表现，病程中有时呈无症状的潜伏状态。病原体可以通过胎盘传染给胎儿而发生胎传梅毒。包括潜伏梅毒、一期梅毒、二期梅毒、三期梅毒（晚期梅毒）、先天性梅毒（晚期先天性梅毒、胎儿梅毒）、妊娠合并梅毒、神经梅毒、梅毒性关节炎、非性病性梅毒、脊髓梅毒、胃梅毒、梅毒性巩膜炎、食管梅毒、梅毒合并HIV感染。

知识点66：梅毒的病因　　　　　　　　　　　副高：熟悉　　正高：掌握

（1）不洁性生活　此病有着高发病率，不洁有着直接的关系。

（2）免疫力低下　人体对于梅毒螺旋体的抵抗力强弱直接取决于免疫功能的强弱，免疫力低下的人群则相对更容易受到感染。

（3）外伤　受到外伤而造成局部皮肤损伤的话，梅毒螺旋体可能经由这个缺口入侵人体并造成感染。

知识点67：梅毒的发病机制　　　　　　　　　副高：熟悉　　正高：掌握

梅毒螺旋体从完整的黏膜和擦伤的皮肤进入人体后，数小时后侵入附近淋巴结，2～3日经血液循环播散全身，所以，早在硬下疳出现之前就已发生全身感染及转移性病灶。

梅毒侵入人体后，经过2～3周潜伏期（称第一潜伏期），即发生皮肤损害（典型损害为硬下疳）这是一期梅毒。发生皮肤损害之后，机体产生抗体，随之巨噬细胞出现。因为免疫的作用，使梅毒螺旋体迅速地从病灶中消除。螺旋体大部分被杀死，硬下疳自然消失，进入无症状的潜伏期，此即一期潜伏梅毒。

未被杀灭的螺旋体仍在机体内繁殖，经过6～8周，大量螺旋体进入血液循环，并向全身播散，引起二期早发梅毒。二期梅毒的螺旋体在许多组织中可以见到，随着机体免疫应答反应的建立，螺旋体又绝大部分被杀死，二期早发梅毒也自然消失，再进入潜伏状态。这时残存的螺旋体可有机会再繁殖，当机体抵抗力下降时，螺旋体再次进入血液循环，引发二期复发梅毒。以后随着机体免疫的消长，病情活动与潜伏交替。2年后30%～40%患者进入晚期梅毒。

知识点68：梅毒的诊断　　　　　　　　副高：熟悉　　正高：掌握

梅毒诊断必须根据病史、临床症状、体检及实验室检查等进行综合分析，慎重作出诊断。

（1）病史　应注意感染史、妊娠史、婚姻史、生育史等。对胎传梅毒应了解患儿母亲梅毒病史。

（2）体检　应做全面体格检查，注意全身皮肤、骨骼、黏膜、口腔、外阴、肛门及表浅淋巴结等部位，必要时进行心血管系统、神经系统及其他系统检查和妇科检查等。

（3）实验室检查　①暗视野显微镜检查梅毒螺旋体。②梅毒血清学试验：非梅毒螺旋体抗原试验为筛查试验。梅毒螺旋体抗原试验为证实试验。

知识点69：梅毒的鉴别诊断　　　　　　副高：熟悉　　正高：掌握

（1）一期梅毒硬下疳应与软下疳、固定性药疹以及生殖器疱疹等鉴别。

（2）一期梅毒近卫淋巴结肿大应与软下疳、性病性淋巴肉芽肿导致的淋巴结肿大相鉴别。

（3）二期梅毒的皮疹应与玫瑰糠疹、多形红斑、银屑病、花斑癣、体癣等鉴别。扁平湿疣应与尖锐湿疣相鉴别。

知识点70：梅毒的治疗　　　　　　　　副高：熟悉　　正高：掌握

强调早诊断、早治疗，疗程规则，剂量足够。治疗后定期进行临床及实验室随访。性伙伴要同查同治。早期梅毒通过彻底治疗可临床痊愈，消除传染性。晚期梅毒治疗可以消除组织内炎症，但已破坏的组织很难修复。

青霉素，如普鲁卡因青霉素、水剂青霉素、苄星青霉素等为不同分期梅毒的首选药物。对青霉素过敏者可以选四环素、红霉素等。部分患者青霉素治疗之初可能发生吉海反应，可由小剂量开始或者使用其他药物加以防止。梅毒治疗之后第一年内应每3月复查血清一次，以后每6个月一次，共3年。神经梅毒与心血管梅毒应随访终生。

知识点71：细菌性阴道病　　　　　　　副高：熟悉　　正高：掌握

近年来认为细菌性阴道病（BV）的发生是因为阴道菌群失调，乳酸杆菌减少而造成其他病原如加德纳菌、各种厌氧菌、弯曲弧菌等大量繁殖，BV实际上是以加德纳菌为主的一种混合感染。自1954年报道以来，由于对其病原认识的不清而曾称为嗜血杆菌阴道炎、棒状杆菌阴道炎以及非特异性阴道炎，直到1984年在瑞典的专题国际会议上正式命名为BV。

知识点72：细菌性阴道病的病因	副高：熟悉　正高：掌握

细菌性阴道病（BV）一般非单一致病菌所导致，而是多种致病菌共同作用的结果，BV为内源性感染，是由阴道正常菌群的生态平衡发生紊乱所致，正常阴道内以产生过氧化氢的乳杆菌占优势，细菌性阴道病时，阴道内产生过氧化氢的乳杆菌减少而其他微生物大量繁殖，主要有厌氧菌（解脲类杆菌、加德纳菌、具核酸杆菌、普氏菌属、胨链球菌、动弯杆菌属）以及人型支原体，其中以厌氧菌居多，但促发阴道正常菌群发生转变，发展成BV的启动因素目前不清楚。

知识点73：细菌性阴道病的发病机制	副高：熟悉　正高：掌握

细菌性阴道病发病是因为阴道内的平衡环境遭到破坏造成的。阴道内的环境平衡是因为乳酸杆菌大量存在，能够保持阴道内的洁净，而由于内分泌激素的下降，以至于阴道上皮细胞逐渐萎缩，不利于乳酸杆菌生长，阴道的平衡遭到破坏，就易患细菌性阴道病。

知识点74：细菌性阴道病的诊断	副高：熟悉　正高：掌握

细菌性阴道病的临床诊断标准：以下4项中有3项阳性即可诊断，通常认为线索细胞阳性为诊断BV所必需。

（1）匀质、稀薄、白色的阴道分泌物。

（2）胺臭味试验阳性。

（3）阴道pH>4.5（pH通常为4.7～5.7，多为5.0～5.5）。

（4）线索细胞阳性，在严重病例，线索细胞可达到20%以上，但几乎无白细胞。

此外，还可参考革兰染色诊断标准，乳酸杆菌为革兰阳性的杆菌，常呈链状排列；动弯杆菌为革兰染色变异、弯曲、弧形的小杆菌；加德纳菌为革兰阴性或阳性的小杆菌；普雷沃菌是革兰阴性杆菌，革兰染色标准为每个高倍视野下，形态典型的乳杆菌≤5，两种或两种以上其他形态细菌≥6。

知识点75：细菌性阴道病的鉴别诊断	副高：熟悉　正高：掌握

（1）滴虫性阴道炎　可见阴道及宫颈黏膜充血及红肿，常有散在的红色斑点或草莓状突起，后穹隆有多量白带，呈灰黄色或者黄白色稀薄液体或者黄绿色脓性分泌物，常呈泡沫状。在阴道分泌物中查到阴道毛滴虫方能确诊。

（2）老年性阴道炎　多见于自然绝经或者卵巢去势后妇女，阴道壁呈老年型改变，皱褶少、黏膜薄、弹性差，触之易出血，有时有溃疡或粘连，分泌物检查可见大量脓细胞，没有阴道毛滴虫。

（3）外阴阴道假丝酵母菌病 外阴奇痒、灼热感，严重时患者会坐卧不安，伴有尿频、尿痛及性交痛等；伴发外阴阴道假丝酵母菌病时，阴道分泌物会增多，呈白色凝乳状或豆渣样，外阴皮肤红肿，严重时发生溃疡。阴道分泌物涂片检查到白色念珠菌即可明确诊断。

知识点76：细菌性阴道病的治疗	副高：熟悉　正高：掌握

BV的治疗方法为系统性治疗与阴道局部治疗两类，系统性治疗主要是内服药物，适用于不愿局部用药及出现并发症的BV患者，但是药物用量较大，出现全身性不良反应机会多且较明显。

阴道局部治疗则是阴道内用药以直接杀灭或者抑制BV相关混杂微生物，适用于不能耐受口服药物不良反应及无并发症的BV患者，具有用药剂量小、不良反应轻微或不明显的优点，因此局部用药更受欢迎。

知识点77：真菌性阴道病	副高：熟悉　正高：掌握

外阴阴道假丝酵母菌病是由白色念珠菌导致的。念珠菌是真菌中最常见的条件致病菌，又称假丝酵母菌。

知识点78：外阴阴道假丝酵母菌病的诊断	副高：熟悉　正高：掌握

根据典型的临床表现及阴道分泌物。

知识点79：外阴阴道假丝酵母菌病的治疗	副高：熟悉　正高：掌握

（1）改变阴道的酸碱度。

（2）药物治疗 ①制霉菌素阴道栓；②口服制霉菌素或者氟康唑等；③复方制霉菌素冷霜或咪康唑乳膏等局部涂擦，每日2次。

孕妇患霉菌性阴道炎产后虽有自愈可能，但是新生儿有被感染的危险，故仍需及时治疗，以局部用药为宜。

（3）男性带菌者 男性带菌者也必须进行常规治疗。

第三十八章 体液标本

第一节 血液标本及检验

知识点1：血液标本中常见细菌　　　　　副高：熟练掌握　正高：熟练掌握

血液标本中常见的细菌见表5-38-1。

表5-38-1 血液标本中常见的细菌

种　类	病原菌
革兰阳性球菌	金黄色葡萄球菌、凝固酶阴性葡萄球菌、肺炎链球菌、化脓链球菌、草绿色链球菌、肠球菌
革兰阳性杆菌	结核分枝杆菌、产单核李斯特菌、阴道加特纳菌
革兰阴性球菌	脑膜炎奈瑟菌、淋病奈瑟菌、卡他莫拉菌
革兰阴性杆菌	大肠埃希菌、铜绿假单胞菌、克雷伯杆菌、变形杆菌、沙雷菌、沙门菌、不动杆菌、嗜肺军团菌、嗜血杆菌
真菌	念珠菌、曲霉菌、隐球菌、球孢子菌
厌氧菌	拟杆菌、产气荚膜梭菌

知识点2：血液标本中常见病原体的临床意义　　　　副高：熟练掌握　正高：熟练掌握

当少量细菌侵入血液循环，为一过性，不繁殖或者很少繁殖，不引起或仅引起轻微的炎症反应称为菌血症；若有全身性炎症反应的表现则称为脓血症。血液标本的细菌培养是检验菌血症基本而重要的方法，若从患者血液中检出细菌，通常视为病原菌感染，提示有菌血症。比较常见的菌血症有：葡萄球菌菌血症、肠球菌菌血症、厌氧菌菌血症、革兰阴性杆菌菌血症、真菌血症。

知识点3：血液标本的细菌学检验　　　　　　　副高：掌握　正高：掌握

（1）对怀疑有细菌生长及自动化培养箱报警阳性的血液培养瓶，先进行涂片，革兰染色检查，发现细菌，依据细菌的染色性及形态特征发出初步报告。

（2）依据涂片结果选择相应的抗菌药物，直接从血培养瓶抽取适量液体进行初步药敏试验，并在18～24小时后报告初步药敏结果。

（3）若发现培养液有浑浊、溶血，绿色色素，表面菌膜生长，胶冻状凝固或者细胞层颗粒状生长，均为细菌生长现象。用无菌技术取瓶内液体接种固体培养基。需氧培养瓶接种巧克力血琼脂平板和羊血琼脂平板，前者放入5%CO_2环境35℃孵育24小时，后者做普通需氧培养；厌氧培养瓶接种厌氧血琼脂平板和羊血琼脂平板，前者做普通需氧培养，后者置厌氧环境进行35℃48小时厌氧培养，观察菌落生长情况。

（4）对细菌菌落涂片、革兰染色，观察细菌形态及染色性状。

（5）对细菌菌落涂片、革兰染色，发现革兰阳性球菌。葡萄串样或者散在排列，触酶试验阳性，初步判断为葡萄球菌；触酶试验阴性，链状或者散在排列或成双排列，初步判断为肠球菌属或链球菌属。

（6）报告方式，在增菌过程中培养瓶中怀疑有细菌生长，经分离培养、生化试验及血清学鉴定后，可报告"血液细菌培养×天，有××细菌生长"，并同时报告体外抗菌药物敏感试验结果；经涂片、革兰染色证实，可报告"疑有××细菌生长"；若增菌培养至7天，培养瓶中仍无细菌生长迹象，经盲目传代证实无细菌生长，可报告"血液细菌培养7天，无细菌生长"。

第二节 脑脊液标本检验

知识点1：脑脊液标本	副高：掌握 正高：掌握

脑脊液中常见病原体见表5-38-2。

表5-38-2 脑脊液培养常见病原体

革兰阳性菌	革兰阴性菌	病　毒	真菌及其他
肺炎链球菌	脑膜炎奈瑟菌	乙型脑炎病毒	新生隐球菌
B群链球菌	大肠埃希菌	柯萨奇病毒A	白假丝酵母菌
A群链球菌	铜绿假单胞菌	柯萨奇病毒B	钩端螺旋体
消化链球菌	卡他莫拉菌	脊髓灰质炎病毒	结核分枝杆菌
葡萄球菌	拟杆菌	新肠道病毒68～71	
产单核细胞李斯特菌	不动杆菌	狂犬病毒	
炭疽芽胞杆菌	肺炎克雷伯杆菌		
	流感嗜血杆菌		

知识点2：脑脊液标本的临床意义	副高：掌握 正高：掌握

正常人体脑脊液是无菌的。当病原体通过血脑屏障进入中枢神经系统时可引起感染，常

见细菌、真菌以及病毒感染。

（1）细菌性脑膜炎是中枢神经系统感染的常见类型，其中以流行性脑脊髓膜炎为常见，有的呈暴发型，病情严重，病死率比较高，多发年龄在5～29岁，冬春季多发，可用磺胺类、青霉素类、头孢霉素类抗生素治疗。结核性脑膜炎较常见，为防治重点。近年来，肺炎球菌脑膜炎及链球菌脑膜炎仍常见，流感嗜血杆菌脑膜炎以及其他革兰阴性杆菌性脑膜炎均可发生，并有增多趋势。

（2）真菌性脑膜炎最常见于隐球菌脑膜炎，其他的真菌性脑膜炎日渐增多，尤其是免疫功能低下和恶性疾病患者易并发，如恶性肿瘤、AIDS、严重糖尿病、SLE等患者易发生。

| 知识点3：细菌学检验和报告 | 副高：掌握　正高：掌握 |

（1）涂片镜检和结果报告　①革兰染色镜检：若查见革兰阴性、凹面相对的双球菌，分布在细胞内或者外时，可以报告"找到革兰阴性双球菌，位于细胞内（外），形似脑膜炎奈瑟菌"；如查见革兰阳性、矛头状的双球菌，存在明显的荚膜，可报告"找到革兰阳性双球菌，形似肺炎链球菌"。进一步用肺炎链球菌全价血清做荚膜肿胀试验，阳性者则报告"荚膜肿胀试验检出肺炎链球菌"。若查见其他革兰阳性、阴性细菌，则根据细菌形态及染色性，报告"找到革兰×性×菌"。②墨汁染色：通过墨汁负染，在黑暗的背景中见到折光性很强的菌体及周围透明的宽大荚膜，有时可见到长出的单芽，可以报告"墨汁负染找到宽厚荚膜的单芽细胞，形似新型隐球菌"。也可以用0.1%甲苯胺蓝染色法，可见新型隐球菌菌体呈红色，白细胞深蓝色，荚膜不着色，红细胞不着色。③抗酸染色：取沉淀做小而集中的涂片，用抗酸染色后镜检，若发现有红色的抗酸杆菌，则可报告"找到抗酸杆菌"。

（2）培养结果报告　经培养，观察菌落形态并且涂片染色。①若为中等大小、灰蓝色、半透明、湿润的菌落，革兰阴性双球菌，氧化酶与触酶均阳性，只分解葡萄糖和麦芽糖，可以报告"检出脑膜炎奈瑟菌"。②若在血平板上有草绿色溶血、扁平的小菌落生长，革兰阳性双球菌，触酶阴性。③若怀疑新型隐球菌感染或直接涂片发现有新型隐球菌，则接种沙保弱琼脂于25℃及35℃培养，通常2～3天长出白色或者淡褐色菌落。非致病性菌落35℃不生长。根据菌落形态，涂片染色、荚膜及生化反应等进行鉴定。④需氧培养和5%～10%CO_2培养经3天培养，厌氧培养经5天培养未见细菌生长，可报告"经×天培养无细菌生长"。

第三节　脓液标本检验

| 知识点1：脓液标本 | 副高：掌握　正高：掌握 |

脓液标本中常见的细菌见表5-38-3。

表5-38-3　脓液中常见细菌体

细菌种类	革兰阳性菌	革兰阴性菌
球菌	金黄色葡萄球菌、凝固酶阴性葡萄球菌、化脓链球菌、肺炎链球菌、肠球菌、消化链球菌、四联球菌	肺炎克雷伯杆菌、变形杆菌、脑膜炎奈瑟菌、淋病奈瑟菌、卡他莫拉菌
杆菌	大肠埃希菌、铜绿假单胞菌、破伤风梭菌、产气荚膜梭菌、炭疽芽胞杆菌	流感嗜血杆菌、拟杆菌、梭杆菌
其他	放线菌（衣氏放线菌、诺卡菌） 结核分枝杆菌、非结核分枝杆菌	

知识点2：脓液标本的临床意义　　　　　副高：掌握　　正高：掌握

（1）外伤性创伤感染以葡萄球菌和链球菌多见，结核分枝杆菌、放线菌、大肠埃希菌、铜绿假单胞菌也常见，并且易发生混合感染。深部创伤极易导致破伤风和气性坏疽等厌氧菌感染。

（2）烧伤创面最常见革兰阴性杆菌感染，次为革兰阳性球菌感染，可以单独也可混合细菌感染。

（3）急性化脓性骨关节炎常由溶血性链球菌、金黄色葡萄球菌、淋病奈瑟菌、肺炎链球菌感染所致。慢性化脓性骨关节炎及慢性骨髓炎常由结核分枝杆菌感染所引起，葡萄球菌、链球菌等感染也常见。

（4）放线菌感染可发生在免疫功能下降时或者由于拔牙、口腔黏膜损伤时。导致内源性感染时的皮下软组织化脓性炎症称为放线菌病。

知识点3：细菌学检验和报告　　　　　　副高：掌握　　正高：掌握

（1）直接涂片检查　根据镜下细菌的形态和染色特点，可以报告"直接涂片找到革兰×性×菌"。

（2）培养　观察菌落形态，涂片染色观察。①金黄色葡萄球菌：血平板上中等大小、突起湿润的圆形菌落，有β-溶血环，金黄色或者白色菌落。涂片染色镜检为革兰阳性及葡萄状排列球菌；触酶阳性，发酵甘露醇，血浆凝固酶阳性，新生霉素敏感，耐热核酸酶阳性。则可以报告"检出金黄色葡萄球菌"。②铜绿假单胞菌：在血平板上，菌落扁平、湿润、边缘不整齐、向四周扩散，培养基上常有水溶性的蓝绿色色素，有β-溶血环及特殊气味。革兰染色为革兰阴性的直杆菌，两端钝圆。氧化酶阳性，氧化葡萄糖与木糖产酸不产气，还原硝酸盐为亚硝酸盐或产生氮气。通过柠檬酸盐、精氨酸双水解酶阳性，42℃生长。符合以上鉴定要求的则可报告"检出铜绿假单胞菌"。③变形杆菌：在血平板上，菌落扁平呈迁徙性弥漫生长、灰白色、湿润。由于细菌蛋白酶的作用，可见有与溶血类似的现象，有恶臭。革兰染色为革兰阴性杆菌，多形性；氧化酶阴性，触酶阳性，苯丙氨酸脱氨酶阳性，KIA：K/A，H_2S：（＋）、产气；MIU：动力（＋）、靛基质（＋）、脲酶（＋）。符合上述要求可报告"检出普通变形杆菌"。

第四节　痰液标本检验

知识点1：痰液标本中常见病原体　　　　　　　　副高：掌握　正高：掌握

痰标本中常见的病原体种类较多，有细菌、真菌以及病毒。常见的细菌有金黄色葡萄球菌、凝固酶阴性葡萄球菌、A群链球菌、肺炎链球菌、肠球菌卡他莫拉菌、脑膜炎奈瑟菌、白喉棒状杆菌、结核分枝杆菌、类白喉棒状杆菌、炭疽芽胞杆菌、流感嗜血杆菌、克雷伯杆菌、大肠埃希菌、铜绿假单胞菌、百日咳杆菌、军团菌、支原体和衣原体等；常见的真菌主要为白假丝酵母菌、曲霉菌、隐球菌和毛霉菌等；常见的病毒有流感病毒、腺病毒、副流感病毒、呼吸道合胞病毒、巨细胞病毒、单纯疱疹病毒、冠状病毒以及麻疹病毒等。

知识点2：细菌学检验和报告　　　　　　　　　　副高：掌握　正高：掌握

（1）直接涂片检查

1）革兰染色：若发现形态典型，有特殊结构，初步可以确定所属菌属或种的细菌，可以直接报告。若查见革兰阳性葡萄状排列的球菌，可以报告"痰液涂片查见革兰阳性球菌，形似葡萄球菌"；查见革兰阳性矛头状、双球菌，有明显荚膜时，可以报告"痰液涂片查见革兰阳性双球菌，形似肺炎链球菌"。如果不能直接确定菌属或种的细菌，则可报告"痰液涂片查见革兰×性×菌"。

白喉棒状杆菌检查：把咽拭子标本做两张涂片，干燥固定，一张革兰染色，另一张进行阿尔伯特异染颗粒染色。如有革兰阳性棒状杆菌，呈X、V、Y等排列。异染颗粒染色菌体呈蓝绿色，异染颗粒蓝黑色，位于菌体一端或者两端，即可作出"找到有异染颗粒的革兰阳性杆菌"的初步报告。

2）抗酸染色：应至少检查300个视野或者全片。记录发现的红色细菌的数量，按下列格式报告。

－：未发现抗酸杆菌/全片或300个油镜视野。直接报告数量：1～2个抗酸菌/全片或者300个油镜视野。

＋：3～9个抗酸菌/全片或300个油镜视野。

＋＋：10～99个抗酸菌/全片或300个油镜视野。

＋＋＋：1～10个抗酸菌/每个油镜视野。

＋＋＋＋：＞10个抗酸菌/每个油镜视野。

（2）分离培养　常规培养如发现可疑致病菌落，则进行涂片染色观察，生化反应及血清学鉴定，可得出报告"检出××细菌"；若无致病菌落生长，则继续培养至48小时，平板上均为咽部正常菌群生长，无可疑致病菌落生长，则报告"未检出致病菌"；若虽在平板上未发现特定的致病菌，但某种常居菌比正常情况明显增多或近似纯培养，考虑可能菌群失调或者菌群交替症，也应进行鉴定后报告"××菌纯培养"或者"××菌生长茂盛"。

（3）特殊细菌的检验 ①百日咳鲍特菌培养：将标本直接接种在鲍-金培养基上，置有盖的玻璃缸中，35℃孵育3～5天。48～72小时后，如有隆起、细小、灰白色、水银滴样、不透明、有狭窄溶血环的菌落，进行涂片染色观察。若为革兰阴性小杆菌、卵圆形、单个或者成双排列，结合菌落特点，可以作出初步结论。进一步进行血清学凝集、生化反应及荧光抗体染色确认。②白喉棒状杆菌培养：把标本接种于血清斜面或鸡蛋培养基，35℃孵育8～10小时之后，若有灰白色或淡黄色的菌落或菌苔生长，即取菌落进行革兰染色和异染颗粒染色镜检。若发现有典型的革兰阳性棒状杆菌，明显的异染颗粒，可以初步报告"有异染颗粒的革兰阳性棒状杆菌生长"。进一步移种至亚碲酸钾血平板划线分离，取得纯培养进行各项鉴定试验与毒力试验，作出最后鉴定报告"有白喉棒状杆菌生长"。③流感嗜血杆菌培养：把标本接种于血平板和巧克力平板，并在平板中央接种一直线金黄色葡萄球菌，35℃、5%～10%CO$_2$环境孵育18～24小时。若出现"卫星"现象，水滴样小菌落，革兰阴性小杆菌，则根据对V、X因子的营养要求等进行鉴定。④脑膜炎奈瑟菌培养：把鼻咽拭子接种于已保温35℃的卵黄双抗平板上，35℃，5%～10%CO$_2$环境培养18～24小时。挑选其中可疑菌落进行氧化酶试验，阳性菌落接种至另一培养基进行纯培养，进一步进行生化反应及血清学分型。⑤嗜肺军团菌培养。⑥结核分枝杆菌培养：把痰液标本进行前处理后的悬液，用无菌吸管加2～3滴于罗-琴培养基或7H-10液体培养基中，35℃孵育至8周，每周观察一次。若有淡黄色、干燥、表面不平的菌落生长，则进行涂片抗酸染色，若为抗酸杆菌，结合菌落生长时间、形态、色泽及鉴定试验，可以报告"结核分枝杆菌生长"，也可结合菌落数量和生长时间进行报告。8周之后未生长者报告"经8周培养无结核分枝杆菌生长"。

第五节 粪便标本检验

知识点1：常见病原体	副高：掌握　正高：掌握

粪便标本中常见病原体见表5-38-4。

表5-38-4　粪便中常见的病原体

肠毒素为主的病原菌	侵袭性为主的病原菌	病　毒
霍乱弧菌、志贺菌（福氏、宋内）、大肠埃希菌（ETEC、EHEC、EAEC）、金黄色葡萄球菌、难辨梭菌、产气荚膜梭菌	沙门菌、大肠埃希菌（EPEC、EIEC）、志贺菌（鲍氏、志贺）、弯曲菌、副溶血弧菌、小肠结肠炎耶尔森菌、结核分枝杆菌、白假丝酵母菌	轮状病毒、埃可病毒、Norwolk病毒、甲型肝炎病毒、戊型肝炎病毒、腺病毒

知识点2：细菌学检验和报告	副高：掌握　正高：掌握

（1）志贺菌属和沙门菌属 观察SS平板上有无小的、半透明或透明、无色的可疑菌落生长，有时SS平板上可见黑色菌落（产H$_2$S）中心。

报告方式：若未检出志贺菌属和沙门菌属，则报告"未检出志贺菌属细菌""未检出沙门菌属细菌"；如果检出的菌株生化反应符合志贺菌属，且与志贺菌属的某个血清型抗血清凝集，则报告"检出××型志贺菌"；若检出的菌株生化反应与沙门菌属符合，且同沙门菌属的某个血清型抗血清凝集，则报告"检出××型沙门菌"。

（2）肠致病性大肠埃希菌　挑选中国蓝平板上蓝色的乳糖发酵菌落，移种于KIA和MIU管，35℃孵育过夜后观察结果，符合大肠埃希菌者进行下列鉴定。①肠致病性大肠杆菌（EPEC）；②肠侵袭性大肠菌（EIEC）；③毒性大肠杆菌（ETEC）。

（3）霍乱弧菌　观察TCBS（硫代硫酸盐－枸橼酸盐－胆盐－蔗糖琼脂平板）平板上是否有黄色菌落，用霍乱弧菌的多价抗血清进行凝集，同时须做生理盐水对照观察是否有自凝现象。抗血清凝集者，而生理盐水无凝集，结合菌落及菌体形态，可以初步判定为霍乱弧菌。报告"检出霍乱弧菌"。需把剩余的菌落及时送各级疾病控制中心进一步鉴定。

（4）副溶血性弧菌　将可疑标本接种于副溶血性弧菌选择性平板或者TCBS平板，35℃培养18～24小时，观察生长的菌落形态。

（5）小肠结肠耶尔森菌　从粪便中分离小肠结肠耶尔森菌常同其他肠道致病菌同时划线接种于新耶尔森菌选择培养基（NYE）、麦康凯及SS琼脂平板，分别做22～25℃及35℃孵育，前者用于分离小肠结肠耶尔森菌，而后者用于沙门菌和志贺菌属的分离。

（6）空肠弯曲菌　取液状或带血粪便之后立即接种于弯曲菌选择培养基；或者接种于CEM增菌液，经43℃，微需氧培养18～48小时，再移种于上列选择培养基做划线分离。在43℃，微需氧条件下孵育。

（7）葡萄球菌　取绿色、海水样液状粪便划线接种于甘露醇食盐琼脂平板，35℃孵育过夜，观察菌落。挑取出甘露醇食盐平板上的黄色菌落，涂片行革兰染色镜检，若查见为革兰阳性球菌，呈葡萄状排列，则进行凝固酶及厌氧甘露醇发酵等试验加以鉴定，同时备做肠毒素测定。

（8）艰难梭菌　夹有假膜，取黄色的新排出液状粪便立即分离接种于环丝氨酸、甲氧头孢霉素、果浆琼脂（简称CCFV）平板上并将粪便做10^{-2}～10^{-6}稀释后定量接种。所接种的平板孵育于35℃含80%N_2、10%CO_2、5%H_2的厌氧环境中48小时之后，选择黄色、粗糙型、无乳光反应的菌落移种至葡萄糖疱肉培养基备毒素测定用。同时做涂片，做悬滴动力检查与革兰染色镜检以及耐氧试验。

（9）真菌　把标本接种于含抗生素的沙氏琼脂及血琼脂平板上，于室温或35℃孵育24～48小时，依据菌落及涂片革兰染色所见结果决定鉴定方法。

（10）菌群失调及菌交替症　报告方式为"检出××菌××%；××菌××%……"。

第六节　尿液标本检验

知识点1：尿液标本中常见病原体　　　　　　　　　　　副高：掌握　正高：掌握

细菌中80%为革兰阴性杆菌，其中以大肠埃希菌最为常见，占泌尿系统感染的70%以上，其次为变形杆菌、铜绿假单胞菌、肠杆菌、克雷伯杆菌、沙雷菌、产气杆菌以及沙门菌等；20%为革兰阳性菌，其中以肠球菌为多见，次为葡萄球菌、粪链球菌、结核分枝杆菌。

其他病原体有支原体、衣原体以及真菌等。

知识点2：细菌学检验和报告	副高：掌握 正高：掌握

（1）普通需氧培养的细菌学检验和报告 ①活菌计数：经普通需氧培养，平板上如有细菌生长，对菌落进行计数。若采用0.001ml定量接种环直接接种法，则将菌落数乘以10^3；若采用0.01ml定量接种环直接接种法，则将菌落数乘以10^2；若采用倾注平板法，则将菌落数乘以稀释倍数。计数菌落后报告"每毫升尿液中细菌数为××CFU/ml"；若无细菌生长，经48小时培养后仍无细菌生长，报告"普通需氧培养48小时无细菌生长"。②细菌鉴定：生长的细菌如为革兰阴性杆菌，进行氧化酶试验并接种KIA培养基。氧化酶阴性并发酵葡萄糖者判断为肠杆菌科细菌。

细菌菌落涂片、革兰染色，发现革兰阳性球菌，葡萄样或者散在排列，触酶试验阳性，可初步判断为葡萄球菌；触酶试验阴性，链状或成双排列或散在排列，初步判断为链球菌属或肠球菌属，需观察血平板上菌落形态和溶血情况以及麦康凯平板上生长与否。进一步进行胆汁七叶苷和6.5%NaCl生长试验，以确认肠球菌属。若为链球菌属则需进行杆菌肽敏感试验、CAMP试验、马尿酸钠试验等以及血清分型试验鉴定之。

（2）淋病奈瑟菌 接到标本后立即将尿液标本离心，取沉淀接种于置35℃预温的淋病奈瑟菌选择性培养基中，35℃中5%CO_2孵育18～24小时后观察结果，若无细菌生长则继续孵育至48小时，若有小而透明、隆起、湿润的可疑落，参照"奈瑟菌属"进行鉴定。在接种同时取沉淀涂片革兰染色镜检，若发现有革兰阴性肾形双球菌，存在于脓细胞内外，则可以报告"查见细胞内（外）革兰阴性双球菌，疑似淋病奈瑟菌"。

（3）结核分枝杆菌 将尿液标本4000r/min离心30分钟，取沉淀做涂片2张，分别进行萋-纳抗酸染色及潘本汉染色，在2张涂片上镜检均发现有红色杆菌，则可报告"查见抗酸杆菌"，若萋-纳抗酸染色片上有红色杆菌而潘本汉染色片中无，则为耻垢分枝杆菌。

第七节 生殖道标本检验

知识点1：生殖道标本中常见病原体	副高：掌握 正高：掌握

主要以性传播疾病（STD）的病原体为主，STD有二十几种，1991年8月我国卫生部确认8种STD为重要防治及监测的病种，8种STD分别是艾滋病、淋病、梅毒、软下疳、性病淋巴肉芽肿、尖锐湿疣、非淋菌性尿道炎、生殖器疱疹，其病原体分别为：人类免疫缺陷病毒、梅毒螺旋体、淋病奈瑟菌、杜克雷嗜血杆菌及沙眼衣原体L1、L2、L3血清型和人类乳头状病毒、支原体和衣原体、人类单纯疱疹病毒2型。

知识点2：细菌学检验和报告	副高：掌握 正高：掌握

（1）分泌物涂片革兰染色 油镜观察一般细菌与淋病奈瑟菌，若发现在脓细胞内外有典

型的革兰阴性的肾形双球菌，可以报告"查见细胞内（外）革兰阴性双球菌，疑似淋病奈瑟菌"。找到形态非常细小的革兰阴性杆菌，有时两极浓染，散在或成丛，则可报告"查见革兰阴性杆菌，形似杜克嗜血杆菌"。

（2）培养　普通细菌培养之后，按照相关要求进行鉴定。淋病奈瑟菌培养经35℃孵育24~48小时，取出可疑菌落涂片，革兰染色镜检，并做氧化酶试验、糖发酵试验以鉴定报告"检出淋病奈瑟菌"或者"未检出淋病奈瑟菌"。

（3）阴道加特纳菌　若此菌发现于"不需作厌氧培养的检体"培养物中，则仅需报告为"革兰阴性，类似阴道加特纳菌"即可。

（4）溶脲脲原体　经24~48小时，如果溶脲脲原体培养基培养液若清亮且呈紫红色，则进一步鉴定溶脲脲原体。①取此培养液0.05ml接种于溶脲脲原体固体培养基上，置5%CO_2温箱37℃孵育24~48小时，在低倍镜下观察，若发现"油煎蛋"样菌落为阳性。②把溶脲脲原体阳性培养物接种于A7B鉴定培养基，在5%CO_2温箱孵育24~48小时，溶脲脲原体产生比较小的深棕色黄色菌落，其他支原体产生微琥珀色菌落且比溶脲脲原体菌落大。根据上述阳性结果报告"检出溶脲脲原体"；若孵育72小时仍无菌PCR长，报告"未检出溶脲脲原体"，在必要时可用PCR法鉴定或者用代谢抑制试验（MIT）鉴定型别。

第三十九章 临床微生物学实验室管理、生物安全及质量保证

第一节 临床微生物学实验室管理

知识点1：临床微生物学实验室的管理要求 副高：熟悉 正高：掌握

（1）微生物学实验室建设应经相关主管部门审批或者备案，符合生物安全及环境保护等规定。

（2）实验室所在单位应成立生物安全委员会，每个实验室都应有专人负责生物安全管理工作，建立完善的生物安全管理体系文件与管理制度。

（3）建立健全并且严格执行各项规章制度，严格遵守相关技术操作规范和标准，确保临床检验质量。

（4）临床微生物实验室应当承担医院感染的监测及预防控制工作，严格执行消毒灭菌制度，并加强对病原微生物菌（毒）种和样本的管理。

知识点2：临床微生物学实验室的设施设备要求 副高：熟悉 正高：掌握

临床微生物学实验室作为针对病原微生物检测分析的特定场所，总体设计应遵循安全、舒适以及高效的原则。实验室所用设施、设备和材料（含防护屏障）均应符合国家相关的标准和要求。建设设计应以生物安全为核心，以确保实验室人员和实验室周围环境的安全为目的，同时还要满足实验对象（样本）对环境的要求。包括实验室设计要求；实验室设施要求、实验室设备要求、准入制度。

知识点3：临床微生物学实验室的管理制度 副高：熟悉 正高：掌握

为确保实验室工作的有序进行，必须制定一系列的实验室管理制度，主要包括下列内容：

（1）实验室工作制度。

（2）实验室安全制度。

（3）样本的接收、检验、留样制度。

（4）标本管理与使用制度。

（5）科研工作管理制度。

（6）差错事故管理制度。

（7）技术人员培训进修制度。

（8）计算机管理制度。

（9）实验室内务管理制度。

（10）生物安全管理制度包括工作人员安全防护制度、实验室安全防护制度、菌毒株保管制度、废弃物处理制度、尖锐器具安全使用制度、安全事故应急处理预案等。

| 知识点4：微生物检验的质量管理和措施 | 副高：熟悉　正高：掌握 |

微生物实验室应当建立健全并严格执行各项规章制度，严格遵守相关技术操作规范和标准，确保临床检验质量。同时，质量保证体系中应有明确的分级责任制度，以保证检验的工作质量，保证检验、复核以及科研结果等各项报告的准确、可靠。设立质量保证监督检查员。质保督查工作应制订年度计划，定期或者不定期检查有关部门各项质量保证制度的执行情况，写出检查记录，包括目的、日期、内容、执行情况、建议和意见、检查者姓名等。若发现重大问题及时报告。

| 知识点5：微生物实验室的信息管理 | 副高：熟悉　正高：掌握 |

（1）检测前的信息交流　建立标本接收制度，明确标本要求和拒收标准，并应以简洁明了的书面形式告知临床有关标本的留取、运送规则和注意事项。

（2）检测结果报告、解释和咨询　临床微生物检测结果报告包括直接报告和分段报告。其中直接报告，用于一些可以较快地直接得出的结果。

（3）临床微生物实验室信息系统　临床微生物实验室信息系统应具有下列基本功能。①信息系统涵盖整个检验流程，如申请→收费→采样→核收→质控→检测前处理→检测过程→检测后处理→审核→查询等。②实验室和临床能实现数据共享，必要时可向卫生主管部门、疾病控制机构传递数据。③强大的数据处理能力，能提供累计、定期总结报告。④性能稳定，安全、保密性能好，维护和维修方便。⑤好的操作界面，易于使用者掌握。

第二节　临床微生物实验室生物安全

| 知识点1：生物安全水平及要求 | 副高：熟悉　正高：掌握 |

目前我国根据所操作的生物因子的危害程度及采取的防护措施，将生物安全实验室的防护水平（BSL）分为4级，其中Ⅳ级防护水平最高，Ⅰ级防护水平最低。通常以BSL-1、BSL-2、BSL-3、BSL-4表示实验室的相应生物安全防护水平。

BSL-1为最低级别，依据标准的实验室程序可以用于开放操作。

BSL-2通常用于具有中等危险性，能引起人类不同程度感染的病原体。

BSL-3用于具有明显危害的，能够通过空气传播的病原微生物。

BSL-4用于能引起人类致死性感染，可能利用空气传播或者目前尚无疫苗等有效治疗方法的病原微生物。

临床微生物实验室通常要求达到BSL-2标准。

| 知识点2：生物安全保障 | 副高：熟悉 正高：掌握 |

（1）生物安全实验室防护的基本要求 ①二级生物安全实验室建设的防护要求。②二级生物安全实验室的设备要求。③二级生物安全实验室的人员要求。④二级生物安全实验室的管理要求。⑤生物安全实验室实验人员的免疫预防要求。⑥生物安全实验室实验人员的健康监护要求。⑦生物安全实验室实验人员的岗位培训要求。⑧实验废弃物或废水的处理要求。

（2）二级生物安全实验室安全防护设备 主要有生物安全柜、负压罩（带高效过滤系统）等。消毒灭菌设备主要有高压灭菌系统、消毒喷雾装置等，主要用于实验室空间的气体消毒和实验废弃物和污染物的无害化处理等。个人防护装备的正确使用是防止实验人员感染最为关键和重要的措施及手段，因此，个人防护用品的选择和正确使用显得十分重要。大致有口罩、防护面罩、帽子、防护服、眼罩、手套、鞋套、胶靴及呼吸器等几类。

| 知识点3：生物安全技术 | 副高：熟悉 正高：掌握 |

BSL-2实验室生物安全技术规范包括下列几点。

（1）若样本在接收时有损坏或泄漏，则应由穿着个人防护装备的受过培训的人员开启样本以防止漏出或产生气溶胶。应在生物安全柜内开启此类容器。如果污染过量或认为样本有不可接受的损坏，则应将样本安全地废弃而勿开启。

（2）处理、检验以及处置生物源性材料的规定和程序应利用良好微生物行为标准。

（3）禁止用手对任何利器剪、弯、折断，重新戴套或者从注射器上移去针头。安全工作行为应尽可能减少使用利器和尽量使用替代品。包括玻璃、针头、一次性手术刀在内的利器应在使用之后立即放在耐扎容器中。尖利物容器应在内容物达到2/3前置换。

（4）禁止口吸移液，应使用助吸器具。

（5）所有样本，培养物与废弃物应被假定含有传染性生物因子，应利用安全方式处理和处置。所有有潜在传染性或毒性的质量控制及参考物质在存放、处理和使用时应按未知风险的样本对待。

（6）操作样本、血清或培养物的全过程应穿戴适当的并且符合风险级别的个人防护装备。

（7）操作实验动物应穿戴耐抓咬、防水个人防护服及手套；应戴适当的面部、眼部防护装置，必要时增加呼吸防护，并且应在生物安全柜内操作。

（8）手套摘除后一定要彻底洗手。

（9）应最好采用电子灼烧灭菌装置对微生物进行接种环灭菌。

（10）样本只应在有盖安全罩内离心，所有进行涡流搅拌的样本均应放在有盖容器内。

（11）在能产生气溶胶的大型分析设备上应使用局部通风防护，在操作小型仪器时使用定制的排气罩，在有可能出现有害气体及生物源性气溶胶的地方应采取局部排风措施。

（12）有害气溶胶不得直接排放。

（13）对于新安装的生物安全柜与安全罩及其高效过滤器的安装与更换，应由有资格的人员进行，安装或者更换后应按照经确认的方法进行现场生物及物理的检测，并且每年进行验证。

（14）实验室应时常监测生物安全柜以保证其设计性能能够符合相关要求，应保存检查记录及任何功能性测试结果，在安全柜上应有作为检查证明的标记。

（15）所用生物安全柜的放置、设计以及类型应符合安全工作所要求的风险防护级别。

（16）实验室工作人员在实际或者可能接触了血液、体液或者其他污染材料后，即使戴有手套也应立即洗手。

（17）手套摘除后，使用卫生间前后，离开实验室之前，进食或吸烟前，接触每一位患者前后应例行洗手。

（18）实验室应为过敏或者对某些消毒防腐剂中的特殊化合物有其他反应的工作人员提供洗手用的替代品。

（19）洗手池不得用于其他目的。另外，在限制使用洗手池的地点，使用基于乙醇的"无水"手部清洁产品是可接受的代替方式。

第三节　临床微生物检验的质量控制

知识点1：分析前质量保证　　　　　　　　副高：熟悉　正高：掌握

（1）检验项目的申请。

（2）标本的采集和运送　包括标本采集时间（时机）、采集方法与运送等。标本的采集应遵循下列基本原则：①采集时间通常应在发病早期，应用抗生素前或下次用药前（血药浓度相对较低）。②盛装细菌培养标本必须使用密封、灭菌的容器，但是容器不得使用消毒剂消毒灭菌。③标本留取完毕，尽量2小时内送至实验室，若有困难，可于冰箱保存，但也应在2小时内送达。④送检申请单上须提供相关临床资料。⑤患者送检的标本都应按有潜在病原菌处理，防止污染传播和自身感染。

（3）微生物学实验室在收到标本后，核对申请单上内容与所送标本是否相符，送检的标本是否符合微生物学检验要求。若不符，则应注明理由退回。

知识点2：分析中质量保证　　　　　　　　副高：熟悉　正高：掌握

（1）人员与组织管理。

（2）操作手册　实验室内必须要备有一本根据该实验室条件而编写的标准操作手册。包括所有检验项目操作。①各级人员的职责和权限。②标本采集和处理指南。③本室开展的检验项目及最低鉴定要求。④仪器操作手册。⑤培养基和试剂的配制方法。⑥质量控制方案。⑦常用参考数据。⑧实验室管理的各项规章制度（生物安全制度、内务管理制度、样品管理制度等）。

（3）培养基的质量控制　对自制的培养基应进行以下程序的质量控制。①一般性状；②无菌试验；③性能试验。

（4）试剂、染色液和抗血清的质量控制 ①试剂及染色液；②抗血清的质量控制。

（5）做好体外抗菌药物敏感试验的质量控制工作。

（6）仪器设备的质控 仪器设备的质控见表5-39-1。

（7）标准菌株的来源和保存。

表5-39-1 仪器设备的质控

仪器设备名称	控制标准	允许范围	监控方法
光学显微镜			每年4次或需要时，做清洁与调试
培养箱	35℃	±1℃	每天观察、记录温度
CO₂培养箱			每天观察、记录温度和浓度
温度	35℃	±1℃	
气体	5%～10%	<10%	CO₂浓度，每天观察、记录温度
冰箱			
冷藏室	4℃	±2℃	每天观察、记录温度
冷冻室	-5℃	±1℃	每天观察、记录温度
低温水箱	-20℃	±5℃	使用时观察并记录温度、压力，每周用嗜热芽胞菌或每次用化学方法测试灭菌效果
压力蒸气灭菌器	121℃	≥121℃	每天观察、记录温度

知识点3：分析后质量保证　　　　　　　　　副高：熟悉　正高：掌握

微生物检验的分析后质量保证包括鉴定、药敏结果的报告、解释、复核以及结果报告后的临床反馈。复核主要体现在两方面：一是菌种的复核，二是检查药敏结果与菌种是否吻合。也就是分析药敏结果与鉴定出来的菌种是否一致，是否矛盾。若发现药敏谱与菌种的普遍表现有异常时，就须分析异常是来自药敏实验差错或鉴定差错，还是源自此株菌自身产生的变异或特殊表现。此时就需分析并与原始资料相比较，看问题出自哪一环节。在配置有先进细菌鉴定仪的实验室可以借助仪器内设专家系统得到有关鉴定菌与药敏结果的分析与报告。微生物检验质量保证的最后一步是临床反馈。借助对一些重要患者或者特殊感染患者报告单发出之后临床对结果的接受情况及患者治疗效果的监测及回顾分析，以最后验证检验结果的可靠性。

第四节 实验室消毒

知识点1：方法及原理　　　　　　　　　副高：熟悉　正高：掌握

消毒、灭菌方法有物理方法、化学方法。消毒灭菌技术包括热力、化学（液体或气体）、辐射（γ辐射和紫外线）、过滤技术。

（1）热力灭菌技术　包括湿热灭菌、干热灭菌。干热灭菌是将物品暴露于160℃ 120分钟或170℃ 60分钟。湿热灭菌是将物品暴露于饱和蒸汽121℃ 30分钟，或者高压蒸汽灭菌134℃ 13分钟，朊粒对高压灭菌高度耐受，需延长压力灭菌器作用时间、提高温度（134℃ 1~8分钟），才能达到灭菌效果。有空腔的物品，干热灭菌效果不如湿热灭菌。

（2）γ辐射　通过破坏DNA链而发挥灭菌作用。主要用于注射针、导管、注射器、手套等小件物品的大批量灭菌。

（3）紫外线　主要抑制细菌生长，因其潜在的角膜、皮肤损伤，应用受到限制。

（4）过滤技术　可以去除溶液中的颗粒及热源，也可被用于去除大容量液体中的少量微生物（如冷却塔水中的军团菌）、溶液中细菌定量。

知识点2：应用及效果监测　　　　　　　　　　　　　副高：熟悉　正高：掌握

消毒灭菌效果评估时，监测消毒灭菌过程优于自消毒灭菌物品中分离微生物。虽然，受损细菌在特殊营养条件下，经过一定时间培养能复活，但是，自消毒灭菌物品中分离一个或者几个微生物是困难的，不适合于批量产品的监测。另外，难以确定监测的样本量，样本量太大，质量控制消耗太多产品、增加成本，样本量太小可能漏检。

过程控制一般是对消毒灭菌过程进行物理或化学监测，化学消毒剂的消毒效果可以借助检测使用中消毒剂的微生物浓度实现。因为医疗机构大多遵循生产商的建议使用消毒剂，这种试验很少进行。

第五节　医院感染

知识点1：医院感染的特点　　　　　　　　　　　　副高：熟练掌握　正高：熟练掌握

医院感染（NI）又称医疗机构相关感染（HAI），指在医疗机构中获得的感染。感染来源包括外源性和内源性。内源性感染来自患者自身；外源性感染来自另一感染者或者医院环境。

医院感染分为散发性或者流行性。

知识点2：医院感染的诊断标准　　　　　　　　　　副高：熟练掌握　正高：熟练掌握

医院感染的诊断，首先依靠临床资料、实验室检查等诊断指标判断感染的存在，其次，按照医院感染病的诊断标准判断是否属于医院感染，再行流行病学调查。

以下情况均属于医院感染：潜伏期不明确者，入院48小时后发生的感染，初步诊断为感染或以往住院有直接关系的感染；潜伏期明确者，入院后，超过平均潜伏期的感染；入院时已发生感染性疾病，住院期间从原发或继发病灶检出与前不同的病原体；医疗机构中工作人员的职业性感染；新生儿经产道获得的或发生于分娩48小时后的感染；医疗机构中探视者获得的感染。

先天性感染，通过胎盘发生的宫内感染；慢性感染性疾病在医院内急性发作，未发现新的病原体；由损伤产生的炎性反应或物理性、化学性刺激导致的炎症；细菌定植等不属于医院感染。

知识点3：引起医院感染的常见病原体	副高：熟练掌握 正高：熟练掌握

医院感染病原体最常见的是细菌，包括人体正常菌群、条件致病菌以及致病菌。

（1）真菌 以白假丝酵母菌感染占重要地位。

（2）病毒 是医院感染的重要病原体。呼吸道病毒中呼吸道合胞病毒最常见。轮状病毒亦是医院感染的重要病原体。乙型肝炎病毒、丙型肝炎病毒以及人类免疫缺陷病毒同医院感染有关，这些病毒主要通过血液以及其他体液传播，或经感染的移植物传播给移植受体。

（3）支原体 也可导致医院感染，支原体肺炎临床常见。在输血或免疫功能低下时，寄生虫也可导致医院感染。

知识点4：当前重点检测的耐药菌	副高：熟练掌握 正高：熟练掌握

主要的多重耐药细菌包括大肠埃希菌与克雷伯菌产超广谱β-内酰胺酶（ESBL）菌株，苯唑西林耐药的表皮葡萄球菌、金黄色葡萄球菌（MRSA）。产ESBL菌株的增加使碳青霉烯类抗菌药物使用增加，碳青霉烯类耐药的铜绿假单胞菌、不动杆菌属逐年增加，肠杆菌科细菌亦出现碳青霉烯类耐药菌株。此外，近年在国际上新出现的糖肽类中介金黄色葡萄球菌（GISA）、万古霉素耐药金黄色葡萄球菌（VRSA）以及糖肽类耐药屎肠球菌（GRE）值得关注。

知识点5：控制医院感染的意义及对策	副高：熟练掌握 正高：熟练掌握

与其他感染一样，医院感染预防和控制措施包括去除或者治疗传染源、切断传播途径、保护易感者。在医院中，每一个部门及工作人员都与医院感染控制有关，所以必须执行相应的工作职责，遵循规范化操作规程，以减少医院感染的发生。

医院感染控制根据传播途径采取相应的措施。标准（常规）预防是采取有效措施，防止暴露于潜在感染环境下，适用于所有患者的医疗、护理。医院建筑结构、设施、通气系统、环境符合相关规定，是预防医院感染传播的基础。

知识点6：医院感染的检测内容	副高：熟练掌握 正高：熟练掌握

医院感染监测资料来源于微生物学报告、活检报告、病房巡视、医务人员健康记录、出

院患者随访等。除医院感染病例监测外，还常规监测灭菌及消毒效果、血液透析液、医院配制产品、"开放"系统中准备的血液成分。

在流行病学调查提示，医务人员或者环境与医院感染传播有关时，才进行患者或医务人员样本培养、购买物品的抽样检测、呼吸治疗设备培养、使用中消毒剂和灭菌器监测、腹膜透析培养以及空气培养等。

附录一 高级卫生专业技术资格考试大纲
（临床基础检验专业——副高级）

一、专业知识

（一）本专业知识

1. 熟悉临床检验基础专业的基础理论，熟悉临床检验基础项目所涉及的生理学、病理学、生物化学、免疫学、微生物学、医学统计学的基本理论。

2. 掌握临床血液一般检验、尿液检验、粪便检验、体液（脑脊液、浆膜腔积液、关腔积液、精液、前列腺液、阴道分泌物）检验的专业理论知识。

（二）相关专业知识

熟悉临床生物化学和生物化学检验、临床血液学和血液检验、临床微生物学和微生物学检验、临床免疫学和免疫检验、临床寄生虫学和寄生虫检验、临床实验室管理、检验仪器学、计算机科学的相关知识。

二、学科新进展

熟悉临床检验基础国内外现状及发展趋势，不断吸取新理论、新知识、新技术，如血液分析仪技术、尿液分析仪技术和体液检测的进展。

三、专业实践能力

1. 熟练掌握毛细血管采血、静脉采血的方法学评价及临床应用；常用抗凝剂种类、抗凝原理和临床应用；血细胞（红细胞、白细胞、血小板）检测技术（数量、形态）、参考范围、临床应用及注意事项。

熟练掌握血液分析仪检测原理、检测参数、校准与性能评价、标准操作及注意事项。

2. 熟练掌握尿液标本采集、保存的方法学评价；尿液理学、化学、尿沉渣显微镜检查的内容、参考范围、临床应用及注意事项。熟练掌握尿液干化学分析仪和试带检测原理、分析参数、标准操作、临床应用及注意事项。熟悉尿液有形成分检测原理、检测参数。熟练掌握尿液干化学分析仪、有形成分分析仪检测结果异常时进行显微镜复查的标准。熟悉尿液人绒毛膜促性腺激素检查的临床应用。

3. 熟练掌握粪便采集与送检的方法学评价；理学检查及显微镜检查内容；隐血试验的原理、方法学评价、临床应用及注意事项。

4. 掌握体液检查标本采集与送检的特点、理学检查的临床应用。

掌握脑脊液检查适应证、禁忌证、化学检查、显微镜检查的内容、参考范围及临床应用、常见中枢神经系统疾病的脑脊液检查特点。

掌握浆膜腔积液化学、显微镜检查内容、参考及临床应用，漏出液与渗出液的鉴别要点，常见良、恶性浆膜腔积液检测特点。

熟悉关节腔积液显微镜检查特点、参考范围及临床应用。

熟悉精液显微镜检查内容、参考及临床应用。

熟悉前列腺液检查显微镜检查内容、参考与临床应用。

熟悉阴道分泌物清洁度检查、病原学检查内容、参考及临床应用。

5．掌握临床检验基础分析前、中、后的质量管理。

6．熟悉临床检验基础的实验室生物安全基本要求。

7．掌握临床检验基础的结果分析与临床沟通的技能。

8．了解寄生虫检查方法评价和质量保证；熟悉寄生虫检验临床应用。

附：本专业检验项目

1．血液标本的采集与血涂片的制备

2．红细胞检查

3．白细胞检查

4．血小板检查

5．血液分析仪的临床应用

6．血栓与止血一般检验

7．尿液标本的采集与处理

8．尿液理学和化学检查

9．尿液沉渣显微镜检查

10．尿液有形成分仪器分析

11．脑脊液检验

12．浆膜腔积液检验

13．粪便检验

14．精液检查

15．前列腺液检查

16．阴道分泌物检查

17．寄生虫检验

附录二　高级卫生专业技术资格考试大纲
（临床基础检验专业——正高级）

一、专业知识

（一）本专业知识

1. 掌握临床检验基础专业的基础理论，掌握临床检验基础项目所涉及的生理学、病理学、生物化学、免疫学、微生物学、医学统计学的基本理论。

2. 熟练掌握临床血液一般检验、尿液检验、粪便检验、体液（脑脊液、浆膜腔积液、关节腔积液、精液、前列腺液、阴道分泌物、痰液、羊水等）检验的专业理论知识。

（二）相关专业知识

1. 熟悉临床生物化学和生物化学检验、临床血液学和血液检验、临床微生物学和微生物学检验、临床免疫学和免疫检验、临床寄生虫学和寄生虫检验、临床实验室管理、检验仪器学、计算机科学的相关知识。

2. 熟悉与本专业密切相关学科的理论，如细胞生物学、临床流行病学等。

二、学科新进展

熟悉临床检验基础国内外现状及发展趋势，不断吸取新理论、新知识、新技术，如血液分析仪技术、尿液分析仪技术、计算机辅助精液分析技术和体液检测的进展。

三、专业实践能力

1. 熟练掌握毛细血管采血、静脉采血的方法学评价及临床应用；常用抗凝剂种类、抗凝原理和临床应用；血细胞（红细胞、白细胞、血小板）检测技术（数量、形态）、参考区间、临床应用及注意事项。

熟练掌握血液分析仪检测原理、检测参数、校准与性能评价、标准操作及注意事项。

2. 熟练掌握尿液标本采集、保存的方法学评价；尿液理学、化学，尿沉渣显微镜检查的内容、参考区间、临床应用及注意事项；熟练掌握尿液干化学分析仪和试带检测原理、分析参数、标准操作、临床应用及注意事项；熟悉尿液有形成分检测原理、检测参数及临床应用。熟练掌握尿液干化学分析仪、有形成分分析仪检测结果异常时进行显微镜复查的标准；掌握尿液人绒毛膜促性腺激素检查的方法学评价及临床应用。

3. 熟练掌握粪便采集与送检的方法学评价，理学检查与显微镜检查内容，隐血试验的原理、方法学评价、临床应用及注意事项。

4. 掌握体液检查标本采集与送检的特点、理学检查的临床应用。

掌握脑脊液检查适应证、禁忌证、化学检查、显微镜检查的内容、参考区间及临床应用，常见中枢神经系统疾病的脑脊液检查特点。

掌握浆膜腔积液化学、显微镜检查内容、参考区间及临床应用，漏出液与渗出液的鉴别要点，常见良、恶性浆膜腔积液检测特点。

熟悉关节腔积液显微镜检查特点、参考区间及临床应用。

掌握精液显微镜检查内容、参考区间及临床应用。

掌握前列腺液检查显微镜检查内容、参考范围与临床应用。

掌握阴道分泌物清洁度检查、病原学检查内容、参考范围及临床应用。

5. 熟练掌握临床检验基础分析前、中、后的质量管理。

6. 掌握临床检验基础的实验室生物安全基本要求。

7. 熟练掌握临床检验基础的结果分析与临床沟通的技能。

8. 熟悉寄生虫检验方法评价和质量保证；掌握寄生虫检验临床应用。

附：本专业检验项目

1. 血液标本的采集与血液涂片的制备

2. 红细胞检查

3. 白细胞检查

4. 血小板检查

5. 血液分析仪的临床应用

6. 血栓与止血一般检验

7. 尿液标本的采集与处理

8. 尿液理学和化学检查

9. 尿液沉渣显微镜检查

10. 尿液有形成分仪器分析

11. 脑脊液检验

12. 浆膜腔积液检验

13. 粪便检验

14. 精液检查

15. 前列腺液检查

16. 阴道分泌物检查

17. 寄生虫检验

附录三 高级卫生专业技术资格考试大纲
（临床医学检验临床生化专业——副高级）

一、专业知识

（一）本专业知识

掌握有关临床生物化学的基础知识，重点掌握肝胆、心脏、肾、骨、内分泌及胃肠胰等疾病的病理生理学检验项目，熟悉蛋白质、糖、脂蛋白代谢异常和水－电解质平衡紊乱的病因学与发病机制及其相关的实验室检查项目。

（二）相关专业知识

1. 熟悉相关临床学科的基础理论知识，包括内科学、儿科学和传染病学等。

2. 了解临床医学检验相关学科的基本知识，包括临床免疫学、临床微生物学、临床血液学、临床基础检验等。

3. 熟悉本专业密切相关的基础学科的理论，包括生理学、病理生理学、细胞生物学和遗传学等。

4. 掌握医学统计学、实验室质量控制的基本知识。

二、学科新进展

1. 了解常见病的临床生物化学诊断新进展，不断吸取新理论、新知识、新技术。

2. 熟悉临床生物化学检验技术的新进展。

三、专业实践能力

1. 结合临床病例正确分析检验结果。

2. 了解血浆蛋白的功能及分类。掌握血浆蛋白质的测定、血清蛋白电泳分析的基本技术及其临床应用。

3. 熟悉血糖调节机制。掌握糖尿病的诊断标准、分型。掌握糖尿病相关生化指标的检测方法及临床应用。

4. 熟悉血浆脂蛋白代谢的基本知识、高脂血症的分型及临床特点。掌握三酰甘油、胆固醇、载脂蛋白、脂蛋白（a）等的检测方法。

5. 了解心脏疾病的类型及临床特点。掌握心肌损伤、心力衰竭的生物化学标志物的实验室检查及其临床应用，熟悉炎性标志物实验室检查的临床意义。

6. 了解肝胆疾病的类型及临床特点。掌握肝胆疾病相关的各类生化指标的特点及临床应用，掌握肝功能检查项目的选择原则与评价。

7. 了解肾脏疾病的类型及临床特点。掌握肾脏疾病的生物化学实验室检查各项技术并掌握其临床应用。

8. 了解常见内分泌疾病的类型。了解内分泌疾病的生物化学实验室检查技术并掌握其临床应用。

9. 熟悉主要肿瘤标志物测定的临床意义，掌握各项肿瘤标志物测定的方法学。

10. 熟悉治疗药物的基本概念及其检测技术，了解需进行血药浓度监测的常见药物的代谢特点。

11. 熟悉胃肠功能的实验室检查技术。掌握胰腺炎实验室检查项目的临床应用。

12. 了解电解质平衡紊乱的实验室检查技术。熟悉血气分析的注意事项及各种酸碱平衡失调的判定。

13. 熟悉自动生化分析的检查技术。如自动生化分析仪的分类、结构：主要分析参数及其设置的原则。了解酶催化活性浓度的测定和代谢物浓度酶促法测定的基本理论等。

14. 熟悉实验室分析前、中、后的质量控制。

附：本专业主要业务内容

1. 糖代谢检查 糖尿病的诊断与分型，糖尿病的主要代谢紊乱，糖尿病的生物化学检测。

2. 血浆脂蛋白及其代谢紊乱 血浆脂蛋白的分类、组成与结构，脂蛋白代谢紊乱与动脉粥样硬化。

3. 心脏疾病的生物化学标志物 心肌酶谱，心肌损伤的蛋白标志物，急性冠状动脉综合征时如何利用心脏标志物。

4. 肝胆疾病的生物化学诊断 血清酶学检查、胆红素和胆汁酸代谢检查、血清蛋白电泳的分析及蛋白质代谢的检查。

5. 肾疾病的生物化学诊断 常见肾疾病的生物化学检查，肾小球滤过功能的检查，远曲肾小管及近曲肾小管功能的检查，早期肾损伤的检查与监测，肾病实验室诊断项目的选择与应用。

6. 内分泌疾病的生物化学诊断 下丘脑–垂体内分泌功能紊乱的临床生物化学，甲状腺功能紊乱的临床生物化学，肾上腺功能紊乱的临床生物化学，性激素紊乱的临床生物化学。

7. 肿瘤标志物 肿瘤标志物的分类，肿瘤标志物的临床应用范围，肿瘤标志物的检测方法和质量控制。

8. 治疗药物浓度监测 药动学基础及有关参数的应用，治疗药物监测依据，药物浓度测定常用技术，进行药物浓度监测的主要药物，治疗药物浓度监测的临床应用。

9. 胃肠胰疾病的临床生物化学 胰腺外分泌功能的酶学检查，胃肠功能检测及临床意义。

10. 体液平衡和酸碱平衡紊乱 钾、钠、氯测定及方法学评价，血液气体的特性，酸碱平衡紊乱的判断。

11. 诊断酶学 酶促反应动力学，酶活性浓度的测定技术。

12. 自动生物化学分析仪的应用与原理 自动生化分析仪的类型、性能及评价，自动生化分析仪常用分析方法。

13. 临床生物化学检验质量控制 控制物的种类及其应用，室内质量控制的主要方法，室间质量评价的统计方法。

14. 临床生物化学实验室基本技术 常用临床生物化学分析技术，常用免疫分析技术，生物芯片和生物传感技术，酶蛋白分离纯化技术。

附录四 高级卫生专业技术资格考试大纲
（临床医学检验临床生化专业——正高级）

一、专业知识

（一）本专业知识

熟练掌握有关临床生物化学的基础知识，重点掌握肝胆、心脏、肾、骨、内分泌及胃肠胰等疾病的病理生理学检验项目，掌握蛋白质、糖、脂蛋白代谢异常和水-电解质平衡紊乱的病因学与发病机制及其相关的实验室检查。

（二）相关专业知识

1. 熟悉相关临床学科的基础理论知识，包括内科学、儿科学和传染病学等。

2. 掌握临床医学检验相关学科的基本知识，包括临床免疫学、临床微生物学、临床血液学、临床基础检验等。

3. 掌握本专业密切相关的基础学科的理论，包括生理学、病理生理学、细胞生物学和遗传学等。

4. 掌握医学统计学、实验室质量控制的基本知识。

二、学科新进展

1. 熟悉常见病的临床生物化学诊断新进展，不断吸取新理论、新知识、新技术。

2. 掌握临床生物化学检验技术的新进展。

三、专业实践能力

1. 结合临床病例正确分析检验结果。

2. 了解血浆蛋白的功能及分类，掌握血浆蛋白质的测定、血清蛋白电泳分析的基本技术及其临床应用。

3. 熟悉血糖调节机制。掌握糖尿病的诊断标准、分型。掌握糖尿病相关生化指标的检测方法及临床应用。

4. 掌握血浆脂蛋白代谢的基本知识、高脂血症的分型及临床特点。熟悉三酰甘油、胆固醇、载脂蛋白、脂蛋白（a）等检测的方法。

5. 了解心脏疾病的类型及临床特点。掌握心肌损伤、心力衰竭的生物化学标志物的实验室检查及其临床应用。熟悉炎性标志物实验室检查的临床意义。

6. 了解肝胆疾病的类型及临床特点。掌握肝胆疾病相关的各类生化指标的特点及临床应用。掌握肝功能检查项目的选择原则与评价。

7. 了解肾脏疾病的类型及临床特点。熟悉肾疾病的生物化学实验室检查各项技术并熟练掌握其临床应用。

8. 了解常见内分泌疾病的类型。熟悉内分泌疾病的生物化学实验室检查技术并熟练掌握其临床应用。

9. 掌握主要肿瘤标志物测定的临床意义。熟悉各项肿瘤标志物测定的方法学。

10. 熟悉治疗药物的基本概念及其检测技术。了解需进行血药浓度监测的常见药物的代谢特点。

11. 熟悉胃肠功能的实验室检查技术。掌握胰腺炎实验室检查项目的临床应用。

12. 了解电解质平衡紊乱的实验室检查技术。掌握血气分析的注意事项及各种酸碱平衡失调的判定。

13. 熟悉自动生化分析的检查技术，如自动生化分析仪的分类、结构；主要分析参数及其设置的原则，熟悉酶催化活性浓度的测定和代谢物浓度酶促法测定的基本理论等。

14. 掌握实验室分析前、中、后的质量控制。

附：本专业主要业务内容

1. 糖代谢检查　糖尿病的诊断与分型，糖尿病的主要代谢紊乱，糖尿病的生物化学检测。

2. 血浆脂蛋白及其代谢紊乱　血浆脂蛋白的分类、组成与结构，脂蛋白代谢紊乱与动脉粥样硬化。

3. 心脏疾病的生物化学标志物　心肌酶谱，心肌损伤的蛋白标志物，急性冠状动脉综合征时如何利用心脏标志物。

4. 肝胆疾病的生物化学诊断　血清酶学检查、胆红素和胆汁酸代谢检查、血清蛋白电泳的分析及蛋白质代谢的检查。

5. 肾脏疾病的生物化学诊断　常见肾疾病的生物化学检查，肾小球滤过功能的检查，远曲肾小管及近曲肾小管功能的检查，早期肾损伤的检查与监测，肾病实验室检验项目的选择与应用。

6. 内分泌疾病的生物化学诊断　下丘脑-垂体内分泌功能紊乱的临床生物化学，甲状腺功能紊乱的临床生物化学，肾上腺功能紊乱的临床生物化学，性激素紊乱的临床生物化学。

7. 肿瘤标志物　肿瘤标志物的分类，肿瘤标志物的临床应用范围，肿瘤标志物的检测方法和质量控制。

8. 治疗药物浓度监测　药动学基础及有关参数的应用，治疗药物监测依据，药物浓度测定常用技术，进行药物浓度监测的主要药物，治疗药物浓度监测的临床应用。

9. 胃肠胰疾病的临床生物化学　胰腺外分泌功能的酶学检查，胃肠功能检测及临床意义。

10. 体液平衡和酸碱平衡紊乱　钾、钠、氯测定及方法学评价，血液气体的特性，酸碱平衡紊乱的判断。

11. 诊断酶学　酶促反应动力学，酶活性浓度的测定技术。

12. 自动生物化学分析仪的应用与原理　自动生化分析仪的类型、性能及评价，自动生化分析仪常用分析方法。

13. 临床生物化学检验质量控制　控制物的种类及其应用，室内质量控制的主要方法，室间质量评价的统计方法。

14. 临床生物化学实验室基本技术　常用临床生物化学分析技术，常用免疫分析技术，生物芯片和生物传感技术，酶蛋白分离纯化技术。

附录五 高级卫生专业技术资格考试大纲
（临床医学检验临床免疫学专业——副高级）

一、专业知识

（一）本专业知识

1. 熟练掌握医学免学的基础理论知识，并掌握临床免疫学的基础理论知识。

2. 掌握临床免疫学的基本技术知识。

（二）相关专业知识

1. 熟悉内科学、传染病学、免疫预防和免疫治疗的相关知识。

2. 掌握临床检验诊断学、临床微生物学、分子生物学、医学统计学等学科的相关知识。

3. 熟悉与本专业密切相关的学科理论，如细胞生物学、遗传学、仪器分析学和医学科研与实验设计等相关知识。

二、学科新进展

1. 熟悉本专业国内外现状及发展趋势，不断吸收新理论、新知识、新技术，如实验室全面质量管理、免疫遗传学、免疫耐受、循证检验医学等检验医学进展与实践。

2. 了解本专业的国内外专家共识和应用指南。

3. 对相关学科，如临床微生物学、临床生物化学、分子生物学、免疫病理学等学科的近年进展有一定的了解。

三、专业实践能力

1. 了解免疫原和抗血清的制备技术。

2. 了解单克隆抗体和基因工程抗体的制备技术。

3. 掌握凝集反应、沉淀反应等免疫检测技术。

4. 掌握免疫标记技术。

5. 掌握免疫电泳技术并熟悉临床应用。

6. 掌握免疫组织化学技术。

7. 熟悉免疫细胞、免疫分子，如CK、Ig、自身抗体和HLA检测技术及应用。

8. 熟悉免疫仪器的常规应用与保养。

9. 熟悉流式细胞仪、化学发光等分析技术。

10. 熟悉PCR、细胞培养、动物实验等技术。

附：本专业病种

1. 自身免疫性疾病

2. 超敏反应性疾病

3. 免疫增殖性疾病

4. 免疫缺陷性疾病

5. 肿瘤及免疫

6. 移植免疫

7. 感染免疫

掌握以上有关疾病的实验诊断技术。

熟练掌握以上有关疾病的免疫检测的应用原则，了解常见疾病的临床表现及实验室诊断。

熟悉免疫学检测的质量控制。

主要临床免疫学及检验技术如下所述。

1. 免疫原和抗血清的制备。

2. 单克隆抗体及基因工程抗体的制备。

3. 凝集反应和沉淀反应。

4. 免疫电泳技术。

5. 放射免疫技术、荧光免疫技术、酶标记免疫技术。

6. 生物素-亲和素免疫测定技术。

7. 免疫组化和金标免疫技术。

8. 免疫细胞的分离和淋巴细胞功能检测。

9. 吞噬细胞检测及应用。

10. 细胞因子、细胞黏附分子测定及应用。

11. 免疫球蛋白、免疫复合物和补体测定及应用。

12. 主要组织相容性复合体和HLA检测及应用。

13. 免疫学检验的质量控制和实验室管理。

14. 免疫自动化仪器分析。

15. 流式细胞仪分析技术及应用。

16. 超敏反应性疾病及其免疫检测。

17. 自身免疫性疾病及其免疫检测。

18. 免疫增殖性疾病及其免疫检测。

19. 免疫缺陷性疾病及其免疫检测。

20. 肿瘤免疫及其免疫检测。

21. 移植免疫及其免疫检测。

22. 感染性疾病及其免疫检测。

附录六 高级卫生专业技术资格考试大纲
（临床医学检验临床免疫学专业——正高级）

一、专业知识

（一）本专业知识

1. 熟练掌握医学免疫学的基础理论知识，并掌握临床免疫学的基础理论知识。

2. 掌握临床免疫学的基本技术知识。

（二）相关专业知识

1. 掌握内科学、传染病学、免疫预防和免疫治疗的相关知识。

2. 掌握临床检验诊断学、临床微生物学、分子生物学、医学统计学等学科的相关知识。

3. 熟悉与本专业密切相关的学科理论，如细胞生物学、遗传学、仪器分析学和医学科研与实验设计等相关知识。

4. 掌握专业相关的国内外专家共识和应用指南。

二、学科新进展

1. 熟悉本专业国内外现状及发展趋势，不断吸收新理论、新知识、新技术，如实验室全面质量管理、免疫遗传学、免疫耐受、循证检验医学等检验医学进展与实践。

2. 对相关学科，如临床微生物学、临床生物化学、分子生物学、免疫病理学等学科的近年进展有较深的了解。

三、专业实践能力

1. 了解免疫原和抗血清的制备技术。

2. 了解单克隆抗体和基因工程抗体的制备技术。

3. 掌握凝集反应、沉淀反应等免疫检测技术。

4. 掌握免疫标记技术。

5. 掌握免疫电泳技术并熟悉临床应用。

6. 掌握免疫组织化学技术。

7. 熟练掌握免疫细胞、免疫分子，如CK、Ig、自身抗体和HLA检测技术及应用。

8. 熟悉免疫仪器的常规应用与保养。

9. 熟悉流式细胞仪、化学发光等分析技术。

10. 熟悉PCR、细胞培养、动物实验等技术。

附：本专业病种

1. 自身免疫性疾病

2. 超敏反应性疾病

3. 免疫增殖性疾病

4. 免疫缺陷性疾病

5. 肿瘤及免疫　　　　　　　　　　　7. 感染免疫

6. 移植免疫

掌握以上有关疾病的实验诊断技术。

熟练掌握以上有关疾病的免疫检测的应用原则，熟悉常见疾病的临床表现及实验室诊断。

了解免疫学检测的质量控制。

主要临床免疫学及检验技术如下所述。

1. 免疫原和抗血清的制备。

2. 单克隆抗体及基因工程抗体的制备。

3. 凝集反应和沉淀反应。

4. 免疫电泳技术。

5. 放射免疫技术、荧光免疫技术、酶标记免疫技术。

6. 生物素-亲和素免疫测定技术。

7. 免疫组化和金标免疫技术。

8. 免疫细胞的分离和淋巴细胞功能检测。

9. 吞噬细胞检测及应用。

10. 细胞因子、细胞黏附分子测定及应用。

11. 免疫球蛋白、免疫复合物和补体测定及应用。

12. 主要组织相容性复合体和HLA检测及应用。

13. 免疫学检验的质量控制和实验室管理。

14. 免疫自动化仪器分析。

15. 流式细胞仪分析技术及应用。

16. 超敏反应性疾病及其免疫检测。

17. 自身免疫性疾病及其免疫检测。

18. 免疫增殖性疾病及其免疫检测。

19. 免疫缺陷性疾病及其免疫检测。

20. 肿瘤免疫及其免疫检测。

21. 移植免疫及其免疫检测。

22. 感染性疾病及其免疫检测。

附录七 高级卫生专业技术资格考试大纲
（临床医学检验临床血液学专业——副高级）

一、专业知识

（一）本专业知识

1. 掌握造血系统的基本理论；熟练掌握各类血细胞的基本结构和形态；熟练掌握血液病的各种实验诊断技术及临床意义。

2. 熟悉血液学检查项目的室内质量控制及室间质量评价，掌握实验数据的统计分析，熟悉实验室信息系统的使用和管理。

（二）相关理论知识

1. 掌握血液系统的生理，掌握血液病的病理学、病理生理学、临床生化、临床血液免疫、血液遗传学等相关知识。

2. 掌握血液病的临床特征及诊断标准。

3. 掌握血液学及相关实验室检测项目、原理和临床意义。

二、学科新进展

1. 掌握本专业国内外现状及发展趋势，不断吸取新理论、新知识、新技术，如血液病的遗传学和分子生物学研究的新进展、新技术，止血血栓相关疾病的分子基础的进展和新技术方法，及其在医疗实践和科学研究中的应用。

2. 熟悉血液学及相关学科新的实验室检查项目的应用。

三、专业实践能力

1. 熟练掌握血常规中各项指标的检测原理和临床意义。

2. 熟练掌握血细胞形态学特点及分化与发育规律，掌握各系、各阶段血细胞的正常与异常骨髓形态学特征，熟练掌握血细胞的化学染色的原理和临床意义。

3. 熟悉红细胞的结构、生理特征和功能、生化代谢特点；掌握各种贫血的基本特点和发病机制；熟练掌握各种贫血的实验诊断及鉴别诊断；熟悉红细胞检查在贫血中的正确选择、应用评价。

4. 熟练掌握白细胞计数、分类计数及临床意义；掌握白细胞病理性形态变化；熟悉白细胞功能检查的技术方法与临床意义。

5. 熟练掌握各类白血病的骨髓细胞形态学诊断、形态学分型及细胞化学鉴别技术方法；掌握白血病免疫分型，熟悉白血病的细胞遗传学和分子生物学检测。

6. 熟练掌握其他血液系统疾病的骨髓象分析与报告，掌握常见骨髓转移性肿瘤的细胞形态学特征。

7. 熟练掌握出血和血栓性疾病的筛查及确诊实验原理和临床意义，掌握其实验诊断的技术方法。

8. 掌握常见出血性和血栓性疾病的诊断与鉴别诊断；掌握抗凝和溶栓治疗监测指标的选择和临床应用。

9．熟悉血液分析仪和止血血栓分析仪的检测原理、程序设置、分析参数与应用。

10．熟悉临床血液学检查项目的标准操作规程，掌握其室内质量控制和室间质量评价的程序；掌握生物安全知识；掌握实验数据的统计分析、实验室信息系统的使用与管理。

附：本专业疾病及相关实验室检查项目

一、常见血液病

1．缺铁性贫血

2．巨幼细胞性贫血

3．再生障碍性贫血

4．溶血性贫血

5．白血病（不包括特殊类型白血病）

6．骨髓增生异常综合征

7．骨髓增殖性疾病

8．淋巴瘤

9．其他白细胞疾病

10．特发性血小板减少性紫癜

11．血友病

12．易栓症

二、相关实验室检查项目

1．血液一般检查

2．溶血性贫血的筛查检测

3．免疫性溶血性贫血的检测

4．红细胞膜缺陷的检测

5．红细胞酶缺陷的检测

6．血红蛋白分析及珠蛋白生成异常的检测

7．阵发性睡眠性血红蛋白尿症检测

8．骨髓细胞学检查及其适应证和禁忌证

9．血细胞的细胞化学染色

10．血细胞免疫分型

11．细胞遗传学分析

12．白血病分子生物学检验

13．白血病的疗效标准

14．血管壁的检测

15．血小板的检测

16．凝血因子的测定

17．纤维蛋白溶解检测

18．DIC的实验室诊断

19．抗栓治疗监测

20．血栓形成的实验室检测

附录八　高级卫生专业技术资格考试大纲
（临床医学检验临床血液学专业——正高级）

一、专业知识

（一）本专业知识

1. 熟练掌握造血系统的基本理论；熟练掌握各类血细胞的基本结构和形态；熟练掌握血液病的各种实验诊断技术及临床意义。

2. 掌握血液学检查项目的室内质量控制及室间质量评价，掌握实验数据的统计分析，掌握实验室信息系统的使用和管理。

（二）相关专业知识

1. 掌握血液系统的生理，熟练掌握血液病的病理学、病理生理学、临床生化、临床血液免疫、血液遗传学等相关知识。

2. 熟练掌握血液病的临床特征、诊断标准和治疗原则。

3. 掌握血液学及相关实验室检测项目、原理和临床意义。

二、学科新进展

1. 熟练掌握本专业国内外现状及发展趋势，不断吸取新理论、新知识、新技术。如血液病的遗传学和分子生物学研究的新进展、新技术；止血血栓相关疾病的分子基础的进展和新技术方法及其在医疗实践和科学研究中的应用；造血和淋巴组织肿瘤的WHO分型标准。

2. 掌握血液学及相关学科新的实验室检查项目的应用。

三、专业实践能力

1. 熟练掌握血常规中各项指标的检测原理和临床意义。

2. 熟练掌握血细胞形态学特点及分化与发育规律，熟练掌握各系、各阶段血细胞的正常与异常骨髓形态学特征；熟练掌握血细胞的化学染色的原理和临床意义。

3. 掌握红细胞的结构、生理特征和功能、生化代谢特点；熟练掌握各种贫血的基本特点和发病机制；熟练掌握各种贫血的实验诊断及鉴别诊断；掌握红细胞检查在贫血中的正确选择、应用评价。

4. 熟练掌握白细胞计数、分类计数及临床意义；掌握白细胞病理性形态变化；熟悉白细胞功能检查的技术方法与临床意义。

5. 熟练掌握各类白血病的骨髓细胞形态学诊断、形态学分型及细胞化学鉴别技术方法；熟练掌握白血病免疫分型，熟悉白血病的细胞遗传学和分子生物学检测。

6. 熟练掌握其他血液系统疾病的骨髓象分析与报告，掌握常见骨髓转移性肿瘤的细胞形态学特征。

7. 熟练掌握出血和血栓性疾病的筛查及确诊实验原理和临床意义，掌握其实验诊断的技术方法。

8. 熟练掌握常见出血性和血栓性疾病的诊断与鉴别诊断；熟练掌握抗凝和溶栓治疗监测指标的选择和临床应用。

9. 熟悉血液分析仪和止血血栓分析仪的检测原理、程序设置、分析参数；掌握临床应用及临床咨询。

10. 熟悉临床血液学检查项目的标准操作规程，掌握其室内质量控制和室间质量评价的程序；掌握生物安全知识；熟练掌握实验数据的统计分析、实验室信息系统的使用与管理；熟悉各种临床血液学专业仪器的校准、常见故障的处理。

附：本专业疾病及相关实验室检查项目

一、常见血液病

1. 缺铁性贫血
2. 巨幼细胞性贫血
3. 再生障碍性贫血
4. 溶血性贫血
5. 白血病
6. 骨髓增生异常综合征
7. 骨髓增殖性疾病
8. 淋巴瘤
9. 其他白细胞疾病
10. 血小板减少症
11. 血友病和血管性血友病
12. 易栓症

二、相关实验室检验项目

1. 血液一般检查
2. 溶血性贫血的筛查检测
3. 免疫性溶血性贫血的检测
4. 红细胞膜缺陷的检测
5. 红细胞酶缺陷的检测
6. 血红蛋白分析及珠蛋白生成异常的检测
7. 阵发性睡眠性血红蛋白尿症检测
8. 骨髓细胞学检查及其适应证和禁忌证
9. 血细胞的细胞化学染色
10. 血细胞免疫分型
11. 细胞遗传学分析
12. 白血病分子生物学检验
13. 白血病的疗效标准
14. 血管壁的检测
15. 血小板的检测
16. 凝血因子的测定
17. 纤维蛋白溶解检测
18. DIC 的实验室诊断
19. 抗栓治疗监测
20. 血栓形成的实验室检测

附录九 高级卫生专业技术资格考试大纲
（临床医学检验临床微生物专业——副高级）

一、专业知识

（一）本专业知识

1. 掌握临床微生物专业的基础理论，包括细菌、真菌、病毒等微生物的形态与结构、生理特性、遗传与变异、感染与免疫。熟悉微生物感染的防治原则、分类与命名等基本理论。

2. 掌握微生物专业相关的仪器分析、免疫学、质量管理、医学统计学等专业技术知识。

（二）相关专业知识

1. 熟悉感染性疾病的相关临床知识。

2. 熟悉临床药理学的相关知识。

3. 了解与本专业密切相关的专业知识如细胞生物学。

二、学科新进展

1. 熟悉新发现微生物及其所致感染性疾病的主要特点，如严重急性呼吸综合征（SARS）相关冠状病毒、禽流感病毒和猪链球菌等。

2. 了解临床微生物检验的新方法和新技术，如蛋白质或核酸的检测芯片等；及时掌握美国CLSI/NCCLS颁布的体外药物敏感试验指南。

3. 熟悉新发现的细菌耐药机制及耐药菌检测方法的新进展。

4. 了解微生物分类与命名的新进展。

5. 了解本专业相关的国内外专家共识和应用指南。

三、专业实践能力

1. 微生物学基本检验技术试验方法的原理、操作方法、相关试剂的配制及应用。

（1）熟练掌握：①细菌形态学检查；②细菌的培养与分离技术；③细菌的生化反应试验；④细菌的免疫学检测技术；⑤数码分类鉴定系统及自动化检测系统（微生物鉴定、药敏系统、血培养系统）。

（2）掌握：①分子生物学技术；②动物实验；③菌种的保存与管理；④真菌感染、病毒感染的实验诊断。

2. 熟练掌握临床微生物学检验常见微生物的生物学性状、鉴定分离技术、生化反应原理和结果及其他相关检验技术，对少见的微生物也应有一定的了解。

3. 熟练掌握各种细菌和真菌的药敏试验的原理、结果解释、影响因素。熟悉常见耐药菌的耐药机制及其检测方法。熟悉联合药敏试验的适应证、结果类型。了解体液中抗菌药物浓度测定的适应证及方法。

4. 熟练掌握各类临床标本的送检指征、采集和运送的方法及注意事项，掌握不同标本的常见病原菌种类、临床意义、不同标本的实验室处理方法、检验流程、结果的报告方式及解释。

5. 掌握室内质控、室间质控、质量控制失控的分析及处理。

6. 熟悉临床微生物实验室的安全与防护，各项措施及规章制度。各种消毒灭菌的方法、原理、应用及效果监测。

7. 熟悉各种常见的感染性疾病、病因、发病机制、诊断、鉴别诊断及治疗方法。了解本专业危重病人的诊断，治疗及并发症处理工作。

8. 熟练掌握医院感染的诊断标准及医院感染的特点。引起医院感染的常见菌、细菌的耐药趋势、当前临床重点监测的多重耐药菌。控制医院感染的意义及对策。医院感染的监测内容。

9. 对各种抗菌、抗病毒药物的分类、作用、副作用、药理及药动学和药效学应有一定的了解。

附：本专业病种

1. 菌血症
2. 细菌性脑膜炎
3. 流行性乙型脑炎
4. 真菌性脑膜炎
5. 外伤性创伤感染
6. 化脓性骨关节炎
7. 慢性骨髓炎
8. 上呼吸道感染
9. 肺炎
10. 支气管炎
11. 细菌性食物中毒
12. 感染性胃肠炎和腹泻
13. 胆道感染
14. 腹腔感染
15. 肾盂肾炎
16. 膀胱炎
17. 尿道炎
18. 前列腺炎
19. 梅毒
20. 细菌性、真菌性阴道病
21. 淋病
22. 脊髓灰质炎
23. 病毒性肝炎
24. 获得性免疫缺陷综合征
25. 肾综合征出血热
26. 汉坦病毒肺综合征
27. 皮肤及软组织感染

附录

1. 细菌、真菌、病毒等微生物的基础理论。

2. 微生物基本检验技术

（1）细菌形态学检查。

（2）细菌的培养与分离技术。

（3）细菌的生化反应试验。

（4）细菌的免疫学检测技术。

（5）数码分类鉴定系统及自动化检测系统（微生物鉴定、药敏系统、血培养系统）。

（6）分子生物学技术。

（7）动物实验。

（8）菌种的保存与管理。

（9）真菌感染、病毒感染的实验诊断。

3. 常见微生物的生物学性状及检验技术：主要是球菌、肠杆菌科、弧菌科、非发酵菌、苛养菌及人兽共患病原菌、革兰阳性杆菌、分枝杆菌、厌氧菌、螺杆菌、螺旋体、支原体、衣原体、立克次体、细菌L型、真菌、病毒概述、肝炎病毒、出血热病毒、人类免疫缺陷病毒、SARS冠状病毒、禽流感病毒等。

4. 药敏试验。

5. 各类临床标本微生物检验。

6. 质控。

7. 实验室的安全与防护。

8. 消毒灭菌。

9. 医院感染。

10. 抗菌、抗病毒药物。

附录十　高级卫生专业技术资格考试大纲
（临床医学检验临床微生物专业——正高级）

一、专业知识

（一）本专业知识

1. 熟练掌握临床微生物专业的基础理论，掌握细菌、真菌、病毒等微生物的形态与结构、生理特性、遗传与变异、感染与免疫、微生物感染的防治原则、分类与命名等基本理论。

2. 掌握微生物专业相关的仪器分析、免疫学、质量管理、医学统计学等专业技术知识。

（二）相关专业知识

1. 掌握感染性疾病的相关临床知识。

2. 掌握临床药理学的相关知识。

3. 熟悉与本专业密切相关的专业知识如细胞生物学。

二、学科新进展

1. 熟悉新发现微生物及其所致感染性疾病的主要特点，如严重急性呼吸综合征（SARS）相关冠状病毒、禽流感病毒和猪链球菌等。

2. 熟悉临床微生物检验的新方法和新技术，如蛋白质或核酸的检测芯片等；及时掌握美国CLSI/NCCLS颁布的体外药物敏感试验指南。

3. 熟悉新发现的细菌耐药机制及耐药菌检测方法的新进展。

4. 了解微生物分类与命名的新进展。

三、专业实践能力

1. 熟练掌握微生物学基本检验技术试验方法的原理、操作方法、相关试剂的配制及应用。

（1）细菌形态学检查。

（2）细菌的培养与分离技术。

（3）细菌的生化反应试验。

（4）细菌的免疫学检测技术。

（5）分子生物学技术。

（6）数码分类鉴定系统及自动化检测系统（微生物鉴定、药敏系统、血培养系统）。

（7）动物实验。

（8）菌种的保存与管理。

（9）真菌感染、病毒感染的实验诊断。

2. 熟练掌握临床微生物学检验常见微生物的生物学性状、鉴定分离技术、生化反应原理和结果及其他相关检验技术，对少见的微生物也应有一定的了解。

3. 熟练掌握各种细菌和真菌的药敏试验的原理、结果解释、影响因素。掌握常见耐药菌的耐药机制及其检测方法。熟悉联合药敏试验的适应证、结果类型。了解体液中抗菌药物浓度测定的适应证及方法。

4. 熟练掌握各类临床标本的送检指征、采集和运送的方法及注意事项，掌握不同标本的常见病原菌种类、临床意义、不同标本的实验室处理方法、检验流程、结果的报告方式及解释。

5. 熟练掌握室内质控、室间质控、质量控制失控的分析及处理。

6. 掌握临床微生物实验室的安全与防护，各项措施及规章制度。各种消毒灭菌的方法、原理、应用及效果监测。

7. 掌握各种常见的感染性疾病、病因、发病机制、诊断、鉴别诊断及治疗方法。熟悉本专业危重病人的诊断、治疗及并发症处理工作。对本专业的一些少见疾病应有一定的了解，能对其进行诊断、鉴别诊断和治疗。

8. 熟练掌握医院感染的诊断标准及医院感染的特点。引起医院感染的常见菌、细菌的耐药趋势、当前临床重点监测的多重耐药菌。控制医院感染的意义及对策。医院感染的监测内容。

9. 对各种抗菌、抗病毒药物的分类、作用、副作用、药理及药动学和药效学应有较深的了解。

附：本专业病种

1. 菌血症
2. 细菌性脑膜炎
3. 流行性乙型脑炎
4. 真菌性脑膜炎
5. 外伤性创伤感染
6. 化脓性骨关节炎
7. 慢性骨髓炎
8. 上呼吸道感染
9. 肺炎
10. 支气管炎
11. 细菌性食物中毒
12. 感染性胃肠炎和腹泻
13. 胆道感染
14. 腹腔感染
15. 肾盂肾炎
16. 膀胱炎
17. 尿道炎
18. 前列腺炎
19. 梅毒
20. 细菌性、真菌性阴道病
21. 淋病
22. 脊髓灰质炎
23. 病毒性肝炎
24. 获得性免疫缺陷综合征
25. 肾综合征出血热
26. 汉坦病毒肺综合征
27. 皮肤及软组织感染

附录

1. 细菌、真菌、病毒等微生物的基础理论。

2. 微生物基本检验技术

（1）细菌形态学检查。

（2）细菌的培养与分离技术。

（3）细菌的生化反应试验。

（4）细菌的免疫学检测技术。

（5）数码分类鉴定系统及自动化检测系统（微生物鉴定、药敏系统、血培养系统）。

（6）分子生物学技术。

（7）动物实验。

（8）菌种的保存与管理。

（9）真菌感染、病毒感染的实验诊断。

3. 常见微生物的生物学性状及检验技术：主要是球菌、肠杆菌科、弧菌科、非发酵菌、苛养菌及人兽共患病原菌、革兰阳性杆菌、分枝杆菌、厌氧菌、螺杆菌、螺旋体、支原体、衣原体、立克次体、细菌L型、真菌、病毒概述、肝炎病毒、出血热病毒、人类免疫缺陷病毒、SARS冠状病毒、禽流感病毒等。

4. 药敏试验。

5. 各类临床标本微生物检验。

6. 质控。

7. 实验室的安全与防护。

8. 消毒灭菌。

9. 医院感染。

10. 抗菌、抗病毒药物。

附录十一　全国高级卫生专业技术资格考试介绍

为进一步深化卫生专业技术职称改革工作，不断完善卫生专业技术职务聘任制，根据中共中央组织部、人事部、卫生部《关于深化卫生事业单位人事制度改革的实施意见》（人发〔2000〕31号）文件精神和国家有关职称改革的规定，人事部下发《加强卫生专业技术职务评聘工作的通知》（人发〔2000〕114号），高级专业技术资格采取考试和评审结合的办法取得。

一、考试形式和题型

全部采用人机对话形式，考试时间为2个小时（卫生管理知识单独加试时间为1时）。考试题型为单选题、多选题和案例分析题3种，试卷总分为100分。

二、考试总分数及分数线

总分数450～500分，没有合格分数线，排名前60%为合格。其中的40%为优秀。

三、考试效用

评审卫生高级专业技术资格的考试，是申报评审卫生高级专业技术资格的必经程序，作为评审卫生高级专业技术资格的重要参考依据之一，考试成绩当年有效。

四、人机对话考试题型说明

副高：单选题、多选题和案例分析题3种题型。

正高：多选题和案例分析题2种题型。

以实际考试题型为准。

五、考试报名条件

（一）正高申报条件

1. 取得大学本科以上学历后，受聘副高职务5年以上。

2. 大学普通班毕业以后，受聘副高职务7年以上。

（二）副高申报条件

1. 获得博士学位后，受聘中级技术职务2年以上。

2. 取得大学本科以上学历后，受聘中级职务5年以上。

3. 大学普通班毕业后，受聘中级职务5年以上。

4. 大学专科毕业后，取得本科以上学历（专业一致或接近专业），受聘中级职务7年以上。

5. 大专毕业，受聘中级职务5年以上。

6. 中专毕业，受聘中级职务7年以上。

7. 护理专业中专毕业，从事临床护理工作25年以上，取得护理专业的专科以上学历，受聘中级职务5年以上，可申报副主任护师任职资格。